Thieme

Lumbale Rückenbeschwerden

Aktive Rehabilitation in der Physiotherapie

Harald Bant
Guido Perrot

Unter Mitarbeit von
Marcel Enzler
Claudia Lutz-Diriwächter
Martin Ophey
Cornelia Rolli Salathé

403 Abbildungen

Georg Thieme Verlag
Stuttgart · New York

Bibliografische Information der Deutschen Nationalbibliothek
Die Deutsche Nationalbibliothek verzeichnet diese Publikation in der Deutschen Nationalbibliografie; detaillierte bibliografische Daten sind im Internet über http://dnb.d-nb.de abrufbar.

Ihre Meinung ist uns wichtig! Bitte schreiben Sie uns unter

www.thieme.de/service/feedback.html

Wichtiger Hinweis: Wie jede Wissenschaft ist die Medizin ständigen Entwicklungen unterworfen. Forschung und klinische Erfahrung erweitern unsere Erkenntnisse, insbesondere was Behandlung und medikamentöse Therapie anbelangt. Soweit in diesem Werk eine Dosierung oder eine Applikation erwähnt wird, darf der Leser zwar darauf vertrauen, dass Autoren, Herausgeber und Verlag große Sorgfalt darauf verwandt haben, dass diese Angabe **dem Wissensstand bei Fertigstellung des Werkes** entspricht.
Für Angaben über Dosierungsanweisungen und Applikationsformen kann vom Verlag jedoch keine Gewähr übernommen werden. **Jeder Benutzer ist angehalten**, durch sorgfältige Prüfung der Beipackzettel der verwendeten Präparate und gegebenenfalls nach Konsultation eines Spezialisten festzustellen, ob die dort gegebene Empfehlung für Dosierungen oder die Beachtung von Kontraindikationen gegenüber der Angabe in diesem Buch abweicht. Eine solche Prüfung ist besonders wichtig bei selten verwendeten Präparaten oder solchen, die neu auf den Markt gebracht worden sind. **Jede Dosierung oder Applikation erfolgt auf eigene Gefahr des Benutzers.** Autoren und Verlag appellieren an jeden Benutzer, ihm etwa auffallende Ungenauigkeiten dem Verlag mitzuteilen.

Rüdigerstr. 14
70469 Stuttgart
Deutschland
www.thieme.de

Printed in Germany

Zeichnungen: Helmut Holtermann, Dannenberg
Mit Übernahmen aus: Schünke M, Schulte E, Schumacher U. Prometheus. LernAtlas der Anatomie. Illustrationen von M. Voll und K. Wesker. Stuttgart: Thieme.
Übersetzung und Redaktion: Markus Vieten, Aachen
Umschlaggestaltung: Thieme Verlagsgruppe
Umschlaggrafik: © freshidea – Fotolia.com
Satz: Ziegler und Müller, text form files, Kirchentellinsfurt
gesetzt in APP 3B2 V.9
Druck: Aprinta Druck GmbH, Wemding

DOI 10.1055/b-004-132235

ISBN 978-3-13-173371-9 1 2 3 4 5 6

Auch erhältlich als E-Book:
eISBN (PDF) 978-3-13-173381-8
eISBN (epub) 978-3-13-241806-6

Geleitwort

Die sozioökonomische Bedeutung von lumbalen Rückenschmerzen ist immens: Arbeitsausfälle, Berentungen, Einschränkung der Lebensqualität, teure Operationen – die Liste ist fast beliebig verlängerbar. Dies ist vor allem den vornehmlich statischen Belastungssituationen unserer modernen Arbeits- und Freizeitwelt geschuldet. Sitzkrankheit ist das treffende Schlagwort dazu. Aktive Rehabilitation ist der Gegenentwurf! Tatsache ist nämlich, dass ein großer Teil dieser Beschwerden durch gezieltes Training der rumpfstabilisierenden Muskulatur im Sinne einer Primärprävention oder im Sinne der aktiven Rehabilitation und damit Sekundärprävention vermeidbar wäre.

Die beiden Autoren Harald Bant und Guido Perrot vereinen nicht nur jahrzehntelange große praktische Erfahrung auf dem Gebiet der Physiotherapie bei lumbalen Rückenschmerzen, sondern sie konnten die Entwicklung von früher weitgehend einfachen passiven Maßnahmen (z. B. Massage, Fango, Ruhigstellung) zu den heutigen breitgefächerten, sehr differenzierten aktiven Therapiemodalitäten mitgestalten. Ihnen ist es in diesem sehr schön illustrierten Buch nicht nur hervorragend gelungen, mit einer einmaligen Kombination von Theorie und Praxis die Grundlagen in Form der Anatomie, Biomechanik und Wundheilung zu veranschaulichen, sondern dem Leser auch mit diagnostischem Leitfäden, strukturierten Analysekarten und den praxisorientierten Rückenkarten eine unmittelbare praktische Umsetzung zu ermöglichen.

Dieses Buch darf in keiner Physiotherapiepraxis und -abteilung fehlen, dürfte aber auch bei Trainern, Sportlehrern, sowie dem interessierten Laien, eventuell sogar bei betroffenen Patienten, großen Anklang finden. Ich empfehle es aber auch dringlich meinen Orthopädie- und Rheumatologie-Kollegen, wie auch Hausärzten, bei welchen Patienten mit lumbalen Rückenschmerzen einen erheblichen Teil der Patienten ausmachen. Durch die ausführliche, zum großen Teil fallbasierte Aufschlüsselung der multiplen, komplexen Aspekte der lumbalen Rückenschmerzen und deren physiotherapeutisch geführten Rehabilitation wird wohl mancher Patient in einem neuen Licht erscheinen. Zudem wird der so wichtige Dialog zwischen Arzt und Physiotherapeut gefördert, da wir Ärzte nun mit diesem Werk auch profunde Einblicke in das Therapievokabular und die praktischen Rehabilitationsinhalte gewinnen.

Prof. Dr. med. Carol-C. Hasler,
Chefarzt der Orthopädie am Universitäts-Kinderspital beider Basel (UKBB), Schweiz

Für die Mathare Youth Sports Association (MYSA)

Die Mathare Youth Sports Association (MYSA) ist eine Entwicklungsorganisation, die Sport nutzt, um sozioökonomische Entwicklung zu fördern und positive soziale Veränderungen für die Jugend in den Slums der kenianischen Hauptstadt Nairobi einzuleiten.

„Giving Youth a better chance on and of the field"

Die MYSA existiert bereits seit 30 Jahren, umfasst 30 000 Mitglieder und 1200 Fußballmannschaften, von denen 40 % Damenmannschaften sind. Die Schattenseiten des Sports sind u. a. die Sportverletzungen. Verletzte und kranke Menschen in den Slums können aus mehreren Gründen nur sehr begrenzt oder gar keine medizinischen Leistungen in Anspruch nehmen.

Vor drei Jahren haben die Autoren dieses Buches daher ein Projekt ins Leben gerufen, das junge Erwachsene zum „MYSA Physiotrainer" ausbildet. Ein ausgebildeter „MYSA Physiotrainer" ist in der Lage, bei Sportverletzungen Erste Hilfe zu leisten, Verletzungsprävention im Fußballtraining umzusetzen und die Basisprinzipien der Rehabilitation anzuwenden.

Bereits heute sind zwanzig ausgebildete „MYSA Physiotrainer" im Einsatz. Die zweite Gruppe wird aktuell ausgebildet. Um optimale Voraussetzungen für die MYSA Physiotrainer zu schaffen, ist die Realisierung des Projektes „MYSA Physiotrainer Rehazentrum" erforderlich.

Wir, die Autoren, spenden unser Autorenhonorar zugunsten dieses Projekts (http://esp-education.org/mysa).

Vorwort

„Alle Teile des Körpers, die eine Funktion haben, werden gesund, wohl entwickelt und altern langsamer, sofern sie mit Maß gebraucht und in Arbeiten geübt werden, an die man gewohnt ist. Wenn sie aber nicht benutzt werden und träge sind, neigen sie zur Krankheit, wachsen fehlerhaft und altern schnell."

Hippokrates 400 v. Chr.

Hippokrates beschreibt ein wichtiges Merkmal von lebenden Organismen: die Fähigkeit zur Adaptation. Adaptation bedeutet, Veränderungen im Körper und in der Umgebung wahrzunehmen, um das Verhalten entsprechend anzupassen. In der Evolutionslehre gilt die Adaptation als eine der wichtigsten Fähigkeiten im Hinblick auf das Überleben und die Sicherung eigener Nachkommen. Sie kann zum Erhalt, Aufbau und Abbau von Strukturen oder Verhaltensweisen führen. Dies gilt auch für die konditionellen Fähigkeiten bzw. für die Belastungs- und Erholungskompetenz.

Die körperliche Inaktivität der europäischen Bevölkerung ist ein viel diskutiertes und kostenaufwendiges Gesundheitsproblem im Alltag des modernen Menschen. Bewegungsmangel reduziert die körperliche Belastbarkeit. Die unterschiedlichen motorischen Grundeigenschaften (Beweglichkeit, Koordination, Kraft, Ausdauer, Schnelligkeit) adaptieren rasch an den Bewegungsmangel und verlieren entsprechend an Belastungs- und Erholungskompetenz (negative Adaptation).

Evidenzbasierte aktive Bewegungsprogramme in der Pre- und Rehabilitation haben deshalb in den letzten beiden Dekaden besonders in der Physiotherapie stark an Bedeutung gewonnen. Das verstärkte Einbeziehen bewegungsbezogener bzw. aktiver Maßnahmen veränderte die ambulanten und stationären physiotherapeutischen Behandlungskonzepte. Das Ziel bestand darin, die Dekonditionierung bzw. die negative Adaptation des Bewegungsverhaltens einzuschränken.

Durch technische Fortschritte und neue Operationsmethoden konnte die Immobilisierungsdauer laufend verkürzt werden. Für die physiotherapeutischen Nachbehandlungsschemata bedeutete dies, dass frühzeitige aktive Bewegungsübungen möglich wurden. Damit zeichneten sich neue Anforderungen und Betätigungsfelder in der Physiotherapie ab. Bindegewebsphysiologie, Wundheilung, Biomechanik und Trainingswissenschaften sowie evidenzbasierte aktive Therapien sind heute feste Themen im Studiengang Physiotherapie, damit mit der Entwicklung moderner Therapien Schritt gehalten werden kann oder diese idealerweise vorangetrieben wird.

Physiotherapeuten setzen sich täglich mit dem Behandlungsaufbau von Patienten mit unzureichender körperlicher Belastbarkeit auseinander. Eine besondere Herausforderung liegt dabei in der Belastungsdosierung. Neben der unterschiedlichen Bereitschaft der Betroffenen, sich körperlich zu betätigen, um ihre Heilung aktiv voranzutreiben, gibt es auch sehr große Unterschiede im Hinblick auf die physischen und psychischen Möglichkeiten.

Die Herausforderung liegt jedoch nicht nur in der Beurteilung der individuellen Belastbarkeit, sondern auch in der Wahl der geeigneten Trainingsmittel. Als (Sport-)Physiotherapeuten überzeugen uns die vielseitigen Einsatzmöglichkeiten mit freien Gewichten im Bereich der sensomotorischen Schulung, selektiver Kräftigung der Muskulatur und der Möglichkeit der vielseitigen Belastungssteigerung. Es gibt kein vergleichbares Trainingsmittel, welches Bewegung und Stabilität gleichzeitig und so effektiv kombiniert. Aufgrund der großen Bewegungsfreiheit beim Training mit freien Gewichten können alltägliche wie sportspezifische Bewegungsabläufe imitiert und mit gezielter Belastung (Gewicht) trainiert werden. Das Training mit freien Gewichten wird in der Prävention (Verletzungsprophylaxe), im Leistungssport sowie in der Pre- und Rehabilitation eingesetzt. In Abhängigkeit vom Status quo der Trainierenden und deren Trainingszielen werden unterschiedliche motorische Grundeigenschaften und Methoden trainiert.

Das vorliegende Buch umfasst die neuen Anforderungen und Betätigungsfelder der Physiotherapie und beschreibt den vermehrten Einbezug bewegungsbezogener Maßnahmen aus biopsychosozialer Sicht.

Der erste Teil des Buches beschreibt die aktuellen Grundlagen zum Thema experimentelle, physiologische Evidenz der Wirbelsäulendiagnostik und aktive Rehabilitation. Die ersten drei Kapitel beinhalten die funktionelle Anatomie der LWS mit Blick auf das Stabilitätsmodell von Panjabi, die physiologischen Prozesse der Wundheilung, deren klinische Relevanz sowie mögliche physiotherapeutische Interventionen während der unterschiedlichen Wundheilungsphasen.

Es folgt ein Einblick in die Entstehung, Konsolidierung und Behandlung von Patienten mit chronischen Rückenschmerzen. Die Kapitel 4–7 bieten einen klinischen Leitfaden für die Diagnostik und aktive Behandlung von Patienten mit lumbalen Rückenbeschwerden, den physiotherapeutischen Qualitätszyklus, um das Vorgehen der diagnostischen und therapeutischen Phase aufzuzeigen, sowie die Analysekarte der Wirbelsäule mit einer Anleitung zur Zielformulierung der physiotherapeutischen Behandlung.

Die Übungsempfehlungen in den verschiedenen ESP Rückenkarten am Ende von Kapitel 7 stellen einen methodischen Leitfaden dar, der von der lokalen Stabilität bis zu funktionellen Bewegungen führt. Im Kapitel Reha- und Trainingskreise folgt der methodische Aufbau des Trainings der motorischen Grundeigenschaften für Patienten, welche unter akuten lumbalen Rückenbeschwerden leiden.

Schließlich bietet das Buch fünf praxisnahe Fallbeispiele, welche die ganz konkrete Umsetzung der theoretischen Grundlagen auf konkrete Behandlungs- und Patientenziele vorführen. Sie dokumentieren den Prozess des Clinical Reasoning und die Entscheidungsfindung in Diagnostik und Behandlung bei fünf sehr unterschiedlichen Patienten mit lumbalen Rückenbeschwerden. Es werden dabei nicht nur die experimentellen und physiologischen Evidenzen dargestellt, sondern auch die empirischen Evidenzen der Experten, die Patientenwerte (patient values) und die Systemvoraussetzungen beschrieben.

Das Buch basiert auf den neuesten wissenschaftlichen Erkenntnissen, auf Expertenmeinungen sowie auf Rückmeldungen von Studierenden, Physiotherapeuten, Patienten und auch unseren persönlichen Erfahrungen aus den vielen zurückliegenden Jahren unserer praktischen beruflichen Tätigkeit. Es entspricht damit dem gegenwärtigen klinischen Wissensstand in der Diagnostik und Rehabilitation von Patienten mit lumbalen Rückenschmerzen.

Wir bedanken uns herzlich bei den Autoren Claudia Lutz-Diriwächter, Cornelia Rolli Salathé, Marcel Enzler und Martin Ophey für ihre Beiträge, ihr eingebrachtes Fachwissen, sowie für die kritischen Anregungen und die offene und herzliche Zusammenarbeit.

Unser Dank gilt auch dem Arzt und Autor Markus Vieten als Übersetzer dieses Buches. Seine analytische und kritische Haltung hat den Inhalt und die Struktur des Buches qualitativ stark verbessert.

Last but not least bedanken wir uns bei Prof. Dr. med. Carol-C. Hasler herzlich für das Verfassen des Geleitwortes und den professionellen Austausch im Interesse unserer Patienten.

Harald Bant und Guido Perrot

Autorenvorstellung

▸ **Harald Bant.** PT BSc, ESP Sportphysiotherapeut, Direktor ESP Education Network, Direktor Nexus Fort und Weiterbildungsinstitut für Physiotherapeuten, Direktor ESP Zentrum für Physiotherapie, medizinisches Fitness und Reintegration.

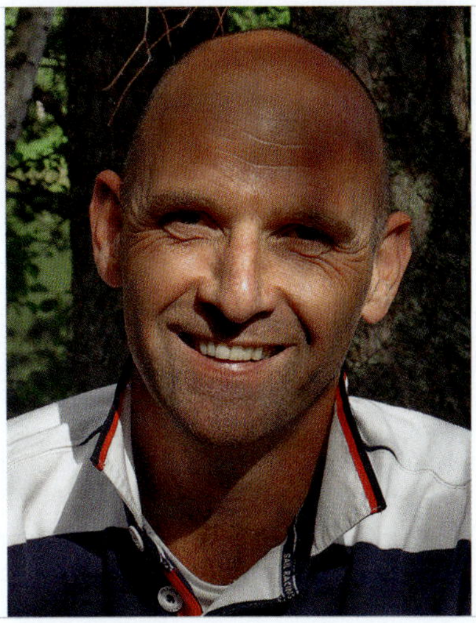

▸ Autorentätigkeiten

- Diverse Fachartikel zum Thema aktive Rehabilitation mit Schwerpunkt Schulter und Wirbelsäule
- Mitherausgeber des Physiofachbuchs „Sportphysiotherapie", 2011 im Thieme Verlag
- Autor des Kapitels „Schulterrehabilitation" im Jaarboek fysiotherapie 2013
- Mitautor des Kapitels „Rehabilitation spezifischer Gewebe" im Buch von Frans van den Berg „Physiotherapie für alle Körpersysteme", erschienen 2016 im Thieme Verlag

▸ Beruflicher Werdegang

Mai 1989 bis Dezember 1989	Fuss Medizinisches Advieszentum Starshoe in Zoetermeer
Januar 1990 bis Dezember 1992	Physiotherapeut bei der Bundeswehr in Apeldoorn
Januar 1992 bis März 1996	Privatpraxis Kuipers in Nijmegen
März 1996 bis Oktober 1998	Privatpraxis Overweg in Kalkar
November 1998 bis heute	ESP Zentrum Privatpraxis für Physiotherapie, medizinische Fitness und Reintegration in Gennep
September 1997 bis Oktober 2002	Referent Ausbildung Sportphysiotherapie (IAS) Hauptreferent für Bindegewebsphysiologie und Sportrehabilitation
Januar 2000 bis 2008	Gastdozent Ausbildung Physiotherapie an der Hochschule Anrheim/Nijmegen (HAN)
September 2001 bis Oktober 2002	Projektleiter für RSI-Problematik HAN
Mai 2002 bis Mai 2004	Referent Fortbildungszentrum VDO in Nijmegen
Mai 2003 bis Januar 2006	Mitglied Expertenteam HAN/Seneca
Januar 2003 bis heute	Direktor European Sports Physiotherapy, Education Network, Internationale Ausbildung für Sportphysiotherapie (Deutschland, Österreich, Schweiz, Polen und Dubai)
Januar 2004 bis September 2005	Direktor Osmosa-Zentrum für Mensch, Arbeit und Gesundheit
Mai 2005 bis heute	Mitglied Expertenteam SART (Schweizerische Arbeitsgruppe für Rehabilitationstraining)
Mai 2006 bis heute	Direktor Nexus Fortbildungsinstitut für Physiotherapie in Gennep
Dezember 2002 bis heute	Internationaler Dozent bei Sportphysiotherapie-Symposien und -Kongressen in Österreich, der Schweiz und Deutschland
Januar 2012 bis heute	Vorsitzender der Stiftung „Union Friends for MYSA"
Februar 2013 bis heute	Mitherausgeber der Zeitschrift „Sportphysiotherapie", Thieme Verlag
Januar 2016 bis heute	Mitglied Advisoryboard „Talent Academy MYSA" Nairobi

► **Guido Perrot.** PT Bsc, MAS Sports Physiotherapy, Instruktor Analytische Biomechanik R. Sohier, Leiter Therapien, Universitätsspital Basel, Schweiz

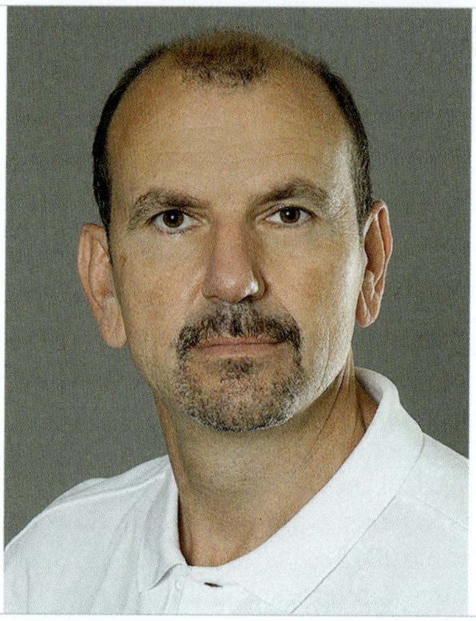

► **Berufliche Tätigkeiten**

- Präsident, Schweizerische Arbeitsgemeinschaft für Rehabilitatives Training, www.sart.ch
- Mitglied, Basel Functional Biomechanics Laboratory, www.functionalbiomechanics.ch
- Studiengangleiter: CAS Sportphysiotherapie, Universität Basel, www.unibas.ch
- Initiator, Bewegen trotz Sportdispens – „activdispens.ch", www.activ-dispens.ch
- Wissenschaftlicher Beirat, Sportverletzungen Sportschaden, Thieme, www.thieme.de
- Fachlicher Beirat, SFABS Schweizerische Fachgruppe für analytische Biomechanik nach R. Sohier, www.sfabs.ch
- Vorsitzender, IFABS Internationale Föderation Analytische Biomechanik nach Sohier, www.sfabs.ch
- Mitglied der Fachkommission Allgemeine Physiotherapie, www.physioswiss.ch

► **Autorentätigkeit**

- Sportphysiotherapie, H. Bant, H.J. Haas, physiofachbuch Thieme 2011
- Training mit freien Gewichten, U. Geiger, G. Perrot, C. Schmid, Body-Life 2013
- Diverse Fachartikel

► **Beruflicher Werdegang**

1983 bis 1988	Physiotherapeut, Rehaklinik Rheinfelden, Schweiz
seit 1987	Fachdozent in verschiedenen Studiengängen und Fachkursen
1988 bis 1998	Leiter, Institut für Physiotherapie Merian Iselin Klinik Basel, Schweiz
1998 bis 2013	Leiter Salina Therapien, Parkresort Rheinfelden, Schweiz
seit 2013	Leiter Therapien (Physiotherapie – Logopädie – Ergotherapie), Universitätsspital Basel, Schweiz

► **Claudia Lutz-Diriwächter.** MSc Sportphysiotherapeutin und Dozentin Fachhochschule Bern

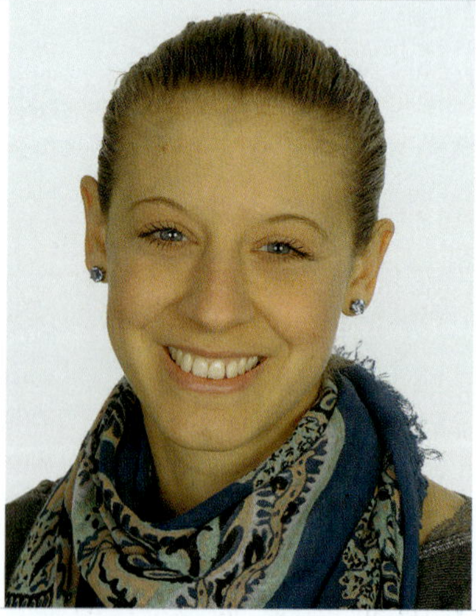

► **Beruflicher Werdegang.** Claudia Lutz-Diriwächter arbeitet seit 2015 als Dozentin im Bachelorstudiengang für Physiotherapie der Berner Fachhochschule, Standort Münchenstein. Die Ausbildung zur Physiotherapeutin absolvierte sie an der Schule für Physiotherapie am Bethesda-Spital in Basel. Nach der Ausbildung war sie als Physiotherapeutin sowie Praktikumsleiterin in der Salina Klinik in Rheinfelden angestellt. Nebenher folgte die Weiterbildung zur Sportphysiotherapeutin beim European Sports Physiotherapy Education Network ESP in Zurzach und anschließend die Weiterbildung zum Master of Science in Sportphysiotherapie an der Universität in Salzburg. Zusätzlich absolvierte sie einen CAS in Hochschuldidaktik an der Pädagogischen Hochschule Zürich.

Claudia Lutz-Diriwächter arbeitet seit 2012 als Mitglied der Projektleitung im Projekt „Bewegen trotz Sportdispens – activdispens" mit und ist seit 2015 als Vizepräsidentin der SART (Schweizerische Arbeitsgruppe für Rehabilitationstraining) tätig.

► **Marcel Enzler, PT, KSp MSK.** Marcel Enzler ist stellvertretender Leiter der Physiotherapie und Leiter des Teams „Obere Extremitäten" an der Universitätsklinik Balgrist in Zürich. Die Ausbildung zum Physiotherapeuten absolvierte er an der Schule für Physiotherapie am Universitätsspital Zürich, sowie im Rahmen der Ausbildung ein Intensive Socrates/Erasmus Programm in Tampere, zum Thema Clinical Reasoning in Documenting Physiotherapy. Im Anschluss folgten Weiterbildungen wie, ESP Sportphysiotherapie, das Maitland-Konzept, das Certificate of Advanced Studies Personalführung im Gesundheitswesen an der ZHAW School of Management and Law. Nebst der klinischen Erfahrung führten diese Weiterbildungen zum Erlangen des Zertifikats, Klinischer Spezialist physioswiss im Fachbereich Muskuloskelettal. Seit mehreren Jahren hält er Vorträge bei Kongressen und Symposien im In- und Ausland. Als Referent ist er im European Sports Physiotherapy Education Network ESP und an der Zürcher Hochschule für Angewandte Wissenschaften (ZHAW) Departement Gesundheit in den Masterlehrgängen tätig. In seiner Freizeit fährt er leidenschaftlich gerne Rennrad.

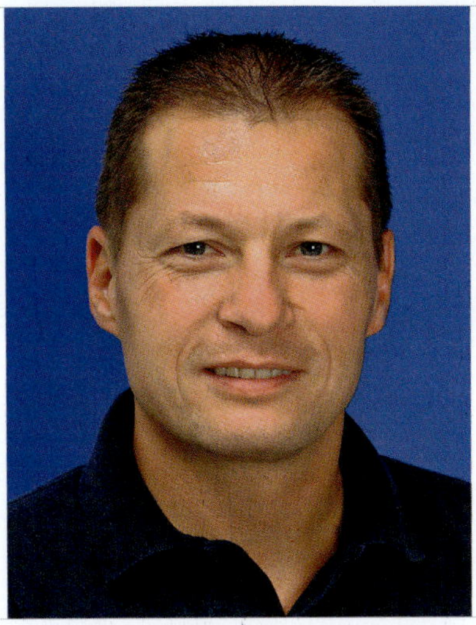

► **Martin Ophey**
- Jahrgang 1975
- Physiotherapeut (BSc) seit 2000
- Master of Science Physiotherapie, 2003
- langjähriges Mitglied im Dozententeam des European Sportsphysiotherapy Education Network (www.esp-education.org)
- Physiotherapeut bei IJsveldfysiotherapie (Privatpraxis in Nimwegen, Niederlande, www.ysveldfysio.nl)
- Mitherausgeber der Thieme-Fachzeitschrift „Sportphysio"

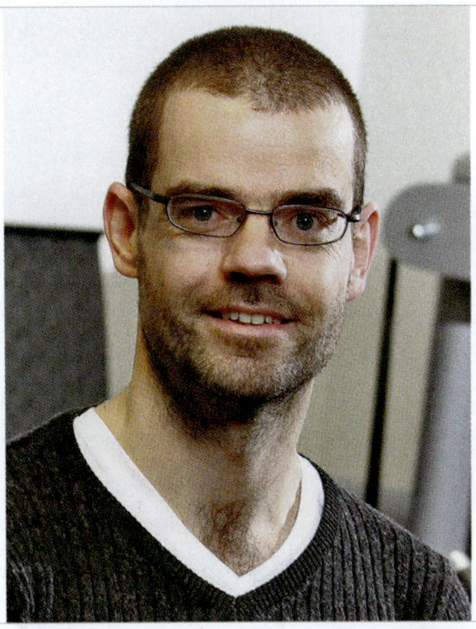

► **Cornelia Rolli Salathé.** Cornelia Rolli Salathé ist ausgebildete Physiotherapeutin und untersucht aktuell als wissenschaftlich tätige Psychologin an der Universität in Bern muskuloskeletale Probleme bei Personen im Arbeitsprozess. Sie lernte den Alltag und die Einschränkungen sogenannter „chronischer Schmerzpatienten" auf der Psychosomatischen Abteilung des Inselspitals Bern kennen, wo sie sieben Jahre als PT tätig war. Zeitgleich absolvierte sie ein Studium der Psychologie, um sich einen Ressourcen-orientierten Blick zu erarbeiten. Diese Suche nach (Arbeits-)Ressourcen bei Personen mit Rückenschmerzen wurde in einer Dissertation vertieft. Cornelia Rolli Salathé ist verheiratet und Mutter von drei Kindern, die sie und den Familienalltag sportlich auf Trab halten.

Abschließend gebührt Dank für die fachliche Unterstützung bei der Entstehung der Beiträge: Roger Hilfiker (HEVS), Tobias Lorenz, Thomas Benz, Filomena Caporaso, Thomas Frank (SIG Schmerz und Bewegung der SGSS) und an Achim Elfering (Uni Bern).

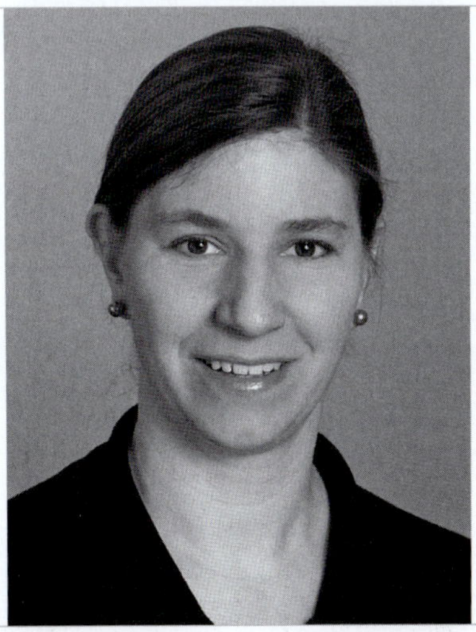

Abkürzungsverzeichnis

ADL	Aktivitäten des täglichen Lebens (activities of daily life)
AMBRII	atraumatisch, multidirektional, bilateral, Rehabilitation, inferiorer Kapselshift, Intervallverschluss
BBQ	Back Beliefs Questionnaire
BDI II	Beck Depressions-Inventar II
BPI	Brief Pain Inventory
DVZ	Dehnungsverkürzungszyklus
ESP	European Sport Physiotherapy
FABQ	Fear Avoidance Beliefs Questionnaire
GAG	Glykosaminoglykane
HIIT	High Intensity Interval Training
ICF	Internationale Klassifikation der menschlichen Funktionsfähigkeit, Behinderung und Gesundheit
IL-6	Interleukin-6
ISG	Iliosakralgelenk
KNGF	Koninklijk Nederlands Genootschap voor Fysiotherapie
KRS	Kraftrehabilitationssystem
KSBPST	Keele Start Back Pain Screening Tool
LRS	lumboradikuläres Syndrom
LWS	Lendenwirbelsäule
MVC	maximally voluntary contraction
NIVEL	Nederlands instituut voor onderzoek van de gezondheitszorg
NRS	numerische Rating-Skala
NSLBP	Non-Specific Low Back Pain; unspezifische lumbale Rückenschmerzen
NZ	neutrale Zone
ÖMPSQ	Örebro Muskuloskeletal Pain Screening Questionnaire
PA	Mobilisationen von posterior nach anterior
PSFS	patientenspezifische Funktionsskala
QBPDS	Quebec Back Pain Disability Scale
QIDS	Quick Inventory of Depressive Symptomatology
RCT	randomised controlled trial; randomisierte kontrollierte Studie
RPS	Rehabilitation Problem Solving
RSI	Repetitive Strain Injury
SBST	STarT Back Screening Tool
SF-MPQ	Short-form McGill Pain Questionnaires
TNF-alpha	Tumornekrosefaktor-alpha
TSK	Tampa Scale of Kinesiophobia
TUBS	traumatisch, unilateral, Bankart-Läsion, surgical repair
VAS	visuelle Analogskala
VIAD-Test	vermoedelijke individuele anaerobe drempel (etwa: Test zur Bestimmung der mutmaßlichen anaeroben Schwelle)

Anschriften

Herausgeber

Harald **Bant**
ESP Centrum
Langeweg 204
6591Xa Gennep
Niederlande
h.bant@me.com

Guido **Perrot**
Universitätsspital Basel
Spitalstrasse 21
4031 Basel
Schweiz
guido.perrot@usb.ch

Mitarbeiter

Marcel **Enzler**
Universitätsklinik Balgrist
Forchstrasse 340
8008 Zürich
Schweiz
marcel.enzler@balgrist.ch

Claudia **Lutz-Diriwächter**
BZG Bildungszentrum Gesundheit Basel-Stadt
Binningerstrasse 2
4142 Münchenstein
Schweiz
claudia.lutz@bzgbs.ch

Martin **Ophey**
Stollenbergweg 114
6572 AE Berg en Dal
Niederlande
martin_ophey@web.de

Cornelia **Rolli Salathé**
Universität Bern
Institut für Psychologie AOP
Fabrikstrasse 8
3012 Bern
Schweiz
cornelia.rolli@psy.unibe.ch

Inhaltsverzeichnis

1 Anatomie der Lendenwirbelsäule

Guido Perrot, Harald Bant

1.1 Das stabilisierende System der Lendenwirbelsäule (Modell nach Panjabi)

„Stabilisation ist ein Prozess, der in Abhängigkeit von der funktionellen Anforderung statische Positionen und kontrollierte Bewegungen ermöglicht." (Hodges 2005)

In diesem ersten Kapitel geht es um relevante Aspekte aus Anatomie, Biomechanik und Physiologie im Hinblick auf die Behandlung unspezifischer Rückenschmerzen. Dabei haben wir unseren Fokus ganz darauf gerichtet und auf eine Analyse der artikulären, muskulären und anderen Verbindungen der LWS-Region mit dem gesamten Bewegungsapparat verzichtet. Die begrenzte Darstellung dieser komplexen Strukturen dient lediglich dem besseren Verständnis im Zusammenhang mit den Rückenkarten.

Zunächst stellen wir das Panjabi-Modell (1992), in dem die stabilisierenden Faktoren der Lendenwirbelsäule (LWS) in drei optimal aufeinander abgestimmte Subsysteme gegliedert sind: das passive, das aktive und das neurale System (▶ Abb. 1.1):

- Beim aktiven Subsystem werden die relevanten stabilisierenden Muskeln und Sehnen der Wirbelsäule beschrieben und in lokale und globale Muskeln bzw. „Gewicht tragende" (weightbearing) und „nicht Gewicht tragende" (nonweightbearing) unterteilt.
- Beim passiven Subsystem geht es im Wesentlichen um folgende Strukturen: Wirbel, intervertebrale Bänder, Facettengelenke, Gelenkkapseln und Bandscheiben.
- Beim neuralen Kontroll- und Steuerungssystem wird das periphere und zentrale Nervensystem beschrieben.

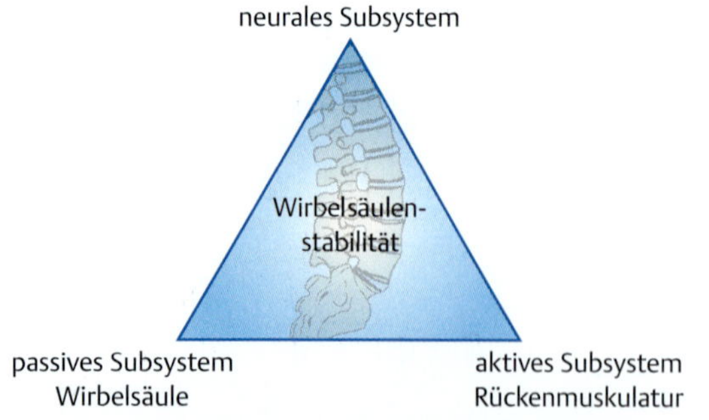

Abb. 1.1 Schematische Darstellung der drei Subsysteme der Wirbelsäulenstabilisierung (nach Richardson et al. 1999).

Stabilität betrifft also nicht nur das Ausmaß der Gelenkbewegungen oder die Festigkeit von Strukturen, sondern auch die Bewegungskontrolle. Eine funktionelle Beschreibung der Gelenkstabilität umfasst die effektive Anpassung an die jeweilige Belastungssituation mittels entsprechender Gelenkkompression als Funktion von Schwerkraft und koordinierten Muskel- und Bandkräften. Damit werden im Gelenk effektive Kräfte erzeugt, durch welche die Stabilität auch unter sich ändernden Bedingungen aufrechterhalten werden kann (Hildebrandt u. Pfingsten 2012).

Das **passive Subsystem** leistet in einer neutralen LWS-Position auch bei normaler Funktion keinen großen mechanischen Beitrag zur Stabilisierung des Bewegungssegmentes. Die stabilisierende Wirkung der Bänder setzt erst im Laufe des Bewegungsweges und speziell zum Bewegungsende hin ein. Das passive System hat in der neutralen Position eher eine signalerzeugende Funktion, um die Stellung und Bewegung zu messen. Es ist dadurch sehr dynamisch an der Kontrolle von Haltung und Bewegung beteiligt.

Das **aktive Subsystem** wird in Abhängigkeit von den Informationen, die das **neurale Kontroll- und Steuerungssubsystem** aus den unterschiedlichen Strukturen erhält, ausgerichtet. Die unterschiedlichen Muskelspannungen werden gemessen und so lange angepasst, bis die notwendige Stabilität erreicht ist, um Haltungen und Bewegungen optimal durchzuführen.

Gemeinsam bilden diese drei Subsysteme das stabilisierende System der Wirbelsäule bzw. der LWS (Panjabi 1992). Diese Subsysteme werden unabhängig voneinander beschrieben, sind aber funktionell untrennbar miteinander verbunden und haben die Aufgabe, die neutrale Zone eines Gelenkes innerhalb seiner physiologischen Grenze zu halten. Eine Dysfunktion in einem der Untersysteme führt zu einer Störung des stabilisierenden Systems und damit zu Kompensationen in den anderen Systemen.

1.1.1 Die neutrale Zone

Das gesamte Ausmaß einer physiologischen Bewegung in einem Segment (ROM = Range of motion) kann in eine neutrale Zone (NZ) und eine elastische Zone unterteilt werden. Die neutrale Zone beschreibt das Bewegungsausmaß, bei dem keine oder eine nur sehr geringe Belastung auf die passiven Strukturen einwirkt.

Die elastische Zone beschreibt den Anteil an einer physiologischen intervertebralen Bewegung, der am Ende der NZ beginnt und bis zum physiologischen Limit reicht. Hier nimmt der interne Widerstand auf die passiven Gewebestrukturen zu.

Der Körper ist bestrebt, die NZ in bestimmten physiologischen Grenzen zu halten. Untersuchungen haben gezeigt, dass das Ausmaß der NZ bei Bandscheibendegenerationen überproportional zunimmt. Panjabi (1992) fand u. a. heraus, dass bei Bandscheibenpatienten die NZ wieder in ihre physiologischen Grenzen gebracht werden kann, wenn eine optimale neuromuskuläre Kontrolle besteht. Dysfunktionen im passiven Subsystem (u. a. Bandscheibendegeneration) können durch das neurale und aktive Subsystem (neuromuskuläre Kontrolle) kompensiert werden.

Aus Sicht der Physiotherapie ist für das Verständnis der (aktiven) Rehabilitation vor allem das aktive Subsystem von Bedeutung. Der Schwerpunkt liegt im Folgenden somit auf der Beschreibung der Muskulatur.

1.2 Das aktive Subsystem

Die Wirbelsäule als Achsenorgan unseres Körpers muss zwei sich widersprechende Funktionen erfüllen: Einerseits muss sie starr, andererseits aber auch biegsam sein. Sie dient nicht nur dem Schutz des empfindlichen Rückenmarks, sondern überträgt Kräfte und Biegemomente von Kopf und Rumpf auf das Becken, die bei statischer und dynamischer Belastung während der verschiedenen Alltagsaktivitäten auftreten. Um besser zu verstehen, wie die Wirbelsäule diese Herausforderung bewältigen kann, benutzen wir folgendes Modell:

Die Wirbelsäule kann als Mast eines Schiffes gesehen werden. Der Mastfuß liegt am Becken, die Mastspitze reicht bis zum Kopf. Die Muskulatur des Rumpfes wirkt wie die Vertäuung, die zur Stabilität und Bewegung des Mastes beiträgt, sofern die Spannkraft der Haltetaue insgesamt ausgeglichen ist. Je nach Ansatzstelle und funktionellen Gesichtspunkten können die Muskeln dem lokalen oder dem globalen (Bartel et al. 2003; ▶ Abb. 1.2) System

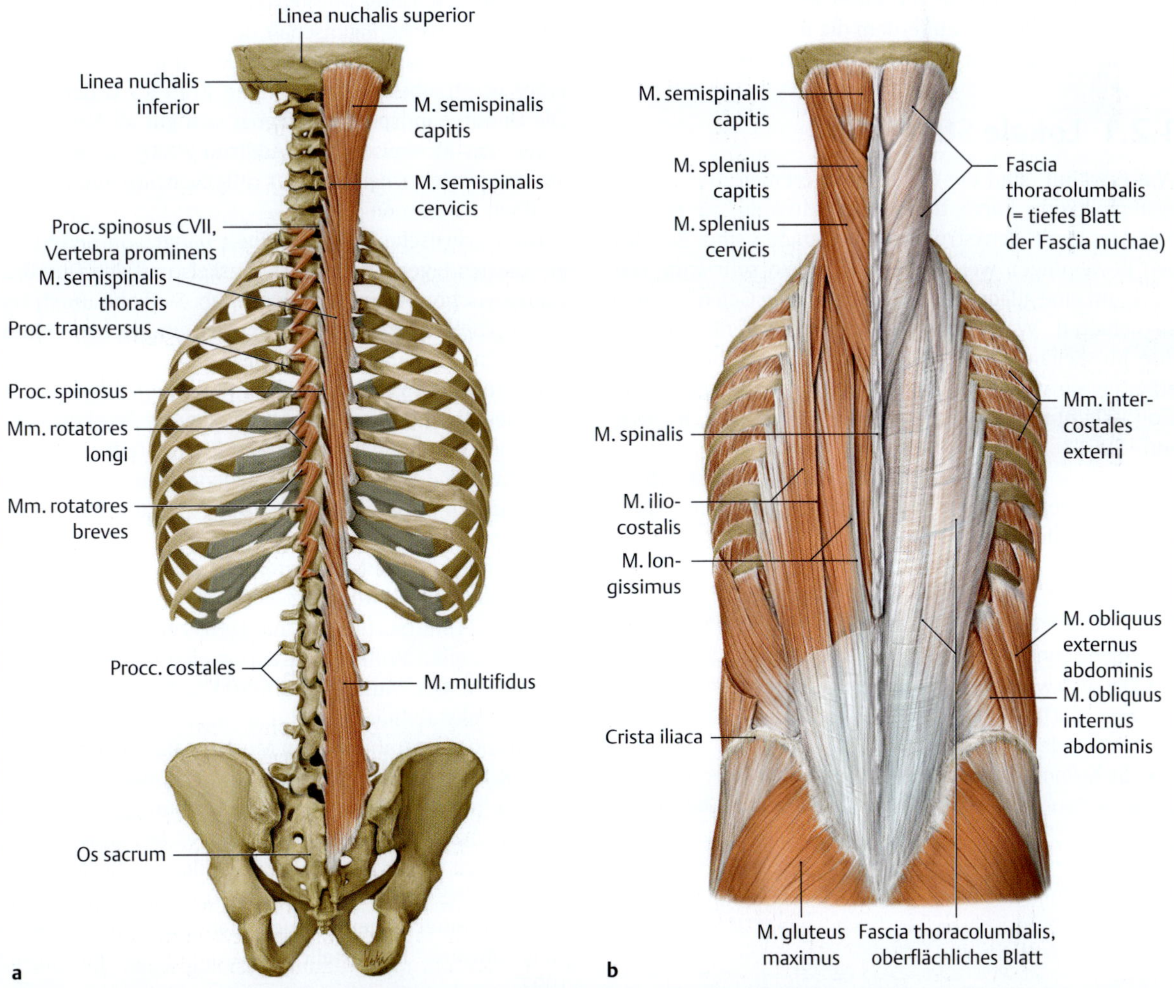

Abb. 1.2 Interspinales und transversospinales System sowie laterale Anteile des M. erector spinae.

zugeordnet werden (Hamilton u. Richardson 1997). Das globale System besteht aus langen, oberflächlichen Muskeln zwischen Becken und Brustkorb. Es handelt sich um ein biomechanisches Gleichgewichtsmodell, in dem die Muskeln mit den Spanndrähten eines Segelmastes verglichen werden, die den Mast aufrecht halten.

Globale Muskeln sind anatomisch so platziert, dass sie das Gleichgewicht und die Bewegung des gesamten Rumpfs wirksam regulieren können. Sie sind aber nur in begrenztem Maße dazu fähig, Segmente zu stabilisieren.

Lokale Muskeln sind Muskeln, die für die segmentale Stabilität verantwortlich sind und bei Rumpfbewegungen die Position der lumbalen Wirbelsegmente kontrollieren (auch als „segmentale Muskeln" oder „Core"-Muskeln bezeichnet). Es handelt sich dabei um Muskeln, die ihren Ansatz direkt an der Wirbelsäule haben (Richardson u. Jull 1995). Sie kontrollieren die Festigkeit und die intervertebrale Zuordnung der einzelnen Wirbelsäulensegmente und haben die Funktion, die intervertebrale Translation und Rotation zu kontrollieren. Diese Muskeln können mit gespannten Federn verglichen werden, welche die segmentale Stabilität gewährleisten.

Für die Stabilität ist außerdem die Bewahrung der Integrität jedes einzelnen Segments erforderlich.

1.2.1 Lokale Stabilität

Wie erwähnt, sind die typischen Merkmale des lokalen Systems kleine, kurze, tiefliegende Muskeln, die eng mit den passiven Gelenkstrukturen verbunden sind. Bei aktiven Bewegungen werden diese Muskeln sehr früh aktiviert, um eine adäquate Kontrolle über die Gelenkstellung zu behalten. Während einer Bewegung verändert sich ihre Muskellänge nur geringfügig. Als tonische Muskeln arbeiten sie während des gesamten Bewegungsablaufes, wofür sie nur wenig Kraft benötigen (Hodges u. Richardson 1996).

Die lokale Muskulatur ist fähig, die Wirbelsäule durch Kokontraktion, Stiffness und Muskelrekrutierungsstrategien zu stabilisieren.

Kokontraktion

- Agonist und Antagonist spannen gleichzeitig an.
- Dadurch werden eine maximale Gelenkskongruenz, eine gleichmäßige Druckverteilung und die Zentralisierung des Gelenkes erreicht.
- Die Kokontraktion schützt ein Gelenk vor einer unerwarteten Krafteinwirkung und kann von außen wirkenden „Stress" absorbieren (Jull u. Richardson 1994).

Die Stiffness bzw. Muskelsteifheit ist ein Produkt der Tonuserhöhung und versetzt den Muskel in die Lage, Widerstand zu leisten. Sie ist reflexvermittelt, d. h. stretch-empfindlich, und steht mit der Erregbarkeit der motorischen Neurone in Zusammenhang. Sie wird vom sensorischen Input der Gammaschleife beeinflusst.

Stiffness

- Die Muskulatur ist fähig, einer Verlängerung oder Deformation zu widerstehen.
- Der Muskel leistet bei Verschiebung sofortigen Widerstand.
- Damit ist die Sicherung eines Gelenkes gewährleistet. Die Stiffness des Muskels ist von größerer Bedeutung, als die Muskelkraft oder die Muskelausdauer.
- Wichtigster Vertreter ist der M. multifidus.

Biomechanische Steifheit bedeutet nicht – wie oft im klinischen Sprachgebrauch – einen Verlust von Bewegung und Funktion. Unter Muskelsteifheit versteht man die federnde, elastische Eigenschaft der Muskeln, welche diese durch aktive und passive Spannung in die Lage versetzt, einer verschiebend einwirkenden Kraft zu widerstehen. Die Gummibandspannung eignet sich gut als Vergleichsobjekt zur Muskelsteifheit (Addison 2000). Sie setzt sich aus der intrinsischen und der reflexvermittelten Muskelsteifheit zusammen.

Die intrinsische Muskelsteifheit hängt von den viskoelastischen Eigenschaften des Muskels und den Querbrücken zwischen Aktin und Myosin ab. Sie kann durch Hypertrophietraining gesteigert werden und ist bei funktionellen Anforderungen wenig variabel.

Die reflexvermittelte Steifheit hängt von absteigenden Befehlen ab, die durch die Afferenzen der Muskelspindel fazilitiert werden. Die reflexvermittelte Steifheit variiert sehr stark und kann sich verschiedenen funktionellen Anforderungen anpassen. Diese Steifheit ergibt sich aus der Regulierung der motorischen Kontrolle (Gibbons u. Comerford 2001). Die Muskelsteifheit wird vom ZNS so reguliert, dass die Straffheit dieser „Muskelfedern" ab- oder zunimmt. Untersuchungen zufolge erzeugen bereits 25 % der maximalen Willkürkontraktion eine nahezu maximale Steifheit des Muskels (Hamilton u. Richardson 1997). Die Gelenkstabilität hängt also mehr von der Zahl der gleichzeitig kontrahierenden Muskeln als von ihrer jeweiligen Kraft ab. Lokale Muskeln sind optimale Stabilisatoren, da ihre steifheitserzeugende Wirkung größer ist als die Drehmoment erzeugende Wirkung. Der Grad der Kokontraktion und die Anzahl der beteiligten Muskeln müssen vom ZNS koordiniert werden, um das Gleichgewicht zwischen einer angemessenen Stabilität und der Bewegungseffizienz herzustellen (Hamiliton u. Richardson 1997).

Muskelrekrutierungsstrategien

- Pre-Programming: Voranspannung des M. transversus abdominis, bevor überhaupt eine Bewegung stattfindet
- Die Vorspannung ist von der darauffolgenden Bewegungsrichtung, vom bewegten Körperteil und von der Richtung, in die eine äußere Kraft wirkt, unabhängig.
- kontinuierliche Aktivität
- Eine Vorspannung ist notwendig, um eine Stiffness aufbauen zu können.
- Wichtigster Vertreter ist der M. transversus abdominis.

Die Muskulatur ist für die Stabilität der Wirbelsäule unerlässlich. Ohne Rumpfmuskulatur könnte die Wirbelsäule nur unter einer Belastung von lediglich 2 kg stabil bleiben. Für die segmentale Stabilisierung der Wirbelsäule ist die selektive Kontraktion der tiefen Rückenmuskulatur mitverantwortlich. Dies zeigen folgende Faktoren:

- die biomechanisch nachgewiesene Beziehung zwischen einer klinischen Instabilität und dem Kontrollverlust über die neutrale Bewegungszone eines Segmentes (Panjabi 1992)
- die Funktion der tiefen Muskeln bei der Kontrolle dieser neutralen Zone (Crisco u. Panjabi 1991, Goel u. Gilbertson 1993)
- die geringgradige Willkürkontraktion, mit der die spinale segmentale Steifheit (stiffness) bei diesen Muskeln erhöht werden kann (Cholewicki u. McGill 1996)
- aktuelle neurophysiologische Beweise für ein separates Kontrollsystem für die tiefen Rumpfmuskeln (Hodges et al. 2005).

Klinische Relevanz

Eine gut koordinierte Kontraktion der Muskeln des primären Stabilisierungsgefüges ist in erster Linie für die segmentale Stabilisierung entscheidend, aber auch für die globale, d. h. für „Haltung und Bewegung" (O'Sullivan et al. 1997). Die Stabilität ist optimal, wenn ein Gleichgewicht zwischen Ausführung (dem Grad der optimalen Stabilität) und Anstrengung erreicht wurde, sodass der Energieverbrauch ökonomisch ist (Hildebrandt u. Pfingsten 2012).

Personen mit lumbalen Rückenschmerzen zeigen größere Ausweichbewegungen bei Rumpfstabilisationsübungen (Mok et al. 2007). Sie haben stärkere anteroposteriore Körperschwankungen bzw. eine schlechtere Rumpfstabilität (Mazaheri et al. 2012, Ruhe et al. 2011). Zudem zeigen sie bei den schwierigsten Gleichgewichtsübungen ein schlechteres Rumpfgleichgewicht und eine verzögerte lumbale Muskelreaktion (Radebold et al. 2001).

1.2.2 Globale Stabilität

Nach Richardson et al. (2009) umfassen die globalen Rumpfmuskeln die großen oberflächigen Rumpfmuskeln, die keinen direkten Ansatz an den Wirbelkörpern haben und mehrere Segmente überspringen. Im Gegensatz zum lokalen System arbeitet das globale System mit großen bewegenden Muskeln, die ebenfalls in der Lage sein müssen, die tonischen Kontraktionsformen über längere Zeit halten zu können, um translatorische Bewegungsabläufe in der neutralen Zone zu koordinieren. Diese Muskeln sind Drehmomentgeneratoren für die Wirbelsäulenbewegung und wirken wie Halteseile, welche die Wirbelsäulenausrichtung kontrollieren. Außerdem können sie auf den Rumpf wirkende äußere Kräfte ausgleichen und auf den Thorax wirkende Kräfte zum Becken weiterleiten (Bergmark 1989, Standaert u. Herring 2007). Weiter können sie auf den Rumpf wirkende Kräfte ausgleichen und so den Rumpf bei unerwarteten Bewegungen und großen Krafteinwirkungen schützen (Barr et al. 2005). So sind die Kräfte, welche auf die Lendenwirbelsegmente wirken, auf ein Minimum reduziert. Das globale System ist für die Lenden-Becken-Stabilität entscheidend, jedoch nicht für die Feinsteuerung der intervertebralen Bewegung (Richardson et al. 2009; ▶ Tab. 1.1). Beim Gehen und Heben stellen die globalen Muskeln Kokontraktionen her, um die weiterlaufenden Bewegungen zu verhindern (Barr et al. 2007).

Tab. 1.1 Einteilung der Muskeln nach Richardson et al. (2009).

Globale Muskulatur	Lokale Muskulatur
– M. rectus abdominis	– M. multifidus (longus et brevis)
– M. obliquus internus und externus abdominis	– Mm. rotatores (Rotatorenmanschette der Facettengelenke)
– M. erector spinae	– M. transversus abdominis
– M. quadratus lumborum	– Zwerchfell
– M. erector spinae	– Beckenboden

Akuthota u. Nadler (2004) nennen weitere lokale Muskeln mit direktem Ansatz an der Wirbelsäule: M. psoas major et minor, M. iliocostalis und M. longissimus (lumbale Anteile); M. iliacus, M. quadratus lumborum (medialer Anteil); M. obliquus internus (hintere Anteile).

Die globale Rumpfmuskulatur wirkt phasisch (Kap. 1.2.3) und besteht hauptsächlich aus Typ-II-Muskelfasern. Diese kontrahieren schnell und ermüden rasch. Sie können sich nicht über einen längeren Zeitraum kontrahieren (Benninghoff u. Drenckhahn 2003; Norris 2008). Die Kraft der großen Muskeln ist erheblich. Viele globale Muskeln sind biartikulär, d. h. sie ziehen über 2 Gelenke (Norris 2008; ▶ Tab. 1.2). Trotzdem bleibt die Wirbelsäule instabil, wenn das lokale Muskelsystem nicht aktiviert wird (Richardson et al. 2009). Ein leichter Anstieg der Muskelaktivität des lokalen Systems kann einer Instabilität vorbeugen.

Tab. 1.2 Muskelaktivierung bei extremen Übungsbedingungen (Richardson et al. 2009).

Gewicht tragende Muskeln	Nicht Gewicht tragende Muskeln
eingelenkige und lokale Muskeln	mehrgelenkige/multifunktionelle Muskeln
motorische „Closed-Loop"-Funktion	motorische „Open-Loop"-Funktion
Übungen in geschlossener Kette	Übungen in offener Kette
statische Gewichtsübernahme	ballistische Bewegungen
Arbeitshaltungen gegen die Schwerkraft	Überwinden der Schwerkraft
Gelenkkompression	Gelenkseparation

Klinische Relevanz

Herger und Kaufmann (2010) schrieben: „Die segmentale Stabilisation hat als therapeutische Intervention bei Patienten mit unspezifischen, lumbalen Rückenschmerzen keinen Mehrwert gegenüber Kräftigungsübungen der globalen Rumpfmuskulatur. In den Versuchsgruppen (Kräftigung der globalen Rumpfmuskulatur, segmentale Stabilisation, Wirbelsäulenmobilisation) jedoch bleiben signifikante Unterschiede zwischen den Interventionsgruppen im Langzeitvergleich aus."

Einzig bei Ferreira et al. (2007) hatte die Gruppe mit segmentalen Rumpfkräftigungsübungen kurzfristig (Follow-Up nach 8 Wochen) bessere Werte als die Gruppe mit allgemeinen Rumpfkräftigungsübungen. Diverse Ergebnisse sprechen sogar dafür, dass allgemeine Kräftigungsübungen für Patienten mit unspezifischen lumbalen Rückenschmerzen ohne offensichtliche Zeichen und Symptome einer Instabilität besser geeignet sind (Cairns et al. 2006, Koumantakis et al. 2005).

Richardson (1995) zeigt, dass eine Kombination aus segmentalem und globalem Training Schmerzen stärker lindert. Dies bedeutet eine Verkürzung der einschränkenden Aktivitäten. Zudem wurden signifikant weniger Rezidive im Jahr nach der Verletzung registriert. Bei Rückenschmerzen reagieren die lokalen Muskeln mit Inhibition und die globalen Muskeln mit Hypertonie. Gehen die Entzündungszeichen zurück, setzt die normale Funktion der Muskulatur nicht automatisch ein. Der Physiotherapeut sollte deshalb die Funktion des lokalen und globalen Systems überprüfen.

1.2.3 Phasische und tonische Muskelfasertypen

Das aktive muskuläre System bezieht sich auf die Möglichkeit der Muskulatur, Kräfte zu entwickeln, die eine mechanische und dynamische Stabilisation der Wirbelsäulensegmente ermöglichen. Diese muskuläre Kontrolle ist jedoch abhängig vom dritten Subsystem, der neuronalen Kontrolle. Von dort wird gesteuert, dass die passenden Muskeln bei allen Bedingungen und zu jedem Zeitpunkt ausreichend aktiviert werden. Bei optimaler Interaktion zwischen Gelenk, Muskulatur und zentraler Steuerung ist die Wirbelsäule stabil. Um den verschiedenen muskulären Anforderungen gerecht zu werden, gibt es verschiedene Muskelfasertypen.

Der Anteil phasischer und tonischer Muskelfasertypen ist beim Menschen individuell unterschiedlich und auch von Muskel zu Muskel verschieden. Die prozentuale Verteilung der beiden Haupttypen scheint genetisch festgelegt zu sein (Rauber u. Kopsch 2003).

Tonische motorische Einheiten kontrahieren langsam und mit geringer Kraft und sind resistent gegen Ermüdung. Sie werden bei geringer Belastung oder bei Kokontraktion von weniger als 25 % der maximalen willkürlichen Kontraktionskraft aktiviert.

Phasische motorische Einheiten kontrahieren schnell und mit großer Kraft und ermüden schnell. Sie werden bei höheren Belastungen aktiviert, d. h. bei über 40 % der maximalen willkürlichen Kontraktionskraft (Gibbons u. Comerford 2001).

Muskeln mit vermehrt tonischen Fasern eignen sich vorzugsweise für statische Kontraktionen und für langsame Bewegungen. Phasische Muskelfasern kontrahieren beim Menschen 3- bis 5-mal so schnell wie tonische Fasern und eignen sich daher besonders für große Kraftanstrengungen und schnelle Bewegungen (Dvorak et al. 1997). Aufgrund seiner tonischen Fasern ist der M. transversus abdominis für die dynamische Haltungskontrolle von großer Bedeutung. Das ZNS kontrolliert die tonischen und phasischen Muskelfasern in geteilter Weise. Dieser Unterschied im Innervationsmuster bewirkt, dass die lokalen Stabilisatoren unabhängig von den global wirkenden Muskeln aktiviert werden (Bartel et al. 2003).

Rumpfextensoren

Die eigentlichen Rückenmuskeln werden durch die Rami dorsales der Spinalnerven innerviert und liegen dorsal der Querfortsätze. Der M. erector spinae besteht aus 3 großen Rückenmuskeln: dem am seitlichsten und oberflächlichsten liegenden M. iliocostalis, dem mehr medial angeordneten M. longissimus und dem am medialsten und tiefsten liegenden M. spinalis. Die Muskeln entspringen jeweils den Laminae, Querfortsätzen und Rippen mehrerer Höhen und inserieren jeweils an anderen Segmenten bzw. am Becken. Der M. erector spinae ist ein kräftiger Extensor der Wirbelsäule und kann schwere Gewichte heben und tragen. In dieser Eigenschaft wird er von einem anderen Rückenmuskel, dem M. multifidus,

unterstützt, der den mechanischen Vorteil hat, an den Dornfortsätzen zu entspringen, und dadurch über einen günstigeren Hebelarm verfügt als der M. erector spinae. Diese kräftigen Rückenmuskeln bestehen überwiegend aus den großen Typ-I-(Ausdauer-)Muskelfasern, sodass die Wirbelsäule für längere Zeit in einer Position gehalten werden kann (Hildebrandt u. Pfingsten 2012).
Auch der M. latissimus dorsi und die Mm. glutaei sind von Bedeutung, weil sie an der Fascia lumbodorsalis inserieren. Bei ihr handelt es sich um eine starke kollagene Hülle, die oberflächlich die Rückenmuskulatur bedeckt und die Wirbelsäule aus nach vorn gebeugter Haltung wieder aufrichtet (Dolan et al. 1994).

Die Extension des Rumpfes erfolgt durch beidseitige Kontraktion folgender Anteile des M. erector spinae:
- interspinales System
- transversospinales System
- lateraler Muskelstrang.

Für die lumbalen Anteile des M. erector spinae wurden folgende Muskelfaserverteilungen ermittelt (Thorstensson u. Carlson 1987):
- M. multifidus:
  - langsame Typ-I-Faser: 51–62 %
  - schnelle Typ-II-Fasern: 38–49 %
- M. longissimus:
  - langsame Typ-I-Faser: 57–73 %
  - schnelle Typ-II-Fasern: 27–43 %
- M. iliocostalis:
  - langsame Typ-I-Faser: 52–58 %
  - schnelle Typ-II-Fasern: 42–48 %.

Im Bereich der unteren BWS ist der relative Anteil an Typ-I-Fasern in den Mm. multifidus und longissimus größer als im Bereich der oberen LWS (75 % vs. 57–63 %). Dieser Unterschied in der Faserverteilung deutet darauf hin, dass diese Muskeln in der unteren BWS eine stärkere Stabilisierungsfunktion ausüben als in der oberen LWS (Sirca u. Kostevc 1985).

Der mediale Abschnitt des M. erector spinae hat die höchste Dichte an Muskelspindeln in der mittleren BWS und die geringste Dichte in der oberen und unteren BWS sowie im gesamten Lumbosakralbereich. Der intermediäre Abschnitt des M. erector spinae (M. longissimus) verfügt generell über eine höhere Spindeldichte als der mediale Abschnitt. Die Spindeldichte ist in der BWS am höchsten und nimmt in Richtung Kreuzbein kontinuierlich ab. Die höchste Spindeldichte aller drei Wirbelsäulenabschnitte findet sich im lateralen Abschnitt des M. erector spinae (M. iliocostalis), wobei die relativ höchste Spindeldichte in der oberen und mittleren BWS, die niedrigste in der unteren BWS sowie in der LWS gemessen wurde (Amonoo-Kuofi 1983).

M. multifidus

Die Mm. multifidi (lumbaler Anteil) bilden als Gesamtheit den größten Muskel, der den lumbosakralen Übergang überspannt. Sie haben nur einen kurzen Kraftarm und besitzen einen hohen Anteil an tonischen Typ-I-Fasern. Daher eignen sie sich gut für Haltefunktionen und sind nicht an großen Bewegungen beteiligt (Akuthota u. Nadler 2004, Richardson et al. 2009). Wie auch der M. transversus haben die Mm. multifidi die Fähigkeit, durch Kontraktion die Fascia thoracolumbalis zu spannen und der Wirbelsäule segmentale Festigkeit zu verleihen. Zudem besitzen sie viele Muskelspindeln und geben den Propriorezeptoren Auskunft über die Position der einzelnen Wirbelsegmente. Die Forschung hat gezeigt, dass die Mm. mulifidi bei Menschen mit lumbalen Rückenschmerzen zu Atrophien neigen und sich nicht selbstständig regenerieren (Hides et al. 1996). Dabei handelt es sich nicht nur um abgeschwächte oder im Muskelquerschnitt verkleinerte Muskeln, sondern auch um Umwandlungen des Muskelfasertyps I in den Typ II. Ferner gibt es einen Zusammenhang zwischen der Dysfunktion der Mm. multifidi und schlechten Ergebnissen auf der Funktionsebene bzw. den hohen Rezidivraten bei lumbalen Rückenschmerzen nach einer Bandscheibenoperation (Hides et al. 2001).

Im EMG zeigte sich, dass der M. multifidus in der Tat bei der Derotation gegensinnig verbunden beteiligt ist und paradoxerweise sowohl bei der ipsi- als auch bei der kontralateralen Rotation aktiv ist. Die Rotation kann daher nicht als eine der wesentlichen Funktionen des M. multifidus betrachtet werden. In diesem Zusammenhang spricht man dem M. multifidus nur eine stabilisierende Wirkung bei der Rotation zu, obwohl die abweichenden Bewegungen, die er stabilisieren soll, noch nicht definiert wurden.

Die LWS-Rotation ist eine indirekte Aktion. Die aktive LWS-Rotation erfolgt nur, wenn der Thorax zuerst, daher sekundär, auf die Thoraxrotation erfolgt. Für die Rotation sind hauptsächlich die schrägen Bauchmuskeln verantwortlich. Bei einer Kontraktion für eine Rotation verursachen sie gleichzeitig eine Flexion des Rumpfes und folglich auch der LWS. Um dieser Flexion entgegenzuwirken und eine reine Axialrotation aufrechtzuerhalten, müssen die LWS-Extensoren eingesetzt werden. Dabei wird der M. multifidus in die Rotation miteinbezogen. Seine Aufgabe bei Rotation ist es nicht, diese zu erzeugen, sondern der flektorischen Wirkung der Bauchmuskeln entgegenzuwirken, wenn diese eine Rotation herbeiführen (Bogduk 2000).

Klinische Relevanz

Bei Patienten mit LWS-Schmerzen konnte eine negative Veränderung der Mm. multifidi festgestellt werden. Diese Dysfunktion wirkt sich auf die Aktivität, die Ermüdbarkeit, den Aufbau und den Durchmesser der Muskeln aus.

Als Erklärung dafür wird eine Schmerz- und/oder Reflexatrophie angenommen. Im Gegensatz dazu haben Probanden ohne LWS-Probleme symmetrische Mm. multifidi.

Wichtig ist die Erkenntnis, dass diese Störung der Mm. multifidi bei Reduzierung der Symptome nicht automatisch verschwindet, sondern dass die Muskeln spezifisch trainiert werden müssen, um ihre Funktion wiederzuerlangen (Hamilton u. Richardson 1997, Richardson et al. 1999; Kap. 6.3.6).

Insgesamt scheint es heute, dass eine Dysfunktion der stabilisierenden Muskulatur auf mangelhafte motorische Kontrolle zurückgeht und nicht, wie oft angenommen, mit der Kraft zusammenhängt. Manche Befunde weisen darauf hin, dass ein lokales Krafttraining des M. transversus abdominis die bestehende Dysfunktion sogar verstärken kann (Hodges u. Richardson 1996, Richardson et al. 2009).

Stuart McGill hat einen isometrischen Test entwickelt (Kap. 4). Außerdem beschreibt er, dass die Extensoren gegenüber den Flexoren bei Patienten mit lumbalen Beschwerden eher zu schwach sind.

Zur Vorbeugung von lumbalen Rückenschmerzen muss die lumbale Akivität der Extensoren stärker sein als die lumbale Akivität der Flexoren (Lee et al. 1999, Hultman 1987).

Personen ohne solche Beschwerden haben dickere und ausdauerndere Rückenmuskeln – mit einem hohen Anteil an Typ-1-Fasern (Demoulin et al. 2007, Hultmann et al. 1993).

Rumpfflexoren

Die beidseitige Kontraktion des M. rectus abdominis bewirkt bei fixiertem Becken die (Ventral-)Flexion des Rumpfes. Als Hilfsmuskeln dienen bei beidseitiger Kontraktion die Mm. obliqui internus und externus abdominis (Daniels u. Worthingham 1982).

Die Muskelfaserstrukturen der Mm. rectus abdominis und obliqui abdominis sind bei Männern und Frauen nahezu identisch. Unter Berücksichtigung einer ausgeprägten individuellen Variationsbreite setzen sich diese Muskeln im Durchschnitt wie folgt zusammen (Häggmark u. Thorstensson 1979):

- langsame ermüdungsresistente Typ-I-Fasern: 55–58 %
- schnelle ermüdungsresistente Typ-II-Fasern: 21–23 %
- schnelle relativ leicht ermüdbare Typ-IIB-Fasern: 21–24 %.

Untersuchungen an männlichen Leichen (Johnson et al. 1973) haben jedoch für den M. rectus abdominis ein durchschnittliches Verhältnis von TYP-I- zu TYP-II-Fasern von 46 : 54 % ermittelt (Variationsbreite des Anteils an Typ-I-Fasern: 31,6–56,2 %). Im Einzelfall kann daher niemals davon ausgegangen werden, dass die Rumpfflexoren einer Testperson eine dominierende Typ-I- oder Typ-II-Faserstruktur aufweisen.

M. transversus abdominis

Der M. transversus abdominis ist der tiefste Bauchmuskel. Er unterscheidet sich aber in seiner Aktivität von den globalen Bauchmuskeln, wie beispielsweise dem M. obliquus internus abdominis, weil er unabhängig von der Richtung agiert, aus der eine Kraft auf die Wirbelsäule wirkt. Er ist daher so ein wichtiger Stabilisator, weil er durch seinen Ansatz entlang des gesamten lateralen Randes der Fascia thoracolumbalis Spannung auf deren mittlere und posteriore Schichten ausüben kann.

Wenn die Fascia thoracolumbalis gespannt wird, kommt es in der Frontalebene aufgrund ihrer schräg verlaufenden Fasern zu einer Annäherung der angrenzenden Wirbel. Weiter hat der M. transversus abdominis die Fähigkeit, die Iliosakralgelenke zu festigen und somit das Becken insgesamt zu kontrollieren. Dies wurde gemäß Richardson et al. (2009) kürzlich in vivo bestätigt. Es wurde gezeigt, dass bei gesunden Menschen der M. transversus abdominis nach dem Feedforward-Prinzip aktiviert wird, bevor eine Bewegung stattfindet. Bei Patienten mit lumbalen Rückenschmerzen kommt die Aktivierung verspätet (Akuthota u. Nadler 2004, Hodges 1996) und zeigt, dass ein Defizit in der motorischen Kontrolle besteht und insuffiziente stabilisierende Rumpfmuskeln vorhanden sind (Radebold et al. 2001).

Klinische Relevanz

Der am signifikantesten beeinträchtigte Muskel der ventralen Rumpfmuskulatur ist bei Patienten mit LWS-Beschwerden der M. transversus abdominis. Unabhängig von der Diagnose wird bei diesen Patienten der M. transversus immer verspätet aktiviert und kann die LWS-Stabilisation somit nicht gewährleisten (Richardson et al. 1999). Dies ist kein Problem der Kraft oder der Ausdauer, sondern der motorischen Kontrolle. Die Störungen liegen in der Art, wie das ZNS den M. transversus kontrolliert.

1.2.4 Rumpfrotation

Die Rotation des Rumpfes wird durch die Interaktion des ipsilateralen M. erector spinae und der kontralateralen Mm. multifidi und Mm. rotatores (Soderberg 1986) sowie durch wechselseitige Kontraktionen des Mm. obliquus abdominis (Tittel 1981, Kapandji 1985) realisiert. Die Mm. obliquus externus und internus abdominis derselben Körperseite – bei Lateralflexion der LWS- und BWS-Synergisten – wirken bei der Rumpfrotation als Antagonisten. Bei Rumpfrotation nach links müssen sich der rechtsseitige M. obliquus externus und der linksseitige M. obliquus internus kontrahieren. Die Mm. obliqui abdominis gelten als Hauptrotatoren des Rumpfes (Macintosh et al. 1993).

Klinische Relevanz

Die Typ-I-Fasern nehmen bei Frauen einen erheblich größeren Teil des gesamten Muskelquerschnitts ein als bei Männern (70–75 % vs. 54–58 %). Bei Frauen kann daher bei diesen Muskeln eine größere Ausdauer bzw. Ermüdungsresistenz angenommen werden.

Die lokalen Muskeln haben eine große anatomische Beziehung zu den Gelenken. Die Mm. multifidi sind eng mit den Facettengelenken verbunden, wobei einige Fasern sogar durch die Gelenkkapsel gehen (Bogduk 2000, Hamilton u. Richardson 1997). Aus diesem Grund wird den Mm. multifidi eine ähnliche Funktion wie der Rotatorenmanschette des Schultergürtels zugeschrieben. Die enge anatomische Beziehung zwischen Muskel und Gelenk bedeutet, dass die Mm. multifidi in der Nähe des Rotationszentrums lokalisiert sind. Derartige Muskeln ändern bei maximalen Bewegungsausschlägen ihre Länge um weniger als 20 %. Sie erreichen dabei nie eine mechanisch nachteilige Länge (Hamilton u. Richardson 1997). Biomechanisch gesehen bleibt so die segmentale Stabilisation im gesamten physiologischen Bewegungsablauf gewahrt.

Auch der M. transversus abdominis setzt über die Fascia thoracolumbalis direkt an den Lumbalsegmenten an und wirkt damit mechanisch ähnlich wie die Mm. multifidi (Bartel et al. 2003). Der mediale Abschnitt des M. erector spinae hat offensichtlich eine dominierende Stabilisierungsfunktion, während der laterale Abschnitt eine dominierende dynamische Funktion erfüllt. Der intermediäre Abschnitt scheint sowohl eine statische als auch eine dynamische Funktion zu haben.

Nach einem intensiven Rotationskräftigungsprogramm konnte eine deutliche Kräftigung des M. latissimus dorsi sowie eine verminderte Aktivität des M. glutaeus maximus auf der betroffenen Seite nachgewiesen werden. Diese Ergebnisse könnten bedeuten, dass ein Rumpfrotationstraining insbesondere für die Stabilisierung von Sakroiliakalgelenk und LWS wichtig ist (Hildebrandt u. Pfingsten 2012).

M. psoas major

Der M. psoas major ist ein langer Muskel, der an der anterolateralen LWS entspringt und über den Rand des Pelvis absteigt, um am Trochanter minor des Femurs anzusetzen. Er ist im Wesentlichen ein Hüftbeugemuskel.

Der Psoas inseriert in unterschiedlicher aber systematischer Weise an der LWS. In jeder segmentalen Ebene von Th 12-L 1 bis L 4–5 setzt er an den medialen drei Vierteln der anterioren Fläche des Processus transversus, den Discus intervertebralis und an den Rändern der Wirbelkörper an, die sich am Diskus befinden (Bogduk 1992). Ein weiteres Faserbündel entspringt an L 5. Eine Weile galt die Lehrmeinung, dass der Muskel auch von einem Sehnenbogen entspringt, der den lateralen Wirbelkörper bedeckt (Williams et al. 1995). Durch sorgfältige Sektionen weiß man jedoch, dass diese Bögen lediglich aus der medialen, tiefen Faszie des Muskels bestehen, die keinen besonderen bzw. zusätzlichen Ursprung darstellt. Die medialsten Fasern des Muskels grenzen an die Faszie und sind direkt am superioren Rand des Wirbelkörpers verankert. Dennoch bildet die Faszie einen tiefen Bogen über der lateralen Fläche des Wirbelkörpers zum Psoas und hinterlässt einen Raum zwischen Bogen und Knochen, in dem die lumbalen Arterien und Venen verlaufen.

Die Muskelfasern am Discus intervertebralis L 4–5, L 5-Wirbelkörper und L 5-Processus transversus stellen die tiefen und untersten Faserbündel des Muskels dar. Diese Fasern werden systematisch von Fasern des Diskus, des Wirbelkörperrandes und des Processus transversus der höher liegenden Ebenen überzogen. Dadurch sieht man im Querschnitt des Muskels, dass er rundherum mit Fasern aus höheren Ebenen überlagert ist, welche die äußere Fläche des Muskels bilden, und die Fasern aus den tieferen Ebenen aufeinander folgend darunter liegen. Innerhalb des Muskels haben die Faserbündel aus den einzelnen, lumbalen Ebenen dieselbe Länge, sodass die Bündel von L 1 früher als die aus den folgenden unteren Ebenen ihren sehnigen Übergang finden.

Klinische Relevanz

Die isometrische Morphologie deutet darauf hin, dass der M. psoas major ausschließlich auf die Hüfte einwirkt (Bogduk 1992). Die biomechanische Analyse zeigte, dass er nur eine schwache Wirkung auf die LWS in Bezug auf Flexion und Extension hat. Seine Fasern sind so ausgerichtet, dass sie auf die oberen lumbalen Segmente extensorisch und auf die unteren flektorisch einwirken. Die Fasern agieren sehr nah an den Rotationsachsen der Lendenwirbel und können selbst bei maximaler Kontraktion nur sehr kleine Bewegungen ausführen (Bogduk 1992). Dies widerlegt eine nennenswerte Wirkung des Psoas auf die LWS. Vielmehr verwendet er die Wirbelsäule als Basis, um auf die Hüfte einzuwirken. Der Psoas übt jedoch eine massive komprimierende Belastung auf die unteren, lumbalen Disken aus. Die Nähe der Krafteinwirkungslinien des Muskels zu den Rotationsachsen mindert seine Leistungsfähigkeit als Flexor, erhöht aber die von ihm ausgehende axiale Kompression. Bei maximaler Kontraktion, wie z. B. beim Sit Up, können die beiden Psoasmuskeln auf den L 5/S 1-Diskus eine Kompressionsbelastung von bis zu 100 kg Gewicht ausüben (Bogduk 1992).

1.2.5 Atemmuskulatur und Zwerchfell

Die Atemmuskulatur besteht aus den primären Atemmuskeln und den Atemhilfsmuskeln. Sie ist primär für die Atmung zuständig und besteht aus dem Zwerchfell, den Mm. scaleni und den parasternalen Mm. intercostales. Die Atemhilfsmuskulatur wird in inspiratorische und exspiratorische Hilfsmuskulatur unterteilt. Zur inspiratorischen Atemhilfsmuskulatur zählen die Mm. sternocleidomastoideus und pectorales. Die exspiratorische Atemhilfsmuskulatur besteht hauptsächlich aus der Bauchmuskulatur.

Diaphragma

Das Diaphragma besitzt drei muskuläre Anteile mit folgenden Ursprüngen (▸ Abb. 1.3):

- Pars sternalis: an der Innenfläche des Processus xiphoideus
- Pars costalis: an der Innenseite der Rippenknorpel 7–12
- Pars lumbalis: in zwei separaten Ursprüngen ventral an den Lendenwirbelkörpern bis etwa L 4.

Alle muskulären Anteile verbinden sich in der zentralen Ansatzsehne (Sehnenplatte), dem Centrum tendineum.

Während der Inspiration werden der sagittale, der longitudinale und der transversale Durchmesser des Thorax vergrößert. Durch diese Erweiterung wird auch das Lungenvolumen vergrößert und der dabei entstehende Unterdruck führt zum Einstrom der Atemluft.

Stabilisationsfunktion des Diaphragmas

Die Pars lumbalis hat direkte Verbindung zu den Wirbeln L 1–L 4. Bei aktiver Kontraktion ist daher eine direkte Wirkung auf die Insertion zu erwarten. Durch die Nähe zu den direkten Drehachsen ist allerdings kein großer Bewegungsausschlag bzw. kein großes Drehmoment möglich. Vielmehr wird das Bewegungssegment komprimiert. Bei genauer anatomischer Betrachtung ist die Pars lumbalis somit ein Synergist der Mm. multifidi und besitzt ähnliche mechanische Funktionen. Hodges et al. (2005) überprüften diese These und stimulierten das Zwerchfell ohne eine begleitende Kontraktion der Bauch- und Rückenmuskulatur. Gemessen wurde die Steifheit verschiedener Bewegungssegmente. Es kam zu einer signifikanten Erhöhung von 8–31 %. In der oberen LWS (L 2) war dieser Effekt ausgeprägter als in der unteren LWS (L 4), was durch die stabilere Verankerung des Zwerchfells in der oberen LWS erklärbar ist.

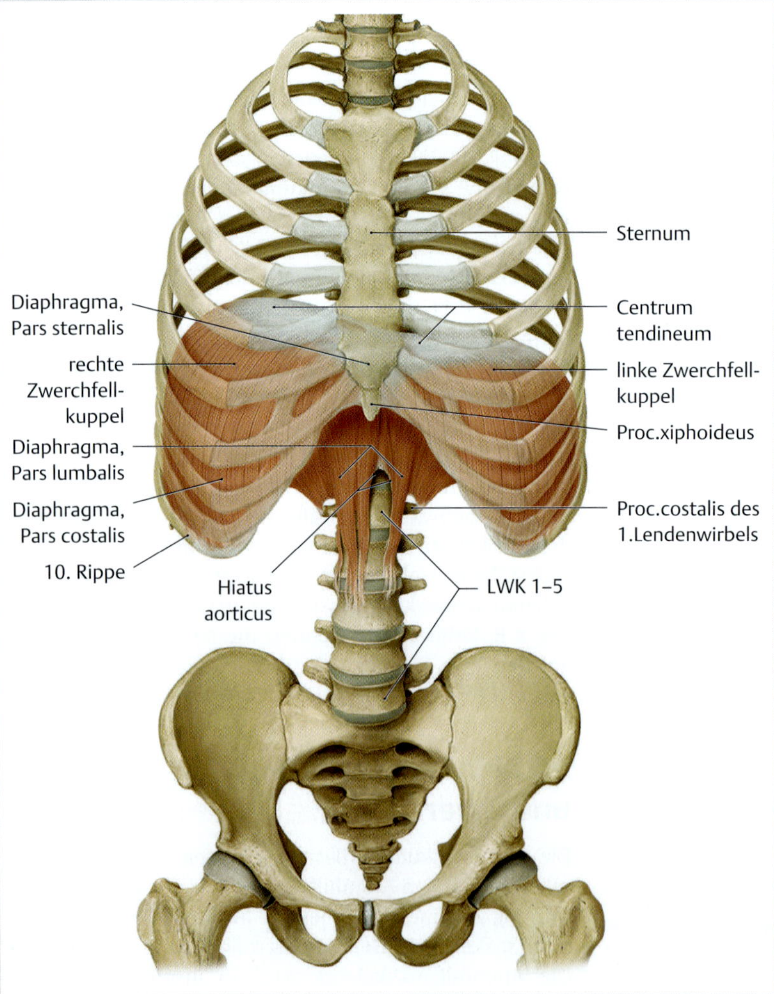

Abb. 1.3 Insertionen der Pars lumbalis des Diaphragmas an den LWK 1–4.

Erhöhung des intraabdominellen Drucks

Bei aktiver Arbeit des Zwerchfells (Inspiration) senkt sich die Zwerchfellkuppel (Pars costalis und sternalis) nach unten und komprimiert die Organe des Bauchraumes. Wenn der Druck nicht entweichen kann, kommt es zu einer deutlichen Erhöhung des intraabdominellen Drucks und zur Stabilisation der Lenden-, Hüft- und Beckenregion (Hodges et al. 2001, Essendrop et al. 2002).

Klinische Relevanz

Laut Richardson et al. (1999) zeigt das Zwerchfell etwa 30 ms vor der Aktivität des M. deltoideus bei einer Armflexion aus dem Stand Aktivität. Ebenfalls entdeckt wurde, dass das Zwerchfell und der M. transversus abdominis zeitlich genau gleich früh aktiviert werden. Wichtig ist dabei die Tatsache, dass sich diese Messungen nur auf die kurze Dauer einer Inspirations- oder Exspirationsphase beziehen. Diese Erkenntnisse zeigen deutlich, dass das Zwerchfell zur Stabilisation der LWS beiträgt. Dies tut es auf folgende Weise:

- Unterstützung beim Druckausgleich im Bauchraum
- Kontrolle der Verschiebung des abdominalen Inhaltes
- Zulassen des verstärkten Zuges des M. transversus abdominis auf die Fascia thoracolumbalis
- Erzeugung eines vermehrten intraabdominellen Druckes.

Diese Aussagen beziehen sich, wie schon erwähnt, nur auf eine kurze Stabilisationsphase. Es ist noch nicht wissenschaftlich belegt, wie sich das Zwerchfell zur segmentalen Stabilisation bei einer länger andauernden Stabilisationsphase verhält. Dabei müsste das Zwerchfell die Kontrolle der Stabilisation mit dem Wechsel zwischen Inspiration und Exspiration kombinieren. Ein anderer Erklärungsansatz für den Zusammenhang von Zwerchfellaktivität und willkürlicher Aktivität des M. transversus abdominis lautet, dass sich Zacken der Pars costalis des Zwerchfells mit den Zacken des M. transversus abdominis abwechseln und einige Fasern sich eventuell durch ihre enge anatomische Nachbarschaft gegenseitig beeinflussen (Richardson et al. 1999, Bartel et al. 2003).

Beckenboden

Die einzelnen Beckenbodenmuskeln besitzen keinen direkten Ansatz an den Lendenwirbeln und können deshalb nur indirekt Einfluss nehmen. Trotzdem sind sie ein wichtiger Bestandteil des stabilisierenden Systems der LWS. Die Muskeln des Beckenbodens bilden die kaudale Begrenzung der Bauchhöhle und sind ein bedeutender Faktor für den abdominalen Druckausgleich. EMG-Messungen des M. pubococcygeus zeigen den gleichen früh einsetzenden Aktivitätsbeginn bei Bewegungen einer Extremität, wie beim M. transversus abdominis und beim Zwerchfell. Weiter beschreiben Richardson et al. (1999) in Untersuchungen zur Interaktion zwischen Beckenbodenmuskeln und abdominellen Muskeln Folgendes: „Als die Probanden den Beckenboden willkürlich kontrahierten, zeigten der M. transversus abdominis sowie teilweise auch die restliche Bauchmuskulatur eine vermehrte Aktivität. Umgekehrt führte eine willkürliche Kontraktion der Bauchmuskulatur zu einer vermehrten Aktivität des M. pubococcygeus. Diese Erkenntnisse erlauben die Annahme, dass es einen physiologischen Zusammenhang zwischen Beckenboden und Bauchmuskulatur gibt und dass mehrere Areale des ZNS bei der gemeinsamen Aktivierung dieser Muskeln zusammenspielen."

Der Beitrag des Beckenbodens zur Erzeugung des intraabdominellen Drucks ist sicherlich sehr gering. An der Erhaltung des Drucks hat er jedoch maßgeblich Anteil. Zusammen mit den Mm. multifidi steuert er die Sakrumstellung und schafft somit die Basis für das Segment L5-S1.

Klinische Relevanz

Die passiven Strukturen der Wirbelsäule sind alleine nicht imstande, diese zu stabilisieren. Nur zusammen mit dem aktiv stabilisierenden System, besonders den tief gelegenen, monosegmentalen Muskeln, kann eine lokale Stabilisation gewährleistet werden. Bereits bei minimalsten Bewegungen der Wirbelsäule erfolgt sofort eine Nachregulierung der Muskulatur über das neurale System, um das Achsenskelett in „Position" zu bringen und zu sichern. Für die Stabilität der Wirbelsäule von ventral sind die Bauchhöhle und der darin vorhandene intraabdominelle Druck von großer Bedeutung. Der Druck im Bauchraum wird von den Bauchmuskeln, dem Zwerchfell, dem Beckenboden sowie vom M. psoas major reguliert. Diese Muskeln arbeiten synergistisch und werden unmittelbar voneinander beeinflusst (Lewit 1999, Panjabi 1992).

Das Diaphragma und die Muskulatur des Beckenbodens unterstützen die Rumpfmuskulatur bezüglich der Wirbelsäulenhaltung (Richardson et al. 2009). Das Diaphragma und der M. transversus abdominis haben neben der stabilisierenden Funktion der Lenden-Beckenregion auch eine respiratorische Funktion. Daher ist bei der segmentalen Stabilisation die Einbeziehung von Atemtechniken sehr wichtig (Richardson et al. 2009, Akutha u. Nadler 2004).

Personen mit lumbalen Rückenschmerzen haben eher eine dysfunktionale Beckenbodenmuskulatur als Personen ohne solche Beschwerden (Arab et al. 2010).

1.3 Das passive Subsystem

Die normale Wirbelsäule des Erwachsenen ist 55–63 cm lang (Hebellänge) und entspricht ungefähr 35 % des gesamten Körpers. Sie besteht aus 7 Halswirbeln (C1–C7), 12 Brustwirbeln (Th1–Th12), 5 Lendenwirbeln (L1–L5), 5 sakralen Wirbeln (S1–S5), die miteinander zum Kreuzbein (Os sacrum) verknöchert sind, sowie dem aus 4–5 rudimentären Wirbeln kaudal sich anschließenden Steißbein (Os coccygis). Da die Belastungen der Strukturen von oben nach unten größer werden, sind die Wirbelkörper und Bandscheiben von kranial nach kaudal breiter und höher und die Bänder kräftiger – ganz nach dem Prinzip „Funktion formt Struktur".

Der „bewegliche Stab" (Wirbelsäule), bestehend aus knöchernen Wirbeln, den Bandscheiben und den Bändern, erscheint in der Frontalebene gerade und symmetrisch, in der sagittalen Ebene zeigt die Wirbelsäule die für den (erwachsenen) Menschen typischen Krümmungen. Die Lage des Körperschwerpunktes und des suprapelvinen Schwerpunktes veränderte sich während der Entwicklungsgeschichte so, dass sich beide genau übereinanderliegend in der Körperlängsachse und über dem Femurkopf befinden. Die postnatale Entwicklung einer thorakalen Kyphose bzw. einer zervikalen und lumbalen Lordose führt zur bekannten S-Form der Wirbelsäule.

Die Kurvatur dient der Absorption von Stauchungskräften und der Energiespeicherung während einer Bewegung. Sie verstärkt sich, wenn der Körper beim Aufsetzen des Fußes auf den Boden zusammensinkt, und nimmt ab, wenn er sich beim Abrollen des Fußes aufrichtet. Bänder, Bandscheiben, Muskeln und vor allem die Sehnen der Wirbelsäule verändern ihre Länge während dieses (frühen) Bewegungsvorgangs nicht, sodass bei der entstandenen Stauchung Energie gespeichert wird. Dieser Effekt entspricht dem Mechanismus der gebeugten Kniegelenke beim Aufsetzen nach einem Sprung: Die gedehnten Muskeln und Sehnen begrenzen die Kniebeugung und ermöglichen so eine weiche Landung (Hildebrandt u. Pfingsten 2012).

1.3.1 Wirbelkörper

Der Wirbelkörper ist der kurze zylindrische Teil des Wirbels, der zwischen zwei benachbarten Bandscheiben liegt. Er besteht in erster Linie aus Spongiosa mit einer dünnen oberflächlichen Schicht von Kortikalis. Oben und unten sind in der Kortikalis Öffnungen, die den Transport von Nährstoffen ermöglichen. Die Aufgabe des Wirbelkörpers besteht darin, axial auf die Wirbelsäule wirkende Kräfte abzufangen. Interessanterweise sind die Wirbelkörper im oberen und unteren Teil nicht symmetrisch: Die das Rückenmark umgebenden Bögen setzen im oberen, hinteren Teil des Wirbelkörpers an, und die obere Deckplatte ist dünner als die untere und somit stärker verletzungsgefährdet. Diese strukturelle Asymmetrie spiegelt den Kompromiss zwischen optimalen mechanischen Funktionen und dem Nahrungstransport in die Bandscheibe wider. Der Wirbelkörper ist auch im Bereich der Deckplatten stark durchblutet und enthält Nerven (Hildebrandt u. Pfingsten 2012).

Jeder Wirbel, mit Ausnahme des Atlas, besteht aus dem ventral liegenden Körper (Corpus vertebrae), dem dorsalen Bogen (Arcus vertebrae) mit seinen Fortsätzen und den kleinen Wirbelgelenken. Sie umschließen das Wirbelloch oder den Neuralraum (Foramen vertebrale) mit dem Rückenmark sowie die ein- und austretenden Nervenwurzeln. Die Wirbelbögen und -fortsätze weisen in den einzelnen Regionen charakteristische Merkmale auf. Für die Bewegungscharakteristik der Segmente ist im Wesentlichen ihre Geometrie und Orientierung verantwortlich.

Klinische Relevanz

Während des Wachstums vergrößern sich die Wirbelkörper sagittal schneller als die Bandscheiben, sodass die Beweglichkeit der Wirbelsäule kontinuierlich abnimmt. Die weitere Abnahme der Beweglichkeit nach der Knochenreifung ist durch die biomechanische Steifigkeit der Gewebe der Wirbelsäule erklärbar. Die lumbale Beweglichkeit nimmt für Frauen und Männer mit dem Alter ab (Hildebrandt u. Pfingsten 2012). Das Beweglichkeitstraining sollte daher im höheren Alter ein Therapiestandard sein, und zwar nicht nur, damit die Wirbelsäule möglichst beweglich bleibt, sondern auch, um beim Älterwerden die Selbstständigkeit im Alltag zu erhalten.

1.3.2 Wirbelbogen

Im Gegensatz zum Wirbelkörper hat der Wirbelbogen eine unregelmäßige Form und besteht hauptsächlich aus Kortikalis. Er schützt das Rückenmark durch einen knöchernen Ring, und seine zahlreichen Fortsätze dienen als Ansatz für Muskeln und Bänder, die einerseits Bewegungen der Wirbelsäule vermitteln und andererseits die Beweglichkeit limitieren sollen. Die Spitzen der Quer- und Dornfortsätze bestehen bei Kindern aus Knorpel, was einer vermehrten Beweglichkeit dient. Im Alter können sie knöchern hypertrophieren, was die Beweglichkeit der Wirbelsäule vermindert (Hildebrandt u. Pfingsten 2012).

1.3.3 Facettengelenke

Jeweils ein Paar dieser flachen Gelenke reguliert die Bewegungen zwischen den zwei Wirbeln und trägt so zur Stabilisierung der Wirbelsäule bei (Hildebrandt u. Pfingsten 2012). Die Facettengelenke, auch kleine Wirbelgelenke genannt, haben die typischen Eigenschaften und Komponenten von Synovialgelenken. Sie bestehen aus subchondralem Knochen, der von Gelenkknorpel bedeckt ist, und stellen neben den Pedikeln (Bögen), der Lamina, dem Querfortsatz und dem Dornfortsatz einen essenziellen Teil des Stützapparates der Wirbelsäule dar.

Facettengelenke üben mehrere Funktionen aus: Sie fangen posterior einen Teil der axialen Belastung ab, indem sie diese über eine große Fläche verteilen. Ferner stabilisieren sie das Bewegungssegment in Flexion und Extension und verhindern somit einen großen Bewegungsradius. Dadurch schützen sie die Bandscheibe vor großen Dreh- und Scherkräften (Hildebrandt u. Pfingsten 2012).

Klinische Relevanz

Die Kapsel der Facettengelenke ist dicht innerviert. Sie enthält freie Nervenendigungen und in den tiefen Lagen der Gelenkkapsel nicht nozizeptive Afferenzen. Nur ein Teil des sogenannten Facettensyndroms ist mit einer aktivierten, Zytokine produzierenden Synovialitis verbunden. Insofern ist unklar, warum diese Gelenke insbesondere bei statischer Belastung, wie langem Stehen oder Sitzen, Schmerzen verursachen. Eine Erklärung hierfür könnte zumindest teilweise sein, dass sich der untere Gelenkanteil in Extension (z. B. Verstärkung der Lordose bei längerem Stehen) kranialwärts bewegt und die darüber liegende Lamina berührt, was Schmerzen auslöst. Diese Bewegung beträgt 5–7 mm (Hildebrandt u. Pfingsten 2012).

Kontrollierte Untersuchungen zeigen, dass 10–15 % der Patienten mit nicht radikulären Rückenschmerzen ein Facettenproblem haben. Mögliche Ursachen von Facettenschmerzen sind:

- meniskoide Einklemmungen
- Dehnung oder Einklemmung der Gelenkkapseln
- kapsuläre oder synoviale Entzündung
- Subluxationen der Gelenke
- exzessive mechanische Verletzungen der Gelenkkapsel
- Bewegungsverminderung durch Arthrose
- muskulär bedingte Minderbeweglichkeit der Gelenke (Hildebrandt u. Pfingsten 2012).

Alterungsprozesse in den Facettengelenken treten ab dem 30. Lebensjahr auf (sog. Spondylarthrose). Da diese Veränderungen sich zeitlich nach der Bandscheibendegeneration einstellen, nimmt man an, dass vor allem eine Verschmälerung der Bandscheibe zur erhöhten Belastung der Facettengelenke führt. Wesentlich seltener beobachtet man eine Facettengelenkarthrose ohne gleichzeitige Bandscheibendegeneration (Hildebrandt u. Pfingsten 2012).

1.3.4 Beweglichkeit der Gelenkkette: Lendenwirbelsäule

Die Wirbelsäule bildet eine semirigide Achse für den Körper. Sie schützt das Rückenmark in Form eines (unterbrochenen) knöchernen Zylinders und ist Befestigungspunkt der Muskeln, die Extremitäten und Rumpf bewegen. Die postnatale Entwicklung einer thorakalen Kyphose bzw. einer zervikalen und lumbalen Lordose führt zur bekannten S-Form der Wirbelsäule. Diese Kurvatur dient der Absorption von Stauchungskräften und der Energiespeicherung während einer Bewegung.

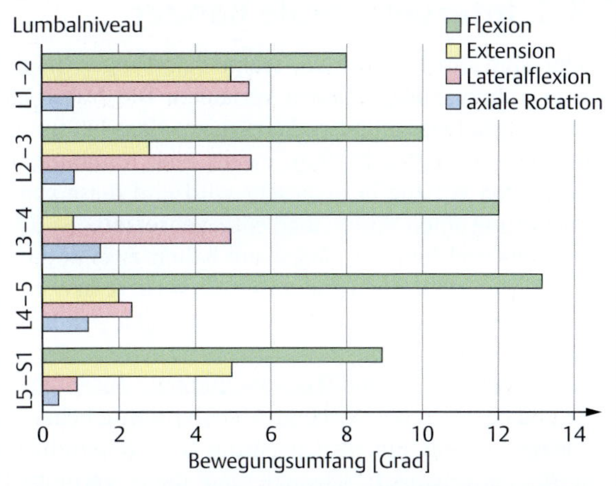

Abb. 1.4 Durchschnittliches Bewegungsausmaß der lumbalen Wirbelsäule im Stehen. Die Werte wurden durch Funktionsröntgenaufnahmen bei gesunden jungen Männern in voller Flexion und Extension für jedes einzelne Bewegungssegment gewonnen.

Die Wirbelsäule lässt sich biegen und drehen, da zwischen den relativ starren Wirbeln relativ flexible Bandscheiben liegen. Allerdings sind zwischen zwei Wirbeln individuell nur relativ kleine Bewegungen möglich: etwa 13° Flexion/Extension, 4° seitliche Beugung und 1–2° axiale Drehung. Die kombinierte Flexions-/Extensionsbewegung ist in den verschiedenen Höhen konstant (▸ Abb. 1.4, ▸ Tab. 1.3). Seitliche Beugung und axiale Rotation nehmen von oben nach unten ab. Bewegungen zwischen den Wirbeln sind normalerweise in der HWS am größten und in der BWS am kleinsten und erfolgen abhängig vom Verhältnis der Bandscheibendicke zu den angrenzenden Wirbelkörpern (Hildebrandt u. Pfingsten 2012).

Tab. 1.3 Altersabhängige Werte der vollen Flexion und Extension, gemessen am Winkel der Tangenten zwischen Hautoberfläche und den Wirbelkörpern L 1 und S 1. Die Daten entsprechen der Kurvatur der LWS in voller Beugung und Streckung und zeigen die altersbedingte Abnahme der Beweglichkeit (nach Hildebrandt u. Pfingsten 2012).

Altersbereich (Jahre)	Beugung		Streckung	
	Männer	Frauen	Männer	Frauen
16–24	33	26	54	63
25–34	31	24	52	60
35–44	28	22	49	53
45–65	26		45	

1.3.5 Intervertebrale Bänder

Bänder sind am effektivsten, wenn Belastungen in die Richtung ihrer Kollagenfasern verlaufen. Die Natur hat das Wirbelsäulensegment so konstruiert, dass bei unterschiedlich wirkenden Kräften jeweils eine Kombination von Bändern auf Zug beansprucht wird und diese somit der Belastung einen Widerstand entgegensetzen.

Vorderes und hinteres Längsband halten zwei angrenzende Wirbel zusammen, indem sie die vordere bzw. hintere Fläche der Bandscheiben und Wirbelkörper bedecken.

Das vordere Längsband (Lig. longitudinale anterius) ist stark und begrenzt die Wirbelsäulenextension erheblich.

Dagegen ist das hintere Längsband (Lig. longitudinale posterius) mechanisch schwach und dient vermutlich überwiegend als eine Art Nervennetz, das mechanische Veränderungen der darunter liegenden Bandscheiben wahrnimmt.

Das gelbe Band (Lig. flavum), das die Laminae mit den angrenzenden Bögen verbindet, besteht hauptsächlich aus Elastin und kann um bis zu 80 % gedehnt werden, bevor es zu einer Schädigung kommt. Dieses Band ist in allen Positionen der Wirbelsäule verspannt (außer bei der Hyperextension). Diese habituelle Dehnung innerhalb des Ligaments begrenzt gemeinsam mit der Vorspannung des Anulus kleine Flexions- und Extensionsbewegungen, sodass die Wirbelsäule nicht „schlackert".

Größere Flexionsbewegungen werden durch die Ligg. interspinale und supraspinale begrenzt, die an den Dornfortsätzen inserieren und mechanisch miteinander verbunden sind. Die beiden Bänder sind in aufrechter Position schlaff und verändern ihre Spannung bei kleinen Bewegungen. Nur bei einer vollen Flexionsbewegung sind sie ausreichend gespannt, wodurch sie eine übermäßige Flexion verhindern (Hildebrandt u. Pfingsten 2012).

Klinische Relevanz

Die passiven Strukturen sind von der Natur so angelegt, um belastet und bewegt zu werden. Aufgrund der anatomischen Gegebenheit gibt es viele Möglichkeiten, im Alltag „zu wenig stabil zu sein", nicht zuletzt, weil alle Gelenke und Muskeln untereinander in einer starken Funktionsabhängigkeit stehen.

Die periartikulären Strukturen sorgen für die passive Stabilität der Wirbelsäule am Ende des Bewegungsausmaßes. Bei endgradigen Bewegungsabläufen entsteht die aktive und passive Insuffizienz der Muskulatur (Essendrop et al. 2002). Die periartikulären Strukturen werden deswegen stärker belastet, was zu einer Zunahme der mechanischen oder strukturellen Instabilität (Dezentriertheit) führen kann (Jonck 1961). Die Dehnfähigkeit und Belastbarkeit der periartikulären Strukturen ist einerseits erblich bedingt und anderseits abhängig von der Funktion, welche von den Strukturen gefordert wird. In der „neutralen Zone" spielen die periartikulären Strukturen eine untergeordnete Rolle. Durch eine verringerte neuromuskuläre Kontrolle werden die passiven Strukturen stärker belastet, was zu Beschwerden führen kann.

Die individuellen Haltungsformen der Wirbelsäule erlauben innerhalb der Norm eine große Varianz. Die häufig beschriebenen Rückenformen, welche von der Norm abweichen, dürfen nicht grundsätzlich mit haltungsbedingten Beschwerden assoziiert werden. Diese sind vielmehr Ausdruck „individueller Lösungen". Ein sinnvoller Therapie- bzw. Trainingsansatz liegt deshalb nicht primär in der Korrektur der Haltung (vor allem nicht, wenn die anatomischen Strukturen knöchern vorgegeben sind), sondern im gezielten Stabilitäts- und Krafttraining.

1.3.6 Fascia thoracolumbalis

Die Fascia thoracolumbalis bedeckt die autochthonen Rückenmuskeln im Brust- und Lendenbereich und dient zudem mehreren Muskeln als Ursprung. Sie besteht aus einem oberflächlichen und einem tiefen Blatt. Die obere Schicht bedeckt die Rückenmuskeln von der Kreuzbeinregion über den thorakalen Bereich hinaus bis zur Nackenfaszie. In Höhe L4/5 und Os sacrum gibt es starke Verbindungen zwischen beiden Schichten. Die Mm. transversus abdominis und obliquus internus inserieren indirekt über ein dichtes Netz an der Faszie lateral des M. erector spinae und kranial der Crista iliaca.

Die Spannung in der posterioren Schicht der Fascia thoracolumbalis kann durch Kontraktion oder Dehnung zahlreicher Muskeln beeinflusst werden. Vermutlich können die ipsilateralen Mm. latissimus dorsi und glutaeus maximus die posteriore Schicht unter Spannung setzen, was eine ununterbrochene mechanische Übertragung der Muskeln zwischen Becken und Rumpf möglich macht.

Hildebrandt hinterfragt in seinem Buch, ob sich die fehlende Verbindung zwischen der Lamina superfiscialis der posterioren Schicht und den supraspinalen Bändern der LWS nicht negativ auf die Stabilität auswirken könnte. Er schreibt jedoch, „dies wäre nur der Fall, wenn Kraft, Koordination und die effektive Kopplung des M. glutaeus maximus und des kaudalen Anteils des M. latissimus dorsi gestört sind".

Schlussendlich kann davon ausgegangen werden, dass eine Kraftzunahme bei den genannten Muskeln durch Rumpftraining die Qualität der posterioren Schicht verbessern kann und somit auch für die Stabilität der LWS und des Beckens bedeutsam ist (Hildebrandt u. Pfingsten 2012).

Mooney et al. (2001) analysierten die anatomische Beziehung zwischen dem M. latissimus dorsi und dem kontralateralen M. glutaeus maximus, um deren Effekt bei axialen Rotationsübungen und beim Gehen zu erfassen. Mit dieser Studie wurde festgestellt, dass der rechte M. latissimus dorsi normalerweise beim entspannten Gehen bei der Rumpfrotation signifikant aktiver ist als der linke, während der linke M. glutaeus maximus aktiver ist als der rechte. Ein vollkommenes anderes Aktivitätsmuster zeigte sich bei Patienten mit Beschwerden: Der M. glutaeus maximus auf der symptomatischen Seite ist weitaus aktiver als bei gesunden Menschen. Das umgekehrte Verhältnis zwischen den Mm. latissimi dorsi und dem M. glutaeus maximus hingegen blieb unverändert.

Klinische Relevanz

Eine weitere Möglichkeit zur Stabilisation ist die Dynamisierung der Faszie durch Muskeln. Folgende Muskeln sind mit der Fascia thoracolumbalis verbunden:

- M. transversus abdominis
- M. latissimus dorsi
- M. glutaeus maximus
- M. trapezius pars descendens
- M. rhomboideus major et minor
- M. biceps femoris.

Der **M. biceps femoris** ist durch das Lig. sacrotuberale und die Aponeurose des M. erector spinae mit der Faszie verbunden. Immer wenn diese Faszien aktiviert sind, wird die Kontraktionskraft auf die „passive" Struktur übertragen. Das oberflächliche Blatt wird so zu einem funktionellen Strecker der LWS mit dem längsten Kraftarm aller Extensoren (Adams et al. 2002). Dieser Effekt ist bei flektorisch eingestellter LWS noch ausgeprägter, da zur Dynamisierung die passive Vordehnung hinzuaddiert werden kann. Barker et al. (2006) konnten diesen Wirkmechanismus eindrucksvoll demonstrieren. Die Dynamisierung der Faszie scheint insbesondere im Bereich der neutralen Zone mechanisch wirksam zu sein und einen protektiven Effekt für die LWS-Segmente zu entwickeln (Diemer u. Sutor 2011).

1.3.7 Bandscheiben

Diese „fibroknorpeligen Polster" erlauben kleine intervertebrale Bewegungen und dienen dazu, Kompressionskräfte auf die Wirbelkörper sogar dann zu verteilen, wenn die Wirbelsäule gebeugt oder gestreckt ist. Die Bandscheiben machen 20–33 % der Länge der Wirbelsäule aus und sind die größten avaskulären Gewebe des Körpers. Aufgrund des schwierigen Nährstofftransportes besitzen sie eine extrem geringe Zelldichte. Bandscheiben bestehen aus einer inneren Zone, dem Nucleus pulposus, und einer äußeren Zone, dem Anulus fibrosus.

Die Region des Nucleus pulposus ist so weich und formbar, dass sie mechanisch wie zusammengepresste Flüssigkeit wirkt. Der Nukleus ist von konzentrischen Lamellen des Anulus fibrosus umgeben, der wie bei einem gedehnten Reifen einen starken Druck auf den Nukleus ausübt und gleichzeitig steif genug ist, um seine Form zu halten. Die Kollagenfasern in den Lamellen sind schräg angeordnet, die Fasern setzen in den einzelnen Schichten des Anulus fibrosus an, kreuzen sich und verhindern, dass bei Rissbildungen gleich der gesamte Ring durchreißt. Die Kollagenfasern sind fest mit dem angrenzenden Wirbelkörper verbunden. Im Inneren umgeben sie den Nukleus ohne feste Verbindung wie ein Briefumschlag einen Brief. Bei Flexionsbewegungen kann der hintere Anteil des Anulus zwar um mehr als 50 % gestreckt werden, doch sind die Bandscheiben durch die intervertebralen Bänder und die Wirbelbögen gut vor exzessiven Bewegungen geschützt (Hildebrandt u. Pfingsten 2012).

Während der täglichen Aktivität ist die Bandscheibe auf sehr komplexe Weise belastet, gewöhnlich handelt es sich dabei um eine Kombination aus Druck, Biegung und Torsion. Wird die Bandscheibe belastet, überträgt sich der Druck vom Nucleus pulposus gleichmäßig auf die angrenzenden Strukturen des Anulus fibrosus und der Knorpeldeckplatten. Bei einseitiger Belastung, also Flexion, Extension oder Seitneigung, weicht der Nucleus pulposus zur weniger stark belasteten Seite aus. Dies führt zu Zug- und Druckbeanspruchungen in der Bandscheibe. Bei Rotation wirken Scherkräfte auf die Bandscheibe. Aufgrund ihrer viskoelastischen Eigenschaften kommt es zu reversiblen Höhenverminderungen.

Das Bewegungssegment nach Junghans (Junghans-Segment) (Junghans 1986) ist als funktionelle Einheit aus zwei benachbarten Wirbelkörpern, der dazwischen liegenden Bandscheibe, den Wirbelbogengelenken sowie den ligamentären und muskulären Strukturen definiert. Damit es den funktionellen Belastungskräften Widerstand leisten kann, verfügt es über ein „Dekompressionssystem" für Bandscheiben und Wirbelkörper. Die Kraft der Rückenmuskeln setzt das System in Funktion. Die Extensionskräfte verwandeln sich über ein doppelseitiges Hebelsystem des Wirbels in Entlastungskräfte für die Bandscheibe und Zugkräfte auf die Trajektoren des Wirbelkörpers. Raymond Sohier hat dieses Modell Anfang der 1970er Jahre als „Entlastungsklammermechanismus" bezeichnet (Dölken 1999). Die altersbedingte Degeneration der Bandscheibe reduziert die Wasserbindungsfähigkeit. Je trockener die Bandscheibe wird, desto geringer ihre Elastizität. So verliert sie mit dem Alterungsprozess schrittweise die Fähigkeit, Energie zu speichern und Spannungen zu verteilen, und kann deshalb Kräften weniger widerstehen.

Vertebrale Endplatte

Die vertebrale Endplatte ist zwischen 0,6 und 1 mm breit und besteht in jungen Jahren aus Hyalin und Faserknorpel. Die primäre Funktion von Knorpel ist das Auffangen von Kompressionskräften. Ausgehend vom Junghans-Segment sind die Strukturen, die für das Auffangen von Kompression verantwortlich sind, der Nucleus pulposus, die vertebrale Endplatte und beide Wirbelkörper. Dass Kompressionskräfte gleichmäßig verteilt und absorbiert werden, zeigt die beeindruckende Zusammenstellung der drei unterschiedlichen Bindegewebestrukturen. Die Verteilung und Absorption der Kompressionskräfte entsteht durch die Konsistenz der drei Bindegewebestrukturen. Sie wandeln sich von einer eher weichen Gewebestruktur zu einer harten. Hyaliner Knorpel ist oberflächlich weich und wird in tieferen Teilen härter. Die Wirbelkörper bestehen aus Kompakta und Spongiosa und sind hart.

Neben dem Auffangen der Kompressionskräfte ist die vertebrale Endplatte auch für die Ernährung der Bandscheibe verantwortlich (Diemer u. Sutor 2007).

Im Laufe des 1. Lebensjahres setzt die Verknöcherung der vertebralen Endplatte ein. Es bildet sich dabei ein apophysär-zirkulärer Rand. Nur im Zentrum rund um den Nukleus besteht die vertebrale Endplatte weiterhin aus hyalinem und Faserknorpel. Durch die Verknöcherung der Endplatte werden die Diffusions- und Osmoseprozesse schwieriger und können auch zum Stillstand kommen. Dadurch wird die Bandscheibe weniger gut ernährt und Abfallprodukte werden schlechter entsorgt. Dies vergrößert das Risiko für degenerative Prozesse.

Dort, wo zwei knöcherne Strukturen zusammenkommend sich gegeneinander bewegen, können Gelenken entstehen (Magee 2007). Im Prinzip können wir zwei Wirbel und eine Bandscheibe als ein Gelenk betrachten. Die beiden Wirbel sind die knöchernen Strukturen, und der Nucleus pulposus lässt Analogien mit der Synovia in Synovialgelenken zu. Die inneren zirkulären Lamellen stellen die Kapsel dar. Der Rest der Lamellen bildet einen kräftigen, straffen Bandapparat. Bleibt man bei dieser Analogie, ist ein Bandscheibenvorfall nichts anderes als eine Kapsel-/Bandverletzung.

Durchblutung der Bandscheibe

Die Bandscheibe wird teilweise und zeitweise durchblutet. Vor allem die äußeren Drittel des Anulus fibrosus führen bei Kindern kleine Arteriolen, die den Blutgefäßen im Lig. longitudinale anterius, posterius sowie den Anastomosen aus den Blutgefäßen des M. iliopsoas entstammen (van den Berg 2000). Auch die Gefäße aus den Wirbelkörpern spielen eine Rolle für die Ernährung der Bandscheibe (Adams et al. 2000). Die Durchblutung der Bandscheibe geht jedoch mit zunehmendem Alter immer weiter zurück. Bogduk (2000) stellt dar, dass ab dem 30. Lebensjahr die Bandscheibe avaskulär ist. Die Ernährung der Bandscheibe erfolgt fortan nur über Osmose und Diffusionsprozesse. Die verminderte Versorgung der Bandscheibe mit Nährstoffen wirkt sich negativ auf die Syntheseaktivität der Zellen in der Bandscheibe aus. Das Risiko einer Degeneration vergrößert sich dadurch. Nach Boos et al. (2002) finden sich erste Anzeichen einer Bandscheibendegeneration bereits ab dem 8. Lebensjahr.

Funktionen der Bandscheibe

Die histologische Struktur der Bandscheibe aus Faserknorpel belegt ihre wichtige Funktion für die Verabreitung von Kompressionskräften. Der wichtigste Teil der Bandscheibe in dieser Hinsicht ist der Nucleus pulposus, der vor allem aus Grundsubstanz besteht. Jede Gewebestruktur, die in dieser Weise aufgebaut ist, dient primär der Verarbeitung von Kompressionskräften. Dabei ist ihre gelartige Struktur bemerkenswert. Das folgende Beispiel zeigt, wie diese Kraftverarbeitung funktioniert.

Die Grundsubstanz besitzt eine sehr starke negative Ladung. Die negative Ladung der Hyaluronsäure als Komponente der Grundsubstanz vermag das 1000-Fache ihres eigenen Molekulargewichtes an Wasservolumen zu binden, um die negative Ladung vollständig auszugleichen (Matthijs et al. 2003). Das führt zu einem hohen hydrostatischen Druck in der Bandscheibe. Während des Schlafes steigt dieser hydrostatische Druck an, da die Bandscheibe im Liegen mehr Wasser speichern kann. Wilke et al. (in Diemer u. Sutor 2010) haben festgestellt, dass der hydrostatische Druck bei 7-stündiger Nachtruhe im Vergleich zum Vorabend um 140 % ansteigt. Während der Belastung am Tage sinkt der hydrostatische Druck und die negative Ladung der Grundsubstanz steigt an. Je mehr sich die negativen Ladungen einander annähern, desto mehr stoßen sie einander ab (repulsive force; van Wingerden 1997).

Das Vorhandensein von Faserknorpel bedeutet, dass die Bandscheibe voller Kollagenfasern ist. Diese sind am belastbarsten in Längsrichtung. Die Orientierung der Kollagenfasern in den unterschiedlichen Lamellen der Bandscheibe bestimmt, in welche Richtung die Bandscheibe am stärksten belastet wird und am belastbarsten ist. Die Fasern der Bandscheibe verlaufen zirkulär, diagonal und vertikal, was sie für Flexion, Extension, Rotation und Lateralflexion der Wirbelsäule wappnet. Die dorsolateralen Kollagenfasern werden vor allem bei Flexion/Rotation stark belastet.

Durch die fortwährende Hydration und Dehydration der Bandscheibe infolge der physischen Belastung, Schwerkraft und Entlastung ändert sich auch ihre Dicke ständig (Adams et al. 2000). Am Morgen ist der hydrostatische Druck am höchsten und damit die Bandscheibe am dicksten. Gerade das sorgt dafür, dass sowohl die Kollagenfasern in der Bandscheibe selbst als auch die Ligamente des Junghans-Segmentes optimal gespannt sind, wodurch die passive Stabilität des Segmentes hoch ist.

Schließlich ist die Bandscheibe auch für die Propriorezeption und die indirekte aktive Stabilität der Wirbelsäule verantwortlich. Die Propriorezeptoren befinden sich in den äußeren Dritteln der Bandscheibe. Aufgrund einer direkten Verbindung zwischen den Propriorezeptoren und den Muskeln, die über das Segment verlaufen, wird eine indirekte aktive Stabilität erzeugt (Indahl et al. 1997).

Klinische Relevanz

Die Verringerung der Bandscheibenhöhe und die Dekompensation führen zur Erschlaffung der intervertebralen Bänder des Anulus, sodass kleine Bewegungen entstehen können. Dadurch „schwabbelt" ein Bewegungssegment in einem bestimmten Bewegungsausmaß. Dies ist vermutlich der Ausgangspunkt einer segmentalen Instabilität. Wodurch dabei jedoch die Schmerzen ausgelöst werden, ist unklar (Zhao et al. 2008). Vermutlich liegt die Ursache in einer Veränderung in den Bandscheiben selbst.

Intradiskale Druckmessungen bei unterschiedlichen Aktivitäten

Um mechanische Belastungen zu erkennen, sind In-vivo-Belastungsmessungen an der Wirbelsäule notwendig. Die bei verschiedenen Aktivitäten gemessenen intradiskalen Druckmesswerte sind ein Maß für die Belastung der ventralen Wirbelsäule, sagen aber wenig über die Belastung der kleinen Bogengelenke aus. Der intradiskale Druck ist jedoch von allen Messgrößen wahrscheinlich derjenige, welcher die Wirbelsäulenbelastung am besten widerspiegelt (Rohlmann 2001).

Aus der Untersuchung von Rohlmann et al. (1999 u. 2001) kann Folgendes festgehalten werden: Bei Übungen im Liegen, im Vierfüßlerstand sowie z. B. beim Hängen mit den Händen an der Sprossenwand (wodurch im Oberkörper überwiegend eine Zugkraft wirkt) wurden geringe Wirbelsäulenbelastungen gemessen.

Aktivitäten wie die Flexion des Oberkörpers, das Abheben und Tragen von Gewichten sowie Übungen, bei denen die Oberkörpermasse stark beschleunigt oder abgebremst wird (z. B. beim Joggen, Seilspringen und Trampolinspringen), führen dagegen zu hohen Wirbelsäulenbelastungen.

Bei dem in diesem Buch beschriebenen Behandlungskonzept „ESP Rückenkarten" wird das Prinzip der gestaffelten Aktivität (Graded Activity) angewendet. Die mechanische Belastung wird dabei stufenweise erhöht. Man unterscheidet verschiedene aufeinanderfolgende Rehabilitationsstufen (z. B. von lokaler segmentaler Stabilisation in Rückenlage, im Sitzen und Stehen) bis hin zur funktionellen Bewegung (z. B. Aktivitäten, bei denen die Oberkörpermasse stark beschleunigt oder abgebremst wird). Jede der einzelnen Rehabilitationsstufen kennt unterschiedliche Zwischenstufen. Die verschiedenen Stufen korrespondieren mit den unterschiedlichen Bewegungsmustern, um die Aktivitätsbeeinträchtigungen einer Person zu klassifizieren (O'Sullivan 2005). Jede Rehabilitationsstufe bereitet nicht nur unterschiedliche Belastungsstufen, sondern auch unterschiedliche Partizipationsstufen vor. Die letzte Stufe ist die funktionelle Bewegung bzw. Belastung.

Klinische Relevanz

Van Tulder et al. (2006) nennen (neben psychischen Faktoren) als mögliche Ursachen schwere physische Arbeit, häufig aufeinanderfolgendes Beugen, Verdrehen, Heben, Ziehen, Stoßen, repetitive Arbeiten, statische Haltungen und Vibrationen. Richardson et al. (2009) nennen, ähnlich wie van Tulder et al. (2006), diverse Gründe, die zu dieser Art von Rückenschmerzen führen können, und erläutern sie auch genauer. Ein Grund für unspezifische Rückenschmerzen sei mechanische Überbelastung, die durch rückenschonende Ergonomie oder belastendes Tragen von schweren Gewichten kommt, wenn die Belastung größer ist als die Kraft des Gewebes.

Scheinbar kann auch Entlastung lumbale Schmerzen verursachen. Richardson et al. (2009) vermuten, dass es als Antwort auf die Entlastung durch die neuromuskuläre Plastizität der Muskeln zu Gelenkschädigungen kommt. Sie erklären dies am Beispiel der globalen Muskulatur. Tragende und nicht tragende Muskeln werden nämlich durch Entlastung unterschiedlich beeinträchtigt.

Während tragende Muskeln hauptsächlich für den Gelenkschutz zuständig sind und bei Entlastung zur Atrophie neigen, tendieren nicht tragende Muskeln zur Hypertrophie. Richardson et al. (2009) gehen davon aus, dass „Schädigungen der Gewicht tragenden und nicht Gewicht tragenden Synergisten den Stress auf die Gelenke verursachen und zu Verletzungen der Gelenkstrukturen und Schmerzen führen".

Sie nennen auch Kompressionen als Auslöser für unspezifische Rückenschmerzen. Zu dieser erhöhten Kompression kommt es, wenn schon bei leichten funktionellen Aufgaben die globalen Muskeln eine erhöhte Muskelkontraktion verursachen. Das globale System kann intervertebrale Bewegungen durch Kompressionskräfte beeinflussen, die durch Koaktivierung der antagonistischen globalen Muskeln entstehen. Kann das lokale Muskelsystem die Stabilität der Wirbelsäule nicht mehr angemessen gewährleisten, kompensiert der Körper dies durch Mehraktivität der globalen Muskeln.

Für die Rehabilitation ist es von grundlegender Bedeutung zu analysieren, welche Bewegungen oder Aktivitäten (keine Bewegung) zu Schmerzen führen und welche Konsequenzen diese Schmerzen für die periartikularen Strukturen und die Muskulatur der Wirbelsäule haben. Wenn die Konsequenzen adäquat sind und der Patient sich dementsprechend verhält, ist eine physiotherapeutische Begleitung nicht notwendig. Ist dies nicht der Fall, werden die physiotherapeutische Diagnostik und die Rehabilitation wichtig (Kap. 4).

1.4 Das neurale Subsystem

1.4.1 Einleitung

Dieses System steuert nicht nur die propriozeptiven Funktionen des passiven Systems, sondern beeinflusst auch den Sehnenapparat des aktiven Systems. Damit hat es eine übergeordnete stabilisierende Funktion. Im Kontroll- und Steuerungssystem werden Informationen der beiden untergeordneten Systeme verarbeitet und adäquat eingestellt, sodass sichere und ökonomische Bewegungsabläufe gewährleistet sind (van den Berg 2000). Neben einer optimalen neuromuskulären Kontrolle ist das Subsystem auch für das Schmerzempfinden in der Wirbelsäule verantwortlich. Bei Wirbelsäulenschmerzen muss gut zwischen somatischen und radikulären Schmerzen unterschieden werden. Somatische Schmerzen entspringen den innervierten bindegewebigen Strukturen und den davon ausgehenden Referred Pain. Beispiele dafür sind alle periartikulären Strukturen des passiven Subsystems und die Muskulatur des aktiven Subsystems. Radikuläre Schmerzen entstehen durch eine Schädigung der Nerven selbst und ihr spezifisches Ausstrahlungsmuster. Bei einem Bandscheibenvorfall mit radikulärer Symptomatik entstehen beide Schmerzformen.

Bei der Beschreibung des neuralen Subsystems wenden wir uns zunächste der Darstellung der LWS-Innervierung zu. Dabei wird erkennbar, dass eine Strukturdiagnostik an der Wirbelsäule kein einfaches Unterfangen ist. Darüber hinaus werden hier somatische und radikuläre Schmerzen und ihre Differenzierungsmerkmale erläutert.

1.4.2 Innervation der Wirbelsäule

Zur Beschreibung der Wirbelsäuleninnervation teilt man sie in ein vorderes und ein hinteres Kompartiment. Die Trennlinie zwischen den beiden Kammern verläuft durch die Zwischenwirbellöcher (▸ Tab. 1.4; Bogduk 1983, Stolker et al. 1994).

Tab. 1.4 Wirbelsäuleninnervation nach Kompartimenten.

Ventrales Kompartiment	Dorsales Kompartiment
Wirbelkörper	Wirbelbögen
Bandscheiben	Facettengelenke und ihre periartikulären Strukturen
Lig. longitudinale anterius	Ligg. supraspinalia u. interspinalia
Lig. longitudinale posterius	Lig. flavum
ventrale Dura	Fascia thoracolumbalis
M. psoas	autochthone Rückenmuskulatur

1.4.3 Innervation des ventralen Kompartiments

Im ventralen Kompartiment verlaufen zahlreiche Nerven. Im Allgemeinen ist folgende Aufteilung üblich: Die Rückenmarksnerven im Bereich der Lendenwirbelsäule stehen über die Rami communicantes in direkter Verbindung mit dem sympathischen Grenzstrang. Dieser Verbindung entspringen drei Nervenfasern, welche die Strukturen des ventralen Kompartimentes innervieren:

1. posteriore Nervenfasern (N. sinuvertebralis): ziehen durch das Foramen intervertebrale und den Wirbelkanal; innervieren vor allem das Lig. longitudinale posterius, die Dura mater, die Außenplatten der Bandscheibe sowie die vertebralen und epiduralen Blutgefäße
2. laterale Nervenfasern: innervieren hauptsächlich die laterale Bandscheibe, den Wirbelkörper und den M. psoas
3. anteriore Nervenfasern: entspringen vor allem dem sympathischen Grenzstrang und innervieren hauptsächlich das Lig. longitudinale anterius und die ventrale Bandscheibe.

Diese drei Nervenfasern lassen sich zwar unterscheiden, aber nicht trennen. Zwischen ihnen verläuft eine Vielzahl von Nervenverbindungen, sowohl kraniokaudal (multisegmental) als auch bilateral (links-rechts).

Ein Beispiel mag dies verdeutlichen: Die anterioren und posterioren Nervenfasern innervieren nicht nur das Lig. longitudinale anterius und posterius, sondern auch die äußeren Lamellenringe an der ventrodorsalen Bandscheibe. Diese Innervation ist nicht segmental, sondern multisegmental ausgerichtet und erstreckt sich bis zu drei Segmente weit nach oben oder unten sowie von links nach rechts und umgekehrt (▸ Abb. 1.5; Stolker et al. 1994, Groen et al. 1990).

Das besondere Augenmerk im ventralen Kompartiment gebührt der Innervation der Bandscheibe.

Die äußeren Bandscheibendrittel sind innerviert (van den Berg 2000). Vom Plexus anterior verlaufen Nervenfasern von den Rami ventrales und den Rami communicantes zur ventralen Bandscheibe (Stolker et al. 2005). Der Plexus lateralis versorgt über Rami communicantes die laterale Bandscheibe und der Plexus posterior über den N. sinuvertebralis die dorsale Bandscheibe (Bogduk 2000).

Bei einer Schädigung der Bandscheibe steigen im Zuge der Bindegewebsproliferation auch die Durchblutung und die Zahl freier Nervenendigungen im betroffenen Gebiet, was sich bis auf den Nucleus pulposus erstrecken kann. Klinisch führt dies zu Schmerzen, die sowohl bei Zug- als auch bei Kompressionskräften auftreten (Freemont et al. 1997).

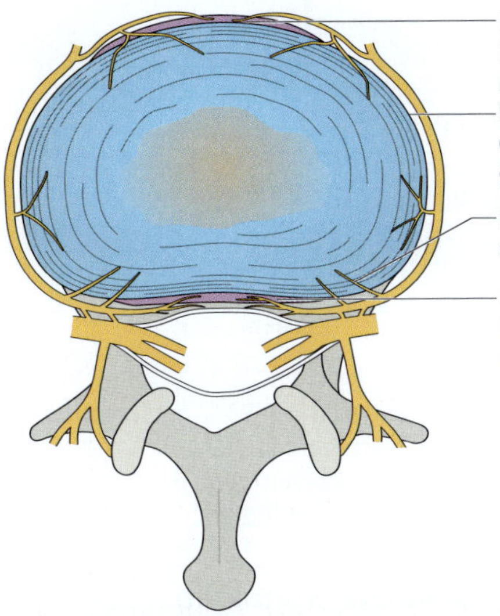

Abb. 1.5 Innervation der Bandscheibe.

Die Innervation der Bandscheibe hat auch einen sensorischen Teil. Bei einer Bandscheibenschädigung können die freien Nervenendigungen Schmerzen signalisieren. Die Bandscheibe kennt auch andere Propriorezeptoren wie die Ruffini-, Pacini- und Golgi-Mazzoni-Körperchen, die für die Statästhesie und Kinästhesie der Wirbelsäule eine wichtige Rolle spielen.

Es gibt eine direkte Verbindung zwischen den Propriorezeptoren und den Muskeln, die über das Gelenk ziehen. Indahl et al. (1997) konnte im Tierexperiment zeigen, dass es bei einer Reizung der Bandscheibe von L 3–4 zu einer Zunahme der Aktivität in den Mm. multifidii und longissimus bis L 5 kommt.

Die Bandscheibe ist plurisegmental innerviert (Ohtori et al. 2001). Klinisch bedeutet dies, dass z. B. eine Bandscheibenschädigung bei L 3 zu Schmerzen in allen LWS-Segmenten führen kann. Allein diese phylogenetische Darstellung erschwert die Strukturdiagnose bei einem Bandscheibenleiden in der LWS enorm.

1.4.4 Innervation des dorsalen Kompartiments

Die Nerven des dorsalen Kompartimentes entspringen sämtlich den Rami dorsales: Außerhalb des Foramen intervertebrale teilen sich die Rami dorsales in drei verschiedene Nervenfasergruppen auf:

1. mediale Nervenfasern: Facettengelenke und periartikuläre Strukturen sowie den M. multifidus, die Ligg. supraspinalia, interspinalia und das Lig. flavum (Bogduk 1983)
2. intermediale Nervenfasern: innervieren nur den M. longissimus thoracis
3. laterale Nervenfaser: innerviert den M. iliocostalis lumborum und einen Teil der Fascia thoracolumbalis.

Besondere Beachtung im dorsalen Kompartiment verdient die Innervation der Facettengelenke, die wie bei der Bandscheibe bilateral, plurisegmental, propriozeptiv und nozisensorisch ist. Manchmal wird ein Facettengelenk ventral von einem Nerv des ventralen Kompartimentes innerviert: dem N. sinuvertebralis.

Die medialen Nervenfasern innervieren nicht nur die periartikulären Strukturen des Facettengelenks. Auch der dorsale Kapselspanner (M. multifidus) wird von ihnen innerviert, wodurch ein Regelkreis entstanden ist (Holm et al. 2002). Dies bedeutet, dass es eine direkte Verbindung zwischen den propriozeptiven Rezeptoren in den periartikulären Strukturen der Facettengelenke und dem M. multifidus gibt. Je nach mechanischem Belastungsgrad der Kapsel werden die α- und γ-Motorneurone des M. multifidus mehr oder weniger stark aktiviert. Dies ist ein raffinierter physiologischer Prozess, der einen sparsamen Umgang mit Energie ermöglicht und Gewebeschäden in den Facettengelenken zu verhindern hilft.

Ist es aber doch zu einer Schädigung der Bindegewebsstrukturen des Facettengelenks gekommen, sind zwei Arten von Schmerzen möglich: somatische Schmerzen als Folge des ausgeklügelten Wundheilungsprozesses und somatische Referred Pain. Diese Schmerzform geht auf einen physiologischen Prozess zurück, der als Konvergenz bezeichnet wird (Gillette et al. 1993): Kommt es zu einer Verletzung, werden viele Propriorezeptoren sensibilisiert. Diese afferenten Informationen werden im Rückenmark auf sogenannte Neuronen zweiter Ordnung umgeschaltet. Diese Neuronen erhalten auch afferente Informationen aus anderen Regionen, vor allem von Strukturen, die durch die Rami ventrales der Spinalnerven innerviert werden (u. a. Dura mater, Facettengelenke und Bandscheiben). Die Neuronen zweiter Ordnung unterscheiden diese Informationen nicht. Alles wird als ein Informationsstrom an das ZNS mit der Hauptinformation „Schmerz" weitergeleitet. Das ZNS vermag diese Informationen auch nur als „Schmerz" aus dem jeweiligen Segment wahrzunehmen. Dies führt dazu, dass andere Gebiete, die vom gleichen Segment innerviert werden, als schmerzend empfunden werden (somatische Referred Pain).

Diese Schmerzen unterscheiden sich von den radikulären Schmerzen. Der somatische Referred Pain wird oft als tief, konstant, dumpf und konstant beschrieben. Bei einer Verschlimmerung der Symptome können die Schmerzen weiter nach distal ausstrahlen, bei einem Rückgang der Beschwerden nach eher proximal zurückgehen.

Radikuläre Referred Pain sind völlig anders geartet als die somatischen. Sie kommen durch Kompression oder Traktion oder durch eine Entzündungsreaktion in der Umgebung eines Nervs zustande. Bei einer Nervenreizung reagieren nicht nur die A-Delta- und C-Fasern, sondern auch die A-Beta- und A-Alpha-Fasern können gereizt sein. Bei einem Bandscheibenvorfall mit Nervenkompression klagen die Patienten somit nicht nur über Schmerzen, sondern auch über sensorische und/oder motorische Störungen.

Tab. 1.5 Differenzierung zwischen radikulären und somatischen Referred Pain.

Somatische Referred Pain	Radikuläre Referred Pain
tiefer, dumpfer Schmerz	elektrischer, manchmal stechender Schmerz
anhaltender Schmerz	in einem schmalen Band nach distal ausbreitend
nicht gut lokalisierbar	anhaltender Schmerz
wechselnde Bereiche entsprechend der Aktualität der Beschwerden	insbesondere distal des Knies
vor allem Gesäß und Oberschenkel	

Der Charakter radikulärer Referred Pain unterscheidet sich deutlich von dem der somatischen Referred Pain (▶ Tab. 1.5). Der radikuläre Schmerz ist hell, einem Stromschlag ähnlich und manchmal einschießend. Oft wird er als bandförmig nach distal verlaufend empfunden. Der Schmerzort bleibt je nach Grad der Nervenreizung relativ konstant.

1.4.5 Klinische Relevanz

Die Wirbelsäulenstrukturen werden im ventralen und dorsalen Kompartiment bilateral, multisegmental sensorisch und nozizeptiv innerviert. Dies hat eine aus diagnostischer und therapeutischer Sicht problematische Folge: Kommt es zu einer Läsion in den verschiedenen Bindegewebestrukturen der Wirbelsäule, ist eine Strukturdiagnose kaum möglich. Viele Studien bestätigen diese Aussage: Vor allem die abnorme Innervation von L4-L5 und L5-S1 ist bekannt. Dies sind auch die Segmente, die am häufigsten von Bandscheibenvorfällen betroffen sind (Suseki et al. 1997). Sie fanden heraus, dass die hinteren und vorderen Teile der Bandscheibe bei L5 und die zugehörigen vorderen und hinteren Längsbänder von Nervenfasern aus dem Hinterhorn von L2 innerviert werden. Deshalb kann auch eine Nervenblockade bei L2 eine Schmerzlinderung auf dem Niveau von L5 erzeugen (Yasuaki et al. 2009).

Ein Physiotherapeut sollte den Unterschied zwischen somatischen und radikulären Referred Pain gut kennen. Möglich wird dies durch anamnestische Erhebung des Schmerzcharakters und der Schmerzverteilung. Dadurch lässt sich abschätzen, ob es sich eher um unspezifische lumbale Rückenschmerzen (somatische Referred Pain) oder um spezifische handelt (radikuläre Referred Pain).

Aufgrund der bilateralen, multisegmentalen Innervation finden sich kaum Hinweise auf ein pathologisch-anatomisches Substrat als Ursache für die Schmerzen. Findet sich doch eine Ursache der Schmerzen wie Nervenkompression, Osteoporose, Tumor, Spondylitis, oder Scheuermann-Krankheit, spricht man von spezifischen Rückenschmerzen, die eine bestimmte therapeutische Intervention erfordern. Man spricht in diesen Fällen auch von einer strukturorientierten Intervention. Spezifische lumbale Rückenschmerzen machen 5–15 % aller Rückenschmerzen aus. Die anderen 85–95 % entsprechen den unspezifischen Rückenschmerzen (Waddell 1998). Bei unspezifischen Rückenschmerzen geht es dagegen eher um funktionsorientierte Interventionen.

Fehlende muskuläre Kontrolle und Instabilitäten

Aufgrund der Annahme der Existenz richtungsspezifischer Instabilitäten haben verschiedene Autoren Impairment- oder Bewegungsmuster und -tests mit dem Ziel beschrieben, auffällige Bewegungsrichtungen zu identifizieren und daraus ein therapeutisches Management zu erarbeiten.

Dazu werden Bewegungen in Bezug auf die Bewegungskontrolle und -qualität für verschiedene Bewegungsrichtungen analysiert. In der Literatur finden sich verschiedene Synonyme für diese Analysen: Sahrman (2002) spricht von „Movement impairment syndromes" und relativer Flexibilität, O'Sullivan (2005) und Richardson et al. (2009) von „Motor control dysfunctions", Comerford u. Mottram (2001) von „Movement dysfunctions" und Luomajoki et al. (2007 u. 2008) von „Movement control dysfunctions". Sahrmann und O'Sullivan haben sich eingehend mit dem Thema der richtungsspezifischen, klinischen Muster der LWS-Instabilität beschäftigt. O'Sullivan (2005) beschreibt segmentale, richtungsspezifische LWS-Instabilitäten. Sie können durch ein Trauma oder wiederholte Belastungen verursacht werden. Eine wichtige Rolle spielt dabei die Bewegungsrichtung des Traumas bzw. der Belastung.

Die segmentalen, richtungsspezifischen LWS-Instabilitäten nach O'Sullivan (2005) sind:
- das Flexionsmuster
- das aktive und passive Extensionsmuster
- das Lateral-Shift-Muster
- das multidirektionale Muster.

Die Merkmale der einzelnen Muster sind in ▶ Tab. 1.6 aufgelistet (Kap. 4.5).

Tab. 1.6 Segmentale, richtungsspezifische LWS-Instabilitäten O'Sullivan (2005).

Muster	Merkmale
Flexionsmuster	– zentral auftretender Schmerz – verminderte Lordose im instabilen Segment – durch Flexions- und Rotationsbewegungen verschlimmern sich die Symptome – Unfähigkeit, den Rücken in „Halbflexion" zu halten
aktives Extensionsmuster	– zentral auftretender Schmerz, ausgelöst durch Extensions- oder Rotationstrauma oder wiederholte Traumata im Sport – Verstärkung der Beschwerden durch Extension oder Extension mit Rotationsbewegungen und Aktivitäten, wie Stehen, Überkopfaktivitäten, Werfen, schnelles Gehen, Rennen und Schwimmen – LWS wird tendenziell aktiv in Extension gehalten
passives Extensionsmuster	– passive Hyperextension der LWS im instabilen Segment – ähnlich wie bei der aktiven Extension lösen alle Haltungen und Bewegungen in Extension Symptome aus – Patienten stehen gerne in Sway-Back-Haltung mit einem segmentalen „Hängen" auf der symptomatischen Höhe
Lateral-Shift-Muster	– ähnelt sehr dem Flexionsmuster, wird deshalb auch als Lateral-Shift-/Flexions-Muster bezeichnet – Tendenz zur Flexion und zum Lateral Shift im instabilen Segment – unilateraler Rückenschmerz – Symptome bei Rumpfrotationen in eine Richtung verbunden mit einer Flexionsposition
multidirektionales Muster	– schwerstes klinisches Erscheinungsbild, oft verbunden mit Trauma, sehr starken Schmerzen und funktioneller Behinderung – provokative Bewegungen sind multidirektional – belastete Haltungen sind schmerzhaft, entlastende Positionen schwierig zu finden – LWS-Blockierung nach gehaltenen Flexions-, Rotations- und Extensionspositionen

1.5 Zusammenfassung

Das Kapitel basiert im Wesentlichen auf dem vorgestellten Model nach Panjabi, das die Gelenkstabilität in drei Subsysteme aufteilt: passives, aktives und neurales Subsystem. Diese drei Formen von Stabilität, in Kombination mit Bindegewebsphysiologie und Wundheilung, bilden die Grundlage für das Rehabilitationskonzept der LWS. Das Stabilisationssystem der LWS erfüllt jedoch nur dann seine Funktion, wenn die drei Subsysteme optimal aufeinander abgestimmt sind.

Aufgrund der unterschiedlichen mechanischen Anforderungen an die Wirbelsäule (statische, dynamische, zyklische, azyklische Aktivitäten usw.) bzw. an den ganzen Körper kann man von allgemeiner, vielseitig zielgerichteter und spezifischer Stabilität sprechen (▸ Tab. 5.2).

▸ Allgemeine Stabilität – segmentale Stabilität, regionale Stabilität. In der Praxis bedeutet dies folgende Auswahl:

- Verbesserung der lokalen und globalen monoartikulären rumpfstabilisierenden Muskulatur
- isoliertes Ansprechen (Üben) oder Trainieren der entsprechenden Muskulatur
- nicht funktionelle und funktionelle Ausgangspositionen für die zu stabilisierenden Muskelgruppen wählen.

▸ Vielseitig zielgerichtete Stabilität – totale Stabilität, totale Bewegung. In der Praxis bedeutet dies folgende Auswahl:

- Zusammenspiel der lokalen und globalen multiartikulären Muskeln trainieren
- Training der Zielmuskulatur in synergistischen Muskelketten
- alltagsnahe und sportnahe Ausgangsstellungen (Stand oder Ein-Beinstand).

▸ Spezifische Stabilität – funktionelle Stabilität. In der Praxis bedeutet dies folgende Auswahl:

- alltags-, arbeits-, hobby- oder sportspezifische koordinative Verbesserung der rumpfstabilisierenden Muskulatur
- Training der alltags-, arbeits-, hobby- oder sportspezifischen synergistischen Muskelketten
- Training unter erschwerten Bedingungen (Shaping).
- alle Bewegungen im spezifischen Kontext, d. h., in der „spezifischen Umgebung".

Um die Rehabilitation erfolgreich zu gestalten, ist es erforderlich, eine exakte Bewegungsanalyse des Verletzungsmusters – oder der zur Zielerreichung gewünschten Funktion – durchzuführen. Diese Bewegungsanalyse beinhaltet den Bewegungsablauf (Koordination), das Bewegungsausmaß (Beweglichkeit), den Kontraktionsmechanismus (Kraft) sowie das Energiesystem (Ausdauer), das im Moment der Verletzung (Funktion) beansprucht wurde.

Wenn alle Faktoren (inklusive der Umgebung) in der Übungs- bzw. Trainingsausführung berücksichtigt sind, sprechen wir von spezifischem Training. Das spezifische (Stabilitäts-)Training steht meistens am Schluss der Behandlungskette, weil die Belastungen für das (verletzte) Gewebe sehr hoch sind. Das spezifische „Gewebetraining" leistet einen wesentlichen Beitrag zur Vorbeugung einer erneuten Verletzung. Die gezielte und systematische Steigerung der Belastbarkeit ermöglicht es, die (notwendige) spezifische Belastbarkeit wiederherzustellen, um so der geforderten körperlichen Belastung bzw. Stabilität standzuhalten.

1.6 Literatur

Adams M, Bogduk N, Burton K. The Biomechanics of Back pain. London (UK): Churchill Livingstone; 2002.

Adams M, Mau S, Freeman B, Morrison H, Dolan P. Effects of backward bending on lumbovertebral discs. Spine 2000; 25: 431.

Addison D. Unterlagen zu Bewegungsdysfunktion – dynamische Stabilität und Muscle Balance. Originalskript Comerford M, deutsche Übersetzung FBZ Zurzach; 2000.

Akuthota V, Nadler SF. Core Strengthening. Archives of physical medicine and rehabilitation 2004; 1: 85.

Amonoo-Kuofi HS. The density of muscle spindles in the medial, intermediate and lateral columns of human intrinsic postvertebral muscles. J Anat 1983 May; 136(Pt 3): 509–519.

Arab AM, Behbahani RB, Lorestani L, Azari A. Assessment of pelvic floor muscle function in women with and without low back pain using transabdominal ultrasound. Man Ther 2010 Jun; 15(3): 235–239. doi: 10.1016/j.math.2009.12.005. Epub 2010 Jan 21.

Barker PJ, Guggenheimer KT, Grkovic I. Effects of tensioning the lumbar fasciae on segmental stiffness during flexion and extension. Spine 2006; 31: 397.

Barr KP, Griggs M, Cadby T. Lumbar stabilization: a rieview of core concepts and current literature, Part 2. Am J Phys Med Rehabil 2007; 86 (1): 72–80.

Barr KP, Griggs M, Cadby T. Lumbar stabilization: core concepts and current literature, Part 1. Am J Phys Med Rehabil 2005 Jun; 84(6): 473–480.

Bartel W, Koller G, Okonkwo K, Rebhan M, Teufel S. Wissenschaftliches Arbeiten in der Physiotherapie. Prämiierte Diplomarbeiten 2002; Wien: Facultas; 2003.

Benninghof A, Drenckhahn D. Anatomie: Makroskopische Anatomie, Histologie, Embryologie, Zellbiologie. (16. Aufl.) München: Urban und Fischer; 2003.

Berg van den F. Toegepaste fysiologie deel 1; bindweefsel van het bewegingsapparaat. Utrecht: Lemma BV 2000: 1–51.

Bergmark A. Stability oft he lumbar spine. A study in mechanical engineering. ACTA orthopaedica Scandiavia Supplementum 1989; 230(60): 1–54.

Bogduk N.The innervation of the lumbar spine.Spine1983; 8: 286–293.

Bogduk N. Klinische Anatomie von Lendenwirbelsäule und Sakrum. Heidelberg: Springer; 2000.

Bogduk N. Sources of low back pain. In: Jayson M IV (Hrsg.). The lumbar spine and back pain. Churchill Livingstone, Edinburgh, 1992; 4: 61–88.

Boos N, Weissbach S, Rohrbach-Weiler C, Spratt K, Nehrlich A. Classification of age-related changes in lumbar intervertebral disc. Spine 2002; 27: 2631.

Cairns MC, Foster NE, Wright C. Randomized controlled trial of specific spinal stabilization exercises and conventional physiotherapy for recurrent low back pain.Spine (Phila Pa 1976) 2006 Sep 1; 31(19): E670–681.

Cholewicki J, McGill SM. Mechanical stability of the in vivo lumbar spine: Implications for injury and chronic low back pain. Clinical Biomechanics 1996; 11: 1.

Comerford MJ, Mottram SL. Movement and stability dysfunction – contemporary developments. Manual Therapy 2001; 6(1): 15–26.

Crisco JJ, Panjabi M. The intersegmental and multisegmental muscels of the lumbar spine. A biomechanical model comparing lateral stabilization potential. Spine 1991; 16: 793.

Daniels L, Worthingham C. Muskeltests. 6. Aufl. Stuttgart: Gustav Fischer; 1992.

Demoulin C, Crielaard JM, Vanderthommen M. Spinalmuscle evaluation in healthy individuals and low-back-pain patients: a literature review. Joint Bone Spine 2007; 74(1): 9–13.

Diemer F, Sutor V. Praxis der medizinischen Trainingstherapie I. Stuttgart: Thieme; 2011.

Diemer F, Sutor V. Praxis der medizinischen Trainingstherapie II. Stuttgart: Thieme; 2010.

Diemer F, Sutor V. Praxis der medizinischen Trainingstherapie. Stuttgart: Thieme; 2007; 2: 88–101.

Dolan P, Mannion AF, Adams MA. Passive tissues help the back muscles to generate extensor moments during lifting. J Biomech 1994 Aug; 27(8): 1077–1085.

Dölken M. Manuelle Medizin – Das physiologische Dekompressionssystem des Bewegungssegments der Wirbelsäule. Heidelberg: Springer; 1999.

Dvorak J et al. Manuelle Diagnostik, Manuelle Therapie. Stuttgart: Thieme; 1997.

Essendrop M, Andersen TB, Schibye B. Increase in spinal stability obtained at levels of intraabdominal pressure and back muscle activity realistic to work situations, Appl Ergon 2002.

Ferreira ML, Ferreira PH, Latimer J, Herbert RD, Hodges PW, Jennings MD, Maher CG, Refshauge KM. Comparison of general exercise, motor control exercise and spinal manipulative therapy for chronic low back pain: A randomized trial. Pain 2007 Sep; 131(1–2): 31–7. Epub 2007 Jan 23.

Freemont AJ, Peacock TE, Coupille P et al. Nerve ingrowth into diseased intervertebral disc in chronic low back pain. Lancet 1997; 350: 178–181.

Gibbons S, Comerford M. Kraft versus Stabilität – Teil 1. Konzepte und Begriffe. Manuelle Therapie 2001; 5(4): 204–212.

Gilette RG, Kramis RC, Roberts WJ. Characterisation of spinal somatosensory neurons having receptive fieldsin lumbar tissue of cats. Pain 1993; 54: 85–98.

Goel VK, Gilbertson LG. Applications of the finite element method to thoracolumbar spinal research – past, present and future. Spine 1993; 18: 1531.

Groen GJ, Baljet B, Drukker J. Nerves and Nervesplexuses of the human vertral column. An J Anat 1990; 188: 282–296.

Häggmark T, Thorstensson A. Fibre types in human abdominal muscles. Acta Physiol Scand 1979 Dec; 107(4): 319–325.

Hamilton CF, Richardson CA. Neue Perspektiven zu Wirbelsäuleninstabilitäten und lumbalem Kreuzschmerz: Funktion und Dysfunktion der tiefen Rückenmuskeln. Manuelle Therapie 1997; 1: 17–24.

Herger I, Kaufmann R. Segmentale Stabilisation im Vergleich mit anderen aktiven, physiotherapeutischen Übungen bei Patienten mit chronisch unspezifischen lumbalen Rückenschmerzen. BachelorThesis Berner Fachhochschule Fachbereich Gesundheit; 2010.

Hides J, Richardson C, Jull G. Multifidus muscle recovery is not automatic following resolution of acute first episode low back pain, Spine 1996; 21: 2763–2769.

Hides JA, Jull GA, Richardson CA. Long-term effects of specific stabilizing exercises for first-episode low back pain. Spine (Phila Pa 1976) 2001 Jun 1; 26(11): E243–248.

Hildebrandt J, Pfingsten M. Rückenschmerz und Lendenwirbelsäule – Interdisziplinäres Praxisbuch entsprechend der Nationalen Versorgungsleitlinie Kreuzschmerz. München: Elsevier; 2012.

Hodges PW. Inefficient muscular stabilization of the lumbar spine associated with low back pain. A motor control evaluation of transversus abdominis. Spine (Phila Pa 1976) 1996 Nov 15; 21(22): 2640–2650.

Hodges PW, Cresswell AG, Daggfeld K, Thorstensson A. In vivo measerment of the effect of intra-abdominal pressure on the human spine, J Biomech 2001.

Hodges PW, Eriksson AE, Shirley D, Gandevia SC. Intra-abdominal pressure increases stiffness of the lumbar spine, Department of Physiotherapie, J Biomech 2005; 38(9): 1873–1880.

Hodges PW, Richardson C. Inefficient muscular stabilisation of the lumbar spineassociated with low back pain: a motor control evaluation of transversus abdominis, Spine 1996; 21: 2640–2650.

Holm S, Indahl A, Solomonow M. Sensorimotor control of the spine. J Electromyogr Kinesiol 2002; 12: 219–234.
Hultman G, Nordin M, Saraste H, Ohlsen H. Bodycomposition, endurance, strength, cross-sectional area, and density of MM erector spinae in men with and without lowback pain. J Spinal Disord 1993; 6(2): 114–123.
Hultman G. The healthy back, is environment and characteristics: a pilot study. Ergonomics 1987; 30(2): 295–298. DOI: 10.1080/00140138708969709.
Indahl A, Kaigle A, Reikeras O. Im S. Interaction between the porcine lumbar intervertebral disc, zygaphophyseal joint ans paraspinal muscles. Spine 1997; 22: 2834.
Johnson MA, Polgar J, Weightman D, Appleton D. Data on the distribution of fibre types in thirty-six human muscles. An autopsy study. J Neurol Sci 1973 Jan; 18(1): 111–129.
Jonck LM. The distribution of osteophytes in the lunber spine of the Bantu. S Afr J Lab Clin Med 1961 Jun; 7: 71–77.
Jull G, Richardson C. Rehabilitation of active stabilisation of the lumbar spine. In: Towney LT, Taylor JR (Hrsg.). Physical Therapy of the Low Back. 2. Aufl. New York: Churchill Livingstone; 1994.
Junghans H. Die Wirbelsäule in Forschung und Praxis. Bd. 100: Die Wirbelsäule unter den Einflüssen des täglichen Lebens, der Freizeit, des Sports. Stuttgart: Hippokrates; 1986.
Kapandji A. Funktionelle Anatomie der Gelenke Bd. 3 – Rumpf und Wirbelsäule. Stuttgart: Enke; 1985.
Koumantakis GA, Watson PJ, Oldham JA. Trunk muscle stabilization training plus general exercise versus general exercise only: randomized controlled trial of patients with recurrent low back pain. Phys Ther 2005 Mar; 85(3): 209–225.
Lee JH, Hoshino Y, Nakamura K, Kariya Y, Saita K, Ito K. Trunkmuscle weakness as a riskfactor for low backpain: a 5-year prospectivestudy. Spine 1999; 24(1): 54–57.
Lewit K. Motion palpation: It's time to accept the evidence. J Manipulative Physiol Ther 1999 May; 22(4): 260–261.
Luomajoki H, Kool J, de Bruin ED, Airaksinen O. Movement control tests of the low back; evaluation of the difference between patients with low back pain and healthy controls. BMC Musculoskeletal Disorders 2008; 9: 170.
Luomajoki H, Kool J, de Bruin ED, Airaksinen O. Reliability of movement control tests in the lumbar spine. BMC Musculoskelet Disord 2007; 8(1): 90.
Macintosh JE, Pearcy MJ, Bogduk N. The axial torque of the lumbar back muscles: torsion strength of the back muscles. Aust N Z J Surg 1993 Mar; 63(3): 205–212.
Magee DJ. Orthopedic physical assessment. St. Louis (Missouri, USA): Saunders; 2007.
Matthijs O, van Paridon-Edauw D, Winkel D. Manuelle Therapie der peripheren Gelenke 1 Biomechanik, Bindegewebe, Schultergürtel. München Jena: Urban und Fischer 2003; 84–95.
Mazaheri M, Coenen P, Parnianpour M, Kiers H, van Dieën JH. Low back pain and postural sway during quiet standing with and without sensory manipulation: A systematic review. Gait & Posture 2012; 37(1): 12–22.
Mok NW, Brauer SG, Hodges PW. Failure to use movement in postural strategies leads to increased spinal displacement in lowback pain. Spine 2007; 32(19): E537–E543.
Mooney V, Pozos R, Vleeming A, Gulick J, Swenski D. Exercise treatment for sacroiliac pain. Orthopedics 2001 Jan; 24(1): 29–32.
Norris CM. Evaluation of a back stability CPD course. J Bodyw Mov Ther 2008 Oct; 12(4): 305–311. doi: 10.1016/j.jbmt.2008.04.034. Epub 2008 Jun 4.
Ohtori S, Takahashi K, Chiba T, Yamagata M, Sameda H, Moriya H. Sensory innervation of the dorsal portion of the intervertebral discs in rats. Spine 2001; 26: 946.
Omer M, van Paridon-Edauw D, Winkel D. Manuelle Therapie der peripheren Gelenke Bd. 1 – Biomechanik, Bindegewebe, Schultergürtel. München: Elsevier; 2003.
O'Sullivan P. Diagnosis and classification of chronic low back pain disorders: maladaptive movement and motor control impairments as underlying mechanism. Man Ther 2005 Nov; 10(4): 242–55. Epub 2005 Sep 9.
O'Sullivan PB, Twomey L, Allison GT. Evaluation of Specific Stabilizing Exercise in the Treatment of Chronic Low Back Pain With Radiologic Diagnosis of Spondylolysis or Spondylolisthesis. Spine 1997; 22(24): 2959–2967.
Panjabi M. The stabilising system of the spine. Part I. Function, dysfunction, adaption and enhancement. J Spinal Disord 1992; 5(4): 383–389.
Radebold A, Cholewicki J, Polzhofer GK, Greene HS. Impaired postural control of the lumbar spine is associated with delayed muscle response times in patients with chronic idiopathic lowback pain. Spine 2001; 26(7): 724–730.
Rauber A, Kopsch F. Lehrbuch und Atlas der Anatomie. 2. Aufl. Stuttgart: Thieme; 2003.
Richardson C, Hodges P, Hides J. Segmentale Stabilisation im LWS- und Beckenbereich: Therapeutische Übungen zur Behandlung von Low Back Pain. München: Elsevier; 2009.
Richardson C, Jull G, Hodges P, Hides J. Traditional views of the function of the muscles of the local stabilizing system of the spine. In: Therapeutic exercise for spinal segmental stabilization in low back pain. Sydney: Churchill Livingstone; 1999: 21–40.
Richardson C, Jull G. An historical perspective on the development of clinical techniques to evaluate and treat the active stabilising system of the lumbar spine. The Australian Journal of Physiotherapy Monograph 1995a; 1: 5–13.
Richardson C, Jull G. Muscle control-pain control. What exercises would you prescribe? Man Ther 1995b Nov; 1(1): 2–10.
Rohlmann A, Bergmann G, Graichen F. Loads on internal spinal fixators measured in different body positions Eur Spine J 1999 October; 8(5): 354–359.
Rohlmann A, Claes LE, Bergmann G, Graichen F, Neef P, Wilke HJ. Comparison of intradiscal pressures and spinal fixator loads for different body positions and exercises. Ergonomics 2001 Jun 20; 44(8): 781–794.
Rohlmann A. Deutsche Zeitung für Sportmedizin, Jahrgang 2001; 52(4): 118–123.
Ruhe A, Fejer R, Walker B. Center of pressure excursion a same asure of balance performance in patients with non-specific lowback pain compared to healthy controls: a systematic review of the literature. Eur Spine J 2011; 20(3): 358–368.
Sahrmann S. Diagnosis and Treatment of Movement Impairment Syndromes. St Louis (Missouri, USA): Mosby; 2002.
Sirca A, Kostevc V. The fibre type composition of thoracic and lumbar paravertebral muscles in man. J Anat 1985 Aug; 141: 131–137.
Soderberg GL. Kinesiology: application to pathological motion. Baltimore: Williams & Wilkins; 1986.
Standaert CJ, Herring SA. Expert opinion and controversis in muskuloskeletal and sports medicine: cor stabilization as a treatment for low back pain. Archives of Physical Medicine and Rehabilitation 2007; 88: 1734–1736.
Stolker R, Buijs E, ldebrandt J, Groen G. In: Hildebrandt J, Müller G, Pfingsten M. Lendenwirbelsaule. München: Urban und Fischer; 2005.
Stolker RJ, Vervest ACM, Groen GJ. The management of chronicspinal pain by blockades: a review. Pain 1994; 58: 1–20.
Suseki K, Takahashi Y, Takahashi K, Chiba T, Tanaka K, Morinaga T et al. Innervation of lumbar joints. Origins and functions. Spine 1997; 22: 477–485.
Thorstensson A, Carlson H. Fibre types in human lumbar back muscles. Acta Physiol Scand 1987 Oct; 131(2): 195–202.
Tittel K. Beschreibende und funktionelle Anatomie des Menschen. 9. Aufl. Stuttgart: Gustav Fischer; 1981.
Tulder van M, Becker A, Bekkering T, Breen A, del Real MT, Hutchinson A, Koes B, Laerum E, Malmivaara A. COST B13 Working Group on Guidelines for the Management of Acute Low Back Pain in Primary Care. Chapter 3. European guidelines for the management of acute nonspecific low back pain in primary care. Eur Spine J 2006 Mar; 15 Suppl 2: S 169–191.
Waddell G. The Back Pain Revolution. Edinburgh: Churchill Livingstone; 1998.
Williams PL et al. Gray's Anatomy, 38. Aufl. Edinburgh: Churchill Livingstone; 1995.
Wingerden van BAM. Bindegewebe in der Rehabilitation. Liechtenstein: Scripo Verlag; 1997.
Yasuaki M, Yoshiharu K, Kazuhisa M, Kazuhisa T. Clinical study of low back pain and radicular pathways by using L2 spinal nerve root infiltration. Spine 2009; 34; 2008: 13.
Zhao FD, Pollintine P, Hole BD, Adams MA, Dolan P. Vertebral fractures usually affect the cranial endplate because it is thinner and supported by less-dense trabecular bone. Bone 2009 Feb; 44(2): 372–9. doi: 10.1016/j.bone.2008.10.048. Epub 2008 Nov 11.

2 Wundheilung

Harald Bant

2.1 Einleitung

In der heutigen Physiotherapie ist die Evidence Based Physiotherapie (EBP) integraler Bestandteil der Diagnostik und Therapie von Patienten mit Rückenbeschwerden. Es kursieren viele Definitionen der EBP. Nach Offringa et al. (2003) ist es „der gewissenhafte, ausdrückliche und kompetente Gebrauch der gegenwärtig besten wissenschaftlichen Evidenzen für Entscheidungen zum Wohle des einzelnen Patienten". Der Bezug auf individuelle Patienten bedeutet, dass die im physiotherapeutischen Prozess getroffenen Entscheidungen von unterschiedlichen Evidenzformen abhängen.

Tonelli (2001) hat folgende 5 Evidenzquellen unterschieden:

- empirische Evidenz: Hier geht es um das Erfahrungswissen des Physiotherapeuten. Derzeit spezialisieren sich Physiotherapeuten immer mehr auf bestimmte Gelenke, z. B. als Experten für Schulter oder Knie, und werden demnach auch als Schulter-, Knie- oder Rückenspezialisten bezeichnet.
- experimentelle Evidenz: Ergebnisse aus wissenschaftlichen Untersuchungen. Man denke hier vor allem an systemische Reviews, randomisierte kontrollierte Studien (RCT), kontrollierte Studien usw.
- physiologische Evidenz: Basis- oder Hintergrundwissen aus Physiologie, Pathologie, Biomechanik, Anatomie, Bindegewebsphysiologie usw.
- Überzeugungen von Patient und Physiotherapeut: Die Überzeugungen von Patient und Therapeut bestimmen zu einem großen Teil die „Farbe" der Behandlung. Was glaubt der Patient, was gut für ihn ist? Welche therapeutischen Interventionen sind wirksam genug, um die gesteckten Ziele auch zu erreichen?
- Rahmenbedingungen: Welche (Un-)Möglichkeiten bietet das Gesundheitswesen in Bezug auf die Anzahl der Behandlungen, Therapieformen usw.? Stehen mir 5 oder 25 Sitzungen zur Verfügung, um das Ziel zu erreichen? Aber auch die Einrichtung der Praxis spielt hierbei eine Rolle. Steht ein Übungsraum zur Verfügung oder nicht? Beide Beispiele bestimmen somit die Zielauswahl und die darauf ausgerichteten Interventionen.

Wichtiges Hintergrundwissen zur physiologischen Evidenz bieten die Teilbereiche der Bindegewebsphysiologie und der Wundheilung. Dieses Kapitel beschreibt zusammengefasst den ausgeklügelten Prozess der Wundheilung. Neben der Darstellung der verschiedenen physiologischen Prozesse wird auch auf deren klinische Relevanz eingegangen. Welche Möglichkeiten und Schwierigkeiten bringen die verschiedenen Wundheilungsphasen im Hinblick auf das therapeutische Handeln mit sich? Das Ziel dieses Kapitels ist die Anregung des Clinical Reasonings des Behandlers auf der Basis der verfügbaren physiologischen Evidenzen. Es werden hier vor allem die allgemeinen klinischen Möglichkeiten beschrieben. Die spezifischen Möglichkeiten bei Patienten mit lumbalen Rückenbeschwerden werden besonders im Rahmen der verschiedenen Kasuistiken erörtert (s. Kap. 8, Fallbeispiele). Um den Prozess der Wundheilung in einem größeren Zusammenhang zu betrachten, muss zunächst ein Kontext geschaffen werden. Den Kontext für den Wundheilungsprozess finden wir in der Evolutionslehre und im mehrdimensionalen Modell der Belastung und Belastbarkeit (MdBB).

2.2 Der Mensch als komplexes Lebewesen

In der Evolutionslehre ist der Mensch als komplexes Lebewesen definiert. „Komplex" bezieht sich hier u. a. auf die Vielzahl der Funktionen, aus denen das System besteht, und auf deren wechselseitige Abhängigkeit (www.encyclo.nl 2013). Diese Definition von Komplexität trifft auf den Menschen und seine Umgebung zu.

2.2.1 Merkmale lebender Organismen

Als Menschen zählen wir genau wie andere Tiere, Pflanzen, Pilze und Bakterien zu den lebenden Organismen. Diese zeichnen sich durch eine Reihe spezifischer Merkmale aus. Dazu gehört z. B. die Fähigkeit, Energie zu generieren. Die verwendet ein lebender Organismus dann dazu, um Arbeit zu verrichten und die Homöostase des Körpers aufrechtzuerhalten. Dazu ist ein hohes Maß an Organisation erforderlich, die sowohl die intrazelluläre als auch die extrazelluläre Ebene betrifft.

Ein weiteres Kennzeichen ist die Möglichkeit zur Zellteilung und die Ausdifferenzierung von Zellen. Die Differenzierung ortsständiger Zellen im Bindegewebe kommt durch dessen Milieu (alkalisch oder sauer) und seine mechanische Belastung zustande. Wenn sich z. B. eine mesenchymale Stammzelle in eine Bindegewebsstruktur einnistet, in der sich nur wenige oder gar keine Blutgefäße befinden (d. h. ein saures Milieu) und die mechanische Belastung vor allem als Kompression auftritt, wird sich diese Zelle als Chondrozyt/-blast differenzieren.

Eines der wichtigsten Merkmale zahlloser Lebensformen ist es, Veränderungen im Körper und in der Umgebung wahrzunehmen, um das Verhalten dann entsprechend anzupassen, was man als Adaptation bezeichnet. In der Evolutionslehre gilt die Adaptation als eine der wichtigsten Fähigkeiten im Hinblick auf das Überleben und die Sicherung der eigenen Nachkommenschaft (Orr 2005).

Sie kann zum Erhalt und auch zum Auf- und Abbau von Strukturen oder Verhaltensweisen führen. Man denke beim Thema Abbau nur an die Sakralwirbel des Menschen, die ein rudimentäres Überbleibsel dessen sind, was früher einmal ein Schwanz war. Ein Beispiel für den Erhalt ist etwa der Wundheilungsprozess, der immer dann in Gang gesetzt wird, wenn eine Verletzung des Bindegewebes vorliegt. Das Ziel dieses Prozesses ist die möglichst weitgehende Wiederherstellung der Integrität der geschädigten Strukturen.

Dieser Erhalt von (Bindegewebs-)Strukturen oder Verhaltensweisen wird in der Physiologie als Erhalt der Homöostase bezeichnet.

2.2.2 Homöostase

Es gibt verschiedene Definitionen der Homöostase:

- verschiedene Faktoren des inneren Milieus mithilfe von Feedback-Systemen auf einem bestimmten Normwert halten
- Gleichgewicht aller Körperfunktionen (z. B. Temperatur, pH-Wert, Blutdruck, Atemfrequenz) und die Fähigkeit des Körpers, dieses Gleichgewicht trotz äußerer Einflüsse zu erhalten
- Selbstregulation des Organismus anhand einer festen Norm und negativer Rückkopplung. Der Organismus kann dabei mithilfe von Sensoren den äußeren Einfluss bestimmen, diesen Wert mit der Normvorgabe vergleichen und bei Abweichungen korrigierend eingreifen (negative Rückkopplung, weil der Korrektureffekt dem Messwert entgegensteht; www.encyclo.nl 2015).

Aus diesen Definitionen wird ersichtlich, dass der menschliche Organismus versucht, das innere Milieu mithilfe der Selbstregulation auf einem bestimmten Normwert zu halten. Diese Selbstregulation wird vor allem auf der Basis von negativen Rückkopplungen aktiviert (Störung der Homöostase).

Homöostasestörungen kommen jederzeit vor. Sie erzeugen Chaos, und das Chaos führt zur Anpassung, und zwar sowohl bewusst als auch unbewusst. Bei den unbewussten Anpassungsprozessen geht es häufig um die intrinsischen Interaktionen zwischen den physiologischen Prozessen, die sich im Körper ereignen, um die Homöostase wiederherzustellen. Hierbei spielen u. a. neuroendokrine und neurophysiologische Prozesse eine wichtige Rolle. Der Wundheilungsprozess nach einer Bindegewebsschädigung ist hierfür ein sehr gutes Beispiel. In allen Phasen dieses Prozesses kommt es zu vielen unbewussten Interaktionen zwischen Zellen, Zellen und Matrix sowie innerhalb der Matrix, die alle dem Ziel dienen, eine möglichst optimale Wiederherstellung des Bindegewebes zu erreichen.

Bei einer Homöostasestörung, also im Chaos, kommt es auch zu bewussten (Verhaltens-)Anpassungen des Menschen. Hat ein Mensch Durst, wird er etwas trinken, wenn er müde ist, wird er vielleicht schlafen, und wenn er sich eine Verletzung des Bindegewebes zugezogen hat, wird er sein motorisches Verhalten in der Akutphase anpassen und sich z. B. weniger bewegen. Die bewussten Verhaltensänderungen dienen hier dem Zweck, die Bedingungen für die Wiederherstellung der Homöostase zu schaffen.

2.2.3 Die Wundheilung

Die ▶ Abb. 2.1 bietet einen Überblick über die verschiedenen Phasen der Wundheilung.

Die Einteilung eines physiologischen Prozesses in Phasen und Zeiten ist eine reduktionistische Darstellung der Wirklichkeit. Die verschiedenen physiologischen Abläufe überlappen und beeinflussen einander und gehen im zeitlichen Verlauf langsam ineinander über. Die hier aufgeführten Zeitspannen der einzelnen Phasen beziehen sich auf eine Verletzung des Kapsel-Band-Apparates bei optimalem Heilungsverlauf.

Der Ablauf der Phasen ist unabhängig von der Art des betroffenen Bindegewebes, doch variieren die Zeiten. Frans van den Berg lieferte dazu einige konkrete Beispiele (van den Berg 2000; ▶ Tab. 2.1).

Wundheilung

Phasen	physiologischer Prozess	Zeit
Phase 1	Trauma	0 Minuten
Phase 2	Blutung/Hämostase	0–5 Minuten
Phase 3	Entzündungsphase	0–5 Tage
Phase 4	Proliferationsphase	2–21 Tage
Phase 5	Remodulations- oder Umbauphase (auch Konsolidierungsphase)	14/21–50/60 Tage
Phase 6	Maturations- oder Reifungsphase	50/60–300/500 Tage

Abb. 2.1 Phasen der Wundheilung.

Tab. 2.1 Zeitspannen der einzelnen Wundheilungsphasen bezogen auf die betroffene Struktur.

Verletzte Struktur	Entzündungsphase	Proliferationsphase oder Produktionsphase	Remodellierungs- oder Umbauphase
Bandscheibe	0–5 Tage	2–28 Tage	600 Tage
Kapsel (Membrana fibrosa)	0–5 Tage	2–21 Tage	21–300 (–500) Tage
Kapsel (Membrana synovialis)	0–5 Tage	2–21 Tage	21 Tage – 5 bis 7 Monate
Ligament	0–5 Tage	21–42 Tage	21/42–300 (–500) Tage
Meniskus (Red-red-Zone)	0–5 Tage	0–21 Tage	300–500 Tage
Meniskus (White-white-Zone)	0–14 Tage	0 Tage – 10 Wochen	300–500 Tage
Muskelbindegewebe	0–5 Tage	0 Tage – 3 Wochen	300–500 Tage
Muskelgewebe	0–5 Tage	0–14 Tage	300–500 Tage
Sehnen und Sehnen-Knochen-Übergang	0–14 Tage	6–10 Wochen	400–500 Tage
Abrissfraktur	0–5 Tage	5 Tage – 3 Wochen	300–500 Tage

In der physiotherapeutischen Behandlung nutzt man die verschiedenen Phasen der Wundheilung als Leitfaden für die Indikationsstellung und die relativen Kontraindikationen physiotherapeutischer Interventionen (sog. **zeitbasierte Physiotherapie**).

In diesem Kapitel werden die zeitbasierten Indikationen und relativen Kontraindikationen beschrieben. Eine solche Darstellung einer zeitbasierten Reha hat Vor- aber auch Nachteile. Vorteilhaft ist, dass der Physiotherapeut ein Schema an die Hand bekommt, mit dessen Hilfe er über passive oder aktive physiotherapeutische Maßnahmen in den unterschiedlichen Wundheilungsphasen entscheiden kann. Nachteilig ist, dass der Wundheilungsprozess nie „nach Schema" verläuft. Hierin besteht die große Herausforderung für den Physiotherapeuten.

Während der physiotherapeutischen Behandlung sorgen sowohl der Behandler als auch der Patient dafür, dass die therapeutischen Interventionen und auch das Verhalten des Patienten derart angepasst werden, dass eine möglichst optimale Wundheilung gewährleistet ist. Das Ziel der physiotherapeutischen Intervention ist es, den ohnehin schon beeindruckenden Prozess der Wundheilung zu optimieren. Der Behandler vermag dies, indem er allgemeine und lokale Einflussgrößen berücksichtigt. Ein lokaler Faktor ist z. B. einfach die Größe der Bindegewebsschädigung, die Art des betroffenen Bindegewebes, eine mögliche Infektion der Wunde oder die mechanische Belastung, die der Behandler ansetzt. Zu den allgemeinen Einflussgrößen gehören etwa das Lebensalter, bestehende Erkrankungen wie z. B. ein Diabetes, Stress, Lebensstil oder die einzunehmenden Medikamente (Bant et al. 2011).

Aber auch die Informationsvermittlung, die Aufklärung und die mechanischen Reize, welche für eine optimale Belastbarkeit des neu zu formenden Bindegewebes sorgen, zählen dazu. Die Form der Therapie wird als **kriterienbasierte Physiotherapie** bezeichnet. Sie wird uns am Ende des Buches bei den verschiedenen Kasuistiken wieder begegnen.

Bevor wir zur Beschreibung der Wundheilungsprozesse kommen, wenden wir uns einen Moment den möglichen Ursachen zu, die letztlich zu einer Bindegewebsschädigung führen können.

2.2.4 Das Trauma

Für eine Verletzung kann es viele Ursachen geben. Der Physiotherapeut begegnet am häufigsten mechanischen Schädigungen in Form von Schnitt-, Quetsch-, Riss- und Schürfverletzungen. Es gibt jedoch noch weitere Ursachen. Man denke nur an Schädigungen infolge einer bakteriellen oder viralen Infektion. Auch Durchblutungsstörungen wie etwa bei der Raynaud-Krankheit können zu Wunden in Form eines Dekubitus oder eines Ulcus cruris führen. Aber es sind natürlich auch noch chemische, thermische und onkologische Schädigungen möglich.

Unabhängig von der Ursache kann es zu einer sichtbaren oder zu einer nicht sichtbaren Wunde kommen. In der Literatur kursieren viele Definitionen zu der Frage, was genau eine Wunde ist. Für die Physiotherapie ist die Definition von Asmussen am geeignetsten: „Eine Wunde ist ein pathologischer Zustand, bei dem Gewebe voneinander getrennt und/oder zerstört wird, was mit einem mehr oder weniger großen Substanzverlust und einer entsprechenden Funktionseinschränkung einhergeht." (Asmussen u. Söllner 1993)

Als Physiotherapeuten haben wir es zumeist mit Bindegewebsschädigungen in den Weichteilen zu tun, die durch eine mechanische Schädigung (Trauma) entstanden sind. Zu einem Trauma kommt es, wenn die mechanische Belastung die mechanische Belastbarkeit einer Struktur übersteigt.

Die Begriffe Belastung und Belastbarkeit beziehen sich auf das mehrdimensionale Belastungs-/Belastbarkeitsmodell (Hagenaars et al. 2000). Die detaillierte Beschreibung dieses Modells ist nicht Gegenstand dieses Buches. Hier konzentrieren wir uns auf die physiologischen Grundlagen des Modells, die für das Verständnis der beiden Begriffe von Bedeutung sind.

2.3 Das mehrdimensionale Belastungs- und Belastbarkeitsmodell

In diesem Modell gilt der Mensch als biopsychosoziale Einheit. Zum einen kennen wir die biopsychosoziale Belastung, zum anderen gibt es das Potenzial des Körpers, solche Belastungen zu verarbeiten, was als biopsychosoziale Belastbarkeit bezeichnet wird. Im Rahmen der physiotherapeutischen Untersuchung stellt der Behandler die physiotherapeutische Diagnose. Diese Diagnose entspricht dem Status praesens der biopsychosozialen Belastbarkeit des Patienten. Wenn der Hauptanteil im Zusammenspiel der Beschwerden in der „Bio"-Ebene liegt, ist der Patient beim Physiotherapeuten an der richtigen Adresse, da in dieser Ebene bzw. beim motorischen Verhalten des Patienten der Hauptansatzpunkt der therapeutischen Anstrengungen in der Physiotherapie liegt. Gleichzeitig werden die psychosozialen Aspekte aufmerksam registriert.

2.3.1 Belastung

Die (physischen) Belastungen des Körpers bei der Durchführung aktiver Interventionen lassen sich gut in physischen Einheiten ausdrücken: Eine physiotherapeutische Behandlung dauert 30 min und in dieser Zeit werden 5 Übungen für die Wirbelsäule in der motorischen Grundeigenschaft Kraft durchgeführt. Die Übungen erfolgen innerhalb der Rehamethode „intensive Kraftausdauer". Das Rehaprogramm wird dreimal pro Woche wiederholt. Solche physischen Einheiten werden als Variablen bezeichnet (Weineck 2000). Jede motorische Grundeigenschaft und die mit ihr verbundenen Trainings- und Rehamethoden lassen sich als Belastungsvariablen ausdrücken. Beispiele für Belastungsvariablen der Rehamethode „intensive Kraftausdauer" bietet ▶ Tab. 2.2.

Tab. 2.2 Belastungsvariablen der Rehamethode „intensive Kraftausdauer".

Methode	Serienanzahl	Wiederholungen	Serienpause	Superkompensationszeit
intensive Kraftausdauer	2–5	15–20	1 Minute	24–48 Stunden

Jede Form der körperlichen Belastung, sei es nun als ADL oder bei Arbeit, Sport oder Freizeit, bewirkt im Körper eine mehr oder weniger ausgeprägte Form der Homöostasestörung. Dabei kommt es zu einer Störung des Gleichgewichts zwischen katabolen und anabolen Prozessen, wobei die katabolen Prozesse im Vordergrund stehen. Das sympathische Nervensystem wird bei allen Formen der Belastung aktiviert. Es stimuliert die Hypophyse, wobei Hormone wie Kortison und Adrenalin freigesetzt werden, welche dann den Körper in die Lage versetzen, Brennstoff in Form von Fett, Eiweiß und Kohlehydraten zur Beschaffung der dringend benötigten Energie zur Verfügung zu stellen (de Morree 2013).

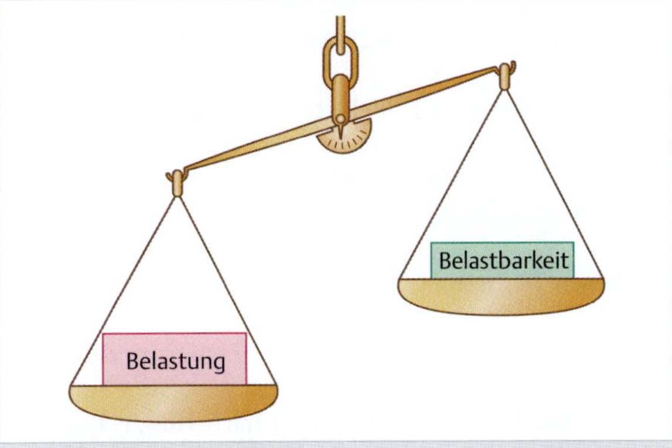

Abb. 2.2 Belastung und Belastbarkeit streben fortwährend nach einem Gleichgewicht (Homöostase).

Während der Belastung nimmt dann die Belastbarkeit des Körpers und also auch des Bindegewebes ab.

Als Reaktion auf die körperliche Belastung kommt es im Körper nach dem Ende der Belastung zur Erholung. In dieser Phase stehen besonders die anabolen physiologischen Prozesse im Vordergrund. Dabei wird dann der Parasympathikus aktiviert, der durch Stimulation der Verdauungsprozesse neue Brennstoffe bereitstellt, um die verbrauchten zu ersetzen und geschädigtes Bindegewebe zu heilen und wachsen zu lassen. In der Nacht wird in der Hypophyse Wachstumshormon freigesetzt. Dieses Hormon stimuliert die Zellen dazu, Aminosäuren aufzunehmen und die Proteinbiosynthese in Gang zu setzen. Diese Proteine werden dann u. a. zur Neubildung kollagener Fasern verwendet (de Morree 2013; ▶ Abb. 2.2).

2.3.2 Belastbarkeit

Belastbarkeit ist ein sehr schwer zu definierender Terminus. Er lässt sich anders als die Belastbarkeit nicht in physischen Einheiten ausdrücken. Zudem ist das Ausmaß der Belastbarkeit eines Menschen von sehr vielen Faktoren abhängig. Um den Einfluss der verschiedenen Faktoren zu klären, sollten wir uns zunächst drei der vielen Definitionen von Gesundheit einmal genauer ansehen:

- „Gesundheit ist weder ein absoluter noch ein statischer Begriff. Gesundheit ist ein Gleichgewichtszustand, der von den Bedingungen, unter denen ein Mensch lebt, und seinen eigenen oder mithilfe anderer erworbenen Fähigkeiten, sich gegen Störungen zu verteidigen, bestimmt wird" (Nota 2000 WVC).
- „Gesundheit ist kein Zustand, den man introspektiv in sich selbst entdeckt, sondern vielmehr ein „Da-Sein", „In-der-Welt-Sein", „Mit-anderen-Menschen-Sein", ein

„Mitgenommensein von den aktiven und lohnenden Verpflichtungen für die Dinge, die im Leben passieren" (Sveneus 2001).
- „Gesundheit ist die Fähigkeit sich anzupassen und selbst Regie zu führen, um die physischen, emotionalen und sozialen Anforderungen des Lebens zu bewältigen" (Huber et al. 2011).

All diesen Definitionen ist gemeinsam, dass sie Gesundheit als Streben nach einem dynamischen Gleichgewicht im Menschen als biopsychosozialer Einheit und Interaktion des Menschen mit der Welt im weitesten Sinne begreifen. Bei der letzten Definition nach Huber klingt an, dass Gesundheit ein dynamisches positives Konzept ist, bei dem der Wille und die Fähigkeit zur Selbsthilfe des Patienten die primären Ausgangspunkte sind. Diese Definition betont die Potenz zur Gesundung oder zum Erhalt der Gesundheit, selbst wenn der Mensch krank ist. Dabei stehen persönliches Wachstum und Entwicklung sowie das Erreichen persönlicher Ziele im Leben nicht so sehr im Vordergrund. Auch in der Physiotherapie besteht die Aufgabe des Behandlers darin, dem Patienten sein Gesundheitspotenzial klarzumachen und mit ihm gemeinsam die Spannkraft und die Fähigkeit zur Selbsthilfe im Hinblick auf die Gesundheit zu verbessern.

Das in der Physiotherapie weitverbreitete Modell, das die individuellen Einflussgrößen der Gesundheit übersichtlich darstellt, ist die International Classification of Functioning, Disability and Health (ICF). Diese Klassifikation wurde im Jahre 2002 von der WHO veröffentlicht. Es handelt sich bei der ICF um den Nachfolger der International Classification of Impairments, Disability and Handicap (ICIDH-2).

Die Zielsetzungen sind folgendermaßen formuliert:
- Schaffung einer wissenschaftlichen Basis für das Verstehen und das Erlernen des Gesundheitszustands und der mit Gesundheit zusammenhängenden Zustände, der Ergebnisse und der Determinanten
- Entwicklung einer gemeinsamen Sprache für die Beschreibung der Funktionsweisen einer Person, um dadurch die Kommunikation zu verbessern.

Die ICF ist eine beschreibende Klassifikation. Die Beschreibung wird aus drei verschiedenen Perspektiven vorgenommen: der Mensch als Organismus (Funktionen und anatomische Eigenschaften), das menschliche Handeln (Aktivität) und die Teilnahme am Zusammenleben (Partizipation). Daneben spielen auch externe und persönliche Faktoren noch eine bedeutsame Rolle.

Aus der ICF und den unterschiedlichen Gesundheitsdefinitionen geht hervor, dass die Belastbarkeit des Menschen als Individuum oder als Teil einer Gruppe sehr vielen Einflüssen ausgesetzt ist, die sich auch auf die Gesundheit des Menschen auswirken. Die Interpretation der Situation, die Ziele, die man sich im Leben stellt und die physiologische Verarbeitung der verschiedenen „externen Belastungen" (z. B. Lebensstil, soziale und physische Umgebung und Verhalten) bestimmen den Einfluss auf das Funktionieren des Menschen beim Zusammenleben. Kurz: Die Belastbarkeit des Menschen ist ständigen Veränderungen unterworfen.

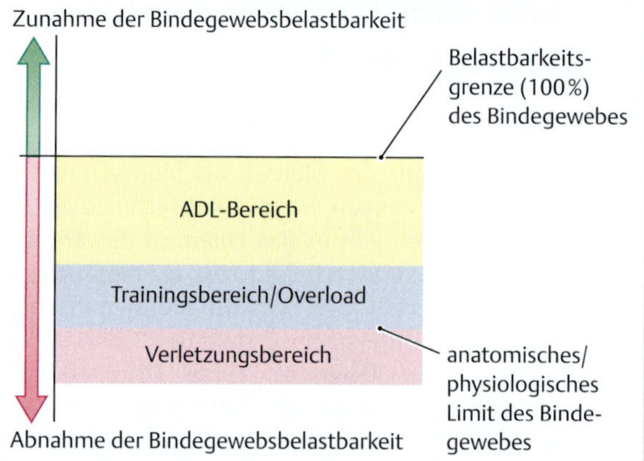

Abb. 2.3 Das Belastungs-/Belastbarkeitsmodell für das Bindegewebe.

Die ▶ Abb. 2.3 zeigt auf der y-Achse die Belastbarkeit einer Person. Der Faktor Zeit ist auf der x-Achse aufgetragen. Eine gesunde Person ist bei allen Aktivitäten, die das Leben bietet, zu 100 % belastbar. Im Moment einer physischen Belastung nimmt die Belastbarkeit der Person ab.

Der Grad der physischen Belastung wird in dieser Grafik in zwei Kategorien unterteilt: physische Belastungen als Teil der ADL (gelber Bereich) und physische Belastungen im Rahmen eines Trainings (Sport bzw. im Rehakontext aktive Rehaprogramme; blauer Bereich).

Wenn die Intensität oder die Dauer eines Trainingsreizes zunimmt, stellen wir die Belastbarkeit unseres Bindegewebes auf die Probe. Dabei ist es wichtig, dass der Belastungsreiz so gesetzt wird, dass er die anatomischen/physiologischen Grenzen des Bindegewebes nicht überschreitet (blauer Bereich).

Nach Belastungen im ADL-Bereich kommt es in der Wiederherstellungsphase zur optimalen Erholung. Wir regenerieren wieder bis 100 %. Diese Belastung führt also zur Kompensation.

Im Trainingsbereich wird jedoch eine physische Überlastung des Bindegewebes erzeugt. Solange diese Belastung die anatomischen/physiologischen Grenzen nicht überschreitet, spricht man von einer physiologischen Überlastung. Bei einer optimalen Regeneration führt diese Belastungsform zu einer Steigerung der Belastbarkeit, die dann die 100 %-Grenze überschreitet. Die physiologische Überlastung führt also zur Superkompensation.

Werden die anatomischen/physiologischen Grenzen doch überschritten, spricht man von einer unphysiologischen Überlastung, die in eine Bindegewebsschädigung mündet. Eine solche Bindegewebsschädigung führt auch zur Adaptation in Form des Wundheilungsprozesses (▶ Tab. 2.3).

Tab. 2.3 Adaptation des Bindegewebes in Abhängigkeit vom Ausmaß der Belastung.

	Belastung	Adaptation
ADL	physiologische Belastung	Kompensation
Training	physiologische Überlastung	Superkompensation
Schädigung	unphysiologische Überlastung	Wundheilung

2.4 Entstehung einer Verletzung

Eine Verletzung kann sich akut oder langsam progredient entwickeln.

Bei der akuten Verletzung wird auf der Basis einer extremen Belastung des Bindegewebes das anatomische/physiologische Limit dieses Gewebes in sehr kurzer Zeit überschritten (▶ Abb. 2.4, schwarze Linie). Das Trauma kann sich dabei in aktiven Bindegewebsstrukturen ereignen, wie etwa in Muskeln und/oder Sehnen, und/oder in passiven Strukturen, wie etwa Kapseln, Ligamente, Bänder usw.

Zu einer extremen Belastung **passiver Bindegewebsstrukturen** kommt es überwiegend durch eine verminderte neuromuskuläre Kontrolle. Dies kann auch an nicht optimal entwickelten koordinativen Fähigkeiten des Patienten oder an Ermüdungserscheinungen im neuromuskulären System liegen. Lassen die koordinativen Fähigkeiten nach, werden die passiven Bindegewebsstrukturen (z. B. Kapseln, Bänder) relativ stärker belastet. Wird bei dieser Belastung die anatomische/physiologische Grenze überschritten, folgt eine Verletzung.

Zu einer extremen Belastung **aktiver Bindegewebsstrukturen**, wie Muskeln und Sehnen, kommt es, wenn das motorische Verhalten einer Person eine bestimmte Intensität übersteigt. Diese Intensität betrifft dann vor allem die motorische Grundeigenschaft Kraft. Hier unterscheidet man zwischen dem Abrufen von Gewicht und dem Abrufen von Geschwindigkeit. Im Hinblick auf das Gewicht wird im Training die Belastung schrittweise erhöht. Die Höhe des Gewichts richtet sich nach der gewählten Trainingsmethode. Beim Abrufen von Geschwindigkeit geht es vor allem um das Tempo, in dem ein Gewicht verlagert werden kann. Je niedriger das Gewicht wird, desto höher ist die Beschleunigung und desto größer ist die Belastung des Gewebes.

Zwei Beispiele für Trainingsmethoden: Eine langsam progrediente Entwicklung einer Verletzung kann durch zu häufige Trainingsreize zustande kommen (▶ Abb. 2.5, rote Linie). Jede Form der Belastung führt zu einer Homöostasestörung. Diese löst einen Regenerationsprozess aus, der jedoch Zeit kostet. Wird diese erforderliche Zeit nicht eingeräumt und trifft die nächste Belastung auf noch nicht wieder vollständig belastbare Bindegewebsstrukturen, entsteht eine stärkere Belastung und eine größere Homöostasestörung. Patienten mit lumbalen Rückenbeschwerden ist dieses Phänomen vertraut. Wenn eine einseitige physische Belastung bei der Arbeit zunimmt, erzeugt dies stärkere Ermüdungserscheinungen. Wird diesem Ermüdungsprozess nicht Rechnung getragen, kann es letztlich zu einer Überschreitung der anatomischen/physiologischen Grenzen mit anschließender Verletzung kommen.

Die langsam progrediente Entwicklung einer Verletzung kann auch auf eine gleichbleibende Belastung bei jedoch unzureichender Regeneration zurückgehen (▶ Abb. 2.6, blaue Linie). Eine schlechte Heilung kann durch Einfluss aller in der ICF aufgeführten Belastungsformen verursacht werden (z. B. persönliche und externe Faktoren wie Alkohol, Rauchen, ungenügende Nachtruhe, drohende Umstrukturierungen am Arbeitsplatz, Entlassung, Tod eines Angehörigen usw.). Hierbei spielen besonders die psychosozialen Faktoren eine große Rolle.

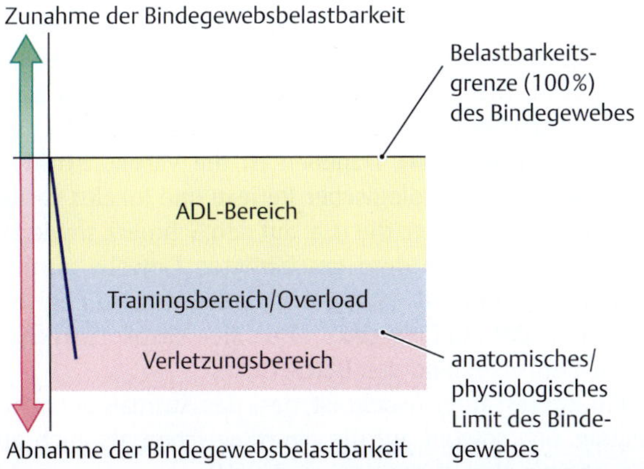

Abb. 2.4 Entstehung eines akuten Traumas.

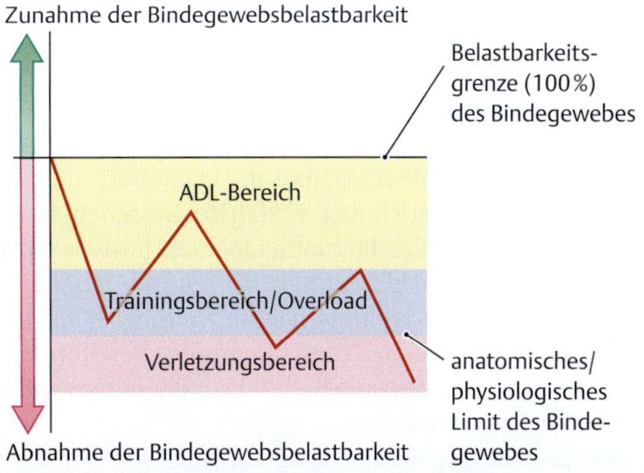

Abb. 2.5 Langsam progrediente Entwicklung einer Verletzung durch zu häufige Trainingsreize.

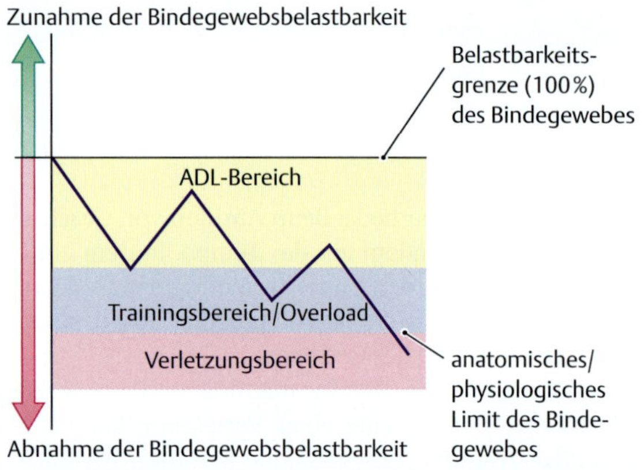

Abb. 2.6 Langsam progrediente Entwicklung einer Verletzung durch unzureichende Regeneration.

Damit erklärt sich auch, wie eine gleichbleibende physische Belastung die anatomische/physiologische Grenze überschreiten und eine Verletzung auslösen kann.

Für den Physiotherapeuten ist es ganz entscheidend zu wissen, welchen Einfluss die verschiedenen Faktoren auf eine verzögerte oder langsamere Regeneration haben:

- Die betroffene Bindegewebsstruktur (Sehne, Kapsel, Ligament usw.), ihre Organisation und der Grad der Durchblutung bestimmen, mit welcher Geschwindigkeit die Wundheilungsprozesse ablaufen.
- Das lokale Adaptationsvermögen der Struktur bestimmt, ob Heilung und Wachstum möglich sind.
- Die lokalen Bedingungen beeinflussen die Regeneration z. B. über den Grad der Durchblutung und eine mögliche Infektion.
- Die allgemeinen Bedingungen für eine Heilung können durch vorliegende andere Erkrankungen (Komorbidität), das motorische Verhalten des Patienten, seinen Lebensstil, sein Alter usw. beeinträchtigt sein.
- Die psychosozialen Bedingungen des Patienten, wie etwa negative Zukunftsaussichten, Depressionen, Veränderungen am Arbeitsplatz usw. wirken sich auch aus.

Viele dieser Faktoren können durch eine sorgfältige physiotherapeutische Untersuchung und eine wohldurchdachte physiotherapeutische Diagnose ans Licht gebracht werden (Kap. 4).

Aus all dem wird deutlich, dass die Entstehung und Unterhaltung einer Verletzung vielfältige Ursachen haben kann. Die Aufgabe des Physiotherapeuten besteht darin, die prädisponierenden Faktoren, die zu der Verletzung geführt haben oder sie unterhalten, zu analysieren und die Behandlung unter Berücksichtigung der Beschränkungen, welche der physiologische Wundheilungsprozess mit sich bringt, einzuleiten.

Bei einer Bindegewebsschädigung setzt der Wundheilungsprozess ein. Die erste Phase dieses Prozesses ist die Hämostase.

2.4.1 Hämostase

Einleitung

Die Hämostase steht im ersten physiologischen Abschnitt des Wundheilungsprozesses nach einer Verletzung des Bindegewebes im Vordergrund. Sie wird hier etwas ausführlicher beschrieben, da sich manche physiotherapeutischen Interventionen hierbei von denen in der eigentlichen Entzündungsphase unterscheiden.

Wenn die anatomische/physiologische Grenze überschritten wird und ein Trauma vorliegt, sind die folgenden Reaktionen des Körpers: zuerst Schmerz (Dolor) und die weiteren Entzündungszeichen Rötung (Rubor), Wärme (Calor), Schwellung (Tumor). Die Entzündungszeichen führen im Endeffekt zur Functio laesa; Anpassung des motorischen Verhaltens.

Bei einer Verletzung der Haut kommt es zum Blutverlust, der aber auch bei inneren Bindegewebsverletzungen z. B. von Kapsel, Band oder Muskeln möglich ist. Der Blutverlust wird oft in einem späteren Stadium als blauer Fleck sichtbar.

Um die Dauer der Blutung so kurz wie möglich zu halten, setzt der Körper einen ausgeklügelten physiologischen Prozess in Gang: die Hämostase.

Physiologie der Hämostase

Zu den bei einer Bindegewebsverletzung geschädigten Strukturen gehören auch die Blutgefäße, deren Kontinuitätsverlust zum Austritt von Blut in das umliegende Gewebe führt (Hämorrhagie). Die Stillung der Blutung ist einer der ersten Prozesse nach einer Verletzung. Er kann wiederum in drei Phasen unterteilt werden:

- primäre Hämostase
- Bildung eines vorläufigen Blutkoagels
- sekundäre Hämostase.

Primäre Hämostase

In dem geschädigten Gefäß ist die erste Reaktion die Vasokonstriktion. Sie wird durch die Freisetzung verschiedener chemischer Mediatoren aus den Thrombozyten des Blutes und den Mastzellen im geschädigten Bindegewebe verursacht. Die wichtigsten Mediatoren dabei sind Serotonin, Thromboxan, Adenosindiphosphat und Kalzium (Fantone et al. 1994). Daneben ist die Vasokonstriktion auch die Folge neurologischer Reflexe und lokaler vaskulärer Muskelspasmen, die u. a. auf den Schmerz sowie auf Nervenimpulse aus dem geschädigten Gewebe zurückgehen (Guyton et al. 1986). Gerade diese physiologische Reaktion der Gefäßwand, also die Vasokonstriktion, bremst entscheidend den Blutverlust.

Ein interessanter Aspekt ist, dass das Ausmaß der Schädigung sich sowohl auf die neurologischen als auch auf die chemischen Prozesse bei der Hämostase auswirkt. Das Immunsystem reagiert vor allem auf den Grad der

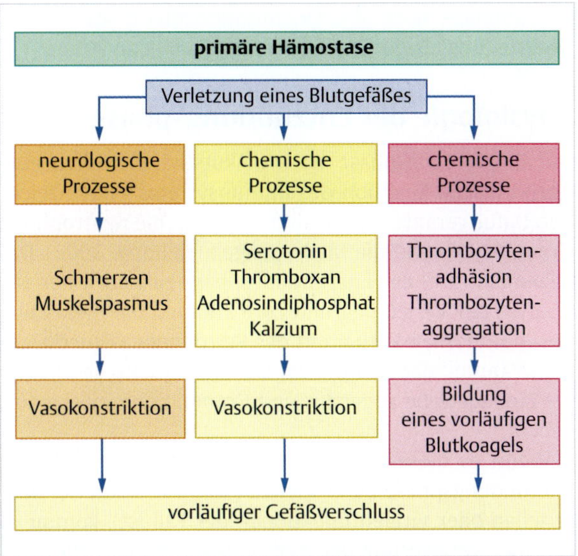

Abb. 2.7 Primäre Hämostase.

Bindegewebsschädigung (quantitative Analyse). Eine Schürfwunde blutet nicht so lange wie eine Schnittwunde durch ein scharfes Messer.

Bildung eines vorläufigen Blutkoagels

Durch die Gefäßverletzung und den Austritt der chemischen Botenstoffe Thromboxan und Adenosindiphosphat schwellen die Thrombozyten an und binden sich an die geschädigten Kollagenfasern an den Rändern des Gefäßes. Dieser Prozess wird Adhäsion genannt. Danach heften sich viele Thrombozyten aneinander und bilden dadurch einen Blutpfropf, der das Gefäß einstweilen verschließt. Dieser Schritt wird als Thrombozytenaggregation bezeichnet. Die Ausbildung dieses Koagels dauert 1–3 min (▸ Abb. 2.7; Fantone et al. 1994).

Dieses Koagulum, das lediglich aus aneinander heftenden Thrombozyten besteht, hat nur eine geringe mechanische Stabilität und wird durch die sekundäre Hämostase verstärkt.

Sekundäre Hämostase

Die zweite Phase der Hämostase setzt etwa 10–15 s nach der Verletzung ein und sorgt innerhalb von 3–5 min für einen stabileren Blutpfropfen.

Dieser Blutkoagulationsprozess verläuft über eine biochemische Kaskade, die letztlich zur Fibrinbildung führen. Fibrin ist eine mechanisch stabile Bindegewebsstruktur. Es legt sich ähnlich einem Spinnennetz über die Blutgefäßöffnung und fängt dadurch alle Bestandteile des Blutes auf, wie etwa Erythrozyten, Thrombozyten, Leukozyten und Proteine. Dadurch schließt sich das Gefäß. Ein weiterer Blutverlust wird verhindert und der Verschluss des Gefäßes ist stabil.

Wenn der Blutpfropf mechanisch stabil ist, kontrahiert sich das Aktin-Myosin-Skelett innerhalb der Thrombozyten, wodurch sich der Durchmesser des Koagulums und des geschädigten Gefäßes verringert und der Blutpfropf weiter stabilisiert wird.

Fibrinolyse

Die sekundäre Hämostase und damit die Bildung von Fibrinfäden ist für den Gefäßverschluss ein entscheidender physiologischer Prozess. An seinem Ende steht ein Gleichgewicht zwischen der Fibrinproduktion und dem Fibrinabbau, sodass eine Homöostase erreicht ist. Diese ist jedoch nur von kurzer Dauer. In dem betroffenen Gebiet kommt es nach 2–3 Tagen zu einer starken Fibroblastenproliferation, welche die Synthese neuer Kollagenfasern in Gang setzt, wodurch die Aufgabe des Fibrins entfällt.

Das Fibrin wird durch Fibrinolyse abgebaut und durch neu gebildetes Bindegewebe ersetzt. Auch die Angiogenese setzt ein (Kap. 2.4.3; Ganong 1995).

Physiotherapie während der Hämostaseprozesse

Bei einer akuten Bindegewebsverletzung ist der Physiotherapeut meist nicht zugegen. Bei Sportphysiotherapeuten, die auch während der Wettkämpfe anwesend sind, kommt das schon häufiger vor. Wenn es bei einem Sportler zu einer akuten Verletzung kommt, z. B. zu einem Inversionstrauma, kann der Physiotherapeut Erste Hilfe leisten. Zudem kann er lebensbedrohliche Schädigungen ausschließen und Kontraindikationen für eine physiotherapeutische Behandlung erkennen (in diesem Beispiel etwa das Vorliegen einer Fraktur), während er das POLICE-Schema anwendet (Bleakley et al. 2011). In dieser Phase geschieht dies vor allem, um die Hämostase zu unterstützen. Die Erklärung des englischen Akronyms liefert ▸ Tab. 2.4.

Tab. 2.4 Das POLICE-Schema.

Abkürzung	Bedeutung auf Englisch	Übersetzung
P	Protection	Protektion oder Schutz
OL	Optimal Loading	optimale Belastung
I	Ice	Eis
C	Compression	Kompression
E	Elevation	Elevation

Dieses Prinzip findet in allen Phasen der Wundheilung Platz. Vor allem in den Abschnitten Hämostase, Entzündungsphase und Proliferationsphase können die verschiedenen physiotherapeutischen Interventionen mehr oder weniger indiziert sein. Am Ende der Proliferationsphase, in der Remodellierungsphase und in der Maturationsphase steht besonders das Prinzip der optimalen Belastung im Vordergrund.

Zur Unterstützung des Hämostaseprozesses wendet der Behandler alle Prinzipien an:
- Protektion: im vorliegenden Beispiel sowohl der Schutz des Sportlers auf dem Spielfeld als auch der Schutz der betroffenen Struktur.
- optimale Belastung: in dieser Phase keine Belastung der betroffenen Struktur; ihre Immobilisation steht im Vordergrund (Jones et al. 2007).
- Eis: In den ersten 3–5 min nach einer Verletzung ist die Eisanwendung indiziert. Neben der Schmerzlinderung verringert die Vasokonstriktion den Blutverlust. Somit handelt es sich auch um eine unterstützende Maßnahme zur Hämostase (Prins et al. 2011).
- Kompression: Die Anwendung von Kompressionen zur Verhinderung eines Blutverlustes ist noch nicht ausreichend untersucht. Starkey (1993) beschrieb die Wirkung vor allem einer starken Kompression zur Verhinderung von Blutverlusten bei einem Inversionstrauma. Die Wirkungen der Kompression zeigen sich besonders im Hinblick auf die Thromboseprophylaxe und die Verringerung von Schwellungen (Bleakley et al. 2011).
- Elevation: Der Effekt der Elevation auf den Blutverlust ist noch nicht hinreichend untersucht worden (Bleakley et al. 2011).

Obwohl der Prozess der Blutstillung nur 3–5 min dauert, kann der Blutverlust bereits größere Ausmaße angenommen haben (vor allem bei unnatürlichen Wunden, z. B. scharfen Wunden) und ausgedehnte Hämatome im Gewebe hinterlassen. Größere Hämatome und die Schwellungen im Rahmen der Entzündungsphase können zu einer starken Druckerhöhung in den verschiedenen Geweben führen – mit allen nachteiligen Folgen, die sich daraus ergeben. Die Folgen für die Heilung und mögliche physiotherapeutische Anwendungen werden im folgenden Abschnitt zur Entzündungsphase besprochen.

2.4.2 Entzündungsphase

Einleitung

Im Laufe der Zeit entstanden für die verschiedenen Phasen der Wundheilung unterschiedliche Bezeichnungen. Die hier verwendeten Begrifflichkeiten wurden erst von Martinez-Hernandez und Amenta im Jahre 1990 eingeführt (Martinez-Hernandez 1990). Demnach teilt sich der Wundheilungsprozess in die Abschnitte Entzündungsphase, Proliferationsphase und Umbauphase, wobei die Umbauphase noch die Organisationsphase als weitere Unterteilung zugeordnet bekommt (Bant et al. 2011).

Physiologie der Entzündungsphase

Die Entzündungsphase ist im Akutstadium durch eine unspezifische Reaktion des Immunsystems gekennzeichnet. Dafür verantwortlich sind vor allem die neutrophilen Granulozyten und die Makrophagen (Delforge 2002). Das allgemeine Ziel der Entzündungsphase ist zum einen die Analyse der Verletzung und zum anderen die Anpassung des motorischen Verhaltens des Betroffenen (Functio laesa). Während der Analyse der Verletzung wird geschädigtes Bindegewebe abgebaut und Granulationsgewebe aufgebaut.

Wenn es diesen Zellen nicht gelingt, diese Ziele der Entzündungsphase zu erreichen (was vor allem bei bakteriellen oder viralen Infektionen der Fall ist), kommt es zu einer Verlagerung der Aktivitäten von den Zellen des unspezifischen Immunsystems zu den Zellen der spezifischen Abwehr. Darin steuern vor allem die Lymphozyten den Entzündungsprozess (Sedlarik et al. 1993).

Der physiologische Wundheilungsprozess teilt sich in zwei Phasen (van den Berg 2000):
- vaskuläre Phase (0–2 Tage)
- zelluläre Phase (2–5 Tage).

Vaskuläre Phase

Der Name dieser Phase gibt auch gleich das entscheidende Geschehen an: Es steht die physiologische Reaktion der Blutgefäße im Mittelpunkt. Die Gefäße führen Flüssigkeit und Zellen in das geschädigte Gewebe. Die dafür zuständigen Entzündungsmediatoren lassen sich in drei Gruppen unterteilen: neurogene Mediatoren, nicht neurogene Mediatoren und Substanzen aus dem Blutplasma.

Neurogene Mediatoren werden durch die Aktivität des sympathischen Nervensystems stimuliert. In diese Gruppen gehören Neuropeptide wie die Substanz P (Beaman et al. 1993), das vasoaktive Intestinalpeptid (VIP) und das Neuropeptid Y (Ekblade et al. 1984).

Nicht neurogene Mediatoren werden für die Entwicklung der Entzündungsreaktion verantwortlich gemacht und entstammen dem geschädigten Bindegewebe, dem Blutplasma und den Zellen des betroffenen Gebietes.

Bei einer Bindegewebsschädigung gehen viele Millionen Zellen unter, darunter auch Mastzellen. Deren wichtigste Funktion ist die Speicherung chemischer Botenstoffe, die für die Entzündungsreaktion verantwortlich sind, wie vor allem Histamin, Heparin und chemotaktische Faktoren.

Beim Abbau des verletzten Gewebes werden Entzündungsmediatoren wie Prostaglandine, Interleukine und verschiedene Formen der Hydroxyeicosatetraensäure (HETE) freigesetzt (Bant et al. 2011) und aus dem Blutplasma das Polypeptid Bradykinin (Delforge 2002, Sedlarik et al. 1993, Bouman u. Bernards 2004).

In der Summe lassen sich allen Entzündungsmediatoren einige allgemeine Funktionen zuschreiben. Da wären zunächst die Vasodilatation und die Erhöhung der Gefäßpermeabilität.

Die Vasodilatation kommt durch Entspannung der glatten Muskelzellen in der Gefäßwand zustande. Diese Entspannung vergrößert den Durchmesser der Gefäße in dem betroffenen Gebiet. Die Vasodilatation vermag somit 2 der 5 Entzündungszeichen zu erklären, nämlich Rubor (Rötung) und Calor (Erwärmung).

Die Permeabilitätserhöhung entsteht durch Kontraktion der Endothelzellen in der Gefäßwand, die Öffnungen zwischen den Endothelzellen freigibt (sog. Gap Junction). Dadurch tritt Flüssigkeit bzw. Blutplasma aus den Gefäßen in das Interstitium über. Damit erklärt sich das Entzündungsmerkmal Tumor (Schwellung). Schwellungen treten bei jeder Verletzung mehr oder weniger ausgeprägt auf. Das Ausmaß hängt u. a. vom Ausmaß der Verletzung, der Art der Verletzung und der betroffenen Struktur ab. Wahrscheinlich ist die Schwellung wichtig, um die Entzündungsreaktion optimal ablaufen zu lassen.

Durch den Austritt von Plasma aus den Gefäßen erhöht sich die Viskosität des Blutes, das Blut dickt ein. Dadurch wird die Durchblutung im betroffenen Gebiet schlechter. Dabei handelt es sich um einen wichtigen physiologischen Regelmechanismus, denn er versetzt die verschiedenen Leukozyten im Blut in die Lage, aus dem Gefäß in das Verletzungsgebiet zu migrieren. Wie dies genau geschieht, wird im folgenden Abschnitt über die zelluläre Phase beschrieben. Zudem wird auf diese Weise in dem Gebiet ein Milieu geschaffen, in dem die aus den Gefäßen migrierten Leukozyten optimal funktionieren können. Das relativ feuchte Umfeld erleichtert außerdem die Einwanderung der Leukozyten selbst in das Wundgebiet.

Die beschriebenen physiologischen Prozesse erklären also drei Entzündungsmerkmale: Rubor, Calor und Tumor. Diese werden als die primären Entzündungszeichen bezeichnet. Neben diesen dreien sind das ischämische Milieu im Verletzungsgebiet, die Freisetzung zahlreicher Entzündungsmediatoren, die Interpretation der Situation durch die Person selbst und auch die Reaktion der Umgebung des Betroffenen für die anderen beiden Entzündungszeichen verantwortlich: Schmerz und Functio laesa. Daher bezeichnet man diese auch als die sekundären Entzündungszeichen (▸ Abb. 2.8). Gerade diese sind es aber auch, die den Patienten auf den Weg zum Physiotherapeuten bringen.

Zelluläre Phase

Nach einer Gewebeschädigung müssen die Leukozyten des Immunsystems rekrutiert werden. Innerhalb weniger Stunden nach einer Verletzung konzentrieren sich Leukozyten in der Umgebung der Wunde. Aufgrund der in der vaskulären Phase freigesetzten Entzündungsmediatoren

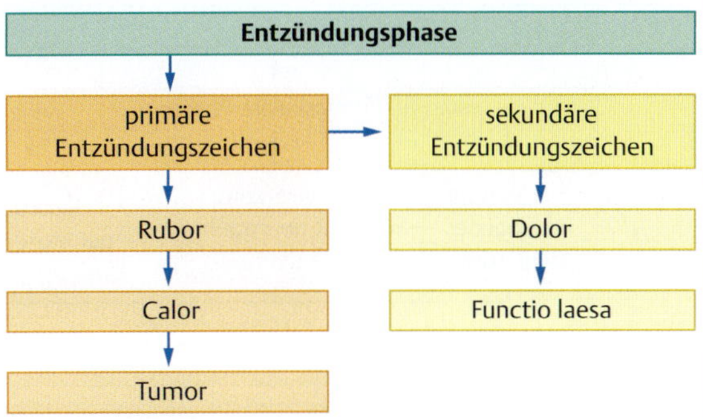

Abb. 2.8 Primäre und sekundäre Entzündungszeichen bei einer Bindegewebsverletzung.

„wissen" die Leukozyten, dass es eine Verletzung gibt. Besonders die Bluteiweiße, Leukotriene und Interleukine lotsen die Leukozyten an die richtige Stelle.

Wenn sie sich schließlich in den Gefäßen in Wundnähe versammelt haben, geht es darum, die Gefäße zu verlassen und sich in das betroffene Gebiet zu bewegen. Dieser Prozess wird in drei Phasen unterteilt (Cotran et al. 1989):

- Margination
- Adhäsion
- Diapedese.

Aufgrund der vaskulären Reaktion in der Entzündungsphase mit Vasodilatation, Permeabilitätserhöhung und Verlangsamung des Blutflusses durch Eindickung des Blutes bekommen die Leukozyten die Möglichkeit, sich zur Zellwand zu begeben (Margination).

Einmal an der Gefäßwand angelangt, heften sich die Leukozyten an ihr fest. Dieser Adhäsionsprozess kommt durch die Anwesenheit bestimmter Glykoproteine zustande, die sich sowohl an die Gefäßwand als auch an die Leukozyten binden (Fantone 1994). Durch die Adhäsion und die Kontraktion der Endothelzellen der Gefäßwand bilden sich Gap Junctions. Durch diese Öffnungen können die Leukozyten aus den Gefäßen in das Interstitium übertreten (Diapedese; Hettinga 1990). Wenn sie erst einmal das Blutgefäß verlassen haben, wird ihr Weg durch chemotaktische Faktoren in das betroffene Gebiet gelenkt.

Die Hauptaufgabe der neutrophilen Granulozyten ist der Abbau des geschädigten Gewebes durch Phagozytose. Nach 24–48 Stunden werden diese Zellen wieder abgebaut. Das dabei freigesetzte Material ruft eine andere wichtige Gruppe von Immunzellen, die Makrophagen, auf den Plan (Hettinga 1990), die eine wichtige Rolle im Entzündungsgeschehen einnehmen. Sie unterstützen den Entzündungsprozess durch Phagozytose und rekrutieren weitere Makrophagen. Zudem bereiten sie die Proliferationsphase des Wundheilungsprozesses durch Stimulation der Fibroblasten, Liberation von Wachstumsfaktoren und Neovaskularisation des betroffenen Gebietes vor (Fantone 1994).

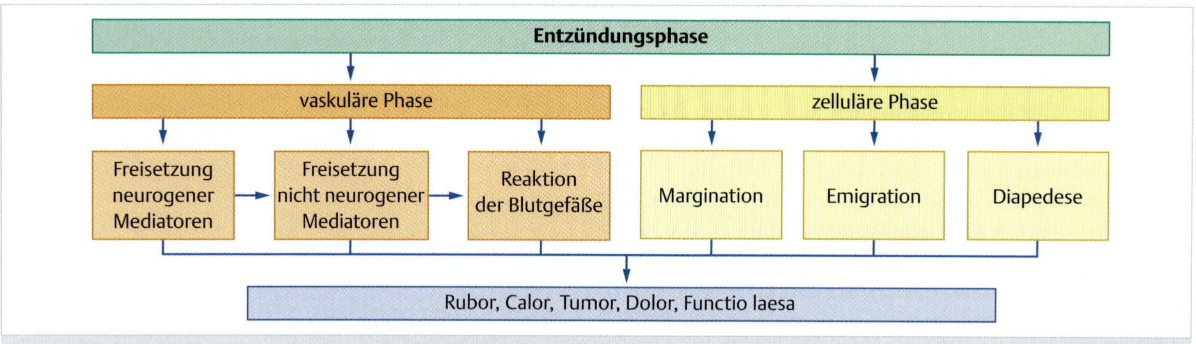

Abb. 2.9 Schema der Entzündungsphase und der damit verbundenen Entzündungsprozesse.

Das folgende Modell fasst den Entzündungsprozess noch einmal zusammen (▶ Abb. 2.9).

Physiotherapie in der Entzündungsphase

Während der Behandlung setzt der Physiotherapeut sowohl passive als auch aktive physiotherapeutische Techniken ein. Beide Interventionsformen berücksichtigen das POLICE-Schema. Dabei nähert man sich der Verletzung vor allem aus biomedizinischer Sicht. Derzeit steht die biopsychosoziale Betrachtungsweise im Vordergrund, d. h., dass neben den POLICE-Prinzipien auch die persönliche Interpretation der Situation durch den Betroffenen sowie sein sozialer Kontext wichtige Aspekte liefern, die ebenfalls in der Entzündungsphase Berücksichtigung finden sollten. Zu den vorrangigsten Aspekten des physiotherapeutischen Handelns gehören somit auch Aufklärung und Beratung.

Durch die Vermittlung angemessener Informationen und eine praktische Beratung erlangt der Patient Einsicht in die physiologischen Prozesse einer Entzündung und die dazugehörigen Symptome und erfährt, wie er damit umzugehen hat. Das bedeutet mehr Ruhe, Verringerung der sympathischen Aktivität und ein angemessenes motorisches Verhalten, vor allem außerhalb der Kontrolle durch den Physiotherapeuten. Wichtige Fragen in dieser Phase sind: Was darf der Patient tun und was (noch) nicht?

Van Wingerden (1998) schrieb: „Entscheidend für die Effektivität der Therapie sind nicht die 30 Minuten beim Physiotherapeuten, sondern die 23,5 Stunden ohne ihn."

Protektion

In der Entzündungsphase der Wundheilung geht es besonders um den Schutz des verletzten Gewebes. Im Vordergrund steht dabei die partielle, jedoch nicht die vollständige Immobilisierung. Diese führt zu schnell zu einer Reduzierung der Belastbarkeit der verschiedenen Bindegewebsstrukturen und der motorischen Grundeigenschaften in der Umgebung eines Gelenks (Bring et al. 2009).

Relative Ruhe ist eine wichtige Bedingung in dieser Phase. Das betroffene Gebiet befindet sich in einem katabolen Zustand. Es laufen in der vaskulären und zellulären Phase zahlreiche physiologische Prozesse ab, damit eine optimale Analyse der Verletzung erfolgen kann, untergegangenes Gewebe eliminiert und eine erste Stabilisierung der Wunde einsetzen kann. Jeder mechanische Reiz kann in dieser Phase ein Rezidiv verursachen oder zu einer Störung der physiologischen Abläufe führen. Dadurch verzögert sich dann die Entzündungsphase mit allen sich daraus ergebenden Folgen. Ruhe bedeutet also eigentlich eine mechanische Form der Ruhe. Das geschädigte Gewebe ist mechanisch nicht belastbar und benötigt deshalb Schonung.

In der Physiotherapie gibt es verschiedene Möglichkeiten für Ruhe. Die einfachste Form ist der Rat, das betroffene Gebiet wenig oder nicht zu bewegen. Dabei muss klar sein, dass es vor allem um die mechanische Belastung des Gebietes geht. Alle anderen Strukturen können mechanische Belastungen vertragen und müssen deshalb auch belastet werden, um die Belastbarkeit insgesamt aufrechtzuerhalten. Es kommt also darauf an, dass der Behandler die richtige Form der Ruhe und das angebrachte Maß an Belastung vermittelt. Das richtige Gleichgewicht zwischen der Protektion einerseits und der optimalen Belastung andererseits zu finden, bedeutet eine besondere Herausforderung für den Physiotherapeuten.

Optimale Belastung

Die Veränderung von der Ruhe zur optimalen Belastung stellt in der Behandlung von Patienten mit akuten Verletzungen einen großen Fortschritt dar. Der Schwerpunkt hat sich verlagert. Es steht nicht länger die Ruhe im Mittelpunkt, sondern die Kombination aus Ruhe und optimaler Belastung. Immer mehr Untersuchungen belegen, dass eine optimale Belastung in der Entzündungsphase, so gering diese auch sei, zu einer schnelleren morphologischen Anpassung des Bindegewebes führt und den Erhalt der Belastbarkeit in den verschiedenen motorischen Grundeigenschaften fördert (Bring et al. 2009, Martinez et al. 2007, Khan et al. 2009).

Die optimale Belastung in der Entzündungsphase bezieht sich auf die motorischen Grundeigenschaften Beweglichkeit und Koordination. Der Behandler versucht, das Gelenk oft partiell in Funktionsstellung zu immobilisieren. Auf diese Weise können Koordinationsübungen optimal durchgeführt werden, ohne dass die betroffene Struktur zu stark belastet wird. Dass diese Kombination sowohl im Hinblick auf eine Schmerzlinderung als auch auf die Zunahme der Funktionalität Wirkung zeigt, konnte Bleakley in seiner Untersuchung an Sportlern mit akuten Knöchelverletzungen zeigen. So durchliefen sie in den ersten 4 Wochen nach einer Verletzung ein standardisiertes Übungsprogramm, das aus Koordinationsübungen, Kraftübungen und schmerzfreien funktionellen Übungen bestand. Das Programm wurde 5-mal wöchentlich für je 30 min absolviert, wobei dies einmal pro Woche unter physiotherapeutischer Supervision geschah (Bleakley 2012).

Eis

Der Einsatz von Eis wird in der Physiotherapie schon seit Jahren diskutiert. Während die Eisanwendung früher gängige Praxis war, wird sie heute immer mehr hinterfragt. Die wichtigsten Aspekte, die einer Eisanwendung zugeschrieben werden, sind Schmerzlinderung, Schwellungsbegrenzung, weniger Muskelspasmen und seltenere sekundäre Hypoxieschäden. Gerade diese Effekte sind es, deren alleinige Rückführung auf Eisanwendungen stark angezweifelt wird (Bleakley et al. 2004, Bleakley et al. 2006).

Lediglich die intermittierende Eisanwendung hat einen sicheren Nutzen für die Schmerzlinderung (Kerkhoffs et al. 2012). In Kombination mit anderen Applikationen wie Elevation, Kompression und/oder Übungen sind die Wirkungen gegen Schmerzen und im Hinblick auf die Zunahme der funktionellen Aktivität viel größer (Bleakley et al. 2010).

Vor allem in den 1960er bis 1980er Jahren wurde die Wirkung von Eis für das Schmerzempfinden intensiv beforscht. Die Physiologie bemühte Theorien über die Verringerung der Nervenleitgeschwindigkeit in den sensiblen und in den motorischen Fasern (von Nieda 1996), die Freisetzung von Endorphinen (Reather 1983), den Counter-Irritation-Effekt und die Aktivierung myelinisierter Nervenfasern (schnell vor langsam). Letztere (A-α-, A-β- und A-δ-Fasern) hemmen die nicht myelinisierten C-Fasern. Die wichtigste Intervention, die dem Behandler hier zur Verfügung steht, ist die Bewegung (Melzack u. Wall 1965).

Aufgrund der Komplexität der Schmerzen ist die Literatur auch voll einander widersprechender Angaben zum Thema Eisanwendungen und Schmerzlinderung. Daniel et al. (1994) und Edward et al. (1996) führten jeweils eine randomisierte prospektive Studie an 131 bzw. 71 Patienten mit Verletzung des vorderen Kreuzbandes durch. Dabei zeigten sich keine Unterschiede für die Parameter Schwellung, Medikamentenbedarf, Krankenhausverweildauer und Beweglichkeit zwischen den Patienten, die eine Eisanwendung erhalten hatten, und einer Kontrollgruppe ohne Eisanwendung.

Dann gibt es eine Untersuchung von von Nieda (1996), nach der es durch die Eisapplikation zu einer Verringerung der Nervenleitgeschwindigkeit und der nozizeptiven Impulse kommt, wodurch sich auch eine Schmerzdämpfung einstelle.

Die Kernfrage für den Physiotherapeuten bleibt jedoch, ob bei den Schmerzen, die der Patient angibt, die körperlichen Prozesse oder die affektiven, kognitiven Prozesse im Vordergrund stehen. Im ersten Fall sind und bleiben Schmerzen ein Warn- und Schutzsignal. Auf dieser Grundlage muss ein Physiotherapeut das Symptom Schmerz respektvoll ernst nehmen. Andernfalls werden die Aktivitäten nicht reduziert (mechanische Belastung). Wenn diese Belastung dann das aktuelle anatomische/physiologische Limit übersteigt, kommt es zu einem Rezidiv mit allen damit verbundenen Folgen.

Wenn die affektiven und kognitiven Prozesse im Vordergrund stehen, kann das Symptom Schmerz zu einem extremen Schmerzerleben und/oder Schmerzverhalten führen. Ein extremes Schmerzerleben in der Akutphase einer Verletzung gehört zu den wichtigsten prädisponierenden Faktoren bei der Entstehung chronischer Schmerzen (Vlaeyen et al. 2002).

Unter diesen Voraussetzungen ist die Bekämpfung des Symptoms Schmerz in der Akutphase von herausragender Bedeutung.

Merke **M!**

Es geht um die Bekämpfung der Schmerzen und nicht der Entzündung selbst.

Das Problem liegt nicht zuvorderst im lokalen Entzündungsprozess, sondern in der Emotion und Kognition des Patienten, also in der Interpretation des Symptoms. Dass alles miteinander zusammenhängt, dürfte klar sein. Doch besteht der Ansatz hier in der Vermittlung angemessener Informationen für den Betroffenen, um Emotion und Kognition in die richtigen Bahnen zu lenken, sowie um den Einsatz von Anwendungen, welche die Schmerzen beeinflussen, jedoch den Entzündungsprozess selbst möglichst unberührt lassen.

Mit anderen Worten: Es ist wichtig, dass sich die primären Entzündungssymptome Rubor, Calor und Tumor entfalten können, das sekundäre Symptom Schmerz sollte hingegen gehemmt werden, wenn das Schmerzerleben des Patienten im Vordergrund steht.

Der Entzündungsprozess ist und bleibt für eine optimale Analyse der Verletzung, den Abbau von Debris und eine erste Stabilisierung der Wunde verantwortlich. Das bedeutet für den Einsatz von Eis, dass es nur kurzzeitig angewandt wird, damit die Leitungsgeschwindigkeit der Nerven und die Kälterezeptoren der Haut beeinflusst werden, die Stoffwechselprozesse jedoch nur so wenig wie möglich. Die Dauer der Eisanwendung hängt von der Tiefe der Verletzung und der Kälte des Eises ab. Es gibt viele Möglichkeiten einer intermittierenden Eisanwendung. In der Untersuchung von Bleakley wird die Art der Anwendung bei Patienten mit Inversionstrauma konkret geschildert. Das dort verfolgte Protokoll besteht aus 3-mal täglicher Eisanwendung für je 2-mal 10 min mit 10 min Pause über eine Woche.

Zudem sollte man den Placeboeffekt, der von einer Eisanwendung ausgehen kann, nicht vergessen. Wenn ein Patient davon überzeugt ist, durch Eisapplikation seine Beschwerden in den Griff zu bekommen, führt diese Anwendung auch zu einer vegetativen Normalisierung.

Kompression

Nach einer akuten Verletzung gehört die Schwellung (Tumor) zu den primären Entzündungszeichen. Die Geschwindigkeit, mit der eine Schwellung entsteht, bietet einen Hinweis darauf, ob es sich um einen Hämarthros oder um einen Hydrops handelt. Ein Hämarthros entwickelt sich in den ersten Minuten nach einer Verletzung am stärksten (während der Hämostase). Ein Hydrops hingegen tritt erst einige Stunden nach der Verletzung in der vaskulären Phase des Entzündungsprozesses zutage (de Morree 2013).

Mit Blick auf die Hämostase ist es verständlich, dass sich gerade ein Hämarthros in den ersten Minuten nach der Verletzung entwickelt. Um einen Blutverlust zu verhindern, ist die Kompression als physiotherapeutische Intervention geeignet. Vor allem in den ersten 5 min nach einer Verletzung kann eine zirkuläre Kompression eine mechanische Obstruktion des Gefäßes bewirken und so einen Blutverlust verhindern (Starkey 1993).

Bei einem Hydrops eignet sich die Anlage eines leichten Kompressionsverbandes von distal nach proximal, um das Ausmaß eines Hydrops zu begrenzen (Wilkerson 1993). Eine Schwellungszunahme im Interstitium bringt auch eine Druckerhöhung im Gewebe mit sich, was zu sekundären Störungen auf der Basis trophischer Störungen führen kann. In diesem Fall geht es vor allem um distale Verletzungen an den Fuß- und Handgelenken. Wie oben erwähnt, ist eine Schwellung im betroffenen Gebiet notwendig, um ein optimales Milieu für die Leukozyten zu schaffen und die Transportwege in das Gebiet durchgängiger zu machen.

Die Kompression mithilfe einer Bandage spielt auch für die Protektion eine Rolle. Sie bewahrt das geschädigte Gewebe vor der Gefahr unphysiologischer Belastungen und bietet auch eine gewisse externe Stabilität (Bant et al. 2011).

Elevation

Die Elevation ist eine weithin akzeptierte therapeutische Intervention, die zu einer Verringerung des intravaskulären Druckes und zu einer Verbesserung des venösen Rückstroms und des lymphatischen Abflusses führen soll. Alle diese Folgen helfen dabei, die Schwellung im betroffenen Gebiet zu vermindern (Starkey 1993, Wilkerson 1993). Dies gilt besonders, wenn es sich um distale Verletzungen handelt (▸ Abb. 2.10).

Verlaufsformen bei Rückenbeschwerden

Die Beschreibung der physiologischen Prozesse bei einer Entzündung mit den klinischen Folgen spielt für Patienten mit lumbalen Rückenbeschwerden durchaus eine Rolle. 60 % der Betroffenen beschreiben ein akutes Einsetzen ihrer Beschwerden. Die dabei am häufigsten als Beschwerden steigernd beschriebenen Aktivitäten sind das Bücken und das Heben. Die anderen 40 % geben einen langsam progredienten Verlauf an. Die Ursachen der Rückenbeschwerden sind in beiden Gruppen zumeist unbekannt. In 90 % der Fälle lässt sich kein pathologisch-anatomisches Substrat nachweisen (Waddell 2006). Der Umstand, dass 60 % der Rückenbeschwerden akut entstehen, bedeutet, dass es sich um eine akute Bindegewebsschädigung handelt, doch ist die betroffene Struktur unbekannt. Die vom Patienten gemachten Angaben zum Verlauf der Beschwerden geben dem Physiotherapeuten Anhaltspunkte dafür, ob es sich um einen normalen oder um einen abweichenden Verlauf der Rückenbeschwerden handelt.

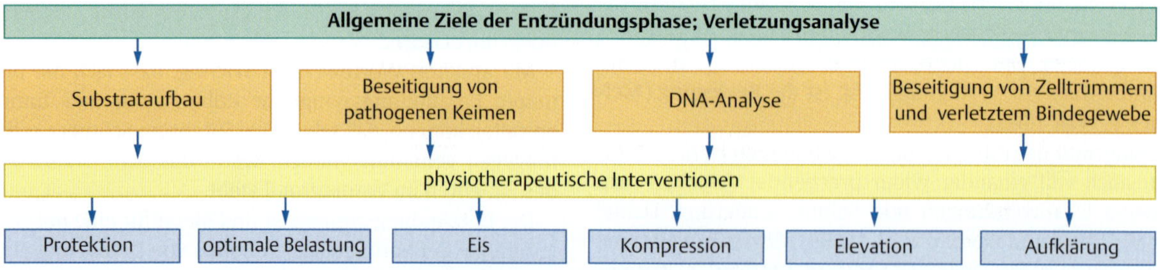

Abb. 2.10 Schema der Ziele in der Entzündungsphase und der physiotherapeutischen Interventionsmöglichkeiten.

Normaler Verlauf lumbaler Rückenbeschwerden

Von einem normalen Verlauf spricht man, wenn die Aktivitäten und Partizipationen mit der Zeit wieder allmählich zunehmen (bis auf das Niveau vor dem Einsetzen der Beschwerden). Oft gehen auch die Schmerzen zurück. Das bedeutet nicht, dass die Schmerzen immer wieder völlig verschwinden, aber dass die Rückenschmerzen den Aktivitäten und Partizipationen nicht (mehr) im Wege stehen.

Abweichender Verlauf lumbaler Rückenbeschwerden

Ein abweichender Verlauf besagt, dass die Einschränkungen und Partizipationsprobleme mit der Zeit nicht zurückgehen, sondern gleich bleiben oder sogar zunehmen. Man spricht vom abweichenden Verlauf und verzögerter Wiederherstellung, wenn es innerhalb von 3 Wochen zu keiner deutlichen Zunahme der Aktivitäten und Partizipationen kommt (KNGF 2013).

Je nachdem, ob es sich um einen normalen oder abweichenden Verlauf handelt, kann der Physiotherapeut einschätzen, in welcher Phase des Wundheilungsprozesses sich ein Patient mit lumbalen Rückenbeschwerden gerade befindet und entsprechend effektive passive und aktive physiotherapeutische Maßnahmen einleiten (Kap. 4).

2.4.3 Proliferationsphase

Einleitung

Wie eingangs erwähnt, lassen sich zwar die einzelnen Phasen der Wundheilung voneinander unterscheiden, jedoch nicht trennen. Dies wird zu Beginn der Proliferationsphase etwa am 2. Tag nach der Verletzung deutlich, wenn die Entzündungsphase ihren Höhepunkt erreicht hat. In der Literatur wird die Dauer der Proliferationsphase meist mit dem 2. Tag nach der Verletzung beginnend bis zum 21. Tag angegeben (van Wingerden 1998, van den Berg 2000, de Morree 2013). Dabei ist die Dauer u. a. von der Art des Gewebes abhängig und kann länger oder auch kürzer ausfallen (▶ Abb. 2.1).

Physiologie der Proliferationsphase

Aus physiologischer Sicht tritt die Proliferationsphase in den Vordergrund, wenn die Zahl der Makrophagen im Wundgebiet zurückgeht und der Ausstoß an Wachstumsfaktoren stark ansteigt. Gerade die Makrophagen sind es, welche die Proliferationsphase einleiten. Zum einen tun sie dies durch Simulation der Fibroblasten und zum anderen über ihr eigenes Absterben. Fast alle Substanzen, welche die Makrophagen während der Entzündungsphase phagozytiert haben, werden in der Proliferationsphase zum Aufbau neuen Gewebes benötigt – ein perfektes Recycling. Bei den Wachstumsfaktoren handelt es sich um Substanzen, die vor allem anabole Prozesse anregen. Man denke z. B. an die Proliferation der Fibroblasten im Wundgebiet, an die Angiogenese sowie an die Stimulation der Syntheseaktivitäten der Zellen. Das Ziel ist letztlich die Wiederherstellung der Gewebsintegrität.

Aus klinischer Sicht beginnt die Proliferationsphase so richtig, wenn die Symptome der Entzündungsphase abklingen: Rubor, Calor, Dolor und Tumor gehen zurück und auch die Functio laesa nimmt ab.

Die Proliferationsphase lässt sich grob in zwei Phasen unterteilen (▶ Abb. 2.11):

- Kontraktionsphase
- Synthesephase.

Kontraktionsphase

Die Kontraktionsphase setzt ein, wenn die Myofibroblasten als spezialisierte Fibroblasten im betroffenen Gebiet auftauchen. Es handelt sich um Zellen mit kontraktilen Eigenschaften. Die ersten von ihnen wandern etwa 3–4 Tage nach der Verletzung in das Verletzungsgebiet ein (Martinez-Hernandez et al. 1990). Etwa 6–8 Tage nach der Verletzung erreicht die Aktivität dieser Myofibroblasten ihren Höhepunkt. Sie treten dabei in Interaktion mit den Wundrändern. Wenn die Myofibroblastenkonzentration am höchsten ist, setzt die Kontraktion des Wundgebietes ein mit einem Maximum zwei Wochen nach der Verletzung. Durch diesen Mechanismus schrumpft das Wundgebiet gleich um 70 % (Delforge 2002). Es ist ein beeindruckender physiologischer Prozess, der letztlich dazu

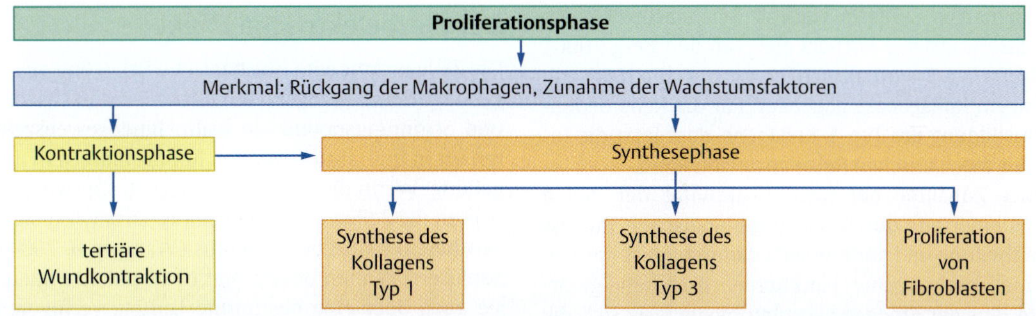

Abb. 2.11 Übersicht der einzelnen Abschnitte in der Proliferationsphase.

führt, dass sowohl während der Proliferationsphase selbst als auch während der sich anschließenden Umbauphase erheblich weniger neues Gewebe erzeugt werden muss.

Die Synthesephase läuft während der Kontraktionsphase und auch danach ab.

Synthesephase

Während der Synthesephase steht die Produktion neuen Bindegewebes im Vordergrund. Die für die Produktion neuen Gewebes verantwortlichen Zellen sind die ortsständigen Zellen des Bindegewebes, also Fibroblasten, Chondroblasten, Osteoblasten usw. Um jedoch die unterschiedlichen Bestandteile des Bindegewebes produzieren zu können, muss eine wichtige Voraussetzung erfüllt sein – es muss genügend Sauerstoff zur Verfügung stehen, um Energie erzeugen zu können. Da Sauerstoff vor allem über die Blutgefäße herangeschafft wird, ist es notwendig, dass sich neue Gefäße im Wundgebiet ausbilden. Dieser Prozess heißt Angiogenese. Er startet etwa 48–72 Stunden nach der Verletzung (Martinez-Hernandez et al. 1990). Die neuen Blutgefäße wachsen in dem betroffenen Gebiet und gehen auch Anastomosen mit dem bereits bestehenden Kapillarsystem ein. Auf diese Weise ist genügend Sauerstoff vorhanden, um die Zellen bei ihren Syntheseaufgaben optimal mit Energie versorgen zu können.

Zu Beginn der Proliferationsphase (in der ersten Woche nach der Verletzung) wird vor allem der Bindegewebsbestandteil mit der kürzesten Turn-over-Rate gebildet: die Grundsubstanz. Die Produktion von Hyaluronsäure steht dabei im Zentrum. Zugleich werden kollagene Fasern vom Typ 3 und 1 gebildet, wobei zu diesem Zeitpunkt noch die Typ-3-Produktion den größten Teil ausmacht. Das in der ersten Woche gebildete Gewebe wird in der Literatur als Granulationsgewebe bezeichnet (Delforge 2002). Das Kollagen vom Typ 3 ist mechanisch weniger stark belastbar. Für die Reha bedeutet dies, dass die Intensität der mechanischen Reize noch niedrig bleiben muss.

In dem Maß, in dem die Proliferationsphase voranschreitet, verändert sich auch die Synthese der verschiedenen Bestandteile. Der Produktionsschwerpunkt verlagert sich von der Hyaluronsäure zum Chondroitinsulfat. Dieses Glykosaminoglykan unterstützt die Ausbildung des Kollagens Typ 1. Dieser zugfeste Typ macht 80 % der Kollagenfasern unseres Körpers aus (van den Berg 2000). Das Kollagen Typ 3 wird allmählich wieder durch das katabole Enzym Kollagenase abgebaut. Für die Reha bedeutet die Ausbildung des Typ-1-Kollagens, dass jetzt die Intensität der mechanischen Reize ansteigen kann.

Zu einer Zunahme der Syntheseaktivität der Zellen kommt es einerseits durch den physiologischen Prozess der Wundheilung und andererseits dadurch, dass das Gewebe seiner mechanischen Funktion entsprechend gefordert wird. Aus der Bindegewebsphysiologie lässt sich die Zunahme der Syntheseaktivität so sehr gut erklären, was zugleich eine wichtige Begründung für aktive physiotherapeutische Interventionen darstellt.

Registrierung der mechanischen Belastung

Wie der gesamte Mensch, so treten auch die Bindegewebszellen in Interaktion mit ihrer Umgebung. Sie kommunizieren mit der Umgebung über chemische Botenstoffe und mechanische Reize. Zu den Botenstoffen gehören u. a. Hormone, Neurotransmitter, Katecholamine und Wachstumsfaktoren. All diese Substanzen werden während des Wundheilungsprozesses freigesetzt und führen zu Interaktionen zwischen Zelle und Zelle, Zelle und Matrix und auch innerhalb der Matrix.

Wenn wir uns bewegen, bemerken nicht nur wir selbst unsere Haltungen und Bewegungen, sondern auch die Zellen tun das. Eine mechanische Belastung wird in Signale umgesetzt, welche die Zelle registrieren kann und die Syntheseaktivität der Zelle stimuliert. Dabei spielen drei physiologische Prozesse eine Rolle:

- Transduktion
- piezoelektrischer Effekt
- Strömungspotenziale.

Transduktion

Die mechanische Belastung, welche von der Umgebung direkt auf die Zelle ausgeübt wird, bezeichnet man als Transduktion (Chen 2003; ▶ Abb. 2.12). Dabei spielt vor allem das Zytoskelett eine wichtige Rolle. Dieses setzt sich aus verschiedenen Strukturen zusammen (Mikrotubuli, Mikrofilamente und Intermediärfilamente), welche für die mechanische Festigkeit der Zelle sorgen (Ingber 1993).

Aber das Zytoskelett endet nicht an der inneren Zellwand. Über das Transmembranprotein Integrin setzt es sich in die extrazelluläre Matrix fort. Das Integrin funktioniert wie eine Art Antenne, d. h. ein Informationsmedium, das alle mechanischen Informationen aus der Umgebung ins Zellinnere weiterzuleiten vermag. Auf diese Weise hat sich die Zelle eine Möglichkeit geschaffen, mit ihrer Umgebung zu kommunizieren (Otte 2001).

Der piezoelektrische Effekt

Die Zelle nimmt eine mechanische Belastung aus der Umgebung (dem Bindegewebe) über piezoelektrische Effekte und Strömungspotenziale wahr. Bindegewebszellen treten oft in Interaktion mit den Kollagenfasern in ihrer Umgebung. Wenn die Kollagenfasern belastet werden, registrieren die Zellen deren Bewegung. Dies wirkt sich auf die Syntheseaktivität der Zelle aus (Wang et al. 2004). Kollagenfasern kennen polare und nicht polare Enden, sodass sie auch über eine bestimmte Ladung verfügen. Im Allgemeinen sind Kollagenfasern positiv geladen, während die Grundsubstanz stark negativ geladen ist. Durch me-

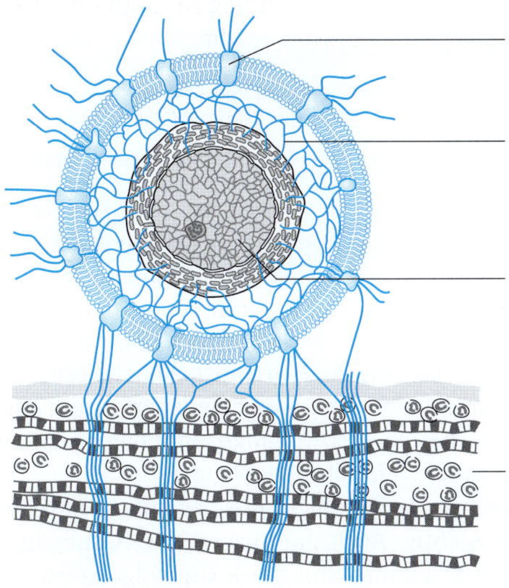

Abb. 2.12 Transduktion von Bindegewebe. Verbindung zwischen dem Zellskelett und der extrazellulären Matrix durch Integrine. (Datei: Volker Sutor und Frank Diemer: Medizinische Trainingstherapie. Bd. 1, 2. A., S. 4, Abb. 1.3)

chanische Verformung des Bindegewebes (also Bewegung) kommt es zu Ladungsänderungen im Bindegewebe (Basset u. Pawluk 1972). Diese Ladungsänderungen werden von der Zelle registriert und wirken sich auf deren Syntheseaktivität aus, die durch Bewegung steigt.

Strömungspotenziale

Strömungspotenziale sind Ladungsdifferenzen, die durch den Flüssigkeitstransport im Gewebe erzeugt werden und darüber Auswirkungen auf die Syntheseaktivität der Zelle haben (Zernicke u. Loitz 1994). Zu einer Verschiebung von Flüssigkeiten (Wasser) kann es durch mechanische Belastungen kommen. Durch die Deformierung des Bindegewebes wird das Wasser zu den Orten befördert, wo keine Druck- oder Zugkräfte herrschen. Ein gutes Beispiel dafür ist die Zwischenwirbelscheibe: Durch Kompression oder Rotation kommt es zu einer Flüssigkeitsverschiebung innerhalb des Diskus. Dies intensiviert die Syntheseaktivität der Zellen im Diskus und den Transport von Nährstoffen (Rajasekaran et al. 2004).

Physiotherapie in der Proliferationsphase

Ausgehend vom POLICE-Schema verschiebt sich in dieser Phase der Schwerpunkt von passiven zu eher aktiven Interventionen.

Passive physiotherapeutische Interventionen

Alle passiven physiotherapeutischen Interventionen, die in dieser Phase zum Einsatz kommen, stehen im Zeichen der Verringerung noch vorhandener Entzündungszeichen. Man denke hierbei an die Interventionen Protektion, Eis, Kompression und Elevation. Bei der Auswahl der Interventionen ist es wichtig, dass sowohl der Behandler als auch der Patient der Überzeugung sind, dass die Intervention die richtige ist und den Wundheilungsprozess unterstützt.

Wie in der Entzündungsphase gehört auch in der Proliferationsphase die Aufklärung zu den wichtigen Bestandteilen der Behandlung. Denn es führen nicht allein die physiotherapeutischen Interventionen zu einem Resultat, sondern auch die Kombinationen aus der Intervention und der Aufklärung (Sassen 2008).

Aktive physiotherapeutische Interventionen

Im POLICE-Schema bedeutet „aktive physiotherapeutische Intervention" so viel wie optimale Belastung. Gerade in dieser Phase der Wundheilung sind strukturspezifische Reize von essenzieller Wichtigkeit. Zur Zunahme der Syntheseaktivität in dieser Phase der Wundgenesung kommt es teils aufgrund der physiologischen Prozesse während der Wundheilung und teils durch das Setzen strukturspezifischer Reize (Transduktion, piezoelektrischer Effekt, Strömungspotenziale). Dass die Zellen die mechanische Belastung gut registrieren können, liegt u. a. mit daran, dass die ortsständigen Zellen sich oft an das kollagene Netzwerk im Bindegewebe anheften. Auf diese Weise registrieren sie jedwede Form der Belastung (Wang et al. 2004). Durch strukturspezifische Reize nimmt die Syntheseaktivität der Zelle zu. Zudem verändert sich das Gleichgewicht der Kollagenfaserproduktion vom Typ 3 mehr hin zum Typ 1, und die neu gebildeten Kollagenfasern orientieren sich in der Belastungsrichtung (Magee et al. 2007, de Morree 2013). Für den Therapeuten bedeutet diese physiologische Anpassung, dass das neu gebildete Bindegewebe mechanisch belastbarer ist. Eine progressive Belastung im Verlauf des physiologischen Wundheilungsprozesses ist dafür die Voraussetzung. Für Patienten mit lumbalen Rückenbeschwerden heißt das, dass hier mehr und/oder intensivere Aktivitäten mit geringeren Schmerzen ausgeführt werden können.

Tab. 2.5 Aktive physiotherapeutische Interventionsmöglichkeiten in der Proliferationsphase.

Motorische Grundeigenschaft	Art der Übung	Schwerpunkt bei den Rehainterventionen
Beweglichkeit	allgemein	aktive Übungen mit dem Ziel eines vollständigen Bewegungsausschlages
Koordination	allgemein	aktive Übungen mit dem Ziel einer größtmöglichen Stabilität
Kraft	allgemein	Kraftausdauer
Ausdauer	allgemein	aerobe Ausdauer
Schnelligkeit	nicht möglich	–

Die aktiven physiotherapeutischen Interventionen treten in dieser Phase immer stärker in den Vordergrund. Sie werden über die verschiedenen motorischen Grundeigenschaften definiert: Beweglichkeit, Koordination, Kraft, Ausdauer und Schnelligkeit. Weil das neu gebildete Bindegewebe noch nicht sehr belastbar ist (20–30 % des ursprünglichen Bindegewebes; Delforge 2002), ist die von der Physiotherapie ausgehende mögliche Belastung zu Beginn der Proliferationsphase noch gering im Hinblick auf Intensität, Umfang und Bewegungsausschlag. Der Schwerpunkt der motorischen Grundeigenschaften muss also vor allem auf der Beweglichkeit und der Koordination der betroffenen Struktur liegen. Für die Beweglichkeit wird besonders der Bewegungsausschlag trainiert, wodurch in erster Linie die Grundsubstanz belastet wird und die mechanische Belastung der Kollagenfasern nur gering ist. Beim Koordinationstraining wird im Hinblick auf die Intensität vor allem „unterlastig“ trainiert, was bedeutet, dass während der Übung der limitierende Faktor nie das Gewicht sein darf.

Um den Stoffwechsel ganz allgemein anzuregen, wird die aerobe Ausdauer trainiert. Dies kann zur Neubildung von Blutgefäßen auch in dem betroffenen Gebiet führen. Überdies wird das Regenerationsvermögen des Patienten stimuliert (Bant et al. 2011). Ein Krafttraining ist nur bei bestimmten spezifischen Bindegewebsschädigungen möglich (z. B. Muskelruptur). Zumeist geht es dabei um Formen der Kraftausdauer.

Ein Schnelligkeitstraining der betroffenen Struktur ist in dieser Phase fehl am Platz. Die Belastbarkeit des Bindegewebes ist noch zu gering, und durch die Ausführung schneller Bewegungen wird die Wahrscheinlichkeit eines Rezidivs stark erhöht.

Die nachfolgende ▶ Tab. 2.5 kann als allgemeiner Leitfaden für die Rehabilitation in der Proliferationsphase betrachtet werden.

Der Dalai-Lama hat einmal gesagt: „Lerne die Regeln, damit Du sie richtig brechen kannst.“ Dieser Satz lässt sich auch auf alle Leitlinien in der Physiotherapie übertragen. In unserer Terminologie lautet er dann etwa: Die Entscheidungen werden letztlich von der Individualität bestimmt. In der Physiotherapie beeinflusst die Individualität des Therapeuten und des Patienten die Entscheidungen, die getroffen werden, was sowohl für die Festlegung der Ziele gilt als auch für die Mittel, die erforderlich sind, um diese zu erreichen.

In Kap. 6 finden Sie eine Übersicht für einen gewissenhaften methodischen Aufbau eines Rehabilitationsprogramms innerhalb der verschiedenen motorischen Grundeigenschaften. Als Ausgangspunkt dient ein Patient mit einem akuten Wirbelsäulentrauma.

In der Reha ist jedoch nicht nur der Aufbau nach Rehamethoden wichtig. Auch die Auswahl der Übungen, ihre qualitative Umsetzung und die Reihenfolge spielen eine Rolle für das Tempo der Genesung (Kap. 7.5).

Qualitätskriterien

Beim Trainieren der Übungen in allen motorischen Grundeigenschaften steht die Qualität der Bewegungen im Vordergrund. Um jede Übung während der Reha qualitativ gut ablaufen lassen zu können, ist die Anwendung subjektiver und objektiver Qualitätskriterien eine wichtige Voraussetzung, die sicher für den Beginn der Reha zutrifft.

Die subjektiven Qualitätskriterien umfassen die Dinge, die der Patient fühlt, gerne fühlt oder nicht gerne fühlt. Was der Patient empfindet, zieht folgende Fragen nach sich: Fühlt er sich bei der Übung gut oder nicht? Stärkt die Übung sein Zutrauen oder löst sie Angst und Verunsicherung aus? Wie ist das nonverbale Verhalten während der Übung? Und äußert der Patient seine Empfindungen?

Während der Übungen zur motorischen Grundeigenschaft Koordination ist die Erfahrung von Schmerz und Ermüdung ein wichtiges Kriterium bei Patienten mit Wirbelsäulenbeschwerden. Beides wirkt sich ungünstig auf die Bewegungsqualität aus. Schmerz hat besonders auf die lokale Muskulatur eine hemmende Wirkung. Dies zeigt sich u. a. bei der Injektion einer hypertonen Kochsalzlösung in die lokale Wirbelsäulenmuskulatur (Hodges et al. 2003). Zudem können Schmerzen auch lokale Muskelatrophien etwa des M. multifidus und des M. psoas major bewirken (Barker et al. 2004). Für das Koordinationstraining kann dies bedeuten, dass die Reaktivierung der lokalen Muskulatur nicht oder oder nur vermindert möglich ist, solange noch Schmerzen im Vordergrund stehen. Die Linderung der Schmerzen ist somit eine Voraussetzung für den Beginn eines Stabilitätstrainings.

Eine lokale Ermüdung der Muskulatur verringert die Aktivität der motorischen Einheiten in den Muskeln. Dies vermindert die intramuskuläre Koordination, was wiederum die Bewegungsqualität senkt.

Subjektive Qualitätskriterien des Patienten sind:

- Schmerzen (während und/oder nach den Übungen)
- Ermüdung
- Zutrauen oder Unsicherheit (Bewegungsangst)
- Reaktionen nach dem Training
- nonverbale Kommunikation
- Zunahme neuromotorischer Erscheinungen.

Zu den objektiven Qualitätskriterien gehören die Aspekte, auf die der Behandler während der Durchführung der Übungen achtet:

- optimale Ausgangshaltung
- optimaler Bewegungsausschlag
- optimaler Bewegungsrhythmus
- optimaler Bewegungsverlauf.

Für viele Rehaübungen bei Wirbelsäulenbeschwerden existieren Kriterien für Ausgangshaltung, Bewegungsverlauf und Bewegungsausschlag. Sie dienen dem Behandler als Richtschnur bei der Ausführung der Übungen durch den Patienten. Der Bewegungsrhythmus wird von der Rehamethode bestimmt.

Sowohl die subjektiven als auch die objektiven Qualitätskriterien bestimmen letztlich die Quantitätskriterien oder Belastungsvariablen einer Übung, d. h. Gewicht, Serienanzahl, Wiederholungen, Bewegungsrhythmus, Serienpause, Anzahl der Übungen, Superkompensationszeit usw. Jede Rehamethode in den verschiedenen motorischen Grundeigenschaften hat eigene Leitlinien zu den Belastungsvariablen. Die ▶ Tab. 2.6 gibt ein Beispiel für die Belastungsvariablen beim Koordinationstraining.

Durch einen möglichst optimalen Austausch zwischen Behandler und Patient während der Interventionen in der Proliferationsphase werden die Voraussetzungen für eine optimale Wiederherstellung geschaffen.

Das nachfolgende Schema stellt noch einmal die Ziele in der Proliferationsphase und die physiotherapeutischen Interventionsmöglichkeiten dar (▶ Abb. 2.13).

Tab. 2.6 Belastungsvariablen beim Koordinationstraining.

Belastungsvariablen	Leitlinienwerte
Gewicht	(underloaded)
Serienanzahl	3–5 Serien
Wiederholungen	10–15 Wiederholungen
Bewegungsrhythmus	1-0-1-Rhythmus
Serienpause	30–60 s
Anzahl der Übungen	1–4 Übungen
Superkompensationszeit	12–24 Stunden

2.4.4 Remodellierungs-/ Organisationsphase

Einleitung

Die Remodellierungs- oder frühe Organisationsphase (de Morree 2013) beginnt am Ende der Proliferationsphase. Sie endet 50–60 Tage nach dem Trauma. Dass es sich dabei jedoch nicht um absolute Zeitangaben handelt, wird auch in der gesamten Literatur zu diesem Thema deutlich. Noch Monate oder Jahre nach dem Trauma finden hier Remodellierungsprozesse des Bindegewebes statt (Hoglum 1992). Wie bereits bei der Proliferationsphase erwähnt, hängt dies mit der Art des geschädigten Bindegewebes zusammen. In dieser Phase des Wundheilungsprozesses steigt die Belastbarkeit des Gewebes stark an. Dem liegen verschiedene physiologische Prozesse zugrunde.

Physiologie der Remodellierungsphase

Bereits der Begriff Remodellierungsphase zeigt an, worum es in diesem Abschnitt der Wundheilung geht: die Erhöhung der Produktion von Typ-1-Kollagenfasern und die Drosselung bei den Typ-3-Fasern. Die Typ-1-Fasern sind mechanisch stark belastbar und machen 80 % der Kollagenfasern des Körpers aus (van den Berg 2000).

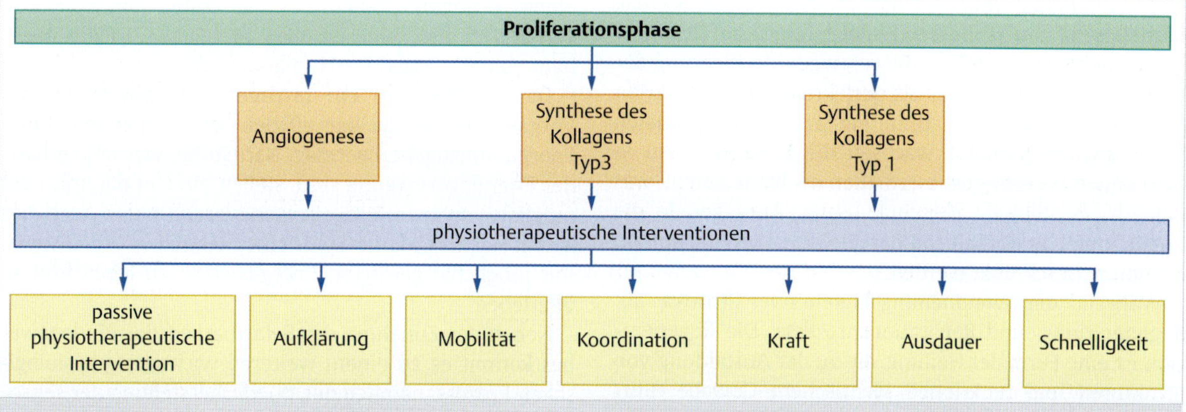

Abb. 2.13 Physiotherapeutische Interventionsmöglichkeiten in der Proliferationsphase.

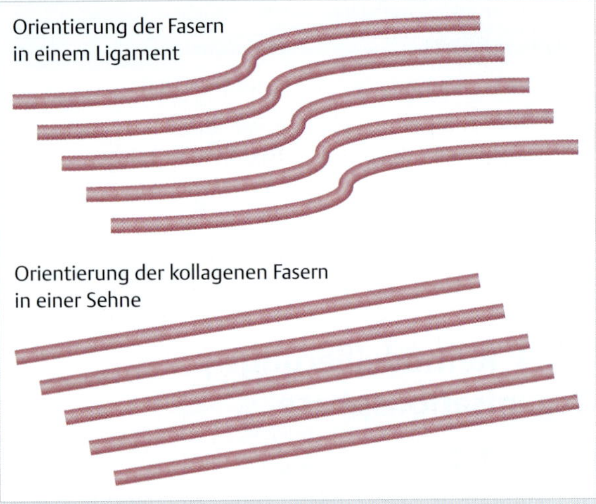

Abb. 2.14 Verlauf von Kollagenfasern in einer Sehne und in einem Ligament.

Zunahme der Kollagendichte

Neben der Remodellierung der Kollagenfasern erhöht sich auch deren Dichte. Dadurch wird auch ihre Belastbarkeit größer. Dazu ein Beispiel: Sowohl Sehnen als auch Ligamente weisen ein orientiertes Bindegewebe auf. Ihre histologische Zusammensetzung ist praktisch gleich, d. h., dass die Organisation und die Zusammensetzung der verschiedenen Bestandteile des Bindegewebes ziemlich gleich sind. Wenn Kollagenfasern in eine Richtung verlaufen, wie bei Sehnen und Ligamenten, ist damit eine spezifische Funktion verbunden. Die Dichte der Kollagenfasern ist jedoch bei Sehnen viel höher als bei Ligamenten. Deshalb ist eine Sehne auch weniger beweglich als ein Ligament, jedoch viel belastbarer (Magee et al. 2007; ▶ Abb. 2.14).

Zunahme des Realignment von Kollagenfasern

Wie schon in der Proliferationsphase lässt sich feststellen, dass sich die neu gebildeten Kollagenfasern auf der Basis mechanischer Stimuli (also Bewegungen) in Richtung der Belastung ausrichten, was als perfekte adaptive Reaktion der Zelle anzusehen ist. Ohne einen solchen optimalen mechanischen Stimulus wachsen die Kollagenfasern in dem neuen Gewebe gewissermaßen ins Blaue hinein, was einer Narbenbildung Vorschub leistet. Aber gerade die Entstehung von Narben soll bei der Wundheilung auf ein Minimum beschränkt werden.

Während der Wundheilung laufen zwei Prozesse ab: Regenerations- und Reparationsprozesse. Die Regeneration ist eine Form der Heilung, die zu der Ausbildung von strukturell und funktionell identischem Gewebe führt (Lazarus et al. 1992). Bei der Reparation wird das geschädigte Gewebe durch Narbengewebe ersetzt.

Das längere Ende dieses Wettstreites zwischen Reparation und Regeneration hält leider die Reparation in den Händen (Schurman et al. 1990). Das Ausmaß der Narbenbildung hängt vom Wundheilungsprozess selbst und den während dieses Prozesses gesetzten mechanischen Reizen im betroffenen Gebiet ab. Dabei spielt der Physiotherapeut eine entscheidende Rolle. Er versucht, in den verschiedenen Phasen der Wundheilung physische Reize zu setzen. Dies führt zu einer geringeren Narbenbildung, zu einer verbesserten Ausrichtung des Bindegewebes in der Belastungsrichtung (Lazarus et al. 1992) und somit auch zu einer höheren Belastbarkeit des neuen Gewebes. Hier kommt das Wolff-Gesetz zum Tragen. Es besagt, dass es unter einer physischen Belastung des Körpers zu einer Homöostasestörung kommt. Der Körper reagiert darauf mit einer Zunahme der physischen Belastbarkeit. Ziel dieses Mechanismus ist es, dass der Körper dieselbe physische Belastung beim nächsten Mal besser aushalten kann. Der Körper reagiert also durch Anpassung (Adaptation; Orr 2005).

Vermehrung der intermolekularen Crosslinks

Durch die zunehmende Belastung des Bindegewebes kommt es nicht alleine zu einer Erhöhung der Kollagenfaseranzahl, sondern die einzelnen Fasern selbst werden auch mechanisch stärker und belastbarer. Der diesem Effekt zugrunde liegende Mechanismus ist das intermolekulare Crosslinking. Die Ausbildung kovalenter Bindungen steht in dieser Phase der Wundheilung ganz oben an, und es entstehen sehr stabile Verbindungen, die mechanisch nur schwer zu durchbrechen sind.

Resorption von Blutgefäßen

Dieser Prozess beginnt bereits am Ende der Proliferationsphase, doch nimmt er erst in der Remodellierungsphase richtig Fahrt auf. Wenn das ursprüngliche Bindegewebe angelegt ist, sinkt die Syntheseaktivität der Zellen wieder. Eine geringere Syntheseaktivität ist aber auch mit einem geringeren Bedarf an Nährstoffen und Sauerstoff verbunden. Die Folge ist, dass Blutgefäße wieder abgebaut werden (Martinez-Hernandez 1990).

Das ist abermals ein faszinierender physiologischer Vorgang, der belegt, wie effizient der Körper mit seiner Energie umzugehen vermag. Nährstoffe, welche die Basis der Energieversorgung sind, stellen ein Gut dar, mit dem möglichst sparsam umgegangen werden muss. Auch dies ist ein sicheres Merkmal für einen lebenden Organismus: mit möglichst geringem Energiebedarf zu leben und zu überleben.

Neben der Zunahme der Belastbarkeit des Bindegewebes kommt es zu einem weiteren wichtigen physiologischen Prozess, nämlich der Wiederherstellung der sensomotorischen Verbindungen im betroffenen Bindegewebe (de Morree 2013). Ist dies geschehen, werden wieder die afferenten Informationen aus dem heilenden Gebiet an das ZNS weitergeleitet. Das bedeutet, dass das Training der koordinativen Fähigkeiten auch in dieser Phase der Wundheilung von zentraler Bedeutung ist. Vorrangiges Ziel ist die Erlangung einer optimalen funktionalen Stabilität.

(Zur Physiotherapie in der Remodellierungs-/Organisationsphase siehe unten.)

2.4.5 Maturations-/Reifungsphase

Einleitung

In der Literatur sucht man nach dem Begriff der Maturations- oder Reifungsphase als Teil des Wundheilungsprozesses meist vergebens. Doch ist die Abgrenzung dieser Phase wichtig – nicht nur aus physiologischer Sicht, sondern auch aus physiotherapeutischer. Aus physiologischer Sicht laufen Remodellierungs- und Maturationsphase gleichzeitig ab. Mit der Zeit tritt jedoch die Reifungsphase in den Vordergrund.

Reifungsphase bedeutet das „Erwachsenwerden" des Bindegewebes. In der Remodellierungsphase wird das ursprüngliche Bindegewebe mit Typ-1-Kollagenfasern angelegt, doch die Reifung des noch jungen Kollagens Typ 1 erfordert Zeit. Die Erfahrung, die dem noch jungen Gewebe fehlt, ist die mechanische Belastung. Aus diesem Grunde wird in der Literatur die Dauer des Wundheilungsprozesses mit 300–500 Tagen angegeben (van den Berg 2000, de Morree 2013).

Physiologie der Maturations-/Reifungsphase

Die Physiologie der Reifungsphase ist im Grunde bereits bei der Remodellierungsphase beschrieben. Der entscheidende Prozess in dieser Phase ist das Crosslinking. Gerade dieser Prozess wird maßgeblich von der Intensität der mechanischen Reize und nicht mehr vom Prozess der Wundheilung selbst bestimmt. Mit anderen Worten: Die progressive und methodische Weise, mit der der Behandler mechanische Reize anbietet, bestimmt die Zunahme der Belastbarkeit des Bindegewebes, wie etwa das methodische Angebot des Krafttrainings im Sport.

Neben einem progressiven Aufbau in der Rehabilitation bzw. bei den Trainingsmethoden ist die Art der angebotenen Übungen zunehmend auf die Aktivitäten des Patienten ausgerichtet, die er zur Bewältigung von ADL, Freizeit, Arbeit und Sport benötigt. Das Training wird also zunehmend spezifisch (▶ Abb. 2.15).

Die ▶ Abb. 2.16 bietet eine Übersicht über die physiologischen Prozesse in der Remodellierungs- und Maturationsphase mit den entsprechenden physiotherapeutischen Interventionsmöglichkeiten.

Physiotherapie in der Remodellierungs- und Maturationsphase

Passive physiotherapeutische Interventionen

Mit fortschreitender Wundheilung kommt es zu einer Verschiebung von passiven zu aktiven physiotherapeutischen Interventionen. Auch die Ziele der passiven Interventionen verändern sich. Es geht nicht mehr so sehr um die Reduzierung der Entzündungssymptome, da sie zum Großteil bereits verschwunden sind. Das Ziel besteht jetzt in der Schaffung optimaler Bedingungen für aktive Rehamaßnahmen.

Bei Patienten mit lumbalen Rückenschmerzen ist die Durchführung manueller Mobilisationstechniken mit dem Ziel einer optimalen Beweglichkeit in den Gelenken ein gutes Beispiel. Nach diesen passiven physiotherapeutischen Interventionen geht es darum, den neuen Bewegungsausschlag aktiv einzuüben, und zwar in sowohl allgemeinen, vielseitig zielgerichteten Übungen als auch in funktionellen Bewegungen (s. auch Kap. 7).

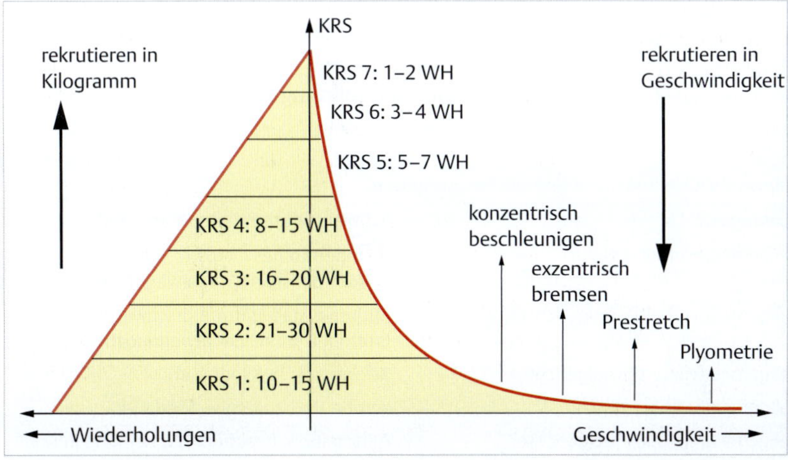

Abb. 2.15 Rehabilitationspyramide. (Bant: Sportphysiotherapie, Thieme, S. 262, Abb. 4.52)

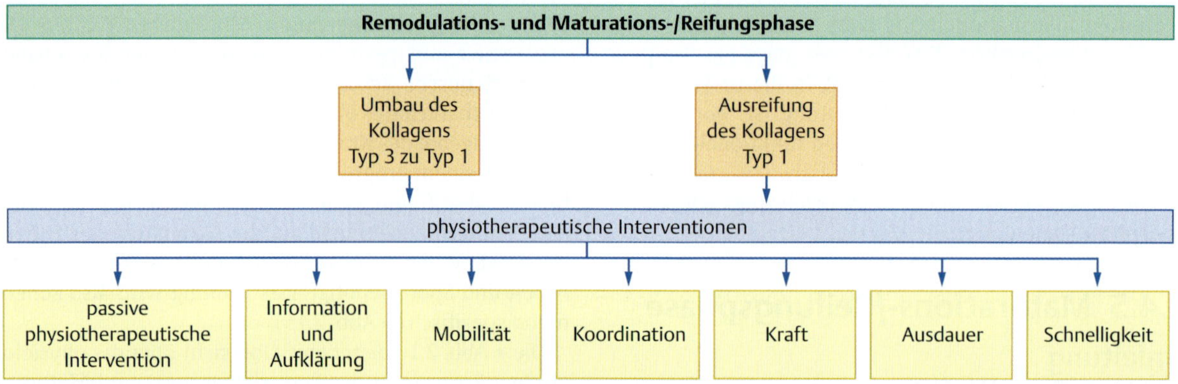

Abb. 2.16 Physiologische Prozesse in der Remodellierungs- und Maturationsphase.

Dazu ein Beispiel aus der Klinik:

Ein Spitzentennisspieler befindet sich nach einer Bandscheibenoperation in Behandlung. Nach 16 Wochen (Remodellierungsphase) existiert immer noch eine endgradige Extensions-/Rotationseinschränkung der LWS.

Die passiven physiotherapeutischen Interventionen sind:

- Detonisation der dorsalen Rückenmuskulatur mittels Triggerpunkttherapie und Massage
- manuelle Mobilisation der LWS in Extension/Rotation.

Aktive physiotherapeutische Interventionen sind:

- Agonistentraining; Training der Rückenmuskulatur am Roman Chair mit Rotation (▸ Abb. 2.17)
- Antagonistentraining durch Russian Twist mit Flexions-/Extensionsbewegungen in der Wirbelsäule
- Implementierung der neu erworbenen Extensions-/Rotationsbewegung in die Gesamtbewegung, Wurf-Abc, Three Quarter Throw.

Aktive physiotherapeutische Interventionen

Die aktiven physiotherapeutischen Interventionen stehen sowohl in der Remodellierungs- als auch in der Maturations-/Reifungsphase im Vordergrund. Gerade durch die Unterscheidung dieser beiden Phasen lassen sich sowohl Schwerpunkte bei den angebotenen Rehamethoden als auch bei der Art der Übungen setzen. Dies wird in ▸ Tab. 2.7 und ▸ Tab. 2.8 verdeutlicht.

Aktive physiotherapeutische Interventionen in der Remodellierungsphase

In der Remodellierungsphase werden alle motorischen Grundeigenschaften angeboten. Der Schwerpunkt liegt hier vor allem auf den ersten drei: Beweglichkeit, Koordination und Kraft. Bei Beweglichkeit und Koordination geht es zunächst darum, die Bewegungen optimal stabil im vollen Bewegungsumfang ausführen zu können. Wenn das gelingt, sind auch schnellere Bewegungen möglich. Dies können allgemeine Übungen wie die Kniebeugen für die untere Extremität und das Bankdrücken (Bench Press) für die obere sein. Vielseitig zielgerichtete Übungen könnten hier Übungen aus dem koordinativen Lauf-, Sprung- und Wurf-Abc sein.

Beim Krafttraining geht es vor allem um das Rekrutieren in Kilogramm, d. h., dass das Gewicht steigt, die Anzahl der Wiederholungen sinkt und die Pausen länger werden (Kap. 6).

Je nach Behandlungsziel steigen beim aeroben Ausdauertraining die Intensität oder die Dauer. Überschreitet die Intensität eine bestimmte Grenze, gelangt man in Bereiche anaerober Trainingsformen, hier vor allem mit Laktatbildung.

Beim Schnelligkeitstraining achtet man besonders auf die Beschleunigung der Kraft, d. h. die ersten 10–20 m beim Sprint. Dadurch wird vor allem das anaerobe Energiesystem ohne Laktatbildung angesprochen.

Tab. 2.7 Aktive physiotherapeutische Interventionsmöglichkeiten in der Remodellierungsphase.

Motorische Grundeigenschaften	Übungsart	Schwerpunkte bei den Rehamethoden
Beweglichkeit	allgemein/vielseitig zielgerichtet	therapeutisches Dehnen, optimale Beweglichkeit bei schnellen Bewegungen
Koordination	allgemein/vielseitig zielgerichtet	optimale Stabilität mit Erschwerungsprinzip und/oder schnellen Bewegungen
Kraft	allgemein/vielseitig zielgerichtet	Rekrutieren in Kilogramm
Ausdauer	allgemein und spezifisch	aerobe und anaerobe Ausdauer
Schnelligkeit	allgemein/vielseitig zielgerichtet	Antizipation, Reaktion, Akzeleration in Kraft

Tab. 2.8 Aktive physiotherapeutische Interventionsmöglichkeiten in der Reifungsphase.

Motorische Grundeigenschaften	Übungsart	Schwerpunkte bei den Rehamethoden
Beweglichkeit	vielseitig zielgerichtet/spezifisch	optimale Beweglichkeit bei schnellen Bewegungen
Koordination	vielseitig zielgerichtet/spezifisch	optimale Stabilität bei schnellen Bewegungen und bei Ermüdung
Kraft	vielseitig zielgerichtet/spezifisch	Rekrutieren in Geschwindigkeit
Ausdauer	spezifisch	aerobe und anaerobe Ausdauer
Schnelligkeit	spezifisch	Antizipation, Reaktion, Akzeleration in Kraft und Schnelligkeit, maximale Schnelligkeit, Schnelligkeit, Ausdauer

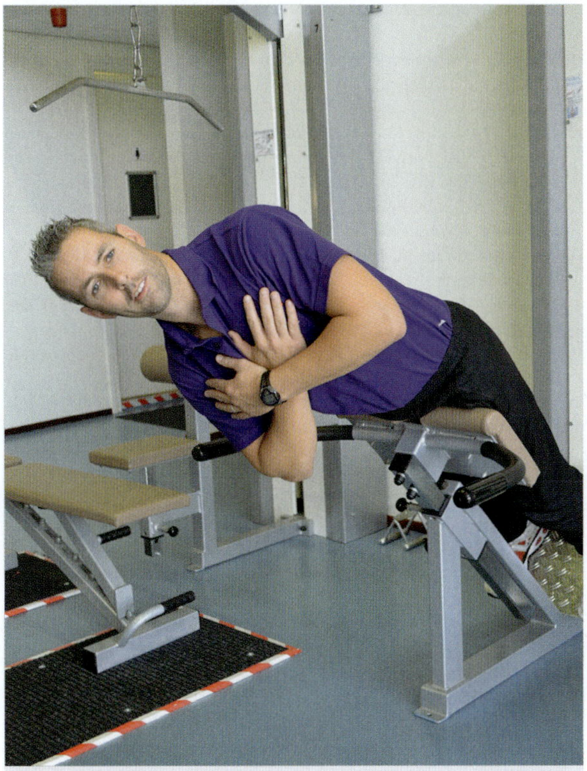

Abb. 2.17 Roman Chair mit Rotation.

Aktive physiotherapeutische Interventionen in der Maturationsphase

Der Schwerpunkt der Rehabilitation verschiebt sich in dieser Phase der Wundheilung immer weiter zu den sportmotorischen Grundeigenschaften Kraft, Ausdauer und Schnelligkeit. Die Grundlagen für das Trainieren dieser Eigenschaften sind eine optimale Beweglichkeit und Koordination. Dies wurde bereits in der Remodellierungsphase erreicht. Gegenüber dieser gibt es jetzt zwei große Unterschiede. Erstens werden die angebotenen Übungen immer spezifischer und zweitens entsprechen die Trainingsmethoden immer mehr dem, was die Partizipationsebene des Patienten erfordert.

Spezifischer bedeutet hier, dass der Bewegungsverlauf (Koordination), der Bewegungsausschlag (Beweglichkeit), der Kontraktionsmechanismus (Kraft) und das Energiesystem (Ausdauer) den Aktivitäten des Patienten bei ADL, Freizeit, Arbeit und Sport entsprechen, oder einfach ausgedrückt: Mit einem Fußballspieler spielt man am Ende der Reha Fußball.

2.5 Zusammenfassung

Während der Untersuchung und Behandlung fällen der Behandler und der Patient im Dialog zahllose implizite und explizite Entscheidungen mit dem Ziel, letztlich die Lebensqualität des Patienten zu verbessern. Diese Entscheidungen werden nach Möglichkeit gewissenhaft, deutlich und fachkundig durch wissenschaftliche Untersuchungen gestützt (evidenzbasierte Physiotherapie). Eine der Evidenzquellen ist die physiologische Evidenz, die sich etwa aus dem Wundheilungsprozess ergibt.

Bei einer Verletzung kommt es zur Adaptation des motorischen Verhaltens und der physiologischen Mechanismen. Das Ziel dieses Wundheilungsprozesses ist die möglichst vollständige Wiederherstellung der Integrität des geschädigten Gewebes, damit der Betroffene wieder optimal an ADL, Freizeit, Arbeit und Sport partizipieren kann.

Um diesen Prozess als Physiotherapeut optimal begleiten zu können, hilft es, die verschiedenen Phasen der Wundheilung gut zu kennen: Blutung und Hämostase, Entzündungsphase, Proliferationsphase, Remodellierungsphase und Reifungsphase. Jede Phase zeichnet sich durch besondere physiologische Merkmale aus und bedarf spezifischer physiotherapeutischer Interventionen. Das Verständnis für die verschiedenen Phasen der Wundheilung und deren klinische Relevanz ist ein wichtiger Schritt auf dem Weg zu einer klaren, fachkundigen und gewissenhaften Begründung des physiotherapeutischen Handelns aus physiologischer Sicht. Beim Aufbau eines Rehaprogramms bei Patienten mit lumbalen Rückenbeschwerden unter Berücksichtigung der Wundheilungsphasen helfen einem Kap. 6 und Kap. 7.

2.6 Literatur

Akeson WH, Amiel D, Woo SL. Immobility effects of synovial joints: the pathomechanics of joint contracture. Biorheology 1980; 17(1–2): 95–110.

Asmussen PD, Söllner B. Prinzipen der Wundbehandlung; Stuttgart: Hippokrates; 1993.

Bant et al. Sportphysiotherapie, Stuttgart: Thieme; 2011.

Barker KL, Shamley R, Jackson D. Changes in the crosssectional area of Multifidus and psoas in patients with unilateral back pain. Spine 2004; 29: E515–E519.

Basset C, Pawluk R. Electrical behavior of cartilage during loading. Science 1972; 178: 982.

Beaman DM, Graziano GP, Glover RA et al. Substance P innervation of the lumbar spine facet joints. Spine 1993; 18,8: 1044–1049.

Berg van den F. Toegepaste fysiologie deel 1; bindweefsel van het bewegingsapparaat. Amsterdam: Boom Lemma; 2000; 1–51.

Betsch DF, Baer E. Structure and mechanical properties of rat tail tendon. Bioreheology 1980; 17: 83–94.

Bleakley C, McDonough S, MacAuley D. The use of ice in the treatment of acute soft-tissue injury: a systematic review of randomized controlled trials. Am J Sports Med 2004; 32: 251–261.

Bleakley CM, Glasgow P, MacAuley DC. Price needs updating, shall we call the police. Br J Sports Med 2012; 46: 220–221.

Bleakley CM, Glasgow PD, Philips P et al. For the Association of Chartered Physiotherapists in Sports and Exercise Medicine (ACPSM). Guidelines on the Management of Acute Soft Tissue Injury Using Protection Rest Ice Compression and Elevation. London: ACPSM, 2011; 15–21.

Bleakley CM, McDonough SM, MacAuley DC et al. Cryotherapy for acute ankle sprains: a randomized controlled study of two different icing protocols. Br J Sports Med 2006; 40: 700–5; discussion 705.

Bleakley CM, O'Connor SR, Tully MA, Rocke LG, MacAuley DC, Bradbury I, Keegan S, McDonough SM. Effect of accelerated rehabilitation on function after ankle sprain: randomised controlled trial. BMJ 2010; 340: c1964.

Bogduk N. Klinische Anatomie von Lendenwirbelsäule und Sakrum. Berlin: Springer; 1997.

Bouman LN, Bernards JA. Medische Fysiologie. Houten: Bohn Stafleu Van Loghum; 2004.

Brinckmann P, Frobin W, Leivseth G. Orthopädische Biomechanik. Stuttgart: Thieme; 2000.

Bring DK, Reno C, Renstrom P et al. Joint immobilization reduces the expression of sensory neuropeptide receptors and impairs healing after tendon rupture in a rat model. J Orthop Res 2009; 27: 274–280.

Brouwen T, Nonhof-Boiten JC, Uilendreef-Tobi FC. Diagnostiek in de fysiotherapie. Utrecht: Bunge; 1995.

Bulley C, Donaghy M, Coppoolse R, Bizzini M, van Cingel R, DeCarlo M, Dekker L, Grant M, Meeusen R, Phillips N, Risberg M. Sports Physiotherapy Competencies and Standards. Sports Physiotherapy For All Project; 2005.

Butler DL, Grood ES, Noyes FR et al: Biomechanics of ligaments and tendons. Exerc Sports Sci 1978; Rev 6: 125–281.

Chen Q. Mechanisms underlying mechanical regulation of cartilage growth. Current Opinion in Orthopaedics 2003; 14: 307.

Cotran RS, Kumar V, Robbins SL. Robbins pathologic basis of disease. 4. Aufl. Philadelphia: W.B. Saunders; 1989.

Cribb AM, Scott JE. Tendon respons to tensile stress: an ultrastructural investigation of collagen: proteoglycan interactions in stressed tendon. J Anat 1995; 187: 423–8.

Daniel DM, Stone ML, Arendt DL. The effect of cold therapy on pain, swelling and range of motion after anterior cruciate ligament reconstructive surgery. Arthroscopy 1994; 10: 530–533.

Delforge G. Musculoskeletal trauma. Human Kinetics 2002: 22–26.

Demers LM. Prostaglandinen in human disease. Clin Lab Med 1984; 4: 889.

Diemer F, Sutor V. Praxis der medizinischen Trainingstherapie. 1. Aufl. Stuttgart: Thieme; 2007; 88–101.

Edwards DJ, Rimmer M, Keene GCR. The use of cold therapy in the postoperative management of patients undergoing arthroscopic anterior cruciate ligament reconstruction. Am J Sports Med 1996; 24(2): 193–195.

Ekblade E, Edvinsson L et al. Neuropeptide Y co-exists and co-operates with noradrenalin in perivascular nerve fibers. Reg. Peptides 1984; 8: 225–235.

Fantone JC, Mard PA. Inflammation. In: Rubin E, Farber JL (Hrsg.). Pathology. 2. Aufl. Philadelphia: J.B. Lippincott; 1994.

Fountain WS, Westaby S. The surgical incision and hemostasis. In: Westaby S. Wound care. London: William Heinemann Medical Books Ltd.; 1985.

Ganong WF. Review of medical Physiology, 17. Aufl. Norwalk (Conn.): Appleton and Lange; 1995.

Gerike D. Ohne Faktor XIII keine komplette Blutgerinnung. Klinikarzt 1992; 21: 281.

Gifford L. Topical issues in Pain – part 1. Bloomington (IN, USA): Author House; 2001.

Guyton AC. Textbook of medical physiology. 7. Aufl. Philadelphia: W.B. Saunders; 1986; 76–87.

Hagenaars LH. Oostendorp B. Het meerdimensionaal belasting en belastbaarheidsmodel. 2. Aufl. Amersfoort: Nederlands Paramedisch Instituut; 2000.

Hettinga DL. Inflammatory response of synovial joint structures. In: Gould III JA (Hrsg.). Orthopedic and Sports Physical Therapy. 2. Aufl. St.Louis: Mosby; 1990.

Hodges PW, Modeley GL, Gabrielsson A et al. Experimental musclepain changes the feedforward postural responses of the trunk muscles. Exp Brain Res 2003; 151: 262–270.

Hoglum P. Soft tissue healing and its impact on rehabilitation. Journal of Sportsrehabiliation 1992; 1: 19.

Huber M, Knottnerus JA, Green L, van der Horst H, Jadad AR, Kromhout D, Leonard B, Lorig K, Loureiro MI, van der Meer JWM, Schnabel P, Smith R, van Weel C, Smid H. How should we define health? BMJ 2011; 343 doi: http://dx.doi.org/10.1136/bmj.d4163.

Hullegie W, Bloo H, Bult H, Glashouwer P, Spanjersberg D, Coppoolse R. Beroepscompetentieprofiel Sportfysiotherapeut. NVFS; 2007.

Ingber D. Cellular tensegrity: defining new rules of biological design that govern the cytoskeleton. J Cell Sci 1993; 80: 104: 613.

Jones MH, Amendola AS. Acute treatment of inversion ankle sprains: immobilization versus functional treatment. Clin Orthop Relat Res 2007; 455: 169–72.

Kerkhoffs GM, van den Bekerom M, Elders LAM et al. Diagnosis, treatment and prevention of ankle sprains: an evidence-based clinical guideline. Br J Sports Med 2012; 46(12): 854–860.

Khan KM, Scott A. Mechanotherapy: how physical therapists' prescription of exercise promotes tissue repair. Br J Sports Med 2009; 43: 247–252.

KNGF. Richtlijn lage rugpijn. Amersfoort: Drukkerij de Gans; 2013.

Lalonde M. A new perspective on health of Canadians: a working document. Government of Canada, Ottawa, 1975.

Lazarus G, Cooper D, Knighton D: Definitions and guidelines for assessment of wounds and evaluation of healing, Newsletter of the Wound Healing Society 1992; 7–14.

Magee DJ, Zachazewski JE, Quillen WS. Scientific Foundations and Principles of Practice in musculoskeletal Rehabilitation. Saunders: Elsevier 2007; 1–23.

Martinez DA, Vailas AC, Vanderby R Jr. et al. Temporal extracellular matrix adaptations in ligament during wound healing and hindlimb unloading. Am J Physiol Regul Integr Comp Physiol 2007; 293: R1552–1560.

Martinez-Hernandez A, Amenta PS. Basic concepts in woundhealing. In: Leadbetter WB, Buckwalter JA, Gordon SL (Hrsg.). Sportsinducedinflammation: clinical and basic science concepts. Park Ridge (IL): American Academy of Orthopaedic Surgeons; 1990.

Matthijs O et al. Manuelle Therapie der peripheren Gelenke Teil 1. München: Urban Fischer; 2003; 67–132.

Melzack R, Wall PD. Pain mechanisms, a new theory. Science 1965; 150: 971–979.

Morree de JJ. Dynamiek van het menselijk bindweefsel; functie, beschadiging en herstel. 3. Aufl. Houten (Niederlande): Bohn, Stafleu, Van Loghum; 1996; 1–38.

Morree de JJ. Dynamik des menschlichen Bindegewebes, 2. Auflage. Funktion, Schädigung und Wiederherstellung. Elsevier; 2013.

Neumann DA. Kinesiology of the musculoskeletal system, St. Louis: Mosby; 2002.

Nieda von K, Michlovitz SL. Cryotherapie. In: Michlovitz SL (Hrsg.). Thermal agents in rehabilitation. 3. Aufl. Philadelphia: F.A. Davis Company; 1996.

Nota 2000, Ministerie van WVC (Ministerie van Welzijn, Volksgezondheid en Cultuur), 2000.

NRV (Nationale raad voor de Volksgezondheid). Voorlopige WCC standard-classificatie Verrichtingen Paramedische beroepen (CVPB). Zoetermeer: NRV; 1995.

Offringa M, Assendelft WJJ, Scholten RJPM. Inleiding in evidence-based medicine December 2003; 22 (4): 177–182.

Orr H. The genetic theory of adaptation: a brief history. Nat Rev Genet 2005; 6(2): 119–127.

Otte P. Der Arthrose-Prozess. Teil 1: Osteochondrale Strukturen. Nürnberg: Novartis Pharma Verlag; 2001.

Prins JC, Stubbe JH, van Meeteren NL et al. Feasibility and preliminary effectiveness of ice therapy in patients with an acute tear in the gastrocnemius muscle: a pilot randomized controlled trial. Clin Rehabil 2011; 25: 433–41.

Raad voor Volksgezondheid en Zorg, Zorg voor je gezondheid. Den Haag: RVZ; April 2010.

Rajaserakan S, Babu N, Arun R, Armstrong B, Shetty A, Murugan S. A study of diffusion in lumbar discs; a serial magnetic resonance image documenting the influence of the endplate on diffusion in normal und degenerate discs. Spine 2004; 29: 2654.

Reather PR. The cold treatment; putting injuries on ice can be more complicated than it sounds. Runner 1983; 6: 14.

Sasaki N, Odijama S. Stress strain curve and Young's modulus of collagen molecule as determined by X-ray diffraction technique. J Biomech 1996b; 29: 655–658.

Sassen B. Gezondheidspsychologie voor paramedici. 2. Aufl. Doetinchem (Niederlande) Reed Business; 2001.

Sassen B. Gezondheidsvoorlichting voor paramedici, Elsevier, Maarssen, 2008.

Sauermost R. Lexikon der Biochemie und Molekularbiologie, Band 3. Freiburg: Herder Verlag; 1992.

Schurman D, Goodman S, Smith R. Inflammation and tissue repair. In: Leadbetter WB, Buckwalter JA, Gordon SL, editors: Sports induced inflammation: clinical and basic science concepts, Park Ridge (IL): American Academy of Orthopedic Surgeons; 1990.

Sedlarik KM et al. Wundheilung. Stuttgart: Gustav Fischer; 1993; 61–68.

Sharma P, Maffulli N. Tendon injury and tendinopathie: healing and repair. The journal of bone and joint surgery 2005; 87a: 187.

Starkey C. Therapeutic modalities. Philadelphia: F.A. Davis Company; 1993.

Sveneus F. The hermeneutics of medicine and the phenomenology of health. Steps towards a philosophy of medical practice. Dordrecht: Kluwer Academic Publishers; 2001.

Tagil M, Aspenberg P. Cartilage Induction by controlled mechanical stimulation in vivo. J Orthop Res 1999; 17: 200.

Thompson WD, Harvey JA, Kazmi MA, Stout AJ. Fibrinolyse and angiogenesis in woundhealing. J Pathology 1991; 165: 311.

Tillman LJ, Cumming GS. Biologic mechanisms of connective tissue mutability. In: Currier DP, Nelson RM. Dynamics of human biologic tissues. Philadelphia: F.A. Davis Company; 1992; 1–44.

Tonelli MR. The limits of evidence-based medicine. Respiratory Care 2001; 46: 1435–1440.

Tortora GJ, Grabowski SR. Priciples of anatomy and physiology. 7. Aufl. New York; 1993.

Triano J. The mechanics of spinal manipulation. In: Herzog W (Hrsg.). Clinical biomechanics of spinal manipulation, New York: Churchill Livingstone; 2000.

Viidik A, Danielsen CC, Oxlund H. Om fundamental and phenomenological models, structure and mechanical properties of collagen, elastin and glycosaminoglycan complexes. Biorheol 1982; 19: 437–451.

Vlaeyen JWS, Peters ML, Roelofs J, de Jong JR, Sieben J, Houben R, Verbunt J, Lamoth C. Serie onderzoek en psychotherapie: Catastrofale misinterpretaties Vrees voor beweging, letsel en pijn bij lage-rugpijn Tijdschrift voor Psychotherapie June 2002; 28(3): 73–82.

Waddell G. Diagnostic triage. In: The back pain revolution. London: Churchill Livingstone/Elsevier; 2006: 9–26.

Wade T. Research into the black box of rehabilitation: the risks of a Type III error. Clin Rehabil 2001; 15: 1–4.

Wang J, Yang G, Li Z et al. Fibroblast responses to cyclic mechanical stretching depend on cell orientation to the stretching direction. J Biomech 2004; 37: 573.

Weineck J. Sportbiologie Teil I: Allgemeine Begriffsbestimmungen, Teil II: Anpassung als Grundvoraussetzung sportlichen Trainings. Balingen: Spitta Verlag; 2000.

Wilkerson GB. Treatment of the inversion ankle sprain through synchronous application of compression and cold. Athletic training 1993; 26: 220–237.

Wingerden van B. Bindegewebe in der Rehabilitation. Schaan (Liechtenstein): Scripoverlag; 1998.

Woo SL-Y, An K-N, Arnoczky SP et al. Anatomy, biology and biomechanics of tendon, ligament and meniscus. In: Simon SR (Hrsg.). Orthopedic basic science. Rosemont (IL): American Academy of Orthopedic Surgeons; 1994.

World Health Organisation (WHO). Department of Health; National Institute for Clinical Excellence; 2004.

Wright T, Li S. Biomaterials. In: Buckwlater J, Einhorn T, Simon S. Orthopedic basic science. Rosemont (IL): American Academy of Orthopedic Surgeons; 2000.

Zernicke RF, Loitz BJ. Trainingseinflüsse auf das Bindegewebe. In: Komi PV. Kraft und Schnellkraft im Sport. Deutscher Ärzte Verlag; 1994.

3 Chronische Schmerzen

Cornelia Rolli Salathé

3.1 Einleitung

Entgegen der weitverbreiteten Auffassung ist Schmerz nicht nur ein sensorischer Vorgang im menschlichen Körper, sondern ein multidimensionales Konstrukt (Sprenger et al. 2009), wonach jeder empfundene Schmerz somatische, psychische und soziale Einflüsse oder Anteile besitzt und daher als biopsychosoziales Phänomen beschrieben wird. Jeder dieser Teile kann auch hemmend wirken und die Schmerzwahrnehmung so modulieren, dass keine oder nur eine eingeschränkte Schmerzwahrnehmung erfolgt. Nur genügend starke Schmerzreize überwinden in einem normalen Schmerzsystem diese inhibitorische Modulation und führen dann zu einer Schmerzwahrnehmung.

Dieses Kapitel stellt dieses multidimensionale Modell vor und versucht, den Prozess der Chronifizierung von Schmerzen und den therapeutischen Umgang damit so zu erklären, dass dieses Wissen möglichst Eingang in die physiotherapeutische Praxis finden kann.

Bis heute existiert keine einheitliche Nomenklatur für die verschiedenen Schmerzzustände, was zum einen dem multidimensionalen Konstrukt und zum anderen den wachsenden Erkenntnissen über Schmerzen geschuldet ist. Deshalb geben wir zunächst einen Überblick über die hier verwendete Nomenklatur. Schmerz kann hinsichtlich Zeit, Ort und Ursache unterschiedlich beschrieben werden. In diesem Kapitel soll zwischen Schmerz als Symptom und Schmerz als Erkrankung sowie zwischen akuten und chronischen Schmerzen unterschieden werden.

3.2 Schmerz als Symptom und Schmerz als Erkrankung

3.2.1 Schmerz als Symptom

Der Schmerz als Symptom umfasst peripher nozizeptive und neurogene Schmerzen.

Nozizeptive Schmerzen basieren auf einer mechanischen, thermischen oder chemischen Stimulation der Schmerzrezeptoren, also Nozizeptoren. Bei einer aktiven Kniegelenksarthrose etwa werden die Nozizeptoren der Synovia des Knies mechanisch stimuliert. Ist dieser mechanische Reiz ausreichend stark, generieren die Nozizeptoren Impulse in den peripheren Nerven des Schmerzsystems (myelinisierte A-Delta und unmyelinisierte C-Fasern, je nach Ursache und Schweregrad der Stimulation). Diese Nervenfasern leiten die Impulse weiter zum Rückenmark, wo sie segmental auf die aufsteigenden Bahnen des Rückenmarks übertragen werden (sekundär afferentes nozizeptives Neuron) und so in das Gehirn gelangen. Hier werden sie durch den Thalamus aus der segmentalen in eine Homunkulus-Anordnung in die verschiedenen Kortexareale weitergeleitet und zusammen mit kognitiven und emotionalen Anteilen der Schmerzwahrnehmung verarbeitet (Flor u. Turk 2011).

Neurogene Schmerzen hingegen werden durch eine direkte Schädigung von Nervengewebe (z. B. Nervenwurzelreizung) oder Nervenfunktionsstörungen verursacht (z. B. periphere Neuropathien wie diabetische Neuropathie). Im Gegensatz zu sich erholenden nozizeptiven Schmerzen verursachen Nervenschädigungen sehr oft Langzeitschäden.

Schließlich gibt es in der Medizin nur selten Entweder-Oder-Situationen. Viel häufiger kommt mehreres gleichzeitig vor. So ist es auch beim Schmerz: Nozizeptive und neuropathische Schmerzen treten in den sogenannten Mischformen von Schmerzen gleichzeitig auf (Magerl u. Treede 2011).

Bei den nozizeptiven und neurogenen Schmerzen sind überwiegend somatische Komponenten verantwortlich, welche die inhibitorische Modulation überwinden. Dennoch haben auch diese Schmerzen eine psychologische und soziale Komponente, was weiter unten im Kapitel erläutert wird.

3.2.2 Schmerz als Erkrankung

Hierbei geht es um Schmerzen, die durch die somatische Komponente allein nicht erklärt werden können. Ein weiteres wichtiges diagnostisches Kriterium ist, dass kein ernsthaftes somatisches Korrelat wie Frakturen, entzündliche oder rheumatische, neurologische, viszerale, vaskuläre, metabolische oder endokrinologische Prozesse für die Schmerzen verantwortlich gemacht werden können (Deyo u. Weinstein 2001).

Liegt beides vor, werden diese Schmerzzustände häufig als unspezifische Schmerzen bezeichnet. Unspezifisch bedeutet dabei, dass mit den heutigen diagnostischen Methoden keine somatischen Ursachen sichtbar gemacht werden können. Durch einen neurophysiologischen Umbau des multidimensionalen Schmerzsystems wird also die inhibitorische Modulation abgebaut, und durch die fehlende Hemmung können schon kleine Reize zu einer Schmerzwahrnehmung führen. So wird erklärbar, dass Schmerzen ohne oder mit nur unzureichendem somatischen Korrelat entstehen und empfunden werden können.

Ein Großteil der Literatur zu diesem Thema beschäftigt sich mit unspezifischen, lumbalen Rückenschmerzen (Non-Specific Low Back Pain, NSLBP). Unspezifische Rückenschmerzen sind als Schmerzen zwischen dem Rippenbogen und der unteren Gesäßfalte definiert und werden meistens von schmerzhaften Bewegungseinschränkungen begleitet. Körperliche Aktivitäten oder die Körperhaltung können die zum Teil in die Beine ausstrahlenden Schmerzen beeinflussen (Deyo u. Weinstein 2001).

3.3 Akute und chronische Schmerzen

Rückenschmerzen sind den meisten Menschen bekannt. Mehr als 80 % aller Personen erleben Rückenschmerzen mindestens einmal in ihrem Leben (Nachemson u. Jonsson 2000). Davon scheint der weitaus größte Teil unspezifischer Natur zu sein (NSLBP). Der Verlauf von NSLBP ist günstig und die meisten Menschen erholen sich innerhalb von 6 Wochen (Elfering u. Mannion 2008, van Tulder et al. 2006). Bleiben NSLBP jedoch länger als 12 Wochen bestehen, spricht man von chronischen NSLBP (Airaksinen et al. 2006). Eine epidemiologische Studie mit Daten aus 16 europäischen Ländern schätzte, dass 19 % der europäischen Bevölkerung im Jahr 2003 unter chronischen Schmerzen litten. Fast die Hälfte, also 47 % dieser 19 %, beziehen sich auf Rückenschmerzen (Breivik et al. 2006).

Chronische NSLBP unterscheiden sich von akuten NSLBP durch verschiedene Aspekte (Kröner-Herwig 2007):

- in zeitlicher Hinsicht: Akute NSLBP dauern weniger als 4 Wochen. Von subakuten NSLBP spricht man bei einer Dauer von 4–12 Wochen und chronische NSLBP überschreiten diesen Zeitraum.
- sensorische Gründe variieren: Akute nozizeptive Schmerzen, beispielsweise eine Schnittverletzung oder eine akute Verstauchung, haben eine eindeutige Ursache. Die Aufgabe des Schmerzes ist es, vor der Verletzung zu warnen. Die Therapie zielt bei akuten nozizeptiven Schmerzen auf eine vollständige Heilung ab. Patienten glauben an die Heilung und erleben Kontrolle über den Schmerz (Kröner-Herwig 2007).

Obwohl die Definition der akuten Schmerzen nicht vollständig auf NSLBP übertragbar ist, da eine Schmerzursache bei NSLBP unklar bleibt, gibt es bedeutende Unterschiede zu chronischen Schmerzen. Die Schmerzempfindung ist bei chronischen Schmerzen nicht mehr an einen peripheren Auslöser gekoppelt, der Schmerz wird zentralisiert (Kröner-Herwig 2007). Im Zusammenhang mit diesem Phänomen spricht man von zwei Arten der neuronalen Plastizität – der funktionellen und der strukturellen (Tölle u. Berthele 2007).

Die funktionelle Plastizität ist eine eher schnelle physiologische Anpassungsmaßnahme. Neurotransmitter werden in veränderten Konzentrationen in den synaptischen Spalt ausgeschüttet, während Neurorezeptoren ihre Rezeptorkapazitäten ändern. Während eine Nozizeptorerregung im gesunden Gewebe nur bei einer hohen Neurotransmitterkonzentration erfolgt, können lokale Entzündungsprozesse, beispielsweise nach einem Fehltritt, das biochemische Klima derart verändern, dass durch eine Reduktion der Reizschwelle bereits geringe Neurotransmitterkonzentrationen im synaptischen Spalt eine Nozizeptorerregung auslösen. In diesem Zusammenhang spricht man von einer peripheren Sensitivierung. Diese Sensitivierung wird von den sogenannten „schlafenden Nozizeptoren“, die erst in einem veränderten biochemischen Klima aktiv werden, zusätzlich verstärkt (Sprenger et al. 2009).

Die strukturelle Plastizität hingegen betrifft aufgrund veränderter Mechanismen der (zentralen) Schmerzverarbeitung mittel- und langfristige anatomische und biochemische Anpassungen (Tölle u. Berthele 2007). Diese Veränderungen können innerhalb von Stunden und wenigen Tagen in jedem Abschnitt des Schmerz verarbeitenden Systems auftreten und beinhalten feinste genetische Anpassungen der Nervenzellausstattung auf Molekularebene als auch morphologische Anpassungen wie die Neubildung von Dendriten (Nervenzellfortsätze; Caroni et al. 2012). Neue Schmerzfasern werden gebildet, während im Hinblick auf die Schmerzübertragung hemmende Fasern im Rückenmark abgebaut werden. Zusätzlich werden schmerzhemmende Gehirnareale in ihrer Funktion beeinträchtigt. Führen die funktionellen und strukturellen Veränderungen nach einer gewissen Zeit gemeinsam zu einer Verstärkung der Signalübertragung spricht man von zentraler Sensitivierung. Hierzu muss ergänzt werden, dass die strukturellen Veränderungen die zentrale Sensitivierung kreislaufmäßig unterhalten können, womit ein „Schmerzgedächtnis“ entsteht (Magerl u. Treede 2011). Aus diesem Grund verlieren chronische Schmerzen ihre Warnfunktion und können nicht mehr durch passive, lokale Therapiemaßnahmen nachhaltig gehemmt werden. Periphere und zentrale Sensitivierung können so auch als Ergebnis des Abbaus der inhibitorischen Modulation des Schmerzsystems verstanden werden.

3.3.1 Entstehung chronischer unspezifischer lumbaler Schmerzen

In den letzten 15 Jahren versuchten viele neu veröffentlichte Schmerzmodelle der Komplexität von chronischen NSLBP gerecht zu werden. Zwei unterschiedliche Chronifizierungsmechanismen werden in der Literatur unterschieden: einerseits der Mechanismus des Rückzugs und der Vermeidung des Schmerzes, der anhand des modifizierten Salford-Modells erklärt wird; andererseits erleben gewisse Patienten Schmerzen aufgrund ihrer (chronischen) Stressbelastungen und ihres überaktiven Lebensstils. Das Fallbeispiel 2 (Kap. 8.2) bezieht sich auf eine Schmerzproblematik, welche durch Überaktivität (action proneness) verursacht wurde. Grundlegende Gedanken im Umgang mit überaktiven Patienten bleiben gleich, doch liegt der Schwerpunkt eher auf Entspannung und Entlastung als auf Re-Aktivierung.

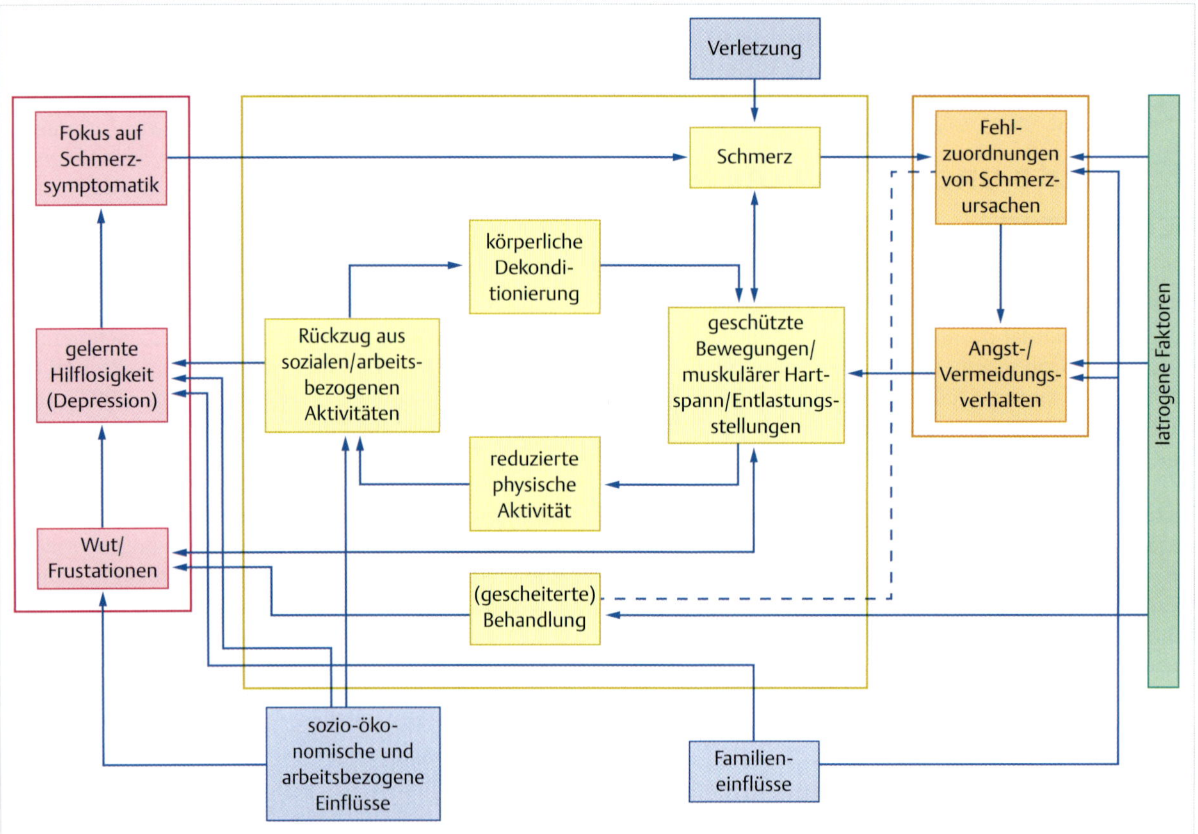

Abb. 3.1 Das modifizierte Salford-Modell zeigt die Entwicklung von Behinderungen aufgrund von chronischen NSLBP.

Das modifizierte Salford-Modell (Main u. Spanswick 2000, Rolli Salathé u. Elfering 2013; ▶ Abb. 3.1) bietet einen Überblick über mögliche Chronifizierungswege und wie sich diese selbst unterhalten können.

Zwei Aspekte sind von zentraler Bedeutung. Zum einen ist die physiologische Reaktion auf eine Verletzung (mittlerer Kasten) normal und geschieht ständig. Sie hilft dem Körper, mit Verletzungen umzugehen und weiter zu funktionieren. Zu einer pathologischen Entwicklung kommt es nur, wenn die physiologische Schmerzreaktion über längere Zeit abläuft und nicht mehr unterbrochen werden kann. Zum anderen können sowohl psychische als auch exogene Prozesse wie Arbeits- oder Behandlungsfaktoren eine pathologische Entwicklung verursachen oder stützen. Diese psychischen Einflussfaktoren sind in dem dunklen seitlichen Kasten abgebildet und wirken sich auf die im hellen mittleren Kasten dargestellte körperliche Dimension aus. Die Pfeile weisen auf die Beziehungsrichtung hin, können aber mehrmals auftreten. Ein einzelner Pfeil entspricht daher nicht unbedingt einer einzelnen Verbindung. Im Gegenteil, das Modell entspricht eher mehreren, sich gegenseitig beeinflussenden und sich selbst erhaltenden und gleichzeitig ablaufenden „Teufelskreisen“.

Physiologische Dimension

„Und jedem Anfang wohnt ein Zauber inne, der uns beschützt und der uns hilft, zu leben.“ Dieses Zitat aus Hermann Hesses Gedicht „Stufen“ wird bisher wohl kaum mit körperlichen Schmerzen in Verbindung gebracht worden sein. Trotzdem beschreibt er auf eine sehr lyrische Weise eine physiologische Reaktion auf ein Trauma. Eine Verletzung provoziert Nozizeption, also einen neuronalen Entkodierungsprozess, der schädigende und verletzende Stimuli verarbeitet (Loeser u. Treede 2008). Die physiologische Reaktion auf diese Nozizeption ist Schmerz. Das Salford-Modell beschreibt nun mehrere „Teufelskreise“, welche eine Chronifizierung verursachen oder verstärken können. Der Anfang, also die physiologische Dimension, wird im mittleren Kasten dargestellt (▶ Abb. 3.2).

Auftretende Schmerzen können reversible Entlastungsstellungen oder einen muskulären Hartspann verursachen (Bader-Johansson 2000, Zimmermann 2007). So erkennen Spezialisten Patienten mit akuten NSLBP häufig mit einem Blick: Der ausgeprägte „Shift“ der Wirbelsäule weist auf die Entlastungsstellung mit muskulärem Hartspann hin. Entlastungsstellungen schränken sowohl den Bewegungsradius als auch Arbeitstätigkeiten oder Frei-

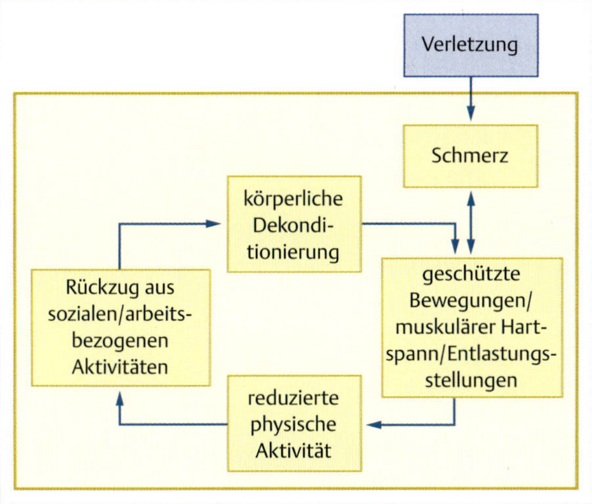

Abb. 3.2 Darstellung der physiologischen Reaktion auf eine Verletzung.

zeitaktivitäten akut ein. Dauert dieser Zustand wenige Tage an, reagiert der Körper mit lokalen Dekonditionierungsvorgängen, welche durch eine lokal eingeschränkte intra- und intermuskuläre Koordination oder durch eine ebenfalls eingeschränkte neuromuskuläre Perzeption verursacht werden (Zimmermann 2007). Bis hierhin ist der Vorgang immer noch physiologisch und strukturschonend, ganz im Sinne von Hesses Worten. Zudem sichert er unsere Beweglichkeit. Wenn allerdings die beschriebenen Vorgänge zu lange andauern und nicht unterbrochen werden können, beginnt der eigentliche Teufelskreis und alle Reaktionen darauf sind dann pathologischer Natur (Lin et al. 2011, Zimmermann 2007).

Einfluss der psychischen Faktoren

Wenden wir uns dem dunklen seitlichen Kasten zu, ist rechts der selbstunterhaltende Kreislauf der Fehlzuordnungen und des Angstvermeidungsverhaltens abgebildet. Mit einer Schmerzwahrnehmung beginnt ein kognitiver Prozess, bei dem sich der Patient den Schmerz zu erklären versucht. Die große Mehrzahl denkt sich wahrscheinlich nicht viel, außer dass sie den Schmerz nicht sonderlich beachtet und dass er von selbst wieder weggeht. Andere jedoch verlieren sich bei der Suche nach möglichen Ursachen und beginnen nach pathologischen Zeichen oder nach einem falschen Verhalten zu suchen. Bleiben die Schmerzen über längere Zeit bestehen, erhöhen sich sowohl die kognitiven Fehlzuordnungen als auch die Angst vor dem Schmerz (Leeuw et al. 2007; ▶ Abb. 3.3).

Angst ist eine biologische und auch psychische Reaktion auf einen aversiven Stimulus. Anhand einer normalen Reaktion auf den Schmerz, der Vermeidung des Schmerzes, wird versucht, den Körper wieder in ein Gleichgewicht zu bringen (Main et al. 2008). Fehlzuordnungen und falsche Vorstellungen können ein sogenanntes Angstvermeidungsverhalten begünstigen, um diese Homöostase wiederherzustellen (Crombez et al. 2012). Als Folge werden alle Bewegungen vermieden, welche als schmerzfördernd erachtet werden. Dies führt zu weiteren Entlastungsstellungen und einem weiter eingeschränkten Bewegungsverhalten. Die Dauer der physiologischen Reaktion wird verlängert und die kognitiven Fehlzuordnungen werden erweitert. Dieses Verhalten wird auch Fear-Avoidance-Behaviour genannt und beschreibt eine Vermeidung von Aktivitäten aufgrund einer Angst vor Schmerzen.

Der linke seitliche Kasten integriert die affektiven Komponenten von NSLBP. Länger andauernde muskuläre Verspannungen oder Entlastungsstellungen können ein Gefühl von Ungerechtigkeit, Wut und Frustrationen erzeugen oder verstärken (Sullivan et al. 2012). Patienten beginnen sich über die Schmerzen und die Einschränkun-

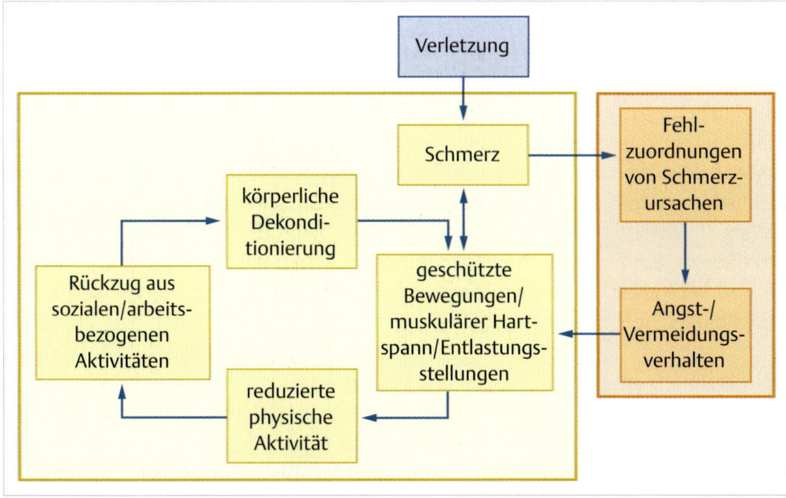

Abb. 3.3 Darstellung der kognitiven Fehlzuordnungen und des Angstvermeidungsverhaltens.

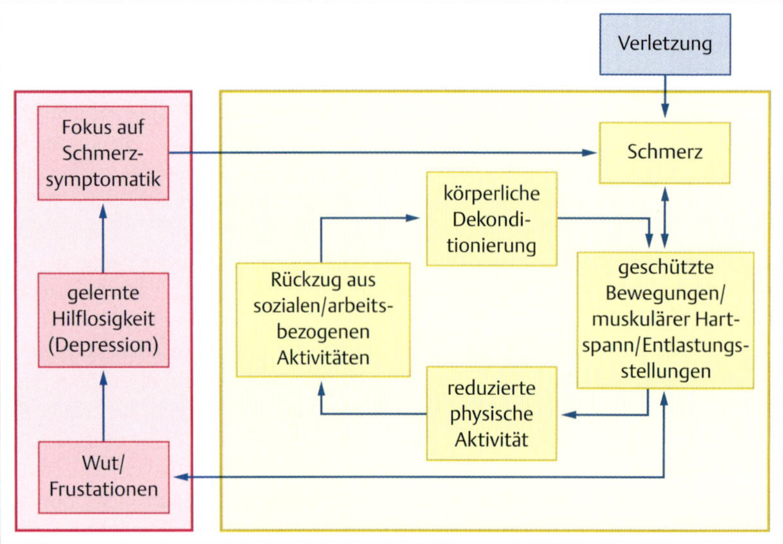

Abb. 3.4 Integration der affektiven Komponenten von NSLBP.

gen zu ärgern, was wiederum die muskulären Verspannungen und Entlastungsstellungen verstärkt. Idealerweise würde eine Veränderung der Situation oder eine Schmerzlinderung diese Wut mildern. Sprechen jedoch keine Behandlungstechniken oder Linderungsmaßnahmen die Schmerzen an, können Gefühle von Hilflosigkeit oder Kontrollverlust erzeugt werden. Diese wiederum können psychische Belastungen oder sogar depressive Zustände verursachen (Pryce et al. 2011; ▶ Abb. 3.4).

Ebenfalls wirken sich depressive Symptome und Stress auf Schmerzen und Einschränkungen aus (Hall et al. 2011, Wegener et al. 2011). Dieser psychologische Vorgang ist nicht ganz offensichtlich, hat jedoch große Auswirkungen auf den Chronifizierungsprozess: Durch depressive Symptome verändert sich der emotionale Zustand eines Patienten. Die ständig getrübte Stimmung wird zusätzlich durch ein geringes Selbstwertgefühl begleitet. Hobbys oder frühere Interessen werden kaum mehr gepflegt (de Jong-Meyer 2005). Außerdem erinnern sich depressive Menschen eher an depressive Gedanken und Erlebnisse als an glückliche Ereignisse in der Vergangenheit. Grund dafür ist die sogenannte „Übereinstimmungsmetapher des Gehirns" (correspondence metaphor of memory; Haberlandt 1999). Die Metapher beschreibt, dass das Abrufen des Gelernten leichter fällt, wenn das Lernen in einem ähnlichen emotionalen Zustand geschah. So ist es beispielsweise in einem schmerzorientierten Zustand schwieriger Wissen abzurufen, welches in einem glücklichen Zustand erworben wurde. In diesem Sinn bleibt der Fokus auf den Schmerz bestehen und verstärkt ihn gleichzeitig. Auch wird die Dauer der physiologischen Reaktion verlängert.

Angst und Depressionen führen zu Dysfunktionen in verschiedenen Hirnarealen (v. a. in der Amygdala und im Hippocampus), die gleichzeitig eine wichtige Rolle bei der Schmerzwahrnehmung spielen. Diese Dysfunktion, z. B. Reduktion des körpereigenen Schmerzmittels Endorphin, führt zu einer verstärkten Schmerzwahrnehmung und zu einem verstärkten Schmerzverhalten.

Weitere Kreisläufe betreffen den Arbeitsprozess, familiäre oder iatrogene Einflüsse (▶ Abb. 3.5).

Ein kurzzeitiger Rückzug aus den sozialen oder arbeitsbezogenen Aktivitäten kann durchaus zur physiologischen Reaktion auf den Schmerz gehören. Dauert dieser Rückzug aber über längere Zeit an oder ist eine Rückkehr zur Arbeit gar nicht mehr absehbar, können Wut, Frustrationen, Hilflosigkeit und andere psychische Belastungen entstehen (Soares u. Jablonska 2004), was wiederum den affektiven Kreislauf (linker Kasten) aktiviert. Gleichzeitig können weitere Arbeits- und sozioökonomische Faktoren den affektiven Kreislauf beeinflussen: Ein hohes Stressniveau bei der Arbeit zwingt Personen manchmal zu einem sozialen oder arbeitsbezogenen Rückzug (Fuchs 2004). Ebenso können das Ausbleiben von Lohnzahlungen oder andere finanzielle Nöte sowohl Wut und Frustrationen als auch erlernte Hilflosigkeit auslösen (Rabow et al. 1983).

Aber auch familiäre Einflüsse haben einen Einfluss auf Fehlzuordnungen und das Angstvermeidungsverhalten (rechter Kasten; Lynch et al. 2006) sowie auf die erlernte Hilflosigkeit (Aunola et al. 2000). Der Mechanismus liegt im „erworbenen Verhalten" des Menschen. Durch Nachahmung von Eltern und Geschwistern lernt ein Mensch von Geburt an, sich für das Leben zu rüsten. Sei es im sprachlichen und motorischen Bereich oder auch, um Zusammenhänge zu verstehen oder das soziale Verhalten, also den Umgang mit anderen Personen, zu erlernen. Ebenso werden Einstellungen und Werte, häufig aber auch Ängste und Fehlzuordnungen weitergegeben.

Schließlich werden noch iatrogene Einflüsse auf eine Schmerzchronifizierung erläutert (▶ Abb. 3.6). Trotz der sehr guten technischen Voraussetzungen ist eine medizi-

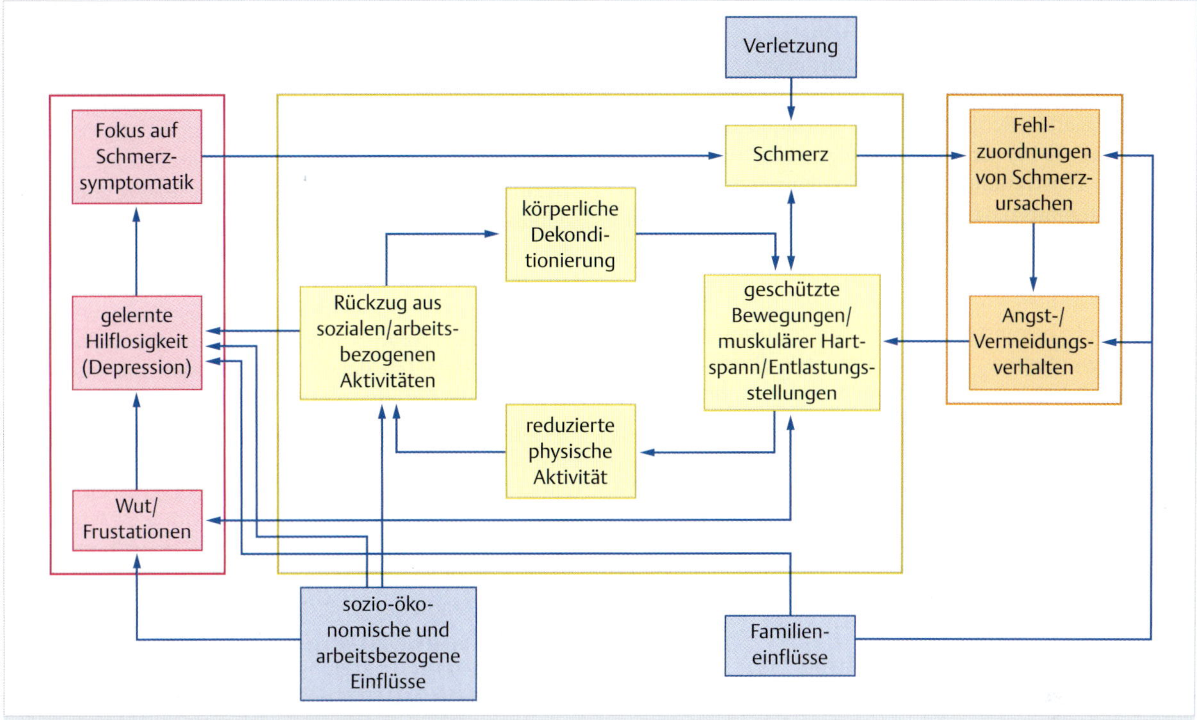

Abb. 3.5 Darstellung der arbeitsbezogenen und familiären Einflüsse auf NSLBP.

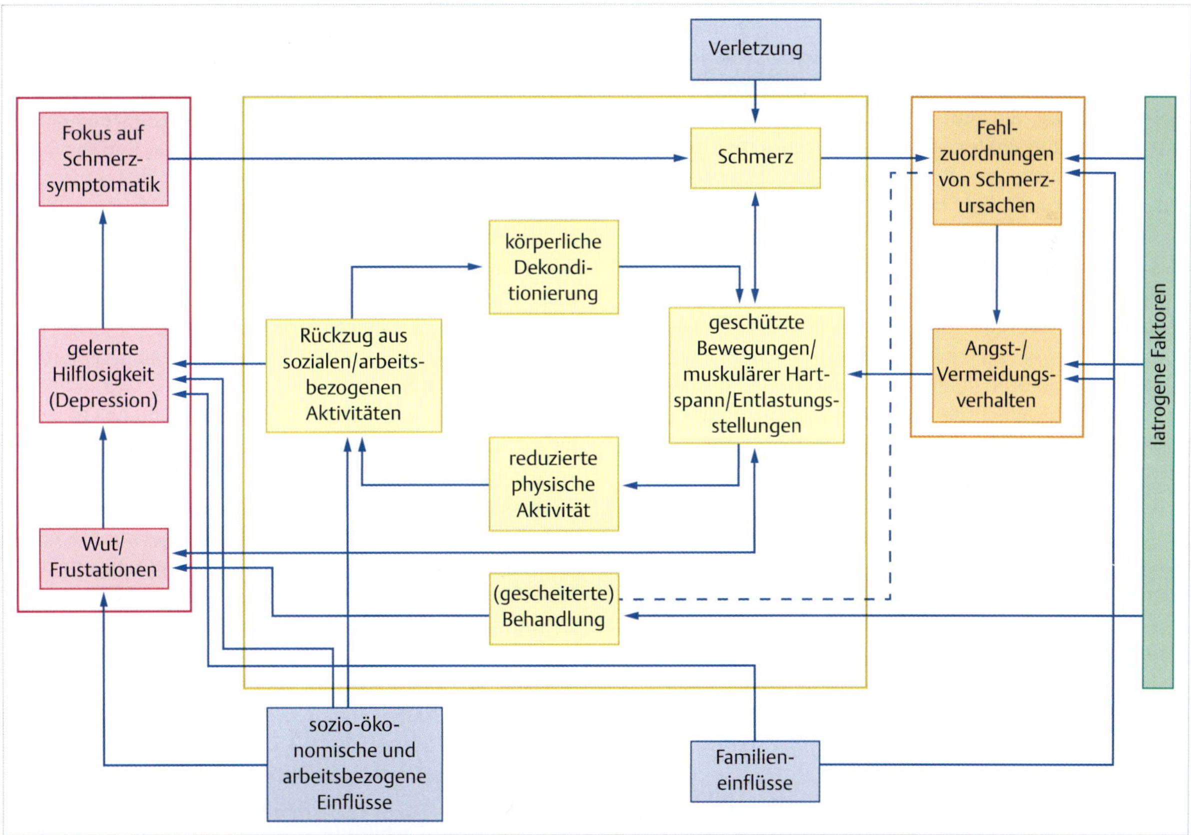

Abb. 3.6 Darstellung der iatrogenen Einflüsse auf NSLBP.

nische Behandlung nicht immer erfolgreich (Nguyen et al. 2011). Die zu behandelnden Schmerzen und Beschwerden können sich verstärken, Fehlzuordnungen oder -verhalten entsprechend zunehmen und schließlich zu einer fehlgeschlagenen Behandlung führen (failed treatement; Parks et al. 2010). Emotionale Folgeerscheinungen wie Wut oder Frustrationen gegenüber dem medizinischen Personal (Jenkins u. Lemak 2009), der Klinik oder gar gegenüber den Schmerzsymptomen sind gut nachvollziehbar.

Ebenso kann eine fehlgeschlagene Behandlung gefühlte Hilflosigkeit begünstigen oder Fehlzuordnungen von Schmerzsymptomen verursachen (Reidbord 1983). Gleichzeitig beeinflussen iatrogene Einflüsse den Kreislauf der kognitiven Fehlzuordnungen direkt (rechter Kasten).

Noch zu erwähnen bleibt, dass sich Patienten bei einer fehlgeschlagenen Behandlung nicht mehr von ihrem behandelnden Arzt (Physiotherapeut, Ergotherapeut, Osteopath, Chiropraktiker usw.) verstanden fühlen und entsprechend das Vertrauen verlieren. Dieser Vertrauensverlust führt zu einer schlechteren Beziehung zwischen der behandelnden Person und dem Patienten, was wiederum das Behandlungsergebnis negativ beeinflusst (Hirsh et al. 2005).

Noch einmal zusammengefasst, gibt das Salford-Modell (Main u. Spanswick 2000) einen Überblick über mögliche Entstehungsweisen von chronischen Schmerzen und wie sich diese selbst unterhalten können. Es beinhaltet zwei zentrale Aspekte: erstens, die physiologische Reaktion auf eine Verletzung (mittlerer Kasten) ist normal und geschieht ständig. Sie hilft dem Körper, mit Verletzungen umzugehen und weiter zu funktionieren. Einen pathologischen Verlauf gibt es nur, wenn die physiologische Schmerzreaktion über längere Zeit abläuft und nicht mehr unterbrochen werden kann. Zweitens, psychische und exogene Faktoren können eine pathologische Entwicklung verursachen oder stützen.

Allerdings hat das Modell auch klare Grenzen. Die Komplexität der Zusammenhänge zwischen den verschiedenen Faktoren zeigt das Salford-Modell nur ansatzweise auf. Auf alle Fälle lässt sich jedoch erahnen, wie zerbrechlich das (physiologische) Gleichgewicht manchmal sein kann. Zusätzlich werden der Persönlichkeit der betroffenen Person (Ropponen et al. 2012), deren Selbstwirksamkeits-Erwartung (Badura 1977) oder Resilienz (Zautra et al. 2010) keine Aufmerksamkeit geschenkt. Ebenso wenig werden Einflüsse von sozialen Faktoren wie Unterstützung von Freunden, Verwandten oder Vorgesetzten bei der Arbeit (Elfering et al. 2002) oder materielle Einflüsse berücksichtigt (Macfarlane et al. 2009).

3.3.2 Risikofaktoren für unspezifische lumbale Rückenschmerzen

In den letzten zwei Jahrzehnten wurden NSLBP intensiv wissenschaftlich beforscht (Buchbinder et al. 2013). Ein Hauptanliegen war es dabei, Risikofaktoren für die Entwicklung von (chronischen) NSLBP zu finden und zu beschreiben. Dadurch erhoffte man sich ein klareres Bild von den Beschwerden und den betroffenen Personen zu erhalten und diese Kenntnisse sowohl in die Prognose als auch in die Prävention einfließen zu lassen. Auf die Praxis bezogen bedeutet dies, dass das Erkennen von Risikofaktoren bei Patienten dabei hilft, Personen mit einem erhöhten Risiko für einen verzögerten Genesungsprozess zu identifizieren. Sobald solche Risikofaktoren erkannt werden, kann die Behandlung entsprechend angepasst werden (z. B. Burton u. Waddell 2004, Melloh et al. 2012). Aus diesem Grund wurde 1997 das sogenannte „Flaggen-System“ eingeführt. Verschiedenfarbige Flaggen symbolisieren verschiedene Risikofaktoren und heilungshemmende Faktoren (Kendall et al. 1997, Main u. Burton 2000, Main et al. 2005). In den nächsten Abschnitten werden die etablierten Risikofaktoren und Flaggen kurz vorgestellt.

3.3.3 Demografische Risikofaktoren für die Entstehung von unspezifischen Rückenschmerzen

Das größte Risiko, an NSLBP zu erkranken, sind bereits durchlebte NSLBP (Waddell u. Burton 2001, Weiner u. Nordin 2010). Da 80 % der Menschen mindestens einmal im Leben NSLBP verspüren (Nachemson u. Jonsson 2000, Weiner u. Nordin 2010), ist dieser Risikofaktor zwar wichtig, aber in der Praxis nicht sehr relevant. Weitere etablierte demografische Risikofaktoren sind die Ausbildung und die Arbeitstätigkeit, der Personenstand und möglicherweise das Körpergewicht. So zeigte eine populationsbasierte Studie mit mehr als 60 000 Personen, dass eine Gewichtszunahme um 5 kg/m^2 die Wahrscheinlichkeit steigert, an NSLBP zu erkranken (Heuch et al. 2010). Hingegen scheint es für die Vorbeugung von NSLBP günstig zu sein, wenn man verheiratet, gut ausgebildet und angestellt ist (Wenig et al. 2009).

Allerdings müssen solche Erkenntnisse auch immer mit etwas Vorsicht betrachtet werden. Eine andere populationsbasierte Studie beschrieb zwar ebenfalls ein tiefes Ausbildungsniveau als wichtigen Risikofaktor für die Entwicklung von NSLBP. Dieser Effekt verschwand jedoch, sobald man die Körperhaltung und eine schwere Hebetätigkeit bei der Arbeit in die Berechnungen einbezog (Leclerc et al. 2009).

Wie ist das zu verstehen? Die Autoren der Studie beschrieben, dass das Ausbildungsniveau und die Arbeitshaltung sich gegenseitig beeinflussen. Die Männer mit der geringsten Ausbildung erlebten anstrengende Körperhaltungen bei der Arbeit am häufigsten (63 %), während die niedrigsten Werte bezüglich anstrengender Körperhaltung von Männern mit den höchsten Ausbildungsgraden erreicht wurden.

Zwei weitere, sehr gut belegte Risikofaktoren sind das weibliche Geschlecht (Hoy et al. 2012, Lademann u. Kolip 2008) und ein Alter über 50 Jahre (Hoy et al. 2012, Waddell u. Burton 2001). Aber auch hier gibt es Unterschiede: Obwohl Frauen mit höherer Wahrscheinlichkeit an NSLBP erkranken, generieren Männer höhere Kosten aufgrund von NSLBP. Dieser Effekt wird durch das unterschiedliche Gesundheitsverhalten beeinflusst. Frauen benutzen das Gesundheitssystem schneller als Männer. Doch wenn Männer sich schließlich zum Arzt begeben und das Gesundheitssystem in Anspruch nehmen, sind die durchschnittlichen Kosten aufgrund von Arbeitsausfallkosten und komplizierteren oder aufwendigeren Behandlungen höher (Wenig et al. 2009).

Es existieren also demografische Risikofaktoren für die Entwicklung von NSLBP. Allerdings berichten verschiedene Studien widersprüchliche Ergebnisse, was weiterhin keine definitiven Aussagen zur Stärke der Einflüsse der einzelnen Faktoren zulässt (Kent u. Keating 2008). Für die Praxis ist es gut, demografische Risikofaktoren zu kennen, jedoch sind sie nicht behandlungsrelevant, da viele von ihnen nicht oder nur sehr schwer veränderbar sind.

3.4 Heilungshemmende Faktoren in der Entwicklung chronischer NSLBP

Vor fast 20 Jahren beschrieben Kendall et al. (1997) erstmals gelbe Flaggen als Risikofaktoren oder heilungshemmende Faktoren (obstacles of recovery). In der Zwischenzeit wurden die Risikofaktoren weiter erforscht und differenziert. Im Moment unterscheidet man zwei klinische Flaggen (rot und orange) sowie drei psychosoziale Flaggen (gelb, blau und schwarz). Die im Flaggensystem beschriebenen Risikofaktoren stehen häufig mit einer verzögerten Genesung im Zusammenhang und fördern somit die Entwicklung von chronischen NSLBP (Main et al. 2008a).

3.4.1 Klinische Flaggen

Red Flags – biomedizinische Faktoren

Die Red Flags werden grundsätzlich nicht als „Risikofaktoren" verstanden, sondern vielmehr als „Warnsignale". Sie werden als medizinisch-biomedizinische Symptome und Zeichen definiert, die auf eine ernsthafte organische Pathologie oder ein akutes ernsthaftes Problem hinweisen. Da NSLBP als unspezifische lumbale Rückenschmerzen definiert werden, ist es zwingend, dass alle belegbaren Pathologien ausgeschlossen werden.

Die Red Flags wurden erstmals 1994 in zwei Behandlungsleitlinien von akuten NSLBP für Allgemeinmediziner beschrieben (AHCPR 1994, CSAG 1994). Die Idee dahinter war, Patienten mit einer klaren Pathologie sofort zu identifizieren und sogleich an Spezialisten weiterzuleiten (Main et al. 2008a). Beispiele sind Blasen- oder Stuhlinkontinenz und eine zunehmende Parese eines Kennmuskels als Hinweis für eine Rückenmarkschädigung oder eine radikuläre Beteiligung, Trauma (Vorsicht Fraktur bei Hinweisen auf Osteoporose), Schmerzen, die sich beim Hinlegen verstärken, oder Fieber (entzündliche Ursache?) und unerklärbarer Gewichtsverlust (tumoröse Ursache?).

Orange Flags – psychiatrische Faktoren

Die Orange Flags werden als psychisches Äquivalent der Red Flags definiert. In diese Gruppe gehören beispielsweise hochgradige psychische Probleme, ernsthafte Persönlichkeitsstörungen, Alkohol- oder illegale Drogenabhängigkeit oder depressive Erkrankungen (Main et al. 2005, Main et al. 2008a). Auch hier gilt es, Patienten mit einer klaren Pathologie sofort zu identifizieren und sogleich an Spezialisten weiterzuleiten (Main et al. 2008a). Neuere Forschungsarbeiten weisen allerdings darauf hin, dass bereits nicht klinische psychische Probleme (z. B. eine depressive Stimmung, die im Alltag auftreten kann) den Heilungsverlauf beeinflussen können (Melloh et al. 2013).

3.4.2 Psychosoziale Flaggen

Yellow Flags – psychologische und Verhaltensfaktoren

Unter Yellow Flags versteht man psychosoziale oder Verhaltensrisikofaktoren, die sich in Situationen oder mit der Zeit verändern können. In diese Kategorie gehören die subjektiven Bewertungen und Zuordnungen, nicht hilfreiche Schmerzüberzeugungen und -vorstellungen oder schlechte Heilungserwartungen. Als mögliche Folgen dieser Risikofaktoren werden ein eingeschränkter Bewegungsradius, das Vermeiden von Aktivitäten aufgrund von Schmerzen oder auch Gefühle von Hilflosigkeit, Angst und Not beschrieben (Kendall et al. 1997, Nicholas et al. 2011; siehe auch Kap. 3.3.1).

Blue Flags – berufliche und soziale Faktoren

Um den Einfluss des wichtigen Lebensbereichs „Arbeitstätigkeit" speziell zu betonen, wurden die Blue Flags, also die berufsbezogenen Risikofaktoren definiert. In diese Kategorie der Risikofaktoren gehören sowohl arbeits- als auch arbeiterbezogene Aspekte. Auf die Arbeit bezogene Risikofaktoren sind beispielsweise körperliche Anforderungen eines Berufsbildes oder geringe Veränderungsmöglichkeiten im Job. So lässt eine Tätigkeit am Fließband das den eigenen Bedürfnissen entsprechende Anpassen von Handlungen oder Arbeitsschritten nur im geringen Maße zu. Ebenso spielt ein stressreiches Arbeitsklima eine Rolle bei der Entwicklung von chronischen NSLBP (Kottwitz et al. 2014). Betrachtet man die arbeiterbezogenen Risikofaktoren, können eine tiefe Arbeitsunzufriedenheit, geringe soziale Unterstützung bei der Arbeit oder eine schwierige Work-Life-Balance die Heilung verzögern (Main u. Burton 2000, Nützi et al. 2016, Shaw et al. 2009).

Black Flags – System und Kontextfaktoren

Die letzte Kategorie der Flaggen, die Black Flags, bezieht sich auf den beruflichen und sozialen Kontext, in dem sich eine Person bewegt. Hier gehören beispielsweise Missverständnisse oder Meinungsverschiedenheiten zwischen verschiedenen Leistungsträgern hinzu. Als klärende Beispiele können ein Arbeitgeber, der einen NSLBP-betroffenen Arbeiter nicht länger im Team haben will, oder Versicherungen, die keine Kompensationszahlungen ausführen, genannt werden. Weitere Black Flags sind Prozessverzögerungen hinsichtlich der Übernahme von Behandlungskosten oder soziale Isolation aufgrund von mangelnder Zusammenarbeit diverser Gesundheitsdienstleister (Main u. Burton 2000, Main et al. 2012, Melloh et al. 2015).

Zusammenfassend stellen also die psychosozialen Flaggen keinesfalls Diagnosen, sondern vor allem Indikatoren für eine verzögerte Heilung oder das Aufrechterhalten der Schmerzen dar. Daher ist es sinnvoll, Patienten mit psychosozialen Flaggen mehr Aufmerksamkeit zukommen zu lassen und sie bei der Rückkehr zur Arbeit bestmöglich zu unterstützen. Die Verhinderung einer Chronifizierung von akuten oder subakuten NSLBP ist extrem wichtig. So kann nicht nur den immensen Kosten für medizinischen Aufwand, Arbeitsausfall oder verringerte berufliche Leistung vorgebeugt werden. Auch den persönlichen Kosten, die eine Person mit chronifizierten NSLBP zusammen mit ihrem Umfeld ununterbrochen trägt, kann so etwas Einhalt geboten werden. Die ▶ Abb. 3.7 vermittelt einen Überblick über die Flaggen und zeigt Empfehlungen auf, wie eine Behandlung bei vorhandenen Flaggen aussehen kann (Main u. Spanswick 2008).

3.5 Fragebogen zur Erfassung von Risikofaktoren

In den folgenden Abschnitten werden die bereits erwähnten Fragebögen vorgestellt, die sich problemlos in eine physiotherapeutische Behandlung integrieren lassen.

Vor dem Gebrauch aller Fragebögen muss sich der Therapeut darüber im Klaren sein, mit welchem Ziel die Instrumente eingesetzt werden sollen. Entsprechend wird

Flagge	Genesungshindernisse – Maßnahmen-Empfehlungen
klinische Flagge Rot	**biomedizinische Faktoren** - Expertenmeinung einholen - Situation neu bewerten, wenn angemessen
klinische Flagge Orange	**psychiatrische Faktoren** - Expertenmeinung einholen - Nach Behandlung durch Spezialisten Situation neu bewerten
klinische Flagge Gelb	**psychologische und Verhaltensfaktoren** - Umgang mit Genesungshinternissen auf bio-psycho-sozialer Ebene, auch multidisziplinär - Reaktivierung betroffener Personen durch Beseitigen von Genesungshindernissen
klinische Flagge Blau	**berufliche und soziale Faktoren** - veränderbare Vorstellungen und Überzeugungen bezüglich Arbeit identifizieren - Reaktivierung betroffener Personen durch Beseitigen von Genesungshindernissen - evt. Kontaktaufnahme mit Arbeitgeber hinsichtlich Rückkehr zu Arbeit/Arbeitsplatzsicherung
klinische Flagge Schwarz	**System- und Kontaktfaktoren** - als Hindernisse zur Weiterentwicklung analysieren und bewerten - Hindernisse mit Arbeitgeber klären und mögliche Lösungen suchen - Patientenerwartungen realitätsgetreu klären und Reaktivierung betroffener Person fördern - (wenn keine Reaktivierung möglich, Therapie abschließen)

Abb. 3.7 Empfehlungen im Umgang mit heilungshemmenden Faktoren.

der Einsatz des Fragebogens angepasst. Beispielsweise kann ein Fragebogen Einblick in eine kurz- aber auch langfristige Entwicklung geben. So ist anzunehmen, dass sich die Einstellungen gegenüber den psychosozialen Risikofaktoren nicht so schnell ändern wie der subjektiv erlebte Schmerz. Ebenfalls können verschiedene Medikamente die Fragebogenerfassungen nachhaltig beeinflussen. Analgetika oder Anxiolytika/Tranquilizer zum Beispiel beeinflussen die Schmerzwahrnehmung respektive die Begleitangst unmittelbar nach Einnahme, hingegen können Antidepressiva ihre schmerzmodulierende Wirkung erst nach mehrwöchiger, regelmäßiger Medikamenteneinnahme entfalten. All diese Hintergrundinformationen müssen bei der Auswertung von Fragebögen berücksichtigt werden.

3.5.1 STarT Back Screening Tool (SBST)

Das STarT Back Screening Tool (SBST; Hill et al. 2008 u. 2010) ist ein öffentlich zugänglicher in verschiedene Sprachen übersetzter Fragebogen mit 9 Fragen, der als Basis-Screeninginstrument gilt und prognostisch eingesetzt werden kann, um biopsychosoziale Risikofaktoren in der Entwicklung von chronischen Rückenschmerzen zu erfassen. Je 2 von 9 Fragen erfassen Schmerzen und Schmerzbehinderung. Zusätzlich werden die Beeinträchtigungen des Alltags durch Schmerz, Schmerzkatastrophisieren, Furcht, Angst und Depression mit je einer Frage erhoben, wobei die 5 Fragen den Wert „psychische Skala" ergeben. Anhand der erreichten Punkte werden die Patienten in Gruppen mit geringem (< 3 von 9 Punkten), mittlerem (≥ 4 von 9 Punkten, jedoch „psychische Skala" ≤ 3 Punkte) oder hohem Risiko eingeteilt (≥ 4 von 9 Punkten, wobei „psychische Skala" > 4 Punkte). Zudem bietet die Homepage (www.keele.ac.uk) für jede Risikogruppe evidenzbasierte Behandlungsleitlinien sowie eine englische Online-Version des SBST an. Der Fragebogen ist innerhalb kurzer Zeit ausgefüllt und die Testgütekriterien sind gut. Dieser Test ist als Überblick sehr empfehlenswert (deutsch und verschiedene Übersetzungen unter: http://www.keele.ac.uk/sbst/startbacktool/translations; englische Version: http://www.keele.ac.uk/media/keeleuniversity/group/startback/Keele_STarT_Back9_item-7.pdf).

3.5.2 Tests zu ungünstigen Einstellungen/Überzeugungen

Angstbedingtes Vermeidungsverhalten bei Schmerzen (FABQ_D)

Auch der Fear Avoidance Beliefs Questionnaire (FABQ; Waddell et al. 1993, Staerkle et al. 2004) hat gute Testgütekriterien und ist in mehreren Sprachen erhältlich. Er spezialisiert sich aber auf die frühzeitige Entdeckung von Angstvermeidungsverhalten (Yellow Flags), um dem Prozess der Schmerzchronifizierung entgegenzutreten. Wie bereits im modifizierten Salford-Modell gesehen, neigen Patienten mit akuten oder subakuten NSLBP dazu, bestimmte Bewegungen zu vermeiden und somit den Degenerierungs-Teufelskreis anzukurbeln. Dies geschieht häufig aufgrund von Angst vor dem Schmerz. Der FABQ erfasst anhand von 16 Fragen die Ängste und Überzeugungen von Patienten hinsichtlich des Arbeitsprozesses (Fragen 6, 7, 9, 10, 11, 12, 15) und der physischen Aktivität (Fragen 2, 3, 4, 5). Mit jeder Frage können 0–6 Punkte erreicht werden, insgesamt also 66 Punkte. Je höher die Gesamtpunktzahl, desto stärker werden Schmerzen vermieden und desto höher ist das Risiko für eine Schmerzchronifizierung. Der Schwellenwert von > 29 Punkten weist auf ein stark erhöhtes Risiko einer negativen Entwicklung hin (Al-Obaidi et al. 2004). Der Test bietet gegenüber dem SBST einen Mehrwert, wenn die Yellow Flags speziell erfasst und differenziert werden sollen. Ebenfalls gibt er Anhaltspunkte für die weiterführende Behandlung: Liegen eher affektive Ängste und Befürchtungen (Angst, Depressivität) oder eher ein Angstvermeidungsverhalten vor?

Die deutsche Version finden Sie unter http://fomt.eu/Frageboegen/FABQ; http://www.igptr.ch/cms/uploads/PDF/PTR/ass_artikelserie/FABQ_physiopraxis. Verschiedene Übersetzungen, wie z. B. englisch und französisch unter http://d-scholarship.pitt.edu/9230/9/ChildsH bzw. http://www.revmed.ch/Scores/Fear-Avoidance-Beliefs.

Back Beliefs Questionnaire

Der Back Beliefs Questionnaire (BBQ; Bostick et al. 2013, Symonds et al. 1996) ist ein 20 Jahre alter Fragebogen mit 14 Fragen, der wiederum Ängste, Vorstellungen oder Überzeugungen von Personen mit NSLBP erfasst. Der Schwerpunkt dieses Fragebogens liegt aber bei den „unvermeidlichen Folgen", dem „unausweichbaren Ende", wenn man an Rückenschmerzen leidet. Dieser Fragebogen nähert sich den katastrophisierenden oder pessimistischen Gedanken und weniger dem angstvermeidenden Verhalten. Eine kürzlich veröffentlichte Studie konnte zeigen, dass ein niedriger BBQ-Wert (also viele pessimistische Gedanken) die Wahrscheinlichkeit erhöht, ein Jahr später an erhöhten Schulter-, HWS- oder NSLBP-Schmerzen zu leiden. Dies galt allerdings nur für Personen, welche nicht sportlich aktiv waren. Bei sportlich aktiven Personen hatten die katastrophisierenden Gedanken keinen Einfluss (Elfering et al. 2015). Es bleibt jedoch zu prüfen, ob eine sportliche Aktivität die negative Einstellung bezüglich „unvermeidlicher Folgen" von NSLBP tatsächlich ständig und über längere Zeit abmildern kann. Der BBQ ist testtheoretisch reliabel und validiert (Bostick et al. 2013, Elfering et al. 2015). Alle 14 Fragen werden anhand eines 5-Punkte-Likert-Antwortformats (1 = „stimme voll zu", 5 = „stimme überhaupt nicht zu") beantwortet. Speziell ist, dass nur 9 von 14 Fragen (Nr. 1, 2, 3, 6, 8, 10, 12, 13, 14) in den Summenwert integriert werden – die anderen 5 Fragen sind Ablenkungsfragen (Symonds et al. 1996). Je niedriger der Summenwert einer Person, desto fehlangepasster und pessimistischer ist die Einstellung. Der BBQ stellt einen Mehrwert für die Behandlung dar, wenn zwischen Angstvermeidungsverhalten und katastrophisierenden Gedanken differenziert werden soll. Er kann auch ein Richtwert für den Therapieverlauf sein, wenn (psycho-)edukative Elemente in die Behandlung integriert werden (englische Versionen: http://onlinelibrary.wiley.com/doi/10.1002/j.1532–2 149 2012.00 275, www.occmed.oxfordjournals.org/content/46/1/25.full.pdf).

Fragen Nr. 14 u. 15 des Örebro Muskuloskeletal Pain Screening Questionnaire

Als kürzeste Variante zur Erfassung von Hinweisen auf heilungshemmende Faktoren bieten sich die beiden Fragen 14 und 15 aus dem Örebro Muskuloskeletal Pain Screening Questionnaire (ÖMPSQ) an. Der ÖMPSQ besteht eigentlich aus 25 Fragen, welche unterschiedliche psychosoziale Risikofaktoren wie Arbeitsausfalltage, berufliche Tätigkeit, psychiatrische Komorbiditäten, Schmerzen und dessen Umgang damit sowie Alltagsaktivitäten erfassen. Die Grundidee des Fragebogens war, einen interdisziplinären Fragebogen für ein interdisziplinäres Behandlungsteam zu kreieren. Allerdings haben unterschiedliche Studien die Validität des Gesamtfragebogens infrage gestellt und die Empfehlung abgegeben, sich auf Einzelfragen zu konzentrieren (Schmidt et al. 2014, Sattelmeyer et al. 2012). Die Fragen 14 und 15 sind Selbsteinschätzungen zur Schmerzchronifizierung (Frage 14) und zur Rückkehr an den Arbeitsplatz in den folgenden 6 Monaten (Frage 15), deren Prognosevalidität in beiden Studien bestätigt werden konnte (Schmidt et al. 2014, Sattelmeyer et al. 2012). Es gilt: Je höher der erreichte Wert, desto höher das Schmerzchronifizierungs-Risiko (englische Version: https://www.aci.health.nsw.gov.au/chronic-pain/health-professionals/assessment).

Arbeitsbezogene Erholungserwartung (work-related recovery expectations)

Die Fragen zur arbeitsbezogenen Erholungserwartung sind das Ergebnis einer wissenschaftlichen Auseinandersetzung mit der Arbeitsabwesenheit und den Einstellungen dazu. Eine systematische Übersichtsarbeit prüfte 2001 die Rolle der Genesungserwartungen und bestätigte, dass positive Erwartungen mit besseren Gesundheitsfolgen unter anderem mit weniger chronischen Schmerzen zusammenhängen (Mondloch et al. 2001). Zusätzlich postulierten zwei prospektive Studien, dass Patientenerwartungen die Rückkehr zur Arbeit nach einem Arbeitsausfall aufgrund von NSLBP beeinflussen (Cole et al. 2002, Schultz et al. 2005). Diese Arbeiten motivierten Gross u. Battié dazu, einmal genauer hinzuschauen. Sie untersuchten die Zusammenhänge zwischen arbeitsbezogener Erholungserwartung, Rückkehr zur Arbeit, Schmerz und Behinderung durch Schmerz von Arbeitnehmern, die wegen chronischen NSLBP arbeitsunfähig waren (Gross u. Battié 2005). Die drei Fragen zur arbeitsbezogenen Erholungserwartung wurden anhand eines 5-Punkte-Likert-Antwortformats beantwortet (1 = „stimme überhaupt nicht zu“, 5 = „stimme voll zu“). Ihre Ergebnisse bestätigten die vorherigen Ergebnisse: Positive arbeitsbezogene Erholungserwartungen hängen mit einem verkürzten Arbeitsausfall zusammen. Hingegen bestätigte die Studie die Negativ-Annahme – je geringere Erholungserwartungen, desto längere Arbeitsabwesenheit – nicht. Eine weitere Schwierigkeit ist, dass die drei Fragen nicht validiert sind und somit keine Aussagen zu testtheoretischen Gütekriterien gemacht werden können.

Was bedeuten diese Ergebnisse also für die Praxis? Je mehr der maximal 15 Punkte erreicht werden, desto größer ist die Chance, dass eine momentan arbeitsunfähige Person den Weg zurück zur Arbeit findet. Erreicht eine Person mittlere oder niedrigere Werte, sind sorgfältig ausgesuchte Behandlungsmaßnahmen und eine gute Patient-Therapeuten-Beziehung sehr wichtig, um einem definitiven Ausschluss aus dem Arbeitsprozess entgegenzuwirken (englische Version: http://ptjournal.apta.org/content/85/4/315).

3.5.3 Schmerzerfassung über visuelle Analogskala (VAS) und numerische Rating-Skala (NRS)

Eine objektive Schmerzmessung gibt es nicht. Allerdings hat sich in der Physiotherapie eine schnelle, einfache und effiziente Schmerzmessung mittels einer visuellen Analogskala (VAS; ▶ Abb. 3.8) oder einer numerischen Rating-Skala (NRS; ▶ Abb. 3.9) etabliert (Haefeli u. Elfering 2006). Beide Instrumente können einfach „on the spot“ während einer Behandlung gezeichnet oder auf Papier vorbereitet werden und bestehen in der Regel aus einer 10 cm langen Linie. An beiden Enden wird der Ankerpunkt definiert. So steht am linken Ende „kein Schmerz“, während ganz rechts „schlimmster vorstellbarer Schmerz“ steht. Bei der NRS werden zusätzlich zu den Ankerpunkten in 1-cm-Schritten Zahlen von 0 (kein Schmerz) bis 10 (schlimmster vorstellbarer Schmerz) als Orientierungshilfen aufgezeigt (▶ Abb. 3.9).

Der Patient markiert nun die aktuelle Schmerzintensität auf dieser Linie. Nachdem der Patient seinen momentan erlebten Schmerz eingetragen hat, kann die behandelnde Person mithilfe eines Lineals die metrische Distanz im cm und mm zum Ankerpunkt „kein Schmerz“ ablesen. Zusätzlich gibt es bereits vorgefertigte VAS und NRS, welche oft auf Kongressen als kleine Geschenke ver-

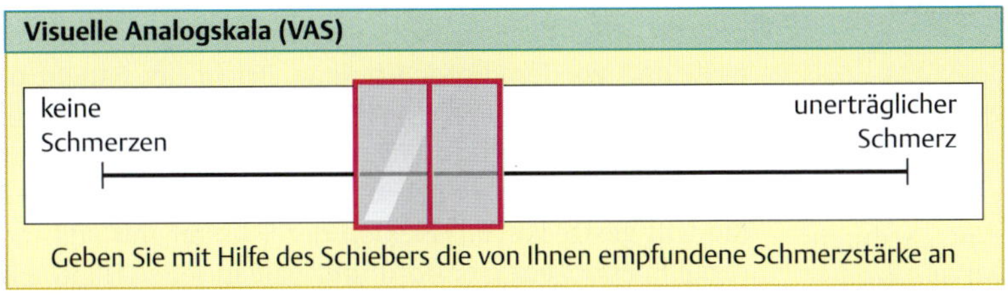

Abb. 3.8 Visuelle Analogskala (VAS). (Bant: Sportphysiotherapie. Thieme 2011; S. 612, Abb. 21.4)

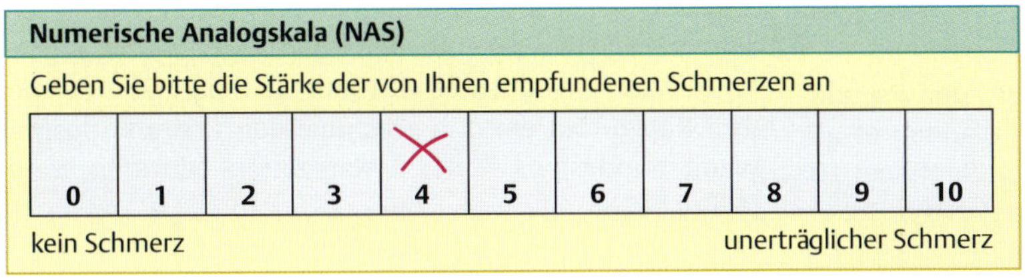

Abb. 3.9 Numerische Rating-Skala (NRS). Anleitung: „Markieren Sie bitte einen Wert zwischen 0 und 10, der am besten zu Ihren aktuellen Schmerzen passt. 0 bedeutet „keine Schmerzen", 10 bedeutet „schlimmste vorstellbare Schmerzen". (Bant: Sportphysiotherapie. Thieme 2011; S. 612, Abb. 21.5)

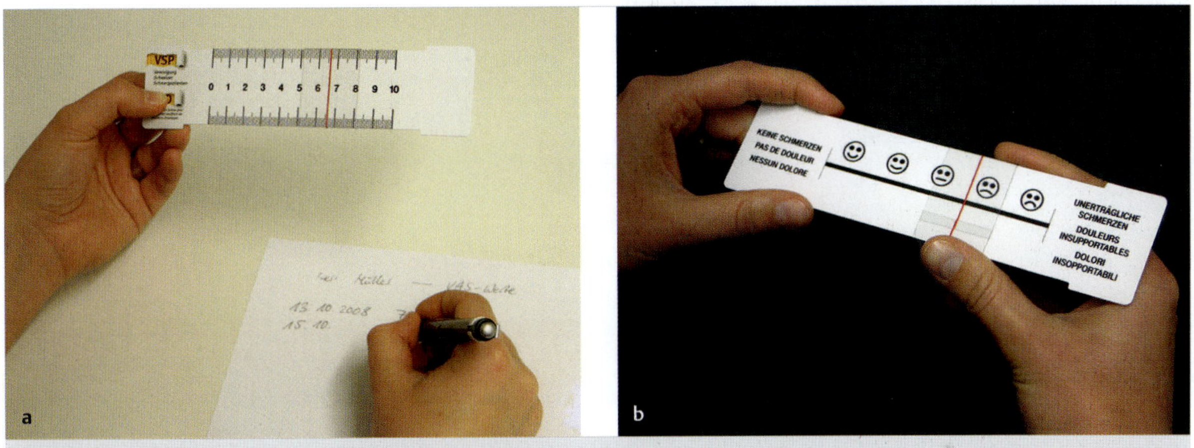

Abb. 3.10 Sprachunabhängige Skala zur Messung der Schmerzintensität.
a Bei dieser VAS gibt der Patient mit einem Schieber seine Schmerzintensität an.
b Der Therapeut liest auf der Rückseite den Wert ab.

teilt werden. Hier kann der Patient anhand eines Schiebers den erlebten Schmerz markieren und die behandelnde Person die Distanz sogleich auf der an der Hinterseite markierten Skala ablesen.

Ebenso gibt es sprachunabhängige Skalen, bei welchen anhand von lächelnden Gesichtern Ankerpunkte gesetzt werden (▶ Abb. 3.10).

Beide Fragebögen gelten als valide, reliabel und anwenderfreundlich (Hilfiker 2008). Die NRS ist einfacher einsetzbar, da die Schmerzbeurteilung dank der Hilfestellungen (Zahlen 0–10 oder unterschiedliche Gesichter) für Patienten einfacher ausführbar ist (Williamson u. Hoggart 2005).

Bezüglich der Aussagekraft von Schmerzveränderungen beschreiben die Empfehlungen der IMMPACT-Gruppe Veränderungen von 10–20 % als wenig relevant, ≥ 30 % als moderat und ≥ 50 % als wesentliche Verbesserung (Dworkin et al. 2005). Andere Autoren weisen jedoch darauf hin, dass auch hier nicht alle Ergebnisse gleich gewichtet werden können (Schomacher 2008).

Sowohl NRS als auch VAS können also als Übersichtstests zur kurz- wie auch langfristigen Schmerzerfassung empfohlen werden. Wer den Schmerz differenzierter erfassen will, ist mit Fragebögen, die zusätzlich sensorisch-diskriminative, affektive und vegetative Dimensionen erfassen, besser bedient. Hier empfehlen sich die deutschen Versionen des Short Form McGill Pain Questionnaires (SF-MPQ) oder des Brief Pain Inventory (BPI).

Eine ausführliche Beschreibung von VAS und NRS sowie des SF-MPQs finden Sie hier:

- http://www.igptr.ch/cms/uploads/PDF/PTR/ass_artikelserie/pp111208_VAS_NRS.pdf
- http://www.igptr.ch/cms/uploads/PDF/PTR/ass_artikelserie/pp608_assessment_mcgill_v2.pdf.

3.5.4 Tests zu arbeitsbezogenen Schwierigkeiten

Anhand der folgenden 4 praktischen Tests lässt sich grob prognostizieren, ob ein Patient, der aufgrund von NSLBP aktuell nicht arbeitet, den Weg zurück zur Arbeit finden wird. Die 4 Tests sind alle schnell und einfach durchzuführen, sodass sie einen geringen Aufwand und geringe Kosten bedeuten, aber verwertbare Resultate liefern. Die beste Prognose bezüglich Nichtrückkehr zur Arbeit wird erreicht, wenn mindestens 3 der 4 Tests „positiv" sind (Kool et al. 2002).

Die Tests sind die VAS, der Step Test, der Pseudo Strength Test und die **Waddell-Zeichen** (Waddell et al. 1980). Die **VAS** (s. o.) gilt als „positiv", wenn 9–10 von 10 Punkten erreicht werden. Beim **Step Test** (▶ Abb. 3.11) wird der Patient gebeten, drei Minuten lang immer wieder auf eine 30 cm hohe Stufe oder auf einen Schemel rauf- und wieder runterzusteigen. Bricht der Patient die Übung vor dem Ablauf der 3 Minuten ab, gilt der Test als „positiv". Beim **Pseudo Strength Test** (▶ Abb. 3.12) liegt der Patient auf dem Rücken, hat die Arme nach oben in die Luft gestreckt (90° Flexion der Schulter mit vollständiger Ellenbogenextension) und hält in jeder Hand eine 3-kg-Hantel 2 Minuten lang fest. Auch hier ist der Test „positiv", wenn der Patient den Test frühzeitig abbricht. Schließlich beschrieb Waddell bereits 1980 klinische Zeichen bei NSLBP-Patienten von überwiegend nicht organischer Natur (Waddell et al. 1980). Er teilte die 8 Zeichen in 5 Kategorien ein und erachtete den Test als „positiv", wenn mindestens 3 der 5 Kategorien betroffen waren (▶ Tab. 3.1).

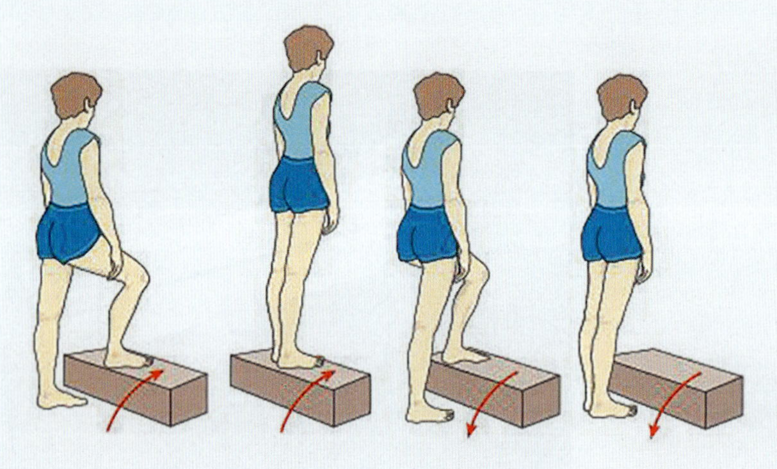

Abb. 3.11 Step Test.

Tab. 3.1 Waddell-Zeichen.

Waddell-Zeichen	Klinische Symptome
Druckempfindlichkeit	oberflächlich: Der Patient liegt in Bauchlage, der Rücken ist frei. Das Abheben einer Hautfalte oder das bloße Berühren der Haut ist über dem lumbalen Gebiet schmerzhaft.
	tief: gleiche Ausgangsstellung. Die Empfindlichkeit erstreckt sich über mehrere Strukturen. Ein sanfter Druck mit den Händen auf verschiedene Rückenstrukturen wird als schmerzhaft erlebt.
Scheinmanöver	Stauchung: Der Patienten steht aufrecht, die Füße sind hüftbreit auseinander platziert. Der Kopf wird ein wenig nach unten gestaucht. Diese Stauchung ist schmerzhaft.
	Rumpfrotation: Dem Patienten werden in der gleichen Ausgangsstellung die Schultern und das Becken passiv in dieselbe Richtung rotiert, ohne das Ende des Bewegungsradius zu erreichen. Diese Rotation ist schmerzhaft.
Ablenkung	Straight Leg Raise (SLR) im Sitzen/in Rückenlage: Der SLR-Test ist ein sehr aufschlussreicher Ablenkungstest. Der Patient liegt in Rückenlage oder sitzt auf einer Behandlungsliege. Rückenlage: Das Bein wird mit extendiertem Knie passiv hochgehoben. Sitz: Der Unterschenkel wird passiv hochgehoben. Wenn der Patient durch Ablenkung einen deutlich höheren Winkel erreicht als ohne Ablenkung, kann die Schmerzursache als nicht organisch betrachtet werden.
Neurologie	Sensibilität: Der Patient liegt in Rückenlage oder steht im aufrechten Stand, die Füße stehen hüftgelenksbreit auseinander. Die behandelnde Person streicht beidhändig von den SIAS über die lateralen Oberschenkelflächen in Richtung Knie. Verminderte Empfindungen oder Schmerzäußerungen, die keinem dermatologischen Muster entsprechen, sind positive Zeichen.
	Kraft: Der Patient liegt in Rückenlage, ein Bein ist bei 90° Flexion im Hüft- und Kniegelenk angewinkelt und wird von der behandelnden Person fixiert, sodass keine Bewegung möglich wird. Der Patient wird gebeten, das Knie nach innen/außen zu rotieren und nach oben zu ziehen. Diese Muskelanspannungen verursachen immer Schmerzen.
Überreaktionen	Die Überempfindlichkeit wird nicht getestet, sondern während der anderen Tests beobachtet. Der Patient reagiert mit unverhältnismäßigen, verbalen Schmerzäußerungen, grimassiert, zittert oder verkrampft sich, zeigt Schonhaltungen oder starkes Schwitzen.

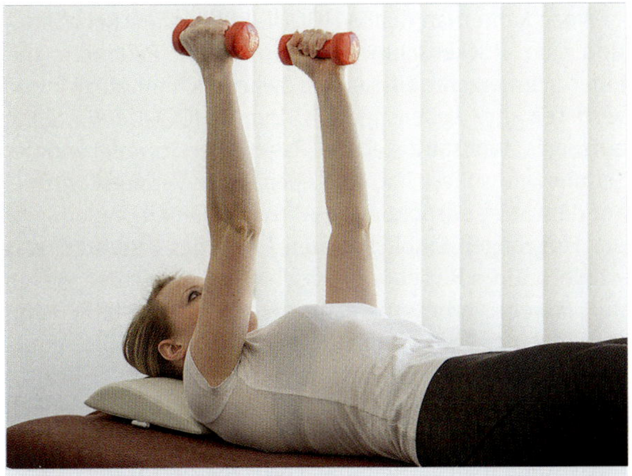

Abb. 3.12 Pseudo Strength Test.

3 der 4 beschriebenen Tests können als klinische Yellow Flags erachtet werden: Bei der Einführung der Yellow Flags 1997 beschrieben die Autoren ein Schmerzempfinden von 9 oder 10 von 10 als klares Indiz eines sogenannten „Schmerzverhaltens" (Kendall et al. 1997). Ebenso gibt es keinerlei mechanische Ursachen, welche beim Step Test oder beim Pseudo Strength Test Rückenschmerzen provozieren und daher zu einem frühzeitigen Abbruch führen müssen. Die Gründe für den Abbruch liegen im Angstvermeidungsverhalten und in den katastrophisierenden Gedanken.

Alle drei Tests zeigten in der Studie von Kool et al. (2002) eine hohe Validität in der Vorhersage bezüglich der Rückkehr zur Arbeit. Was bedeuten diese positiven Tests nun für den Umgang mit Risikopatienten in der ambulanten Therapiepraxis? Sie deuten darauf hin, dass besonders auf eine stützende therapeutische Beziehung, auf eine gute Zusammenarbeit mit dem Hausarzt und eventuell auf das Einschalten einer psychologisch geschulten Person oder eines Ergotherapeuten mit Erfahrung in der Behandlung von Schmerzpatienten geachtet werden sollte. Der Behandlungskreis muss – auch zum Selbstschutz des behandelnden Physiotherapeuten! – durch ein multi- oder wenn möglich interdisziplinäres Therapiesetting ergänzt werden. Wenn die letzte Arbeitstätigkeit mehrere Jahre zurückliegt, der Patient „austherapiert" ist und kaum Hoffnung auf eine Rückkehr in den Arbeitsprozess besteht, kann das Setting auch sehr niederschwellig sein. Zentral jedoch ist ein langjähriges, stabiles Setting mit gleichbleibenden Ansprechpersonen, um ein endloses „Ärztehopping" mit immer neuen Untersuchungen bei neuen Experten zu verhindern.

3.5.5 Tests zu emotionalen Schwierigkeiten

Quick Inventory of Depressive Symptomatology (QIDS)

Obwohl der Beck Depressions-Inventar II (BDI II) der wohl am häufigsten gebrauchte Selbsteinschätzungs-Depressionsfragebogen ist, muss man ihn käuflich erwerben. Daher empfehlen wir hier den auf einer Homepage öffentlich zugänglichen Quick Inventory of Depressive Symptomatology (QIDS; http://www.ids-qids.org/index2.html), der zudem in 31 Sprachen übersetzt worden ist und sehr gute Testgütekriterien aufweist (Rush et al. 2003 und 2005). Ursprünglich als Fragebogen mit 30 Fragen konzipiert (IDS, Rush et al. 1986), wurde der QIDS im Jahr 2003 auf 16 Fragen reduziert mit dem Ziel, den Schweregrad der depressiven Symptome zu erfassen.

Beide Fragebögen, IDS wie QIDS, sind als Selbst- und als Fremdeinschätzungsfragebögen erhältlich. Sie erfassen die 9 Dimensionen einer schweren depressiven Störung (1 traurige Stimmung, 2 Konzentrationsfähigkeit, 3 Selbstkritik, 4 Suizidgedanken, 5 Interessen, 6 Energie/Müdigkeit, 7 Schlafstörungen, 8 gesteigerter oder verminderter Appetit mit entsprechender Gewichtsveränderung, 9 psychomotorische Agitation oder Verlangsamung) und sind einfach zu bearbeiten. Dabei beziehen sie sich auf die Symptomatik der letzten 7 Tage. Die testtheoretischen Gütekriterien sind hoch bis sehr hoch einzustufen (Rush et al. 2005). Eine jede Frage des Selbsteinschätzungsfragebogens QIDS-SR16 kann mit einer 4-stufigen Likert-Skala beantwortet werden (0–3 Punkte). Das Beantworten der 16 Fragen dauert 5–7 Minuten, und insgesamt können 0–27 Punkte aufsummiert werden. Eine Beschreibung der Auswertung liegt jedem Fragebogen auf der Homepage bei. Anhand der Summenwerte kann dann der Schweregrad der Depression abgeschätzt werden (0–5 Punkte: keine Symptome; 6–10 Punkte: milde Symptomatik; 11–15 Punkte: moderate Symptomatik; 16–20 Punkte schwere Symptomatik; ≥ 21 Punkte: sehr schwere Symptomatik).

Der Einsatz des QIDS-SR16 empfiehlt sich, wenn ein Verdacht auf eine depressive Symptomatik besteht oder wenn der affektive Zustand des Patienten über die Behandlungszeit regelmäßig kontrolliert werden soll.

Erfassung der psychischen und körperlichen Lebensqualität (WHOQOL-BREF)

Auch beim SF36, einem der populärsten Fragebogen zur Erfassung der Lebensqualität, stellt sich das Problem mit dem käuflichen Erwerb. Daher stellen wir hier den WHOQOL-BREF vor. Dieser ist zwar auch nur mit etwas Mühe erhältlich, dafür aber in mehr als 30 Sprachen übersetzt und ein Äquivalent des SF36. Der World Health Organization Quality of Life – BREF (WHOQOL-BREF) ist die Kurzversion des WHOQOL-100 und wurde in Kooperation von internationalen Forschungszentren mit dem Ziel entwickelt, einen interkulturell akzeptierten Fragebogen zur Erfassung von Lebensqualität zu kreieren. Er misst daher die subjektive Lebensqualität, welche als individuelle Wahrnehmung der eigenen Lebenssituation im Kontext der vorherrschenden Kultur und des Wertesystems verstanden wird. Können die persönlichen Ziele, Erwartungen, Interessen und Beurteilungen in diesem Kontext erreicht werden (Angermeyer et al. 2000)?

Die 26 Fragen des WHOQOL-BREFs sind den Dimensionen physisches Wohlbefinden, psychisches Wohlbefinden, soziale Beziehungen und Umwelt zugeordnet. Der Fragebogen ist für Erwachsene ab 18 Jahren normiert und kann bei allen Personen eingesetzt werden, unabhängig vom allgemeinen, physischen oder psychischen Gesundheitszustand. Alle Fragen werden auf einer 5-stufigen Likert-Skala in durchschnittlich 10 Minuten beantwortet. Bei der Testauswertung werden die erreichten Punkte der einzelnen Skalen aufsummiert und anhand einer einfachen Formel in einen Prozentwert transformiert. Je mehr Punkte erreicht werden, desto höher ist die Lebensqualität. Einige Besonderheiten bei der Testauswertung werden in den Anleitungen klar beschrieben, zudem besticht dieser Test durch gute bis sehr gute testtheoretische Gütekriterien (Skevington et al. 2004).

Wozu kann man den WHOQOL-BREF in der Rehabilitation von Rückenschmerzen einsetzen? Patienten mit einer Schmerzchronifizierung ziehen sich oft zurück und verlieren ihre Lebensqualität. Der WHOQOL-BREF kann aufzeigen, wie stark sich der Patient bereits aufgrund der Schmerzen isoliert hat, und ebenso zur Verlaufskontrolle auf dem Weg zurück in die Aktivität dienen. Zudem gibt der Fragebogen Einblick in den Alltag des Patienten, was wiederum die Beziehung zwischen behandelnder Person und Patient verbessern kann. Den WHOQOL-BREF kann man auf der WHO-Homepage bei der WHO herunterladen und bestellen (http://www.who.int/mental_health/publications/whoqol/en/). Vor der Verwendung ist jedoch zunächst die Einholung einer Genehmigung erforderlich. Dazu stellt man in knapper Form dar, wozu der Fragebogen eingesetzt werden soll und verpflichtet sich, der WHO die Rohdaten zur Verfügung zu stellen. Sobald die Anfrage bearbeitet wurde, werden die Fragebögen in der gewünschten Sprache von der WHO per Mail zugesendet.

Es könnten noch viele weitere Fragebögen beschrieben, vorgestellt und empfohlen werden. Die oben beschriebene Auswahl deckt jedoch den Alltag mit akuten und chronischen Rückenschmerzpatienten ab (▶ Abb. 3.13) und bietet Möglichkeiten, sogenannte Risikopersonen frühzeitig durch kurze validierte Fragebögen zu entdecken und

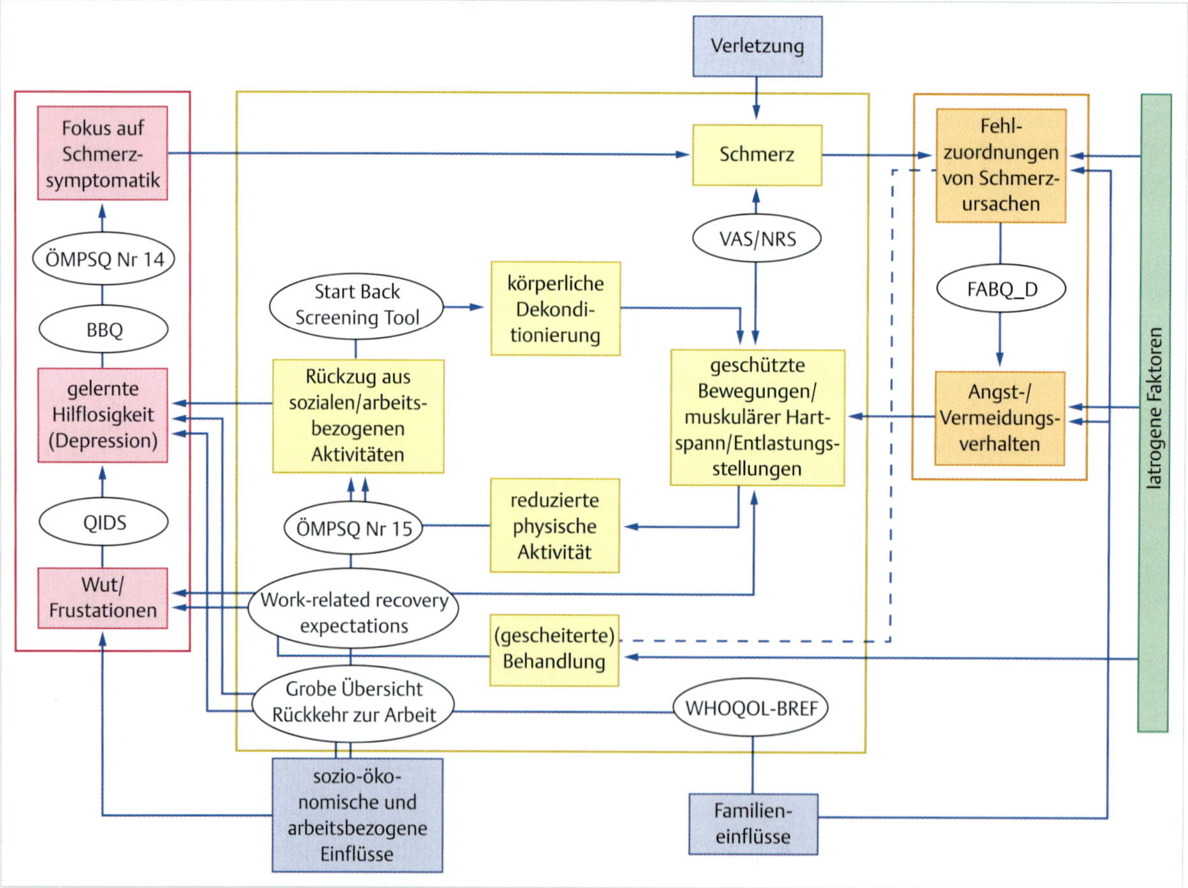

Abb. 3.13 Thematische Platzierung der vorgestellten Fragebögen (Anordnung hierarchisch nach Anzahl der Fragen).

entsprechend zu behandeln. Bei mehreren gleichfarbigen Fragebögen in der Abbildung sind die kürzeren Varianten oben und die etwas längeren Varianten unten dargestellt.

3.6 Analgetika im Rahmen der Schmerztherapie

Bevor im letzten Kapitel auf therapeutische Maßnahmen im Umgang mit Patienten eingegangen wird, gibt es hier einen groben Überblick über das WHO-Stufenschema zum Einsatz von Analgetika im Rahmen der Schmerztherapie (Miller u. Block 2012).

Das Ziel der analgetischen Therapie ist es, rechtzeitig eine ausreichende Schmerzreduktion bis zu einer Schmerzfreiheit herzustellen, um den pathophysiologischen Kreislauf zu unterbrechen und einer Chronifizierung entgegenzuwirken.

In ▸ Tab. 3.2 werden die drei Stufen des WHO-Stufenschemas sowie die Komedikationen dargestellt.

Die Komedikation hat zwei Bedeutungen. Einerseits dient sie zur Unterstützung der Analgesie, andererseits der Behandlung etwaiger Nebenwirkungen der Analgetika.

Da eine Komedikation auf jeder Stufe eingesetzt werden kann, ist es wichtig, dass sowohl der Patient als auch der Physiotherapeut über diese Substanzen und ihre Wirkweise Bescheid weiß. Eine unzureichende Aufklärung kann die zentrale Beziehung zwischen Therapeut und Patient destabilisieren und das Vertrauensverhältnis nachhaltig stören (Flor u. Turk 2011).

3.7 Physiotherapierelevante Behandlungsmaßnahmen

Seit Längerem existieren Leitlinien zur Behandlung sog. „Risikopatienten“ mit akuten/chronischen NSLBP. Diese sollen hier zusammengefasst beschrieben werden, bevor wir uns der Erläuterung kognitiv-verhaltenstherapeutischer Maßnahmen zuwenden, die in eine physiotherapeutische Behandlung einfließen können.

3.7.1 Zusammenfassung internationaler Leitlinien bei NSLBP

Koes et al. (2010) untersuchten in einer systematischen Literaturarbeit 13 nationale und zwei internationale Leitlinien zu Anamnese, Befund und Behandlung von Personen mit (sub)akuten und chronischen NSLBP. Etwas jünger sind die beiden evidenzbasierten Leitlinien, welche sich speziell an die physiotherapeutische Behandlung richten (Delitto et al. 2012, Royal Dutch Society for Physical Therapy, KNGF 2013). Die ▸ Tab. 3.3, ▸ Tab. 3.4 und ▸ Tab. 3.5 stellen eine Synthese der Inhalte der drei Artikel dar. Details können in den (öffentlich zugänglichen) Originalarbeiten nachgelesen werden.

Tab. 3.2 Erweitertes WHO-Stufenschema.

Stufe	Medikamentenkategorie	Beschreibung	Wirkstoffe (Auswahl)
Stufe 1	nicht-steroidale Entzündungshemmer, Paracetamol	„schwache“ Analgetika, periphere Wirksamkeit	Paracetamol Mefenaminsäure
Stufe 2	niedrigpotente Opiate	zentrale Wirksamkeit	Tramodol Dihydrocodein
Stufe 3	hochpotente Opiate	zentrale Wirksamkeit	Morphium Fentanyl
Komedikation	Muskelrelaxanzien	Einsatz bei Muskelverspannungsschmerzen	Tizanidin Baclofen einige Tranquilizer
	bestimmte Antiepileptika (Antikonvulsiva)	Einsatz bei neuropathischen Schmerzen	Pregabalin Gabapentin Carbamazepin
	bestimmte Antidepressiva mit sogenannter schmerzmodulierender Wirkung (Wirkung auf Schmerzwahrnehmung)	– ältere Antidepressiva (Trizyklika) – neuere Antidepressiva (SSNRI oder Tetrazyklika)	insbesondere Amitriptylin Duloxetin Venlafaxin Mirtazapin
	Glukokortikoide	entzündliche und rheumatische Schmerzen	

Tab. 3.3 Empfehlungen zu Anamnese und Befund bei NSLBP.

Untersuchung	Zusammenfassung
Koes et al. 2010	– Empfehlungen zur (ärztlichen) Diagnoseerhebung – Differenzialdiagnose (NSLBP, radikuläres Syndrom, ernsthafte Pathologie) berücksichtigen – anhand der Red Flags nach ernsthaften Pathologien suchen – Körperliche und neurologische Tests (inklusive Straight Leg Raise) durchführen – bei Stagnation nach Yellow Flags suchen – routinemäßige bildgebende Verfahren bei NSLBP nicht indiziert
Delitto et al. 2012	– Hinweis zur Differenzialdiagnose: Rücksprache mit Arzt suchen, wenn a) die klinischen Befunde Hinweise auf eine ernsthafte Erkrankung liefern b) die vom Patienten berichteten Einschränkungen nicht dem klinischen Befund entsprechen c) die Symptome trotz Therapiemaßnahmen stagnieren
KNGF 2013	keine spezielle Beschreibung der Anamnese und des Befunds, sondern Hinweise auf „normalen" und „abnormalen" Verlauf von NSLBP **normaler Verlauf:** – das Aktivitätsniveau und die Teilnahme normalisieren sich im Laufe der Behandlung – Schmerzwahrnehmung verringert sich meistens – NSLBP verschwinden vielleicht nicht vollständig, üben aber keinen Einfluss mehr auf die Partizipationsebene des Patienten aus **abnormaler Verlauf:** – eingeschränktes Aktivitätsniveau und eingeschränkte Teilnahme bleiben stabil oder nehmen sogar zu – verzögerte Genesung wird als fehlende Veränderung auf der Partizipationsebene (innerhalb von drei Wochen) definiert

Die drei Empfehlungen unterscheiden sich vor allem in den Schwerpunkten. Koes et al. (2010) bieten eine kurze, knappe und handliche Leitlinie an, wie man Personen mit NSLBP breit aber effizient untersuchen kann, während Delitto et al. 2012 sich auf eine ausführliche Schilderung der unterschiedlichen Diagnosefeinheiten konzentrieren. Sie weisen allerdings darauf hin, den Patienten bei Schwierigkeiten zurück an den Arzt zu verweisen. Hingegen konzentrieren sich die KNGF-Leitlinien (2013) vor allem auf den Krankheitsverlauf und identifizieren die „Risikopersonen" auf diese Art.

Tab. 3.4 Empfehlungen zur Behandlung von akuten/subakuten NSLBP.

Untersuchung	Zusammenfassung
Koes et al. 2010	– Patienten beruhigen – NSLBP haben eine positive Prognose – den Patienten empfehlen, aktiv zu bleiben – wenn nötig, Schmerzmittel verschreiben: erste Wahl ist Paracetamol, zweite Wahl sind nicht-steroidale Entzündungshemmer, allenfalls Myorelaxanzien oder Opiate berücksichtigen und Antidepressiva oder Antikonvulsiva als Koschmerzmedikation einsetzen – Bettruhe wenn möglich verhindern – kein betreutes Bewegungsprogramm empfehlen – Selbstständigkeit erhalten
Delitto et al. 2012	Bei jeder spezifischen Diagnose werden die primären Symptome, die Einschränkungen und die zentralen Behandlungsmaßnahmen in einer Tabelle beschrieben. **Zusammengefasste Behandlungsmaßnahmen:** – manuelle Therapie mit und ohne Impuls; Rumpfkoordinationsübungen, Kräftigungsübungen, Ausdauerübungen; Schmerzzentralisation durch wiederholende Bewegungen aktiv und passiv ausführen lassen; Flexionsübungen zusammen mit manueller Therapie, Kräftigungsübungen, Nervengleitübungen oder progressivem Walking – Patientenedukation mit Erklärungen, wie sich Anatomie und Struktur gegenseitig beeinflussen und stabilisieren; Erklärungen zur Schmerzwahrnehmung, die eigentlich gute Prognose von NSLBP; Erklärungen zu Schmerz-Coping-Strategien, um den Einfluss von psychosozialen Risikofaktoren abzumildern, Erklärungen zur Wichtigkeit eines aktiven Lebensstils, auch wenn noch Schmerzen wahrgenommen werden, und zur Wichtigkeit, auch Aktivitäten langsam und kontinuierlich aufzubauen – nicht nur Schmerzen kontinuierlich zu vermindern – progressive Ausdauerübungen und die Verbesserung der allgemeinen Fitness (Personen mit generalisierten Schmerzen: extensive, submaximale Ausdauer- und Bewegungsaktivitäten; Personen ohne generalisierte Schmerzen: moderate bis hochintensive Ausdauer- und Bewegungsaktivitäten)

Tab. 3.4 Fortsetzung

Untersuchung	Zusammenfassung
KNGF 2013	**Behandlungsstrategien bei normalem Verlauf:** – Patienten beruhigen – erklären, dass NSLBP kein ernsthaftes Problem ist, häufig spontan heilt, aber wiederkehren kann – ständige Bettruhe nicht empfehlen. Wenn notwendig, maximal zwei Tage Bettruhe gewähren, um eine erneute Schmerzkontrolle zu erlangen. Erklären, dass die Aktivität nach zwei Tagen langsam und kontinuierlich wieder aufgebaut werden muss – keine Empfehlungen abgeben, welche die Passivität steigern, sondern einen aktiven Alltag propagieren – erklären, dass aktiv sein im Alltag keine Rückenstrukturen verletzt und dass langsam und kontinuierlich aufgebaute Aktivitäten im Alltag und im Beruf die Heilung unterstützen – die Behandlung auf drei Wochen limitieren **Zusätzliche Strategien bei abnormalem Verlauf:** – erklären, dass ein gesteigertes Schmerzempfinden nicht mit einem Strukturschaden im Rücken zusammenhängt, sondern mit der zentralen Schmerzverarbeitung – moderate und kontinuierlich aufgebaute Bewegungen und Aktivitäten unterstützen, Wiederaufnahme der Arbeitstätigkeit (falls notwendig mit zeitlich eingeschränkter Arbeitstätigkeit) – den Bedürfnissen des Patienten entsprechendes Bewegungsprogramm aufgrund des Fachwissens und der Erfahrungen als PT initiieren – bei eingeschränkter Bewegungsfreiheit manuelle Gelenksmobilisation oder -manipulation, kurze und über kurze Dauer hinweg Massagen oder Wärmetherapie als Schmerzreduktion durchführen – bei Arbeitsausfall > 4 Wochen Kontakt mit Hausarzt oder verantwortlicher Person für die Gesundheit an der Arbeitsstelle aufnehmen und Prozedere gemeinsam besprechen

Es fällt auf, dass alle drei Empfehlungen Bettruhe wenn möglich vermeiden und die betroffenen Personen so aktiv wie möglich in den Alltag integrieren wollen. Zudem ist augenfällig, dass den betroffenen Personen Sicherheit vermittelt und die möglichst schnelle Rückkehr an den Arbeitsplatz, ggf. auch mit Einschränkungen, angestrebt werden sollte.

Tab. 3.5 Empfehlungen zur Behandlung von chronischen NSLBP.

Untersuchung	Zusammenfassung
Koes et al. 2010	– keine Therapiemodalitäten wie Elektrotherapie oder Ultraschall empfehlen – nur kurzzeitiger Einsatz von Schmerzmedikation oder Manipulation – betreutes Bewegungsprogramm – kognitive Verhaltenstherapie – multidisziplinäre (stationäre) Therapie
Delitto et al. 2012	keine Differenzierung zwischen Behandlungsmaßnahmen akuter/subakuter vs. chronischer Schmerzen
KNGF 2013	**Behandlungsstrategien bei abnormalem Verlauf und dominanten Yellow Flags als heilungshemmenden Faktoren:** – Empfehlung aktiv zu bleiben und erklären, dass Bewegungen keine Rückenstrukturen verletzen, sondern die Heilung unterstützen – unterstreichen, dass psychosoziale Faktoren wie ein depressives Zustandsbild, Angstvermeidungsverhalten oder katastrophisierende Gedanken die Heilung negativ beeinflussen können – in Absprache mit dem Patienten den Hausarzt, Betriebsarzt oder Psychologen kontaktieren, um das Prozedere gemeinsam zu besprechen, wenn psychosoziale Faktoren den Krankheitsverlauf klar beeinträchtigen – in Absprache mit dem Patienten das Gespräch mit dem Hausarzt oder Betriebsarzt suchen, um das Prozedere gemeinsam zu besprechen, wenn die Heilung durch schwere körperliche Arbeit oder verlängertem Arbeitsausfall eingeschränkt wird – moderate und kontinuierlich aufgebaute Bewegungen und Aktivitäten unterstützen, Wiederaufnahme der Arbeitstätigkeit (falls notwendig mit zeitlich eingeschränkter Arbeitstätigkeit) anpeilen – abgestuftes Bewegungsprogramm initiieren – Bewegungsübungen mit den Anforderungen des Arbeitsalltags abgleichen – bei Therapiestagnation nach 3–6 Wochen Hausarzt kontaktieren, um weiteres Vorgehen zu besprechen; ggf. Abbruch der PT (oder Ziele neu klären)

Die Edukation stellt zu allen Zeitpunkten eine äußerst wichtige und sehr effiziente Intervention dar. So müssen zu Beginn einer unspezifischen Schmerzepisode der gute Verlauf und die Harmlosigkeit herausgestellt werden. Ebenso muss betont werden, dass das Aktivbleiben eine zentrale Maßnahme darstellt. Haben sich chronische Schmerzen eingestellt, ist es unerlässlich, dem Patienten Folgendes zu vermitteln:

- Es gibt Schmerzen ohne eine für uns erkennbare somatische Ursache.
- Der Schmerz hat nichts mit Einbildung oder Simulation zu tun.
- Aktiv zu bleiben ist eine wichtige Maßnahme.

Bei den chronischen Schmerzen werden die Einflüsse der psychosozialen Risikofaktoren sichtbar. Mithilfe von multidisziplinären Maßnahmen, welche auf kognitiv-verhaltenstherapeutischen Strategien basieren, wird versucht, das Partizipationsniveau der betroffenen Person zu erhalten und zu fördern. Gleichzeitig soll die intensive Inanspruchnahme des Gesundheitssystems durch stabile Beziehungen zwischen behandelnden Personen und Patienten eingeschränkt werden.

Zusätzlich zu den evidenzbasierten Empfehlungen publizierte die KNGF einen schematischen Behandlungsablauf für NSLBP. Er kann, je nach persönlichen Präferenzen, die Anamnese und den Behandlungsverlauf strukturieren. Interessierte finden ihn mit dem folgenden Link: https://www.fysionet-evidencebased.nl/images/pdfs/guidelines_in_english/low_back_pain_flowchart_2013.pdf.

3.7.2 Integrierbare kognitiv-verhaltenstherapeutische Maßnahmen

Im letzten Abschnitt dieses Kapitels geht es um kognitiv-verhaltenstherapeutische Maßnahmen, welche sich einfach in die Physiotherapie integrieren lassen. Das Ziel der kognitiv-verhaltenstherapeutischen Schmerzbehandlung liegt im Abbau von Gefühlen der Hilflosigkeit, während Patienten neue Kompetenzen durch das Erlernen von Bewältigungsmöglichkeiten erfahren (Pfingsten u. Wendt 2003). Dazu gehören Begriffe wie „Selbstwirksamkeit", „Coping", „Motivation" oder „Stressreaktionen" und „Entspannung fördern".

Die wahrscheinlich wichtigste therapeutische Maßnahme neben einer gemeinsamen Zielsetzung ist das Ernstnehmen des Patienten und seiner Schmerzen (Flor u. Turk 2011, Pfingsten u. Wendt 2003). Auch wenn eine medizinisch geschulte Person Ungereimtheiten erkennen kann, leidet der Patient an diesen Schmerzen 24 Stunden am Tag und 7 Tage die Woche. Ein Herunterspielen der Schmerzen stellt die Beziehung zwischen Therapeut und Patient erheblich infrage.

Selbstwirksamkeit

Unter der Selbstwirksamkeitserwartung (SWE) versteht man die Überzeugung, aufgrund eigener Kompetenzen Handlungen selbst erfolgreich ausführen zu können (Bandura 1977, Schwarzer u. Jerusalem 2002). Selbstwirksamkeit ist eng mit Kontrollüberzeugungen verbunden (Rotter 1966). Sie betont die subjektive Handlungsfähigkeit, während die Kontrollüberzeugungen die Denkprozesse andeuten. Ist das Auftreten eines Ereignisses vom eigenen Verhalten abhängig oder wird es von außen, also durch Glück, Pech oder Zufall verursacht? Ein Patient mit chronischen Schmerzen neigt eher zu einer niedrigen Selbstwirksamkeitserwartung („Ich kann die Schmerzen nicht beeinflussen") und einer externen Kontrollüberzeugung („Das Leben ist grausam", „Ich bin vom Pech verfolgt"). Hier gilt es, die Selbstwirksamkeitserwartung zu fördern und die Kontrollüberzeugungen zu internalisieren.

Möglichkeiten bieten sich in der therapeutischen Beziehung und in der aktiven Therapie an. Mittels der gemeinsamen Zielsetzung werden Wünsche, Ziele und Erwartungen des Patienten mit den Vorstellungen, Erwartungen und Erfahrungen des Therapeuten verglichen und angepasst. Dieser teils schwierige Prozess hilft, eine gemeinsame Realität zu schaffen. Ohne diese ist eine Zusammenarbeit ohne falsche Erwartungen nur schwierig möglich.

Sind die Zielsetzungen geklärt, kann der Patient während der aktiven Therapie einen angenehmen, nicht schmerzenden Körperteil suchen. Dieser angenehme Körperteil stellt nun eine „Insel" in den Schmerzen dar, wohin sich die Aufmerksamkeit des Patienten in der Entspannung immer wieder zurückziehen kann. Dadurch lernt der Patient, den Körper nicht nur defizitorientiert, sondern ebenfalls ressourcenorientiert wahrzunehmen. Die Wahrnehmung dieser „Schmerzinsel" lässt sich üben und auf andere Therapiemaßnahmen übertragen (s. Kap. 8.2). Pfingsten u. Wendt (2003) sprechen von einem Quoten-Konzept. Der Schmerz soll seine diskriminierende Funktion verlieren, der Fokus wird auf das Erleben von Kontrollfähigkeit und Selbsteffizienz gelegt. Auf Kräftigungsübungen bezogen bedeutet dies, dass die Quote der Übungen (Gewicht, Wiederholungszahl) einen geringen Ausgangswert aufweist. Durch die erfolgreiche Absolvierung der Quote erhöhen sich mit größerer Wahrscheinlichkeit das Selbstwirksamkeitserlebnis („Ich hab's geschafft") und die Erfolgsmotivation.

Gleichzeitig unterstützt es den Therapieprozess und die Behandler-Patienten-Beziehung, wenn Patienten aktiv am Aufstellen der Quotenpläne beteiligt sind, diese selbstständig durchführen, entsprechend Protokoll führen und den Verlauf selbst kontrollieren. Das Abgeben der Selbstverantwortung an den Patienten lässt sich auf alle aktiven Übungen übertragen. Beim Besprechen des „Heimprogramms" oder Quotenplans ergeben sich zudem auch immer Möglichkeiten, Informationen zu vermitteln, Fragen zu beantworten und aufkommende Ängste anzusprechen. So ist es normal, wenn nach langen Dekonditionierungsphasen der Körper mit stärkeren Schmerzen reagiert. Dieser Muskelkater muss aber erträglich sein und kann als gutes Zeichen dafür interpretiert werden, dass der Körper „funktioniert und Fortschritte macht".

Wichtig ist, den Patienten auf die erwartete Schmerzverstärkung vorzubereiten, diese zu erklären und mit dem Patienten Möglichkeiten zu erarbeiten, wie er damit umgehen kann (Pfingsten u. Wendt 2003). Der Fokus muss aber klar auf dem Umgang mit dem Schmerz liegen, denn ein „Vorbereiten auf den Schmerz" kann ebenfalls die Schmerzwahrnehmung verstärken. Zudem sollte beim Gespräch über Schmerzen eine gewisse Vorsicht walten: Das Ziel muss bleiben, das Gespräch ressourcenorientiert und auf das Training bezogen durchzuführen. Chronische Schmerzpatienten neigen dazu, sich im Schmerz zu verlieren und fallen immer wieder in die defizitorientierte Wahrnehmung und das Vermeiden von Aktivität zurück (Flor u. Turk 2011).

Coping

Coping bezieht sich auf den persönlichen Umgang mit den Schmerzen, das Anpassen oder Bewältigen des Schmerzes, oder den Stress, welcher der Schmerz bei den betroffenen Personen auslöst. Bei Coping-Strategien spricht man von adaptiven, also aktiven und langfristigen Strategien mit nachhaltigen Lösungen oder maladaptiven, passiven Coping-Strategien, bei welchen die Ablenkung von den Schmerzen im Vordergrund steht.

Allerdings lässt sich nicht a priori sagen, dass adaptive Strategien besser sind als (maladaptive) passive Strategien. Welche Strategien aktuell sinnvoll und erfolgreich angewendet werden, hängt sehr stark von der jeweiligen Situation und Person ab und kann sich auch für jede Person je nach Situation verändern (Flor u. Turk 2011).

Adaptive, aktive Coping-Strategien sind beispielsweise aktive Pausen, Atem- oder Entspannungsübungen oder Achtsamkeitstraining (MBSR; Kabat-Zinn 1982). Maladaptive passive Coping-Strategien beinhalten diverse Ablenkungsmanöver wie Kino/Fernsehen, Musik hören, Gespräche führen, passive Physiotherapiemaßnahmen, Geistheiler, Tee/Kaffee/Alkoholkonsum usw. Oftmals ist man bei der Ausübung von passiven Ablenkungsmanövern von anderen Personen, Hilfsmitteln oder Geräten abhängig.

Ein weiterer wichtiger Aspekt im Zusammenhang mit der Schmerzbewältigung ist das Akzeptieren des eigenen Schmerzes. Für Flor u. Turk (2011) gehört das Akzeptieren des eigenen Schmerzes ohne das Streben nach absoluter Schmerzkontrolle zur Toleranzbereitschaft des Unangenehmen im Leben, es loszulassen und weiterzugehen. Dies umfasst also sowohl die Schmerzbewältigung als auch das Annehmen des Schmerzes, im Gegensatz zu McCracken und Eccleston (2003), für die nur das eine oder das andere möglich erscheint.

Zusätzlich beeinflussen die unterschiedlichen Bewältigungsstrategien sowohl die Selbstwirksamkeit als auch die Kontrollüberzeugungen. Während lösungsorientierte, aktive Strategien die Selbstwirksamkeit und die Kontrollüberzeugungen stärken, üben problemorientierte, passive Strategien einen negativen Einfluss auf die Selbstwirksamkeit und die Kontrollüberzeugungen aus. Aktive Coping-Strategien können außerdem in aktive physiotherapeutische Maßnahmen integriert werden. Der Patient lernt, während der Bewegung/Handlung kurze Entspannungsinseln in die Aktivität zu integrieren, um bei einer etwaigen Schmerzsteigerung wieder eine entspannte, gelöste und positive Haltung einzunehmen.

Motivation

Chronische Schmerzpatienten werden in der Physiotherapie oft als unmotiviert und leidend erlebt, als Patienten, die gerne passive Therapiemaßnahmen erhalten oder ihre Heimübungen kaum ausführen. Wie motiviert man solche Patienten?

Die Antwort liegt bereits auf der Hand. Sobald Patienten chronische Schmerzmechanismen begreifen und mit aktiven, für sie erreichbaren Übungen Erfolgserlebnisse erleben, steigen sowohl die Selbstwirksamkeit als auch die Kontrollüberzeugungen (Flor u. Turk 2011). Plötzlich wird es spannend, weitere aktive Maßnahmen auszuprobieren, den Körper nach angenehmen Empfindungen abzusuchen oder ein Ressourcen-Tagebuch zu führen. All diese Maßnahmen führen insofern zu einer langsamen Schmerzlinderung, da der Schmerz an Wichtigkeit und Aufmerksamkeit verliert – und auch Rückfälle werden weniger bedrohlich und schneller lösbar (Pfingsten u. Wendt 2003). Die große Kunst liegt oft darin, den „Zugang" zum Patienten zu finden. Hier braucht es etwas Fingerspitzengefühl oder ein wohlwollendes Begegnen zwischen Patient und Therapeut. Somit wird die Therapie auch für den Behandler interessanter, spannender, lehrreicher und entspannter, da die Selbstverantwortung wieder vom Patienten übernommen wird und die behandelnde Person als „Coach" und „Wegbegleiter" zur Seite steht.

Nicht alle Patienten mit chronischen Schmerzen können sich wie oben beschrieben auf eine Therapie einlassen. Psychische Probleme sind häufige Begleiter einer chronischen Schmerzerkrankung. Rücksprache mit dem behandelnden Arzt oder Psychotherapeuten kann auch hier Abhilfe schaffen und neue Wege mit neuen Behandlungszielen eröffnen (Rolli Salathé u. Benz 2012).

Stressreaktionen

Stressreaktionen sind bei Schmerzpatienten, deren Beschwerden durch Überaktivität (action proneness) verursacht werden, zentral (Kap. 8.2). Aus diesem Grund werden hier die verschiedenen Stressreaktionen erklärt.

Akute Schmerzen können Stressreaktionen auslösen, welche auf drei unterschiedlichen Ebenen ablaufen. Einerseits bereitet die biologische Ebene durch die Aktivierung des Locus-caeruleus-Noradrenalin/Sympathikus-Systems (erste, schnelle Stressachse) und die Reaktion auf der Hypothalamus-Hypophysen-Nebennierenrinden-Achse (HHNR-Achse; zweite, etwas verlangsamte Stressachse) eine physiologische und lebenssichernde Kampf- oder Fluchtreaktion vor.

Der Körper stellt sich beim Erleben eines Stressors (zum Beispiel akuter Schmerz) augenblicklich auf eine Kampf- oder Fluchtreaktion ein. Unter anderem wird die Durchblutung der großen Muskelgruppen verstärkt, der Muskeltonus erhöht sich und der Atem fließt schneller und flacher.

Andererseits kommt es zu Reaktionen auf der mentalen Ebene durch Gedanken („Auch das noch!") und Gefühle (z. B. Angst, Frust, Ärger). Schließlich erfolgt eine Reaktion im Verhalten – der Patient wird nervös, gereizt, oder verkrampft sich (Kaluza 2011). Auch andere Stressoren wie ungünstige Situationen bei der Arbeit, großer sportlicher Ehrgeiz, negative Gedanken oder Erinnerungen, Insuffizienzgefühle oder zwischenmenschliche Probleme können Stressreaktionen auslösen.

Gelingt es dem Patienten, zufriedenstellend auf die Stresssituation zu reagieren, steigen die Selbstwirksamkeitserwartung und die Kontrollüberzeugungen, und gleichzeitig beruhigen sich die Körperreaktionen und Gedankengänge. Werden akute Stressreaktionen jedoch zu häufig ausgelöst, ohne dass Patienten zufriedenstellende Lösungen finden, hat dies verschiedene Auswirkungen:

- auf die mentale Stressverarbeitung: indem sich etwa die Selbstwirksamkeitserwartung und die Kontrollüberzeugungen vermindern
- auf die körperliche Stressverarbeitung: indem sich die Muskelanspannungen im Körper manifestieren
- auf die Verhaltensebene: indem Patienten pausenlos umherhetzen (Kaluza 2011).

Chronische Schmerzen können somit durch chronische Stressbelastungen (überaktiver Lebensstil) unterhalten werden. Möglichkeiten, dem chronischen Stress in einer physiotherapeutischen Behandlung zu begegnen, liegen in kurzen oder längeren Sequenzen von Entspannungsübungen, welche in die aktive Therapie eingebaut werden können. Ein bewusstes Ausatmen vor einer schwierigen Gleichgewichtsübung, das Erlernen der progressiven Muskelrelaxation nach Jacobson (PMR; Jacobson 1990) oder Biofeedback-Übungen unterbrechen den chronischen Stresszyklus und bieten Möglichkeiten, eine aktive Entspannung zu erarbeiten (Flor u. Turk 2011).

Chronischer Stress kann auch auf der mentalen oder auf der Verhaltensebene bearbeitet werden, doch diese Maßnahmen bieten sich im klassischen, physiotherapeutischen Rahmen weniger an. Zudem ist es für Patienten oft einfacher, den Zugang zum chronischen Stress über die Körperwahrnehmung zu erlernen, als an festgefahrenen Gedanken- und Verhaltensmustern zu arbeiten.

Eine zusammenfassende Übersicht der integrierbaren kognitiv-verhaltenstherapeutischen Maßnahmen bietet die ▶ Tab. 3.6 (nach Flor u. Turk 2011, Pfingsten u. Wendt 2003).

Tab. 3.6 In die Physiotherapie integrierbare kognitiv-verhaltenstherapeutische Maßnahmen.

Maßnahme	Kurze Beschreibung	Spezifische Beispiele
Gemeinsame Zielsetzung	– Abgleichen der Wünsche, Erwartungen, Vorstellungen und Erfahrungen – der „gemeinsame Weg" ist das Ziel	– klären, was Patient vom Physiotherapeuten erwartet und umgekehrt – klären, wie sich Patient und Therapeut die Behandlung vorstellen – klären, welche Schwerpunkte Therapie erfahrungsgemäß beinhalten sollte – klären, wie viel Selbstverantwortung Patient bereit ist zu übernehmen – gemeinsame Kommunikation klären
Informationsvermittlung	Vermittlung eines theoretischen Modells in der Sprache des Patienten, dient als Anker/Bezugsrahmen	– wie entstehen chronische Schmerzen (sich gegenseitig beeinflussende Kreisläufe) – was haben psychologische Faktoren wie Gedanken und Gefühle damit zu tun? – wie verhält sich Patient im Alltag (vermeidend oder überaktiv?) – Einfluss eigener Krankheitsgeschichte auf Stress- und Schmerzreaktionen
Entspannungstraining	– Training und bewusste Integration der Entspannungsreaktion als „Stress- und Schmerzstoßdämpfer" – Entspannungstraining hat psychische und physiologische Auswirkungen	– progressive Muskelrelaxation (Jacobson 1990) – diverse Atemübungen – Körperwahrnehmungsübungen – Biofeedback (Flor u. Turk 2011)

Tab. 3.6 Fortsetzung

Maßnahme	Kurze Beschreibung	Spezifische Beispiele
Coping mit Schmerz	– Erlernen von Maßnahmen zur Bewältigung von Schmerz und Stress	In aktive Physiotherapie integriert: – aktive Pausen – persönliche Ressourcen des Patienten – Atem- oder Entspannungsübungen – Achtsamkeitstraining (MBSR; Kabat-Zinn 1982) – Patient erlernt mithilfe des Therapeuten die Modulation von Bewegungsintensität und -frequenz – ab und zu/nur kurz auch passive physiotherapeutische Maßnahmen wie Massage oder Kryotherapie
Motivation	Rückgabe der Selbstverantwortung und Erleben von Selbstwirksamkeit/Kontrolle	– sicherstellen, dass theoretisches Modell im Körper und in Alltagsaktivitäten verankert ist – Selbstwirksamkeit fördern: Therapeut ist Coach, Begleiter und schlägt Therapiemaßnahmen vor; Patient entscheidet, führt aus, überwacht sich selbst; Therapeut unterstützt und gibt Feedback – Selbstwirksamkeit fördern: Ressourcentagebuch (Sammeln von wohltuenden Aktivitäten), Wochenplan – Kontrollüberzeugung stärken: zusammen mit Patienten Notfallszenario für Schmerzrückfall vorbereiten, das dieser dann hervornehmen und ausführen kann – ehrliche, interessierte und empathische Therapeut-Patient-Beziehung
Angstvermeidungsverhalten und Schmerzkatastrophisieren	– Ansprechen und Aufzeigen von Verhaltensmustern im Alltag – Vermittlung von Mut zur Bewegung – Training und bewusste Integration von „erlebten Schmerzen" im Alltag – fördert richtige Einschätzung von Symptomen	– erklären der beiden Teufelskreise – NSLBP haben gute Prognose – erklären, dass jahrelange eingeschränkte Bewegung massive Dekonditionierung mit sich bringt – und der Trainingsbeginn Muskelkater – Training niederschwellig anfangen, Intensität stetig, unter Berücksichtigung der individuellen Voraussetzungen, steigern – Bewegungsradius stetig vergrößern, mit aktiven Pausen rhythmisieren – Selbstwirksamkeit fördern: Therapeut ist Coach, Begleiter und schlägt Bewegungsmaßnahmen vor; Patient entscheidet, führt aus, überwacht selbst; Therapeut unterstützt und gibt Feedback – Selbstwirksamkeit fördern: Bewegungstagebuch ausfüllen, erlebte Schmerzen mit Training, Alltagsbelastungen, Erholung oder Stress in Zusammenhang bringen – Tagebuch bietet im Therapieverlauf Ansatzpunkte für Modulierung von Bewegungsintensität und -frequenz
Therapeutenverhalten	– Verhalten des Therapeuten kann Schmerzverhalten des Patienten beeinflussen	– ehrliche, interessierte und empathische Therapeut-Patienten-Beziehung – Schwierigkeiten von chronischen Schmerzen anerkennen – aber darauf hinweisen, dass gemeinsam nach einem Weg zu einem besseren Umgang damit gesucht werden kann – Krankheitsverhalten wie Stöhnen, Grimassieren, allgemeine Schmerzäußerungen weitgehend ignorieren/durch „Aufmerksamkeitsentzug" vermindern – gesundes, normales Verhalten loben – frühzeitiger Einsatz von Selbstkontroll- und Selbstmanagementtechniken – je selbstständiger der Patient wird, desto mehr sollte sich der Therapeut zurücknehmen und den „Behandlungs-Lead" dem Patienten überlassen – sich nicht auf ausführliche Gespräche über Schmerzen einlassen – Augenmerk immer wieder auf Aktivität/Ressourcen richten – Behandlungsverlauf nicht werten, Rhythmus und Geschwindigkeit von Patient übernehmen – Schwierigkeiten ansprechen, Hilfe suchen wenn notwendig (in Form von Gespräch bei Kollegen oder Hausarzt)

3.8 Literatur

AHCPR. Management guidelines for acute low back pain. Rockville, MD: US Department of Health and Human Services, 1994.

Airaksinen O, Brox JI, Cedraschi C, Hildebrandt J, Klaber-Moffett J, Kovacs F, Mannion AF, Reis S, Staal JB, Ursin H, Zanoli G, COST B13 Working Group Chapter 4. European guidelines for the management of chronic nonspecific low back pain. Eur Spine J 2006; 15(Suppl 2): 192–300.

Al-Obaidi SM, Anthony J, Al-Shuwai N, Dean E. Differences in back extensor strength between smokers and nonsmokers with and without low back pain. J Orthop Sports Phys Ther 2006; 34(5): 254–260.

Angermeyer MC, Kilian R, Matschinger H. WHOQOL-100, WHOQOL-BREF (WHO-QOL): Handbuch für die deutschsprachige Version der WHO Instrumente zur Erfassung von Lebensqualität. Göttingen: Hogrefe 2000.

Aunola K, Stattin H, Nurmi JE. Parenting styles and adolescents' achievement strategies. J Adolesc 2000; 23(2): 205–222.

Bader-Johansson C. Motorik und Interaktion. Wie wir uns bewegen – was uns bewegt (M. Falck, Trans.). Stuttgart: Georg Thieme; 2000.

Bandura A. Self-Efficacy: toward a unifying theory of behavioral change. Psychological Review 1977; 84(2): 191–215.

Bostick GP, Schopflocher D, Gross DP. Validity evidence for the back beliefs questionnaire in the general population. Eur J Pain 2013; 17: 1074–1081.

Breivik H, Collett B, Ventafridda V, Cohen R, Gallacher D. Survey of chronic pain in Europe: prevalence, impact on daily life, and treatment. Eur J Pain 2006; 10(4): 287–333.

Buchbinder R, Blyth FM, March LM, Brooks P, Woolf AD, Hoy DG. Placing the global burden of low back pain in context. Best Practice and Research Clinical Rheumatology 2013; 27: 575–589.

Burton AK, Waddell G. Risk factors for back pain. In G. Waddell (Ed.), The back pain revolution (2 ed., pp. 91–113). Edinburgh: Churchill Livingstone; 2004.

Caroni P, Donato F, Muller D. Structural plasticity upon learning: regulation and functions. Nature Reviews Neuroscience 2012; 13(7): 478–490.

Cole DC, Mondloch MV, Hogg-Johnson S. Listening to injured workers: how recovery expectations predict outcomes – a prospective study. CMAJ 2002; 166(6): 749–754.

Crombez G, Eccleston C, Van Damme S, Vlaeyen JWS, Karoly P. Fear-Avoidance Model of Chronic Pain: The Next Generation. The Clin J Pain 2012; 28(6): 475–483.

CSAG. Report on back pain. London: HMSO; 1994.

de Jong-Meyer R. Depressive Störungen. In: M. Perrez, U. Baumann (Hrsg.). Lehrbuch Klinische Psychologie – Psychotherapie (3. Aufl., S. 851–892). Bern: Hans Huber; 2005.

Delitto A, George SZ, van Dillen L, Whitman JM, Sowa G, Shekelle P, Denninger TR, Godges JJ. Low back pain. Clinical Practice Guidelines linked to the International Classification of functionning, disability, and health from the orthopaedic section of the American Physical Therapy Association. J Orthop Sports Phys Ther 2012; 42(2): A1–A57.

Deyo RA, Weinstein J. Low back pain. N Engl J Med 2001; 344: 363–371.

Dworkin RH, Turk DC, Farrar JT, Haythornthwaite JA, Jensen MP, Katz NP, Witter J. Core outcome measures for chronic pain clinical trials: IMMPACT recommendations 2005; Pain, 113(1): 9–19.

Elfering A, Mannion AF. Epidemiology and risk factors of spinal disorders. In: N. Boos und M. Aebi (Hrsg.). Spinal Disorders. Fundamentals of diagnosis and treatment (S. 153–174). Berlin Heidelberg: Springer; 2008.

Elfering A, Müller U, Rolli Salathé C, Tamcan Ö, Mannion AF. Pessimistic back beliefs and lack of exercise: a longitudinal risk study in relation to shoulder, neck, and back pain. Psychology, Health and Medicine 2015; 20(7): 767–780.

Elfering A, Semmer NK, Schade V, Grund S, Boos N. Supportive colleague, unsupportive supervisor: The role of provider-specific constellations of social support at work in the development of low back pain. J Occup Health Psychol 2002; 7(2): 130–140.

Flor H, Turk DC. Chronic Pain: An Integrated Biobehavioral Approach. Seattle: IASP Press; 2011

Flor, H. Neurobiologische und psychobiologische Faktoren der Chronifizierung und Plastizität. In: B. Kröner-Herwig J. Frettlöh, R. Klinger P. Nilges (Hrsg.). Schmerzpsychotherapie. Grundlagen, Diagnostik, Krankheitsbilder, Behandlung (7. Aufl., S. 89–104). Heidelberg: Springer; 2011.

Fuchs VR. Reflections on the socio-economic correlates of health. Journal of Health Economics 2004; 23(4): 653–661.

Gross DP, Battié MC. Work-related recovery expectations and the prognosis of chronic low back pain within a workers' compensation setting. Occup Environ Med 2005; 47: 428–433.

Haberlandt K. Human Memory. Exploration and Application. Needham Heights, MA: Allyn Bacon; 1999.

Haefeli M, Elfering A. Pain assessment. Eur Spine J 2006; 15(1): S 17–S 24.

Hall AM, Kamper SJ, Maher CG, Latimer J, Ferreira ML, Nicholas MK. Symptoms of depression and stress mediate the effect of pain on disability. Pain 2011; 152(5): 1044–1051.

Hay EM, Dunn KM, Hill JC, Lewis M, Mason EE, Konstantinou K, Sowden G, Somerville S, Vohora K, Whitehurst D, Main CJ. A randomised clinical trial of subgrouping and targeted treatment for low back pain compared with best current care. The STarT Back Trial Study Protocol. BMC Musculoskeletal Disorders 2008; 9(1): 58.

Hesse H. Stufen. Alte und neue Gedichte in Auswahl. Frankfurt am Main: Suhrkamp; 1961.

Heuch I, Hagen K, Nygaard O, Zwart JA. The impact of body mass index on the prevalence of low back pain: the HUNT study. Spine 2010; 35(7): 764–768.

Hilfiker R. Schmerzintensität messen. physiopraxis 2008; 6(11/12): 46–47.

Hill J.C, Dunn KM, Lewis M, Mullis R, Main CJ, Foster NE, Hay EM. A primary care back pain screening tool: identifying patient subgroups for initial treatment. Arthritis Care and Research 2008; 59(5): 632–641.

Hill J.C, Dunn KM, Main CJ, Hay EM. Subgrouping low back pain: a comparison of the STarT Back Tool with the Örebro Musculoskeletal Pain Screening Questionnaire. Eur J Pain 2010; 14(1): 83–89.

Hirsh AT, Atchison JW, Berger JJ, Waxenberg LB, Lafayette-Lucey A, Bulcourf BB, Robinson ME. Patient satisfaction with treatment for chronic pain: predictors and relationship to compliance. The Clin J Pain 2005; 21(4): 302–310.

Hoogendoorn WE, Bongers PM, De Vet HCW, Ariens GAM, Van Mechelen W, Bouter LM. High physical work load and low job satisfaction increase the risk of sickness absence due to low back pain: results of a prospective cohort study. Occup Environ Med 2002; 59(5): 323–328.

Hoy D, Bain C, Williams G, March L, Brooks P, Blyth F, Woolf A, Vos T, Buchbinder R. A systematic review of the global prevalence of low back pain. Arthritis and Rheumatism 2012; 64(6): 2028–2037.

Jacobson E. Entspannung als Therapie. Progressive Relaxation in Theorie und Praxis (K. Wirth, Übers.) (7. Aufl.). Stuttgart: Klett-Cotta; 1990.

Jenkins RC, Lemak CH. A malpractice lawsuit simulation: Critical care providers learn as participants in a mock trial. Critical Care Nurse 2009; 29 (4): 52–60.

Kabat-Zinn J. An outpatient program in behavioral medicine for chronic pain patients based on the practice of mindfulness meditation: Theoretical considerations and preliminary results. General Hospital Psychiatry 1982; 4(1): 33–47.

Kaluza G. Stressbewältigung. Trainingsmanual zur psychologischen Gesundheitsförderung (2. vollständig überarb. Aufl.). Berlin: Springer; 2011.

Kendall N, Linton S, Main C. Guide to assessing psychosocial yellow flags in acute low back pain: risk factors for long-term disability and work loss. Wellington, New Zealand: Accident Rehabilitation and Compensation Insurance Corporation of New Zealand and the National Health Committee 1997.

Kent PM, Keating JL. Can we predict poor recovery from recent-onset nonspecific low back pain? A systematic review. Manual Therapy 2008; 13 (1): 12–28.

KNGF Guideline on Low Back Pain 2013. Abgerufen am 23.11.2015.

Koes BW, van Tulder M, Lin CWC, Macedo LG, McAuley J, Maher C. An updated overview of clinical guidelines for the management of non-specific low back pain in primary care. Eur Spine J 2010; 19(12): 2075–2094.

Kool J, Oesch P, De Bie R. Predictive tests for non-return to work in patients with chronic low back pain. Eur Spine J 2002; 11(3): 258–266.

Kottwitz MU, Lachapelle M, Elfering A. Time pressure, social work stressors and blood pressure in a team of seven IT-workers during one week of intense work. International Journal of Psychology: A biopsychosocial Approach 2014; 14, 51–70.

Kröner-Herwig B, Frettlöh J. Behandlung chronischer Schmerzsyndrome: Plädoyer für einen multiprofessionellen Therapieansatz. In: B. Kröner-Herwig, J. Frettlöh, R. Klinger P. Nilges (Hrsg.). Schmerzpsychotherapie. Grundlagen, Diagnostik, Krankheitsbilder, Behandlung (6. Aufl., S. 513–538). Heidelberg: Springer Medizin; 2007.

Lademann J, Kolip P. Geschlechtergerechte Gesundheitsförderung und Prävention. In: B. Badura, H. Schröder und C. Vetter (Hrsg.). Fehlzeitenreport 2007. Arbeit, Geschlecht und Gesundheit (pp. 5–9). Berlin Heidelberg: Springer; 2008.

Leclerc A, Gourmelen J, Chastang JF, Plouvier S, Niedhammer I, Lanoë JL. Level of education and back pain in France: the role of demographic, lifestyle and physical work factors. International Archives of Occupational and Environmental Health 2009; 82(5): 643–652.

Leeuw M, Goossens MEJB, Linton SJ, Crombez G, Boersma K, Vlaeyen JW. S. The fear-avoidance model of musculoskeletal pain: current state of scientific evidence. Journal of Behavioral Medicine 2007; 30(1): 77–94.

Lin CWC, McAuley JH, Macedo L, Barnett DC, Smeets RJ, Verbunt JA. Relationship between physical activity and disability in low back pain: A systematic review and meta-analysis. Pain 2011; 152(3): 607–613.

Linton, SJ, Boersma, K. Early identification of patients at the risk of developing a persistent back problem: the predictive validity of the ÖREBRO musculoskeletal pain questionnaire. Clin J Pain 2003; 19, 80–86.

Loeser JD, Treede R-D. The Kyoto protocol of IASP basic pain terminology. Pain 2008; 137, 437–477.

Lynch AM, Kashikar-Zuck S, Goldschneider KR, Jones BA. Psychosocial risks for disability in children with chronic back pain. The Journal of Pain 2006; 7(4): 244–251.

Macfarlane GJ, Norrie G, Atherton K, Power C, Jones GT. The influence of socioeconomic status on the reporting of regional and widespread musculoskeletal pain: results from the 1958 British Birth Cohort Study. Annals of the Rheumatic Diseases 2009; 68(10): 1591–1595.

McCracken LM, Eccleston C. Coping or acceptance: what to do about chronic pain? Pain 2003; 105(1–2): 197–204.

Magerl W, Treede R-D. Physiologie von Nozizeption und Schmerz. In: B. Kröner-Herwig, J. Frettlöh, R. Klinger P. Nilges (Hrsg.). Schmerzpsychotherapie. Grundlagen, Diagnostik, Krankheitsbilder, Behandlung (7. Aufl., S. 29–75). Heidelberg: Springer; 2011.

Main CJ, Burton AK. Economic and occupational influences on pain and disability. In: CJ. Main, CC. Spanswick (Hrsg.). Pain management: an interdisciplinary approach (S. 63–87). Edinburgh: Churchill Livingstone; 2000.

Main CJ, Kendall NAS, Hasenbring MI. Risk factors of chronic back pain and disability: sociodemographic and psychosocial mechanisms In: MJ. Hasenbring, AC. Rusu und DC. Turk (Hrsg.). From acute to chronic back pain: risk factors, mechanisms, and clinical implications (S. 203). Oxford: Oxford University Press; 2012.

Main CJ, Phillips CJ, Watson PJ. Secondary prevention in health-care and occupational settings in musculosketal conditions. In: IZ. Schultz und RJ. Gatchel (Hrsg.). Handbook of complex occupational disability claims: early risk identification, intervention and prevention (S. 387–404). New York, NY: Kluwer Academic/Plenum; 2005.

Main CJ, Spanswick CC. Pain management. An interdisciplinary approach. Edinburgh: Churchill Livingstone; 2000.

Main CJ, Sullivan MJL, Watson PJ. Pain Management. Practical applications of the biopsychosocial perspective in clinical and occupational settings (2. Aufl.). Edinburgh London: Churchill Livingstone; 2008a.

Main CJ, Sullivan MJL, Watson PJ. Tertiary pain management programmes Pain management. Practical applications of the biopsychosocial perspective in clinical and occupational settings (S. 241–262). Edinburgh Churchill Livingstone; 2008b.

Melloh M, Cornwall J, Crawford RJ, Elfering A. Does injury claim status and benefit status affect low back pain outcomes? Australasian Medical Journal 2015; 8(8): 268–276.

Melloh M, Elfering A, Chapple CM, Käser A, Rolli Salathé C, Barz T, Röder C, Theis J-C. Prognostic occupational factors for persistent low back pain in primary care. International Archives of Occupational and Environmental Health 2012; 86(3): 261–269.

Melloh M, Elfering A, Käser A, Rolli Salathé C, Barz T, Aghayev E, Röder C, Theis J-C. Depression Impacts the Course of Recovery in Patients with Acute Low-Back Pain. Behavioral Medicine 2013; 9(3): 80–89.

Miller LE, Block JE. Interspinous Spacer Implant in Patients with Lumbar Spinal Stenosis: Preliminary Results of a Multicenter, Randomized, Controlled Trial. Pain Research and Treatment. Volume 2012, Article ID 823 509.

Mondloch MV, Cole DC, Frank JW. Does how you do depend on how you think you'll do? A systematic review of the evidence for a relation between patients' recovery expectations and health outcomes. Canadian Medical Association Journal 2001; 165(2): 174–179.

Nachemson AL, Jonsson E. Neck and back pain: the scientific evidence of causes, diagnosis, and treatment. Philadelphia, PA: Lippincott Williams Wilkins; 2000.

Nguyen TH, Randolph DC, Talmage J, Succop P, Travis R. Long-term Outcomes of Lumbar Fusion Among Workers' Compensation Subjects A Historical Cohort Study. Spine 2011; 36(4): 320–331.

Nicholas MK, Linton SJ, Watson PJ, Main CJ. Early identification and management of psychological risk factors ("yellow flags") in patients with low back pain: a reappraisal. Physical Therapy 2011; 91(5): 737–753.

Nützi M, Koch P, Baur H, Elfering A. Work-privacy conflict, task interruptions, and influence at work predict musculoskeletal pain in operating room nurses. Safety and Health at Work 2016; 6(4): 329–337.

Parks PD, Pransky GS, Kales SN. Iatrogenic disability and narcotics addiction after lumbar fusion in a worker's compensation claimant. Spine 2010; 35 (12): E549–E552.

Pfingsten M, Kröner-Herwig B, Leibing E, Kronshage U, Hildebrandt J. Validation of the German version of the Fear-Avoidance Beliefs Questionnaire (FABQ). Eur J Pain 2000; 4(3): 259–266.

Pfingsten M, Wendt A. Teil III Psychotherapeutische Interventionen. In: J. Hildebrandt, M. Pfingsten, S. Lüder, S. Lucan, J. Pauls, D. Seeger, J. Strube, S. v. Westernhagen, A. Wendt (Hrsg.). Göttinger Rücken-Intensiv-Programm (GRIP). Das Manual (S. 37–96). Berlin: congress compact verlag; 2003.

Pryce CR, Azzinnari D, Spinelli S, Seifritz E, Tegethoff M, Meinlschmidt G. Helplessness: A systemic translational review of theory and evidence for its relevance to understanding and treating depression. Pharmacology Therapeutics 2011; 132(3): 242–267.

Rabow J, Berkman SL, Kessler R. The Culture of Poverty and Learned Helplessness: A Social Psychological Perspective. Sociological Inquiry 1983; 53 (4): 419–434.

Reidbord SP. Psychological perspectives on iatrogenic physician impairment. The Pharos of Alpha Omega Alpha-Honor Medical Society. Alpha Omega Alpha 1983; 46(3) 2–8.

Rolli Salathé C, Benz D. Grenzen therapeutischer Möglichkeiten–Wunsch und Wirklichkeit. physiopraxis 2012; 10(11/12): 30–33.

Rolli Salathé C, Elfering A. A health-and resource-oriented perspective on NSLBP. ISRN Pain 2013.

Ropponen A, Svedberg P, Huunan-Seppälä A, Koskenvuo K, Koskenvuo M, Alexanderson K, Silventoinen K, Kaprio J. Personality traits and life dissatisfaction as risk factors for disability pension due to low back diagnoses: A 30-year longitudinal cohort study of Finnish twins. Journal of Psychosomatic Research 2012; 73(4): 289–294.

Rotter JB. Generalized expectancies for internal versus external control of reinforcement. Psychological Monographs 1966; 33(1): 300–303.

Rush AJ, Giles DE, Schlesser MA, Fulton CL, Weissenburger J, Burns C. The inventory for depressive symptomatology (IDS): preliminary findings. Psychiatry Research 1986; 18(1): 65–87.

Rush AJ, Trivedi MH, Ibrahim HM, Carmody TJ, Arnow B, Klein DN, Keller MB. The 16-Item Quick Inventory of Depressive Symptomatology (QIDS), clinician rating (QIDS-C), and self-report (QIDS-SR): a psychometric evaluation in patients with chronic major depression. Biological Psychiatry 2003; 54(5): 573–583.

Rush AJ, Zimmerman M, Wisniewski SR, Fava M, Hollon SD, Warden D, Trivedi MH. Comorbid psychiatric disorders in depressed outpatients: demographic and clinical features. Journal of Affective Disorders 2005; 87(1): 43–55.

Sarzi-Puttini P, Vellucci R, Zuccaro SM, Cherubino P, Labianca R, Fornasari D. The appropriate treatment of chronic pain. Clinical Drug Investigation 2012; 32(1): 21–33.

Sattelmayer M, Lorenz T, Röder C, Hilfiker R. Predictive value of the acute low back pain screening questionnaire and the Örebro musculoskeletal

pain screening questionnaire for persisting problems. Eur Spine J 2012; 21(6): 773–784.
Schmidt CO, Lindena G, Pfingsten M, Kohlmann T, Chenot JF. Vergleich zweier Screening-Fragebogen für Patienten mit Rückenschmerzen. Der Schmerz 2014; 28(4): 365–373.
Schomacher J. Gütekriterien der visuellen Analogskala zur Schmerzbewertung. physioscience 2008; 4(3): 125–133.
Schultz IZ, Crook JM, Berkowitz J, Meloche GR, Milner R, Zuberbier OA. Biopsychosocial multivariate predictive model of occupational low back disability. In: Schultz I, Gatchel RJ. (Hrsg.). Handbook of Complex Occupational Disability Claims (S. 191–202). New York: Springer; 2005.
Schwarzer R. Jerusalem M. Das Konzept der Selbstwirksamkeit. Zeitschrift für Pädagogik 2002; – Beiheft 44, 28–53.
Shaw WS, Van der Windt DA, Main CJ, Loisel P, Linton SJ. Early patient screening and intervention to address individual-level occupational factors ("blue flags") in back disability. Journal of Occupational Rehabilitation 2009; 19(1): 64–80.
Skevington SM, Lotfy M, O'Connell KA. The World Health Organization's WHOQOL-BREF quality of life assessment: psychometric properties and results of the international field trial. A report from the WHOQOL group. Quality of Life Research 2004; 13(2): 299–310.
Soares JJF, Jablonska B. Psychosocial experiences among primary care patients with and without musculoskeletal pain. Eur J Pain 2004; 8(1): 79–89.
Sprenger T, Seifert CL, Tölle TR. Physiologische und pathophysiologische Grundlagen von Schmerz. In: Wippert P, Beckmann J (Hrsg.). Stress und Schmerzursachen verstehen. Gesundheitspsychologie und -soziologie in Prävention und Rehabilitation (S. 167–174). Stuttgart: Georg Thieme; 2009.
Staerkle, R. Mannion, AF, Elfering A, Junge A, Semmer NK, Jacobshagen N, Grob D, Dvorak J, Boos N. Longitudinal validation of the fear-avoidance beliefs questionnaire (FABQ) in a Swiss-German sample of low back pain patients. Eur Spine J 2004; 13(4): 332–340.
Sullivan MJL, Scott W, Trost Z. Perceived Injustice: A Risk Factor for Problematic Pain Outcomes. The Clin J Pain 2012; 28(6): 484–488.
Symonds TL, Burton AK, Tillotson KM, Main CJ. Do attitudes and beliefs influence work loss due to low back trouble? Occupational Medicine 1996; 46, 25–32.
Tölle TR, Berthele A. Biologische Mechanismen der Chronifizierung – Konsequenzen für die Prävention. In: B. Kröner-Herwig, J. Frettlöh, R. Klinger P. Nilges (Hrsg.). Schmerzpsychotherapie (6. Aufl., S. 81–102). Heidelberg: Springer Medizin; 2007.
van Tulder M, Becker A, Bekkering T, Breen A, del Real MTG, Hutchinson A, Koes B, Laerum E, Malmivaara A, COST B13 Working Group Chapter 3 – European guidelines for the management of acute nonspecific low back pain in primary care. Eur Spine J 2006; 15(Suppl. 2): S 169–S 191.
Viswesvaran C, Sanchez JI, Fisher J. The role of social support in the process of work stress: a meta-analysis. Journal of Vocational Behavior 1999; 54 (2): 314–334.
Waddell G, Burton AK. Occupational health guidelines for the management of low back pain at work: evidence review. Occupational Medicine 2001; 51(2): 124–135.
Waddell G, McCulloch JA, Kummel ED, Venner RM. Nonorganic physical signs in low-back pain. Spine 1980; 5(2): 117–125.
Waddell G, Newton M, Henderson I, Somerville D, Main CJ. A Fear-Avoidance Beliefs Questionnaire (FABQ) and the role of fear-avoidance beliefs in chronic low back pain and disability. Pain 1993; 52(2): 157–168.
Wegener ST, Castillo RC, Haythornthwaite J, MacKenzie EJ, Bosse MJ. Psychological distress mediates the effect of pain on function. Pain 2011; 152(6): 1349–1357.
Weiner SS, Nordin M. Prevention and management of chronic back pain. Best Practice Research in Clinical Rheumatology 2010; 24(2): 267–279.
Wenig CM, Schmidt CO, Kohlmann T, Schweikert B. Costs of back pain in Germany. Eur J Pain 2009; 13(3): 280–286.
Williamson A, Hoggart B. Pain: a review of three commonly used pain rating scales. Journal of Clinical Nursing 2005; 14(7): 798–804.
Zautra AJ, Hall JS, Murray KE. Resilience: A new definition of health for people and communities. In: JW. Reich, AJ. Zautra JS. Hall (Hrsg.). Handbook of Adult Resilience (S. 3–34). New York, NY: Guilford Press; 2010.
Zimmermann M. Physiologie von Nozizeption und Schmerz. In: B. Kröner-Herwig, J. Frettlöh, R. Klinger P. Nilges (Hrsg.). Schmerzpsychotherapie (6. Aufl., S. 21–62). Heidelberg: Springer Medizin; 2007.

4 Leitfaden Wirbelsäulenmanagement

4.1 Einleitung

Harald Bant

In der vergangenen Dekade sind die diagnostischen und therapeutischen Anforderungen an den Physiotherapeuten bei unspezifischen lumbalen Rückenschmerzen immer vielfältiger geworden. Dies liegt nicht zuletzt an der Entwicklung des Fachgebietes Physiotherapie selbst.

Dazu gehört vor allem die Entwicklung von der „Erfahrungsphysiotherapie" zur evidenzbasierten Physiotherapie: Die Physiotherapeuten sind dazu angehalten, ihr Tun, wo immer dies möglich ist, nach den Ergebnissen wissenschaftlicher Untersuchungen auszurichten. Dies ist eine Folge der zunehmenden Professionalisierung des Fachgebietes und der gestiegenen Nachfrage nach evidenzbasiertem praktischen Handeln. Diese Anforderungen machen auch neue Fertigkeiten notwendig. Dazu gehört nicht nur die Beschäftigung mit wissenschaftlichen Arbeiten und deren Interpretation, sondern auch die Umsetzung der Ergebnisse und Erkenntnisse in das klinische Setting.

Ein weiterer Punkt ist eine verstärkte Hinwendung von der rein biomedizinischen Perspektive hin zu einem vermehrt psychosozialen Blickwinkel. Biomedizinisch bedeutet hier den klassischen biologischen Blickwinkel auf eine Gesundheitsstörung. Aus dieser Perspektive gelten Menschen dann als gesund, wenn sie keine Krankheit haben.

Aus biopsychosozialer Sicht gilt die Definition der WHO von 1980: „Gesundheit ist ein Zustand des vollständigen körperlichen, geistigen und sozialen Wohlbefindens" – und demnach nicht einfach die Abwesenheit von Krankheit. Durch diese Definition entstehen verschiedene Dimensionen von Gesundheit, nämlich die körperliche (bio), die geistige (psycho) und die soziale Dimension. Dadurch kann es zu diagnostischen Widersprüchen kommen, wie etwa zwischen einer diagnostizierbaren Erkrankung und den subjektiv empfundenen Beschwerden. Manche Patienten sind zwar beschwerdefrei, haben dafür aber klar nachweisbare pathologische Veränderungen, wie etwa Patienten mit einer nachgewiesenen Osteochondrose der Wirbelsäule ohne ein einziges Symptom. Dieses Missverhältnis kann aber auch mit umgekehrten Vorzeichen bestehen, wenn Patienten zwar über Wirbelsäulenbeschwerden klagen, sich jedoch kein pathoanatomisches Korrelat dafür finden lässt. So entstand die Diagnose der „unspezifischen lumbalen Rückenschmerzen". Dabei spielen dann nicht nur biomedizinische, sondern auch psychosoziale Faktoren eine mehr oder weniger große Rolle. Dem Physiotherapeuten fällt dadurch die Aufgabe zu, bei jedem einzelnen Patienten mit lumbalen Rückenschmerzen die hauptverantwortlichen Faktoren herauszufiltern.

Handelt es sich dabei dann um vornehmlich biomedizinische oder biomechanische Faktoren, ist der Physiotherapeut für eine Behandlung die richtige Adresse. Gehen die Beschwerden hauptsächlich auf psychosoziale Faktoren zurück, ist eine multidisziplinäre Behandlung erforderlich. Dies führt uns geradewegs zu der nächsten Entwicklung in der Physiotherapie – der zunehmenden Spezialisierung. Dies ist kein Phänomen, das auf die Physiotherapie beschränkt ist. Auch andere Disziplinen, die mit lumbalen Rückenschmerzen befasst sind, erleben das. Die Bedeutung eines multidisziplinären Ansatzes wird immer größer. Der Physiotherapeut muss dabei nicht nur die Möglichkeiten und Grenzen seines eigenen Fachgebietes kennen, sondern auch die der anderen. Hinzu kommt das Verständnis für die jeweiligen Organisationsstrukturen, für die unterschiedlichen Aufgaben, welche die verschiedenen Disziplinen innerhalb des multidisziplinären Teams erfüllen, sowie für die Abstimmung der einzelnen Interventionen aufeinander. All dies bedeutet in der Summe eine ausgesprochen komplexe Anforderung (Kap. 4.5.4).

Die Voraussetzungen für eine Analyse der psychosozialen Hintergründe eines Patienten mit unspezifischen lumbalen Rückenschmerzen sind die methodisch vorgehende Diagnostik und die evidenzbasierte Unterfütterung der Methodik und der Abläufe innerhalb der Methodik. Dieses Kapitel bietet einen Leitfaden für die Untersuchung solcher Patienten. Wie bei jeder physiotherapeutischen Untersuchung ist der physiotherapeutische Qualitätszyklus der Ausgangspunkt einer effektiven Vorgehensweise.

4.2 Physiotherapeutischer Qualitätszyklus

Harald Bant

Das physiotherapeutische Handeln im physiotherapeutischen Qualitätszyklus kann in zwei Phasen unterteilt werden:

- In der diagnostischen Phase durchläuft der Physiotherapeut die folgenden 6 Stufen: Screening, Anmeldung, Anamnese, körperliche Untersuchung, Analyse und Formulierung der physiotherapeutischen Diagnose.
- Die therapeutische Phase setzt sich aus 4 Stufen zusammen: Behandlungsplan, Behandlung, Evaluation und Abschluss der Behandlung (▸ Abb. 4.1; van der Zanden 2001).

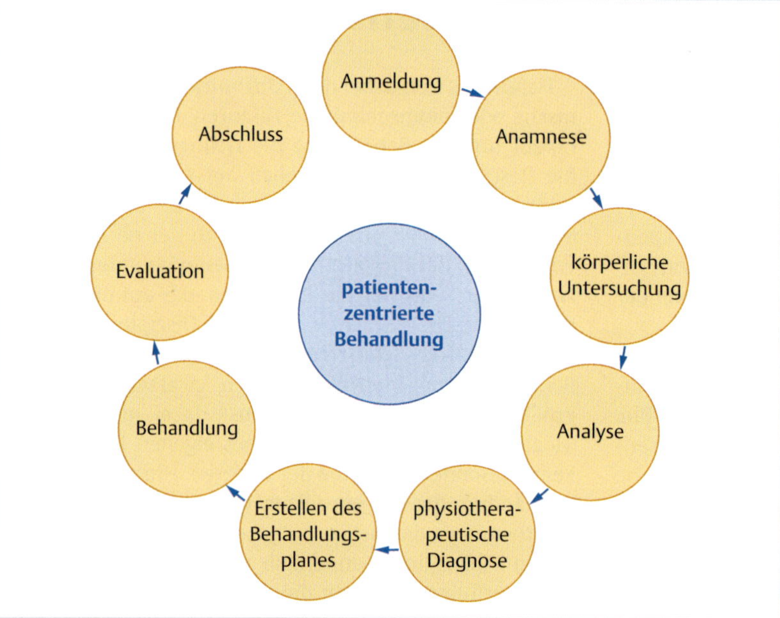

Abb. 4.1 Im Mittelpunkt des physiotherapeutischen Qualitätszyklus steht die Interaktion zwischen dem Patienten mit unspezifischen lumbalen Rückenschmerzen und dem Physiotherapeuten (patientenzentrierte Behandlung; Rathert et al. 2013). Die Bedeutung der patientenzentrierten Behandlung in der Physiotherapie allgemein und speziell bei der Behandlung unspezifischer lumbaler Rückenschmerzen ist heute unumstritten.

4.3 Patientenzentrierte Behandlung

Cornelia Rolli Salathé

Stellt man unspezifische Rückenschmerzen in ein biopsychosoziales Verständnis, wird auch dem Therapeuten eine neue Rolle zuteil. Er wird damit zum Partner des Patienten und arbeitet gemeinsam mit ihm an den gesetzten Zielen, wie etwa der Verbesserung der Funktionsfähigkeit im Alltag. In einer patientenzentrierten Behandlung wird dem Patienten die Bewertung seiner Erkrankung und ihrer biopsychosozialen Folgen zugesprochen. Der Therapeut ist der Begleiter des Genesungsprozesses und stellt seine physiotherapeutische Expertise zur Verfügung. Ein solches Miteinander von zwei Experten zur Bearbeitung eines Problems erfordert allerdings ein Arbeiten auf Augenhöhe, ein beidseitiges aktives Mitwirken am diagnostischen und therapeutischen Prozess.

Zu den Voraussetzungen für eine patientenzentrierte Behandlung gehören seitens des Patienten die Bereitschaft, aktiv Verantwortung für die Rehabilitation zu übernehmen, und seitens des Therapeuten das aktive Loslassen eines rein biomechanischen Körperbildes und des damit verbundenen Machtanspruches. Die Fachliteratur spricht hier von „Caring“ und „Sharing“, also der „Fürsorge“ und dem „Teilen“ in der therapeutischen Beziehung (Cousin et al. 2012). Zu einem „fürsorglichen“ Kommunikationsstil gehören Wärme, Freundlichkeit und Empathie. Er hilft, eine gute therapeutische Beziehung herzustellen. Der „teilende“ Kommunikationsstil definiert sich über eine geteilte Entscheidungskompetenz, das Fehlen von Befehlen oder Unterbrechungen und den Gebrauch von offenen Fragen. So lässt man den Patienten bei der Anamnese zum Beispiel seine Beschwerden erklären, ohne dass vonseiten des Therapeuten der Redefluss unterbrochen wird. Durch die uneingeschränkte Schilderung der Beschwerden erhält der Therapeut Informationen zum Schmerz und den resultierenden Einschränkungen. Zudem erhält er anhand der Zusammenhänge und Verknüpfungen beim Erzählen Einblick in die Gedankenwelt des Patienten (Adler u. Hemmeler 1992). Ein konkretes Beispiel ist in Kap. 8.2 einsehbar. Der patientenzentrierte Kommunikationsstil (gleichzusetzen mit der patientenzentrierten Behandlung) hat erwiesenermaßen positive Auswirkungen auf die Gesundheit (Greene u. Hibbard 2012), die Zufriedenheit und das Selbstmanagement des Patienten (Rathert et al. 2013).

4.3.1 Die Bedeutung der patientenzentrierten Behandlung in der Wirbelsäulenrehabilitation

Die therapeutische Beziehung erlangt in der Wirbelsäulenrehabilitation zunehmend an Bedeutung. Faktoren wie gute Kommunikationsfähigkeiten, Empathie und ein Vertrauensaufbau beeinflussen die Zusammenarbeit und das Therapieergebnis positiv (O'Sullivan 2012). Allerdings ist die Wirksamkeit von monodisziplinären Therapien bei chronischen unspezifischen Rückenschmerzpatienten kaum belegt. Besser sieht es dafür bei den multi- oder interdisziplinären Therapien aus. Ein mehrschichtiger, auf kognitiver Verhaltenstherapie aufgebauter Therapieansatz entspricht den biopsychosozialen Ursachen von Rückenschmerzen besser als ein eindimensionaler Ansatz, der die Chronifizierung von Rückenschmerzen sogar begünstigen kann (Brown 2009).

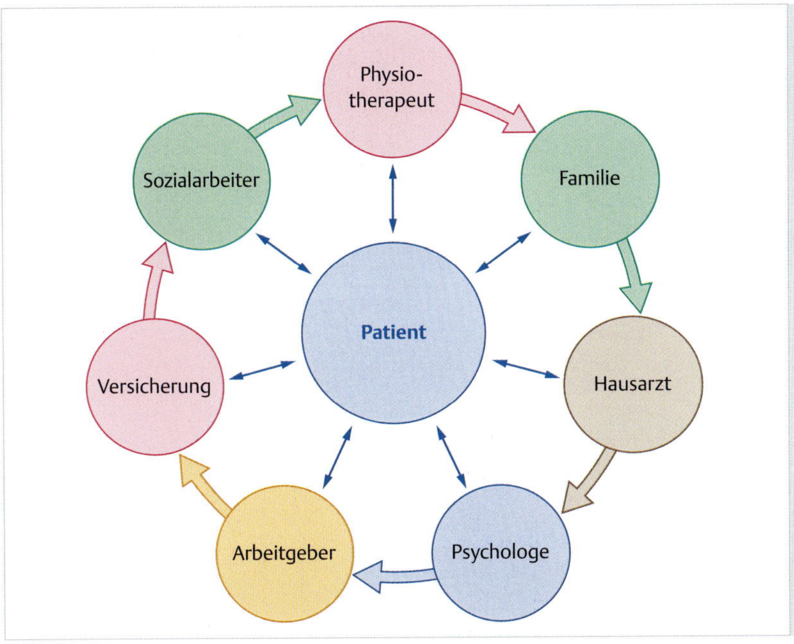

Abb. 4.2 Interdisziplinäre Zusammenarbeit. Der Patient steht so weit im Mittelpunkt, dass er selbst Teil des Teams wird. Die Grenzen zwischen den Disziplinen sind verwischt. Nur von Fall zu Fall werden sie deutlich.

Idealerweise wird der Patient also mit einer interdisziplinären Brille betrachtet und interdisziplinär behandelt. Für den selbstständigen Physiotherapeuten stellt diese Anforderung jedoch ein großes Problem dar. Oft sind die zeitlichen, ökonomischen und personellen Ressourcen zu knapp, um den Patienten in ein multidisziplinäres Therapiesetting einzubetten.

Unabhängig vom Therapiesetting ist eine patientenzentrierte Behandlung sinnvoll und notwendig. Während der Patient die Selbstverantwortung für seinen Heilungsprozess übernimmt, unterstützt der Therapeut das Selbstmanagement des Patienten auf verschiedenen Ebenen als Coach (▶ Abb. 4.2).

Der Sportpsychologe S. Baumann (2011) beschreibt 8 Kompetenzen eines Coaches im Umgang mit dem Patienten. Auch in der Physiotherapie werden diese Kompetenzen – meist intuitiv – eingesetzt. Der Patient sucht bei einer Fachperson zuerst einmal Fachkompetenz und Empathie. Kann beides vermittelt werden, gewinnt der Physiotherapeut an Glaubwürdigkeit, und das Vertrauen in die Behandlung vonseiten des Patienten steigt. Dieser Vorgang stellt eine der wichtigsten Voraussetzungen für ein erfolgreiches Coachen und eine erfolgreiche Therapie dar (▶ Abb. 4.3).

Besteht eine vertrauensvolle therapeutische Beziehung, können Erklärungen und Informationen auf Augenhöhe ausgetauscht und diskutiert werden (Baumann 2011). Gerade in der Wirbelsäulenrehabilitation, wo nicht nur mechanische Ursachen Beschwerden auslösen und unterhalten, ist die Zuverlässigkeit des Therapeuten von großer Bedeutung. Der Patient muss wissen, dass er sich auf ihn verlassen kann und Probleme ansprechen darf. Mit den Kenntnissen der Lebenssituation oder der aktuellen Einflussfaktoren, also sogenannter Kontextfaktoren nach der Internationalen Klassifikation der menschlichen Funktionsfähigkeit, Behinderung und Gesundheit (ICF), vervollständigt sich das Bild des Patienten. In den Bereich der Lebenssituation (Umweltfaktoren nach ICF) gehören beispielsweise Familien- oder Wohnverhältnisse, Schwierigkeiten bei der Arbeit oder im Verein, finanzielle Sorgen oder Migrationsprobleme. Das Wissen über gute und unterstützende Familienverhältnisse ist eine Ressource, die in die Therapie einfließen kann. Leidet hingegen etwa die Partnerin des Patienten ebenfalls unter Rückenbeschwerden oder sonstigen gesundheitlichen Problemen und mussten bereits Arbeitstätigkeiten eingeschränkt werden, sollte besonders auf eine stützende therapeutische Beziehung, eine gute Zusammenarbeit mit dem Hausarzt und eventuell das Einschalten einer Ergotherapeutin oder einer psychologisch geschulten Person geachtet werden.

Der Behandlungskreis muss – auch zum Selbstschutz des behandelnden Physiotherapeuten! – durch ein multi- oder, wenn möglich, interdisziplinäres Therapiesetting ergänzt werden. Psychosoziale Risikofaktoren gehören zu den wirksamsten Verstärkern einer Schmerzmanifestation und Schmerzexazerbation (Nicholas et al. 2011). Außerdem können Rückenbeschwerden durch aktuelle Einflussfaktoren begünstigt werden (umwelt- oder personenbezogene Faktoren nach ICF, z. B. außergewöhnlicher Stress bei der Arbeit oder große aktuelle emotionale Belastungen). Oft werden solche aktuellen Einflussfaktoren nicht in der Anamnese, sondern im lockeren Gespräch während der Behandlung erwähnt. Der Patient selbst stellt keine Verbindung zwischen Beschwerden und aktuellem Einflussfaktor fest, bestätigt deren Zusammenhang aber, sobald man ihn darauf anspricht.

Schließlich beschreibt Baumann 2011 noch die differenzierte Zuwendung als Möglichkeit, dem Patienten sei-

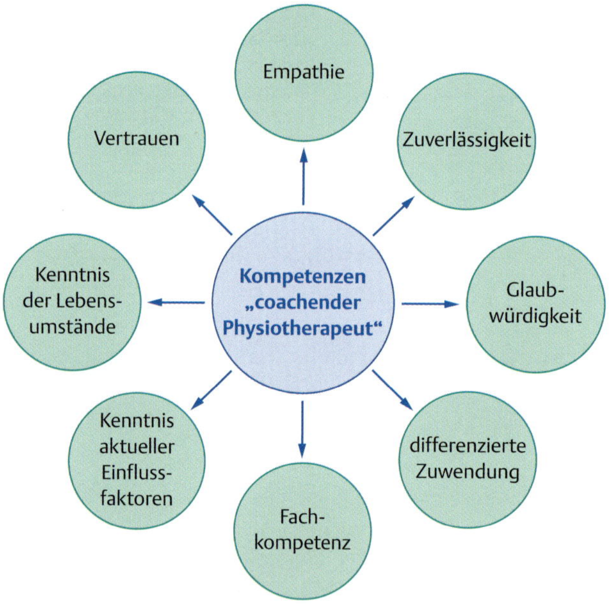

Abb. 4.3 Kompetenzen des coachenden Physiotherapeuten (nach Baumann 2011).

nen Bedürfnissen entsprechend zu begegnen. Wie viel therapeutische Zuwendung, Engagement oder Zurückhaltung den Patienten fördert und fordert, gehört zur Kunst einer guten therapeutischen Beziehung, wobei sich die Fachperson im „Aktionismus" auch etwas zurückhalten darf.

4.3.2 Patientenzentrierte physiotherapeutische Untersuchung

Nun gilt es, die oben beschriebenen Kompetenzen als „coachender" Physiotherapeut in die Untersuchung und Behandlung einfließen zu lassen. Zuerst muss sich der Therapeut bewusst machen, welche Faktoren eine Schmerzchronifizierung begünstigen. In der Literatur findet man hierzu ein Flaggensystem, welches Kendall und Kollegen erstmals 1997 postulierten (Kendall et al. 1997; s. Kap. 3).

Folgende Risikofaktoren können im Hinblick auf ein Chronifizierungspotenzial relevant sein:

- ungeeignete Einstellungen („Meine Beschwerden schränken mich so stark ein, dass ich nicht mehr arbeiten kann.")
- negative Überzeugungen („Diese Beschwerden werden mich noch in den Rollstuhl bringen.").

Die Gefahr einer Schmerzexazerbation ist unter den folgenden Bedingungen groß (Balagué et al. 2012):

- auffälliges Schmerzverhalten (Schmerzintensität auf einer numerischen Rating-Skala oder visuellen Analogskala 8–10/10 Punkten)
- arbeitsbezogene oder emotionale Schwierigkeiten.

Als Basisfragebogen zur Erfassung des momentanen Status quo des Patienten empfehlen wir den Einsatz des STarT Back Screening Tools (Hill et al. 2008 u. 2010).

Die in der ▶ Abb. 4.4 genannten, bereits validierten Fragebögen bieten sich zur vertieften Erfassung von Risikofaktoren an. Der zusätzliche Gewinn an Information kann bei der anschließenden Analyse und Beurteilung eingesetzt werden. Er ist auch als Argumentationshilfe für eine Therapieverlängerung beim Hausarzt oder beim Kostenträger geeignet. Entscheidend ist jedoch in diesem Fall die Edukation des Patienten mit der folgenden zentralen Botschaft: Unspezifische Rückenbeschwerden können Schmerzen und Angst machen, sind aber nicht gefährlich (Hildebrandt et al. 2003). Die aufgeführten Fragebögen sowie deren Relevanz in der Behandlung werden im Kap. 3 genauer erläutert.

Des Weiteren finden sich in der ▶ Abb. 4.4 Überlegungen zur Behandlung, welchen man sich als aufmerksamer Physiotherapeut bei der patientenzentrierten Arbeit immer wieder wird stellen müssen. Die Behandlung baut entsprechend auf den einzelnen Maßnahmen auf.

Maßnahmen des coachenden Physiotherapeuten

beobachten

Vorhandensein von ungeeigneten Einstellungen/Überzeugungen, Schmerzverhalten, arbeitsbezogenen Schwierigkeiten, emotionalen Schwierigkeiten? (Balagué et al. 2012)

- Basis-Screening-Instrument: STarT Back Screening Tool (Hill et al. 2008, 2010)
- Zusätzliche Tests „Ungeeignete Einstellungen/Überzeugungen“:
  - angstbedingtes Vermeidungsverhalten bei Schmerzen: (FABQ_D) (Pfingsten et al. 2000, Staerkle et al. 2004)
  - Back Beliefs Questionnaire (BBQ) (Symonds et al. 1996, Elfering et al. 2015)
  - Fragen Nr. 14 u. 15 des Örebro Muskuloskeletale Schmerzen (ÖMPSQ) (Linton u. Boersma 2003)
  - arbeitsbezogene Genesungserwartung (Work-related Recovery Expectations) (Gross u. Battié 2005)
- Zusätzliche Tests „Schmerzverhalten“:
  - Visuelle Analogskala (VAS)/Numerical Rating Scale (NRS) (Williamson u. Hoggart 2005)
  - Fragen Nr. 14 u. 15 des Örebro Muskuloskeletale Schmerzen (ÖMPSQ) (Linton u. Boersma 2003)
- Zusätzliche Tests „Arbeitsbezogene Schwierigkeiten“:
  - angstbedingtes Vermeidungsverhalten bei Schmerzen (FABQ_D) (Pfingsten et al. 2000, Staerkle et al. 2004)
  - grobe Übersicht „Rückkehr zur Arbeit“: 4 Tests (Visuelle Analogskala Schmerz, Step Test, Pseudo Strength Test, Waddell-Zeichen) (Kool et al. 2002)
- Zusätzliche Tests „Emotionale Schwierigkeiten“:
  - Quick Inventory of Depressive Symptomatology (QIDS) (Rush et al. 2003)
  - Erfassung von psychischer und körperlicher Lebensqualität (WHOQOL-BREF) (Ware et al. 1996)

analysieren

- Therapieverlauf?
- Therapiehindernisse? Welcher Art? -> zusätzliche Fragebögen einsetzen?
- Therapeutische Beziehung?
- Verlauf der Schmerzen? Schmerztagebuch einsetzen? (Hildebrandt et al. 2003)

beurteilen

- „Clinical Reasoning“?
  - Ziele der Behandlung? Evtl. Behandlungsziele revidieren?
  - Patienten befragen, wie er seinen Schmerz, seine Situation interpretiert
  - Maßnahmen vorbereiten, um Patienten dort abholen zu können, wo er steht
  - Verlaufstempo der Behandlung einschätzen

informieren

- Zentrales Element der Behandlung mit „Risikopatienten für Chronifizierung“
  - Vermittlung des „Clinical Reasoning“
  - Vermittlung der Schmerzentwicklung, des Schmerzverlaufs ((Verweis Kapitel Schmerz))
  - Vermittlung von therapeutischen Möglichkeiten bei chronischen Schmerzen
  - Vermittlung von Ressourcen – Hilfe bei der Suche nach (biopsychosozialen) Ressourcen

emotional unterstützen

- „Caring und Sharing“ in der therapeutischen Beziehung (Cousin et al. 2012)
  - Je nach Status quo beruhigen oder aktivieren
  - Verständnis und auch Trauer zeigen bei Rückschritten (authentisch sein)
- Motivation durch gute Instruktion (Suppé u. Grillo 2014, Suppé 2014)
  - gute verbale („richtige Worte“) und nonverbale (taktile) Instruktion
  - Erfolgserlebnisse begünstigen späteren Lernerfolg
  - Mitteilung soll wesentlich, klar und verständlich sein, Rückfragen zulassen
  - Ziele bekannt geben, Orientierungspunkte palpieren lassen, Bewegungsrichtung klar definieren und vorstellen lassen, Veränderungen verbal unterstützen
  - Vorsicht: normales Bewegungsverhalten entzieht sich Bewusstsein. Daher Lernprozess des Bewegungsverhaltens durch Signale wahrnehmen lassen
  - Lernen ist ein Prozess: Vorstellen, Wiederholen und Rekapitulieren von Bewegung, Lernen erfolgt nach gelernten und „bewährten“ Mustern
  - Patient über Vorgehen informieren: nur was relevant, bedeutsam und integrierbar ist, wird gelernt
  - Aufmerksamkeit unterstützt Lernprozess
  - festigen des Gelernten durch Rückbesinnung („Bewegung mit innerem Auge anschauen“)

sozial unterstützen

- Analog zu „Emotional unterstützen“: therapeutische Beziehung, Empathie, Verständnis
  - anhören von Zweifeln und persönlichen Sorgen und Integration des Gehörten in die Analyseund Beurteilung, Beratung/Therapie sowie die Information

beraten/therapieren

- therapeutische Maßnahmen anleiten und überwachen
  - Tipps, Vorschläge oder Hinweise zu Übungen/Bewegungsverhalten, aber auch zu emotionalen oder psychischen Gegebenheiten
  - besprechen des weiteren Vorgehens, evtl. Integration von anderen Fachpersonen in den Therapieprozess
  - eventuell Hilfsmittel oder ergonomische Abklärungen zu Hause/am Arbeitsplatz organisieren
  - Vorsicht: verbale oder nonverbale Missverständnisse können Impacts auf Schmerzkatastrophisierung/angstbedingtes Vermeidungsverhalten haben!

Abb. 4.4 Maßnahmen des coachenden Physiotherapeuten (nach Baumann 2011).

4.4 Diagnostisches Vorgehen bei Patienten mit lumbalen Rückenschmerzen

Harald Bant

Wenn ein Patient mit lumbalen Rückenschmerzen in einer Physiotherapiepraxis vorstellig wird, besteht die Aufgabe des Therapeuten darin, das Gesundheitsproblem in patientenzentrierter Weise gründlich zu analysieren. In der ersten Phase werden die diagnostischen Schritte durchlaufen. Die Diagnostik verfolgt bei lumbalen Rückenschmerzen mehrere Ziele:

1. Bestimmung der Art der Rückenschmerzen. Dabei wird zwischen spezifischen und unspezifischen Rückenschmerzen unterschieden.
2. Analyse und Objektivierung der behandelbaren Parameter für die physiotherapeutische Behandlung
3. Analyse negativer Einflussfaktoren.

4.4.1 Bestimmung der Art der Rückenschmerzen

Zur Bestimmung der Art der Rückenschmerzen wird in vielen internationalen Leitlinien auf die diagnostische Triage von Waddell verwiesen (Waddell 1998). Er unterscheidet drei Diagnosegruppen bei Rückenschmerzen:

- spezifische ernsthafte lumbale Rückenschmerzen
- spezifische nicht ernsthafte lumbale Rückenschmerzen (Bandscheibenvorfall)
- unspezifische lumbale Rückenschmerzen.

Die spezifischen und unspezifischen Rückenschmerzen sind folgendermaßen definiert:

Unspezifische lumbale Rückenschmerzen

Unspezifische Rückenschmerzen werden meist auf einer Höhe zwischen den unteren Rippen und den Gesäßfalten lokalisiert (eventuell mit Ausstrahlung in den Oberschenkel), ohne dass sich eine nachvollziehbare spezifische körperliche Ursache nachweisen ließe.

Spezifische lumbale Rückenschmerzen

Spezifische Rückenschmerzen gehen auf eine spezifische körperliche Ursache zurück, die mit erweiterten diagnostischen Maßnahmen reproduzierbar nachweisbar ist (Chavannes et al. 2005). Waddell unterteilte den spezifischen lumbalen Rückenschmerz weiter in „ernsthafte" und „nicht ernsthafte". Ein Bandscheibenvorfall fällt dabei in die Kategorie „nicht ernsthaft". Alle anderen Formen lumbaler Rückenschmerzen mit nachweisbarer körperlicher Ursache zählen dabei zu den „ernsthaften" Fällen. Beispiele dafür sind etwa ein enger Spinalkanal, die

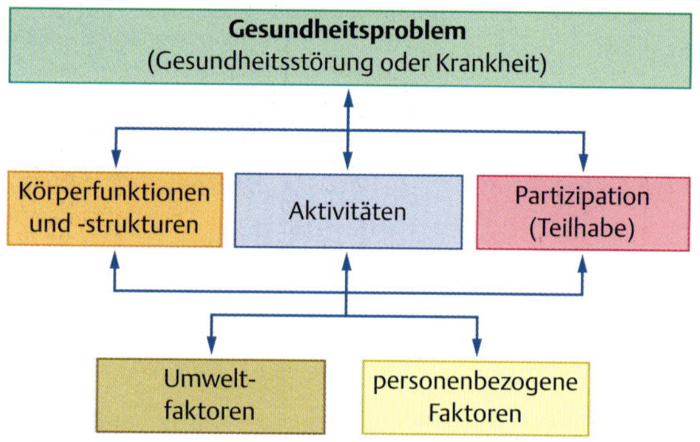

Abb. 4.5 ICF. Biopsychosoziale Analyse des Gesundheitsproblems des Patienten und Korrelationen.

Osteoporose, die Bechterew-Krankheit, die Scheuermann-Krankheit, die Spondylolisthesis und Tumoren.

4.4.2 Analyse und Objektivierung der behandelbaren Parameter

Während des diagnostischen Prozesses mit Anamnese, Inspektion und körperlicher Untersuchung wird das Gesundheitsproblem aus biopsychosozialer Sicht analysiert (▶ Abb. 4.5). Es entwickelt sich daraus die physiotherapeutische Diagnose (Kap. 4.5.6), die mithilfe der ICF formuliert wird (DIMDI 2005).

Neben der Analyse der behandelbaren Parameter geht es auch um deren Objektivierung. Zu diesem Zweck werden meist Messgeräte und Fragebögen eingesetzt. Im Folgenden werden wir die gängigsten Messinstrumente und Fragebögen an der geeigneten Stelle innerhalb des diagnostischen Prozesses aufführen.

4.4.3 Analyse negativer Einflussfaktoren

Ausgehend von der ICF finden sich die negativen Einflussfaktoren, die einer Heilung im Wege stehen, sowohl auf der biomedizinischen als auch auf der psychosozialen Ebene. Die wichtigsten zeigt ▶ Tab. 4.1 (Chou et al. 2010, Hayden et al. 2009 u. 2010).

Gibt es einen oder sogar mehrere solcher Faktoren, kann dies zu einem ungünstigen Verlauf der lumbalen Rückenschmerzen führen. Doch wann kann man von einem normalen Verlauf sprechen?

Tab. 4.1 Heilungshemmende Faktoren bei Patienten mit lumbalen Rückenschmerzen.

Bereich	Regenerationseinschränkende Faktoren
bio	– deutliche Aktivitätsbeeinträchtigungen – Dauer der Rückenschmerzen – ausstrahlende Schmerzen – Ausdehnung der Schmerzen – Alter – schlechter Allgemeinzustand
psycho	– psychischer oder psychosozialer Stress – schmerzbezogene Angst – Somatisierung – Depressionen
sozial	– schlechte Arbeitsverhältnisse – schwere körperliche Belastungen

- normaler Verlauf lumbaler Rückenschmerzen: Man spricht von einem normalen Verlauf lumbaler Rückenschmerzen, wenn Aktivitäten und Partizipationen innerhalb von drei Wochen allmählich zunehmen (bis das ursprüngliche Niveau vor den Beschwerden wieder erreicht ist). Häufig gehen auch die Schmerzen zurück. Das bedeutet aber nicht, dass der lumbale Rückenschmerz immer völlig verschwindet, sondern nur, dass der Schmerz nicht länger der Ausführung von Aktivitäten und den Partizipationen im Wege steht.
- abweichender Verlauf lumbaler Rückenschmerzen: Ein abweichender Verlauf lumbaler Rückenschmerzen liegt vor, wenn die Einschränkungen bei Aktivitäten und bei der Teilhabe am gesellschaftlichen Leben (Partizipation) im Verlauf nicht nachlassen, sondern gleich bleiben oder sogar noch zunehmen. Ein solcher abweichender Verlauf mit verzögerter Heilung liegt nach der Definition vor, wenn es nach 3 Wochen zu keiner nennenswerten Zunahme bei den Aktivitäten und den Partizipationen gekommen ist (KNGF 2013).

Bei der Untersuchung eines Patienten mit unspezifischen lumbalen Rückenschmerzen versuchen der Physiotherapeut und der Patient vertrauensvoll und mit gegenseitigem Verständnis für die Gedanken und Meinungen des anderen, das Gesundheitsproblem des Patienten zu entwirren und zu verstehen (Hagenaars 2006). Dazu gehören spezifische Anamnesefragen, die Durchführung relevanter Tests und die Auswertung von Fragebögen. Das Ziel ist die Bildung einer Hypothese über die möglichen Ursachen des Gesundheitsproblems. Diese Hypothese bildet dann die Grundlage für das weitere methodische Vorgehen. Sie ist Teil der physiotherapeutischen Diagnose, die wie folgt definiert ist:

„Die physiotherapeutische Diagnose ist ein berufsspezifisches Urteil des Physiotherapeuten über den Gesundheitszustand des Patienten. Sie bildet in Übereinkunft mit dem Patienten die Basis für die Aufstellung des Behandlungsplans" (KNGF 2013).

Die detaillierte Analyse des Gesundheitsproblems ist deshalb so wichtig, weil von ihr abhängt, ob es tatsächlich eine Indikation zur Physiotherapie gibt. Durch Analyse des Patienten als biopsychosozialer Einheit mit den drei Teilaspekten Körper, Psyche und Soziales im Hinblick auf die Frage, ob die Genesungsvoraussetzungen optimal sind, kann die Indikation zur Physiotherapie gestellt oder verwehrt werden.

Steht dann vor allem die biologische Komponente im Vordergrund und sind alle Heilungsvoraussetzungen erfüllt, ist die Indikation zur Physiotherapie gerechtfertigt. Andernfalls oder bei der Indikation zu einem multi-/interdisziplinären Vorgehen wird der Patient wieder an den Hausarzt zurücküberwiesen.

Der erste Untersuchungsschritt bei Patienten mit lumbalen Rückenschmerzen, die ohne Überweisung in der Praxis erscheinen, ist die Durchführung eines **Screenings**. Dabei handelt es sich um einen weltweit gebräuchlichen physiotherapeutischen Begriff. Der direkte Zugang zur Physiotherapie wurde erstmals 1976 in Australien eingeführt. Inzwischen ist eine ganze Reihe von Ländern diesem Beispiel gefolgt, so etwa die USA, Kanada, Norwegen, Großbritannien, Schweden usw.

In den Niederlanden gibt es diese direkte Zugänglichkeit seit dem Jahre 2006. Der Patient darf also ohne Überweisung des Hausarztes den Kontakt zu einem Physiotherapeuten suchen. Von dem Physiotherapeuten wird erwartet, dass er bei Patienten, die ohne Überweisungsschein kommen, zunächst ein Screening durchführt. Der niederländische Berufsverband der Physiotherapeuten (KNGF) hat das Screening folgendermaßen definiert: „Das Screening ist ein Prozess, der den Physiotherapeuten zu der Entscheidung führt, ob eine weitere physiotherapeutische Untersuchung indiziert ist. Beim Screening wird mithilfe zielgerichteter Fragen, Tests oder anderer diagnostischer Maßnahmen in einem begrenzten Zeitraum ermittelt, ob die vorhandenen Beschwerden und Symptome in das Aufgabengebiet des Physiotherapeuten fallen oder nicht." (Bant et al. 2011)

Mit der Einführung des Screenings sollten die Patienten mehr Wahlmöglichkeiten erhalten, der Physiotherapeut ein höheres Ansehen als vollwertiger Behandler bekommen und der Hausarzt entlastet werden.

Aus einer Untersuchung des NIVEL (2014) für den Zeitraum von 2004–2009 ging hervor, dass die Zahl der Rücken-, Schulter- und Nackenbeschwerden in den Hausarztpraxen leicht zurückging, während die Zahl der Kniebeschwerden zunahm. Im Jahre 2004 suchten 17 % der Niederländer einen Physiotherapeuten auf, 2009 waren es 21 %. Der Anteil der Personen, der sich ohne Überweisung direkt an einen Physiotherapeuten wandte, stieg von 28 % im Jahre 2006 auf 44 % in 2010 und 47 % in 2012.

Patienten, die ohne Überweisung kommen, benötigen durchschnittlich drei Behandlungen weniger als Personen, die vom Hausarzt überwiesen wurden. Ein möglicher Grund dafür ist, dass sich die Betreffenden schneller in Behandlung begeben. Man weiß aus anderen Untersuchungen, dass dies zu einer schnelleren Genesung führt. Es ist aber zugleich auch möglich, dass die Beschwerden dieser Patienten weniger stark sind (NIVEL 2014).

Eine weitere Untersuchung belegt die positiven Entwicklungen seit der Einführung der direkten Zugangsmöglichkeit zur Physiotherapie (Scheermesser et al. 2011):

- Verringerung der Wartezeiten im Vergleich zu Ärzten
- Verbesserung der Zusammenarbeit mit Ärzten, z. B. Radiologen
- Reduktion der Verordnung und Verabreichung von Medikamenten im Vergleich zu den Kontrollregionen
- effizienter Umgang mit finanziellen Ressourcen
- hohe Zufriedenheit der Patienten.

In den deutschsprachigen Staaten diskutieren aktuell die verschiedenen Physiotherapie- und Ärzteverbände sowie Patientenorganisationen und die Politik über die Möglichkeiten eines direkten Zugangs zur Physiotherapie. Der Stand der Dinge ist, dass weitere Pilotprojekte und weitere Untersuchungen den direkten Zugang und die dafür notwendigen gesetzlichen Voraussetzungen einleiten sollen. Die Diagnostik bleibt also noch bis auf Weiteres den Ärzten vorbehalten.

Der Screeningprozess setzt sich aus mehreren Unterteilen zusammen.

Am Anfang steht die Anmeldung des Patienten. Dabei werden Personalien, Art und Träger der Versicherung, der Hausarzt und der behandelnde Physiotherapeut vermerkt. Dabei wird auch der Grund für das Behandlungsgesuch des Patienten aufgenommen.

Daran schließt sich die Analyse des Beschwerdebildes des Patienten an, um ein mögliches Muster zu erkennen. Ist das der Fall, besteht die Indikation für eine vertiefende Anamnese und Untersuchung. Ist kein Muster erkennbar oder liegt ein atypischer Verlauf vor, bei dem das Muster zwar bekannt ist, doch eines oder mehrere Symptome abweichen und eventuelle Alarmzeichen auffallen (rote Flaggen, Red Flags), wird dem Patienten empfohlen, seinen Hausarzt zu kontaktieren (▶ Abb. 4.6; Arnold et al. 2005). Grundlage für diesen Screeningaufbau ist das Prinzip „nicht bekannt = nicht kompetent = nicht befugt" (Hagenaars u. Bos 2006).

Beim Screening von Patienten mit lumbalen Rückenschmerzen kommt der Analyse möglicher Red Flags große Bedeutung zu. Es handelt sich um biomedizinische Alarmsignale, die für sich allein oder in Kombination auf eine mögliche schwere spezifische Ursache der lumbalen Rückenschmerzen hinweisen (KNGF 2013). Die meisten spezifischen schweren lumbalen Rückenschmerzen gehen auf traumatische oder durch Osteoporose bedingte Frakturen, Tumoren, Infektionen (Bechterew-Krankheit) oder eine Spondylolisthesis zurück. Die wichtigsten Beschwerden und Symptome der verschiedenen ernsten spezifischen Erkrankungen im Zusammenhang mit lumbalen Rückenschmerzen sind in ▶ Tab. 4.2 zusammengefasst (Tulder et al. 2010).

Neben den spezifischen schweren lumbalen Rückenschmerzen gibt es auch weniger gravierende in Form des lumboradikulären Syndroms (LRS). In 90 % der Fälle ist eine Diskushernie dafür verantwortlich. Die anderen 10 % sind einer Kanalstenose zuzuschreiben (Koes et al. 2007). Zeigt der Patient während des Screenings eine radikuläre Symptomatik, wird er an den Hausarzt zurückverwiesen. Folgende charakteristischen Merkmale sind bei einem LRS häufig (KNGF 2013):

- radikulär ausstrahlende Schmerzen in einem Bein (im dazugehörigen Dermatom)
- Schmerzen im Bein überwiegen die lumbalen Rückenschmerzen
- Parästhesien und Ausfallssymptome in der betroffenen Extremität
- veränderte Muskeleigenreflexe, die auf eine radikuläre Irritation verweisen.

Der Physiotherapeut muss in der Lage sein, während des Screenings spezifische lumbale Rückenschmerzen zu analysieren und zu erkennen, ob es sich um einen abweichenden Verlauf oder um ein vertrautes Muster mit jedoch abweichender Symptomatik handelt.

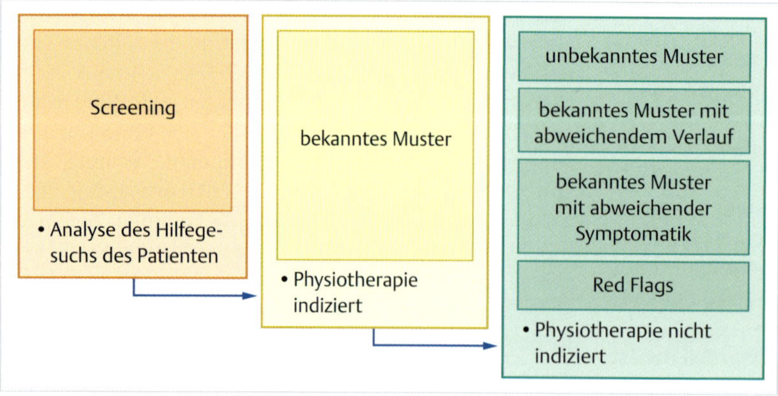

Abb. 4.6 Algorithmus Screening.

Tab. 4.2 Wichtige Hinweise und Symptome bei spezifischen schweren lumbalen Rückenschmerzen.

Fraktur	Tumor	Infektion	Spondylolisthesis
– Frakturen aus jüngerer Zeit (weniger als 2 Jahre zurückliegend) – frühere Wirbelfraktur – über 60 Jahre, geringes Körpergewicht (< 60 kg; BMI < 20 kg/m²) – höheres Alter mit Hüftfraktur – längerfristige Kortikoidtherapie – lokaler Klopf-, Druck- und Achsendruckschmerz der Wirbelsäule – auffällige Verkleinerung, verstärkte thorakale Kyphose → osteoporotische Wirbelfraktur? – ernsthafte lumbale Rückenschmerzen nach Trauma → Wirbelfraktur?	– Einsetzen der lumbalen Rückenschmerzen nach dem 50. Lebensjahr – kontinuierliche Schmerzen, unabhängig von Haltung oder Bewegung – nächtliche Schmerzen – allgemeines Krankheitsgefühl – Malignom in der Anamnese – unklarer Gewichtsverlust – BSG-Erhöhung → Malignom?	– Einsetzen der lumbalen Rückenschmerzen vor dem 20. Lebensjahr – Iridozyklitis – unklare periphere Arthritis oder entzündliche Darmerkrankung in der Anamnese – vor allem nächtliche Schmerzen – Morgensteifigkeit, die länger als 1 Stunde andauert, wenige Schmerzen beim Liegen, Bewegen, Trainieren – gute Ansprache auf NSAID – BSG-Erhöhung → Bechterew-Krankheit (Spondylitis ankylosans)?	– Einsetzen der lumbalen Rückenschmerzen vor dem 20. Lebensjahr – palpable Stufenbildung im Verlauf der Procc. spinosi in Höhe L 4–L 5 → schwere Form der Spondylolisthesis?

Fallbeispiel: 18-jähriger Mann mit akuten Rückenschmerzen

B

In einer privaten Physiotherapiepraxis stellt sich ein junger Patient mit akuten Rückenschmerzen ohne Überweisung eines Hausarztes vor. Für den nächsten Tag wird ein Screening angesetzt. Zu diesem Termin wird er auch direkt von dem Physiotherapeuten begrüßt. Die Kernfrage des Patienten ist, was genau mit seinem Rücken los ist und ob er in diesem Zustand Fußball spielen kann und darf. Der Physiotherapeut analysiert das Beschwerdebild und fasst es dann folgendermaßen zusammen:

Der 18-jährige Patient beschreibt erstmalige Rückenschmerzen in seinem Leben. Der Grund dafür sei ihm völlig schleierhaft. Morgens beim Aufstehen waren sie da. Zu Beginn seien sie halb so wild gewesen, doch hätten sie sich in den vergangenen 4 Wochen gar nicht verändert, weder in die eine noch in die andere Richtung. Besonders in der Nacht und morgens schmerze der Rücken und fühle sich steif an. Nach einer halben Stunde gehe das Steifigkeitsgefühl allmählich zurück, doch die Schmerzen hielten weiter an. Viele Aktivitäten seien mit Schmerzen verbunden, vor allem das Bücken. Kürzlich habe er einen Kasten Bier hochheben wollen, wobei die Schmerzen stark zugenommen hätten.

Es beunruhige ihn, dass die Schmerzen nicht zurückgehen, sodass er das Fußballspielen eingestellt habe und allen schwereren körperlichen Aktivitäten aus dem Weg ginge. Abgesehen von den aktuellen Beschwerden fühlt sich der Patient gesund. Die Schmerzen seien vor allem im unteren Rücken lokalisiert und strahlten manchmal ins Gesäß aus. Neurologische Störungen im Sinne von Parästhesien oder motorischen Ausfällen wurden nicht beschrieben. Bei statischen Belastungen nehmen die Beschwerden zu. Dies gelte vor allem für längeres Sitzen auf einem Stuhl oder das Bücken.

Der Physiotherapeut fasste dies für sich so zusammen: bekanntes Muster unspezifischer lumbaler Rückenschmerzen mit abweichendem Verlauf und einer Red Flag.

Obwohl sämtliche vom Patienten geschilderten Symptome auf unspezifische Rückenschmerzen deuten (Beschwerden vor allem lumbosakral, mechanischer Schmerz bei ansonsten guter Gesundheit; Waddell 1998; ▶ Tab. 4.3), sprechen verschiedene Aspekte gegen eine Physiotherapie.

Da wäre zum einen die Dauer von 4 Wochen, während derer die Beschwerden gleich geblieben sind und weder zu- noch abgenommen haben. Wenn sich nach 3 Wochen eine derartige Störung nicht gebessert hat und die Aktivitäten nicht wieder zugenommen haben, geht man von einem abweichenden Verlauf aus (KNGF 2007). Der Umstand, dass der Patient unsicher wurde und Aktivitäten meidet, ist eine Vermeidungsstrategie, die einer optimalen Genesung im Wege steht.

Folgende Hinweise sollten als Alarmsignale gedeutet werden:

- Der Patient ist 18 Jahre alt und die Beschwerden kamen aus heiterem Himmel. Unspezifische lumbale Rückenschmerzen setzen gewöhnlich zwischen 20 und 55 Jahren ein. Rückenschmerzen vor dem 20. Lebensjahr sind eine Red Flag.
- Der Patient beschreibt nächtliche Schmerzen und morgendliche Steifigkeit, die im Laufe des Morgens abnimmt.

Beide Red Flags lassen an die Möglichkeit einer Bechterew-Krankheit denken.

Der Physiotherapeut erläutert dem Patienten seine Befunde und rät ihm zu einem Termin bei seinem Hausarzt für weitere Untersuchungen.

Tab. 4.3 Klassifikation der lumbalen Rückenschmerzen nach Gordon Waddell (1998).

Spezifische ernsthafte lumbale Rückenschmerzen	Spezifische nicht ernsthafte lumbale Rückenschmerzen	Unspezifische lumbale Rückenschmerzen
– Red Flags: Symptome aller in ▶ Tab. 4.2 aufgeführten Ursachen	– unilaterale Beinschmerzen stärker als Rückenschmerzen – Schmerz strahlt aus bis Fuß oder Zehen (dermatomgebunden, jedenfalls am Knie vorbei) – Taubheit und Parästhesien im selben Gebiet – Wurzelzeichen	– Alter: zwischen 20 und 55 Jahre – Schmerz im Lumbosakralgebiet, glutäal oder eventuell bis in die Oberschenkel – Beschwerden sind mechanisch provozierbar – Patient fühlt sich im Allgemeinen gesund

Während dieses Screeningprozesses und der Ergebnisfindung hat der Physiotherapeut sich implizit und explizit der verschiedenen Evidenzquellen bedient, die ihm zur Verfügung standen. Nach Tonelli (2001) gibt es derer 5:

1. **experimentelle Evidenz**: Waddell 1998 entwickelte eine Leitlinie für Personen mit spezifischen und unspezifischen Rückenschmerzen. Danach werden die Symptome wie folgt eingeteilt: Die Beschwerden, mit denen der junge Mann sich beim Physiotherapeuten vorstellte, gehörten vor allem zu den unspezifischen Rückenbeschwerden. Doch deuteten zwei Hinweise auf die Möglichkeit von Red Flags hin.
2. **physiologische Evidenz**: Da es sich um eine akute Verletzung handelte, kann man von einer Bindegewebsschädigung ausgehen. Dabei spielt dann die Wundheilung eine Rolle. Ihr Ziel ist die Wiederherstellung der Gewebsintegrität. Bei einem normalen Verlauf erfolgt dies innerhalb von 3 Wochen zumindest so weit, dass die Entzündungszeichen zurückgehen und das Aktivitätsniveau wieder ansteigt. Im vorliegenden Fall haben die Beschwerden jedoch nach 4 Wochen noch nicht nachgelassen, sodass man von einem abweichenden Verlauf spricht.
3. **empirische Evidenz**: Der Physiotherapeut ist ein Spezialist, was lumbale Rückenschmerzen angeht. Er hatte schon öfters junge Patienten mit dieser Symptomatik und der zugrunde liegenden Pathologie betreut.
4. **Überzeugungen und Erfahrungen** des Patienten
5. **Rahmenbedingungen**.

Im obigen Beispiel führt das Screening zur glatten Ablehnung einer physiotherapeutischen Behandlung.

Wenn der Verlauf normal ist und einem bekannten Muster entspricht, ohne dass es Red Flags oder LRS gibt, kann die Diagnose unspezifische lumbale Rückenschmerzen gestellt werden, und der Physiotherapeut kann mit der entsprechenden Untersuchung beginnen.

4.5 Physiotherapeutische Untersuchung bei lumbalen Rückenschmerzen

Harald Bant

Die physiotherapeutische Untersuchung bei Patienten mit lumbalen Rückenschmerzen vollzieht sich in folgenden Schritten: Anamnese, Inspektion, Funktionsprüfung, Palpation, eventuell spezifische Tests und neurologische Untersuchung. In diesem Buch geht es nicht um diese klassische Abfolge, sondern um eine methodische klinische Leitlinie zur Diagnostik auf der Aktivitäts- und Partizipationsebene.

4.5.1 Anamnese

Bei der Anamnese geht der Physiotherapeut methodisch vor, um zu einer treffenden Analyse des Gesundheitsproblems des Patienten mit lumbalen Rückenschmerzen zu kommen. Dabei werden die in ▶ Tab. 4.4 aufgeführten Punkte der Reihe nach behandelt (KNGF 2007).

Wenn man auf diese Weise vorgeht, erhält man eine optimale biopsychosoziale Analyse des Gesundheitsproblems. Der biomedizinische Anteil wird dabei durch die Funktionsstörungen und die Aktivitätsbeeinträchtigungen bedient. Die psychologische Perspektive stützt sich auf die persönlichen Faktoren, und die soziale Komponente wird von den externen Faktoren bestimmt. Das Partizipationsniveau bezeichnet die Interaktion zwischen der biomedizinischen und der psychosozialen Seite. Deshalb liegt das Ziel jeder Rehabilitation immer in der Partizipationsebene, d. h. wieder arbeiten zu können, wieder Sport treiben zu können und wieder allen ADL nachgehen zu können. Dies macht auch deutlich, wie nützlich die ICF-Klassifikation für die Anamnese ist, denn sie ermöglicht die Erhebung eines biopsychosozialen Status praesens der gesamten Beschwerden im Zusammenhang mit den lumbalen Rückenschmerzen.

Derzeit werden in der Physiotherapie immer häufiger Fragebögen eingesetzt, um einen möglichst objektiven Status praesens von den Funktionsstörungen, Aktivitätsbeeinträchtigungen, Partizipationsproblemen und möglichen Einflüssen der persönlichen und externen Faktoren auf das Gesundheitsproblem zu erhalten.

Tab. 4.4 Physiotherapeutische Anamnese. Das Ziel ist die biopsychosoziale Analyse des Gesundheitsproblems des Patienten mit lumbalen Rückenschmerzen.

Anamneseunterteilung	Zu klären
Hilfegesuch des Patienten	– Welches ist das vorrangige Anliegen des Patienten?
frühere Funktionsprobleme des Patienten (bio): – Funktionsstörungen – Aktivitätsbeeinträchtigungen – Partizipationsprobleme	– frühere Funktionsprobleme – Schwere der erfahrenen Funktionsprobleme – Faktoren mit Einfluss auf die Funktionsprobleme – Verlauf der Funktionsprobleme
medizinische Vorgeschichte (bio)	– Begleiterkrankungen – frühere Erkrankungen – familiäre Erkrankungen – ärztliche Maßnahmen – Medikamente
andere oder frühere Maßnahmen	– Art der früheren ärztlichen oder physiotherapeutischen Maßnahmen – Zeitpunkt der ärztlichen oder physiotherapeutischen Maßnahmen – Ergebnis der ärztlichen oder physiotherapeutischen Maßnahmen
persönliche Faktoren (psycho)	– Ausbildungsstand – Lebensweise – Umgang mit den Funktionsstörungen – Ansicht des Patienten zu seinem Gesundheitszustand – Erwartungen des Patienten
externe Faktoren (sozio)	– Wohnlage – häusliche Situation – Arbeitssituation – Einsatz von Hilfsmitteln

Primärer Ausgangspunkt der physiotherapeutischen Untersuchung und Therapie ist die biomedizinische Perspektive. Fragebögen zur Objektivierung von Funktionsstörungen, Aktivitätsbeeinträchtigungen und Partizipationsproblemen bei Patienten mit lumbalen Rückenschmerzen werden bei physiotherapeutischen Untersuchungen schon geraume Zeit eingesetzt.

Objektivierung von Funktionsstörungen

Bei 60 % der Patienten mit lumbalen Rückenschmerzen setzen die Beschwerden akut ein. Die größten Übeltäter bei der Entstehung dieser akuten Symptome sind das Bücken und das Heben. Bei den anderen 40 % nehmen die Beschwerden allmählich zu. Bei 90 % der Patienten ist kein pathoanatomisches Substrat der Beschwerden nachweisbar (Waddell 2006).

Da 60 % einen akuten Beginn beschreiben, kann von einer Bindegewebsschädigung ausgegangen werden. Der Ort dieser Schädigung in der Wirbelsäule ist jedoch unbekannt (unspezifisch). Bei einer Bindegewebsschädigung spielen die unterschiedlichen Phasen des Wundheilungsprozesses eine Rolle. Die erste Phase dabei ist die Entzündungsphase. Diese lässt sich physiologischerweise in zwei weitere Phasen unterteilen: die vaskuläre und die zelluläre Phase. Mit der Entzündungsphase sind die typischen Merkmale Rubor, Calor, Tumor und Dolor verbunden. Als Reaktion auf diese Entzündungszeichen kommt es zu einer Anpassung der Motorik, die auch als Functio laesa bezeichnet wird (Kap. 1).

Bei den Funktionsstörungen richtet sich das Hauptaugenmerk auf eines der wichtigsten Symptome der Entzündungsphase: den Schmerz.

Die Intensität, mit der ein Schmerz empfunden wird, zählt zu den wichtigsten prädisponierenden Faktoren für einen abweichenden Verlauf. Dies ergibt sich aus der Beschreibung der heilungshemmenden Faktoren (▶ Tab. 4.1). Die Schmerzdauer, die Ausbreitung der Schmerzen und das Ausmaß der Ausstrahlung spielen hier somit eine gewichtige Rolle. Um die subjektiven Schmerzen etwas zu objektivieren, setzt man eine visuelle Analogskala (VAS) oder eine numerische Rating-Skala (NRS) ein. Die Kombination aus Nachfragen und der zahlenmäßigen Einschätzung der Schmerzen führt zu einer präziseren Einschätzung der Schwere der Schmerzen und erleichtert die Beurteilung des Behandlungserfolges.

Die beiden erwähnten Skalen lassen sich zu diesem Zweck einfach und zuverlässig einsetzen. Bei der VAS handelt es sich um ein 10 cm langes Lineal, dessen Skala von links „keine Schmerzen“ bis rechts „größtmöglicher Schmerz“ reicht. Im praktischen Alltag ist der Umgang mit dieser Skala etwas schwieriger. Leichter fällt die Verwendung der NRS, deren Skala sich von 0 (keine Schmerzen) bis 10 (größtmöglicher Schmerz) erstreckt, und die auch am verbreitetsten ist (▶ Abb. 3.9). Ein Wert von 1–4 auf der NRS wird als leichter Schmerz verstanden, 5–6 gelten als mäßige Schmerzen und 7–10 als starke Schmerzen. Vor allem Letzteres gilt als Prädisposition eines abweichenden Verlaufs.

Neben der Verwendung als Prognosefaktor dient der Schmerz-Score auch der Wirksamkeitsbewertung der eingeleiteten Physiotherapie. Ein Rückgang der Schmerzen auf der NRS von 2 Punkten gilt als signifikant.

Die Objektivierung von Aktivitätsbeeinträchtigungen und Partizipationsproblemen

Mithilfe der folgenden beiden Fragebögen ist eine Objektivierung von Aktivitätsbeeinträchtigungen und Partizipationsproblemen möglich:

- die patientenspezifische Funktionsskala (PSFS; Beurskens et al. 1999)
- die Quebec Back Pain Disability Scale (QBPDS; Schoppink et al. 1996).

Die patientenspezifische Funktionsskala (PSFS)

Um sich eine Übersicht von den spezifischen Aktivitätsbeeinträchtigungen zu verschaffen, setzt man die patientenspezifische Funktionsskala ein. Dieser Fragebogen lässt sich von Therapeut und Patient schnell durcharbeiten (Stevens et al. 2013). Der Patient schaut sich die Liste der mit seinen Rückenbeschwerden verbundenen Aktivitätsbeeinträchtigungen an und kreuzt die auf ihn zutreffenden an. Von diesen werden die drei wichtigsten und störendsten Einschränkungen bestimmt und der Schmerzgrad für jede mittels NRS ermittelt.

Die patientenspezifische Funktionsskala sieht dann etwa so aus (▸ Abb. 4.7; Beurskens 1996).

Die Quebec Back Pain Disability Scale

Dies ist ein methodologisch qualitativer Fragebogen, der sein Augenmerk auf die allgemeinen Aktivitätsbeeinträchtigungen und Partizipationsprobleme legt (▸ Abb. 4.8; Smeets et al. 2011). Er umfasst insgesamt 20 Fragen, die sich im Wesentlichen auf alltägliche Aktivitäten beziehen: Bettruhe, sitzen, stehen, gehen, bewegen, schwere Dinge heben oder bücken, wobei besonders die letzten beiden als Risikofaktoren für die Entstehung lumbaler Rückenschmerzen gelten. Jede Aktivität wird auf einer 5-Punkte-Skala eingeordnet:

- 0 = keine Mühe
- 1 = etwas Mühe
- 2 = einige Mühe
- 3 = viel Mühe
- 4 = sehr viel Mühe
- 5 = nicht möglich.

Name:____________________ Geburtsdatum:__________ Datum:__________

Patientenspezifische Funktionsskala (PSFS)

Ihre körperlichen Beschwerden wirken sich auf die Aktivitäten und Bewegungen aus, die Sie täglich vollführen und sich kaum vermeiden lassen. Für jeden Menschen sehen die körperlichen Folgen anders aus. Jeder Mensch möchte durch die Behandlung bestimmte Aktivitäten und Bewegungen verbessern. Hier sind eine Reihe von Aktivitäten und Bewegungen aufgeführt, die Ihnen vielleicht aufgrund Ihrer Beschwerden schwerfallen. Versuchen Sie die Problemfelder aufzuführen, die Ihnen aufgrund Ihrer Beschwerden in der vergangenen Woche zu schaffen gemacht haben. Markieren Sie dazu die entsprechende Aktivität. Bitte wählen Sie dabei die Probleme, **die Ihnen am wichtigsten sind** und bei denen Sie am liebsten in den **kommenden Monaten** eine positive Veränderung erreichen möchten.

Aktivitäten und Bewegungen, die Ihnen aufgrund der Schmerzen schwerfallen könnten:

☐ im Bett liegen	☐ spazieren
☐ sich im Bett drehen	☐ laufen
☐ aufstehen aus dem Bett	☐ tragen eines Gegenstandes
☐ aufstehen aus einem Stuhl	☐ etwas vom Boden aufheben
☐ auf einen Stuhl setzen	☐ heben
☐ lange sitzen	☐ Familie, Freund oder Bekannte besuchen
☐ ein- oder aussteigen (Auto)	☐ ausgehen
☐ in einem Auto oder Bus fahren	☐ sexuelle Aktivitäten
☐ Rad fahren	☐ arbeiten
☐ stehen	☐ einem Hobby nachgehen
☐ lange stehen	☐ Haushaltsarbeiten
☐ leichte Hausarbeit, auch draußen	☐ Sport treiben
☐ schwere Hausarbeit, auch draußen	☐ verreisen
☐ im Haus umhergehen	☐ andere Aktivitäten__________

Abb. 4.7 Die patientenspezifische Funktionsskala (nach Beurskens 1996).

Name:____________________ Geburtsdatum:__________ Datum:__________

	Aktivität	keine Mühe	etwas Mühe	einige Mühe	viel Mühe	sehr viel Mühe	nicht möglich
1	Aufstehen aus dem Bett		X				
2	die ganze Nacht durchschlafen	X					
3	Umdrehen im Bett			X			
4	Autofahren						X
5	20–30 min stehen				X		
6	einige Stunden im Stuhl sitzen						X
7	Treppenlaufen				X		
8	kurze Strecken gehen (300–400 m)			X			
9	einige km gehen						X
10	etwas aus der Höhe greifen				X		
11	Ballwerfen						X
12	eine kurze Strecke sprinten (100 m)						X
13	etwas aus dem Kühlschrank holen			X			
14	Bettenmachen			X			
15	Sockenanziehen			X			
16	Runterbeugen, Putzen						X
17	einen Stuhl verstellen			X			
18	eine schwere Tür öffnen bzw. schließen						X
19	2 Einkaufstüten tragen						X
20	einen schweren Koffer tragen						X

Abb. 4.8 Quebec Back Pain Disability Scale (QBPDS). (Bant Sportphysiotherapie, S. 507, Tab. 16.2)

Die Gesamtpunktzahl ist die Summe aus allen Aktivitäten. Es sind Werte zwischen 0 und 100 möglich.

Bei einem hohen QBPD-Wert besteht die Gefahr eines abweichenden Verlaufs (▶ Tab. 4.1). Leider gibt die Literatur jedoch keine Auskunft darüber, welche Werte der Skala maßgeblich sind.

Durch die Fragebögen wird nicht nur eine Objektivierung der Aktivitätsbeeinträchtigungen und Partizipationsprobleme erreicht, sondern auch ein Status praesens bei der physiotherapeutischen Untersuchung definiert. Durch zwischenzeitliche Evaluationen wird der Effekt der Physiotherapie überprüft. Die Wahl der Übungsprogramme kann dadurch angepasst werden.

Eine signifikante Verbesserung liegt vor, wenn es zu einer Veränderung von mindestens 15 Punkten gekommen ist, was sowohl auf Patienten mit akuten als auch mit chronischen Rückenschmerzen zutrifft (Fritz et al. 2001, Davidson et al. 2002). Dies gilt nicht nur für die QBPDS, sondern auch für die PSFS. Bei Untersuchungen an Patienten mit lumbalen Rückenschmerzen, welche die PSFS ausgefüllt hatten, geht man bei einer Veränderung der Gesamtpunktzahl um mindestens 64 % von einer klinischen Relevanz aus (Beurskens et al. 2008).

Die Analyse, Objektivierung und Evaluation der Aktivitätsbeeinträchtigungen und Partizipationsprobleme bei Patienten mit lumbalen Rückenschmerzen ist sowohl für den Patienten als auch für den Therapeuten wichtig. Durch zwischenzeitliche Evaluationen während des Behandlungsprozesses wird deutlich, welche Aktivitätsbeeinträchtigungen zu diesem Zeitpunkt für den Patienten im Vordergrund stehen. Der Therapeut kann somit die Übungen mit dem Ziel anpassen, die Beeinträchtigungen in dieser Zeit im Hinblick auf ADL, Arbeit, Freizeit und Sport zu beseitigen (Partizipationsniveau).

Doch wie kommt man nun vom Ausfüllen von Fragebögen zu einem konkreten aktiven Rehaprogramm? Eine Möglichkeit ist der aktivitätsorientierte Funktionstest.

Der aktivitätsorientierte Funktionstest

Ein aktivitätsorientierter Funktionstest verfolgt mehrere Ziele:

1. anhand der QBPDS und der PSFS gemeinsam mit dem Patienten bestimmen, welche Beschwerden für diesen bei der Behandlung Vorrang haben sollten
2. eine verantwortungsvolle Auswahl der Übungen, welche langfristig zu dem Ziel führen sollen, wieder an allen ADL partizipieren zu können
3. die Bestimmung der aktuellen Phase im Wundheilungsprozess anhand des erhobenen Status praesens. Davon hängt auch ab, welche motorischen Grundeigenschaften zuerst wieder aufgebaut werden und welche Rehamethode innerhalb der motorischen Grundeigenschaften dafür am geeignetsten ist.

Der aktivitätsorientierte Funktionstest besteht somit aus den folgenden methodischen Abschnitten:

- Ausfüllen der funktionsbezogenen Fragebögen (QBPDS und PSFS): Sie erlauben einen Überblick über die Einschränkungen und problematischen Handlungen bei lumbalen Rückenschmerzen. Indem man dem Grad der Einschränkung bei problematischen Handlungen einen Messwert zuordnet, kommt es zu einer Objektivierung des subjektiven Gefühls des Patienten.
- Analyse der belastendsten problematischen Handlungen: Damit sind die körperlich belastendsten eingeschränkten Aktivitäten gemeint. Diese Aktivität wird am Ende des Rehaprogramms eingebaut. Betrachtet man etwa die QPBDS, dann sind die Aktivitäten mit Geschwindigkeit, statischen Haltungen und Verlagerung schwerer Gewichte diejenigen, welche körperlich am meisten belasten. Konkrete Aktivitäten dazu in der QBPDS sind der Ballwurf, langes Sitzen und das Heben eines schweren Koffers.
- Festlegung der Prioritäten bei den problematischen Handlungen: Die problematischen Handlungen, welche den Patienten am stärksten beeinträchtigen, erhalten im Rehaprozess die größte Aufmerksamkeit. Es ist keinesfalls so, dass die körperlich belastendste Aktivität auch automatisch diejenige ist, welche am meisten stört. Meistens wird die Einschränkung am belastendsten empfunden, die der Patient mit lumbalen Rückenschmerzen im Alltag am häufigsten ausführen muss.
- Analyse des tatsächlichen Bewegungsablaufs der problematischen Handlung als funktionelle Demonstration: Wenn der Patient Probleme beim Bücken hat, weiß der Therapeut noch nicht, *wie* der Patient sich mit seinen lumbalen Rückenschmerzen denn tatsächlich bückt. Durch Analyse des tatsächlichen Bewegungsablaufs hat der Therapeut die Möglichkeit, eine Transferübung zu bestimmen. Dies ist für die Zusammenstellung des Rehaprogramms wichtig.
- Festlegung der Transferübungen: Bei Transferübungen wird die problematische Handlung des Patienten mit lumbalen Rückenschmerzen am besten simuliert. Wenn sich ein Patient mit gestreckten Beinen bückt und die Wirbelsäule beugt, ist das steifbeinige Kreuzheben (Stiffed Leg Dead Lift) eine gute Übung (▶ Abb. 4.9).
- Bestimmung der vorbereitenden Übungen: Vorbereitende Übungen gehen den Transferübungen voraus. Sie ermöglichen einen schrittweisen Anstieg der Belastung, sodass schließlich die Ausführung der Transferübungen wieder möglich wird. Für welche Übungen man sich schließlich entscheidet, hängt unter anderem vom Status praesens zum Zeitpunkt der Vorstellung in der Praxis ab sowie davon, in welcher Phase der Wundheilung sich der Patient aktuell befindet. Zu Beginn der Proliferationsphase wählt man weniger intensive Übungen aus als gegen Ende.
- Auswahl der motorischen Grundeigenschaften: Wenn feststeht, welche Übungen zu Beginn der Rehabilitation gemacht werden sollen (vorbereitende Übungen), wird als Nächstes bestimmt, welche motorischen Grundeigenschaften trainiert werden. Nach empirischer Evidenz sollten zu Beginn der Rehabilitation die motorischen Grundeigenschaften Beweglichkeit und Koordination im Vordergrund stehen.

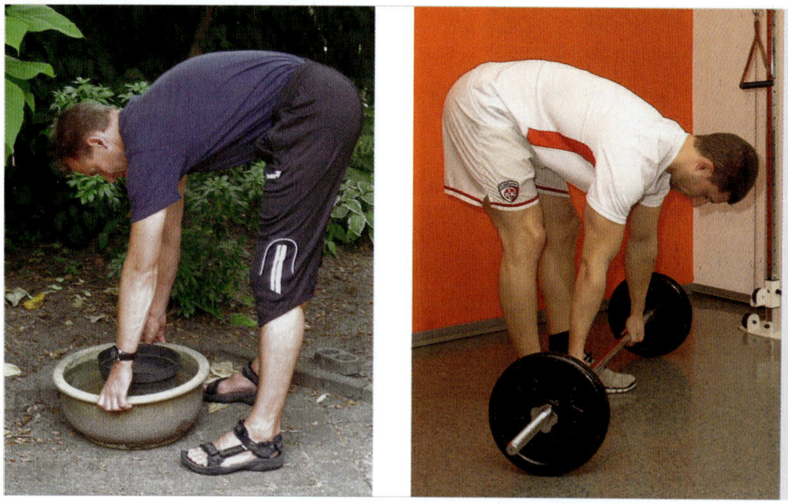

Abb. 4.9 Stiffed Leg Dead Lift – links: Bücken mit gestreckten Beinen; rechts: Stiffed Leg Dead Lift, welcher der funktionellen Einschränkung entspricht. (Bant, Sportphysiotherapie, S. 24, Abb. 1.18 a und b)

- Auswahl der Rehabilitationsmethoden: Nach der Auswahl der motorischen Grundeigenschaften steht die Wahl der Rehabilitationsmethoden an. Für die motorische Grundeigenschaft Koordination sind dies vor allem die Rehabilitationsmethoden kortikaler Fußbereich und kortikaler linearer Bereich. Bei der motorischen Grundeigenschaft Beweglichkeit geht es besonders um die Rehabilitationsmethoden der elastischen Verformung im Fußbereich und im linearen Bereich (Kap. 6).
- Bestimmung der Belastungsvariablen: Zu den Belastungsvariablen zählen Gewicht, Anzahl der Serien, Anzahl der Wiederholungen, Bewegungsrhythmus, Pausen, Anzahl der Übungen und die Superkompensationszeit.

Durch Ausführung eines aktivitätsorientierten Funktionstests wird der klinische Brückenschlag von der problematischen Handlung bis hin zu einem konkreten Rehaprogramm deutlich.

Diese Abschnitte lassen sich in einer Übersicht als Stufenplan eines aktivitätsorientierten Funktionstests wie folgt zusammenfassen:

1. Ausfüllen der funktionsbezogenen Fragebögen
2. Analyse der am stärksten belastenden problematischen Handlungen
3. Festlegung der Prioritäten bei den problematischen Handlungen
4. Analyse des tatsächlichen Bewegungsablaufs der problematischen Handlung als funktionelle Demonstration
5. Festlegung der Transferübungen
6. Bestimmung der vorbereitenden Übungen
7. Auswahl der motorischen Grundeigenschaften
8. Auswahl der Rehabilitationsmethoden in den motorischen Grundeigenschaften
9. Bestimmung der Belastungsvariablen.

In der Einleitung wurden bereits die Ziele der physiotherapeutischen Untersuchung genannt:

1. Bestimmung der Art der Rückenschmerzen (spezifisch oder unspezifisch)
2. Analyse und Objektivierung der behandelbaren Parameter für die physiotherapeutische Behandlung (ICF)
3. Analyse negativer Einflussfaktoren.

Wie in dem vorliegenden Beispiel wird die Art der Rückenschmerzen während der Untersuchung analysiert. Die Analyse und Objektivierung der behandelbaren Parameter erfolgt zum Teil über die Bearbeitung der verschiedenen Fragebögen (bei der Untersuchung und Funktionsprüfung können noch weitere strukturelle und funktionelle Störungen entdeckt werden). Es fehlt jedoch noch die Analyse der heilungshemmenden Faktoren.

Fallbeispiel: 18-jähriger Mann mit akuten Rückenschmerzen (Forts.) **B**

Wir wollen noch einmal zu dem 18-jährigen Fußballer aus dem obigen Beispiel zurückkehren, der spontan Rückenschmerzen bekommen hatte. Diese waren mechanischer Natur und nahmen einen abweichenden Verlauf mit zwei Red Flags (die eventuell auf eine Bechterew-Krankheit hindeuten). Der Therapeut hatte den jungen Mann für weitere Laboruntersuchungen wieder an den Hausarzt zurücküberwiesen, doch der Bluttest war negativ. Der Hausarzt schickte den Patienten wieder zum Physiotherapeuten.

In der Anamnese fiel auf, dass besonders das Heben eines Kasten Bieres die Rückenschmerzen verstärke. Der Physiotherapeut beschloss während der Untersuchung, einen aktivitätsorientierten Funktionstest durchzuführen. Die belastendsten Aktivitäten waren für den jungen Fußballer zu diesem Zeitpunkt das Bücken und Heben, was aus den ausgefüllten Fragebögen QBPDS und PSFS hervorging).

Der Physiotherapeut bat seinen Patienten, ihm einmal vorzuführen, wie er sich bückt und etwas hebt, wenn es zu den Schmerzen kommt. Er bat auch um eine Lokalisierung des Schmerzes und eine Schmerzquantifizierung auf der NRS. Man legte dazu einen Ball vor die Füße des Patienten, den dieser auf seine Weise wie eine Getränkekiste heben sollte. Der Patient bückte sich mit gestreckten Beinen. Der Rücken wurde dabei von Beginn an gebeugt. Als das Heben einsetzte (aus endgradiger Wirbelsäulenflexion), traten beidseits lumbale Schmerzen auf, die linksbetont in das Gesäß ausstrahlten. Der Patient quantifizierte den Schmerz auf der NRS mit einer 6.

Ausgehend von diesem Bewegungsverlauf ist die Transferübung für das Bücken und Heben der Stiffed Leg Dead Lift mit Wirbelsäulenbewegung nach der Flexion.

Da die Beschwerden vor allem morgens auftraten, nach einer halben Stunde allmählich nachließen und besonders durch Bücken und Heben provoziert wurden, vermutete der Physiotherapeut, dass sich der Patient wohl in der Entzündungs-/Proliferationsphase befand. Deshalb entschied sich der Therapeut dafür, die segmentale Muskulatur besonders in der schmerzfreien Ausgangsposition zu trainieren: M. transversus abdominis in Rückenlage bei 90°-Knieflexion. Die ausgewählte Rehabilitationsmethode der motorischen Grundeigenschaft Koordination ist „kognitiver/kortikaler Fußbereich". Die Belastungsvariablen dafür sind: Unterlastiges Gewicht, 2–4 Serien, 10–15 Wiederholungen, Bewegungsrhythmus 1-0-1, Pause 30–60 s und Superkompensationszeit 12–24 Stunden.

In der Literatur geht es oft um den Verlauf lumbaler Rückenschmerzen. Bei 75–90 % der Patienten verschwinden die lumbalen Rückenschmerzen innerhalb von 4–6 Wochen (Waddell et al. 2006). Diese Ergebnisse stammen jedoch aus einer Untersuchung in einer offenen Population. Eine vergleichbare Untersuchung in einem Patientenkollektiv fällt da weniger günstig aus. In einem systematischen Review hatten etwa 62 % der Patienten nach 12 Monaten immer noch Beschwerden. Für etwa 16 % der Betroffenen, die zu Beginn wegen der Rückenschmerzen ihrem Arbeitsplatz ferngeblieben waren, galt dies 6 Monate später immer noch (Hestbaek et al. 2003). Zudem war die Rezidivgefahr sehr hoch (etwa 66 %): Wer einmal eine Rückenschmerzepisode durchgemacht hatte, hatte im Vergleich zu der Zeit vor der ersten Episode ein doppelt so hohes Risiko für eine neuerliche Episode (Hestbaek et al. 2003, Pengel et al. 2003). Dies ist für den Therapeuten ein weiterer Grund, um bereits während des diagnostischen Prozesses mögliche negative Einflussfaktoren auszumachen.

Der erste Schritt zur Identifikation negativer Einflussfaktoren ist das Keele Start Back Pain Screening Tool (KSBPST; Hill et al. 2008). Dieser Fragebogen ist eines der zahlreichen Prognoseinstrumente, die im Zusammenhang mit lumbalen Rückenschmerzen im Umlauf sind.

Im Allgemeinen dienen solche Prognoseinstrumente dazu, Befunde aus der körperlichen Untersuchung und/oder aus Labortests beim Einzelnen einzuschätzen und damit die Wahrscheinlichkeit eines günstigen oder auch ungünstigen Verlaufes der lumbalen Rückenschmerzen und ihrer Heilung vorherzusagen (Haskins et al. 2012, McGinn et al. 2000).

Die Notwendigkeit zur Entwicklung klinischer Prognoseinstrumente wird in der medizinischen Welt schon lange gesehen. Gerade die Screeningtools lenken die Art und Weise, auf welche der diagnostische und der therapeutische Prozess durchlaufen werden. Das KSBPST ist ein valides Screeningtool, das zwei Ziele verfolgt:

1. die Identifikation der prognostischen Faktoren bei Patienten mit lumbalen Rückenschmerzen mit einem einfachen Messinstrument
2. die Validierung von Untergruppen bei Patienten mit lumbalen Rückenschmerzen und einem Risiko für einen normalen und/oder abweichenden Verlauf und den zugehörigen initialen Therapien. Folgende Untergruppen sind beschrieben:
    1. Untergruppe 1: Diese Gruppe hat ein geringes Risiko mit einzelnen negativen Prognosefaktoren, die jedoch keinen abweichenden Verlauf bedeuten.
    2. Untergruppe 2: Diese Gruppe hat ein mäßiges Risiko aufgrund mehrerer negativer Prognosefaktoren. Die Wahrscheinlichkeit für einen abweichenden Verlauf ist durchaus gegeben, eine physiotherapeutische Behandlung ist indiziert.
    3. Untergruppe 3: Diese Gruppe hat ein hohes Risiko und zeichnet sich durch noch mehr negative Prognosefaktoren aus. Hier spielen sowohl die körperlichen als auch die psychosozialen Faktoren eine wichtige Rolle. Bei Patienten aus dieser Gruppe ist ein multi- oder interdisziplinäres Vorgehen angezeigt.

Das große Plus von Fragebögen liegt in ihrer Einfachheit. Das KSBPST ist ein sehr einfaches und patientenfreundliches Prognoseinstrument, dessen Bearbeitung nicht lange dauert und die nachfolgenden Schritte der physiotherapeutischen Diagnostik zu lenken vermag. Verschiedene Untersuchungen konnten zeigen, dass sein Einsatz eine Aussage über die Erwerbsfähigkeit von Patienten mit lumbalen Rückenschmerzen nach 6 Monaten erlaubt, jedoch keine Vorhersage der Schmerzen ermöglicht. Zu diesem Zweck ist eher die Tampa Scale of Kinesiophobia (TSK) geeignet, doch dazu weiter unten mehr (Beneciuk et al. 2013). Neben der Tatsache, dass es sich bei dem KSBPST um ein valides Messinstrument handelt und eine Einteilung der Patienten mit lumbalen Rückenschmerzen in Untergruppen ermöglicht, ist es auch sehr kostengünstig, und die Effizienz der physiotherapeutischen Interventionen steigt – ein Grund mehr, Fragebögen zu benutzen (▶ Abb. 4.10; Hill et al. 2011).

Eine wichtige Randnotiz zum KSBPST ist, dass der Zeitpunkt der Messung für das Ergebnis mitbestimmend ist. Eine jüngere Untersuchung an 749 Patienten zeigte, dass der Bearbeitungszeitpunkt des KSBPST einen Einfluss auf das Endergebnis haben kann. Bei einem Drittel der Patienten unterschied sich die Risikoeingruppierung zu Beginn der chiropraktischen Konsultation von der, die zwei Tage nach einer chiropraktischen Behandlung vorgenommen wurde. Dies zeigt einmal mehr, dass die Verwendung von Fragebögen und klinischen Prognoseinstrumenten Momentaufnahmen sind und den Status praesens des Patienten wiedergeben. Es bleibt die Aufgabe des Physiotherapeuten, die Ergebnisse nicht absolut, sondern relativ zu sehen und im Verlauf des Behandlungsprozesses regelmäßig zu evaluieren (Newell et al. 2015).

Die Ergebnisse des Fragebogens lassen sich durch das nachfolgende Flussdiagramm erklären (▶ Abb. 4.11).

Die Bearbeitung des KSBPST erlaubt die Zuordnung der Patienten zu einer der drei Risikogruppen für lumbale Rückenschmerzen.

Name:__________ Geburtsdatum:__________ Datum:__________

Beantworten Sie bitte die folgenden Fragen zu Ihren Rückenschmerzen während der vergangenen 2 Wochen:

Frage		Nein (=0)	Ja (=1)
1	Mein Schmerz hat während der letzten 2 Wochen zeitweise in die Beine ausgestrahlt.		
2	Zusätzlich zu meinem Hauptschmerz hatte ich in den letzten 2 Wochen auch noch an anderen Stellen des Rückens Schmerzen.		
3	In den vergangenen zwei Wochen bin ich wegen meiner Schmerzen nur kurze Strecken gegangen.		
4	In den vergangenen zwei Wochen habe ich mich wegen meiner Schmerzen langsamer als gewöhnlich angezogen.		
5	Körperliche Aktivitäten können für Menschen in meinem Zustand gefährlich sein.		
6	In den vergangenen zwei Wochen hatte ich viele Sorgen.		
7	Mein Schmerz ist sehr schlimm, ich habe das Gefühl, dass er sich wahrscheinlich nie mehr bessern wird.		
8	In den vergangenen zwei Wochen hatte ich ganz allgemein nicht mehr so viel Freude an den Dingen, die mir sonst Freude bereiten.		
9	Wie störend war Ihr Schmerz in den vergangenen zwei Wochen insgesamt betrachtet? überhaupt nicht = 0 ein wenig = 0 mäßig = 0 sehr = 1 extrem = 1		

Gesamtpunktzahl (aller Fragen): __________

Teilsumme (Fragen 5–9): __________

Abb. 4.10 Das Keele Start Back Pain Screening Tool (Hill et al. 2008).

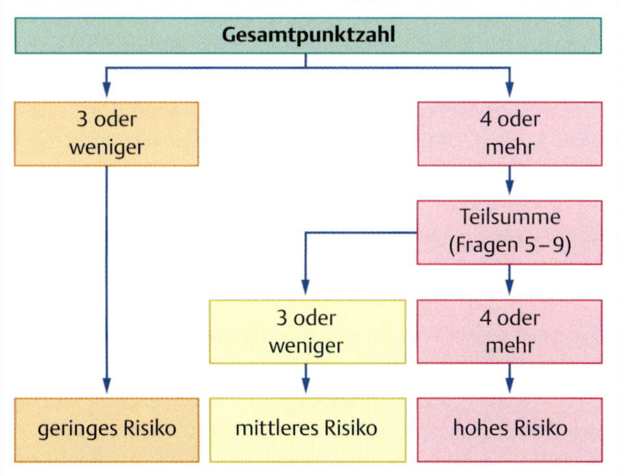

Abb. 4.11 Auswertungs- und Interpretationsalgorithmus zum KSBPST.

4.5.2 Patienten mit lumbalen Rückenschmerzen und geringem Risiko

Diagnose

In der Gruppe mit unspezifischen lumbalen Rückenschmerzen und geringem Risiko wird eine normale physiotherapeutische Untersuchung des unteren Rückens durchgeführt.

Therapie

Bei einem normalen Verlauf spielt Mutter Natur die Hauptrolle im Heilungsprozess. Aus physiologischer Sicht ist mit dem Wundheilungsprozess der entscheidende Schritt zur Wiederherstellung der Integrität der geschädigten Strukturen in der Wirbelsäule unternommen. Was das Verhalten betrifft, bringt der Patient die richtige Einstellung für eine optimale Wiederherstellung mit, sei es mit oder ohne Unterstützung durch einen Physiotherapeuten. Dieser kann jedoch bei der Beratung und Aufklärung hilfreich sein. Die Empfehlungen können als Leitlinie dienen und sowohl das angemessene Verhalten des Patienten als auch den Wundheilungsprozess fördern.

Aufklärung und Beratung

Der Physiotherapeut unterrichtet den Patienten über folgende Dinge:

- **Verlauf der lumbalen Rückenschmerzen in der Zeit**: Die Rückenschmerzen gehen zumeist innerhalb eines Zeitraumes von 4–6 Wochen zurück. Die Schmerzen sind nicht ernsthaft und können als Warn- und Schutzsignal interpretiert werden. Sie zeigen an, was aktuell möglich ist und was nicht. Der Patient sollte zudem darüber aufgeklärt werden, dass nach einer ersten Rückenschmerzepisode Rezidive häufig sind.
- **Bedeutung der Schmerzen**: Der Patient sollte wissen, dass bei Aktivitäten auftretende Schmerzen nicht automatisch bedeuten, dass es zu einer Schädigung in der Wirbelsäule kommt. Der Patient sollte den Unterschied zwischen Schmerzen als Warnung (A-Delta-Faserschmerz, der gestattet ist) und Schmerzen als Schutz (C-Faserschmerz, der verhindert werden sollte) kennen. Zu den wichtigsten Unterschieden zwischen den beiden Formen gehört ihre Reaktion auf wiederholte Bewegungen oder statische Haltungen: C-Fasern werden sensibilisiert, A-Delta-Fasern adaptieren. Oder anders ausgedrückt: Wenn die Schmerzen bei bestimmten Aktivitäten oder Haltungen zunehmen, handelt es sich um C-Faserschmerz, der vermieden werden sollte. Nehmen die Schmerzen jedoch nicht zu, sondern im Gegenteil eher ab, handelt es sich um A-Delta-Faserschmerz.
- **Anregung einer aktiven Begleitung der Rückenschmerzen statt einer passiven**:
  - Empfehlen Sie keine anhaltende Bettruhe. Sind die Rückenschmerzen dergestalt, dass Bettruhe die einzige Option darstellt, sollte sie nicht länger als 2 Tage währen und dann abgebaut werden.
  - Der Patient sollte zur Beibehaltung seiner ADL, seiner Arbeit und seiner Freizeit- und sportlichen Aktivitäten ermutigt werden, da dies den Heilungsprozess unterstützt. Viele Patienten wissen, dass es wichtig ist, aktiv zu bleiben, doch ist das oftmals gar nicht der Punkt. Die Frage ist mehr, *wie* sie aktiv bleiben können und welche Übungen hierzu möglicherweise einen Beitrag leisten können. Hier hilft der Therapeut, indem er maximal drei Behandlungen durchführt und die o. a. Informationen vermittelt sowie eventuell häusliche Übungen erläutert (Dahm et al. 2010).

Alle aufgeführten Empfehlungen verfolgen das Ziel, das Verständnis des Patienten für seine Beschwerden zu befördern, ihm Hilfe zur Selbsthilfe anzudienen und die Wiederaufnahme von Aktivitäten zu unterstützen.

4.5.3 Patienten mit lumbalen Rückenschmerzen und mäßigem Risiko

Bei Patienten mit mäßigem Risiko spielen vor allem negative physische Prognosefaktoren eine Rolle für den abweichenden Verlauf der Rückenschmerzen. Psychosoziale heilungshemmende Faktoren sind hier kaum bedeutsam, was jedoch nicht bedeutet, dass sie gar nicht vorhanden wären. Der Grund für die Rückenschmerzen und ihr Verlauf bleiben ein Teil unseres Lebens (▶ Tab. 4.1), wobei ursächlich ein multifaktorielles und multidimensionales Geschehen zugrunde liegt (McCarthy 2004). Das bedeutet, dass pathoanatomische, neurophysiologische, psychosoziale und kontextuelle Faktoren eine wichtige Rolle spielen können (Einerhand 1995).

Diagnose

Besonders in dieser Patientengruppe besteht die Aufgabe des Physiotherapeuten darin zu ermitteln, welche physischen Risikofaktoren für einen abweichenden Verlauf prädisponieren. Die wichtigsten Risikofaktoren sind:

- ausgeprägte Einschränkungen bei Aktivitäten
- Dauer der Rückenschmerzen
- ausstrahlende Schmerzen
- Ausbreitung der Schmerzen
- höheres Lebensalter
- schlechter Allgemeinzustand (KNGF-Leitlinie lumbaler Rückenschmerz 2013).

Einige prädisponierende physische Risikofaktoren wurden bereits durch den vorherigen physiotherapeutischen Prozess, die Anamnese selbst und die Bearbeitung der Fragebögen ermittelt.

- Die Schmerzart (Dauer, Ausstrahlung, Ausbreitung), die Schmerzintensität und das Alter wurden bereits bei der Anamnese und durch Einsatz der NRS festgehalten.
- Die ausgeprägten Einschränkungen werden durch Bearbeitung des QBPDS und der PSFS ermittelt.
- Der schlechte Allgemeinzustand zeigt sich zwar schon in der physiotherapeutischen Diagnose (ICF), doch lässt er sich etwa durch Verwendung von Fragebögen übersichtlich objektivieren (RAND SF 36).

Was in der Literatur immer stärker im Vordergrund steht als ein physischer Prognosefaktor für einen abweichenden Verlauf, ist die Anpassung des motorischen Verhaltens bei lumbalen Rückenschmerzen (Macedo et al. 2009). Viele Autoren wie Sahrmann, McGill, Mackenzie oder O'Sullivan haben anhand dieses motorischen Verhaltens versucht, Klassifikationsmodelle zu definieren. Obwohl keine der Einteilungen der Weisheit letzten Schluss bedeutet, sind sie doch zur Auswahl der Übungen, Rehamethoden und Strategien während der physiotherapeutischen Behandlung hilfreich.

Wenn das motorisch angepasste Verhalten eine adäquate Reaktion auf die lumbalen Rückenschmerzen darstellt, spielt es keine Rolle für einen abweichenden Verlauf. Wenn es sich hingegen um eine inadäquate motorische Reaktion handelt, spielt es sehr wohl eine Rolle und kann die Rückenschmerzen auch weiter unterhalten. Die Frage, ob es sich um ein adäquates oder ein inadäquates motorisches Verhalten handelt, lässt sich mithilfe des Klassifikationsmodells nach O'Sullivan beantworten (O'Sullivan 2005, Dankaerts et al. 2006). Dieses bedient sich der diagnostischen Triage von Gordon Waddell als Ausgangspunkt, um die Art der Rückenschmerzen zu bestimmen: spezifische oder unspezifische lumbale Rückenschmerzen. Die Anpassung des motorischen Verhaltens an die lumbalen Rückenschmerzen wird in drei Untergruppen unterteilt:

1. Patienten mit spezifischen lumbalen Rückenschmerzen (5–10 % der Personen mit lumbalen Rückenschmerzen) und adäquatem motorischen Verhalten: Hierbei denke man an Patienten mit einer radikulären Symptomatik (Bandscheibenvorfall), Bechterew-Krankheit, Frakturen, Tumoren, engem Spinalkanal usw. Die zugrunde liegende Pathologie und die damit verbundenen Schmerzen erzeugen ein adäquates motorisches Verhalten, d. h. eine regelrechte Functio laesa. Wenn diese Patienten den Weg in die Praxis gefunden haben, liegt der Schwerpunkt der Physiotherapie vor allem auf den Funktionsstörungen und weniger auf den Aktivitätsbeeinträchtigungen. Wichtige Behandlungsziele sind bei diesen Patienten die Verringerung der Entzündungssymptomatik und ggf. das Einüben der verschiedenen motorischen Grundeigenschaften.
2. Patienten mit unspezifischen lumbalen Rückenschmerzen, bei denen die psychosozialen Faktoren und zentral wirkende Schmerzen für die Beschwerden die Hauptrolle spielen (psychischer oder psychosozialer Stress, schmerzbedingte Ängste, Somatisierung, depressive Beschwerden; Hayden et al. 2010): Der Verlauf der Beschwerden ist bei diesen Patienten mitunter bizarr. Wie die Schmerzen sich mechanisch provozieren und auch lindern lassen, ergibt oft kein einheitliches Bild. Die Reaktion auf eine Exazerbation ist oft mit einer extremen Schmerzzunahme (NRS > 8), emotionalen Reaktionen und erheblicher Aktivitätsbeeinträchtigung verbunden. Oft erkennt man in diesen Fällen vergleichbare Muster: Ärztehopping, nur mäßige Wirksamkeit der verschiedenen Interventionen, überwiegende Fokussierung auf passive Interventionen. In der Folge zeigen sie ein inadäquates motorisches Verhalten. In solchen Fällen ist ein multidisziplinäres Vorgehen nötig, in dem die Physiotherapie eine wichtige Rolle einnehmen kann (Bergstrom et al. 2001, O'Sullivan et al. 2004; Kap. 3).
3. Patienten mit unspezifischen lumbalen Rückenschmerzen und abweichendem Verlauf aufgrund eines inadäquaten motorischen Verhaltens (deutlich größte Gruppe): Das inadäquate motorische Verhalten hängt mit einer schlechten Coping-Strategie bei lumbalen Rückenschmerzen zusammen. Daraus ergeben sich zwei inadäquate motorische Verhaltensmuster: Einschränkungen der Bewegung (Movement Impairments) und der muskulären Kontrolle (Control Impairments). Bei beiden Einschränkungen liegt eine verminderte Körperwahrnehmung zugrunde.

Zwei-Punkt-Diskriminationstest

Zur Feststellung einer verminderten Körperwahrnehmung kann der Zwei-Punkt-Diskriminationstest durchgeführt werden (Luomajoki et al. 2011). Bei Personen ohne Rückenschmerzen liegt die Zwei-Punkt-Diskrimination zwischen 4 und 5 cm. Zwei gleichzeitig gesetzte Punkte werden also bei einem Abstand der Punkte von unter 4–5 cm als 1 Punkt wahrgenommen, was normal ist. Wird über einem Abstand von 5 cm immer noch nur 1 Punkt empfunden, liegt eine Störung des sensorischen Homunkulus vor (Flor 2003). Ein positives Testergebnis bedeutet, dass der Betreffende mit lumbalen Rückenschmerzen größere Probleme hat, seinen Rücken zu „fühlen". Diese Reorganisation des sensorischen Homunkulus kann auf ein abgeschwächtes Haltungs- und Bewegungsgefühl hindeuten.

Zur Durchführung setzt man einen Zirkel im Abstand von 10 cm auf die untere Rückenhaut und fragt den Patienten, ob er beide Punkte spürt. Nach jeder Ja-Antwort wird der Abstand der Punkte um einen halben Zentimeter verringert und erneut gefragt. Wenn der Patient die Frage zum ersten Mal mit einem Nein beantwortet, wird der Wert festgehalten.

Movement Impairments

Die Movement Impairments bei lumbalen Rückenschmerzen treten vor allem bei Patienten auf, bei denen es akut zu den Beschwerden gekommen ist (60 %; Waddell 1998). Diese äußern sich als Wirbelsäulenschmerzen mit oft eingeschränktem aktiven und passiven Bewegungsausschlag. Die ausgeführten Bewegungen werden von einer Kokontraktion der die Wirbelsäule umgebenden Muskulatur und einer Kontraktion der lumbopelvikalen Muskulatur begleitet. Aufgrund der Kokontraktionen und der verminderten neuromuskulären Kontrolle rund um die Wirbelsäule steigt die Belastung der passiven Wirbelsäulenstrukturen.

Hier hilft das Modell von Panjabi (1992); Kap. 1: Die Stabilität eines Bewegungssegments nach Junghans hängt an drei Subsystemen: neurales, aktives und passives Subsystem. Das neurale System steht für das periphere und das zentrale Nervensystem, das passive für die Knochen und sämtliche periartikulären Strukturen, die ein Junghans-Segment umgeben, und das aktive schließlich besteht aus der die Wirbelsäule umgebenden Muskulatur.

Ist die Funktion eines dieser Subsysteme gestört, müssen die anderen diese Aufgaben übernehmen, um die Gelenkstabilität zu erhalten. Wenn die neuromuskuläre Kontrolle in der Umgebung eines Junghans-Segmentes gestört ist, wird von dem passiven Subsystem eine höhere Stabilität gefordert. Die Kokontraktion der Wirbelsäulenmuskulatur liegt in dem extremen Fokus des Patienten auf das Symptom Schmerz begründet. Mögliche Ursachen dafür sind das akute Einsetzen der Beschwerden und die damit einhergehende Schmerzintensität. Zudem begehen diese Patienten oft einen Denkfehler, wenn sie sich vorstellen, dass bei dem Schmerz Bindegewebsstrukturen der Wirbelsäule geschädigt werden. Sie entwickeln daher die Coping-Strategie, die Beschwerden durch Vermeidung schmerzhafter Haltungen und Bewegungen kontrollieren zu wollen (Schmerzvermeidungsverhalten; Crombez 2012). Diese schmerzhaften Haltungen und Bewegungen können sich bei diesen Patienten in einem spezifischen Bewegungsverhalten widerspiegeln (s. Control Impairments (S. 110)).

Patienten mit einem solchen Schmerzvermeidungsverhalten lassen sich durch Verwendung des Fear Avoidance Beliefs Questionnaire (FABQ) der Tampa Scale of Kinesiophobia erkennen (Goubert 2004). Bei der Besprechung des KSBPST haben wir gezeigt, dass die Tampa Scale of Kinesiophobia ein gutes Prognoseinstrument im Hinblick auf den Schmerzverlauf in den folgenden 6 Monaten ist (Beneciuk et al. 2013). Deshalb stellen wir sie an dieser Stelle etwas genauer vor.

Die **Tampa Scale of Kinesiophobia** (▶ Abb. 4.12) ist ein validierter inventarisierender und evaluierender Fragebogen, der aus 17 Fragen besteht (Roelofs et al. 2004). Er vermittelt einen Eindruck von dem Ausmaß der schmerzbezogenen Ängste des Patienten mit lumbalen Rückenschmerzen. Die Ergebnisse geben Aufschluss darüber, wie sehr das Aktivitätsniveau des Patienten durch die Furcht vor einer Verletzung/Gewebeschädigung mit folgendem Vermeidungsverhalten beeinflusst wird.

Das Ausfüllen des Fragebogens dauert 5–10 Minuten. Dabei ist es wichtig, dass die Fragenliste ohne Hilfe einer weiteren Person bearbeitet wird. Für jede Frage wird ein Wert von 1–4 vergeben. Somit reichen die extremen Punktwerte von 17–68. Wichtig ist auch, dass das endgültige Ergebnis erst nach der Umkehrung der Ergebnisse der Fragen 4, 8, 12 und 16 errechnet wird (4 = 1, 3 = 2, 2 = 3, 1 = 4).

Erst bei einem Wert über 37 Punkte geht man von einer Bewegungsangst aus. Ergibt eine zwischenzeitliche Evaluation oder die Bestimmung am Behandlungsende einen um mindestens 9 Punkte geringeren Wert, bedeutet dies eine signifikante Verringerung der Bewegungsangst (Swinkels-Meeuwisse 2006).

Gründe für den Einsatz des Fragebogens ergeben sich aus der Entstehung der Beschwerden, den Antworten des Patienten während der Anamnese und dem Verlauf der Beschwerden:

- Sind die Beschwerden akut entstanden oder nicht?
- Wie hat der Patient bei der Entstehung der Beschwerden die Schmerzen erlebt?
- Welche Angaben gab es zur Dauer, Ausstrahlung und zum Ausbreitungsgebiet der Schmerzen?
- Seit wann bestehen die Beschwerden und haben sich die Schmerzen im Laufe der Zeit verändert?
- Wie stark sind die Aktivitätsbeeinträchtigungen und haben sich diese im Laufe der Zeit verändert?
- Wie ist der aktuelle Status des Patienten auf der NRS?
- Glaubt der Patient, dass die Schmerzen auftreten, wenn es zu einer Gewebeschädigung am Rücken kommt?
- Wie geht der Patient mit Schmerz provozierenden Aktivitäten um? Neigt er dazu, diese zu vermeiden, oder setzt er sich ihnen aus?

Bei Patienten mit spezifischen lumbalen Rückenschmerzen und Movement Impairments wird das Vorgehen vom Ziel bestimmt, nämlich der Verringerung der Bewegungsangst durch Aufklärung und Beratung. Zusätzlich werden zwei Behandlungsstrategien verfolgt: die Graded Exposure (abgestufte Schmerzexposition) und die Graded Activity.

Die **Graded Exposure** führt den Patienten schrittweise an die angstbesetzte Situation heran. Durch die behutsame Annäherung an die gefürchteten und schmerzhaften Bewegungen merkt und erlebt der Patient, dass die Angst vor der Bewegung nicht begründet ist. Die Angst geht zurück und die Aktivitäten nehmen wieder zu (Goubert 2000; Kap. 3). Waddell (2006) sagte dazu: „Die Angst vor den Schmerzen beeinträchtigt stärker als der Schmerz selbst."

Als **Graded Activity** bezeichnet man die Strategie der zeitgebundenen Zunahme einer mechanischen Belastung der Wirbelsäule (Waddell 1998). Dies wird durch zunehmend belastende Übungen der Wirbelsäule, Training der motorischen Grundeigenschaften Beweglichkeit, Koordination und Kraft sowie durch verschiedene Rehamethoden innerhalb dieser erreicht. Dazu eignen sich besonders die Rückenkarten und die Rehakreise (Kap. 6). Ein Beispiel:

- Unterschiedliche Belastung der Wirbelsäule: Eine Zunahme der mechanischen Wirbelsäulenbelastung erfolgt zunächst durch Übungen, bei denen die Wirbelsäule in Extension stabilisiert bleibt, wie etwa beim „High Dead Lift" als Übung aus der Rückenkarte 6: Extensionsstabilität (▶ Abb. 4.13). Eine stärkere Wirbelsäulenbelastung wird durch Flexions-, Extensions- und Rotationsbewegungen erwirkt. Ein gutes Beispiel für eine Rotationsübung der Wirbelsäule ist die Bend Over Dumbbell Row der Rückenkarte 10: Flexions-/Extensionsbewegungen der Wirbelsäule mit Rotationsstabilität (▶ Abb. 4.14).

Name:____ Datum:____________

Mit den nachfolgenden Fragen möchten wir untersuchen, wie Sie selbst zu Ihren Schmerzen stehen. Bitte geben Sie an, in welchem Maße Sie mit den vorgegebenen Aussagen einverstanden sind. Für die Durchführung benötigen Sie etwa 5 Minuten. Bitte nehmen Sie sich die Zeit für eine korrekte Beantwortung der Fragen und gehen Sie allein von Ihren Empfindungen aus. Die Ergebnisse können für den weiteren Behandlungsverlauf wichtig sein.

Kreuzen Sie an, in welchem Maße die jeweilige Aussage auf Sie zutrifft:

1 überhaupt nicht einverstanden
2 mehr oder weniger nicht einverstanden
3 mehr oder weniger einverstanden
4 völlig einverstanden

	Aussage	**1**	**2**	**3**	**4**
1	Ich habe Angst davor, dass ich mich möglicherweise verletze, wenn ich Sport treibe.				
2	Wenn ich versuchen würde, mich über den Schmerz hinwegzusetzen, würden sie noch schlimmer.				
3	Mein Körper sagt mir, dass ich etwas Schlimmes habe.				
4	Meine Schmerzen würden vermutlich gelindert werden, wenn ich Sport treiben würde.				
5	Mein Gesundheitszustand wird von anderen nicht richtig ernst genommen.				
6	Wegen des Schmerzproblems ist mein Körper für den Rest meines Lebens gefährdet.				
7	Schmerz bedeutet immer, dass ich mich verletzt habe.				
8	Nur weil etwas meinen Schmerz verstärkt, bedeutet es nicht, dass es auch gefährlich ist.				
9	Ich habe Angst, dass ich mich versehentlich verletzen könnte.				
10	Die sicherste Art, um eine Zunahme der Schmerzen zu verhindern, ist darauf zu achten, dass ich keine unnötigen Bewegungen mache.				
11	Ich hätte nicht so viele Schmerzen, wenn nicht etwas Ungutes in meinem Körper vor sich ginge.				
12	Auch wenn ich Schmerzen habe, würde es mir besser gehen, wenn ich körperlich aktiv wäre.				
13	Meine Schmerzen sagen mir, wann ich mein Training beenden muss, um mich nicht zu verletzen.				
14	Für jemand in meinem Gesundheitszustand ist es wirklich nicht ratsam, körperlich aktiv zu sein.				
15	Ich kann nicht all die Dinge tun, die gesunde Menschen machen, da ich mich zu leicht verletzen könnte.				
16	Auch wenn mir etwas starke Schmerzen bereitet, denke ich nicht, dass es tatsächlich gefährlich ist.				
17	Niemand, der Schmerzen hat, sollte Sport treiben müssen.				

Abb. 4.12 Fragebogen zur Erfassung der schmerzbezogenen Bewegungsangst (Tampa Scale of Kinesiophobia).

- Motorische Grundeigenschaften: In Abhängigkeit vom Stadium der Wundheilung und der Art der Funktionsstörung wählt man die zuerst in der Reha zu trainierende motorische Grundeigenschaft aus. Im Allgemeinen bedeutet das in zeitlicher Abfolge Beweglichkeit, Koordination und Kraft. Ausgehend von diesen drei motorischen Grundeigenschaften nimmt die mechanische Belastung der Wirbelsäule schrittweise zu.
- Rehamethoden: Innerhalb der motorischen Grundeigenschaft Kraft zum Beispiel gibt es unterschiedliche Rehamethoden, die von der Kraftausdauer bis zur Plyometrie reichen. Durch Implementierung verschiedener Reha-/Trainingsmethoden auf dem Wege zum Partizipationsniveau kann die Belastung der Wirbelsäule schrittweise gesteigert werden.

Die ▶ Abb. 4.15 fasst den Teufelskreis der Movement Impairments zusammen (Dankaerts et al. 2006).

Diese Form des Impairments ist in der physiotherapeutischen Praxis häufig anzutreffen. Durch eine gute Anamnese, die Bearbeitung der verschiedenen Fragebögen, die Durchführung der aktivitätsorientierten Funktionstests und das Ausfüllen der Analysekarte der Wirbelsäule (Kap. 5) werden das Ausgangsniveau der Rehabilitation, das Ziel und die für diesen Weg erforderliche Strategie bestimmt.

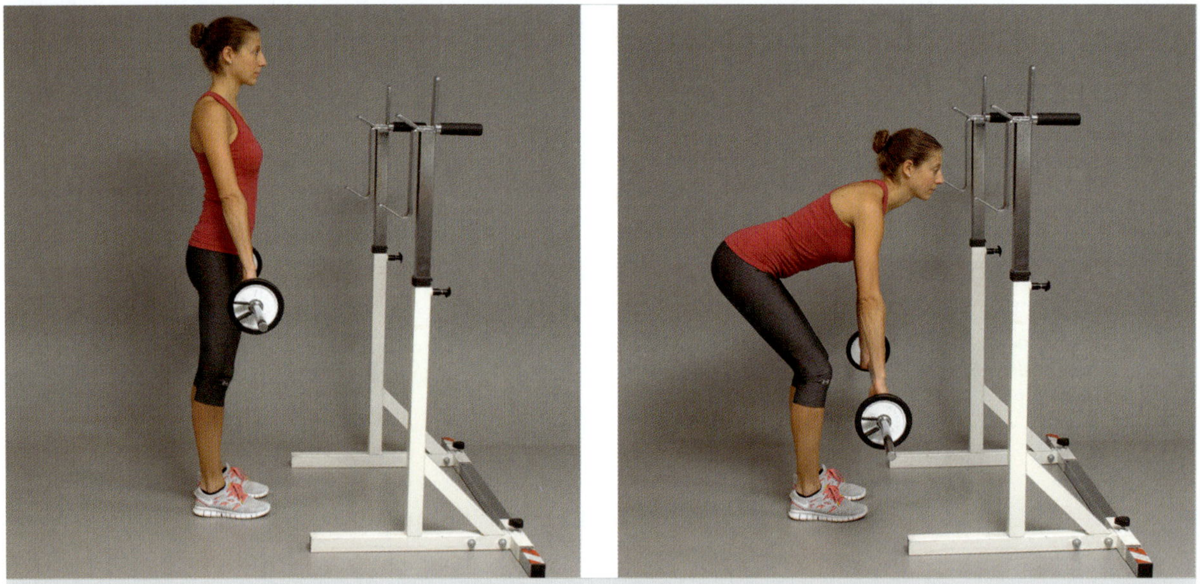

Abb. 4.13 Rückenkarte 6: High Dead Lift; Ausgangshaltung – Endposition.

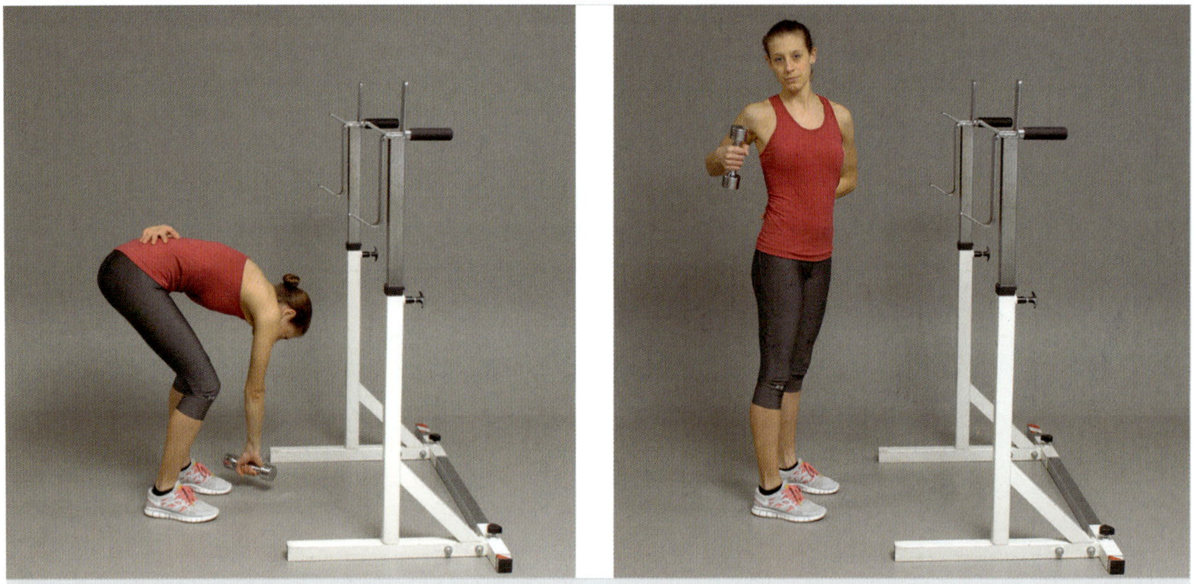

Abb. 4.14 Rückenkarte 10: Bend Over Dumbbell Row mit Rotation.

Die wesentlich häufigere Impairment-Form bei Rückenschmerzpatienten ist das Control Impairments.

Control Impairments

Zu dieser motorischen Kompensationsstrategie kommt es vor allem, wenn die Rückenschmerzen langsam und progressiv entstanden sind, was auf 40 % der Patienten zutrifft (Waddell 1998). Diese Gruppe stellt den weitaus größten Teil der Patienten mit chronischen unspezifischen lumbalen Rückenschmerzen in der Praxis. Der Begriff der Control Impairments zeigt bereits an, dass es um eine verminderte segmentale spinale Kontrolle geht. Die Betroffenen weisen oftmals ein verringertes Haltungs- und Bewegungsgefühl rund um die Wirbelsäule auf, wobei sie in ihrer Beweglichkeit nicht eingeschränkt sind. Charakteristisch ist das Auftreten der Schmerzen bei spezifischen Bewegungsmustern, bei Zunahme einer mechanischen Belastung der Wirbelsäule sowie bei endgradigen Bewegungen (Dankaerts et al. 2006, Burnett et al. 2004).

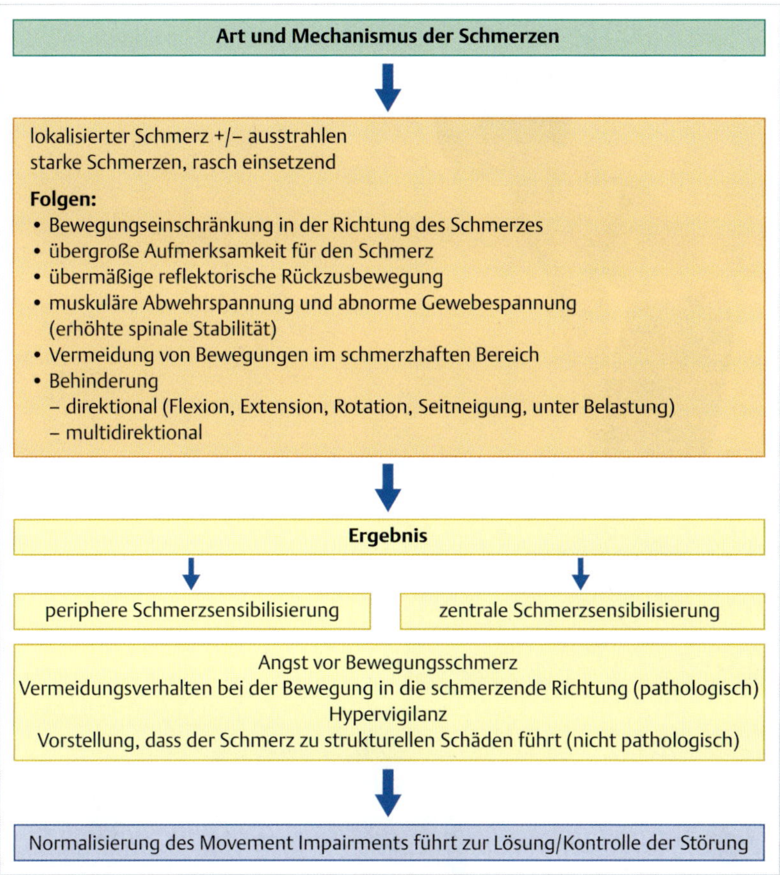

Abb. 4.15 Klassifikation der Movement Impairments.

Die Schmerzen selbst führen dann wieder zu einem weiteren Rückgang der motorischen Kontrolle, ohne dass der Patient sein motorisches Verhalten ändert. Der Patient hält und bewegt sich sogar im Gegenteil häufig so, dass die Schmerzen weiter unterhalten werden (Dankaerts et al. 2006). Der Grund dafür liegt darin, dass die Schmerzen während der Haltungen und Bewegungen langsam zunehmen und deshalb keine schmerzbezogenen Reflexe auslösen. Zudem spielt eine verminderte Propriozeption in der Umgebung der lumbalen und lumbopelvikalen Wirbelsäule eine wichtige Rolle. Der Teufelskreis der Rückenschmerzen ist etabliert und der abweichende Verlauf setzt ein.

Diese Patienten erscheinen in der Praxis oft mit spezifischen Bewegungsmustern, welche die Beschwerden erst auslösen.

Spezifische Bewegungsmuster bei Patienten mit Movement und Control Impairments

Bei beiden Impairment-Formen geht es um Schmerzen bei spezifischen Bewegungsmustern. Dankaerts et al. (2006) unterteilten diese Muster in 5 Gruppen.

Flexionsmuster

Der Patient stellt sich häufig mit einer abgeflachten lumbalen Lordose vor. Bei dynamischen Aktivitäten wird gerade die lumbale Lordose alsbald in die Kyphose gezogen. Der folgende Stabilitätsverlust für sowohl die flektierte Haltung als auch für die Bewegung belastet die passiven dorsalen Wirbelsäulenstrukturen sehr stark, wodurch sich Rückenschmerzen entwickeln. Sitzen mit flektierter Wirbelsäule, Bücken und Radfahren sind die typischen Aktivitäten, welche dann Rückenschmerzen verursachen. Übungen und/oder Haltungen, welche die Lordose stimulieren, sorgen für einen Rückgang der Beschwerden. Die Patienten können das Becken nicht oder nur mit Mühe nach anterior abkippen.

Test 1 zur Beurteilung des Flexionsmusters: Kellnerbeuge (waiters bow)

Bei diesem Test beugt sich der Patient durch Hüftflexion nach vorn, ohne dass es zu einer Bewegung d. h. Flexion der Wirbelsäule kommt. Bei einer Hüftbeugung von 50–70° ohne Mitbewegung der Wirbelsäule gilt der Test als negativ. Wenn die Beugung nicht bis 50° reicht oder es bis 70° zu einer Mitbewegung in der Wirbelsäule kommt, ist der Test positiv (► Abb. 4.16).

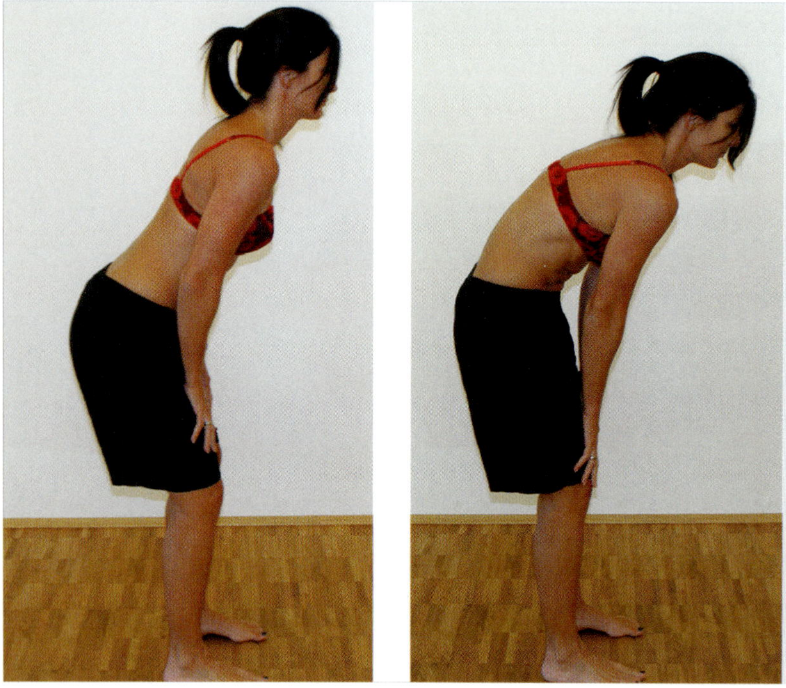

Abb. 4.16 Test 1: Kellnerbeuge (waiters bow): links negativ, rechts positiv (Luomajoki 2012).

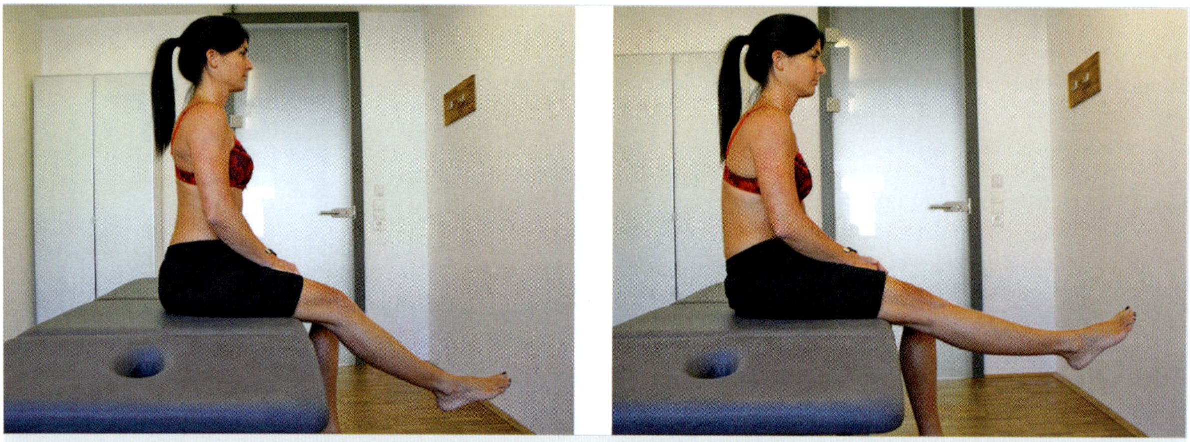

Abb. 4.17 Test 2: Kniestreckung im Sitzen: links negativ, rechts positiv (Luomajoki 2012).

Test 2 zur Beurteilung des Flexionsmusters: Kniestreckung im Sitzen

Bei diesem Test sitzt der Patient auf der Untersuchungsliege, wobei die Knie frei herabhängen. Der Patient nimmt eine aufrechte Position ein, bei der die LWS in Neutralstellung bleibt. In dieser Haltung soll der Patient die Beine abwechselnd strecken. Wenn bis zu einer Kniestreckung von 30–50° keine Wirbelsäulenextension eintritt, ist der Test negativ. Kommt es zur Wirbelsäulenflexion, gilt der Test als positiv, unabhängig davon, ob die Wirbelsäulenbewegung dem Patienten bewusst ist oder nicht (▶ Abb. 4.17).

Flexionsmuster mit Lateralshift

Der Patient zeigt eine abgeflachte lumbale Lordose in Kombination mit einem Lateralshift des Beckens. Durch den Verlust der neuromuskulären Kontrolle werden die dorsolateralen passiven Strukturen stärker belastet, was Rückenschmerzen verursachen kann. Flexionsbewegungen in Kombination mit Rotationsbewegungen wie Bücken und Strecken führen in dem Moment, in dem der Schmerz entsteht, zu einem Shift des Beckens an der Wirbelsäule. Es handelt sich um eine Art Painful Arc im Verlauf der Flexionsbewegung. Übungen und Haltungen, welche die Lordose stimulieren oder ein kontralateraler Shift des Beckens führen zu einer Verringerung der

Schmerzen. Auch diese Patienten können das Becken nicht oder nur mit Mühe nach anterior abkippen.

Extensionsmuster

Beim **passiven Extensionsmuster** haben die Betroffenen die Tendenz, die Wirbelsäule bis zum Einsetzen der Schmerzen passiv zu überstrecken. Bei diesen Patienten gibt es die Neigung zur *passiven* Hyperextension der Wirbelsäule, wenn sie Schmerzen spüren. Sie präsentieren oft eine Sway-Back-Haltung, bei welcher der Thorax sich posterior zum Becken befindet, was zu einer schlaffen Haltung und einem Knick in der LWS führt. Dies kann an der dorsalen Wirbelsäule eine starke Kompression erzeugen, wodurch die Facettengelenke stärker belastet werden. Der Durchmesser der Foramina nimmt außerdem ab und die Zugbelastung an der ventralen LWS steigt. Dieser Komplex kann Rückenschmerzen erzeugen. Alle gestreckten Haltungen wie Stehen oder Geradesitzen sowie Bewegungen wie Gehen, Rennen und Überkopfarbeiten können zu einer Zunahme der Beschwerden führen. Alle Haltungen, die mit einer Flexion verbunden sind, wirken erleichternd. Diese Patienten können das Becken nicht oder nur mit Mühe nach posterior abkippen.

Beim **aktiven Extensionsmuster** beobachtet man die Neigung, die Wirbelsäule bis zum Einsetzen der Schmerzen aktiv zu überstrecken. Bei diesen Patienten gibt es die Neigung zur *aktiven* Wirbelsäulenhyperextension, wenn Schmerzen auftreten. Da diese Haltung der des passiven Hyperextensionsmusters entspricht, erzeugt auch die aktive Überstreckung an der dorsalen Wirbelsäule und den dorsalen Bandscheiben eine starke Kompression. Man sieht auch hier oft eine Sway-Back-Haltung, doch präsentieren sie sich mit einer aktiv überstreckten Wirbelsäule bei Haltungen wie Stehen oder Geradesitzen und bei dynamischen Bewegungen. Die Beschwerden werden durch Überkopfarbeiten, Joggen und Schwimmen provoziert. Typisch für diese Gruppe ist die Schmerzprovokation beim Bücken mit gestreckter Wirbelsäule, was sowohl für das Beugen nach vorn als auch das Aufrichten aus der gebückten Haltung gilt. Wie auch beim passiven Hyperextensionsmuster wirken alle flektierten Haltungen und Bewegungen schmerzlindernd. Das Bücken in gebeugter Haltung erzeugt geringere Schmerzen als das Bücken in Streckung. Auch diese Patienten können das Becken nicht oder nur mit Mühe nach posterior abkippen.

Test 1 zur Beurteilung des Extensionsmusters: Beckenkippung

Dabei steht der Patient gerade. Er soll versuchen, sein Becken nach hinten abzukippen. Wenn dies möglich ist und die BWS dabei in Neutralstellung bleibt, ist der Test negativ. Kann der Patient das Becken nicht nach hinten abkippen oder vollführt dabei eine BWS-Flexion, gilt der Test als positiv (► Abb. 4.18).

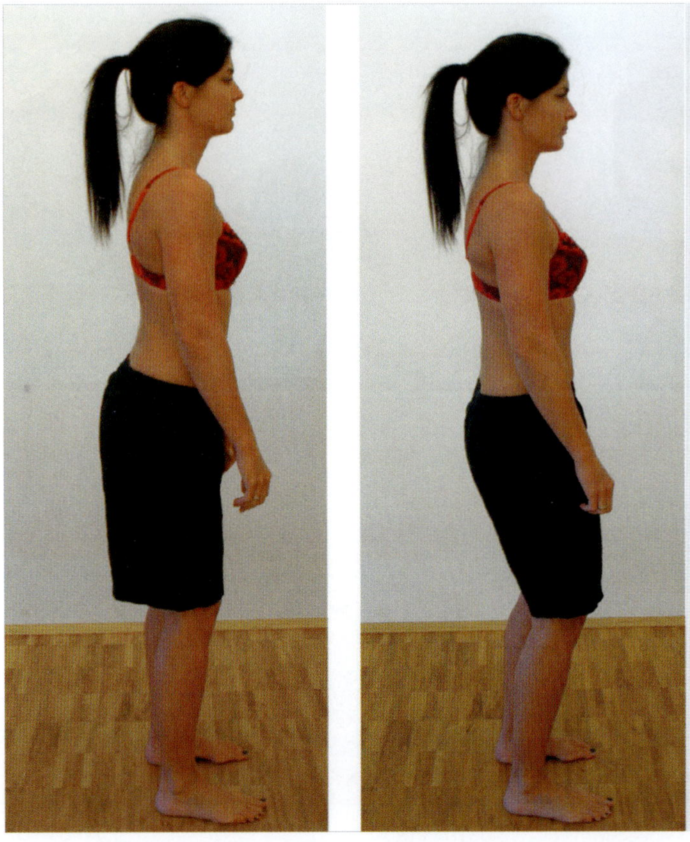

Abb. 4.18 Test 3: Beckenkippung: links negativ, rechts positiv (Luomajoki 2012).

Test 2 zur Beurteilung des Extensionsmusters: Verschiebung in Vierfüßlerposition

Der Patient stützt sich auf die Hände und auf die Knie. Die Hände werden unter den Schultern platziert und die Knie unter den Hüften. Aus dieser Haltung soll der Patient seinen Oberkörper nach vorn bewegen, bis die Hüften eine Beugung von 60° zeigen. Kommt es dabei zu keiner Mitbewegung der Wirbelsäule, ist der Test negativ. Wenn sich die Wirbelsäule dabei extendiert, ist der Test positiv (▶ Abb. 4.19).

Test 3 zur Beurteilung des Extensionsmusters: Kniebeugung in Bauchlage

Der Patient liegt auf dem Bauch. Aus dieser Haltung heraus soll er nun seine Knie 90° beugen. Bewegt sich die Wirbelsäule nicht mit, ist der Test negativ. Bewegt sie sich, ist er positiv. Ist diese Bewegung extensiv, ist der Test positiv auf ein Extensionsmuster. Ist er rotatorisch, ist der Test für ein Rotationsmuster positiv (▶ Abb. 4.20).

Multidirektionales Muster

Bei diesem Muster ist die motorische Kontrolle auf dem Niveau der Beschwerden verloren gegangen. Es kostet den Patienten große Anstrengungen, die neutrale Lordose bei der Ausführung der Bewegungen beizubehalten. Zum Ausgleich wird bei den verschiedenen Bewegungen eines der oben aufgeführten motorischen Kompensationsmuster gewählt: Flexionsmuster, Flexionsmuster mit Lateralshift, passives und aktives Hyperextensionsmuster.

Um festzustellen, ob es sich um Movement und/oder Control Impairments handelt und welches Muster dabei tonangebend ist, lässt sich die Testbatterie nach Hannu Luomajoki einsetzen (Luomajoki 2012). Sie besteht aus 6 verschiedenen Tests: Kellnerbeuge, Beckenkippung, Einbeinstand, Kniestreckung im Sitzen, Verschiebung in Vierfüßlerposition und Kniebeugung in Bauchlage (extendiert und rotiert).

Kellnerbeuge und Kniestreckung im Sitzen helfen besonders bei der Analyse des Flexionsmusters, Beckenkippung, Verschiebung in Vierfüßlerposition und Kniebeugung in Bauchlage (extendiert und rotiert) bei der des Extensionsmusters. Der Einbeinstand und die Kniebeugung (extendiert und rotiert) testen vor allem die Rotationskontrolle.

Hinter den Tests steht die Vorstellung, dass es während der Ausführung von Bewegungen der unteren bzw. oberen Extremitäten keine Bewegungen in der Wirbelsäule gibt. Kommt es dort doch zu Bewegungen, geht man von einem Impairment aus, also von einer verminderten segmentalen neuromuskulären Kontrolle in Höhe der Rückenschmerzen, und betrachtet den Test als positiv.

Ein solcher positiver Testbefund wird mit 1 Punkt bewertet. Insgesamt ist also eine Gesamtpunktzahl zwischen 0 und 6 möglich. Es konnte gezeigt werden, dass Personen mit lumbalen Rückenschmerzen viel höhere

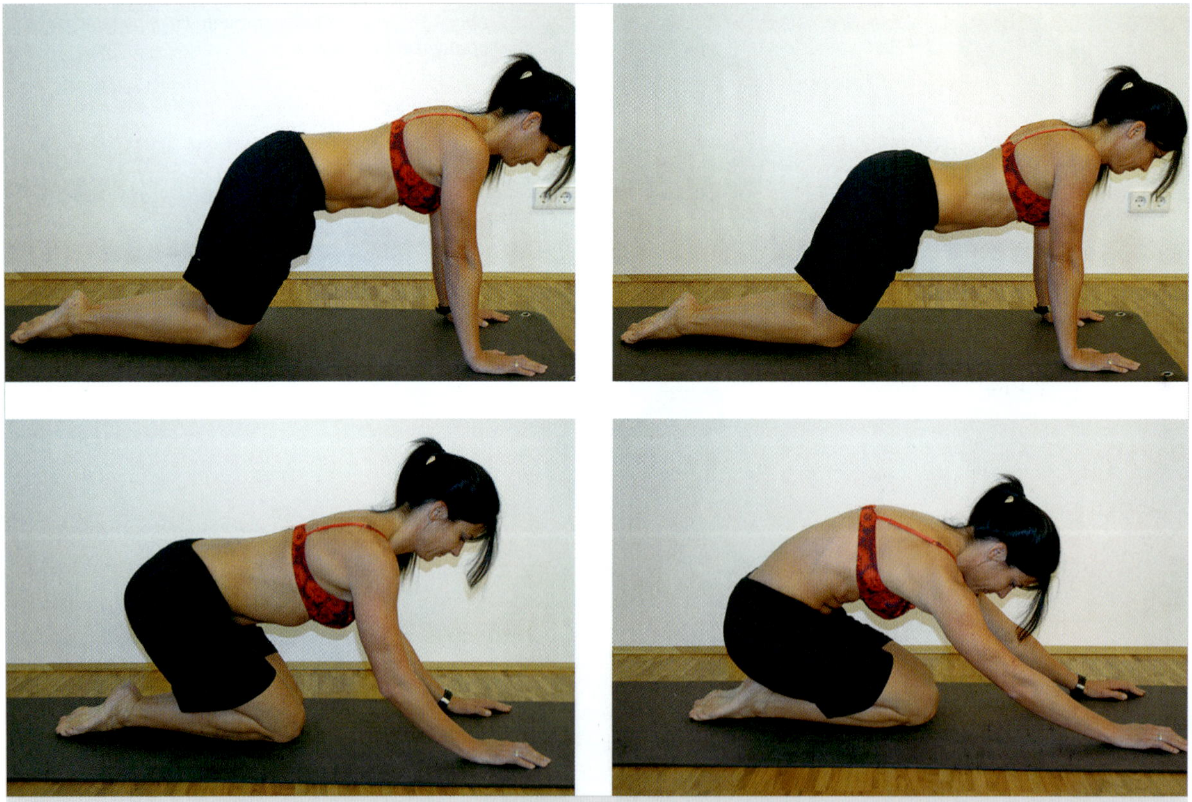

Abb. 4.19 Test 4: Verschiebung in Vierfüßlerposition: links negativ, rechts positiv (Luomajoki 2012).

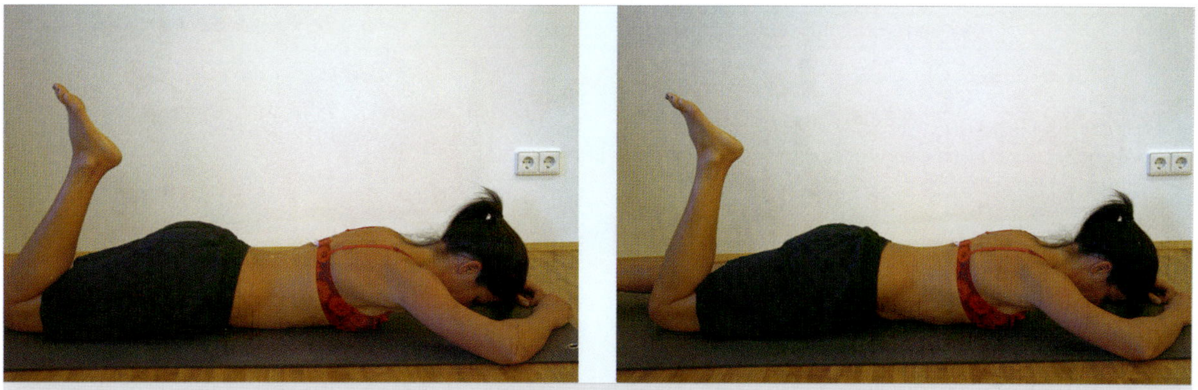

Abb. 4.20 Test 5: Kniebeugung in Bauchlage: links negativ, rechts positiv (Luomajoki 2012).

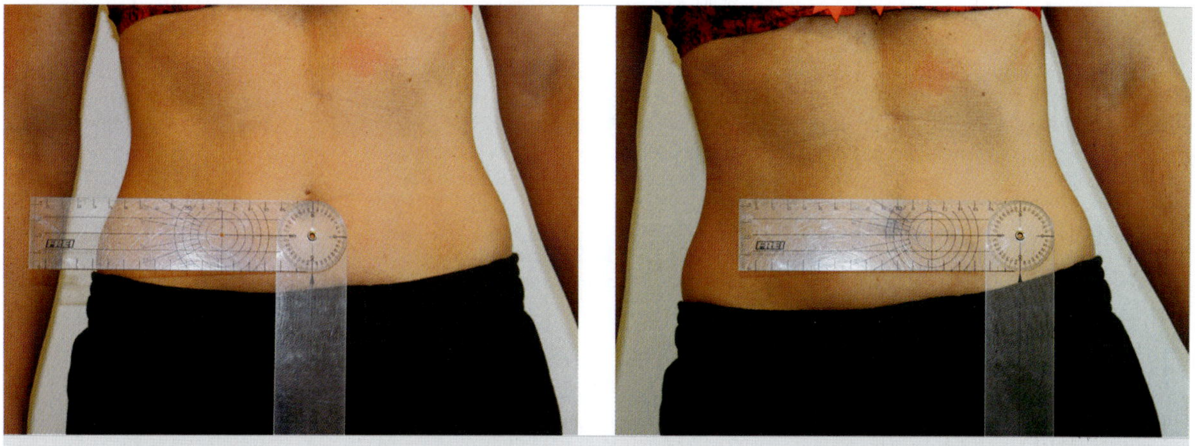

Abb. 4.21 Test 6: Einbeinstand: links negativ, rechts positiv (Luomajoki 2012).

Werte haben als Personen ohne derartige Beschwerden. Liegt die Gesamtpunktzahl aus dieser Testbatterie bei Personen mit lumbalen Rückenschmerzen über 2, spricht man von einem Impairment (Luomajoki 2012).

Tests zur Beurteilung eines Rotationsmusters

Diese Tests werden bei Flexion-Lateral-Shift und bei einem multidirektionalen Muster durchgeführt.

Zuerst kann die Kniebeugung in Bauchlage geprüft werden, wenn der Patient kompensatorisch die Wirbelsäule rotiert (▶ Abb. 4.20).

Test Einbeinstand

Dazu steht der Patient gerade. Die Beine stehen höchstens ein Drittel des Abstandes der beiden Trochanteren auseinander. In Nabelhöhe wird ein Lineal gehalten mit der 0 am Nabel. In dieser Ausgangshaltung wird der Patient aufgefordert, auf einem Bein zu stehen. Wenn der Shift auf beiden Seiten gleich ist und weniger als 10 cm beträgt und zudem der Unterschied zwischen links und rechts weniger als 2 cm beträgt, ist der Test negativ. Fällt der Shift größer als 10 cm aus und beträgt der Unterschied zwischen links und rechts über 2 cm, ist der Test zur Seite des größeren Shifts positiv (▶ Abb. 4.21).

Je nach Testergebnis fallen die Patienten mit lumbalen Rückenschmerzen eher in das Flexionsmuster, das Flexionsmuster mit Lateralshift oder das Extensionsmuster. Treten mehrere Muster auf, handelt es sich um ein multidirektionales Muster.

Der Teufelskreis, in dem Patienten mit spezifischen lumbalen Rückenschmerzen mit Control Impairments häufig stecken, lässt sich wie folgt zusammenfassen (▶ Abb. 4.22):

Sind einer oder mehrere Tests nach Luomajoki positiv, muss der Therapeut nach der möglichen Ursache auf der Funktionsebene suchen: Spielt die Hüftbeweglichkeit eine Rolle? Ist das Iliosakralgelenk blockiert? Sind die dorsalen Muskelketten der Beine hyperton und wenn ja, warum (oft in Zusammenhang mit einer ISG-Dysfunktion)? Oder liegt der Grund in der neuromuskulären Kontrolle des lokalen oder allgemeinen Systems? Dass die genannten Faktoren eine funktionelle Einheit bilden, wird in mehreren Untersuchungen deutlich (Richardson et al. 2002, Critchley 2002, Pool et al. 2005).

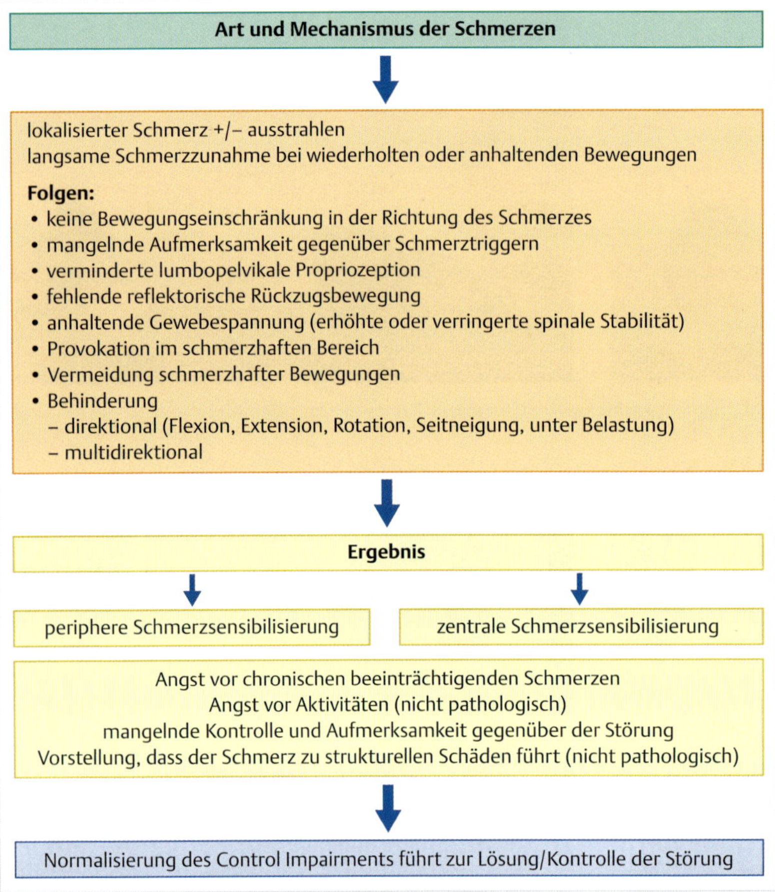

Abb. 4.22 Klassifikation der Control Impairments.

Im Rahmen dieses Buches geht es nicht primär um die Vollständigkeit der physiotherapeutischen Untersuchung. Es bietet vielmehr einen fundierten Leitfaden für die Diagnostik und Therapie der aktiven Rehabilitation. Aus diesem Grund wird auf die Untersuchung der Hüfte und des ISG hier nicht weiter eingegangen.

Das lokale und das globale System

Im Kap. 1 zur Anatomie der Wirbelsäule wurden das lokale und das globale System bereits vorgestellt. Diese Einteilung geht auf Bergmark (1989) zurück. Seitdem haben sich zahlreiche Wissenschaftler mit diesem Modell auseinandergesetzt. Derzeit herrscht im Allgemeinen Einigkeit darüber, welche Muskeln zum lokalen und welche zum globalen System gehören (▶ Tab. 4.5). Eine gute Übersicht bieten die Arbeiten von Gibbons et al. (2001 u. 2002).

Eine optimale statische Stabilität in der Wirbelsäule wird nicht allein durch die lokale Wirbelsäulenmuskulatur erreicht. Stellt man sich die Wirbelsäule als starren Zylinder vor, wird er vollständig von lokaler Muskulatur bedeckt: die Vorderseite vor allem vom M. transversus abdominis, die Seiten vom medialen Teil des M. quadratus lumborum und die Rückseite durch die Mm. multifidus, intertransversarii, interspinales, longissimus pars lumbalis und iliocostalis pars lumbalis. Die Ober- und die Unterseite des Zylinders werden jedoch nicht von der lokalen Muskulatur abgedeckt, sondern Erstere vom Diaphragma und Letztere durch die Beckenbodenmuskulatur.

Spielen bei Patienten mit Rückenbeschwerden die physiologischen Entzündungszeichen eine Rolle (Rubor, Calor, Dolor, Tumor), kommt es zu einer Abnahme der neuromuskulären Kontrolle, was auf die Entstehung einer Schmerz- und Reflexhemmung zurückzuführen ist (Gokeler et al. 2001, Hides et al. 1996). Diese entstehen durch abnorme afferente Informationen aus einem geschädigten Gelenk (Junghans-Segment (S. 31)), worauf es zu einer Abnahme der Aktivität in den motorischen Einheiten kommt. Diese Abnahme findet vor allem im lokalen System statt. Die im Wesentlichen betroffenen Muskeln sind der M. transversus abdominis und der M. multifidus. Schmerz- und Reflexhemmung sind in der Entzündungsphase adäquate physiologische Prozesse (Kap. 2). Nach der Entzündungsphase setzt die Wiederherstellung mit dem Ziel ein, wieder ein belastbares Bindegewebe aufzubauen. Beim Rückgang der Entzündungszeichen könnte theoretisch die muskuläre Aktivität des lokalen Systems wieder zunehmen. Dies ist jedoch leider nicht immer der Fall und die typischen Funktionen und Merkmale des lokalen Systems treten nicht oder nur vermindert zutage (Kap. 6.2).

Tab. 4.5 Lokale und globale Wirbelsäulenstabilisatoren.

Lokale Stabilisatoren	Globale Stabilisatoren
Muskeln: – M. multifidus – M. transversus abdominis – Mm. intertransversarii – Mm. interspinales – M. longissimus thoracis pars lumbalis – M. iliocostalis lumborum pars lumborum – M. quadratus lumborum, medialer Teil – M. obliquus internus abdominis, posteriore Fasern	Muskeln: – M. longissimus thoracis pars thoracalis – M. iliocostalis lumborum pars thoracalis – M. quadratus lumborum, lateraler Teil – M. rectus abdominis – M. obliquus externus abdominis
Funktion: – Primäre Aufgabe der lokalen Muskulatur ist die Erhöhung der Muskelsteifheit zur Kontrolle der intersegmentalen Gelenkposition.	Funktion: – Krafterzeugung, um Bewegungen in der LWS sowie zwischen Becken und Thorax zu erreichen. Sie spielen zudem eine Rolle bei der Erhaltung des Gleichgewichts zwischen externen Bewegungen und der Aufrechterhaltung der Wirbelsäulenposition.
Merkmale: – Kontraktion führt zu minimaler Längenänderung der Muskulatur und deshalb nicht zur Bewegung – Bei Bewegungen werden die Muskeln vor allem antizipatorisch rekrutiert. – Das lokale System wird unabhängig von der Bewegungsrichtung aktiviert. – Die lokale Muskulatur spielt eine wichtige Rolle für die Propriozeption der Wirbelsäule.	Merkmale: – Kontraktion führt zu isometrischer, konzentrischer oder exzentrischer Längenänderung und deshalb zur Bewegung der Wirbelsäule – Bei geringen Belastungen verringert sich die Aktivität der Muskulatur. – Die Aktivität der Muskulatur hängt von der Richtung und der Geschwindigkeit der Wirbelsäulenbewegung ab.

Die Diagnostik der lokalen Muskulatur hat viele Fürsprecher und auch Gegner. Nimmt man „lokal" ganz wörtlich und bezieht die Testung auf einen einzelnen Muskel, ist das ein unmögliches Unterfangen. Unser Gehirn arbeitet ja nicht mit Muskeln, sondern mit Bewegungen. Das bedeutet auch, dass es die lokale Testung oder lokale Aktivierung eines Muskels nicht gibt (Georgopoulos 2000). McGill und Kavcic stützen die Auffassung, dass die Testung der lokalen spinalen segmentalen Muskulatur nicht möglich ist (Kavcic et al. 2004, McGill et al. 2003).

Dem stehen mehrere Autoren entgegen, die erklären, dass es darum geht, die segmentale Muskulatur so lokal wie möglich zu testen. Man ist sich jedoch darüber im Klaren, dass die Testung eines einzelnen Muskels physiologisch unmöglich ist. Der Umstand, dass die Tests direkt in die Therapie und die physiotherapeutische Intervention münden und auch dass das Training der lokalen und globalen Muskulatur schneller zu funktionellen Ergebnissen und einer geringeren Rückfallquote führt (Richardson et al. 2009), sei Grund genug für die Durchführung des Tests und ggf. der Intervention.

Test des M. transversus abdominis

Ausgangshaltung

Der Patient liegt auf dem Rücken. Die Knie sind angebeugt oder gestreckt (erfahrungsgemäß ist es mit aufgestellten Beinen für den Patienten etwas leichter). Die LWS ist in Neutralstellung. Der Physiotherapeut palpiert den M. transversus abdominis medial der Spina iliaca anterior superior und lateral des M. rectus abdominis.

Durchführung

Der Patient wird gebeten, den M. transversus abdominis langsam anzuspannen und diese Kontraktionsspannung etwa 10 s aufrechtzuerhalten, wobei normal weiter geatmet wird und sich die Wirbelsäule nicht bewegen soll.

Hinweise zur Durchführung

- Die Wirbelsäule des Patienten darf sich nicht bewegen (lumbal und thorakal).
- Es muss tatsächlich zu einer Kontraktion des M. transversus abdominis kommen.
- Andere oberflächliche Bauchmuskeln dürfen sich nicht kontrahieren, da dies zu einer Vorwölbung der Bauchdecke und nicht zu ihrer Einziehung führen würde.
- Dia Taille muss schmaler werden und nicht breiter. Wenn sie breiter wird, ist die Aktivität in den Mm. rectus abdominis und obliquus externus abdominis als globalen Muskeln zu hoch.
- Kontrolle des Aktivitätsgrades im Seitenvergleich rechts und links.

Kontrolle

Gegebenenfalls sollte der Physiotherapeut die hervorragenden externen Kontrollmöglichkeiten des EMG oder des Ultraschalls nutzen. Anderenfalls wird palpatorisch kontrolliert.

Anmerkungen

In der Praxis muss der Physiotherapeut den Test so anpassen, dass der Patient den Sinn und die Durchführung versteht. Dies bedeutet, zunächst eine Ausgangsposition zu finden, aus der heraus der Patient den Test am besten ausführen kann. Bei vielen ist das die Rückenlage mit aufgestellten Knien. Sind die Rückenschmerzen dafür aber zu stark, können auch die Seitenlage und sogar die Bauchlage eine Option sein.

Dazu ist die Instruktion des Patienten bedeutsam. Ob der Patient die Funktion des M. transversus abdominis versteht, hängt von den Vermittlungskünsten des Therapeuten ab. Die Standardformulierung „Ziehen Sie ihren Bauch ein" hat oft unerwünschte motorische Aktionen zur Folge. Der Patient holt dabei oftmals Luft und zieht dabei den Bauch mit ein. Der Therapeut muss sich auf die Sprache des Patienten einlassen, um dem Patienten ein optimales Verständnis für die Funktion des M. transversus abdominis vermitteln zu können. Ein bildhafteres Verständnis kann durch die folgenden Formulierungen erreicht werden:

- „Stellen Sie sich vor, Sie liegen auf dem Rücken und versuchen, eine enge Hose mit dem Reißverschluss zu schließen."
- „Versuchen Sie, den Nabel einzuziehen, ohne dass sich der Rücken bewegt."
- „Versuchen Sie, die beiden Beckenränder zusammenzuziehen, indem Sie die Muskeln zwischen beiden anspannen."
- „Versuchen Sie, das Schambein und den Nabel einander anzunähern, indem Sie die Muskeln zwischen beiden anspannen."
- „Stellen Sie sich vor, dass Sie einen Gürtel enger schnallen wollen und dafür den Bauch einziehen müssen."
- „Stellen Sie sich die beiden Beckenhälften als Schiebetüren vor, die Sie durch Anspannung des Muskels schließen können."

Schließlich sind auch Angaben zum Grad der Anspannung und zur Geschwindigkeit, mit der diese erfolgt, wichtig. Es geht hier vor allem um die Anspannung der langsameren S- oder Typ-1-Muskelfasern und die Verhinderung einer Aktivierung von F- oder Typ-2-Fasern. Die Aktivität der Muskelfasern sollte nicht mehr als 15–30 % der maximalen Willküraktivität betragen. Die Instruktion des Therapeuten lautet daher:

- „Versuchen Sie, den Muskel langsam und nur etwas anzuspannen und dabei ruhig durchzuatmen."

Sahrmann hat die Testung des M. transversus abdominis noch weiter modifiziert und konkretisiert (Sahrmann-Test). Der Test unterscheidet 5 verschiedene Niveaus. Zum einen bestimmt er den Ausgangspunkt der Therapie, zum anderen ist er aber auch ein roter Faden in der Reha, durch den man stets nach dem höheren Level streben kann:

- Level 1: beginnend in Rückenlage mit aufgestellten Knien, wobei das Abdomen eingezogen wird, ein Bein langsam in 100°-Hüftflexion bei bequemer Kniebeugung bringen, dann das andere Bein in die gleiche Position bringen
- Level 2: aus der Hüftbeugung ein Bein langsam absenken, bis die Ferse Kontakt zur Unterlage hat, Bein ganz ausstrecken, Rückkehr zur Ausgangsposition mit aufgestellten Knien
- Level 3: aus der Hüftbeugung ein Bein langsam bis etwa 12 cm über der Unterlage absenken, Bein ganz ausstrecken, Rückkehr zur Ausgangsposition mit aufgestellten Knien
- Level 4: aus der Hüftbeugung beide Beine langsam absenken, bis die Fersen Kontakt zur Unterlage haben, Beine ganz ausstrecken, Rückkehr zur Ausgangsposition mit aufgestellten Knien
- Level 5: aus der Hüftbeugung beide Beine langsam bis etwa 12 cm über der Unterlage absenken, Beine ganz ausstrecken, Rückkehr zur Ausgangsposition mit aufgestellten Knien.

Test des M. multifidus

Ausgangshaltung

Der Patient liegt auf dem Bauch. Die Beine sind gestreckt. Die Arme liegen neben dem Körper, der Kopf befindet sich in Neutralstellung.

Durchführung

Der Physiotherapeut palpiert den M. multifidus in einem bestimmten Segment und bittet den Patienten, den Muskel unter seinen Fingern anzuspannen, ohne dass es zu einer Bewegung in der Wirbelsäule kommt. Die Spannung wird dabei für 10 s gehalten, während der Patient normal weiteratmet.

Hinweise zur Durchführung

- Die Wirbelsäule und das Becken des Patienten sollen sich nicht bewegen (Wirbelsäulenstreckung, Abkippen des Beckens nach anterior).
- Es muss tatsächlich zu einer Kontraktion des M. multifidus kommen.
- Andere oberflächliche Rückenmuskeln dürfen sich nicht kontrahieren (was zu den unerwünschten Bewegungen in Wirbelsäule oder Becken führen würde).

Kontrolle

Gegebenenfalls sollte der Physiotherapeut die hervorragenden externen Kontrollmöglichkeiten des EMG oder des Ultraschalls nutzen. Anderenfalls wird palpatorisch kontrolliert.

Anmerkungen

Hier gilt ebenfalls, dass die Ausgangshaltung des Patienten schmerzfrei sein muss. Ist das nicht der Fall, muss der Therapeut eine solche finden. Hier sollte vor allem die Seitenlage ins Blickfeld rücken.

Um die Bewegungsvorstellung des Patienten für die Aufforderung „Spannen Sie den Muskel unter meinen Fingern an" anzuregen, sollte der Patient zunächst den Kopf anheben. Dadurch spürt er, dass der Muskel unter den palpierenden Fingern des Therapeuten hart wird. Hat der Patient auf diese Weise verstanden, was er tun soll, kann der eigentliche Test erfolgen.

Auch hier geht es darum, den Muskel langsam und nicht maximal anzuspannen, um vor allem Typ-1-Muskelfasern zu rekrutieren. Diese Instruktion wird mit in die Erklärungen zum Test aufgenommen.

Test der Beckenbodenmuskulatur

Die Beckenbodenmuskulatur und der M. transversus abdominis bilden eine funktionelle Einheit und sind gemeinsam für die Stabilität der Wirbelsäule mitverantwortlich (Critchley 2002, Pool et al. 2005). Die Testung der Beckenbodenmuskulatur als „Boden" des rigiden Zylinders der lokalen Muskulatur kann für die therapeutischen Interventionen wegweisend sein. Während der Durchführung des Tests kann die Muskelkraft des Beckenbodens mit dem Oxford-Schema geprüft werden (▶ Tab. 4.6; Bo et al. 2005).

Tab. 4.6 Oxford-Schema zur Bewertung der Muskelkraft des Beckenbodens.

Kraftgrad	Aktion
0	keine Kontraktion
1	rudimentäre Anzeichen einer Kontraktion
2	schwache, aber anhaltende Kontraktion
3	mäßige Kontraktion mit Zunahme des intravaginalen Drucks, der die Finger des Untersuchers bei leichter kranialer Verlagerung der Scheidenwand komprimiert
4	befriedigende Kontraktion mit Kompression der Finger und Verlagerung der Scheidenwand in Richtung der Symphysis pubis
5	starke Kontraktion mit fester Kompression der Finger und positiver Bewegung in Richtung der Symphysis pubis

Ausgangshaltung

Der Patient liegt auf dem Rücken. Die Knie sind angebeugt oder gestreckt. Die LWS ist in Neutralstellung. Der Physiotherapeut palpiert den M. transversus abdominis medial oder direkt die Beckenbodenmuskulatur (am besten am Centrum tendineum).

Durchführung

Der Physiotherapeut bittet den Patienten, den Muskel unter seinen Fingern (Centrum tendineum) anzuspannen, ohne dass es zu einer Bewegung in der Wirbelsäule kommt. Die Spannung wird dabei für 10 s gehalten, während der Patient normal weiteratmet.

Hinweise zur Durchführung

- Die Wirbelsäule soll sich nicht bewegen.
- Kontrolle der Kontraktion.
- Kontrolle der normalen Atmung.

Kontrolle

Gegebenenfalls sollte der Physiotherapeut die hervorragenden externen Kontrollmöglichkeiten des EMG oder des Ultraschalls nutzen. Anderenfalls wird palpatorisch kontrolliert.

Anmerkungen

Die Ausgangshaltung muss für den Patienten schmerzfrei sein. Eine gute Alternative bietet die Seitenlage.

Eine mögliche Aussage zur Stimulation der Bewegungsvorstellung des Patienten könnte lauten: „Stellen Sie sich vor, dringend auf die Toilette zu wollen und das Wasser noch aufhalten zu müssen, oder dass Sie Wasser lassen, aber den Strahl unterbrechen müssen."

Zwerchfelltest

Der Deckel des rigiden Zylinders des lokalen Systems wird vom Zwerchfell gebildet. Es existiert kein valider spezifischer Test zur Prüfung des Diaphragmas. Es spielt zusammen mit der ganzen übrigen lokalen Muskulatur eine wichtige Rolle bei der Regulierung des intraabdominellen Drucks. Liegt eine Dysfunktion bei der Atmung vor, wirkt sich das auf den intraabdominellen Druck und somit auch auf die Stabilität der Wirbelsäule aus. Dies ist ein Aspekt, der in der Reha lumbaler Rückenschmerzen bedacht werden muss.

Durch Prüfung der Bewegungsmuster und der lokalen Muskulatur bei Patienten mit spezifischen lumbalen Rückenschmerzen ist die aktive Reha vor allem auf eine Normalisierung der neuromuskulären Kontrolle ausgerichtet. Die Rückenkarten (Kap. 7) bieten einen methodischen Leitfaden, mit dem die verschiedenen Impairment-Formen kontrolliert werden sollen.

Die optimale physiotherapeutische Behandlung kombiniert aktive und passive Maßnahmen. Welche Maßnahmen dabei im Vordergrund stehen und welche Strategien die geeignetsten sind, wird im folgenden Abschnitt beschrieben.

Therapie

Der große Unterschied zwischen Patienten mit Movement Impairments und solchen mit Control Impairments besteht in der Strategie des Physiotherapeuten. Steht bei Patienten mit Movement Impairments das Prinzip der Graded Exposure und der Graded Activity im Vordergrund, geht es bei Patienten mit Control Impairments zuvorderst darum, die Schmerz auslösenden Haltungen und Bewegungen zu verringern. Dies geschieht mit dem primären Ziel, die Schmerzbeschwerden kontrollieren zu können. Der folgende Rehaschritt ist das Abtrainieren der falschen Haltungs- und Bewegungsstrategie (Control Impairments), um anschließend das richtige Haltungs- und Bewegungsverhalten zu erlernen. Die Behandlung beider Impairment-Formen endet auf der Partizipationsebene mit der Normalisierung des funktionellen Bewegungsverhaltens.

Die Behandlungsstrategie ist in ► Tab. 4.7 zusammengefasst.

Bei Patienten mit lumbalen Rückenschmerzen und mittlerem Risiko, wobei vor allem negative physische Prognosefaktoren für den abweichenden Verlauf der Rückenschmerzen eine Rolle spielen, kommen die folgenden allgemeinen therapeutischen Empfehlungen zum Tragen:

Aufklärung und Beratung

Zu den wichtigsten physiotherapeutischen Maßnahmen gehört die umfassende Aufklärung und Beratung des Patienten über die lumbalen Rückenschmerzen selbst, über einen abweichenden Verlauf, über die Risikofaktoren und was dagegen zu unternehmen ist.

Der Physiotherapeut informiert also den Patienten über die folgenden Punkte:

- Art der Rückenbeschwerden: spezifische oder unspezifische lumbale Rückenbeschwerden und die damit verbundenen Symptome (Waddell 1998)
- Bei diesen Patienten ist es, wie auch bei Patienten mit einem normalen Verlauf, Aufgabe des Therapeuten, einen aktiven Lebensstil zu stimulieren. Diese Empfehlung ist bei beiden Impairment-Formen erforderlich. Jede Passivität, die mit den lumbalen Rückenschmerzen in Zusammenhang steht, muss vermieden werden. Nach Möglichkeit sollte der Patient möglichst schnell wieder in den Arbeitsalltag zurückfinden, wobei eventuell die Aktivitäten und die Arbeitszeiten angepasst werden.
- Der Patient sollte seine Schmerzen und deren Ausstrahlung verstehen. Alle Bindegewebsstrukturen in der LWS, die gereizt oder geschädigt sind, können zu einer Schmerzausstrahlung in das Bein und vor allem in die Gesäß- und Oberschenkelregion führen. Ein ausstrahlender Schmerz ist noch kein Bandscheibenvorfall (Bogduk et al. 1991). Bei Patienten mit lumbalen Rückenschmerzen, bei denen Movement Impairments für den abweichenden Verlauf die Hauptrolle spielen, ist das Verständnis für das Symptom Schmerz von herausragender Bedeutung. Ihr entscheidender Denkfehler ist, dass zunehmende Schmerzen gleichbedeutend mit einer Schädigung von Strukturen in der Wirbelsäule sind. Dem Therapeuten fällt hierbei die Aufgabe zu, dem Patienten diesen Denkfehler bewusst zu machen und ihm zu verdeutlichen, worin dieser genau besteht (Buchempfehlung zu diesem Thema: Butler u. Moseley 2009). Bei Patienten mit Control Impairments ist das Verständnis für das Symptom Schmerz ebenfalls wichtig, doch liegt in dieser Gruppe der Schwerpunkt auf der Einsicht für ein angemessenes motorisches Verhalten. Es sollte den Betroffenen deutlich werden, dass ihre Haltungen und Bewegungen die Rückenschmerzen unterhalten. Deshalb ist es wichtig, diese zu verstehen, sich der Wirbelsäule bewusster zu werden (Haltungs- und Bewegungsgefühl), die ungünstigen Haltungen und Bewegungen zu reduzieren und abzutrainieren und letztlich durch aktive Übungstherapie die richtigen Haltungs- und Bewegungsmuster zu übernehmen.
- Die aktive Übungstherapie als Grundlage der weiteren physiotherapeutischen Behandlung. Die Übungstherapie zielt besonders auf die Aktivitäts- und Partizipationsebene. Sie wird individuell so abgestimmt, dass sie letztlich zu optimalen Funktionen in ADL, Arbeits-, Sport.- und Freizeitsituationen führt.

Tab. 4.7 Strategien bei Movement und Control Impairments.

Movement Impairments	Control Impairments
Ziel: Wiederherstellung der normalen Bewegung	Ziel: Wiederherstellung der Kontrolle
Strategie: – langsames Heranführen an die Bewegung (Graded Activity) – langsames Heranführen an Schmerz (Graded Exposure) Behandlung: – Normalisierung des Bewegungsverhaltens – funktionelle Wiederherstellung (Partizipationsebene)	Strategie: – Schmerzkontrolle (Reduzierung auslösender Haltungen und oder Bewegungen) – Abtrainieren falscher Haltungs- und Bewegungsabläufe – Neuer lernen richtiger Haltungs- und Bewegungsabläufe – Selbstkontrolle der Schmerzen Behandlung: – Normalisierung des Bewegungsverhaltens – funktionelle Wiederherstellung (Partizipationsebene)

Neben dem Verständnis für das Beschwerdebild und die Möglichkeiten, den Teufelskreis zu durchbrechen, führen Aufklärung und Beratung sowohl kurz- als langfristig auch zu einer rascheren Wiederaufnahme der Erwerbstätigkeit (Engers et al. 2008).

Aufklärung und Beratung des Patienten werden durch sowohl passive als auch aktive physiotherapeutische Maßnahmen ergänzt.

Passive physiotherapeutische Maßnahmen

Die für Patienten mit abweichendem Verlauf geeignetsten passiven physiotherapeutischen Maßnahmen sind manuelle Therapie, Massage und Wärmetherapie.

Manuelle Therapie

Bei Patienten mit Movement Impairments finden sich sowohl aktive als auch passive Beweglichkeitseinschränkungen (Dankaerts 2006). In der physiotherapeutischen Untersuchung sollte festgestellt werden, welche Segmente oder Muskeln dabei eine nennenswerte Rolle spielen, um diese dann zu behandeln. Die manuelle Therapie führt nicht nur zu einem größeren Bewegungsausschlag, sondern auch zu einer Abnahme der Schmerzen mit entsprechender Zunahme der Aktivitäten (Rubinstein et al. 2011). Die Erfahrung zeigt, dass zu Beginn der Rehaphase oft aktive und passive Maßnahmen angewandt werden. Je nach Fortschritt im Hinblick auf das Ziel in der Partizipationsebene verschiebt sich der Schwerpunkt hin zu den aktiven physiotherapeutischen Maßnahmen.

Bei Patienten mit Control Impairments ist meist keine manuelle Therapie indiziert. Das Problem liegt hauptsächlich in der neuromuskulären Kontrolle und nicht in den Bewegungseinschränkungen. Ausnahmen bestätigen hier die Regel.

Eine weitere physiotherapeutische Maßnahme mit nachweislich günstigen Effekten in dieser Patientengruppe ist die Massage (Furlan et al. 2009).

Massage

Massage führt bei den Betroffenen über kurz oder lang zu einem Rückgang der Schmerzen und zu einer verbesserten Funktion. Die Massage zielt besonders auf eine Abnahme des Muskeltonus in der globalen Muskulatur der Wirbelsäule. Man denke hier besonders an den M. erector trunci, den lateralen Teil des M. quadratus lumborum sowie den M. latissimus dorsi. Bei beiden Impairment-Formen ist die Massage geeignet. Wie auch die manuelle Therapie steht die Massage jedoch nicht als Einzeltherapie im Vordergrund, sondern wird häufig mit Übungstherapie, Aufklärung und Beratung kombiniert. Diese Kombination wirkt auf Schmerzen, Bewegungseinschränkungen und ein vermindertes Aktivitätsniveau.

Wärmetherapie

Diese letzte Therapieform hat zwar den geringsten Effekt gegen Schmerzen, Bewegungseinschränkungen und ein vermindertes Aktivitätsniveau, doch gibt es eine Wirkung, weshalb auch die Wärmetherapie eine mögliche physiotherapeutische Intervention darstellt (French et al. 2006). In beiden Impairment-Kategorien ist ihre Anwendung möglich. Sie stimuliert den Stoffwechsel, wirkt detonisierend auf die Muskulatur (was besonders im Hinblick auf die globale Muskulatur wichtig ist), verringert die Schmerzen und verbessert die Flexibilität des Bindegewebes. Dabei ist jede Form der Wärmeanwendung möglich: Paraffinpackungen, heiße Rollen, Infrarotlicht usw. Entscheidend ist, dass die Temperatur über 37 °C liegt.

Elektrotherapie, Hochfrequenztherapie, Ultraschall oder TENS

Weitere physiotherapeutische Maßnahmen wie Elektrotherapie, Hochfrequenztherapie, Ultraschall oder TENS konnten ihre Wirksamkeit bei Patienten mit subakuten oder chronischen lumbalen Rückenschmerzen bislang nicht belegen oder hatten sogar den gegenteiligen Effekt (Middelkoop et al. 2011, Chou et al. 2007). Das heißt jedoch nicht, dass ein Therapeut diese Methoden nicht anwenden sollte. Ausgehend von der patientenzentrierten Behandlung spielen bei der Auswahl der Interventionen sowohl die Erfahrungen des Patienten als auch des Therapeuten eine Rolle. Wenn ein Patient davon überzeugt ist, dass eine TENS Schmerzen lindern kann und der Therapeut damit gute Erfahrungen bei Patienten mit subakuten und chronischen lumbalen Rückenschmerzen gemacht hat, kann diese Behandlungsform auch angewendet werden. Wenn die Intervention dann erfolgreich verläuft, kann die Schmerzlinderung jedoch nicht der Intervention selbst zugeschrieben werden (experimentelle Evidenz), sondern wird auf die Überzeugungen des Patienten (patient values) und die Erfahrungen des Therapeuten zurückgeführt (empirische Evidenz). Der Behandler hat die Aufgabe, den Effekt während der Behandlungszeit kontinuierlich zu bestimmen.

Aktive physiotherapeutische Maßnahmen

Neben den passiven physiotherapeutischen Maßnahmen spielen natürlich auch die aktiven eine wichtige Rolle.

Die Wirksamkeit der aktiven Übungstherapie in dieser Patientengruppe ist hinreichend belegt. Sie verringert die Schmerzen und verbessert das Aktivitätsniveau (Middelkoop et al. 2011, Hayden et al. 2005, Macedo et al. 2009, Machado et al. 2006, Danneels et al. 2014). Zudem führt sie zu einer deutlich früheren Wiederaufnahme der Erwerbstätigkeit (Oesch et al. 2010). Bei vielen Patienten (bis zu 73 %) kommt es nach einer ersten Rückenschmerzepisode innerhalb eines Jahres zu einem Rezidiv (Pengel et al. 2003). Durch eine aktive Übungstherapie lässt sich diese Zahl signifikant verringern (Macedo et al. 2013). Eine Übungstherapie bewirkt strukturelle Veränderungen in der Muskulatur und es kommt zu einer Zunahme von Tonus, Kraft, Rekrutierung und Flexibilität (Danneels et al. 2014). Die aktive Übungstherapie ist kurz gesagt in Kombination mit anderen Therapieformen eine sehr effektive Intervention zur Verringerung von Rückenbeschwerden.

Die Frage ist jedoch nicht nur, ob die Übungstherapie hilft, sondern welche Formen der Übungstherapie und welche Rehamethoden wirksam sind. Nach dem aktuellen Wissensstand scheint es nicht möglich zu sein, einer spezifischen Übungstherapie den Vorzug vor anderen zu geben (KNGF 2013). Dies hat den Vorteil, dass der Behandler diejenige Übungstherapie aussuchen kann, die er am besten kennt oder mit der er die besten Erfahrungen gemacht hat (empirische Evidenz des Physiotherapeuten). Daneben können und müssen die Vorlieben des Patienten berücksichtigt werden (patient values).

Die Kombination aus mobilisierenden, stabilisierenden und kräftigenden Übungen scheint einen größeren Effekt auf die Schmerzlinderung und die Aktivitätszunahme zu haben als andere Formen der Übungstherapie (Hayden et al. 2005, KNGF 2013, Danneels et al. 2014). Der methodische Aufbau der drei motorischen Grundeigenschaften Beweglichkeit, Koordination und Kraft und die zugehörigen Rehamethoden sind ausführlich in Kap. 6 beschrieben.

Dieses Buch vermittelt einen Einblick in den methodischen Aufbau von Übungen, die eine ansteigende Belastung der Wirbelsäule vorsehen. Dieser methodische Aufbau bedient sich folgender Prinzipien:

- von lokal über regional und total zu funktional
- von statisch zu dynamisch
- von allgemein über vielseitig zielgerichtet zu spezifisch.

Diese Prinzipien ergeben den Aufbau der Rückenkarten (▶ Abb. 4.23).

Weitere Informationen zum Aufbau der Rückenkarten und den damit verbundenen Übungen finden sich in Kap. 7.

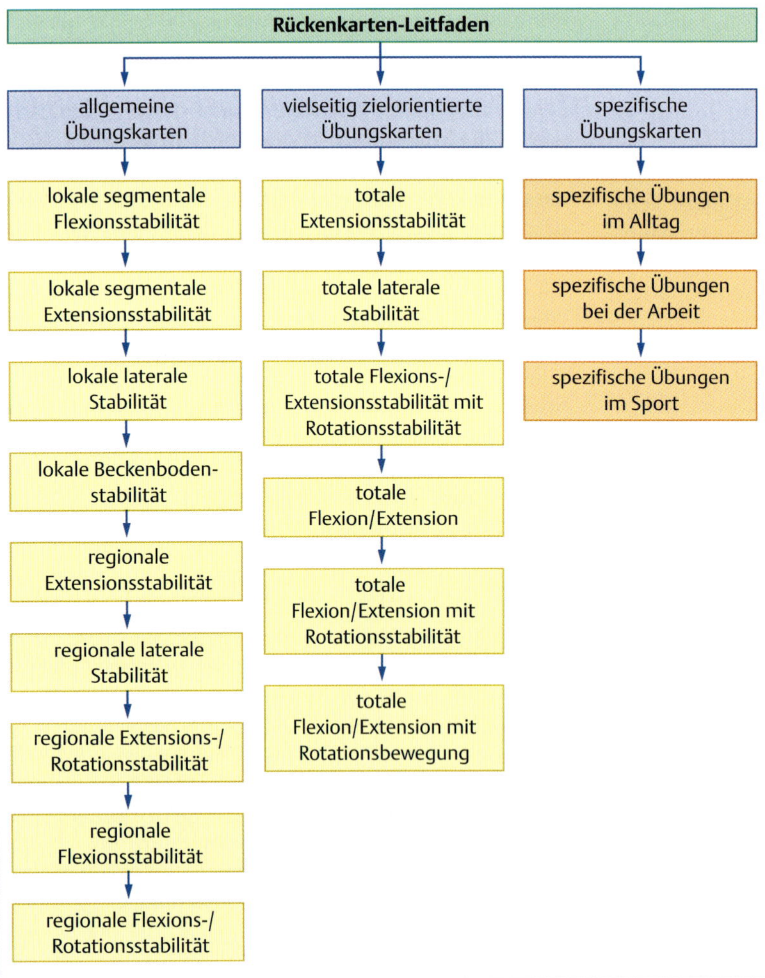

Abb. 4.23 Rückenkarten, Aufbau.

Die klinische Anwendbarkeit der Rückenkarten und die praktische Umsetzung der Rehamethoden bei verschiedenen Patiententypen mit lumbalen Rückenschmerzen sind in den verschiedenen Fallgeschichten am Ende des Buches anschaulich beschrieben.

4.5.4 Patienten mit lumbalen Rückenschmerzen und hohem Risiko

Wenn Patienten nach dem Ausfüllen des KSBPST bei einem hohen Risiko einzuordnen sind, ist die Wahrscheinlichkeit groß, dass psychosoziale Faktoren eine Rolle spielen oder spielen werden. Das Vorliegen solcher psychosozialer Faktoren führt in 90 % der Fälle zu einem abweichenden Verlauf bei lumbalen Rückenschmerzen. Die Schmerzen wirken in dieser Patientengruppe vor allem zentral und nicht peripher (zentralisierte Schmerzen; Zusman 2008). Möglich ist, dass hier psychischer oder psychosozialer Stress, schmerzassoziierte Ängste, Somatisierung, Depression, Frustration, Zorn usw. eine Rolle spielen (Hayden et al. 2010). Mit anderen Worten: Diese Patienten mit lumbalen Rückenbeschwerden haben keine Schmerzen, sondern sind der Schmerz.

Das Salford-Modell gehört zu den Modellen, die eine gute Übersicht über die psychosozialen Faktoren bieten, die bei lumbalen Rückenbeschwerden eine Rolle spielen können (▶ Abb. 3.1; Main u. Spanswick 2000). Es wird im Kap. 3 ausführlich erörtert.

Neben einer guten Diagnostik bezüglich der psychosozialen heilungshemmenden Faktoren ist die physiotherapeutische Intervention hier vor allem ein verhaltensorientierter Ansatz (Kap. 3). Bei Patienten mit abweichendem Verlauf, der vornehmlich auf psychosoziale Faktoren zurückzuführen ist, betrachtet man die Schmerzen nicht allein als Symptom. Das Schmerzerleben und das Klagen über den Schmerz gehören ebenfalls mit zum Verhalten. Diese Form des Verhaltens wird durch die Folgen beeinflusst, die dieses Verhalten mit sich bringt, und/oder durch die Bedeutung, die der Patient dem Schmerz beimisst.

Diagnose

Die physiotherapeutische Diagnostik bei Patienten mit lumbalen Rückenschmerzen und psychosozialen Faktoren im Vordergrund wird in Kap. 3 beschrieben.

Therapie

Die Begleitung dieser Patienten erfordert vom Physiotherapeuten viel Erfahrung und Expertise.

Aufklärung und Beratung

Die Aufklärung und Beratung der Betroffenen und die Art und Weise, in der die Therapie abläuft, bestimmen letztlich darüber, ob die Behandlung wirkt.

Folgende Punkte sollten bei der Aufklärung und Beratung dieser Patienten berücksichtigt werden:

- Wie bei allen anderen Patientengruppen mit lumbalen Rückenschmerzen ist es auch hier wichtig, dass die Betroffenen in Bewegung bleiben. Bewegung führt zu einer schnelleren Wiederherstellung.
- Die Patienten sollen die Einsicht gewinnen, dass psychosoziale Faktoren einen negativen Einfluss auf die Heilung der lumbalen Rückenschmerzen haben können (Bewegungsangst, Somatisierung, Depression, schlechtes Arbeitsklima; Chou et al. 2010, Hayden et al. 2009 u. 2010).
- Der Patient sollte gut auf die kommende Behandlung vorbereitet werden. Die eventuelle Arbeit mit Graded Activity, Graded Exposure und patientenzentrierter Behandlung erfordert hier eine andere Strategie, als sie bei Patienten ohne besondere psychosoziale Einflüsse erforderlich ist. Das Bild, das der Patient von der Rolle des Therapeuten hat, muss deutlich sein und mit diesem besprochen werden.
- In einem multidisziplinären Setting ist es nicht nur wichtig, die Therapie mit dem Patienten, sondern auch mit den anderen Instanzen oder Personen zu besprechen: Betriebsarzt, Betriebsphysiotherapeut, Psychologen, Psychiater, Sozialarbeiter usw. Einigkeit über die Vorgehensweise fördert den Heilungsprozess (KNGF 2013).

Die Begleitung der Patienten erfolgt oft in einem multidisziplinären Setting, dessen Wirksamkeit bei diesen Patienten höher ist. Sowohl kurz- als auch langfristig ist das Schmerzerleben schwächer, und das Aktivitäts- und Partizipationsniveau steigt an (Brown et al. 2009, Verkerk et al. 2013).

In der Rehabilitation setzt der Therapeut im Allgemeinen drei verschiedene verhaltensorientierte Interventionstechniken ein:

- operante Intervention
- respondente Intervention
- kognitive Intervention (Henschke et al. 2010).

Operante Intervention

Die verhaltensorientierte operante Intervention verfolgt primär das Ziel, das Aktivitätsniveau bei lumbalen Rückenbeschwerden trotz der vorhandenen Schmerzen zu erweitern. Auf diese Weise kann auch die Partizipationsebene profitieren, was verschiedene positive Effekte mit sich bringt, wie verminderte Frustration und Übellaunigkeit, positive Erfahrungen, Verbesserung der Zukunftsperspektive usw. Die Methode, welche hierfür in der Physiotherapie vielfach eingesetzt wird, ist das Prinzip der Graded Activity (Lindstom et al. 1992, Staal et al. 2004): Das Übungsprogramm beginnt mit der Erhebung der Ausgangssituation im Hinblick auf die Aktivitäten des Patienten. Durch die Bestimmung der Baseline wird der Durchschnitt der problematischen Aktivitäten bestimmt, der

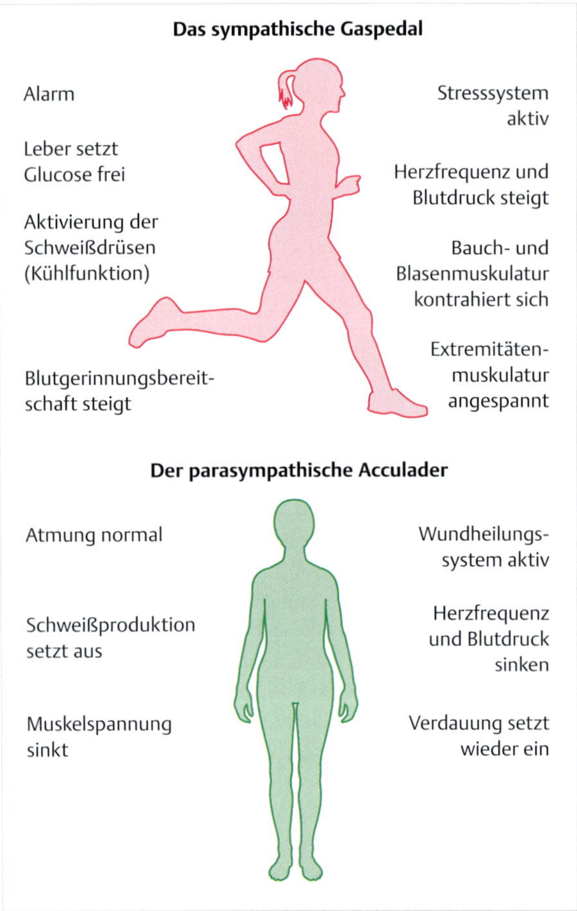

Abb. 4.24 Das vegetative Nervensystem (sympathisch und parasympathisch) und seine Funktionen.

dann den Ausgangspunkt für die Behandlung darstellt. In Absprache mit dem Patienten wird ein Behandlungsschema erstellt.

Ein solches Schema legt für jede Aktivität die Dauer, Frequenz und Intensität fest. Ungeachtet der Schmerzen führt der Patient an den festgelegten Tagen dieses Schema aus, ohne davon nach oben oder unten abzuweichen. Jedes Verhalten des Patienten, das dem Ziel der Verbesserung der Aktivitäts- und Partizipationsebene dient, wird positiv verstärkt (z. B. die Zunahme körperlicher Aktivitäten). Dem unerwünschten Schmerzverhalten wird keine oder nur geringe Aufmerksamkeit geschenkt (z. B. Hinlegen bei Schmerzzunahme). Es wird also all das, was zu einem aktiveren Lebensstil führt, positiv verstärkt und alles, was in einen passiveren Stil mündet, mehr oder weniger negiert.

Respondente Intervention

Dabei handelt es sich um physiotherapeutische Interventionen, die physiologische Responssysteme beeinflussen (Henschke et al. 2010). Dazu gehören das zentrale und das autonome Nervensystem. Das zentrale Nervensystem (ZNS) unterliegt unserem Willen, im Gegensatz zu dem autonomen, das wir lediglich indirekt zu beeinflussen vermögen. Patienten mit lumbalen Rückenbeschwerden und viel Spannung in der gesamten Körpermuskulatur können durch therapeutische Interventionen und/oder Informationsvermittlung und Aufklärung beeinflusst werden. Man denke hier an die verbesserte Entspannung durch das Erlernen der progressiven Muskelrelaxation nach Jacobson (Henschke et al. 2010), die Empfehlung zum Yoga, die Einführung von Tagschlafepisoden (power nap) bei der Arbeit, früheres Zubettgehen usw. Die beiden Systeme lassen sich unterscheiden, aber nicht trennen. Die Beeinflussung des ZNS hat aber indirekten Einfluss auf das autonome Nervensystem.

Das vegetative (autonome, selbstständige, unwillkürliche) Nervensystem regelt nahezu automatisch alle unbewussten Funktionen und Prozesse im Körper wie Atmung, Puls, Blutdruck, Energiehaushalt, Verdauung und den Stoffwechsel. Es besteht aus zwei Regelkreisen mit jeweils gegenteiliger Wirkung.

Der Sympathikus sichert als Steuersystem die Funktionen, die dem Überleben, Kämpfen, Fliehen und der Leistungskraft dienen. Die dabei mitentscheidende Substanz ist das Adrenalin, der Schlüsselbegriff ist die „Aktion". In diesen Phasen erhöhen sich Puls, Blutdruck und Atemfrequenz und der Körper verbraucht Energie.

Der Parasympathikus ist der Gegenspieler des Sympathikus und für Genesung, Regeneration, Reparaturvorgänge, Wachstum, Ruhe und körperliche Entspannung verantwortlich. Wenn der Parasympathikus aktiver ist, sinken Puls und Blutdruck und die Muskeln und Organe erhalten ausreichend Blut und Sauerstoff. Der Schlüsselbegriff hier ist die „Erholung".

Die physiotherapeutische Intervention stimuliert bei Patienten mit psychosozialen Faktoren im Vordergrund sowohl den Sympathikus, wenn es um die Graded Activity im Rahmen einer operanten Intervention geht, als auch den Parasympathikus, etwa zur Stimulation der Erholung im Rahmen einer respondenten Intervention. Hier sind passive physiotherapeutische Maßnahmen wie Wärmebehandlung, Triggerpunkttherapie und Massage gefragt (French et al. 2006, Furlan et al. 2009). Diese Behandlungen sind Hilfsmittel, um möglichst günstige Voraussetzungen für eine optimale Genesung zu schaffen. Das primäre Behandlungsziel bleibt die Verhaltensänderung, die zu einer Verbesserung der Lebensqualität der Betroffenen führt.

Kognitive Intervention

Bei einer kognitiven Therapie wird versucht, „falsche" Wahrnehmungen, Überzeugungen und Erwartungen von Personen mit lumbalen Rückenbeschwerden zu korrigieren.

Um diese Patienten zu begleiten, sind Erfahrung und Expertise des Physiotherapeuten unentbehrlich. Die drei verschiedenen Interventionstechniken zum Verhalten werden vermischt eingesetzt. Bevor der eher kognitiv ausgerichtete Ansatz Verwendung findet, müssen einige Voraussetzungen erfüllt sein. Der Patient muss ein Verständnis für die verschiedenen Schmerzmechanismen haben, die zu einem abweichenden Verlauf der lumbalen Rückenschmerzen führen können. Hier spielen besonders die zentralen Schmerzmechanismen eine Rolle. Der Therapeut muss in der Lage sein, dem Patienten im Gespräch „evidenzbasierte" Einblicke in diese psychosozialen Mechanismen zu verschaffen.

Der Physiotherapeut bereitet die Patienten auf die Prinzipien der Graded Activity und der Graded Exposure vor, die in der Therapie beide wichtig sind. Das Graded Exposure gehört zu den häufigsten kognitiven Interventionen. Es beruht auf drei maßgeblichen Prinzipien (Nijst et al. 2015):

- zeitkontingente Therapie mit Formulierung der SMART-Ziele. „Zeitkontingent" bedeutet, dass die Übungen anhand eines festen Schemas errechnet werden und nicht auf den Schmerz ausgerichtet sind. Ziel dabei ist es, den Schmerz nicht mehr als limitierenden Faktor zu erleben. Wann und wie das Programm zusammengestellt wird, ermittelt der Therapeut im Dialog mit dem Patienten.
- Es ist wichtig, im Hinblick auf die unterschiedlichen Übungen an den Wahrnehmungen des Patienten anzuknüpfen. Das kontinuierliche Einholen eines Feedback vor, während und nach den Übungen vermittelt dem Therapeuten einen Eindruck von der Angstwahrnehmung. Durch sein Feedback kann der Therapeut den Patienten dazu auffordern, die angstbesetzten Übungen durchzuführen, indem er einen sicheren Rahmen schafft und dem Patienten das Vertrauen gibt, dass die Durchführung möglich ist.
- In dem Maße, wie die Therapie voranschreitet und der Patient Vertrauen fasst, werden die angstvolleren Übungen, Aktivitäten und Partizipationen eingeführt und trainiert. Die Auswahl der Übungen richtet sich dabei einerseits nach den eingeschränkten Aktivitäten und andererseits nach der zugehörigen Angst. Auch hier können die Rückenkarten Verwendung finden. Durch die Ausführung eines aktivitätsorientierten Funktionstests wird eine Transferübung bestimmt, die dann in Beziehung zur Rückenkarte der Wirbelsäule gesetzt wird. Diese bestimmt das Maß der mechanischen Wirbelsäulenbelastung und nicht den Grad der Angst des Patienten. Das Ausmaß der Angst in Verbindung mit der einzelnen Aktivität bestimmt die Reihenfolge der Übungen. Übungen, welche beim Patienten größere Ängste auslösen, werden als Transferübungen mit mechanisch stärker belastenden Bewegungen ausgeführt.

Zusammenfassend geht es in der Therapie also um folgende wichtigen Prinzipien:

1. zeitkontingente Übungen: Die Zahl der Wiederholungen oder die Übungsdauer hängen nicht von den Schmerzen ab.
2. Zielsetzung: Der Patient soll die Behandlungsziele formulieren. Setzen Sie die vordefinierten Ziele ein, um das Übungsprogramm zu entwerfen und um den Patienten zu motivieren.
3. Wahrnehmung der Übungen: Fragen Sie ausführlich nach den Empfindungen des Patienten zu den Übungen und diskutieren Sie diese, wenn erforderlich.
4. Bewegungsvorstellung: Wenn man sich auf ein höheres (schwierigeres) Trainingsniveau begibt, kann eine vorbereitende Phase mit Bewegungsvorstellungen hilfreich sein.
5. Thematisierung der angstbesetzten Bewegungen: Das Schmerzgedächtnis wird vor allem für die gefürchteten Bewegungen umtrainiert. Besprechen Sie ausführlich die Ängste und stellen Sie die Vorstellungen zu negativen Folgen der Bewegungsdurchführung infrage. Wenden Sie die Prinzipien der Graded Exposure an.
6. Nutzung von Stress: Lassen Sie im nächsten Schritt unter kognitiv und psychosozial belastenden Bedingungen trainieren (Nijst et al. 2015).

Das Ziel der kognitiven Intervention besteht darin, den Patienten zunehmend mit den angstbesetzten Bewegungen zu konfrontieren, um so seine schmerzbezogenen Ängste zu verringern (Jong et al. 2005).

Auch bei Patienten mit spezifischen lumbalen Rückenbeschwerden und psychosozialen Einflussfaktoren ist eine gründliche Analyse der Aktivitätsbeeinträchtigungen und Partizipationsprobleme notwendig. Durch das Ausfüllen der PSFS und der QBPDS bekommt der Therapeut hierzu einen Einblick. Neben diesen Fragebögen sind auch psychosoziale Fragelisten wichtig, um herauszufinden, welche Faktoren für den abweichenden Verlauf verantwortlich sein können. Wenn etwa die Bewegungsangst im Vordergrund steht, ist die Bearbeitung der TSK eine Option. Für weitere Ausführungen zur Diagnostik und Therapie dieser Patientengruppe s. Kap. 3.

Der nächste Schritt im physiotherapeutischen Qualitätszyklus ist die Analyse und die Formulierung der physiotherapeutischen Diagnose für Patienten mit lumbalen Rückenschmerzen.

4.5.5 Analyse

Die Analyse zielt vor allem auf die langfristigen Ziele der Patienten auf der Partizipationsebene. Für den Physiotherapeuten ist diese Analyse maßgeblich, um das Behandlungsziel formulieren zu können. Durch die konkrete Analyse des langfristigen Ziels auf der Funktions-, Aktivitäts- und Partizipationsebene wird sowohl dem Therapeuten als auch dem Patienten deutlich, wann die volle Teilnahme am gesellschaftlichen Leben wieder möglich sein kann. Für weitere Informationen sei auf Kap. 5 verwiesen.

4.5.6 Physiotherapeutische Diagnose

Die Formulierung der physiotherapeutischen Diagnose ist die Voraussetzung für die Erstellung des Behandlungsplans. Die physiotherapeutische Diagnose umfasst folgende Punkte: die Prognose des zu erwartenden Verlaufs, das Hilfegesuch des Patienten, die Beschreibung des Gesundheitszustandes in ICF-Terminologie sowie die Analyse der möglichen Ursachen des Gesundheitsproblems.

Prognose

Die Prognose ist der zu erwartende Verlauf des Gesundheitsproblems als momentane Einschätzung des Physiotherapeuten über die erforderliche Dauer des Heilungsprozesses bis zur Rückkehr zum Partizipationsniveau. Dabei wird der Patient als biopsychosoziale Einheit mit ihren lokalen oder allgemeinen heilungshemmenden Faktoren, der aktuellen Phase der Wundheilung und den möglichen persönlichen oder Umgebungseinflüssen betrachtet. Für Patienten mit lumbalen Rückenschmerzen ist das KSBPST ein hilfreiches Instrument für die Erstellung der Prognose.

Es ist für den Physiotherapeuten wichtig, die Prognose mit dem Patienten offen zu besprechen. Die Summe der möglichen Einflüsse auf die Genesung zeigt, dass eine Prognose im Hinblick auf den Zeitraum nur eine Schätzung und keine exakte wissenschaftliche Aussage sein kann. Deshalb ist es auch vernünftig, dem Patienten nur einen Zeitrahmen in Wochen oder Monaten ausgedrückt vorzugeben, und während des Behandlungsverlaufs regelmäßig zu überprüfen, wie realistisch die ursprünglich gemachte Aussage noch ist. Die zwischenzeitliche Evaluation und mögliche Anpassung der Prognose erfolgt mithilfe physiotherapeutischer Tests oder Fragebögen.

Die regelmäßige Wiederholung der Testbatterie von Luomajoki (2012), des Zwei-Punkt-Diskriminationstests sowie die Bearbeitung der PSFS, der QBPDS und des KSBPST sind bei Patienten mit lumbalen Rückenbeschwerden wichtig. Die Ergebnisse derartiger Tests helfen dabei, verantwortungsvolle Entscheidungen während des Rehabilitationsverlaufs zu treffen und die Prognose wo nötig anzupassen.

Hilfegesuch

Die Definition des Hilfegesuchs beschreibt, was einer Person widerfährt und was deren Wünsche im Hinblick auf eine Lösung sind (Jette 2003).

Die Erfahrung zeigt, dass das Hilfegesuch eines Patienten zunächst mit dem Störungsniveau verbunden ist und danach erst mit den Aktivitäten und den Partizipationen. Dieser Zusammenhang zwischen Ursache und Wirkung kann z. B. so aussehen: „Aufgrund der Schmerzen (Störung) in meinem Rücken kann ich mich nicht bücken (Aktivität), weshalb ich derzeit auch nicht arbeiten kann (Partizipation)." Das Hilfegesuch des Patienten wird in diesem Falle lauten: „Ich möchte die Schmerzen loswerden." Der Patient geht irrtümlicherweise davon aus, dass er sich nach der Beseitigung der Schmerzen sogleich wieder problemlos bücken und somit auch wieder arbeiten kann. Der Physiotherapeut muss herausfinden, ob noch weitere Faktoren im Spiel sind, die den Patienten daran hindern, sich wieder zu bücken und zu arbeiten. Die erste Reaktion des Patienten – „Ich möchte die Schmerzen loswerden" – ist allzu verständlich, stellt aber nur einen Teil des Hilfegesuchs dar. Das „echte" Hilfegesuch lautet in diesem Fall: „Ich möchte so schnell wie möglich wieder arbeiten können, wobei ich mich gut bücken können will, ohne dabei Schmerzen zu spüren."

Für den Physiotherapeuten ist es wichtig, das Hilfegesuch so konkret wie möglich zu definieren (SMART: spezifisch, messbar, akzeptabel, realistisch, zeitgebunden; KNGF 2003), damit es zu einer optimalen Abstimmung zwischen den Erwartungen des Patienten und der Art der Interventionsausgestaltung kommt.

Dazu ein Beispiel:

Die SMART-Formulierung eines Patienten mit lumbalen Rückenschmerzen könnte etwa so lauten: „Ich möchte mich gerne nach 6 Wochen (zeitgebunden) schmerzfrei (messbar mit NRS) bücken und auch etwas heben können (spezifisch und akzeptabel), damit ich wieder meiner Arbeit als Maurer nachgehen kann (realistisch)."

ICF

Die Beschreibung eines Gesundheitszustandes erfolgt gegenwärtig mithilfe des Ordnungssystems des ICF (DIMDI 2005). Für die Dokumentation der ICF-Angaben kann der Therapeut das RPS-Formular verwenden (Rehabilitation Problem Solving; ▶ Abb. 4.25 u. ▶ Abb. 4.26). Es ermöglicht den raschen Überblick über die Situation des Patienten als biopsychosoziale Einheit und über die behandelbaren physiotherapeutischen Aspekte. Zudem zeigt es mögliche Verbindungen zwischen den verschiedenen Klassifikationen, was somit Einfluss auf die Behandlungsprognose haben kann.

Die Ordnungssysteme sind:

Körperfunktionen

Körperfunktionen sind physiologische oder psychische Funktionen; Schädigungen sind Beeinträchtigungen der Körperfunktionen oder -strukturen, wie wesentliche Abweichung oder Verlust. Beispiele dafür sind die Entzündungszeichen Rubor, Calor, Dolor und Tumor, aber auch anatomische Varianten wie Skoliose oder Anteroposition des Kopfes.

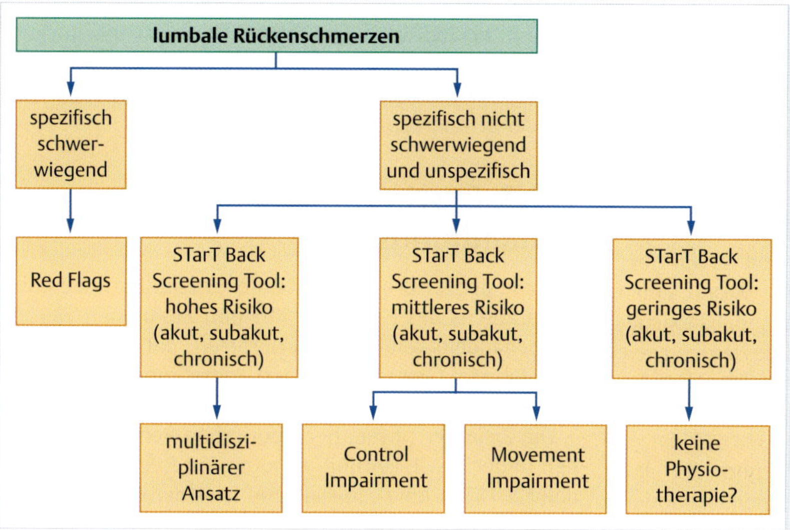

Abb. 4.25 Diagnoseschema bei Patienten mit lumbalen Rückenschmerzen.

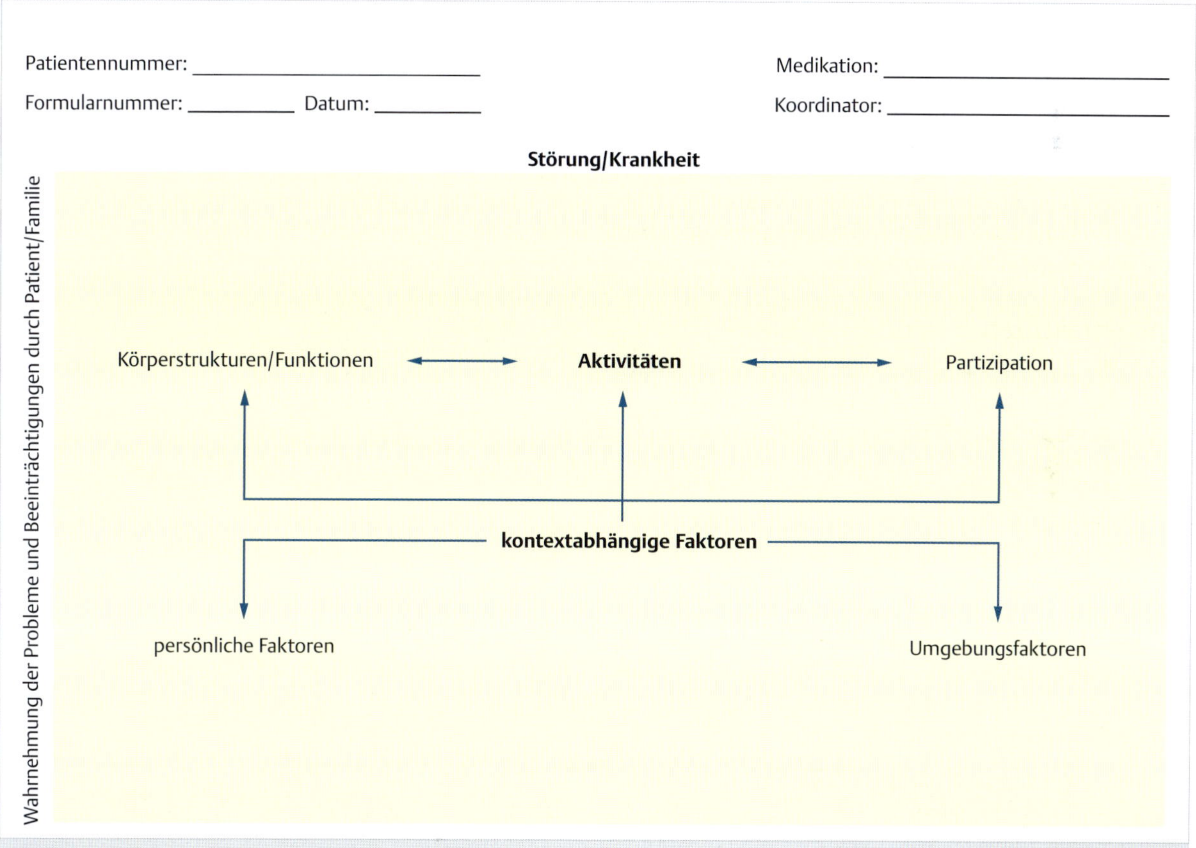

Abb. 4.26 Das RPS-Formular (Rehabilitation Problem Solving).

Aktivitäten

Aktivität bedeutet Ausführung einer Aufgabe oder Handlung durch eine Person: Eine Beeinträchtigung der Aktivität ist die Schwierigkeit, die ein Mensch hat, eine Aktivität auszuführen. Bei Patienten mit Rückenbeschwerden werden die beeinträchtigten Aktivitäten mithilfe der verschiedenen Fragebögen analysiert. In diesem Buch geht es häufig um die PSFS und die QBPDS. Beispiele für möglicherweise eingeschränkte Aktivitäten sind etwa über Stunden in einem Stuhl sitzen, einen Ball werfen, einen schweren Koffer heben oder das Bett machen. Es existieren jedoch für Patienten mit Rückenbeschwerden viele weitere Fragebögen, wie etwa der Oswestry Disability Index (in deutscher Version verfügbar unter http://www.physiotherapie-brem.de/mediapool/109/1 098 615/data/Fragebogen_Rueckenschmerzen_ODI.pdf) und der Roland-Morris-Fragebogen (http://www.rmdq.org/downloads/German.doc).

Partizipation

Partizipation oder Teilhabe bezeichnet das Einbezogensein einer Person in eine Lebenssituation: Die Beeinträchtigung der Teilhabe ist ein Problem, das eine Person bezüglich ihres Einbezogenseins in Lebenssituationen erlebt. Beispiele für Probleme auf der Partizipationsebene sind ADL-, Hobby-, Arbeits- und Sportsituationen. Man kann z. B. nicht mehr Radfahren, Fußball spielen und dem Beruf etwa als Bauarbeiter nachgehen.

Umweltfaktoren

Materielle, soziale, einstellungsbezogene Umweltfaktoren: Förderfaktoren und Barrieren. Sowohl die physische als auch die soziale Umgebung werden mit einbezogen. Ein klimatischer Faktor kann z. B. sein, dass bei −10 °C nicht mehr auf dem Bau gearbeitet werden kann. Ein sozialer Umweltfaktor wäre etwa die schlechte Atmosphäre am Arbeitsplatz, weil der Chef den Druck so stark erhöht, was zu großem Stress und zu Unruhe im Team führt. Ein physischer Umweltfaktor wäre es, wenn der Bauarbeiter aktuell unmöglich einen Sack Zement mit 25 kg Gewicht heben kann.

Persönliche Faktoren

Gegebenheiten des individuellen Lebens und der Lebensführung einer Person, die nicht Teile ihres Gesundheitszustands sind: Die personenbezogenen Faktoren werden im ICF nicht speziell klassifiziert, unter anderem auch wegen der großen soziokulturellen Unterschiede. Beispiele für persönliche Faktoren sind Geschlecht, Alter, Ausbildung, Lebensstil usw. „Ich kann derzeit aufgrund meiner Rückenbeschwerden meinen Beruf als Bauarbeiter nicht ausüben. Ich bin 62 Jahre alt und hatte im Laufe meines Lebens schon häufiger Rückenschmerzen. Mit 40 wurde ich an einer Bandscheibe operiert. Seitdem sind die Beschwerden immer latent vorhanden. Ich weiß nicht genau, wie ich mich verhalten soll, wenn die Rückenschmerzen wieder auftauchen. Meistens lege ich mich hin, nehme Medikamente oder trinke ein Bier mehr wegen der Schmerzen."

4.5.7 Bestimmung der Behandlungsziele

Mithilfe der ICF erhält der Therapeut Einblick in den Status praesens des Patienten. Mit ihm zusammen werden die behandelbaren Parameter erörtert, auf deren Grundlage dann im Gespräch die kurz-, mittel- und langfristigen Behandlungsziele definiert werden.

Die Ziele der physiotherapeutischen Behandlung werden in der KNGF-Leitlinie zu lumbalen Rückenbeschwerden (2013) in kurz-, mittel- und langfristige Ziele unterteilt:

- kurzfristige Ziele gelten für den Zeitraum direkt nach der Behandlung bis 3 Monate später
- mittelfristige Ziele gelten für den Zeitraum zwischen 3 und 6 Monate nach Behandlungsbeginn
- langfristige Ziele gelten für den Zeitraum zwischen 6 und 12 Monate nach Behandlungsbeginn.

Wichtig für den Physiotherapeuten ist die Formulierung der SMART-Ziele (KNGF-Leitlinien 2003):

- S = spezifisch
- M = messbar
- A = akzeptabel
- R = realistisch
- T = zeitgebunden (terminiert).

Bei der Bestimmung der kurz-, mittel- und langfristigen Ziele werden auch die Ziele für die Therapie und das Verhalten bestimmt (Delforge 2002).

Die allgemeinen Ziele sind in ▸ Tab. 4.8 zusammengefasst.

Bei der physiotherapeutischen Behandlung lumbaler Rückenschmerzen gibt es Ziele, die für jeden Betroffenen gelten. Die Ziele stehen in Zusammenhang mit dem ICF-System:

Verringerung der Beschwerden (Störungen)

Sowohl bei akut einsetzenden Rückenbeschwerden als auch bei langsam progredienter Symptomatik spielen Störungen der Funktionen und der Strukturen eine Rolle, wie etwa die Verringerung eines Entzündungszeichens. Schmerz hat bei beiden Rückenschmerzformen zu Beginn der Physiotherapie Vorrang (Verhinderung oder Reduzierung der Reflexinhibition). Das Training der motorischen Grundeigenschaften Beweglichkeit, Koordination und Kraft stellt in der Behandlung eine wichtige Richtschnur dar.

Prävention sekundärer Störungen von Funktion und Struktur

Bei lumbalen Rückenbeschwerden ist eine der ersten Strategien die Reduzierung der Aktivitäten. Zu Beginn der Rückenschmerzen ist dies oft auch ein angemessenes Verhalten. Bleibt diese Strategie jedoch über die Zeit bestehen, führt der Bewegungsmangel im unteren Rücken zum Deloading. Darunter versteht man die Abnahme von Aktivitäten mit verringertem sensorischen Input im ZNS (Hodges et al. 2013). Durch Deloading entstehen zudem neuroplastische Veränderungen, welche zu einer Verringerung der neuromuskulären Kontrolle führen. Diese Anpassungen finden hauptsächlich in der Gewicht tragenden Muskulatur statt (lokales System und monoartikuläres globales System). Diese Muskulatur hat vor allem tonische Aktivität. Durch neuroplastische Veränderungen tritt der phasische Respons der Muskulatur in den Vordergrund.

Durch Deloading verringert sich außerdem der Muskelquerschnitt und damit auch die Kraft, was hauptsächlich die Gewicht tragende Muskulatur betrifft. Es kommt zudem zu einem verringerten propriozeptiven Fluss der Gamma-Aktivität dieser Muskeln. Dadurch reagieren die Muskeln nicht effektiv und sind schneller ermüdet, was als eine der Hauptursachen für unspezifische Rückenbeschwerden gilt. Dabei handelt es sich um keinen krankhaften Verlauf, sondern um eine funktionelle Anpassung des Körpers auf die verringerte Bewegung. In der Rehabilitation versucht der Therapeut, diese sekundären neuroplastischen Veränderungen nicht in Erscheinung treten zu lassen, indem er den Patienten dazu ermuntert, aktiv zu bleiben. Haben sich solche Veränderungen doch eingestellt, muss der Teufelskreis durch aktive Übungstherapie der Wirbelsäule durchbrochen werden (s. Kap. 6 u. Kap. 7).

Erhöhung und Verbesserung der funktionellen Möglichkeiten/Aktivitäten

Hier liegt der Schwerpunkt auf der Verbesserung der Körperbewegungen und der Bewegungshandlungen des Patienten. Körperbewegungen sind Veränderungen von Teilen des Körpers oder des ganzen Körpers. Sie werden unabhängig von der Umgebung beschrieben, untersucht und behandelt. Bewegungen, die während der physiotherapeutischen Untersuchung ausgeführt werden, sowie allgemeine freie Gelenkübungen der Rückenkarten (Bird Dog, Rückenkarte 7, ▶ Abb. 4.27; Dead Lift und Roman Chair, Rückenkarte 10 und 15, ▶ Abb. 4.28 u. ▶ Abb. 4.29) zählen zu den Körperbewegungen.

Bewegungshandlungen sind auf ein Ziel in der Umgebung gerichtete Bewegungen. Durch sie erhält eine Bewegung eine Bedeutung. Es sind vor allem Bewegungen auf der Partizipationsebene. Wieder Fußball spielen zu können, zu sprinten, zu springen, zu schießen, sich zu drehen usw. ist dafür ein gutes Beispiel (▶ Abb. 4.30; Wimmers et al. 1992 u. 2000).

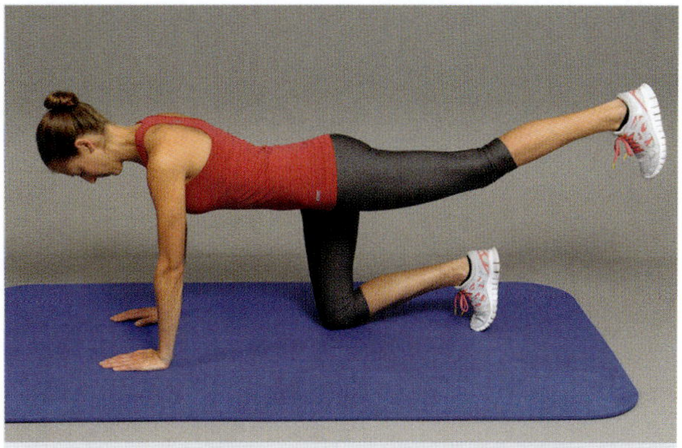

Abb. 4.27 Körperbewegungen, Rückenkarte 7: regionale Extension/Rotationsstabilität; Bird Dog mit Armen und Beinen.

In der Rehabilitation verläuft die Therapie von den Körperbewegungen hin zu den Bewegungshandlungen oder auch von den Aktivitäten zu der Partizipationsebene.

Verbesserung der Partizipation

Auf der Partizipationsebene geht es um die Rückkehr in das gesellschaftliche Leben. Besonders die Interaktion des Patienten mit seiner spezifischen Umgebung verdient hier Aufmerksamkeit. Die Interaktion mit der physischen und sozialen Umgebung wird in die Rehabilitation integriert. Hierzu gehören etwa die Beispiele des ICF, der Druck, den der Chef auf das Arbeitsteam der Bauarbeiter ausübt sowie der Umstand, dass ein Sack Zement nun einmal 25 kg wiegt.

Förderung der Gesundheit

Alle Aspekte, die zu einer Verbesserung der Gesundheit des Patienten führen können, werden stimuliert. Dazu gehören z. B. die Aufklärung über eine gesunde Ernährungsweise, Verständnis für die Bedeutung von Erholungsphasen nach einer Belastung und die Möglichkeiten der Erholung, wie etwa eine gute Nachtruhe, Massage oder auch Lesen oder Musizieren.

Stimulation positiver und Reduktion negativer persönlicher Faktoren

Hierbei berücksichtigt man besonders den Lebensstil des Patienten. Die Zubettgehzeit, ein möglichst geringer Alkoholkonsum und das völlige Unterlassen des Rauchens werden besprochen.

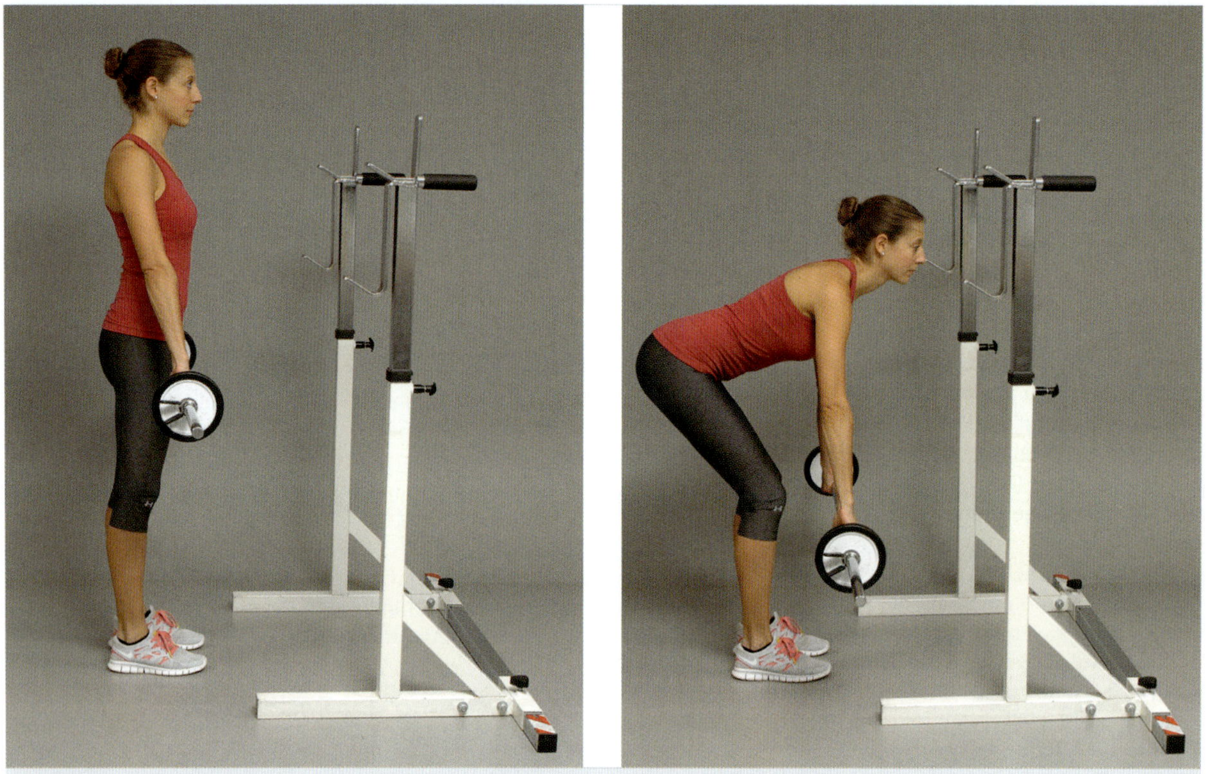

Abb. 4.28 Körperbewegungen, Rückenkarte 10: totale Extensionsstabilität; Dead Lift.

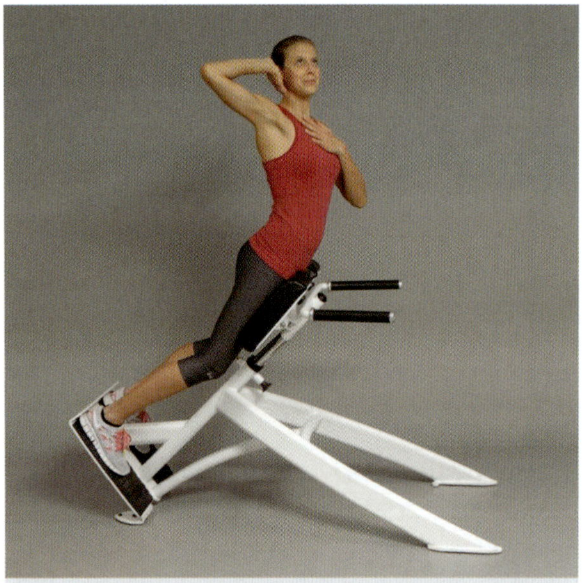

Abb. 4.29 Körperbewegungen, Rückenkarte 15: totale Bewegung mit Extension und Rotationsbewegung; Roman Chair.

Stimulation positiver und Reduktion negativer Umgebungsfaktoren

Der Einfluss der Familie und aller Menschen innerhalb des Settings hat einen großen Einfluss auf die Leistung. Ein klärendes Gespräch mit dem Chef, der die Arbeitsgruppe unter zu hohen Druck setzt, die Verringerung der zu bewältigenden Zementmenge, aber auch eine falsche physiotherapeutische Behandlung können große Folgen für das Funktionieren des Patienten im Alltag haben.

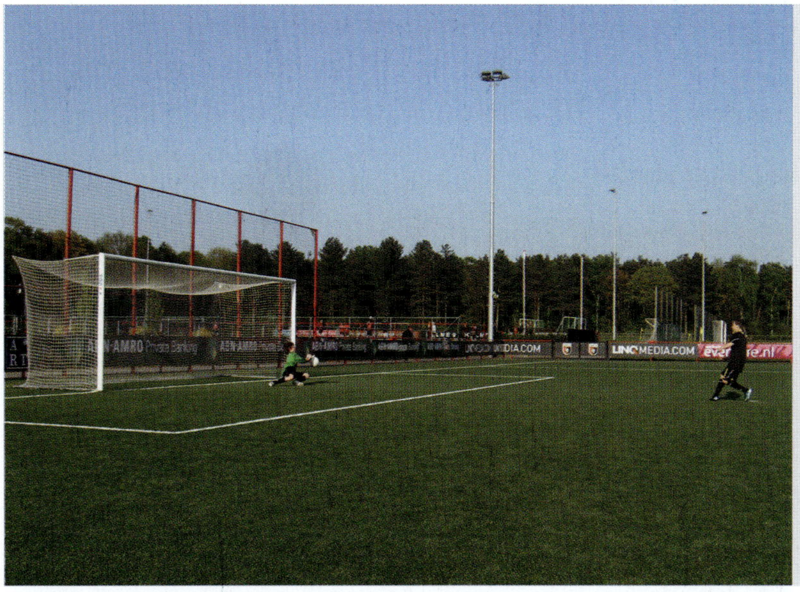

Abb. 4.30 Bewegungshandlung: Torschuss im Fußball.

Tab. 4.8 Allgemeine ICF-bezogene Ziele der physiotherapeutischen Behandlung bei lumbalen Rückenschmerzen.

ICF	Allgemeine Ziele
Funktionsstörungen	– Verringerung der Funktionsstörungen – Verhinderung von sekundären Funktionsstörungen
Aktivitätsbeeinträchtigungen	– Erhöhung und/oder Verbesserung der funktionellen Möglichkeiten/Aktivitäten der Betroffenen
Partizipationsprobleme	– Steigerung der Partizipation auf den Ebenen ADL, Arbeit, Freizeit und Sport
persönliche Faktoren	– Gesundheitsförderung – Stimulation positiver und Verminderung negativer persönlicher Faktoren
externe Faktoren	– Verringerung negativer Umgebungsfaktoren und Stimulierung positiver Umgebungsfaktoren, welche die Wiederherstellung bzw. die Leistungsfähigkeit des Patienten positiv beeinflussen

Therapeutische Ziele

Therapeutische Ziele sind objektive Ziele, die auf der Grundlage von spezifischen Testergebnissen formuliert werden. Die Ergebnisse aus diesen Tests lenken den weiteren Rehabilitationsverlauf. Ein Beispiel ist z. B. die regelmäßige Bestimmung des Finger-Boden-Abstandes. Dieser Test zeigt zum einen ein lumboradikuläres Syndrom an, ist aber auch ein allgemeiner Beweglichkeitstest für die Wirbelsäule (Vroomen et al. 1999).

Das Ausfüllen der Fragebögen QBPDS und PSFS ermöglicht die Feststellung des Status praesens der Aktivitätsbeeinträchtigungen. Die Evaluation im physiotherapeutischen Prozess vermag die Veränderungen der Aktivitätsbeeinträchtigungen über die Zeit, ihre Fort- und Rückschritte und die Prioritätenverschiebung in der Therapie aufzuzeigen.

Verhaltensmäßige Ziele

Ziele bezüglich des Verhaltens werden in Absprache mit dem Patienten aufgestellt und sollten vor allem durch ihn ohne Hilfe des Sportphysiotherapeuten erreicht werden können (Delforge 2002). Diese Ziele betreffen oft das, was der Patient außerhalb des therapeutischen Settings selbst zum Erreichen von Zwischenzielen beitragen kann. Die konsequente Umsetzung des häuslichen Übungsprogramms ist hierfür ein Beispiel. Um ein gemeinsames Ziel zu ermitteln und anzusteuern, sollte der Therapeut wissen, inwieweit das Ziel zu erreichen ist. Wie dies zu lenken ist, hängt von dem einzelnen Patienten mit seinen Rückenbeschwerden ab. Man denke hier nur an die unterschiedlichen Strategien bei Patienten mit einem geringen, mittleren oder hohen Risiko für einen abweichenden Rehaverlauf (Ergebnisse des KSBST). Innerhalb der Patientengruppe mit mittlerem Risiko spielen vor allem die physischen Prognosefaktoren, die Risikofaktoren für einen abweichenden Verlauf, die Movement Impairments und die Control Impairments eine Rolle. Die beiden Impairments erfordern jeweils eine etwas andere physiotherapeutische Strategie.

4.5.8 Festlegung des Settings und der Anwendungen

Neben den genannten Zielen bezüglich der Behandlung und des Verhaltens werden bei der kurz- und mittelfristigen Zielsetzung auch die Behandlungsdauer, die Behandlungsfrequenz, die Behandlungslokalisation und der Zeitpunkt der nächsten Evaluation festgelegt. Dies sorgt beim Patienten und beim Therapeuten für Klarheit, Übersichtlichkeit und Halt im therapeutischen Prozess.

Schließlich werden die angestrebten therapeutischen Anwendungen festgelegt. Die Auswahl der therapeutischen Anwendungen hängt von vielerlei Faktoren ab.

Zunächst spielt die Wundheilungsphase eine Rolle (physiologische Evidenz). Ausgehend von einer akuten Wirbelsäulenverletzung lässt sich das gut abschätzen. Bei einem langsam progredienten Einsetzen der Beschwerden ist das für den Therapeuten eine Herausforderung. Je nachdem, welche Phase im Wundheilungsprozess im Vordergrund steht, werden andere motorische Grundeigenschaften betont (s. Kap. 2).

Dann sollte ein experimenteller Beweis für die therapeutische Intervention und ihren Einfluss auf den Wundheilungsprozess vorliegen. Die ausgewählte Intervention muss das Gesundheitsproblem des Patienten mit Rückenbeschwerden verbessern und Rezidiven vorbeugen. Ein gutes Beispiel für experimentelle Evidenz: Die Übungstherapie bei Patienten mit abweichendem Verlauf scheint die Schmerzen und den Grad der Aktivitätsbeeinträchtigung zurückzudrängen (Middelkoop et al. 2011, Hayden et al. 2005). Eine gute Patientenaufklärung führt bei abweichendem Verlauf zu einer schnelleren Wiederaufnahme der Erwerbstätigkeit (Engers et al. 2008). Die Entspannungstherapien wirken sich kurzfristig günstig auf die Schmerzen aus, wenn ein abweichender Verlauf vorliegt (Henschke et al. 2010).

Schließlich müssen die Wahrnehmungen und Überzeugungen des Patienten und des Physiotherapeuten im Hinblick auf die Art und Weise der Rehabilitationsgestaltung geklärt werden (Überzeugungen und Erfahrungen des Patienten und empirische Evidenz des Therapeuten). Wenn der Patient der Überzeugung ist, dass Massage einen wichtigen Beitrag zur Linderung seiner Beschwerden leisten kann, ist sie auch eine wichtige therapeutische Intervention. Hat der Therapeut nur wenig Erfahrung mit den Rückenschmerzen, mit denen der Patient vorstellig wird, nimmt die Reha auch einen anderen Verlauf, als wenn er viel Erfahrung mitbringt.

Wenn die Ziele festgelegt sind und die therapeutischen Interventionsmöglichkeiten mit dem Patienten besprochen sind, kann die physiotherapeutische Behandlung als nächster Schritt im physiotherapeutischen Qualitätszyklus beginnen.

4.5.9 Zusammenfassung der Diagnostik bei Patienten mit lumbalen Rückenbeschwerden

Eine Zusammenfassung der Diagnostik bei Patienten mit lumbalen Rückenbeschwerden bietet ▸ Abb. 4.25.

Wenn ein Patient in der physiotherapeutischen Praxis vorstellig wird, erfolgt zuerst ein Screening. Dieser Prozess ermöglicht dem Therapeuten die Entscheidung darüber, ob eine physiotherapeutische Untersuchung erforderlich ist oder nicht. Stellt der Therapeut ein ihm bekanntes Muster fest, besteht damit die Indikation zur vertiefenden Anamnese und Untersuchung. Sieht er kein ihm bekanntes Beschwerdemuster, einen abweichenden Verlauf, ein bekanntes Bild mit einem oder mehreren abweichenden Symptomen oder gar Red Flags, wird der Patient zunächst (wieder) an den Hausarzt (zurück) verwiesen (Arnold et al. 2005).

Bei bestehender Indikation zur Physiotherapie steht als Nächstes die Beantwortung der Frage an, ob es sich um spezifische oder um spezifische nicht bedrohliche lumbale Rückenbeschwerden handelt (Bandscheibe).

Im letzten Schritt wird dann die KSBPST bearbeitet. Das Ziel dieses hilfreichen Prognoseinstrumentes ist die Vorhersage eines normalen oder abweichenden Verlaufs und die Bestimmung etwaiger Einflussfaktoren (Haskins et al. 2012). Diese kurze Frageliste ist für den weiteren diagnostischen und therapeutischen Verlauf maßgeblich.

Folgende Untergruppen werden unterschieden:

- Untergruppe 1: Diese Gruppe hat ein geringes Risiko mit einzelnen negativen Prognosefaktoren, die jedoch keinen abweichenden Verlauf bedeuten. Eine Physiotherapie ist hier nicht erforderlich. Der Therapeut kann jedoch bei der Beratung und Aufklärung hilfreich sein, um dem Patienten ein größeres Verständnis für seine Erkrankung zu vermitteln, seine Eigenverantwortlichkeit zu stärken und die Aufnahme von Aktivitäten zu unterstützen.
- Untergruppe 2: Diese Gruppe hat ein mäßiges Risiko aufgrund mehrerer negativer Prognosefaktoren. Die Wahrscheinlichkeit für einen abweichenden Verlauf ist durchaus gegeben, eine physiotherapeutische Behandlung ist indiziert. Neben einer gründlichen Analyse der Schmerzsymptomatik, des Allgemeinzustandes und des Ausmaßes der Aktivitätsbeeinträchtigung spielt die Analyse von Movement und Control Impairments und des spezifischen, Beschwerde auslösenden Bewegungsmusters eine wichtige Rolle. Beides ist für die Behandlungsstrategie von großer Wichtigkeit.
- Untergruppe 3: Diese Gruppe hat ein hohes Risiko und zeichnet sich durch noch mehr negative Prognosefaktoren aus. Hier spielen sowohl die körperlichen als auch die psychosozialen Faktoren eine wichtige Rolle. Bei Patienten aus dieser Gruppe ist ein multi- oder interdisziplinäres Vorgehen angezeigt. Die Begleitung dieser Patientengruppe erfordert vom Therapeuten viel Erfah-

rung und Expertise. Der Weg zur optimalen Partizipation der Betroffenen führt über eine gelungene Mischung aus operanten, respondenten und kognitiven Interventionen in Kombination mit der richtigen Übungsauswahl.

Nach der Eingruppierung des Patienten sind die Analyse und die Formulierung der physiotherapeutischen Diagnose die nächsten Schritte im physiotherapeutischen Qualitätszyklus. Die Analyse hat vor allem für das langfristige Ziel auf der Partizipationsebene eine Bedeutung. Die physiotherapeutische Diagnose bestimmt den Status praesens des Patienten und zeigt dem Therapeuten die behandelbaren Aspekte aus biopsychosozialer Sicht auf.

Anhand der physiotherapeutischen Diagnose werden in Absprache mit dem Patienten die verschiedenen Behandlungsziele bestimmt. Hier werden sowohl die therapeutischen als auch die verhaltensmäßigen Ziele besprochen.

Auf der Grundlage dieser Ziele wird dann die physiotherapeutische Behandlung begonnen. Durch die fortgesetzte Interaktion zwischen Patient und Therapeut und wiederholte Evaluationen der Behandlung kommt es zu Anpassungen der Ziele und der Methoden. Das Endziel besteht darin, dem Patienten mit Rückenbeschwerden langfristig wieder die optimale und umfängliche Teilnahme am gesellschaftlichen Leben zu ermöglichen.

4.6 Physiotherapeutische Behandlung

Harald Bant

Auf dieser Stufe der Methodik geht es um die Behandlung selbst. Bei jeder Behandlung geht es um die Interaktion zwischen Physiotherapeut und Patient. Auf der Basis dieser Interaktion wird entschieden, wie die physiotherapeutischen Interventionen umgesetzt werden und wie der Patient zu begleiten ist. Die Auswahl der Interventionen und die Art und Weise, auf die der Patient mit seinen Rückenbeschwerden begleitet wird, fußt auf den 5 Evidenzquellen nach Sackett (Sackett et al. 2000): experimentelle Evidenz, physiologische Evidenz, Überzeugungen und Erfahrungen des Patienten, empirische Evidenz des Physiotherapeuten und Rahmenbedingungen. Das Ziel besteht darin, die Behandlungsmöglichkeiten mit den besten verfügbaren Evidenzen abzuwägen, um zu einer verantwortungsvollen, zielgerichteten und zweckmäßigen Therapie zu kommen. Die verschiedenen Kasuistiken am Ende des Buches benennen die Evidenzformen, derer sich die Therapeuten für den physiotherapeutischen Behandlungsprozess bei Rückenschmerzpatienten bedient haben.

Die schriftliche Dokumentation der Kernelemente der physiotherapeutischen Behandlung kann mithilfe des SOAP-Schemas erfolgen (Kettenbach 1995).

4.6.1 SOAP-Aufzeichnungen

SOAP steht für **s**ubjektive Daten, **o**bjektive Daten, **A**nalyse und **P**lan.

Subjektive Daten

Subjektive Daten beziehen sich auf die Vorgeschichte des Patienten, das vom Patienten beschriebene Gesundheitsproblem, die Ziele, die Gefühle und sein Verhalten. Während der Therapie geht es besonders um seine Reaktion auf die Behandlung und den Einfluss der Umgebung auf das Beschwerdebild. Oder mit anderen Worten: Eine kurze Analyse des Status praesens aus der ICF-Perspektive lenkt die anschließende Therapieauswahl.

Objektive Daten

Objektive Daten spiegeln die Ergebnisse der physiotherapeutischen Untersuchung und der Behandlung wider. Aus der ICF-Perspektive geht es hier um die Objektivierung von Funktionsstörungen, Aktivitätsbeeinträchtigungen und Partizipationsproblemen: Die Schmerzen sind von NRS 7 auf NRS 5 zurückgegangen (Funktion). Das Gehen, Sitzen und Aufstehen aus einem Stuhl bereitet keine Beschwerden mehr (Aktivitäten), wodurch ein vierstündiges tägliches Arbeitspensum wieder möglich erscheint (Partizipation). Während der Therapie sind dies die „harten“ oder objektiven Tatsachen, die der Therapeut im Protokollbogen niederlegt.

Analyse

In dieser Phase werden alle Daten des Patienten (subjektiv) und des Therapeuten (objektiv) miteinander kombiniert, um zu einer momentanen Analyse des Gesundheitsproblems des Patienten zu kommen. Die Analyse wird den kurz-, mittel- und langfristigen Zielen, die vom Patienten und Therapeuten bei der Aufstellung des Behandlungsplans formuliert wurden, gegenübergestellt.

Plan

Wenn die Analysen mit den avisierten Zielen übereinstimmen, kann der Behandlungsplan ausgeführt werden (Aufklärung und Beratung, passive und aktive physiotherapeutische Maßnahmen und Heimübungen). Weicht die Analyse jedoch ab, hat dies Konsequenzen für den Plan und die therapeutischen Interventionen und/oder das Coaching und die häuslichen Übungen müssen angepasst werden. Die ausgeführten Interventionen, die Absprachen mit dem Patienten sowie die Hinweise für ihn werden im Protokollbogen festgelegt (Beispiel ▸ Tab. 4.9).

Tab. 4.9 Protokollbogen der physiotherapeutischen Behandlung.

Punkte des Protokolls	Interventionen, Absprachen, Informationen
Behandlungsdatum	01.06.2015
Behandlungsdauer	30 Minuten
Behandlungsort	ESP Centrum Gennep
subjektive Angaben	Persönliche Erfahrung des Patienten: Nach der letzten Behandlung waren die Rückenschmerzen stärker. Vor allem die tief lumbal ins linke Gesäß ausstrahlenden Schmerzen haben zugenommen. Er schreibt diese Verschlechterung der Erweiterung und Erhöhung des Schweregrades des Übungsprogramms zu. Die neue Übung Stiffed Leg Dead Lift mit Wirbelsäulenflexion und der Wechsel von der extensiven zur intensiven Kraftausdauer führten zu einer gesteigerten Ermüdung und zu Schmerzen in der Gesäßregion. Die Exazerbation der Beschwerden zeigt sich besonders beim Aufstehen aus einem Stuhl, beim langen Sitzen und beim Bücken. Die Gartenarbeit war mühsamer, und bei der Arbeit wurde gegen Feierabend das Sitzen unangenehm.
objektive Befunde	**Funktionen** – NRS von 4 auf 6 erhöht **Aktivitäten** – Aufstehen aus einem Stuhl: große Mühe – langes Sitzen: etwas Mühe – Bücken: sehr große Mühe **Partizipation** – Gartenarbeit verursacht nach 20 min Beschwerden. – Langes Sitzen führt nach 6 Stunden Arbeit zu Beschwerden.
Beurteilung	**Kurzfristige Ziele** – Schmerzen von NRS 7 auf NRS 0 innerhalb von 6 Wochen – Kraftaufbau bis zu einer intensiven Kraftausdauer (KRS 3) innerhalb von 3 Monaten – schmerzfreie Ausübung aller Aktivitäten nach 2 Monaten **Mittelfristige Ziele** – optimale Partizipation bei ADL, Arbeit und Hobby nach 3–4 Monaten **Langfristige Ziele** – Vorbeugung von Rückenbeschwerden in der Zukunft durch einen aktiveren Lebensstil stimulieren
Behandlungsplan	**Aufklären und beraten** Der Patient wird über die Bedeutung eines qualitativen Trainings aufgeklärt, auch wenn dieses mit Ermüdungserscheinungen verbunden ist. Wenn sich der Bewegungsausschlag, der Bewegungsrhythmus und der Bewegungsverlauf bei der Ermüdung verändern und nicht korrigiert werden können, wird die Übung abgebrochen. Bei Zunahme der spezifischen Schmerzen im Rücken wird die Übung abgebrochen. **Physiotherapeutische Interventionen** – passive physiotherapeutische Maßnahmen: Kontrolle der Beweglichkeit in L 3–L 5 und im SI-Gelenk rechts, Triggerpunkttherapie für die Mm. quadratus lumborum und glutaeus medius – aktive physiotherapeutische Maßnahmen: Kontrolle des Übungsprogramms und Anpassung des Stiffed Leg Dead Lift und des Bewegungsausschlages bei Flexion innerhalb der Schmerzgrenzen **Heimübungen** Fortführung des Übungsprogramms auch in der häuslichen Umgebung. Der Patient kann dabei auch den Stiffed Leg Dead Lift mit Flexion in der Wirbelsäule ausführen, weil er die Übung jetzt gut kontrollieren kann.

Die SOAP-Aufzeichnungen helfen dem Therapeuten dabei, den Verlaufsbogen der Rehabilitation effizient zu führen. Es handelt sich um ein Hilfsmittel bei der Dokumentation und macht es leichter, die formalen zwischenzeitigen Evaluationszeitpunkte zu planen und mit Inhalt zu füllen.

4.6.2 Formale Zwischenevaluation

Die Evaluationszeitpunkte sind als Meilensteine auf dem Weg zum Endziel der Therapie anzusehen. Sie zeigen einen Zwischenstand an und informieren darüber, wie viel der Wegstrecke bereits zurückgelegt wurde und wie weit es noch bis zum Ende ist. Die zentrale Frage während der Evaluation ist naturgemäß, inwieweit das Hilfegesuch des Patienten berücksichtigt wurde (patientenzentrierte Behandlung). Um das zu beurteilen, durchläuft man bei der Evaluation einige Stationen, die mit den Beschreibungen im Protokollbogen stark übereinstimmen, jedoch bei der formalen Evaluation breiter angelegt sind: die Aufnahme des Status praesens, die Beschreibung der Veränderungen gegenüber der Ausgangssituation und/oder der letzten Evaluation, die Formulierung der Behandlungsziele für den nächsten Abschnitt und eine Schätzung über die Dauer der Rehabilitation, bis z. B. wieder der Arbeit nachgegangen werden kann.

Aufnahme des Status praesens

Der Physiotherapeut hält den gegenwärtigen Gesundheitsstatus des Patienten fest. Das bedeutet im Allgemeinen, dass durch eine Reihe von zielgerichteten Fragen an den Patienten die Intensität der Funktionsstörungen, die Aktivitätsbeeinträchtigungen und die Partizipationsprobleme zusammengebracht werden. Im Allgemeinen wird bei der Aufnahme des gegenwärtigen Gesundheitsstatus eine Reihe von Funktionstests wiederholt, die bei der ersten Untersuchung oder bei der letzten Evaluation ebenfalls durchgeführt worden waren. Neben den Funktionstests werden eventuell auch relevante Fragebögen bearbeitet. Bei den Funktionstests geht es etwa um die wiederholte Messung des Finger-Boden-Abstandes, des Zwei-Punkt-Diskriminationstests, die Testbatterie von Luomajoki (2012) und die verschiedenen Muskeltests. Bei den Fragebögen helfen die NRS und Bögen zu Funktionsstörungen und Aktivitätsbeeinträchtigungen dabei, sich einen objektiveren Überblick zu verschaffen. Die gebräuchlichsten Fragebögen bei lumbalen Rückenbeschwerden sind:

- PSFS
- QBPDS
- Roland-Morris-Fragebogen
- Oswestry Disability Index.

4.6.3 Veränderungen gegenüber der Ausgangssituation

Bei der Wiederholung von Tests oder der wiederholten Bearbeitung von Fragebögen zur Verdeutlichung der bisherigen Fortschritte spielt die Reproduzierbarkeit der Testergebnisse eine große Rolle. Natürlich werden bei zwei Messungen an derselben Person nie exakt dieselben Ergebnisse erzielt. Bei einem Vergleich der neuen Testergebnisse mit den vorherigen muss der Physiotherapeut sich fragen, ob es sich um einen echten Unterschied handelt oder ob die Unterschiede auf eine mangelnde Reproduzierbarkeit zurückzuführen sind. In Untersuchungen zur Qualität von Messinstrumenten wird dieser Messfehler gegenwärtig quantifiziert (Standardfehler der Messung). So sind etwa die Messfehler für viele Fragebögen beschrieben.

Ein verbreiteter Fragebogen, der Einschränkungen bei den ADL bei Patienten mit lumbalen Rückenschmerzen erfasst, ist der Roland-Morris-Fragebogen (Roland u. Morris 1983). Sein Messfehler beträgt 2 Punkte, was bedeutet, dass der Patient bei der Testwiederholung 2 Punkte mehr oder weniger auf der Skala erreichen kann, ohne dass dies eine Aussage über seinen Gesundheitszustand erlauben würde. Mit anderen Worten: Wenn der Patient sich bei der neuerlichen Testung um 1 oder 2 Punkte gegenüber der ersten Testung verbessert, kann man zwar einen Unterschied (Verbesserung) feststellen, doch kann dieser Unterschied eventuell auch mit dem Messfehler des Instruments selbst erklärt werden. Der Physiotherapeut kann auf Grundlage solcher Messungen nicht den Schluss ziehen, dass ein Patient mit lumbalen Rückenschmerzen jetzt tatsächlich bei den ADL weniger eingeschränkt ist (Beurskens et al. 2008).

4.6.4 Subjektive Veränderungen

Neben einer Objektivierung der Veränderungen in den klinischen Parametern über die Zeit geht es natürlich auch um subjektive Veränderungen. Diese Veränderungen sind vielleicht nicht so gut messbar, haben in der täglichen Praxis jedoch ihren festen Platz. Es geht hier sowohl um das subjektive Erleben des Physiotherapeuten als auch des Patienten selbst.

Hat der Physiotherapeut das Gefühl, auf dem richtigen Weg zu sein? Die subjektive Evaluation ist dabei sprachgebunden. In der Rehabilitationssprache geht es oft um Begriffe wie „den Patienten auf das richtige Gleis setzen“, „auf den richtigen Weg bringen“ oder „ein Anfang ist gemacht“.

Das Gefühl und Erleben des Patienten erlangt während der Evaluation eine wichtige Bedeutung. Wie bei den Protokollbögen sind die subjektiven und objektiven Informationen für die Therapieauswahl im Laufe der Behandlung maßgebend.

Regelmäßig stellt man eine Diskrepanz zwischen den Evaluationsergebnissen fest. So kann es z. B. sein, dass der eine objektive Parameter eine Verbesserung gegenüber der Anfangssituation anzeigt und der andere Parameter nicht. Es kann auch vorkommen, dass der Physiotherapeut eine Verbesserung konstatiert, während es im Erleben des Patienten selbst zu keiner großen Veränderung gekommen ist. Solange diese Diskrepanzen bei der Evaluation konstatiert und analysiert werden, liegt noch kein Problem vor. Die Probleme entstehen erst dann, wenn der Physiotherapeut und der Patient diese Diskrepanzen nicht miteinander besprechen.

In einem nächsten Schritt stellen der Patient und der Physiotherapeut gemeinsam fest, inwieweit die formulierten Behandlungsziele in der zurückliegenden Periode erreicht wurden. Dabei kann der Versuch sinnvoll sein, die erreichten Ergebnisse zu erklären. Oft geschieht dies, wenn die Behandlungsziele nicht erreicht wurden oder wenn der Gesundheitszustand des Patienten sich sogar verschlechtert hat. Dann geht es um die heilungshemmenden Faktoren (▶ Tab. 4.1).

Die Identifizierung von Erfolgsparametern ist für eine gute Therapie wichtig. Die Erfahrung zeigt, dass Physiotherapeuten oft eine ganze Reihe von Interventionen einsetzen, um die Behandlungsziele zu erreichen. Sie sind oftmals so sehr mit den Anwendungen und Anpassungen der Interventionen beschäftigt, dass kaum noch Platz für eine gute Evaluation bleibt. Bei der Identifikation der Erfolgsparameter versucht der Physiotherapeut gemeinsam mit dem Patienten zu ermitteln, welche der angewandten Interventionen den größten Effekt hatte.

Oft stehen bei den verschiedenen angewandten Interventionen (z. B. Mobilisation, Massage, Übungen und Beratung) zwei oder drei für mehr als 50 % des Behandlungserfolges. Dies ist bei Patienten mit subakuten und chronischen lumbalen Rückenbeschwerden der Fall. In unterschiedlichen randomisierten kontrollierten Studien konnte gezeigt werden, dass eine Kombination aus Massage, Übungstherapie und Aufklärung kurzfristig einen positiven Effekt auf die Schmerzen des Patienten und die Funktionen hat (Furlan et al. 2009). Auch die Kombination aus manueller Therapie und anderen Interventionen scheint bei Patienten mit chronischen lumbalen Rückenbeschwerden im Hinblick auf eine Verringerung der Schmerzen und eine Zunahme des Aktivitätsniveaus wirksam zu sein (Rubinstein et al. 2011). Dies sind dann die Erfolgsparameter. Ihre Identifizierung und Übernahme (in angepasster Form) in die nächste Behandlungsperiode ist somit ein wichtiger Faktor für eine erfolgreiche und gute physiotherapeutische Begleitung.

Der letzte Schritt im methodischen Qualitätszyklus der physiotherapeutischen Behandlung ist dann der Abschluss der Behandlung.

Neben dem Datum, zu dem die physiotherapeutische Behandlung endet, sind im Abschluss auch die Gründe für das Behandlungsende aufgeführt. Der wichtigste Grund ist das Erreichen des Endziels einer optimalen Partizipation. Wird das gesteckte Endziel nicht erreicht, werden die dafür möglichen Gründe angegeben, wie etwa Komplikationen, die während der Behandlung aufgetreten sind. Es kommt jedoch auch vor, dass die Behandlung auf Veranlassung des Patienten selbst oder des Arztes abgebrochen wird oder dass die Behandlungskosten vom Versicherungsträger nicht mehr erstattet werden.

Zum Behandlungsende werden auch eventuelle Absprachen zur Nachsorge getroffen. Besonders bei Patienten mit Rückenbeschwerden ist es wichtig zu klären, welche möglichen Beschwerden in der Zukunft auftreten können und was der Patient in einem solchen Fall zunächst selbst unternehmen kann, um sie in den Griff zu bekommen – ein Erste-Hilfe-Koffer voller Informationen und Empfehlungen.

4.7 Literatur

Adler R, Hemmeler W. Anamnese und Körperuntersuchung. Der biologische, psychische und soziale Zugang zum Patienten. Frankfurt: Fischer; 1992.

Arnold P, Mutsaers J, Dolder R van, Meeteren N van. Screenen in het licht van de directe toegankelijkheid: Hoe doen anderen dat? FysioPraxis 2005; Juni: 34–39.

Balagué F, Mannion AF, Pellisé F, Cedraschi C. Non-specific low back pain. The Lancet 2012; 379, 482–491.

Bant H, Haas HJ, Ophey M, Steverding M (Hrsg.). Sportphysiotherapie. Stuttgart: Thieme; 2011.

Baumann S. Psyche in Form. Sportpsychologie auf einen Blick. Selbstvertrauen stärken, Motivation fördern, Stress bewältigen. Aachen: Meyer & Meyer; 2011.

Beneciuk JM, Bishop MD, Fritz JM, Robinson ME, Asal NR, Nisenzon AN, George SZ. The STarT back screening tool and individual psychological measures: evaluation of prognostic capabilities for low back pain clinical outcomes in outpatient physical therapy settings. Phys Ther 2013; 93(3): 321–333.

Bergmark A. Stability of the lumbar spine. A study in mechanical engineering. Acta Orthopaedica Scandinavia 1 989 230; supp.20–24.

Bergstrom G, Bodin L, Jensen I, Linton S, Nygren A. Long term, nonspecific spinal pain: reliable and valid sub-groups of patients. Behaviour Research and Therapy 2001; 39: 75–78.

Beurskens AJ, Vet HC de, Koke AJ, Lindeman E, Heijden GJ van der, Regtop W et al. A patient-specific approach for measuring functional status in low back pain. J Manipulative Physiol Ther 1999 Mar; 22(3): 144–148.

Beurskens AJHM, Peppen van R, Stutterheim E, Swinkels RAHM, Wittink HM. Meten in de praktijk – stappenplan voor het gebruik van meetinstrumenten in de gezondheidszorg, Houten: Bohn Stafleu Van Loghum, 2008: 98.

Bo K, Sherburn M. Evaluation of female pelvic-floor muscle function and strength. Phys Ther 2005; 85(3): 269–282.

Bogduk N. Twomey LT. Clinical Anatomy of the Lumbar Spine. Oxford: Churchill Livingstone; 1991.

Brown CA. Mazes, conflict, and paradox: tools for understanding chronic pain. Pain Practice 2009; 9(3), 235–243.

Burnett A, Cornelius A, Dankaerts W, O'Sullivan P. Spinal kinematics and trunkmuscle activity in cyclists: a comparison between healthy controls and non-specific chronic low backpain subjects. Manual Therapy 2004; 9: 211–219.

Butler D, Moseley LG. Schmerzen verstehen. 2. Aufl. Heidelberg: Springer; 2009.

Chavannes AW, Mens JMA, Koes BW, Lubber WJ, Ostelo R, Spinnewijn WEM et al. NHG standaard lage rugpijn. Huisarts Wet 2005; 48(3): 113–123.

Chou R, Huffman LH. Nonpharmacologic therapies for acute and chronic low back pain: a review of the evidence for an American Pain Society/American College of Physicians clinical practice guideline. Ann Intern Med 2007 Oct 2; 147(7): 492–504.

Chou R, Shekelle P. Will this patient develop persistent disabling low back pain? JAMA 2010 Apr 7; 303(13): 1295–1302.

Cousin G, Schmid Mast M, Roter DL, Hall JA. Concordance between physician communication style and patient attitudes predicts patient satisfaction. Patient Education and Counseling 2012; 87: 193–197.

Critchley D. Instructing pelvic floor contraction facilitates transversus abdominis thickness increase during low-abdominal hollowing. Physiother Res int 2002; 7(2): 65.

Crombez G, Eccleston C, Van Damme S, Vlaeyen JWS, Karoly P. Fear-Avoidance Model of Chronic Pain: The Next Generation. Clin J Pain 2012; 28(6): 475–483.

Dahm KT, Brurberg KG, Jamtvedt G, Hagen KB. Advice to rest in bed versus advice to stay active for acute low-back pain and sciatica. Cochrane Database Syst Rev 2010;(6): CD007 612.

Dankaerts W, O'Sullivan PB, Burnett AF, Straker LM. Differences in sitting postures are associated with non-specific chronic low back pain disorders when sub-classified. Spine 2006; 31(6): 698–704.

Danneels L, van Oosterwijck J, Dolphens M, De Mits S, Cagnie B. Einführung – Funktionelle Stabilität der Lenden-Becken-Region: Die spezifische Rolle der Rückenmuskeln. Sportphysio Februar 2014: 1–48.

Davidson M, Keating JL. A comparison of five low back disability questionnaires: reliability and responsiveness. Physical Therapy 2002 Jan; 82(1): 8–24.

Delforge G. Musculoskeletal Trauma: implications for sports injury management. Champaign (I): Human Kinetics 2002.

DIMDI. Internationale Klassifikation der menschlichen Funktionsfähigkeit, Behinderung und Gesundheit (ICF); 2005.

Einerhand MGK, Knol G, Prins R, Veerman TJ, Sickness and invalidity arrangements. Facts and Figures from six European countries. s' Gravenhage: VUGA; 1995.

Elfering A, Müller U, Rolli Salathé C, Tamcan Ö, Mannion AF. Pessimistic back beliefs and lack of exercise: a longitundinal risk study in relation to shoulder, neck, and back pain. Psychology, Health & Medicine 2015; 20(7): 767–780.

Engers A, Jellema P, Wensing M, Windt DA van der, Grol R, Tulder MW van. Individual patient education for low back pain. Cochrane Database Syst Rev 2008; (1): CD004 057.

Flor H. Cortical reorganization and chronic pain; implication for rehabilitation. J Rehab Medicine 2003; 41: 66–72.

French SD, Cameron M, Walker BF, Reggars JW, Esterman AJ. A Cochrane review of superficial heat or cold for low back pain. Spine 2006 Apr 20; 31 (9): 998–1006.

Fritz JM, Irrgang JJ. A comparison of a modified Oswestry Low Back Pain Disability Questionnaire and the Quebec Back Pain Disability Scale. Physical Therapy 2001 Feb; 81(2): 776–788.

Furlan AD, Imamura M, Dryden T, Irvin E. Massage for low back pain: an updated systematic review within the framework of the Cochrane Back Review Group. Spine 2009 Jul 15; 34(16): 1669–1684.

Georgopoulos AP. Neural aspects of cognitive motor control. Curr Opin Neurobiol 2000; 10(2): 238–241.

Gibbons SGT, Comerford MJ. Kraft versus Stabilität-Teil 2: Grenzen und positive Auswirkungen. Manuelle Therapie 2001; 5: 204–212.

Gibbons SGT, Comerford MJ. Kraft versus Stabilität-Teil 2: Grenzen und positive Auswirkungen. Manuelle Therapie 2002; 6: 13–20.

Gokeler A. Lehmann M. Tennis: Rehabilltation, Training, and Tips. Sports Medicine and Arthroscopy Review 2001;(9): 105–113.

Goubert L, Crombez G, van Damme S, Vlaeyen J, Bijttebier P, Roelofs J. Confirmatory Factor Analysis of the Tampa Scale for Kinesiophobia: Invariant Two-Factor Model Across Low Back Pain Patients and Fibromyalgia Patients. Clin J Pain 2004; 20(2): 103–110.

Goubert L, Crombez G, Vlaeyen JW, van Damme S. De tampa schaal voor kinesiofobie. gedrag en gezondheid 2000; 28(2): 54–61.

Greene J, Hibbard JH. Why does patient activation matter? An examination of the relationships between patient activation and health-related outcomes. J Gen Intern Med 2012; 27(5): 520–526.

Gross DP, Battié MC. Work-related recovery expectations and the prognosis of chronic low back pain within a workers' compensation setting. Occup Environ Med 2005; 47: 428–433.

Hagenaars LHA, Bos JM. Over de kunst van het hulpverlenen. 3. Aufl. Amersfoort: NPI; 2006.

Haskins R, Rivett DA, Osmotherly PG. Clinical prediction rules in the physiotherapy management of low back pain: A systematic review. Man Ther 2012 Feb; 17(1): 9–21.

Hayden JA, Chou R, Hogg-Johnson S, Bombardier C. Systematic reviews of low back pain prognosis had variable methods and results: guidance for future prognosis reviews. J Clin Epidemiol 2009 Aug; 62(8): 781–796.

Hayden JA, Dunn KM, Windt DA van der, Shaw WS. What is the prognosis of back pain? Best Pract Res Clin Rheumatol 2010 Apr; 24(2): 167–179.

Hayden JA, Tulder MW van, Malmivaara AV, Koes BW. Meta-analysis: exercise therapy for nonspecific low back pain. Ann Intern Med 2005 May 3; 142(9): 765–775.

Henschke N, Ostelo RW, Tulder MW van, Vlaeyen JW, Morley S, Assendelft WJ et al. Behavioural treatment for chronic low-back pain. Cochrane Database Syst Rev 2010;(7): CD002 014.

Hestbaek L, Leboeuf-Yde C, Manniche C. Low back pain: what is the long-term course? A review of studies of general patient populations. Eur Spine J 2003 Apr; 12(2): 149–165.

Hides J, Richardson C, Jull G. Multifidus muscle recovery is not automatic following resolution of acute first episode low back pain, Spine 1996; 21: 2763–2769.

Hildebrandt J, Pfingsten M, Lüder S, Lucan S, Pauls J, Seeger D, Strube JV, Westernhagen S, Wendt A. (Hrsg.). Göttinger Rücken-Intensiv-Programm (GRIP) – Das Manual. Berlin: Congress Compact Verlag; 2003.

Hill JC, Dunn KM, Lewis M, Mullis R, Main CJ, Foster NE, Hay EM. A primary care back pain screening tool: identifying patient subgroups for initial treatment. Arthritis Care & Research 2008; 59(5): 632–641.

Hill JC, Dunn KM, Main CJ, Hay EM. Subgrouping low back pain: a comparison of the STarT Back Tool with the Örebro Musculoskeletal Pain Screening Questionnaire. Eur J Pain 2010; 14(1): 83–89.

Hill JC, Whitehurst DGT, Lewis M, Bryan S, Dunn KM, Foster NE, Konstantinou K, Main CJ, Mason E, Somerville S, Sowden G, Vohora K, Hay EM. Comparison of stratified primary care management for low back pain with current best practice (STarT Back): a randomised controlled trial. Lancet 2011 Oct 29; 378: 1560–1571.

Hodges PW, Cholewicki J, van Dieen JH. Spinal Control: The Rehabilitation of Back Pain. Amsterdam: Elsevier; 2013.

Jette DU, Grover L, Keck CP. A qualitative study of clinical decision making in recommending discharge placement from the acute care setting, Phys Ther 2003; 83: 224–236.

Jong J de, Vlaeyen JW, Onghena P, Goossens ME, Geilen M, Mulder H. Fear of movement/(re)injury in chronic low back pain: education or exposure in vivo as mediator to fear reduction? Clin J Pain 2005 Jan; 21(1): 9–17.

Kavcic N, Grenier S, McGill SM. Determining the stabilizing role of individual torso muscles during rehabilitation exercises. Spine 2004; 29(11): 1254–1265.

Kendall N, Linton S, Main C. Guide to assessing psychosocial yellow flags in acute low back pain: risk factors for long-term disability and work loss. Wellington, NZ: Accident Rehabilitation and Compensation Insurance Corporation of New Zealand and the National Health Committee; 1997.

Kettenbach G. Writing SOAP notes, second edition. Philadelphia: Davis; 1995.

KNGF Richtlijn fysiotherapeutische verslaglegging. 2. überarbeitete Aufl. Amersfoort: Drukkerij de Gans; 2013.

KNGF Richtlijn fysiotherapeutische verslaglegging. Amersfoort: Drukkerij de Gans; 2007.

KNGF Richtlijn fysiotherapeutische verslaglegging. Supplement bij het Nederlands Tijdschrift voor fysiotherapie nummer 1; 2003.

Koes BW, Van Tulder MW, Peul WC. Diagnosis and treatment of sciatica. BMJ 2007; 334: 1313–1317.

Kool JP, Oesch PR, de Bie RA. Predictive tests for non-return to work in patients with chronic low back pain. Eur Spine J 2002; 11: 258–266.

Kopec JA, Esdaile JM, Abrahamowicz M, Abenhaim L, Wood-Dauphinee S, Lamping DL et al. The Quebec Back Pain Disability Scale. Measurement properties. Spine 1995 Feb 1; 20(3): 341–352.

Lindstrom I, Ohlund C, Eek C, Wallin L, Peterson LE, Fordyce WE et al. The effect of graded activity on patients with subacute low back pain: a randomized prospective clinical study with an operant-conditioning behavioral approach. Phys Ther 1992 Apr; 72(4): 279–290.

Linton SJ, Boersma K. Early identification of patients at the risk of developing a persistent back problem: the predictive validity of the ÖREBRO musculoskeletal pain questionnaire. Clin J Pain 2003; 19: 80–86.

Luomajoki H, Kool J, de Bruin ED, Airaksinen O. Movement control tests of the low back; evaluation of the difference between patients with low back pain and healthy controls. BMC Musculoskeletal Disorders 2008; 9: 170.

Luomajoki H, Mosely GL. Tactile acuity and motor lumbopelvic control in patients with back pain and healthy controls. British J of Sports Medicine 2011; 45: 437–440.

Luomajoki H. Sechs Richtige: Mit der Testbatterie die lumbale Bewegungskontrolle untersuchen. Manuelle Therapie 2012; 16: 220–225.

Macedo LG, Bostick GP, Maher CG. Exercise for Prevention of Recurrences of Nonspecific Low Back Pain. Physical Therapy 2013; 93(12): 1587–1591.

Macedo LG, Maher CG, Latimer J, McAuley JH. Motor control exercise for persistent, nonspecific low back pain: a systematic review. Phys Ther 2009 Jan; 89(1): 9–25.

Machado LA, Souza MS de, Ferreira PH, Ferreira ML. The McKenzie method for low back pain: a systematic review of the literature with a meta-analysis approach. Spine 2006; 31(9): E254-E262.

Main CJ, Spanswick CC. Pain Management: An Interdisciplinary Approach. Edinburgh (GB): Churchill Livingstone; 2000: 97–104.

McCarthy C, Arnall F, Strimpakos N, Freemont A, Oldman J. The biopsychosocial classification of non specific low back pain: a systematic review. Physical Therapy Reviews 2004; 9: 17–30.

McGill SM et al. Coordination of muscle activity to assure stability of the lumbar spine. J Electromyogr Kinesiol 2003; 13(4): 353–359.

McGinn TG, Guyatt GH, Wyer PC, Naylor CD, Stiell IG, Richardson WS. Users' guides to the medical literature: XXII: how to use articles about clinical decision rules. Evidence-Based Medicine Working Group. JAMA 2000 Jul 5; 284(1): 79–84.

Middelkoop van M, Rubinstein SM, Kuijpers T, Verhagen AP, Ostelo R, Koes BW, et al. A systematic review on the effectiveness of physical and rehabilitation interventions for chronic non-specific low back pain. Eur Spine J 2011 Jan; 20(1): 19–39.

Newell D, Field J, Pollard D. Using the STarT Back Tool: Does timing of stratification matter? Manual Therapy 2015; 20(4): 533–539.

Nicholas MK, Linton SJ, Watson PJ, Main CJ. Early identification and management of psychological risk factors ("yellow flags") in patients with low back pain: a reappraisal. Physical Therapy 2011; 91(5): 737–753.

Nijs J, Lluch Girb E, Lundberg M, Malfliet A, Sterling M. Exercise therapy for chronic musculoskeletal pain: Innovation by altering pain memories. J of Manual Therapy 2015; 20: 216–220.

O'Sullivan P, Myers T, Jensen L, Murray K. Characteristics of children and adolescents with chronic non-specific musculo-skeletal pain. Australian Physiotherapy Association 8th International Physiotherapy Congress, Adelaide, APA 2004.

O'Sullivan P. Diagnosis and classification of chronic low back disorders: maladaptive movement and motor control impairments as underlying mechanism. J of Manual Therapy 2005; 10: 242–255.

O'Sullivan P. It's time for change with the management of non-specific chronic low back pain. Br J Sports Med 2012; 46(4): 224–227.

Oesch P, Kool J, Hagen KB, Bachmann S. Effectiveness of exercise on work disability in patients with non-acute non-specific low back pain: Systematic review and meta-analysis of randomised controlled trials. J Rehabil Med 2010 Mar; 42(3): 193–205.

Panjabi MM The stabilising system of the spine. J Spinal Disord 1992; 5: 390–397.

Pengel LHM, Herbert RD, Maher CG, Refshauge KM. Acute low back pain: a systematic review of its prognosis. BMJ 2003; 327: 323–325.

Pfingsten M, Kroner-Herwig B, Leibing E, Kronshage U, Hildebrandt J. Validation of the German version of the dear-avoidance beliefs questionnaire (FABQ). Eur J Pain 2000; 4: 259–266.

Pool AP, Slieker M, Vierhout ME, Mulder PH, Snijders CJ. Relations between pregnancy-related low back pain, pelvic floor activity and pelvic floor dysfunction. Int Urogynecol J 2005 Nov-Dec; 16(6): 468–474.

Rathert C, Wyrwich MD, Boren SA. Patient-centered care and outcomes. A systematic review of the literature. Medical Care Research and Review 2013; 70(4): 351–379.

Richardson CA et al. Segmentale Stabilisation im LWS- und Beckenbereich. Therapeutische Übungen zur Behandlung von Low Back Pain. München: Urban Fischer; 2009.

Richardson CA, Snijders CJ, Hides JA, Damen L, Pas MS, Storm J. The relation between the transversus abdominis muscles, sacroiliac joint mechanics, and lowback pain. Spine 2002 Feb 15; 27(4): 399–405.

Roelofs J, Goubert L, Peters ML, Vlaeyen JWS, Crombez G. The Tampa Scale for Kinesiophobia: further examination of psychometric properties in patients with chronic low back pain and fibromyalgia. Eur J Pain 2004; 8(5): 495–502.

Roland MO, Morris RW. A study of the natural history of back pain. Part 1: Development of a reliable and sensitive measure of disability in low back pain. Spine 1983; 8: 141–144.

Rubinstein SM, Middelkoop M van, Assendelft WJ, Boer MR de, Tulder MW van. Spinal manipulative therapy for chronic low-back pain: an update of a Cochrane review. Spine 2011 Jun; 36(13): E825-E846.

Rush AJ, Trivedi MH, Ibrahim HM, Carmody TJ, Arnow B, Klein DN, Markowitz JC, Ninan PT, Kornstein S, Manber R, Thase ME, Kocsis JH, Keller MB. The 16-Item Quick Inventory of Depressive Symptomatology (QIDS), clinician rating (QIDS-C), and self-report (QIDS-SR): a psychometric evaluation in patients with chronic major depression. Biological Psychiatry 2003; 54(5): 573–583.

Sacket DL, Straus SE, Richardson WS, Rosenberg W, Haynes BR. Evidence based medicine. How to practice and teach EBM. Edinburgh: Churchill Livingstone; 2000.

Scheermesser M, Allet L, Bürge E, Stegen C, Nast I, Schämann A. Direktzugang zur Physiotherapie in der Schweiz: Kulturelle Validierung eines Fragebogens und Untersuchung der Einstellung von Physiotherapeuten. Physioscience 2011; 7(4): 143–149.

Schoppink LEM, Tulder MW van, Koes BW, Beurskens AJHM, Bie RA de. Reliability and validity of the dutch adaptation of the quebec back pain disability scale. Phys Ther 1996 Mar; 76(3): 268–275.

Smeets R et al. Measures of function in low back pain/disorders: Low Back Pain Rating Scale (LBPRS), Oswestry Disability Index (ODI), Progressive Isoinertial Lifting Evaluation (PILE), Quebec Back Pain Disability Scale (QBPDS), and Roland-Morris Disability Questionnaire (RDQ); 2011.

Staal JB, Hlobil H, Twisk JW, Smid T, Koke AJ, Mechelen W van. Graded activity for low back pain in occupational health care: a randomized, controlled trial. Ann Intern Med 2004 Jan 20; 140(2): 77–84.

Staerkle R, Mannion AF, Elfering A, Junge A, Semmer NK, Jacobshagen N, Grob D, Dvorak J, Boos N. Longitudinal validation of the fear-avoidance beliefs questionnaire (FABQ) in a Swiss-German sample of low-back pain patients. Eur Spine J 2004; 13: 332–340.

Stevens A, Beurskens A, Köke A, van der Weijden T. The use of patient-specific measurement instruments in the process of goal-setting: a systematic review of available instruments and their feasibility. Clinical Rehabilitation 2013 Nov; 27(11): 1005–1019.

Suppé B, Grillo T. Bedeutung der Instruktion für das motorische Lernen. In: Spirgi-Gantert I, Suppé B. (Hrsg.). FBL Klein-Vogelbach Functional Kinetics Die Grundlagen: Bewegungsanalyse, Untersuchung, Behandlung. 7. Aufl. Heidelberg: Springer; 2014: 87–104.

Suppé B. Intervention. In: Spirgi-Gantert I, Suppé B. (Hrsg.). FBL Klein-Vogelbach. Functional Kinetics. Die Grundlagen: Bewegungsanalyse, Untersuchung, Behandlung. 7. Aufl. Heidelberg: Springer; 2014: 153–172.

Swinkels-Meewisse EJ. Pain-related fear in acute low back pain: The prognostic impact on performance, disability, and participation. Maastricht University; 2006: 1–185.

Symonds TL, Burton AK, Tillotson KM, Main CJ. Do attitudes and beliefs influence work loss due to low back trouble? Occupational Medicine 1996; 46(1): 25–32.

Tonelli MR. The limits of evidence-based medicine. Respiratory Care 2001; 46: 1435–1440.

Traeger A, James H. McAuley STarT Back Screening Tool. Journal of Physiotherapy 2013; 59(2): 131.

Tulder MW van, Custers JWH, Bie RA de, Hammelburg R, Hulshof CTJ, Kolnaar BGM et al. Ketenzorgrichtlijn aspecifi ele lage rugklachten. Amersfoort: Koninklijk Nederlands Genootschap voor Fysiotherapie; 2010.

Verkerk K, Luijsterburg PAJ, Heymans MW, Ronchetti I, Pool-Goudzwaard AL, Miedema HS, Koes BW. Prognosis and Course of Disability in Patients With Chronic Nonspecific Low Back Pain: A 5- and 12-Month Follow-up Cohort Study Phys Ther 2013; 93: 1603–1614.

Vroomen PC, Krom MC de, Knottnerus JA. Diagnostic value of history and physical examination in patients suspected of sciatica due to disc herniation: a systematic review. J Neurol 1999 Oct; 246(10): 899–906.

Waddell G. Diagnostic triage. In: The back pain revolution. London: Churchill Livingstone/Elsevier; 2006: 9–26.

Waddell G. The Back Pain Revolution. Edinburgh: Churchill Livingstone; 1998.

Ware JJ, Kosinski M, Keller SB. A 12-Item Short Form Health Survey: construction of scales and preliminary tests of reliability and validity. Medical Care 1966; 34(3): 220–233.

WHO (1980) ICIDH—International Classification of Impairments, Disabilities, and Handicaps: A Manual of Classification Relating to the Consequences of Disease: Geneva, Switzerland: World Health Organization; 1980.

Williamson A, Hoggart B. Pain: a review of three commonly used pain rating scales. Journal of Clinical Nursing 2005; 14: 798–804.

Wimmers RH, de Vries CDL. Functionele fysiotherapie, het functioneel onderzoeken van de problematische handeling. Ned Tijdschrift voor Fysiotherapie 1992.

Wimmers RH. Een nieuwe kijk op motorische ontwikkeling: implicaties voor de fysiotherapiepraktijk. Ned T Fysiotherapie 2000; 110(SK): 22–26.

Zanden van der OCMW, Barbaix EJ, Bautmans I, Oostendorp RAB. gezondheidsprofiel als uitkomst van het diagnostisch proces door de fysiotherapeut/kinesitherapeut: een patient met epicondylitis lateralis. Jaarboek Fysiotherapie, Kinesitherapie 2001: 8–37.

Zusman M. Associative memory for movement-evoked chronic back pain and its extinction with musculoskeletal physiotherapy. Phys Ther Rev 2008; 13: 57–63.

4.7.1 Internet

www.nivel.nl/nieuws/fysiotherapeuten-en-patienten-positief-over-directe-toegang 2014.

5 Analysekarten der Wirbelsäule

Harald Bant

5.1 Einleitung

Die Analysekarte der Wirbelsäule beschreibt auf ganz konkrete Weise das Behandlungsziel bei Patienten mit lumbalen Rückenschmerzen. Um die Analysekarte der lumbalen Wirbelsäule, die physiotherapeutische Untersuchung und die Behandlung miteinander in Einklang zu bringen, muss der richtige Kontext geschaffen werden. Dieser wird durch den physiotherapeutischen Qualitätszyklus (Kap. 4), den Wundheilungsprozess (Kap. 2) und die ICF bestimmt.

Das vorliegende Kapitel gliedert sich in zwei Abschnitte. Zunächst werden die Analysekarten der Wirbelsäule erläutert. Im zweiten Teil wird ihre richtige Anwendung an einem Fallbeispiel demonstriert.

Die Behandlung von Patienten mit lumbalen Rückenschmerzen erfordert methodisches Handeln, Analysen und Evaluationen. Das methodische Handeln greift sowohl in diagnostischer als auch in therapeutischer Hinsicht wieder auf den Qualitätszyklus zurück (KNGF 2013): Anmeldung, Anamnese, physiotherapeutische Untersuchung, Analyse, physiotherapeutische Diagnose, Erstellung eines Behandlungsplanes, Behandlung, Evaluation und Abschluss (▶ Abb. 5.1; Bant et al. 2011).

Die Analysekarte wird während der Analyse ausgefüllt (Stufe 4 in ▶ Abb. 5.1), wenn man sich auch einen Überblick über Hilfegesuch, Prognose und die Bestimmung der physiotherapeutischen Diagnose verschafft.

Während der Qualitätszyklus durchlaufen wird, trifft man zahllose implizite und explizite Entscheidungen, die vor allem auf den 5 Evidenzquellen nach Sackett basieren: empirische, experimentelle und physiologische Evidenz, Überzeugungen von Patient und Physiotherapeut und die Rahmenbedingungen (Sackett et al. 2000, Tonelli et al. 2001). Die Analysen, Evaluationen, Behandlungsanpassungen und therapeutischen Interventionen bilden einen fortwährenden Prozess in der Diagnostik und Therapie lumbaler Rückenschmerzen. Alle Analysen und Evaluationen dienen nur dem Zweck, die langfristigen Ziele des Patienten zu realisieren.

Die Ziele der physiotherapeutischen Behandlung werden oftmals in kurz-, mittel- und langfristige Ziele unterteilt und nach der KNGF (2013) wie folgt definiert:

- Kurzfristige Ziele gelten für Wirkungen, die gleich nach der Behandlung einsetzen und bis zu 3 Monate anhalten.
- Mittelfristige Ziele gelten für Wirkungen, die 3–6 Monate anhalten.
- Langfristige Ziele gelten für Wirkungen, die länger als 6 Monate anhalten.

Um diese zu bestimmen, bedient sich der Therapeut der gestellten physiotherapeutischen Diagnose. Als wichtiger physiologischer Leitfaden kann dabei der Verlauf des Wundheilungsprozesses dienen (Kap. 2).

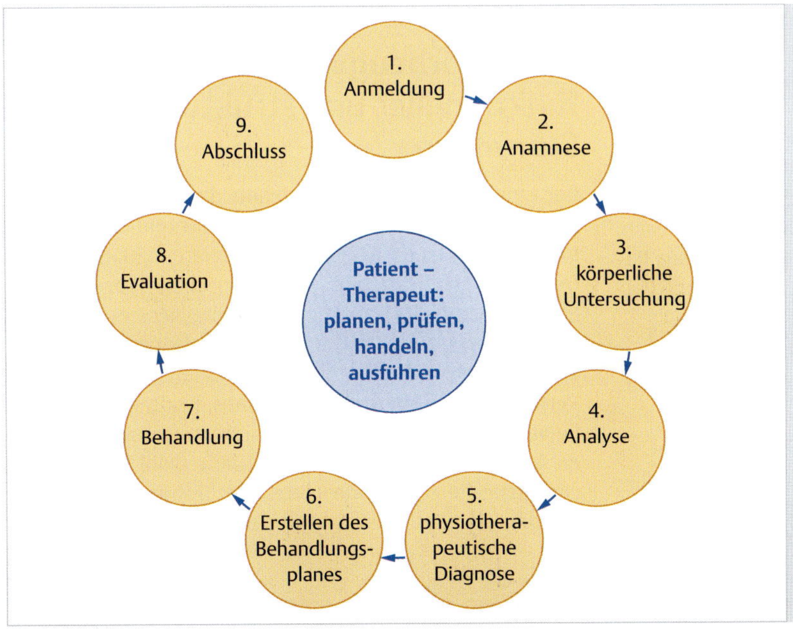

Abb. 5.1 Physiotherapeutischer Qualitätszyklus. In der diagnostischen und therapeutischen Phase steht die Interaktion zwischen Therapeut und Patient im Mittelpunkt. Auf dieser Basis wird der Qualitätszyklus durchlaufen (planen, prüfen, handeln, ausführen).

5.2 Wundheilungsprozess

Vor der Analyse eines Gesundheitsproblems betrachtet der Therapeut aus biologischer Sicht den Verlauf des Wundheilungsprozesses, der nach einer Verletzung einsetzt und in verschiedene Phasen unterteilt wird. Dieser komplexe physiologische Prozess wird in der Literatur oftmals recht modellhaft und schablonenhaft dargestellt. Eine solche reduktionistische Wiedergabe dient lediglich der Versinnbildlichung der komplexen Abläufe. Üblicherweise werden dabei die folgenden Phasen unterschieden: Entzündungsphase, Proliferationsphase sowie Remodellierungs- oder frühe Organisationsphase und Reifungs-/Maturationsphase (van den Berg 2000, de Morree 2008).

Wir gehen hier von der Hämostase als erster bedeutender Unterphase im Rahmen der Entzündungsphase aus. Auch in der Remodellierungs- oder frühen Organisationsphase wird mit der Maturations- oder Reifungsphase ein weiterer Unterabschnitt definiert. Beide Unterphasen werden gesondert beschrieben, da sie für den Therapeuten und im Hinblick auf die möglichen Interventionen eine besondere Rolle spielen. Jede Wundheilungsphase hat ihre spezifischen physiologischen Merkmale und ist mit eigenen physiotherapeutischen Möglichkeiten und Unmöglichkeiten verbunden.

Je nach Art der betroffenen Gewebestruktur variiert der zeitliche Verlauf der Wundheilung. So benötigt z. B. die Kapsel, die aus ungerichtetem, gut durchblutetem Bindegewebe besteht, nach einer Verletzung 300–500 Tage für die Heilung. Ein Diskus besteht aus einem Nucleus pulposus und einem Anulus fibrosus. Der Nukleus ist nicht durchblutet, verfügt über keine freien Nervenendigungen und besteht vorrangig aus Grundsubstanz und Wasser. Der Anulus setzt sich vornehmlich aus Faserknorpel zusammen und ist mäßig gut durchblutet. Die Folge ist, dass nach einer Verletzung die volle Heilungsdauer schätzungsweise 50–60 Jahre (!) beträgt (Diemer u. Sutor 2007).

Für einen Physiotherapeuten ist es wichtig herauszufinden, in welcher Phase des Wundheilungsprozesses sich der Patient befindet und welche klinischen Konsequenzen sich daraus für das therapeutische Handeln ergeben. Das Wissen um den zeitlichen Ablauf des Wundheilungsprozesses im Allgemeinen und für die Bindegewebsstrukturen im Speziellen ist dabei erforderlich. Davon hängen u. a. auch die Prognose, die wir dem Patienten mitteilen, sowie die kurz-, mittel- und langfristigen Zielsetzungen der Behandlung ab.

5.3 Ziele nach ICF

Die ICF dient in der Physiotherapie dazu, eine gemeinschaftliche Sprache zu entwickeln und auch die physiotherapeutische Diagnose zu formulieren, wobei biopsychosoziale Aspekte analysiert und integriert werden. Die physiotherapeutische Diagnose repräsentiert die physiotherapeutisch behandelbaren Aspekte. Mithilfe dieser Diagnose können die Behandlungsziele zusammen mit dem Patienten bestimmt werden. Im Hinblick auf die kurzfristigen Ziele stehen vor allem die Funktionsstörungen im Zentrum, bei den mittelfristigen sind es die Aktivitätsbeeinträchtigungen und bei den langfristigen geht es um die Übertragung auf die Partizipationsprobleme. Dabei werden nach Möglichkeit auch die persönlichen und externen Faktoren berücksichtigt. Bei den Zielsetzungen gibt es aber auch allgemeine Aspekte, die bei jedem Patienten mit lumbalen Rückenschmerzen Beachtung finden sollten. Diese Ziele hängen mit der ICF zusammen (▶ Abb. 5.2).

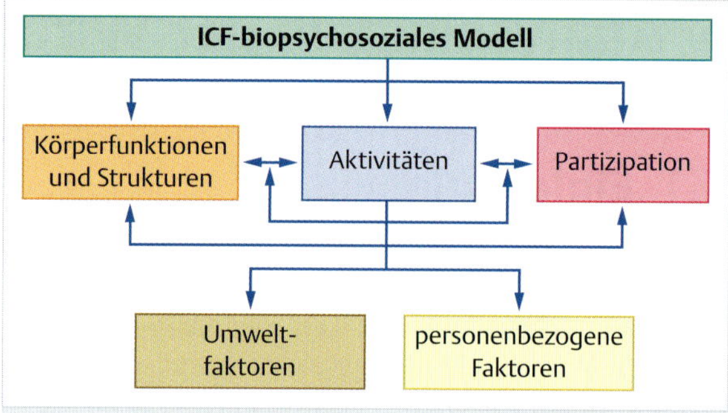

Abb. 5.2 Intrinsische Verflechtungen der verschiedenen ICF-Domänen.

5.3.1 Verringerung funktioneller und struktureller Störungen

Kurzfristig stehen bei einem Patienten mit z. B. akuter Lumbalgie die Entzündungssymptome Rubor, Calor, Tumor, Dolor als behandelbare Größen im Vordergrund. Dies gilt besonders für die Schmerzbekämpfung (Kap. 2).

5.3.2 Vorbeugung sekundärer funktioneller und struktureller Störungen

Bei einer akuten Lumbalgie kann der Körper mit einer Hypotonie der segmentalen Muskulatur und einer Hypertonie der globalen Muskulatur reagieren (Magee 2014). Dies liegt wohl an den physiologischen Prozessen der Schmerz- und Reflexhemmung (Vangsness et al. 1995). Zu den kurz- und mittelfristigen Zielsetzungen gehört auch die Reaktivierung der segmentalen Muskulatur zur Verhütung eines Verlustes von Tonus, Kraft, Koordination, Beweglichkeit usw. In der Rehabilitation versucht man, diesen sekundären Störungen durch wohldosierte mechanische Reize und das selektive Training des lokalen segmentalen Systems entgegenzuwirken (Kap. 7).

5.3.3 Verbesserung der funktionellen Möglichkeiten oder Aktivitäten

Dies gehört zu den mittel- bis langfristigen Zielen auf der Aktivitäts- und Partizipationsebene. Beim Einüben von Aktivitäten geht es in erster Linie um Körperbewegungen, d. h. um räumliche Veränderungen von Körperteilen oder des gesamten Körpers. Sie werden losgelöst von der Umgebung beschrieben, untersucht und behandelt. Man denke hierbei an Bewegungen im physiotherapeutischen Kontext wie etwa den Basic Squat, den Stiffed Leg Dead Lift und die Good-Morning-Übung, um Aktivitäten wie das Bücken vorzubereiten. Es geht hier mehr um das Training der Bewegungshandlungen, also von Bewegungen, die im Hinblick auf das Ziel und den Kontext ausgewählt werden. Ein Beispiel ist etwa das Bücken eines Maurers mit dem Ziel, einen Sack Zement zu heben, um letztlich eine Mauer zu bauen (Tamboer 2004).

5.3.4 Verbesserung der Partizipation

Die Realisierung der Ziele auf der Partizipationsebene gehört zu den langfristigen Angelegenheiten. Dabei geht es um die Rückkehr des Patienten in sein gesamtes gesellschaftliches Leben (ADL, Arbeit, Hobby, Sport). Die Aufmerksamkeit gilt dann besonders der Interaktion der Bewegung mit den persönlichen und externen Faktoren. Gerade diese Interaktion macht die Bewegungen sowohl für den Patienten als auch für seine Umgebung bedeutsam.

5.3.5 Gesundheitsförderung

Alle Aspekte, die zu einer Verbesserung der Gesundheit eines Patienten mit Rückenschmerzen beitragen können, werden stimuliert. Das Zitat von Hippokrates „Lass Nahrung deine Medizin sein" ist ein gutes Beispiel dafür, wie weit die Förderung von gesundem Verhalten gehen kann. Die Ernährung spielt sowohl im Hinblick auf eine raschere funktionelle Belastbarkeit als auch für die Stärkung der Selbstheilungskräfte eine wichtige Rolle. Weitere unterstützende Maßnahmen sind aerobes Ausdauertraining, Saunagänge, aber auch Spaziergänge, das ruhige Lesen eines Buches oder Musizieren. Diese Dinge sind bei jedem Patienten anders. Es gehört zur Aufgabe des Physiotherapeuten, die geeigneten Punkte gemeinsam mit dem Patienten herauszuarbeiten. Oder anders ausgedrückt: Die Spezifität des Patienten bestimmt, was seiner Gesundheit in der speziellen Situation zuträglich ist.

5.3.6 Stimulation positiver und Verringerung negativer persönlicher Faktoren

Hierbei berücksichtigt man besonders den Lebensstil des Patienten. Dabei werden z. B. die Zubettgehzeit, ein sinnvoller Wechsel von An- und Entspannungsphasen, ein möglichst geringer Alkoholkonsum und das völlige Unterlassen des Rauchens thematisiert. Gerade diese Faktoren sind für eine rasche Wiederherstellung wichtig.

5.3.7 Stimulation positiver und Verringerung negativer Umgebungsfaktoren

Die Familie und alle Menschen im Umfeld des Patienten haben einen großen Einfluss auf seine Funktionen im gemeinsamen Leben. Beispiele für positive Umgebungsfaktoren sind etwa die gute soziale Unterstützung durch die Familie oder eine optimale Begleitung bei der Arbeit. Negative Faktoren wären z. B. Unzufriedenheit am Arbeitsplatz und ein tertiärer Krankheitsgewinn.

Wenn die kurz-, mittel- und langfristigen Ziele bestimmt sind, ist es entscheidend, diese mit dem Patienten zu besprechen, sofern das noch nicht geschehen ist. Er entwickelt dadurch ein Gefühl für den zeitlichen Ablauf seiner Rehabilitation. Dazu tragen auch die Tests bei, mit denen ermittelt wird, wo der Patient steht und wann eine Partizipation wieder möglich ist.

Das Besprechen der Behandlungsziele bietet eine Reihe von Vorteilen. Patient und Therapeut bestimmen gemeinsam die verschiedenen Ziele und die Wege dorthin. Man spricht in der Physiotherapie auch von Shared Decision Making (Higgs 2008). Man weiß, dass sich dadurch die Compliance des Patienten im Rehabilitationsprozess erhöht.

Während des Durchlaufens des physiotherapeutischen Qualitätszyklus sind die Ziele, Analysen und Evaluationen ein nicht mehr wegzudenkender Aspekt:

- Analyse des Gesundheitsproblems mithilfe des ICF, z. B. die Analyse der Aktivitätsbeeinträchtigungen durch Ausfüllen der patientenspezifischen Funktionsskala (PSFS) und des Roland-Morris-Fragebogens
- Analyse der kurz-, mittel- und langfristigen Ziele und der Mittel (d. h. der passiven und aktiven physiotherapeutischen Maßnahmen), die zum Erreichen der Zeile eingesetzt werden
- Analyse der aktuellen Phase des Wundheilungsprozesses und die Beurteilung ihrer klinischen Relevanz
- Analyse und Evaluation der Tests und physiotherapeutischen Interventionen während der Behandlungsphase und der sich daraus ergebenden Konsequenzen für den weiteren Verlauf, die Dauer und die Art der Interventionen.

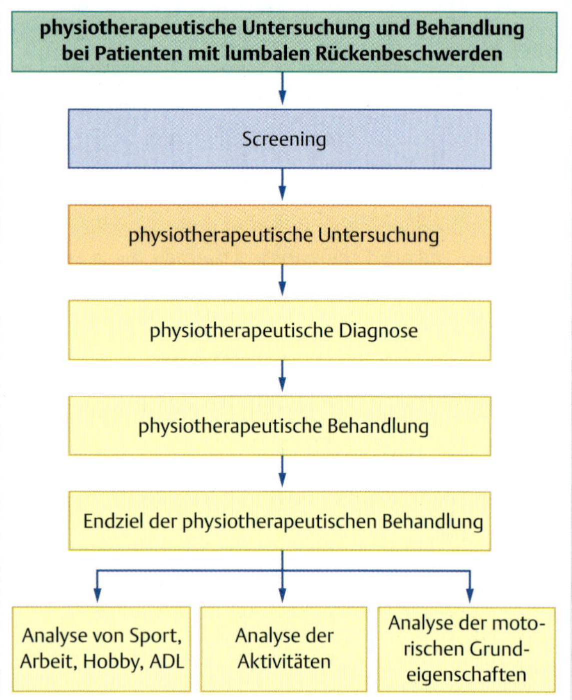

Abb. 5.3 Physiotherapeutische Untersuchung und Behandlung bei Patienten mit lumbalen Rückenbeschwerden.

Das ist eine ganze Reihe von Analysen, die zum Erreichen des Ziels nötig sind. Doch wie genau sieht dieses Ziel aus? Wie wird es analysiert und konkretisiert? Vor allem der letztgenannte Aspekt wird in der Physiotherapie bislang zu wenig berücksichtigt, dabei ist er von größter Wichtigkeit, um dem Hilfegesuch des Patienten langfristig und auf der Partizipationsebene in analytischer und methodischer Weise gerecht zu werden.

Die ▸ Abb. 5.3 zeigt, dass das Ziel der Rehabilitation von dreierlei Analysen bestimmt wird:

- Analyse von Sport, Arbeit, Hobby und ADL
- Analyse der dabei auszuübenden Aktivitäten
- Analyse der dazu erforderlichen motorischen Grundeigenschaften.

Aus ICF-Sicht steht die Analyse von Sport, Arbeit, Hobby und ADL für die Analyse auf der Partizipationsebene, die Analyse der Aktivitäten für die Aktivitätsebene und die Analyse der motorischen Grundeigenschaften für die Analyse auf der Funktionsebene.

5.4 Analyse auf der Partizipationsebene

Partizipation (ICF) [ ]

Einbezogensein einer Person in eine Lebenssituation: Die Beeinträchtigung der Teilhabe ist ein Problem, das eine Person bezüglich ihres Einbezogenseins in Lebenssituationen erfährt (DIMDI 2005).

Die Analyse auf der Partizipationsebene macht den Zusammenhang zwischen dem motorischen Verhalten des Patienten, dem Ziel und seinem Umfeld deutlich. Diese Verbindung findet sich im handlungstheoretischen Modell von Wimmers und de Vries wieder. Es entstand zu Beginn der 1990er Jahre, als eine Hinwendung zum biopsychosozialen Modell des Menschen stattfand (Hagenaars 2003), wobei zwischen den Elementen Körper, Psyche und Soziales kein Kausalzusammenhang, sondern eine intrinsische Verbindung gesehen wurde. Aus dem Objekt Patient wurde das Subjekt (Tamboer 2004). Der Mensch war nicht länger eine für sich existierende Einheit, sondern ein mit seinem Umfeld interagierendes Wesen.

Der Ausgangspunkt ist die integrale Bewegung. Darunter versteht man eine Analyseform für Bewegung, bei der das Ganze größer ist als die Summe seiner Teile (Tamboer 2004). Es wird nach einem Zusammenhang zwischen der Analyse einer bestimmten Bewegung (z. B. dem Heben eines Kasten Biers) aus verschiedenen disziplinären Blickwinkeln geschaut und ob die disziplinären Zusammenhänge auch verstanden werden können.

Bei der Analyse auf Partizipationsebene zeigt sich die Bedeutung der Person für sich und in ihrem Umfeld im Hinblick auf das motorische Verhalten. Aus der ICF-Perspektive bedeutet dies, dass personenbezogene und Umweltfaktoren in die Analyse auf Partizipationsebene mit einfließen müssen.

Die personenbezogenen und die Umweltfaktoren sind wie folgt definiert:

- personenbezogene Faktoren: Art der Lebensführung und persönliche Lebensumstände, die nicht mit dem aktuellen Gesundheitszustand in Zusammenhang stehen
- Umweltfaktoren, d. h. Faktoren der materiellen, sozialen, einstellungsbezogenen Umwelt: gesundheitsförderliche und -hemmende Faktoren (Förderfaktoren bzw. Barrieren; DIMDI 2005).

Diese Faktoren sind zwar verschieden, aber untrennbar miteinander verbunden.

Für eine gute Analyse auf der Partizipationsebene wurde eine Analysekarte entwickelt, welche die personenbezogenen und die Umweltfaktoren umfasst (▸ Tab. 5.1).

Tab. 5.1 Analysekarte der Wirbelsäule auf der Partizipationsebene.

Analyse der personenbezogenen Faktoren
Einflüsse von Merkmalen der Person:
□ Geschlecht □ Alter □ andere Gesundheitsprobleme □ Fitness □ Lebensstil □ Bildung
Information:
Analyse der Umweltfaktoren
Ebene des Individuums: □ ADL □ Arbeit □ Hobby □ Sport
Körperliche Gegebenheiten:
Materielle Gegebenheiten:
Ebene der Gesellschaft: □ ADL □ Arbeit □ Hobby □ Sport
Organisationen und Dienste:
Gesetze, Vorschriften, formelle und informelle Regeln, Einstellungen und Weltanschauungen:

Die Analyse der personenbezogenen Faktoren zeigt, welchen Einfluss diese auf das Ziel bzw. dessen Verfolgung haben. Vor allem diese Analyse verleiht der Behandlung einen individuellen Anstrich und bestimmt die Kommunikation und die Strategie, mit der auf das kurz-, mittel- und langfristige Hilfegesuch des Patienten reagiert wird. Daher ist zu Beginn des Rehaprozesses der ICF wichtig, damit das Verfolgen bzw. Erreichen des Endziels langfristig mit dem Einfluss der personenbezogenen Faktoren in Einklang gebracht werden kann.

Die Analyse der Umweltfaktoren wird in die Bereiche ADL, Sport, Hobby und Arbeit unterteilt. Es folgt eine weitere Unterteilung in „persönliche Ebene" und „gesellschaftliche Ebene".

„Persönliche Ebene" bedeutet die unmittelbare, persönliche Umwelt eines Menschen. Diese Ebene umfasst auch die physikalischen und materiellen Gegebenheiten der Umwelt, denen sich eine Person gegenübersieht, sowie den persönlichen Kontakt zu anderen Personen (Familie, Freunde, Bekannte, Kollegen und Fremde; DIMDI 2005).

Die „gesellschaftliche Ebene" beschreibt die formellen und informellen sozialen Strukturen, Dienste und übergreifenden Ansätze oder Systeme in der Gemeinschaft oder Gesellschaft, die das Individuum beeinflussen. Dieser Aspekt umfasst erstens Organisationen und Dienste der Arbeitsumwelt, kommunaler Aktivitäten, Behörden und des Kommunikations- und Verkehrswesens sowie informelle soziale Netzwerke und zweitens Gesetze, Vorschriften, formelle und informelle Regeln, Einstellungen und Weltanschauungen (DIMDI 2005).

Sowohl die personenbezogenen als auch die Umweltfaktoren werden zu Beginn der Rehaphase bei der Bestimmung der physiotherapeutischen Diagnose analysiert, da die förderlichen und hemmenden Faktoren bei der Formulierung des Endziels Berücksichtigung finden müssen.

Diese Faktoren treten während des Behandlungsprozesses häufig zutage. Da dem Patienten durch die Analyse ein Bewusstsein für diese Faktoren vermittelt wurde, kann er die positiven und negativen Einflüsse besser selbst regulieren. Rückenbeschwerden scheinen zu einem Menschenleben dazuzugehören, wenngleich die Ursache eine multifaktorielle und mehrschichtige Angelegenheit ist (McCarthy et al. 2004). Somit ist die Analyse der Partizipationsebene erforderlich, um der biopsychosozialen Sicht in der Physiotherapie Rechnung zu tragen.

5.5 Analyse auf der Aktivitätsebene

Aktivität (ICF) [ ]

Eine Aktivität ist eine Handlung eines Menschen im täglichen Leben, bei Hobby, Sport oder Arbeit.

In der ICF wird bei der Analyse des Gesundheitszustandes des Patienten vor allem von den durch die Rückenbeschwerden eingeschränkten Aktivitäten ausgegangen. Während der Diagnosefindung kommen verschiedene Fragebögen zum Einsatz, so etwa zur Objektivierung von Funktionsstörungen, Aktivitätsbeeinträchtigungen, Partizipationsproblemen, personenbezogenen und Umweltfaktoren. Die Aktivitätsbeeinträchtigungen bilden den Leitfaden für die Erstellung eines aktiven Rehaprogrammes.

Geeignete Fragebögen sind die patientenspezifische Funktionsskala (PSFS; Beurskens et al. 1996) und die Quebec Back Pain Disability Scale (QBPDS; Schoppert 1996). Beide Bögen sind in Kap. 4.5.1 ausführlich beschrieben. Durch Ausführung eines aktivitätsorientierten Funktionstests kommt es zu einem klinischen Brückenschlag von der problematischen Handlung hin zu einem konkreten Rehabilitationsprogramm (Bant et al. 2011).

Ein kurzes Beispiel soll dies verdeutlichen: Ein Patient mit der Diagnose „akute Lumbago" gibt eventuell bei Frage 13 der QBPDS „etwas aus der Kühltruhe nehmen" große Schwierigkeiten an.

Bei der funktionellen Demonstration bückt sich der Patient mit gestreckten Beinen und bewegt sich in der Wirbelsäule. Auf der Grundlage dieser Beobachtung wird eine Transferübung bestimmt, welche die eingeschränkte Aktivität möglichst stark stimuliert (Bant et al. 2011). Die Transferübung in diesem Fall könnte der Stiffed Leg Dead Lift sein (▶ Abb. 5.4).

Der Stiffed Leg Dead Lift wird mit einer linearen Wirbelsäulenbewegung ausgeführt (Flexion/Extension). Für die Reha bedeutet dies das Training bis einschließlich Karte 9 der totalen Flexions-/Extensionsbewegungen. Die

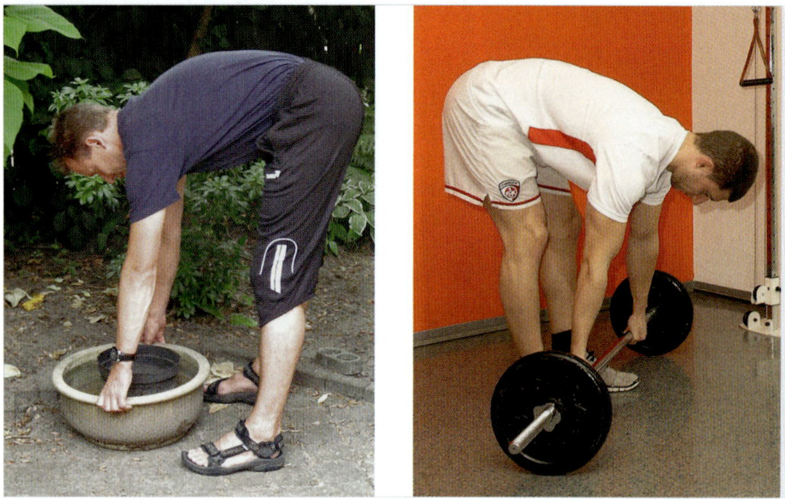

Abb. 5.4 Stiffed Leg Dead Lift.

vorbereitenden Übungen setzen sich aus den Karten zusammen, die der Karte vorausgehen, welcher die Transferübung zugeordnet ist. Im vorliegenden Beispiel wären das also die Karten 1–8. Welche Karten und Übungen eingesetzt werden, richtet sich nach der aktuellen Wundheilungsphase (siehe dazu auch das klinische Beispiel in Kap. 5.7.2).

Der aktivitätsorientierte Funktionstest bestimmt die Auswahl der Mittel (Übungen) für die Zusammenstellung der Rehaprogramme zu Beginn, in der Mitte und zum Ende des Prozesses. Die belastendste Aktivität wird zum Ende der Rehaphase wieder aufgegriffen.

Mithilfe der Analysekarte Wirbelsäule auf der Aktivitätsebene werden all die Aktivitäten analysiert, die der Patient benötigt, um bei Arbeit, Sport, Freizeit und den ADL zu funktionieren. Zu Beginn der Rehabilitation liegt der Schwerpunkt dann auf den belastendsten Aktivitäten aus QBPDS und PSFS. Zum Ende der Reha werden die Punkte analysiert, die der Patient im Alltag benötigt. Ausgehend von den belastendsten Aktivitäten wird bestimmt, zu welchen Bewegungsmustern diese Bewegungen gehören.

5.5.1 Spezifische Bewegungsmuster

Zur Analyse der Bewegungsmuster bedient man sich der Einteilung nach Dankaerts und O'Sullivan (2006):

- Flexionsmuster
- Flexions-/Lateral-Shift-Muster
- passives Extensionsmuster
- aktives Extensionsmuster
- multidirektionales Muster.

► **Flexionsmuster.** Der Patient zeigt oft eine abgeflachte lumbale Lordose. Bei dynamischen Aktivitäten wird gerade die LWS rasch in die Kyphose gezogen. Der Stabilitätsverlust bei flektierten Haltungen und Bewegungen belastet die passiven dorsalen Wirbelsäulenstrukturen sehr und zieht Rückenschmerzen nach sich. Sitzen, Bücken und Radfahren mit flektiertem Rücken sind typische Aktivitäten, die Rückenschmerzen verursachen.

► **Flexions-/Lateral-Shift-Muster.** Der Patient zeigt eine abgeflachte lumbale Lordose in Kombination mit einem Lateralshift des Beckens. Durch den Verlust der neuromuskulären Kontrolle wächst die Belastung der passiven dorsolateralen Strukturen, was zu Rückenschmerzen führen kann. Flexionsbewegungen in Kombination mit Rotationsbewegungen wie Bücken und Strecken führen zu einem Beckenshift gegenüber der Wirbelsäule im Moment der Schmerzentstehung. Es handelt sich dabei um eine Art Painful Arc im Verlauf der Flexionsbewegung.

► **Passives Extensionsmuster.** Bei diesen Patienten zeigt sich eine Neigung zur passiven Hyperextension der Wirbelsäule, wenn sie Schmerzen spüren. Der Patient erscheint in der Praxis häufig in Sway-Back-Haltung. In dieser Haltung steht der Thorax posterior zum Becken, was zu einer „schlaffen" Haltung und einem Knick in der LWS führt. Eine solche Haltung kann eine starke Kompressionswirkung auf die dorsale Wirbelsäule mit vermehrter Belastung der Facettengelenke haben. Auch der Durchmesser der Nervendurchtrittsöffnungen nimmt ab, und ventral kommt es zu einer vermehrten Zugbelastung der LWS, woraus sich Rückenschmerzen entwickeln können. Alle gestreckten Haltungen wie etwa beim Stehen und Geradesitzen oder als Bewegung beim Spazieren, Rennen und bei Überkopfarbeiten können die Beschwerden verstärken.

► **Aktives Extensionsmuster.** In diesen Fällen beobachtet man die Tendenz zur aktiven Hyperextension der Wirbelsäule, wenn sie Schmerzen spüren. Da die Haltung der bei der passiven Hyperextension entspricht, kommt es auch hier zu einer ausgeprägten Kompression der dorsalen Wirbelsäule. Die Patienten nehmen oft eine Sway-Back-Haltung ein, präsentieren sich jedoch sowohl in statischen Positionen (Stehen, Geradesitzen) als auch bei dynamischen Bewegungsabläufen mit einer aktiv extendierten Wirbelsäule. Rückenschmerzen werden durch Überkopfarbeiten, Jogging und Schwimmen provoziert. Spezifisch für diese Patientengruppe ist das schmerzhafte Bücken mit gestreckter Wirbelsäule, was sowohl beim Herunterbücken als auch beim Wiederaufrichten der Fall ist. Wie auch bei den Patienten mit einem passiven Hyperextensionsmuster wirken sich alle flektierten Haltungen und Bewegungen positiv auf die Schmerzen aus. Das Bücken fällt den Betroffenen in Flexion leichter als in Extension.

▸ **Multidirektionales Muster.** Bei diesem Muster versagt die motorische Kontrolle auf der Ebene der Beschwerden. Den Patienten kostet es sehr große Mühe, die Lordose bei der Ausführung von Bewegungen aufrechtzuerhalten. Kompensiert wird dies durch eines der hier aufgeführten motorischen Muster: Flexionsmuster, Flexions-/Lateral-Shift-Muster, passives Extensionsmuster, aktives Extensionsmuster.

Auf der Basis der Bewegungsmusteranalyse wird deutlich, auf welchen Rückenkarten während der Rehabilitation der Schwerpunkt liegen muss.

Um bei dem obigen Beispiel zu bleiben, hat ein Patient mit Lumbago Schwierigkeiten, etwas aus der Kühltruhe zu nehmen (Aktivität auf der ADL-Ebene). Fünf Tage nach dem Einsetzen der Beschwerden kommt er zur Behandlung in die physiotherapeutische Praxis. Die eingeschränkte Aktivität repräsentiert vor allem das Flexionsmuster. Die Transferübung ist der Stiffed Leg Dead Lift (Rückenkarte 9). Dies ist eine Flexionsbewegung der Wirbelsäule, die eine exzentrische extensorische Aktivität der Rückenmuskulatur erfordert. Deshalb wird der Schwerpunkt bei der Rückenkarte auf die Extensionsstabilität und die Flexions-/Extensionsbewegungen gelegt.

Ausgehend von diesem Patienten gelten folgende Prinzipien in der Wirbelsäulenrehabilitation (Kap. 5):

- von „statisch" nach „dynamisch"
- von „allgemein" über „vielseitig zielgerichtet" nach „spezifisch"
- von „stabilisierend" nach „mobilisierend"
- von „Haltung" nach „Muskulatur" nach „Bewegungen"
- von „lokal" nach „regional" nach „total" nach „funktionell".

Wie die Akzente auf der Rückenkarte aussehen können, zeigt ▸ Tab. 5.2.

Zur Ermittlung der Aktivitäten auf der Partizipationsebene wird die Analysekarte auf der Aktivitätsebene ausgefüllt (▸ Tab. 5.3).

Tab. 5.2 Leitlinie Rehabilitation Wirbelsäule – Rückentraining mit den ESP-Rückenkarten.

Übungs- und Trainingsmethoden	Rehabilitationsstufen (Prinzip der gestaffelten Aktivität – Graded Activity)	ESP-Rückenkarten
allgemein	lokale Stabilität (intramuskuläre Koordination)	– Karte 1: lokale Flexionsstabilität – **Karte 2: lokale Extensionsstabilität** – Karte 3: lokale laterale Stabilität – Karte 4: lokale Beckenbodenstabilität
	regionale Stabilität (intermuskuläre Koordination)	– **Karte 5: regionale Extensionsstabilität** – Karte 6: regionale laterale Stabilität – Karte 7: regionale Extensions-/Rotationsstabilität – Karte 8: regionale Flexionsstabilität – Karte 9: regionale Flexions-/Rotationsstabilität
	totale Stabilität	– **Karte 10: totale Extensionsstabilität** – Karte 11: totale laterale Stabilität – Karte 12: totale Flexions-/Extensionsstabilität mit Rotationsstabilität
	totale Bewegung	– **Karte 13: totale Flexions-/Extensionsbewegungen** – Karte 14: totale Flexions-/Extensionsbewegungen mit Rotationsstabilität – Karte 15: totale Flexions-/Extensionsbewegungen mit Rotationsbewegungen
	spezifische (funktionelle) Bewegung (Handlung)	– **Karte 16: funktionelle Übungen im Alltag** – Karte 17: funktionelle Übungen bei der Arbeit – Karte 18: funktionelle Übungen beim Sport

Tab. 5.3 Analysekarte auf der Aktivitätsebene eingeteilt nach ADL, Arbeit, Hobby und Sport.

□ ADL	□ Werk	□ Hobby	□ Sport
Bewegungsmuster: Aktivitäten:	Bewegungsmuster: Aktivitäten:	Bewegungsmuster: Aktivitäten:	Bewegungsmuster: Aktivitäten:

5.6 Analyse auf der Funktionsebene

Funktion (ICF) [ ]

Körperfunktionen sind physiologische oder psychische Funktionen: Eine Schädigung ist eine Beeinträchtigung der Körperfunktionen oder -strukturen, wie etwa eine wesentliche Abweichung oder ein Verlust (DIMDI 2005).

Wie auch bei der Analyse auf Aktivitätsebene geht es bei der ICF um die Beschreibung der Einschränkungen von Funktionen und Strukturen, die sich aufgrund der Rückenschmerzen des Patienten herausbilden. Die Funktionsbeeinträchtigungen stellen einen Leitfaden dar, mit dessen Hilfe die behandelbaren physiotherapeutischen Größen ermittelt werden können.

Bei der Analyse auf der Funktionsebene geht es vor allem um die Beschreibung dessen, was der Patient benötigt, um aus der Funktionsperspektive optimal auf der Partizipationsebene funktionieren zu können. Den Leitfaden für die Analyse auf der Funktionsebene bilden die motorischen Grundeigenschaften Beweglichkeit, Koordination, Kraft, Ausdauer und Schnelligkeit.

Im Hinblick auf die Wirbelsäulenanalyse spielt die Grundeigenschaft Schnelligkeit keine Rolle. Wenn doch einmal von der Schnelligkeit der Wirbelsäule bei einer Aktivität die Rede ist, steht dies im Zusammenhang mit der motorischen Grundeigenschaft Kraft (z. B. Explosivkraft oder Plyometrie; ▶ Tab. 5.4).

Zur Analyse auf der Funktionsebene können die Reha-/Trainingskreise für die Wirbelsäule gut genutzt werden (Kap. 6). Das Endziel der Rehabilitation auf der Funktionsebene bestimmt in diesem Fall auch die letzte Rehamethode, die trainiert wird, bevor der Patient wieder an ADL, Arbeit, Hobby und Sport partizipieren kann. Durch die Bestimmung des Endziels bei den Rehamethoden steht der Weg vom Beginn der Rehabilitation bis zum Endziel fest.

Die Rehamethode zu Beginn der Rehabilitation wird vom Status praesens des Patienten zum Zeitpunkt der physiotherapeutischen Untersuchung bestimmt. Die Erfahrung hat gelehrt, dass dabei besonders die motorischen Grundeigenschaften Beweglichkeit und Koordination im Vordergrund stehen: bei der Beweglichkeit vor allem die „elastische Deformation", „Fußregion" und die „lineare Region"; bei der Koordination sind es die „kortikale Fußregion", die „lineare Region" und „Hirnstammtraining".

Für eine praktische Übersicht der Analysekarte Wirbelsäule werden die Analysen auf der Partizipations-, der Aktivitäts- und der Funktionsebene auf einem DIN-A4-Blatt zusammengefügt.

5.7 Praktische Wirbelsäulenanalyse

5.7.1 Einleitung

Um die oben eingeführte Analysekarte der Wirbelsäule verständlicher zu machen, folgt nun ein klinisches Beispiel: Der Physiotherapeut Peter hat während der Ausübung seines Lieblingssportes Fußball plötzlich akute Rückenschmerzen entwickelt. Ausgehend vom physiotherapeutischen Qualitätszyklus wird hier vor allem der Schritt 4, die Analyse, beschrieben.

Die Analyse umfasst auch die Prognose im Hinblick auf den erwarteten Verlauf des Gesundheitsproblems, das Hilfegesuch des Patienten, die Beschreibung des Gesundheitszustandes in ICF-Begriffen sowie die Analyse der möglichen Ursachen des Gesundheitsproblems (Kap. 4).

Das Beispiel geht hier schwerpunktmäßig von einem Teil der physiotherapeutischen Diagnose aus, nämlich vom Hilfegesuch, und zwar vor allem auf der Partizipationsebene als Endziel des Patienten. Auf der Grundlage dieses Hilfegesuchs wird die Wirbelsäule auf der Partizipations-, der Aktivitäts- und der Funktionsebene analysiert.

Tab. 5.4 Die Analysekarte Wirbelsäule auf der Funktionsebene eingeteilt nach den motorischen Grundeigenschaften Beweglichkeit, Koordination, Kraft und Ausdauer.

□ ADL	□ Arbeit	□ Hobby	□ Sport
Endziel Beweglichkeit	**Endziel Beweglichkeit**	**Endziel Beweglichkeit**	**Endziel Beweglichkeit**
Rehamethode: □	Rehamethode: □	Rehamethode: □	Rehamethode: □
Endziel Koordination	**Endziel Koordination**	**Endziel Koordination**	**Endziel Koordination**
Rehamethode: □	Rehamethode: □	Rehamethode: □	Rehamethode: □
Endziel Kraft	**Endziel Kraft**	**Endziel Kraft**	**Endziel Kraft**
Rehamethode: □	Rehamethode: □	Rehamethode: □	Rehamethode: □
Endziel Ausdauer	**Endziel Ausdauer**	**Endziel Ausdauer**	**Endziel Ausdauer**
Rehamethode: □	Rehamethode: □	Rehamethode: □	Rehamethode: □

5.7.2 Fallbeispiel: Physiotherapeut Peter (23)

Es geht hier um Peter (23), einen jungen, ambitionierten Physiotherapiestudenten, der an der ZHAW in Winterthur studiert. Seine große Leidenschaft ist das Fußballspiel. Schon seit einiger Zeit (3 Wochen) bemerkt er nach dem Spielen diffuse Schmerzen im unteren Rücken. Anfänglich hatte er sich noch wenige Sorgen gemacht, da die Beschwerden jedes Mal nach 1–2 Tagen wieder verschwunden waren. Seit 2 Wochen bemerkt er jedoch die Schmerzen bereits während des Spiels, und sie dauern nach dem Sport mit 3–4 Tagen jetzt auch länger an. Warm Duschen und eine Massage von den Kommilitonen helfen nicht mehr gut. Er spürt seinen Rücken jetzt dauerhaft.

Am vergangenen Samstag musste er sogar während des Spiels ausgewechselt werden, da der Schmerz akut in seinen Rücken eingeschossen war. Peter konnte nur noch vom Spielfeld herunterhumpeln. Er duschte und ließ sich dann von seiner Freundin nach Hause bringen, wo er sich in seinem Bett vergraben hatte.

Am folgenden Tag stattete Peters Hausarzt ihm einen Hausbesuch ab. Dabei standen zusammengefasst folgende Symptome im Vordergrund:

- Schmerzen im unteren Rücken, die in den vorderen rechten Oberschenkel bis zum Knie ausstrahlten
- pseudoradikuläre Schmerzausbreitung
- Schmerzprovokation beim Bücken; Strümpfe anziehen nicht möglich
- Linderung der Schmerzen im Liegen
- keine Parästhesien, keine Muskelschwäche und keine Reflexdifferenz.

Auf der Grundlage der Anamnese, die keinen Hinweis auf Red Flags bot, und der klinischen Befunde stellte er die Diagnose: „Akute Lumbago mit abweichendem Verlauf".

Nach der diagnostischen Triage von Gordon Waddell (1998) lassen sich Peters Beschwerden als „unspezifische Rückenschmerzen" zusammenfassen:

- Beginn der Beschwerden im Alter zwischen 20 und 55 Jahre
- lumbosakrale Region, Gesäß und Oberschenkel
- mechanischer Schmerz
- Patient fühlt sich ansonsten gut.

Der Arzt überwies Peter an einen Physiotherapeuten.

Nach Anmeldung, Anamnese und physiotherapeutischer Untersuchung (den ersten drei Schritten im physiotherapeutischen Qualitätszyklus) erfolgte die Analyse von Peters Gesundheitsproblem. Sein langfristig vorrangigstes Hilfegesuch war: Er wollte innerhalb von 6 Wochen wieder ohne Restbeschwerden nach einem Spiel schmerzfrei Fußball spielen können.

Auf der Grundlage dieses langfristigen Hilfegesuches wird seine Analysekarte auf der Partizipations-, Aktivitäts- und Funktionsebene im Hinblick auf seine erste Sportart Fußball bearbeitet (▶ Tab. 5.5, ▶ Tab. 5.6, ▶ Tab. 5.7). In Kap. 8 finden Sie konkrete Beispiele für eine auf ADL, Arbeit und Freizeit ausgerichtete Analyse.

Tab. 5.5 Analysekarte der Wirbelsäule auf Partizipationsebene.

☐ ADL ☐ Arbeit ☐ Hobby ☒ Sport
Analyse der persönlichen Faktoren:
Einflüsse von Merkmalen der Person:
☐ Geschlecht ☐ Alter ☐ andere Gesundheitsprobleme ☐ Fitness ☐ Lebensstil ☐ Bildung
Information: Peter ist 23 Jahre alt und ohne andere Gesundheitsprobleme. Außer Fußball betreibt er 2-mal wöchentlich Fitnesstraining. Er raucht nicht und trinkt Bier nur nach dem Fußball zusammen mit seinen Freunden. Er war nach dem frühen Tod seines Vaters liebevoll alleine von der Mutter aufgezogen worden. Nach dem Abitur entschied er sich zu einer Physiotherapie-Ausbildung.
Analyse der Umweltfaktoren:
Ebene des Individuums: ☐ ADL ☐ Arbeit ☐ Hobby ☒ Sport
Äußere Gegebenheiten: Das Spiel auf freiem Feld unterliegt im Allgemeinen folgenden Regeln: Gespielt wird auf einem rechteckigen freien Feld. Im Profifußball dient ein Rasen als Bodenbelag, seltener wird auf einem Ascheplatz gespielt, zunehmend jedoch auf Kunstrasen. Die Länge der kurzen Seiten (Torlinie) soll zwischen 45 und 90 m, die der langen Seiten (Seitenlinie) zwischen 90 und 120 m betragen (üblich sind 68 auf 105 m, diese Maße sind seit 2008 zwingend bei Länderspielen vorgeschrieben). Das Spielfeld wird durch weiße Linien (meistens Kalk) begrenzt. Alle Linien dürfen höchstens 12 cm breit sein. Diese markieren außerdem die Mittellinie, den Anstoßkreis, den Strafraum und den Torraum sowie die 4 Eckkreise. In der Mitte der kurzen Seiten befindet sich je ein Tor. Es besteht aus zwei „Pfosten", die durch eine „Querlatte" verbunden sind. Der Abstand zwischen den Innenkanten der Pfosten beträgt 7,32 m. Die Unterkante der Querlatte ist 2,44 m vom Boden entfernt. Die Tore sind mit Netzen versehen, um den Ball aufzufangen und einen Torerfolg anzuzeigen.
Materielle Gegebenheiten: Spielerausrüstung der Feldspieler und des Torwarts sind Trikot, Stutzen, Schienbeinschützer, Fußballschuhe und kurze Hosen. Die Regeln besagen, dass ein Spieler keinen Schmuck (Kette, Ring, Ohrring o. Ä.) im Spielbetrieb tragen darf. Auch das Tragen von Brillen ist verboten, außer es ist medizinisch unbedingt notwendig (z. B. bei Edgar Davids). Der Grund dafür liegt in der erhöhten Verletzungsgefahr, wenn Schmuck oder Brillen getragen werden. Der Ball darf mit dem ganzen Körper gespielt werden, außer mit Armen und Händen. Davon ausgenommen ist der Torwart. Er ist als solcher durch eine Kleidung gekennzeichnet, die sich deutlich von den Trikots der Feldspieler und des Schiedsrichters unterscheidet. Der Fußball soll rund sein und aus einem geeigneten Material wie zum Beispiel Leder bestehen.
Ebene der Gesellschaft: ☐ ADL ☐ Arbeit ☐ Hobby ☒ Sport
Organisationen und Dienste: Keine Besonderheiten
Gesetze, Vorschriften, formelle und informelle Regeln, Einstellungen und Weltanschauungen: Peter ist als Student versichert. Das bedeutet, dass ihm von der Krankenkasse maximal 18 physiotherapeutische Behandlungen erstattet werden.

Aus der Analyse auf der Aktivitätsebene wird ersichtlich, dass beim Fußball drei Bewegungsmuster eine große Rolle spielen: das Flexionsmuster, Flexions-/Lateral-Shift-Muster und das aktive Extensionsmuster. Ausgehend von der in der QBPDS belastendsten Aktivität wird durch das Ballwerfen besonderer Nachdruck auf das Flexionsmuster gelegt.

Die konkreten sportspezifischen Aktivitäten, die den verschiedenen Mustern zugeordnet sind, werden in ▶ Tab. 5.7 aufgeführt. Wir gingen in diesem Fallbeispiel davon aus, dass der Patient Peter hauptsächlich beim Fußballspiel Probleme hatte. Deshalb wurden der Einfachheit halber auch nur die Aktivitäten auf der sportlichen Ebene analysiert.

Tab. 5.6 Analysekarte der Wirbelsäule auf Aktivitätsebene mit Bezug zu den Aktivitäten, die vor allem beim Fußball vorkommen.

☐ ADL	☐ Arbeit	☐ Hobby	☒ Sport
Bewegungsmuster: Aktivitäten:	Bewegungsmuster: Aktivitäten:	Bewegungsmuster: Aktivitäten:	Bewegungsmuster: multidirektionelles Muster Aktivitäten: – Fußballeinwurf – Kopfball – Wegdrücken/Ziehen der Gegner – Sprinten – Wenden – Umkehren – Stop and go – Kopfball – Schießen – Ausweichbewegungen – Freistoß

Tab. 5.7 Analysekarte Wirbelsäule auf Funktionsebene. Hier werden die Endziele der Rehamethoden für die Gebiete Beweglichkeit, Koordination, Kraft und Ausdauer festgehalten.

☐ ADL	☐ Arbeit	☐ Hobby	☒ Sport
Endziel Beweglichkeit	**Endziel Beweglichkeit**	**Endziel Beweglichkeit**	**Endziel Beweglichkeit**
Rehamethode: ☐	Rehamethode: ☐	Rehamethode: ☐	Rehamethode: spezifisches Training
Endziel Koordination	**Endziel Koordination**	**Endziel Koordination**	**Endziel Koordination**
Rehamethode: ☐	Rehamethode: ☐	Rehamethode: ☐	Rehamethode: Shaping
Endziel Kraft	**Endziel Kraft**	**Endziel Kraft**	**Endziel Kraft**
Rehamethode: ☐	Rehamethode: ☐	Rehamethode: ☐	Rehamethode: Plyometrie
Endziel Ausdauer	**Endziel Ausdauer**	**Endziel Ausdauer**	**Endziel Ausdauer**
Rehamethode: ☐	Rehamethode: ☐	Rehamethode: ☐	Rehamethode: anaerobe alaktische Leistungsfähigkeit

Auf der Analysekarte der Wirbelsäule auf Funktionsebene wird das Endziel der Rehabilitation festgehalten. Es umfasst die Gebiete Beweglichkeit, Koordination, Kraft und Ausdauer, die für Peter zur optimalen Ausübung seines Fußballsports bedeutsam sind. Als Vorbereitung darauf dienen alle vorherigen Rehamaßnahmen im Reha-/Trainingskreis Wirbelsäule. So ist z. B. das Endziel des Rehakreises Kraft für Peter das Trainieren der Trainingsmethode Plyometrie (▶ Abb. 5.5).

Das Endziel der Rehabilitation ist die Trainingsmethode 7, Plyometrie. Da Peter in der Fallgeschichte eine akute Lumbago hat, bilden die Reha-/Trainingsmethoden 1–6 die vorbereitenden Maßnahmen (s. auch Kap. 6).

5.7.3 Zusammenfassung

Während des physiotherapeutischen Prozesses von der Diagnostik bis zur Therapie bei Patienten mit Rückenbeschwerden wird viel analysiert und evaluiert und es werden viele implizite und explizite Entscheidungen getroffen. Dabei geht es stets um das Endziel der Rehabilitation, also die möglichst optimale Partizipation bei ADL, Arbeit, Freizeit und Sport. Um dieses Endziel möglichst präzise zu formulieren, bedient man sich der Analysekarten der Wirbelsäule. Diese verdeutlichen, wie das Endziel auf der Partizipations-, Aktivitäts- und Funktionsebene aussieht.

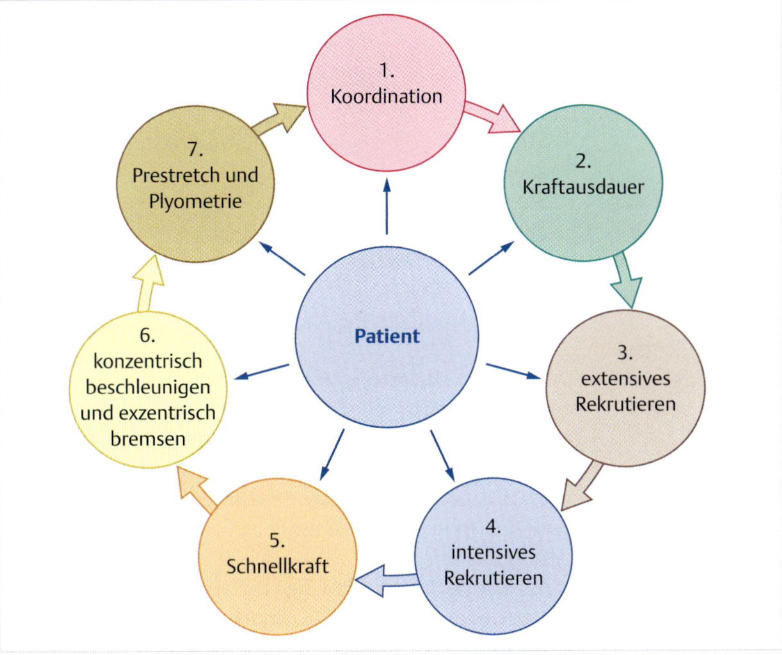

Abb. 5.5 Reha-/Trainingskreis Kraft.

Die Analysekarte auf der Funktionsebene zeigt den Weg, auf dem sich der Physiotherapeut auf dem Weg zum Endziel bewegen kann.

Die Analysekarte auf der Aktivitätsebene bestimmt die Auswahl der Mittel (Übungen), die zu dem Endziel führen.

Die Analysekarte auf der Partizipationsebene beschreibt die Interaktionen des Patienten mit seinem Umfeld und führt zur individuellen Ausgestaltung der Behandlung.

5.8 Literatur

Bant HA, Haas HJ, Ophey M, Steverding M et al. Sportphysiotherapie. Stuttgart: Thieme; 2011.

Berg van den F. Toegepaste fysiologie deel 1; bindweefsel van het bewegingsapparaat. Lemma BV; 2000: 1–51.

Beurskens AJHM, Vet HCW, Köke AJA. Responsiveness of the functional status in low back pain. A comparison of different instruments. Pain 1996; 65: 71–76.

Dankaerts W, O'Sullivan PB, Burnett AF, Straker LM. Differences in sitting postures are associated with non-specific chronic low back pain disorders when sub-classified. Spine 2006; 31: 698–704.

Diemer F, Sutor V. Praxis der medizinischen Trainingstherapie Teil II. Stuttgart: Thieme; 2007.

DIMDI. Internationale Klassifikation der menschlichen Funktionsfähigkeit, Behinderung und Gesundheit (ICF), 2005.

Hagenaars LHA, Bernards ATM, Oostendorp RAB. Over de kunst van het hulpverlenen; het meerdimensionale belasting- belastbaarheidsmodel: een vakfilosofisch model voor een menswaardige gezondheidszorg. Amersfoort: NPI; 2003.

Higgs J, Jones MA, Loftus S, Christensen N. Clinical reasoning in the health professions. Elsevier limited; 2008.

KNGF Richtlijn fysiotherapeutische verslaglegging. Nederlands Tijdschrift voor fysiotherapie 2013; 1 (Supplement).

Magee DJ. Orthopaedic Physical Assessment. Elsevier Health Sciences; 2014.

McCarthy C, Arnall F, Strimpakos N, Freemont A, Oldman J. The biopsychosocial classification of non specific low back pain: a systematic review. Physical Therapy Reviews 2004; 9: 17–30.

Morree de JJ. Dynamiek van het menselijk bindweefsel. Houten/Diegem: Bohn Stafleu van Loghum; 2008.

Sacket DL, Straus SE, Richardson WS, Rosenberg W, Haynes BR. Evidence based medicine. How to practice and teach EBM. Edinburgh: Churchill Livingstone; 2000.

Schoppert LEM, Tulder MW van, Koes BW, Beurskens AJHM, Bie RA de. Reliability and validity of the Dutch adaptation of the Quebec back pain Disability Scale. Phys Ther 1996; 76: 268–275.

Tamboer JWI. Filosofie van de bewegingswetenschappen. 4. Aufl. Maarssen: Elsevier; 2004.

Tonelli MR. The limits of evidence-based medicine. Respiratory Care 2001; 46: 1435-1440.

Vangsness CT, Ennis M, Taylor JG. Neural anatomy of the glenohumeral ligaments labrum and subacromial bursa. Arthroscopy 1995; 11(2): 180–184.

6 Reha-/Trainingskreise

Harald Bant

6.1 Einleitung

Dieses Kapitel beschreibt den methodischen Aufbau der Rehabilitation und des Trainings der wichtigsten motorischen Grundeigenschaften für Patienten, die unter akuten lumbalen Rückenbeschwerden leiden: Beweglichkeit, Koordination, Kraft und Ausdauer.

Innerhalb der verschiedenen motorischen Grundeigenschaften werden die Reha- und Trainingsmethoden unterschiedlich und nach Stand der Wundheilung gewichtet.

Wir beleuchten dabei zunächst den physiologischen Hintergrund. Auf dieser Grundlage werden die unterschiedlichen Reha- und Trainingskreise eingeführt, die alle auf zwei Ausgangspunkten beruhen:

- Wundheilungsphasen
- patientenzentrierte Arbeit.

6.1.1 Wundheilungsphasen

Bei einer akuten Verletzung der Wirbelsäule setzt auch hier der ausgeklügelte Wundheilungsprozess ein, dessen Ziel die Wiederherstellung der Gewebsintegrität ist. Dieser Prozess ist sehr komplex. Um hier ein wenig Ordnung und Übersicht einzubringen, wurden verschiedene Modelle entwickelt, die diese Abläufe in verschiedene Phasen unterteilen. In diesem Buch haben wir das dreiphasige Modell von Martinez-Hernandez (1990; Entzündungsphase, Proliferationsphase und Remodellierungsphase; s. Kap. 2) noch etwas erweitert: Aus der Entzündungsphase werden die Hämostase und die Entzündungsphase und aus der Regenerationsphase werden die Remodellierungs- und die Maturationsphase. Diese weitere Unterteilung erscheint uns notwendig, da sich die physiotherapeutischen Interventionen in den einzelnen Phasen doch deutlich unterscheiden (Bant et al. 2011).

Eines der Ziele einer physiotherapeutischen Untersuchung ist die Ermittlung der aktuellen Beschwerden – der Status praesens. Auf Grundlage der Anamnese und der behandelbaren Parameter (ICF), mit denen sich der Patient vorstellt, kann der Physiotherapeut einschätzen, in welcher Phase des Wundheilungsprozesses sich der Patient befindet. Damit lässt sich dann auch entscheiden, welche klinischen Interventionsmöglichkeiten zur Verfügung stehen und welche nicht. Dies spiegelt sich auch in dem POLICE-Schema nach Bleakley et al. (2012) wider (▸ Tab. 2.4).

Bei der aktiven Reha der Wirbelsäule ist der gemeinsame Nenner im Reha- und Trainingszirkel die optimale Belastung. Dabei gibt es 4 allgemeine Ziele, die in Kap. 7 näher ausgeführt wurden:

1. Verringerung der Belastung der überlasteten kompensatorischen Strukturen
2. Steigerung der Belastbarkeit der betroffenen oder zu gering belasteten Strukturen
3. Erhalt der Belastbarkeit in den übrigen Bewegungsketten
4. Verbesserung der Regenerationsmöglichkeiten.

Die optimale Belastung bezieht sich in diesem Fall sowohl auf die auszuführenden Übungen als auch darauf, welche motorische Grundeigenschaft und damit zusammenhängende Reha-/Trainingsmethode im Vordergrund steht. Je nach Wundheilungsphase verschiebt sich sowohl der Akzent der motorischen Grundeigenschaften als auch der Methoden.

Am Kapitelende finden Sie eine allgemeine Leitlinie dafür, welche motorische Grundeigenschaft und welche Reha-/Trainingsmethode in der jeweiligen Wundheilungsphase infrage kommt.

Der Übergang von der Reha zum Training wird ebenfalls an den verschiedenen Wundheilungsphasen festgemacht. In den ersten 3 Phasen (Entzündungsphase, Proliferationsphase und Remodellierungsphase) wird die Belastbarkeit des Bindegewebes von verschiedenen Faktoren bestimmt: dem physiologischen Prozess der Wundheilung selbst, vom Rückgang der Entzündung, von der erhöhten Produktion von Kollagenfasern des Typs 3 und 1, von der zunehmenden Qualität der Grundsubstanz usw. Mit dem Fortgang des Wundheilungsprozesses geht sein Anteil an der Zunahme der Belastbarkeit immer mehr zurück. Je nachdem, wie sich das ursprüngliche Bindegewebe ausbildet, lässt die Aktivität der Zellen nach und passt sich der Stoffwechsel an. In der letzten Phase der Wundheilung, der Maturationsphase, muss das Gewebe noch „erwachsen“ werden. Das hängt zu diesem Zeitpunkt hauptsächlich von der Entwicklung der mechanischen Belastung ab. Diese hat das Ziel, bei jeder Belastungsform zu einer optimalen Belastung zu kommen. Ein solcher mechanischer Reiz wird auch als physiologische Überlastung bezeichnet (Overload). Eine solche führt nach einer optimalen Wiederherstellung zur Superkompensation bzw. zu einer erhöhten Belastbarkeit. Die Funktion bestimmt das Organ. An dieser Stelle wird aus der Rehabilitation das Training, wobei es sich natürlich um einen fließenden Übergang von der Remodellierung/Organisation zur Maturation/Reifung handelt (▸ Abb. 6.1).

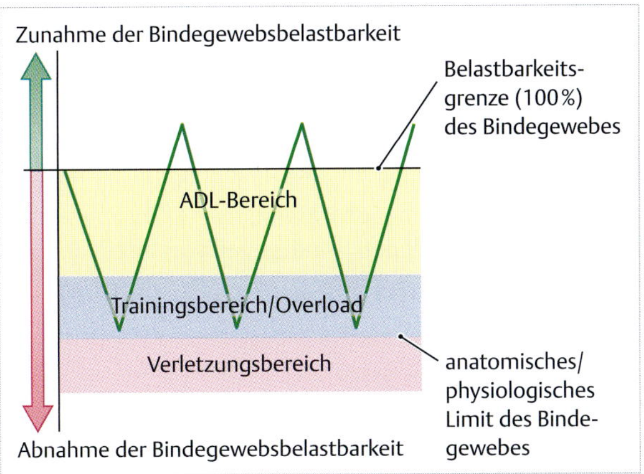

Abb. 6.1 Zunahme der Belastbarkeit; Superkompensation.

6.1.2 Patientenzentriertes Arbeiten

Stellt man unspezifische Rückenschmerzen in ein biopsychosoziales Verständnis, wird auch dem Therapeuten eine neue Rolle zuteil, und zwar eine als Partner des Patienten, mit dem zusammen die gemeinsam gesetzten Ziele, wie etwa die verbesserte Funktionsfähigkeit im Alltag, erarbeitet werden.

In einer patientenzentrierten Behandlung wird dem Patienten das „Fachwissen" für seine Erkrankung mit den entsprechenden biopsychosozialen Folgen zugesprochen. Der Therapeut ist der Begleiter des Genesungsprozesses und stellt dazu seine physiotherapeutische Fachkenntnis zur Verfügung. Die Gegenüberstellung bzw. das Miteinander von zwei Experten zur Bearbeitung des Problems erfordert jedoch ein Arbeiten auf Augenhöhe, ein beidseitiges aktives Mitwirken im diagnostischen und therapeutischen Prozess.

Voraussetzung für die patientenzentrierte Behandlung ist einerseits die Bereitschaft des Patienten, aktiv Verantwortung in der Rehabilitation zu übernehmen, und andererseits das aktive Loslassen des biomechanischen Körperbildes und entsprechend den Machtansprüchen aufseiten des Therapeuten. Die Fachliteratur spricht hier von „Caring" und „Sharing", also von der „Fürsorge" und dem „Teilen" in der therapeutischen Beziehung (Cousin et al. 2012). Zu einem „fürsorglichen" Kommunikationsstil gehören Wärme, Freundlichkeit und Empathie, was einer guten therapeutischen Beziehung zuträglich ist.

Der patientenzentrierte Kommunikationsstil (oder die patientenzentrierte Behandlung) wirkt sich positiv auf die Gesundheit (Greene u. Hibbard 2012), die Patientenzufriedenheit und das Selbstmanagement von Patienten aus (Rathert et al. 2013; Kap. 4).

6.2 Rehakreis Beweglichkeit – Grundlagen

Unter der Beweglichkeit versteht man die Fähigkeit, einen möglichst großen Bewegungsausschlag in einem Gelenk auszuführen (Magee 2007). Im Hinblick auf die LWS kann man die Beweglichkeit über die Gesamtbeweglichkeit der Wirbelsäule oder über die Beweglichkeit der einzelnen Junghans-Segmente beurteilen. Das Junghans-Segment definiert sich als funktionelle Einheit aus zwei benachbarten Wirbelkörpern, der dazwischenliegenden Bandscheibe, den Wirbelbogengelenken sowie den ligamentären und muskulären Strukturen.

Die Wirbelsäule lässt sich biegen und drehen, da zwischen den recht starren Wirbeln relativ flexible Bandscheiben liegen. Allerdings sind zwischen zwei Wirbeln individuell nur sehr kleine Bewegungen möglich: etwa 13° Flexion/Extension, 4° seitliche Beugung und 1–2° axiale Drehung. Die kombinierte Flexions-/Extensionsbewegung ist in den verschiedenen Höhen konstant. Seitliche Beugung und axiale Rotation nehmen von oben nach unten ab. Bewegungen zwischen den Wirbeln sind normalerweise in der HWS am größten und in der BWS am kleinsten und erfolgen abhängig vom Verhältnis der Bandscheibendicke zu den angrenzenden Wirbelkörpern. Durch zunehmende Degeneration der periartikulären Strukturen und besonders der Zwischenwirbelscheiben nimmt im Laufe der Jahre die Beweglichkeit der Wirbelsäule ab (Hildebrandt u. Pfingsten 2012; ▶ Abb. 1.4; ▶ Tab. 6.1).

Tab. 6.1 Altersabhängige Werte der LWS-Kurvatur für die volle Flexion und Extension, gemessen am Winkel der Tangenten zwischen Hautoberfläche und den Wirbelkörpern L 1 und S 1. Die altersbedingte Abnahme der Beweglichkeit lässt sich gut ablesen (nach Hildebrandt u. Pfingsten 2012).

Altersbereich (Jahre)	Beugung		Streckung	
	Männer	Frauen	Männer	Frauen
16–24	33	26	54	63
25–34	31	24	52	60
35–44	28	22	49	53
45–65	26		45	

Die Beweglichkeit hängt von dreierlei Faktoren ab (Magee 2007):

- Arthrokinematik des Gelenks (des Junghans-Segmentes): Die Arthrokinematik hängt vor allem von der Kongruenz des Gelenks, der Gelenkflächen und der Art, wie sich die Knochenstrukturen zueinander bewegen, ab. Um diese Punkte geht es bei vielen manuellen Therapiemethoden. In diesem Buch gehen wir darauf jedoch nicht weiter ein. Uns geht es vor allem um die folgenden beiden Punkte.

- Beweglichkeit der periartikulären Strukturen: Dazu zählen die Knochen und die sich daraus bildenden Gelenke, intervertebrale Ligamente, Fascia thoracolumbalis, die Zwischenwirbelscheibe und die vertebrale Endplatte (Kap. 1).
- kontraktile Strukturen, Muskulatur: das lokale und globale Muskelsystem der Wirbelsäule (▶ Tab. 4.5).

In der Muskulatur befinden sich neben den aktiven Elementen, den Sarkomeren, auch nicht kontraktile Elemente wie das Endomysium, das Epimysium, das Perimysium und die Faszien, die in beide Sehnen einstrahlen. Zwischen den kontraktilen und nicht kontraktilen Elementen der Muskulatur gibt es Wechselbeziehungen (Cuillo et al. 1983, Müller-Wohlfahrt et al. 2010). Dies verdeutlicht weiter, dass sich die unterschiedlichen Strukturen zwar unterscheiden, aber nicht isoliert bewerten lassen. Sie beeinflussen einander wechselseitig und bestimmen somit in der Interaktion die Beweglichkeit der LWS.

In der Wirbelsäulenreha ist das Training der Beweglichkeit eine sehr wichtige physiotherapeutische Intervention. Die Beweglichkeit kann durch verschiedene Faktoren beeinträchtigt sein: Schmerzen, eingeschränkte Beweglichkeit der periartikulären Strukturen, verminderte neuromuskuläre Kontrolle, degenerative Erscheinungen usw.

Während der physiotherapeutischen Untersuchung besteht die Aufgabe des Physiotherapeuten darin, nach Möglichkeit die für die verminderte Beweglichkeit verantwortlichen Faktoren zu ermitteln. Je nach Untersuchungsergebnis wählt man eine Intervention, die eine verbesserte Beweglichkeit zum Ziel hat.

Die Beweglichkeitseinschränkung ist bei Patienten mit LWS-Beschwerden verbreitet, vor allem wenn es sich um Personen mit degenerativen Erscheinungen und Movement Impairments handelt (Kap. 4 u. Kap. 7).

Bei Movement Impairments liegen sowohl aktive als auch passive Beweglichkeitsbeeinträchtigungen vor (Dankaerts et al. 2005). Therapeutisch wirksam ist hier u. a. die manuelle Therapie. Sie bewirkt nicht allein eine Vergrößerung des Bewegungsausschlages, sondern auch eine Schmerzreduktion und eine entsprechende Zunahme der Aktivitäten (Rubinstein et al. 2011). In der Reha wird die manuelle Therapie häufig mit aktiven Interventionen kombiniert. Die Erfahrung zeigt, dass zu Beginn der Reha oftmals beide Maßnahmen, also aktive und passive, durchgeführt werden.

Für eine strukturierte Vorgehensweise gegen eine verminderte Beweglichkeit bedient man sich des Reha-/Trainingskreises zur Beweglichkeit der Wirbelsäule. Die akkurate Beschreibung der motorischen Grundeigenschaft Beweglichkeit setzt gewisse Kenntnisse über die mechanischen und körperlichen Eigenschaften des Bindegewebes voraus.

6.2.1 Bindegewebe

Das Bindegewebe der Wirbelsäule besteht aus einem Zellmix aus Chondroblasten, Osteoblasten, Fibroblasten u. a. Diese Zellen sind für die Produktion der verschiedenen Bindegewebsstrukturen verantwortlich. Jede dieser Strukturen zeigt eine charakteristische Zusammensetzung der verschiedenen Bindegewebsbestandteile (van den Berg 2000):

- Kollagenfasern
- elastische Fasern
- Grundsubstanz
- nicht kollagene Proteine
- Wasser.

Die Organisation der einzelnen Bestandteile und ihre Zusammensetzung bestimmt die Funktion der jeweiligen Struktur.

6.2.2 Registrierung der mechanischen Belastung

So wie der Mensch mit seiner Umwelt in wechselseitige Beziehungen eintritt, so tun dies auch die Bindegewebszellen. Sie kommunizieren mit ihrer Umgebung über chemische Substanzen und mechanische Reize.

Chemische Substanzen

Die Interaktion mit der Umgebung über chemische Substanzen (z. B. Neurotransmitter, Entzündungsmediatoren oder Wachstumsfaktoren) wird im Wundheilungsprozess auf eindrucksvolle Weise deutlich (Kap. 2).

Mechanische Reize

Bei Bewegungen der Wirbelsäule kommt es immer auch zu einer mechanischen Belastung. Die Registrierung der Belastung erfolgt über drei verschiedene physiologische Mechanismen im Bindegewebe: die Transduktion, den piezoelektrischen Effekt und das Strömungspotenzial.

Reaktion des Bindegewebes auf mechanische Belastungen

Neben der Tatsache, dass die Zellen eine mechanische Belastung des Bindegewebes insgesamt registrieren und ihre Syntheseaktivitäten entsprechend anpassen, verfügt das Bindegewebe selbst über verschiedene mechanische und physische Eigenschaften, welche der angemessenen Verarbeitung von Zug-, Druck- und Schubkräften dient.

Mechanische Eigenschaften des Bindegewebes

Die Belastung des Bindegewebes der Wirbelsäule führt zu dessen Verformung, die sich als Längenzunahme oder Belastungserhöhung darstellt (Magee et al. 2007). Die Art und Weise, in der das Bindegewebe auf Belastung reagiert, lässt sich mit den mechanischen Eigenschaften Elastizität, Viskoelastizität und Plastizität beschreiben (Viidik et al. 1982).

Die Elastizität beschreibt die schnelle Rückkehr des Bindegewebes zu seiner ursprünglichen Länge nach einer Belastung, wofür die kollagenen und elastischen Fasern die Hauptverantwortung tragen (Chaffin et al. 1991).

Von Viskoelastizität spricht man, wenn die Verformung des Bindegewebes sowohl zu einer elastischen als auch zu einer viskösen Reaktion führt. Den elastischen Teil übernehmen auch hier kollagene und elastische Fasern, während für den viskösen Anteil vor allem die Grundsubstanz und das darin gebundene Wasser verantwortlich sind (Bogduk 1997). Nach einer Belastung kommt es zunächst zu einem „Dehnungsrückstand" und das Bindegewebe kehrt nur langsam zu seiner normalen Länge zurück.

Plastizität bedeutet, dass das Bindegewebe nicht mehr zu seiner ursprünglichen Länge zurückkehrt, sondern verlängert bleibt (Brinckmann 2000).

Physische Eigenschaften des Bindegewebes

Die physischen Eigenschaften des Bindegewebes wurden von Butler (1978) ausführlich beschrieben. Man unterscheidet 4 verschiedene physische Eigenschaften: Hysterese, Creep, Stress-Relaxation und Dehnungsgeschwindigkeitsabhängigkeit.

Hysterese

Die Hysterese bezeichnet die Eigenschaft des Bindegewebes, nach einer intermittierenden Belastung wieder langsam zur ursprünglichen Länge zurückzukehren. Sie ist auf einen Energieverlust während der Verformung zurückzuführen, der durch die Reibung im Bindegewebe selbst sowie zwischen den einzelnen Bindegewebsstrukturen zustande kommt. Reibung erzeugt Wärme, die an die Umgebung abgegeben wird (Wright u. Li 2000). Ein Wärmeverlust bedeutet aber auch einen Energieverlust, der ausgeglichen werden muss, damit die ursprüngliche Länge wieder erreicht werden kann. Dieser Prozess kostet etwas mehr Zeit. Die Hysterese kommt in Strukturen aus überwiegend elastischen Fasern, deren mechanische Haupteigenschaft die Elastizität ist, nicht vor, allerdings in viskoelastischem Gewebe. Mit diesen Strukturen hat man es als Physiotherapeut am häufigsten zu tun: Zwischenwirbelscheiben, Kapseln, Bänder, Sehnen usw.

Creep

Creep bedeutet, dass das Bindegewebe sich bei konstanter Belastung immer weiter verformt, bis ein Gleichgewicht zwischen Belastung und Verformung erreicht wird. Das Resultat ist eine Zunahme der Länge des Gewebes, die mit einer Abnahme der Elastizität und der Belastbarkeit einhergeht (Woo et al. 1994, Neumann 2002, Hooley 1997). Dies liegt vor allem daran, dass beim Creep viele Mikrotraumata in den Kollagenfasern entstehen (Akeson et al. 1980).

Um einen Creep im Bindegewebe zu erreichen, kommt es auf die Dauer der Belastung an. Bei einer nur kurzfristigen Belastung reagiert das Gewebe vor allem viskoelastisch, bei einer langfristigen Belastung (über Stunden und Tage) kommt es zur Plastizität, d. h. zu einer bleibenden Verlängerung des Gewebes. Leider treten diese physischen Belastungsformen der Wirbelsäule zunehmend häufig auf. Eine zunehmende statische Belastung, besonders durch langes Sitzen, führt zum Creep. Dabei wird die Wirbelsäule vor allem in flektierter Position gehalten. Endgradige LWS-Flexionen lassen die Aktivität der Muskulatur sinken und erhöhen die Belastung der periartikulären dorsalen Strukturen. Die Folge ist eine größere Beweglichkeit nach einer Flexion bei verminderter Elastizität und Belastbarkeit des Bindegewebes. Zudem geht die Beweglichkeit nach Extension stark zurück. Diese viskoelastischen Eigenschaften haben keine klinische Relevanz für Patienten mit lumbalen Rückenbeschwerden.

Stress-Relaxation

Stress-Relaxation bedeutet, dass das Bindegewebe während einer Belastung versucht, die Höhe der Belastung (Stress) zu verringern, ohne sich zu verlängern (Matthijs et al. 2003). Diese Eigenschaft tritt sowohl bei schnellen als auch bei langsamen Bewegungen zutage. Je schneller sich die Belastung des Bindegewebes einstellt, desto größer ist der Stress während und nach der Belastung. Das Tempo, mit dem sich die Relaxation einstellt, hängt vom Anteil der elastischen Fasern im Bindegewebe ab. Eine schnelle Entspannung stellt sich nur bei einer elastischen Reaktion des Bindegewebes ein. In der Wirbelsäule gibt es das Lig. flavum, das zu 50 % aus kollagenen und zu 50 % aus elastischen Fasern besteht. Aufgrund seines hohen Anteils an elastischen Fasern kann es sehr schnell reagieren. Deshalb steckt dieses Band auch selten hinter Wirbelsäulenbeschwerden. Es passt sich schnell und angemessen an mechanische Belastungen an.

Ist der Anteil elastischer Fasern geringer, kommt es zu einer viskoelastischen oder plastischen Reaktion des Gewebes (z. B. des Diskus oder des Lig. longitudinale anterior). Die Anpassung an schnelle Belastungen erfordert Zeit. Die Belastung des Bindegewebes bleibt hoch und das Verletzungsrisiko steigt (Magee et al. 2007).

Bei langsamen oder konstanten Belastungen ist der Relaxationsprozess schnell genug oder erfolgt bereits während der Belastung, und das Verletzungsrisiko sinkt.

Dehnungsgeschwindigkeitsabhängigkeit

Die Dehnungsgeschwindigkeitsabhängigkeit (Strain Rate Dependance; Taylor et al. 1990, van Wingerden 1998, Matthijs et al. 2003) ist die Reaktion des Bindegewebes auf schnelle Belastungen. Es reagiert mit einer proportionalen Zunahme seines Widerstands. Diese Reaktion findet vor allem in Bindegeweben statt, in denen die viskoelastischen Eigenschaften vorherrschen. Die visköse Reaktion steht dabei im Vordergrund. Bei schnellen Bewegungen kommt es auch zu einer schnellen Verschiebung von Wasser und somit zu einer schnelleren Verformung des Bindegewebes. Der schnelle Wassertransport erhöht die Belastung der kollagenen und elastischen Fasern im Bindegewebe. Die Beweglichkeit des Bindegewebes sinkt dadurch und das Verletzungsrisiko steigt. Dies erklärt, warum unerwartete schnelle Bewegungen der Wirbelsäule akute Rückenschmerzen auslösen können.

Sowohl die mechanischen als auch die physischen Eigenschaften des Bindegewebes haben direkte Auswirkungen auf dessen Möglichkeiten, angemessen auf Belastungen zu reagieren. Die Reaktionen des Bindegewebes lassen sich in der Belastungsverformungskurve oder in der Stress-Strain-Kurve darstellen.

Belastungsverformungskurve

Beide Kurven haben den gleichen Verlauf. Die Belastungsverformungskurve gibt die mechanischen Eigenschaften des Bindegewebes wieder. Sie beschreibt das Ausmaß der Belastung des Bindegewebes (in Newton) in Relation zum Ausmaß seiner Verformung (in mm). Die Stress-Strain-Kurve spiegelt die physischen Eigenschaften wider. Dabei wird der Grad an Stress auf das Bindegewebe zum Grad der Dehnung ins Verhältnis gesetzt (beide Werte in Megapascal; Matthijs et al. 2003). Die ▶ Abb. 6.2 zeigt die Belastungsverformungskurve.

Die Belastungsverformungskurve wurde von Viidik (1973) beschrieben und in zwei Abschnitte unterteilt: den Fußbereich und den linearen Bereich. Diese beiden Bereiche spielen für die Physiotherapie die größte Rolle. Tillman u. Cummings (1992) haben noch zwei weitere Regionen beschrieben: den passiven Dehnungsbereich und den Verletzungsbereich (▶ Abb. 6.2).

Fußbereich

Der Fußbereich der Kurve beschreibt eine relativ große Verformung bei geringer Belastung der Kollagenfasern. Dies liegt daran, dass in dieser Phase vor allem die Grundsubstanz und kaum die Kollagenfasern belastet werden. Die Kollagenfasern liegen hier im unbelasteten Gewebe in Wellenform vor. Diese Form kommt durch die Interaktion der Kollagenfasern mit der Grundsubstanz einerseits und mit elastischen Fasern andererseits zustande. Bei einer Belastung des Bindegewebes nimmt die Wellenform der

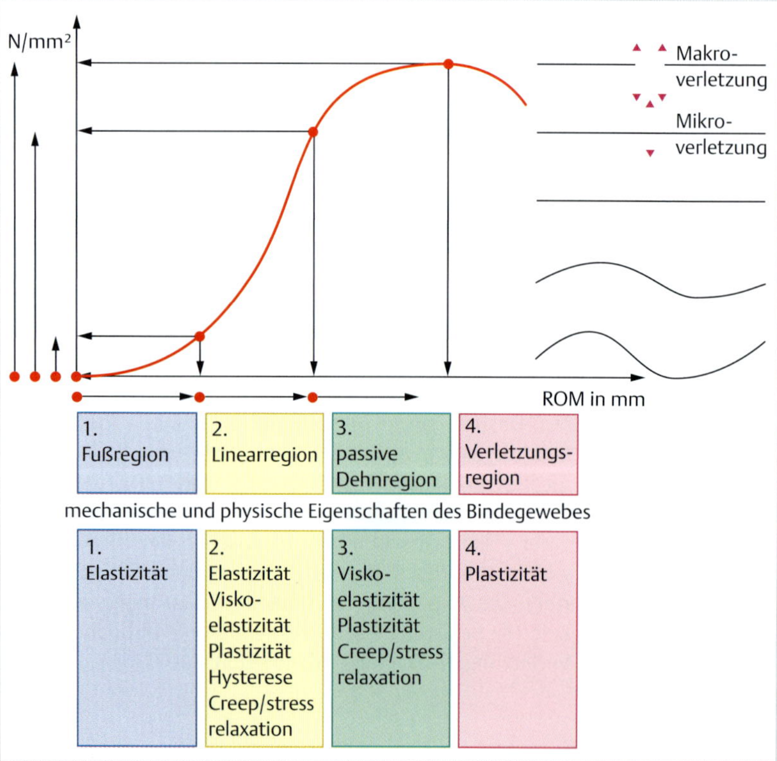

Abb. 6.2 Belastungsverformungskurve. Sie spiegelt das motorische Verhalten von Kollagenfasern unter Dehnung wider (nach Viidik 1973). (Bant S. 231, Abb. 4.33)

Fasern ab (Cribb u. Scott 1995). Kaltenborn bezeichnete diesen Übergang als „das Spiel aufnehmen“. Diese Belastungsaufnahme ist der erste physiologische Mechanismus, mit dem das Gewebe in die Lage versetzt wird, auf eine mechanische Belastung angemessen zu reagieren. Im Fußbereich kommt es zu einer durchschnittlichen Verlängerung von 2–4 % (TTillman u. Cummings 1992).

Wenn die Belastung wieder vom Gewebe fortgenommen wird, reagiert es mit seiner mechanischen Elastizität – das Gewebe kehrt sogleich in seine ursprüngliche Form zurück. Dafür sind die elastischen Fasern verantwortlich.

Linearer Bereich

Im linearen Bereich ist die Zunahme von Länge und Belastung des Bindegewebes proportional (Viidik et al. 1982). Es kommt zu einer Verschiebung von der Grundsubstanzbelastung zur überwiegenden Kollagenbelastung. Die Belastung der Kollagenfasern ist sowohl mechanischer als auch molekularer Art (Sasaki u. Odajima 1996b) und es kommen alle physischen und mechanischen Eigenschaften des Bindegewebes zum Tragen. Am Anfang des linearen Bereichs findet vor allem eine schnelle elastische Verformung statt, die nach der Belastung wieder verschwindet. In der Mitte der Belastung reagiert das Gewebe viskoelastisch – es kehrt durch die physische Eigenschaft der Hysterese nach der Belastung nur langsam wieder zu seiner ursprünglichen Form zurück. Zum Ende des Bereichs entstehen plastische Veränderungen und das Gewebe antwortet mit einem Creep und der Stress-Relaxation. Eine Belastung im linearen Bereich ist mit einer Längenänderung des Bindegewebes von 2–5 % verbunden (Magee et al. 2007).

Im Hinblick auf die motorische Grundeigenschaft Beweglichkeit spielt der lineare Bereich eine große Rolle, da der Physiotherapeut in ihm den Grad der Verformung des Bindegewebes verbessern kann.

Passiver Dehnungsbereich

Im passiven Dehnungsbereich besteht kein linearer Zusammenhang mehr zwischen der Belastung und der Verformung des Bindegewebes. Die Dehnungsbelastung entsteht nur durch passive Kräfte. Bei Belastungen in diesem Bereich der Kurve steht nicht mehr die Viskoelastizität des Gewebes im Vordergrund, sondern die Plastizität. Das Gewebe kehrt nach der Belastung nicht mehr in seine ursprüngliche Form zurück. Hier geht es dann um die physische Eigenschaft Creep. Die Belastungsverformungskurve zeigt, dass eine leichte Zunahme der Belastung in diesem Bereich zu einer stärkeren Verformung führt als im linearen Bereich. Sie ist hier so groß, dass es zu Mikrotraumata im Bindegewebe kommt, welche die strukturelle Integrität des Bindegewebes beeinträchtigen. Damit ist auch dessen maximale Belastbarkeit erreicht. Jenseits dieses Bereiches kommt es zu einer proportionalen Steigerung des Verletzungsgrades.

Verletzungsbereich

In diesem Bereich ist die Belastung der Kollagenfasern so groß, dass ihre Belastbarkeitsgrenze überschritten wird und es zu Makrotraumen kommt. Die strukturelle Integrität der Kollagenfasern ist zerstört.

6.2.3 Immobilisation des Bindegewebes

Die physischen und mechanischen Eigenschaften des Bindegewebes bestimmen sein Verhalten bei Bewegungen. Dass diese Bewegungen bei Patienten mit lumbalen Rückenschmerzen beeinträchtigt sein können, wurde bereits eingangs erwähnt. Zu den Hauptgründen einer eingeschränkten Beweglichkeit zählt die Immobilisation der Wirbelsäule. Die Reaktion des Bindegewebes auf Immobilisationen ist unabhängig von der Ursache.

Eine Immobilisation des Bindegewebes ist häufig. Bei einer Verletzung der Wirbelsäule kommt es zur Anpassung des motorischen Verhaltens (Functio laesa). Auch bei einer verminderten Bewegung kommt es zu Anpassungen in Form der Entlastung (Deloading). Sowohl die Entstehung akuter Schädigungen als auch eine verminderte Beweglichkeit sind bei Patienten mit LWS-Beschwerden häufig.

Eine Immobilisation führt zu Anpassungen der Bindegewebsstrukturen. Dabei handelt es sich nicht um einen pathologischen Prozess! Es ist nur eine funktionelle Anpassung des Gewebes an eine verminderte Belastung. Eine Immobilisation hat sowohl auf Zellniveau als auch auf der Gewebsebene Folgen. Die ▶ Abb. 6.3 gibt einen Überblick über die physiologischen Konsequenzen einer partiellen Immobilisation auf Zellebene. Sie zeigt zudem die Reaktionen der verschiedenen Bindegewebsbestandteile, des Gewebes insgesamt sowie in Bezug auf spezifische Bindegewebsstrukturen (hier vor allem periartikuläre Strukturen sowie kontraktile und nicht kontraktile Elemente der Muskulatur; Olson 2001).

Die Reaktion der Zellen auf eine Immobilisation ist eine erhöhte Turn-over-Rate des Bindegewebes. Turn-over bedeutet hier die Geschwindigkeit, mit der extrazelluläre Bestandteile produziert werden. Dabei geht es vor allem um den erhöhten Turn-over von Kollagenfasern. Es kommt zu einer Verschiebung von Typ-I-Kollagenfasern zu Typ-III-Fasern. Dieser Typ hat zwar eine höhere Turn-over-Rate, ist jedoch mechanisch weniger belastbar als Typ I. Durch die veränderte Kollagenproduktion verändert sich auch die Grundsubstanz, deren Qualität abnimmt (van den Berg 2010), wodurch auch die Belastbarkeit des Gewebes leidet. Das Verletzungsrisiko steigt.

Die Wirkung einer Immobilisation auf die Bestandteile des Bindegewebes ist wichtig. Bezogen auf die Grundsubstanz bedeutet dies eine verminderte Flexibilität des Bindegewebes. Durch einen Rückgang des Glykosamingehaltes von 20–40 % (Akeson et al. 1973) und des Wasseranteils verringert sich der interfibrilläre Abstand. In der

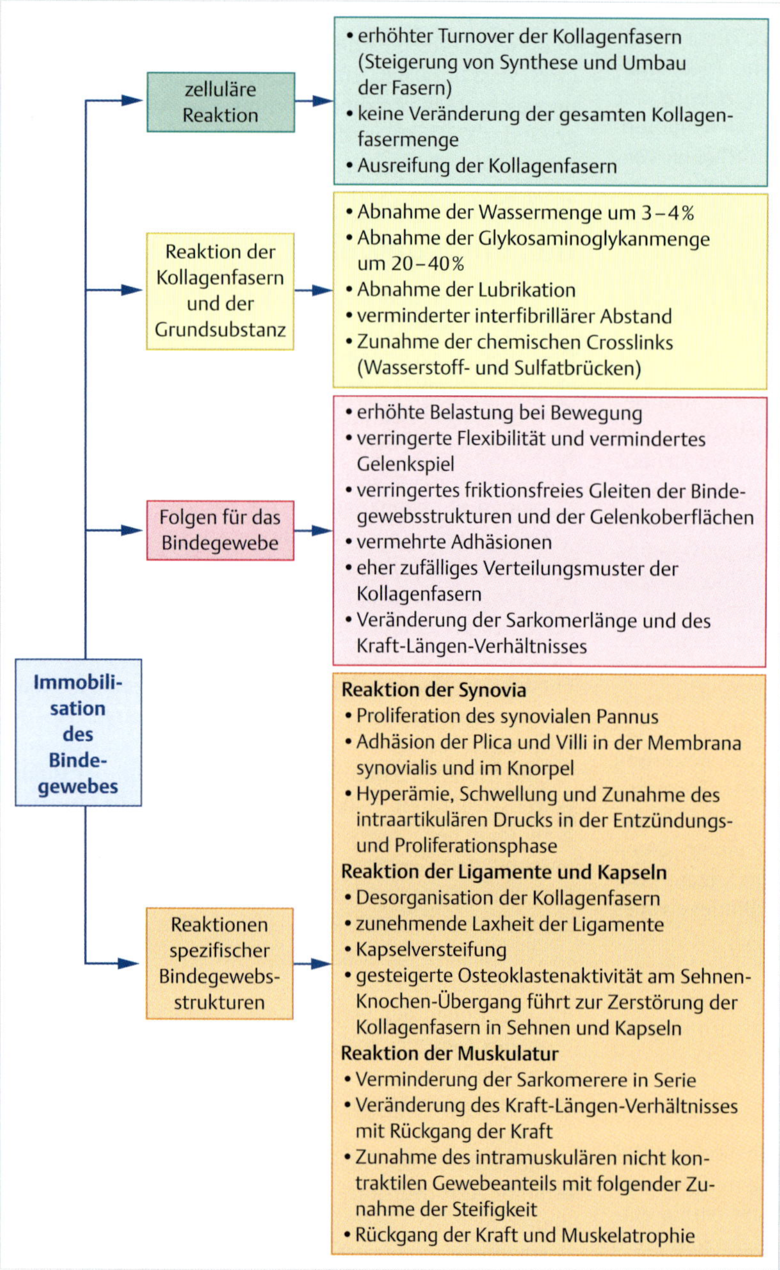

Abb. 6.3 Auswirkungen einer Immobilisation auf der Zell- und Bindegewebsebene.

Folge erhöht sich die Menge der pathologischen Crosslinks (Akeson et al. 1980, Mett 2015). Sie sind für die verminderte Flexibilität verantwortlich und bedeuten vor allem vermehrte Wasserstoff- und Sulfatbrücken zwischen den Kollagenfasern.

Die Kollagenfasern reagieren nach einer Immobilisationsphase mit einer vermehrten interfibrillären Reibung, einer vermehrt willkürlichen Anordnung neuer Kollagenfasern und einer Abnahme des Faserdurchmessers. Diese physiologischen Prozesse verringern die Belastbarkeit und Flexibilität des Bindegewebes (van den Berg 2010).

Die beeindruckendsten Folgen einer Immobilisation sind jedoch an der Muskulatur zu beobachten. Wenn ein Muskel für eine Woche in einer verkürzten Stellung vollständig immobilisiert wird, verliert er gut 40 % seiner Sarkomere, während die Länge der verbliebenen Sarkomere zunimmt (Kelsen 1982). Die Kraft des Muskels geht dabei um 40–60 % zurück. Wird der Muskel in einer verlängerten Position immobilisiert, verliert er im selben Zeitraum noch 19 % der Sarkomere (Tabary et al. 1981). Zusätzlich büßt er an Beweglichkeit ein.

Alle erwähnten Prozesse bedeuten letztlich eine verminderte Beweglichkeit der Wirbelsäule, die sich auch in

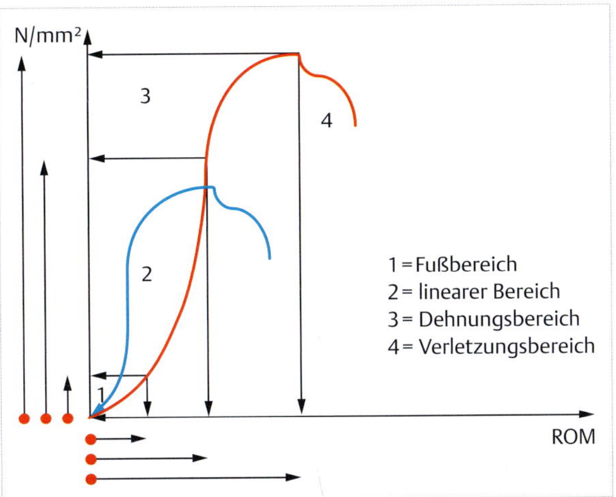

Abb. 6.4 Auswirkungen einer Immobilisation auf die Belastungsverformungskurve. Die Belastbarkeit des Gewebes und die Beweglichkeit nehmen ab (nach Viidik 1973).

einer veränderten Belastungsverformungskurve niederschlägt. Durch die Immobilisation wird das Gewebe weniger belastbar und die Kurve verschiebt sich nach unten. Aber auch der Grad der Verformung nimmt durch eine Immobilisation ab, sodass sich die Kurve zudem nach links verschiebt (▶ Abb. 6.4, blaue Linie).

Wenn es sich um eine Beweglichkeitseinschränkung bei Patienten mit lumbalen Rückenbeschwerden nach einer längeren Immobilisationsphase handelt, besteht die Aufgabe des Therapeuten in der Verbesserung der Beweglichkeit. Im Hinblick auf die passiven periartikulären Strukturen und die kontraktilen und nicht kontraktilen Eigenschaften der Muskulatur muss er dazu das Bindegewebe vor allem im Fußbereich und im linearen Bereich der Kurve belasten. In diesen beiden Zonen werden alle physischen und mechanischen Eigenschaften des Gewebes mehr oder weniger aktiviert. Sie eignen sich auch als Richtschnur für eine angemessene Erhöhung der Belastung des Bindegewebes, die letztlich in einer Beweglichkeitszunahme der Wirbelsäule resultieren kann.

6.2.4 Zusammenfassung

Unser gesamter Körper ist von Bindegewebe durchzogen. Für dessen Produktion sind bestimmte Zellen verantwortlich, zuvorderst die Fibroblasten, Chondroblasten, Osteoblasten, Tenoblasten und Myoblasten. Sie alle produzieren extrazelluläre Bestandteile, die letztlich das Bindegewebe ausmachen: Kollagenfasern, elastische Fasern, Grundsubstanz und Glykoproteine. Diese 4 Bestandteile werden mit dem vermengt, woraus unser Körper vornehmlich besteht: Wasser. Die Zusammensetzung der Bestandteile sowie ihre Organisation bestimmt die Funktion der jeweiligen Bindegewebsstruktur. Für den Physiotherapeuten sind die Strukturen von besonderem Interesse, die für die Verarbeitung mechanischer Belastungen zuständig sind. Wenn sich eine Person bewegt, wird die Belastung des Bindegewebes von den jeweiligen Zellen registriert. Die dabei maßgeblichen physiologischen Prozesse sind die Transduktion, die Strömungspotenziale und der piezoelektrische Effekt.

Neben der Registrierung von Bewegungen muss das Bindegewebe die verschiedenen Belastungsformen auch angemessen auffangen und verarbeiten. Das Bindegewebe verfügt zu diesem Zweck über gute physische und mechanische Eigenschaften. Diese Eigenschaften werden in elastisch, viskoelastisch und plastisch unterteilt.

Die elastischen Eigenschaften stehen für eine schnelle Rückkehr des Gewebes zu der Ausgangsform von vor der Belastung. Bei der Viskoelastizität kehrt das Gewebe nach Beendigung der Belastung langsam wieder zur ursprünglichen Form und Länge zurück. Bei der Plastizität kehrt das Gewebe nicht mehr in seine ursprüngliche Form zurück. Die physischen Eigenschaften des Bindegewebes beschreiben die verschiedenen physiologischen Prozesse, die sich während einer Belastung im Bindegewebe ereignen. Man unterscheidet 4 verschiedene physische Eigenschaften: Hysterese, Creep, Stress-Relaxation und Dehnungsgeschwindigkeitsabhängigkeit.

Die Hysterese bezeichnet das Maß des Energieverlustes im Bindegewebe, der nach der Belastung zu einem Dehnungsrückstand führt. Creep steht für den Anpassungsprozess des Bindegewebes, wenn es einer anhaltenden Belastung ausgesetzt ist. Stress-Relaxation bedeutet, dass das Bindegewebe während einer Belastung versucht, die Höhe der Belastung (Stress) zu verringern, ohne sich zu verlängern. Die Dehnungsgeschwindigkeitsabhängigkeit schließlich bedeutet die Reaktion des Bindegewebes auf schnelle Belastungen. Es reagiert mit einer proportionalen Zunahme seines Widerstands, der zu einer Verringerung der Verformung führt.

Die physischen und auch die mechanischen Eigenschaften des Bindegewebes sind in der Belastungsverformungskurve vereint. Sie beschreibt die Verformung des Bindegewebes in Abhängigkeit von der Belastung. Die Belastung wird in Newton gemessen, während die Verformung in Millimeter oder in Prozent der ursprünglichen Länge einer Kollagenfaser aufgetragen wird. Die Kurve weist 4 verschiedene Bereiche auf: Fußbereich, linearer Bereich, passiver Dehnungsbereich und Verletzungsbereich. Der Fußbereich beschreibt eine relativ große Verformung bei geringer Belastung der Kollagenfasern. In dieser Phase geht es vor allem um die Grundsubstanzbelastung. Im linearen Bereich ist die Zunahme von Länge und Belastung des Bindegewebes proportional. Es kommt zu einer Verschiebung von der Grundsubstanzbelastung zur überwiegenden Kollagenbelastung. Im passiven Dehnungsbereich wird die strukturelle Integrität des Gewebes berührt und es entstehen Mikrotraumen. Im Verletzungsbereich schließlich ist die Belastung der Kollagenfasern so groß, dass ihre Belastbarkeitsgrenze überschritten wird und Makrotraumen die Folge sind.

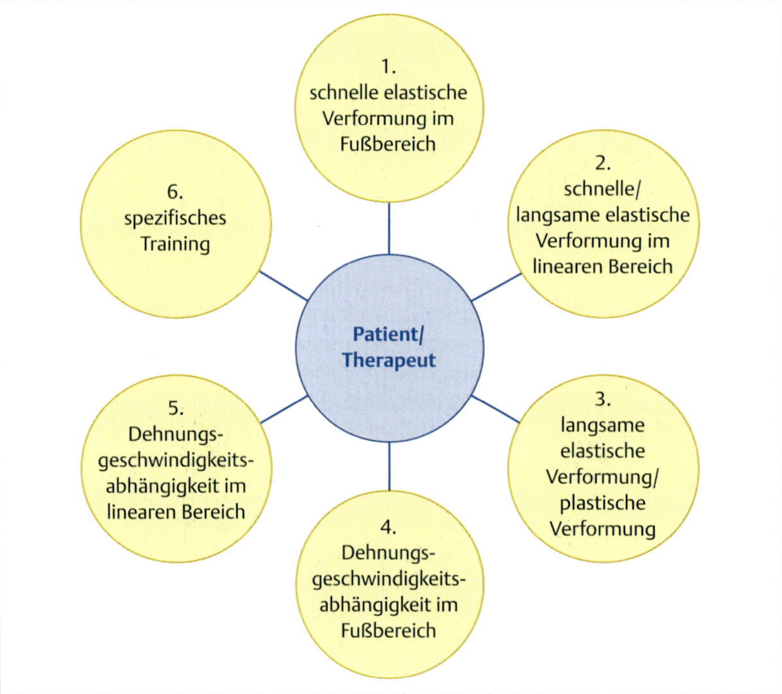

Abb. 6.5 Reha-/Trainingskreis Beweglichkeit der Wirbelsäule.

Die Belastungsverformungskurve und die physischen und mechanischen Eigenschaften des Gewebes eignen sich auch als Richtschnur für eine angemessene Erhöhung der Belastung des Bindegewebes, die letztlich in einer Beweglichkeitszunahme der Wirbelsäule resultieren kann. Unter Berücksichtigung der Wundheilungsphasen und der mit jeder dieser Phasen verbundenen physiotherapeutischen Beschränkungen entwickelt sich daraus der Reha-/Trainingskreis Beweglichkeit der Wirbelsäule (▸ Abb. 6.5).

6.3 Rehamethoden zur Beweglichkeit

Der Rehakreis Beweglichkeit der Wirbelsäule ist ein großer Kreis, der aus 6 kleineren besteht. Diese beinhalten verschiedene Reha- und Trainingsmethoden, die mit dem Ziel einer optimalen Wirbelsäulenbeweglichkeit angewendet werden.

Im Mittelpunkt des Kreises stehen dabei der Patient und der Physiotherapeut, was als Bild für die patientenzentrierte Arbeit gelten kann und die Grundlage einer optimalen physiotherapeutischen Behandlung ist.

6.3.1 Rehamethode: schnelle elastische Verformung im Fußbereich

Die Rehabilitationsmethode der elastischen Verformung im Fußbereich ist die erste Methode im Rahmen der motorischen Grundeigenschaft Beweglichkeit, die nach einer akuten Schädigung der Wirbelsäule angewandt werden kann. Wie erwähnt entstehen Wirbelsäulenbeschwerden in 60 % der Fälle akut (Waddell 2006).

Der Begriff „schnelle elastische Verformung" beschreibt die mechanischen Eigenschaften des Bindegewebes, das unmittelbar nach einer mechanischen Belastung zur ursprünglichen Länge zurückkehrt. Der „Fußbereich" bezieht sich natürlich auf den ersten Abschnitt der Belastungsverformungskurve, in dem eine relativ große Verformung (Längenzunahme) mit einer eher geringen Belastung der Kollagenfasern des Bindegewebes verbunden ist. Im Fußbereich spricht man auch von einer „Grundsubstanzbelastung".

Nach einer akuten Schädigung beginnt die Entzündungsphase, während der die katabolen Prozesse im Mittelpunkt stehen und in der das Ausmaß der Schädigung ermittelt wird. Es geht dann um die Beseitigung von Pathogenen, um die DNA-Analyse, den Abbau von Debris und den Aufbau von Substrat (Kap. 2; Bant et al. 2011). Nach der Entzündungsphase folgt zunächst die Proliferationsphase, während der das Granulationsgewebe gebildet wird, das vor allem aus Typ-3-Kollagen besteht (van den Berg 2010). Die Turn-over-Zeit ist für diese Kollagenart sehr kurz. Deshalb bildet sie sich auch in der Proliferationsphase als Erstes. In mechanischer Hinsicht ist dieser Kollagentyp weniger belastbar als der Typ 1. Durch das Kollagen Typ 3 bleibt der Bewegungsausschlag, in dem belastet wird, auf den Ausschlag begrenzt, bei dem die Grundsubstanzbelastung im Vordergrund steht, nämlich den Fußbereich. Für die Reha bei lumbalen Rückenschmerzen bedeutet dies die Ausführung manueller Techniken in den verschiedenen Junghans-Segmenten und die Durchführung aktiver und passiver Übungen, wobei der Bewegungsausschlag gering bleibt. Bei passiven Bewegungen wird er durch das erfahrene Endgefühl und die subjektiven Qualitätskriterien bestimmt, bei aktiven Bewegungen durch subjektive und objektive Qualitätskriterien.

Subjektive und objektive Qualitätskriterien

Bei den verschiedenen Übungen aus den Rückenkarten zu den Reha-/Trainingsmethoden kommt es stets auf die Qualität der Ausführung an. Diese bemisst sich an den subjektiven und objektiven Qualitätskriterien, die in Kap. 7 unter „Subjektive und objektive Qualitätskriterien (S. 228)“ ausführlich beschrieben sind:

Die subjektiven Qualitätskriterien sind:

- Schmerzen (während und nach der Übung)
- Ermüdung
- Zutrauen oder Unsicherheit (Bewegungsangst)
- Reaktion nach dem Training
- nonverbale Kommunikation.

Ermüdung zählt zu den subjektiven Qualitätskriterien. Seine Bedeutung hängt vom Reha-/Trainingsziel ab. Beim Erlernen einer Übung ist die erlebte Ermüdung ein wichtiges subjektives Qualitätskriterium. Bei Ermüdung gehen die intra- und die intermuskuläre Koordination und damit auch die Qualität der zu erlernenden Übung zurück.

Wenn das Rehaziel das Training einer Übung nach der Methode KRS 3 „intensive Kraftausdauer“ ist, dann ist das Erleben einer Ermüdung hierfür die Voraussetzung. Dabei behalten die objektiven Qualitätskriterien, auf die der Therapeut während der Ausführung achtet, ihre Gültigkeit:

- optimale Ausgangshaltung
- optimaler Bewegungsausschlag
- optimaler Bewegungsrhythmus
- optimaler Bewegungsverlauf.

Durch die Ausführung passiver und/oder aktiver Bewegungen mit geringem Ausschlag wird das neu gebildete Bindegewebe funktionell belastet, wodurch sich die Syntheseaktivität der Zellen erhöht (Zernicke u. Loitz 1994). Dies führt zu einer verstärkten Produktion extrazellulärer Bestandteile und besonders der Glykosaminoglykane (GAG; van den Berg 2010). Durch deren quantitative und qualitative Vermehrung erhöht sich die negative Ladung des Bindegewebes, die vermehrt Wasser anzieht. Durch den Platz, den das Wasser einnimmt, erhöht sich auch der Abstand zwischen den Fasern und die Reibung nimmt ab. Dadurch sinkt die Zahl der Crosslinks in Form von Wasserstoffbrücken erheblich (Mett 2015) und die Beweglichkeit des Bindegewebes nimmt zu.

Ausgehend von den in Kap. 7 beschriebenen Rückenkarten gehören zur Rehamethode „schnelle elastische Verformung im Fußbereich“ die folgenden:

- Karte 1: lokale Flexionsstabilität
- Karte 2: lokale Extensionsstabilität
- Karte 3: lokale laterale Stabilität
- Karte 4: lokale Beckenbodenstabilität
- Karte 5: regionale Extensionsstabilität
- Karte 6: regionale laterale Stabilität
- Karte 7: regionale Extensions-/Rotationsstabilität
- Karte 8: regionale Flexionsstabilität
- Karte 9: regionale Flexions-/Rotationsstabilität
- Karte 10: totale Extensionsstabilität
- Karte 11: totale laterale Stabilität
- Karte 12: totale Flexions-/Extensionsstabilität mit Rotationsstabilität.

Bei den Rückenkarten 1–12 besteht das Ziel darin, die Wirbelsäule mit oder ohne Bewegungen der Arme und/oder Beine in ihrer Neutralstellung zu stabilisieren. Die Bewegungen in der Wirbelsäule bleiben dabei minimal und gehen vor allem auf den Einfluss der verschiedenen kontrahierten Bewegungsketten zurück. Das Muskel- und Bewegungstraining kommt in den Rückenkarten 1–4 bzw. 5–12 zum Zuge (Kap. 7).

Zum Training der Haltung kommt es bei jeder Übung durch die optimale Einnahme der Neutralstellung. Mögliche Übungen beinhalten hier das Abkippen des Beckens bei verschiedenen Ausgangspositionen. Die subjektiven und objektiven Qualitätskriterien gelten auch hierbei.

Die Rehamethode „schnelle elastische Verformung im Fußbereich“ kommt bei allen Patienten mit akuten lumbalen Rückenschmerzen infrage, die innerhalb der ersten 5 Tage vorstellig werden (Entzündungs- und Proliferationsphase). Dabei beginnt man im Allgemeinen mit der lokalen Flexionsstabilität von Rückenkarte 1.

Wenn die Beschwerden nicht akut, sondern langsam progredient eingesetzt haben, hängt die Auswahl der Rückenkarte von der Aktivitätsbeeinträchtigung ab. Treten die Beschwerden vornehmlich bei Aktivitäten mit statischen Wirbelsäulenpositionen auf, wird mit einer der ersten 12 Rückenkarten begonnen. Wenn nur dynamische Bewegungen auslösend wirken, beginnt man ab der 13 und mit der motorischen Grundeigenschaft Beweglichkeit. Es handelt sich dabei dann um schnelle elastische Verformungen im linearen Kurvenbereich.

Bei langsam progredient einsetzenden Beschwerden können sowohl statische als auch dynamische Bewegungen die Beschwerden auslösen. Daneben gibt es noch eine ganze Reihe von Faktoren, die bei der Auswahl der Rückenkarten eine Rolle spielen, wie vor allem die heilungshemmenden Faktoren, die sich auf der biologischen oder auch auf der psychosozialen Ebene bemerkbar machen können. Die prognostisch wichtigsten dieser Faktoren bei lumbalen Rückenschmerzen sind in ▶ Tab. 6.2 aufgeführt (Chou et al. 2010, Hayden et al. 2009 und 2010).

Tab. 6.2 Heilungshemmende Faktoren bei Patienten mit lumbalen Rückenschmerzen.

Bereich	Heilungshemmende Faktoren
körperlich	– viele eingeschränkte Aktivitäten – Dauer der Rückenschmerzen – ausstrahlende Schmerzen – große Ausdehnung der Schmerzen – Alter – schlechter Allgemeinzustand
psychisch	– psychischer oder psychosozialer Stress – Angst vor Schmerzen – Somatisierung – Depressionen
sozial	– belastende Verhältnisse am Arbeitsplatz – schwere körperliche Aktivitäten

Sowohl die Rückenkarten als auch die Reha-/Trainingskreise bilden einen methodischen Leitfaden zur Behandlung von Patienten mit akuten und chronischen lumbalen Rückenschmerzen. Je nachdem wie sich die biopsychosozialen Bedingungen im Einzelfall darstellen, kann und muss der Leitfaden angepasst werden. Oder wie es der Dalai Lama ausdrückte: „Lerne die Regeln, damit du sie richtig brechen kannst."

Eine Richtschnur für die Belastungsvariablen bei der Rehamethode der schnellen elastischen Verformung im Fußbereich bietet ▶ Tab. 6.3.

Tab. 6.3 Leitlinie für die Belastungsvariablen bei der schnellen elastischen Verformung im Fußbereich.

Belastungsvariablen	Schnelle elastische Verformung im Fußbereich
Gewicht	Unterlast (underloaded)
Serien	3–5 Serien
Wiederholungen	10–15 Wiederholungen
Bewegungsrhythmus	1-0-1-Rhythmus
Pause	30–60 Sekunden
Anzahl der Übungen	1–4 Übungen
Superkompensationszeit	12–24 Stunden

Viele Belastungsvariablen sind selbsterklärend wie Serien, Wiederholungen, Pausen, Zahl der Übungen usw. Zwei von ihnen sollten jedoch etwas näher erläutert werden.

Mit **Unterlast** (underload) ist ein Gewicht gemeint, mit dem theoretisch 25–30 qualitative Wiederholungen ausgeführt werden können; tatsächlich werden nur 10–15 Wiederholungen ausgeführt. Der Grund dafür ist, dass die Ausführung einer Übung niemals durch den Faktor Ermüdung bestimmt oder eingeschränkt werden darf. Eine Ermüdung während der Durchführung kann zur Abnahme des Bewegungsausschlages führen, während das Ziel bei der Rehamethode der elastischen Verformung im Fußbereich ja gerade dessen Vergrößerung ist.

Ein 1-0-1-**Bewegungsrhythmus** bedeutet, dass die exzentrische Phase genauso langsam ist wie die konzentrische. Die 0 bedeutet, dass es zwischen den Phasen keine Pause gibt. Die 1 kann nicht als Dauer (in Sekunden) ausgedrückt werden, weil jede Übung einen anderen Bewegungsumfang hat.

Diese Rehamethode ist die erste, die nach einer akuten Wirbelsäulenverletzung angewandt werden kann. Sie besteht aus Übungen in einer eingeschränkten Bewegungsrichtung, sodass das neu gebildete Gewebe nicht zu stark belastet wird. Der Bewegungsausschlag wird vor allem durch die subjektiven und objektiven Qualitätskriterien bestimmt.

6.3.2 Rehamethode: schnelle/langsame elastische Verformung im linearen Bereich

Diese Reha verfolgt dieselben Prinzipien wie die schnelle elastische Verformung im Fußbereich. Die mechanische Eigenschaft der elastischen Verformung besagt, dass das Bindegewebe nach einer Belastung wieder die ursprüngliche Länge einnimmt. Der lineare Bereich steht dafür, dass es von einer vermehrten Grundsubstanzbelastung zu einer Kollagenbelastung kommt. Für die Reha bedeutet dies, dass die manuellen Techniken mit einem größeren Bewegungsausschlag im Gelenk ausgeführt werden. Die aktiven Übungen vollführt man mit dem Ziel eines vollen aktiven Bewegungsausschlages.

Diese Belastungsform ist in der Proliferations-/Produktionsphase und in der Remodellierungs-/Organisationsphase möglich. In der Proliferationsphase geht es vor allem um die Produktion von Kollagen Typ 3. In der Remodellierungsphase verschiebt sich die Produktion hin zum originären Typ-1-Kollagen, das mechanisch belastbarer ist. Der Grad an Belastung und Verformung kann und soll dann auch zunehmen.

Die Grenze eines voll aktiven Bewegungsausschlages liegt kurz vor dem Ende des linearen Bereichs. In der Literatur gilt dies als physiologische Grenze (Magee et al. 2007). Zu Beginn des linearen Bereiches kommt es vor allem zu einer schnellen elastischen Verformung. In der Mitte bis kurz vor dem Ende dieses Bereiches steht die langsame elastische Verformung im Vordergrund. Aufgrund der Viskoelastizität des Bindegewebes kommt es hier nach der Belastung zu einem Dehnungsrückstand. Dieser Dehnungsrückstand ist auf einen Energieverlust während der mechanischen Belastung zurückzuführen. Damit das Gewebe wieder zu seiner ursprünglichen Länge zurückkehren kann, muss diese Energie wieder „aufgefüllt“ werden. Dieser Prozess wird als Hysterese bezeichnet (Diemer u. Sutor 2007).

Die Belastung des Bindegewebes bewirkt, dass sich die neuen Kollagenfasern in der Belastungsrichtung ausrichten und sich die Kollagenproduktion vom Typ 3 zum Typ 1 hin verschiebt (Bant et al. 2011, Matheson et al. 1989). Dies führt zu einer Abnahme von willkürlich ausgerichtetem Bindegewebe (Narbengewebe), das vor allem dann entsteht, wenn strukturbildende Reize ausbleiben. Weniger Narbengewebe führt zu einer größeren Beweglichkeit. Durch das Trainieren im vollen aktiven Bewegungsumfang werden nicht nur die passiven periartikulären Strukturen belastet, sondern auch die nichtkontraktilen Strukturen der Muskeln (Endomysium, Epimysium, Perimysium), die auf beiden Seiten in eine Sehne auslaufen. Die nicht kontraktilen Strukturen reagieren – vor allem aufgrund einer besseren Ausrichtung der Kollagenfasern in der Belastungsrichtung – mit einer effektiven Erhöhung der Beweglichkeit beim Training im vollen aktiven Bewegungsumfang. Die kontraktilen Bestandteile der Muskeln, die Sarkomere, werden beim Training nach der Rehamethode der elastischen Verformung im linearen Bereich belastet. Das Training der Muskulatur in vollem aktivem Bewegungsumfang bewirkt eine Zunahme der in Reihe geschalteten Sarkomere, wodurch das Kraft-Längen-Verhältnis erhalten bleibt oder sich verbessert (Magee et al. 2007). Das Ergebnis ist ein größerer Bewegungsumfang und eine Zunahme der Kraft.

Diese Trainingsform ist für alle Patienten mit akuten und chronischen lumbalen Rückenschmerzen geeignet. Die geeigneten Rückenkarten sind:

- Karte 13: totale Flexions-/Extensionsbewegungen
- Karte 14: totale Flexions-/Extensionsbewegungen mit Rotationsstabilität
- Karte 15: totale Flexions-/Extensionsbewegungen mit Rotationsbewegungen.

Bei diesen Rückenkarten nimmt der Bewegungsausschlag in der Wirbelsäule selbst zu. Das Ziel der Reha ist letztlich die Erlangung eines vollumfänglichen aktiven Bewegungsausschlages, sofern er für den Patienten erforderlich ist.

Die Belastungsvariablen dieser Rehamethode entsprechen denen der schnellen elastischen Verformung im Fußbereich.

Die Rehamethode der schnellen/langsamen elastischen Verformung im linearen Bereich beinhaltet also Übungen, die den vollen aktiven Bewegungsausschlag zum Ziel haben. Im linearen Bereich der Kurve kommt es sowohl zu schnellen als auch zu langsamen Verformungen. Die Beweglichkeitszunahme entsteht durch unterschiedliche physiologische Effekte sowohl in passiven periartikulären Strukturen als auch in nicht kontraktilen und kontraktilen Bereichen der Muskulatur.

6.3.3 Rehamethode: langsame elastische Verformung/ plastische Verformung

Hier liegt der Schwerpunkt auf der Belastung des Bindegewebes mit dem Ziel, das Gewebe zu verlängern, ohne dass es zu seiner ursprünglichen Länge zurückkehrt (Brinckmann et al. 2000). Diese Belastung ereignet sich am Ende des linearen Bereiches und zu Beginn des Dehnungsbereiches der Kurve. Sie ist nur passiv möglich, da der komplette aktive Bewegungsausschlag des Gelenks überschritten wird. Der Bewegungsausschlag endet, wenn sein voller passiver Umfang erreicht ist.

Diese Rehamethode kann nur passiv durchgeführt werden, da wir nicht den vollen aktiven Bewegungsumfang eines Gelenks nutzen. Der Bewegungsausschlag endet, wenn sein komplettes passives Maß erreicht ist. Dies wird auch als anatomische Barriere bezeichnet (Magee et al. 2007). Die Begrenzung des passiven Bewegungsausschlages kann auf die passiven periartikulären Strukturen rund um die Wirbelsäule oder auf die nicht kontraktilen Wirbelsäulenstrukturen der Muskulatur zurückgehen.

Wie der Name jedoch bereits besagt, kommt es nicht nur zu plastischen Verformungen, sondern auch zu einer langsamen elastischen. Der große Unterschied zur langsamen elastischen Verformung im linearen Bereich besteht jedoch darin, dass hier im Gewebe Mikrotraumen entstehen, da eine physiologische Überlastung in der motorischen Grundeigenschaft Beweglichkeit initiiert wird. Die Integrität des Bindegewebes wird in kontrollierter Form herausgefordert, wodurch es zu einer Homöostasestörung kommt, die kleinere Entzündungsreaktionen hervorruft. Der Entzündungsprozess bietet auf der chemischen Ebene den Vorteil, dass dabei pathologische Crosslinks in Form von Sulfatbrücken abgebaut werden und die Gewebebeweglichkeit zunimmt (Leadbetter et al. 1990).

Diese Rehaform kommt besonders in der Remodellierungsphase zum Tragen.

Das Setzen eines Reizes wird hierbei als therapeutisches Dehnen bezeichnet. Eine Voraussetzung für das Dehnen der nicht kontraktilen Bestandteile der Muskulatur ist, dass die Sarkomere entspannt sind. Bei erhöhtem Muskeltonus führt diese Dehnform zu exzentrischen Kontraktionen des Muskels, die den allseits bekannten Muskelkater zur Folge haben.

Der Physiotherapeut muss vor dem Dehnen für eine optimale Temperatur (39–42 °C; Magee et al. 2007) und einen niedrigen Tonus sorgen. Dies kann durch verschiedene passive Maßnahmen erreicht werden. Ihm stehen sowohl passive als auch aktive Interventionen zur Verfügung: Massage, manuelle Therapie, Paraffinpackungen, Elektrotherapie und auch Koordinationsübungen, die mit dem Ziel eines vollständigen aktiven Bewegungsausschlages durchgeführt werden.

In der Literatur gibt es wenig Übereinstimmung zu der Frage, welche Belastungsvariablen ausgeführt werden müssen, um durch therapeutisches Dehnen eine langsame elastische oder plastische Verformung zu bewirken. Madding et al. (1987) untersuchten die Wirkung eines einmaligen Dehnungsreizes auf das Bindegewebe während einer Abduktionsbewegung der Hüfte. Die Dauer dieses Reizes wurde unterteilt in 15, 45 und 120 s. Madding gab zu Protokoll, dass ein einmaliger Reiz von 15 s dieselbe Wirkung hatte wie ein Reiz von 45 oder 120 s. Bandy et al. (1998) führten eine ähnliche Untersuchung durch, allerdings mit 15, 30 und 60 s Dauer und über einen Zeitraum von 6 Wochen. Sie kamen zu dem Schluss, dass 30 s am effektivsten sind, um eine Verlängerung zu bewirken. Taylor et al. (1990) führte eine Untersuchung durch, bei der sowohl die Dauer des Reizes als auch die Anzahl der Wiederholungen und die Häufigkeit pro Tag berücksichtigt wurden. Er folgerte, dass eine Reizdauer von 40 s bei 4 Wiederholungen 3- bis 5-mal pro Tag die größte Wirkung hat. Magnusson et al. (2000) beschrieb eine Wirkung des therapeutischen Dehnens über 30–60 min. Die Wirkung kann noch viel länger anhalten und sogar zu einer plastischen Verformung führen, wenn der neue Bewegungsumfang, der erreicht wurde, aktiv stabilisiert und in ADL, Berufs-, Hobby- und Sportaktivitäten integriert wird (Magee et al. 2007). Letzteres trifft allerdings nur zu, wenn die Einschränkung des Bewegungsumfangs in dem Teil liegt, in dem Muskelaktivität möglich ist.

Aus diesen Untersuchungen lässt sich eine Leitlinie für die Belastungsvariablen beim therapeutischen Dehnen ableiten. Abhängig vom Resultat kann der Sportphysiotherapeut dabei die Dauer des Dehnungsreizes innerhalb der beschriebenen Bandbreite variieren (▶ Tab. 6.4).

Tab. 6.4 Leitlinie für die Belastungsvariablen bei der langsamen elastischen Verformung/plastischen Verformung.

Belastungsvariablen	Langsame elastische Verformung/plastische Verformung
Gewicht	keine Anwendung
Wiederholungen	3–5 Wiederholungen
Bewegungsdauer	15–40 Sekunden
Pause	30–60 Sekunden
Anzahl der Übungen	1–2 Übungen

Beim therapeutischen Dehnen kann der Reiz je nach Stärke ein unangenehmes Gefühl auslösen, darf aber zu keiner Schmerzzunahme führen, da stärkere Schmerzen den Muskeltonus erhöhen können. Nach dem therapeutischen Dehnen sind Schmerzen allerdings durchaus „erlaubt“, solange sie nicht länger als maximal 3 h nach dem Dehnen anhalten (Hepburn 1987). So viel Zeit benötigen die molekularen Verbindungen in den Kollagenfasern, um sich zu regenerieren (Matthijs et al. 2003).

Diese Rehaform wird nicht von den Rückenkarten abgedeckt. Es handelt sich jedoch um eine wichtige Rehamethode, die bei einem verminderten passiven Bewegungsausschlag auf der Grundlage lumbaler Rückenschmerzen ihre Berechtigung hat.

Die Durchführung mobilisierender Wirbelsäulenübungen erfolgt bei dieser Rehamethode aus einer entspannten Ausgangshaltung heraus, was zumeist im Liegen bedeutet. Je nach Richtung der Bewegungseinschränkung kommt es zu einer Verbesserung von Extension, Flexion, Rotation oder einer Kombination aus diesen. In diesem Zusammenhang halten auch immer mehr Yoga-Übungen Einzug in die Reha.

6.3.4 Rehamethode: Dehnungsgeschwindigkeitsabhängigkeit im Fußbereich

Diese Rehabilitationsmethode basiert auf dem Verhalten des Bindegewebes bei zunehmender Belastungsgeschwindigkeit (Taylor et al. 1990). Auf eine schnelle Belastung reagiert das Bindegewebe mit einer proportionalen Zunahme seines Widerstands, die Belastungsverformungskurve verschiebt sich nach links. Der Bewegungsumfang der Kollagenfasern nimmt ab. Diese Reaktion findet vor allem in Bindegeweben statt, in denen die viskoelastischen Eigenschaften vorherrschen, also in den periartikulären Strukturen und in den nicht kontraktilen Strukturen der Muskulatur.

Diese Bindegewebsstrukturen bestehen in erster Linie aus Kollagenfasern und haben nur einen geringen Anteil an elastischen Fasern. Elastische Fasern können auf schnelle Belastungen sofort durch Entspannung reagieren. Andere Fasern – vor allem Kollagenfasern in Kombination mit anderen extrazellulären Bestandteilen – benötigen dafür eine gewisse Zeit (Stress-Relaxation). In diesem Fall bleibt die starke Belastung des Bindegewebes bestehen. Diese Reaktion, zusammen mit einer Verringerung des Bewegungsumfangs, erhöht das Verletzungsrisiko bei schnellen Bewegungen.

Der Fußbereich zeigt, dass schnelle Bewegungen vor allem in dem Bereich ausgeführt werden, in dem die Grundsubstanzbelastung vorherrscht. Klinisch relevant ist dies insofern, als schnelle Bewegungen mit eingeschränktem Bewegungsumfang ausgeführt werden. Diese Form des Trainings wird vor allem während der Organisations-/Remodellierungsphase und zu Beginn der Integrations-/Maturationsphase praktiziert. In dieser Phase der Wundheilung steht die Remodellierung der Kollagenfasern im Vordergrund: die Abnahme von Kollagen Typ 3 und die Zunahme von Kollagen Typ 1. Die Integrations-/Maturationsphase ist die Phase, in der das neu gebildete Bindegewebe mechanische Erfahrungen machen muss, um „erwachsen“ zu werden.

Diese Rehamethode ist der erste Schritt auf dem Weg zum Training schneller Bewegungen und wird vor allem bei Freizeit-, Leistungs- und Spitzensportlern, die eine explosive Sportart ausüben, und unter lumbalen Rückenschmerzen leiden, angewendet. Sie eignet sich nicht mehr für Patienten mit Einschränkungen der ADL, bei denen die Rückenschmerzen nicht durch schnelle Bewegungen verursacht werden. Wenn jedoch die Ursache in einer unerwarteten schnellen Bewegung liegt, ist diese Reha-/Trainingsmethode unerlässlich. Am Ende der Reha kann dann der Traumamechanismus als Präventivmaßnahme zur Verhinderung von Rezidiven trainiert werden.

Die geeigneten Rückenkarten sind in diesem Fall:

- Karte 10: totale Extensionsstabilität
- Karte 11: totale laterale Stabilität
- Karte 12: totale Flexions-/Extensionsstabilität mit Rotationsstabilität.

Die Belastungsvariablen dienen als Leitfaden für die Ausführung schneller Bewegungen bei geringem Bewegungsausschlag (▶ Tab. 6.5).

Tab. 6.5 Leitlinie für die Belastungsvariablen zur Dehnungsgeschwindigkeitsabhängigkeit im Fußbereich.

Belastungsvariablen	Schnelle elastische Verformung im Fußbereich
Gewicht	geringes Gewicht
Serien	1–3 Serien
Wiederholungen	5–10 Wiederholungen
Bewegungsrhythmus	möglichst schnell
Pause	2–4 Minuten
Anzahl der Übungen	1–3 Übungen
Superkompensationszeit	48–72 Stunden

Wenn das Training schneller Bewegungen mit geringem Bewegungsausschlag subjektiv und objektiv gut verläuft, kann der Bewegungsausschlag langsam vergrößert werden. Es kommt zu einer Verschiebung der Methode Dehnungsgeschwindigkeitsabhängigkeit vom Fußbereich zum linearen Bereich.

6.3.5 Rehamethode: Dehnungsgeschwindigkeitsabhängigkeit im linearen Bereich

Für die Rehamethode der Dehnungsgeschwindigkeitsabhängigkeit im linearen Bereich gelten dieselben Prinzipien wie für die im Fußbereich. Ein großer Unterschied ist jedoch, dass bei dieser Methode versucht wird, bei schnellen Bewegungen einen vollen aktiven Bewegungsumfang zu erreichen.

Die Vergrößerung des Bewegungsumfangs führt zu einer höheren Zugbelastung des Bindegewebes. In der Belastungsverformungskurve verschiebt sich die Belastung von der überwiegenden Grundsubstanzbelastung zur vorherrschenden Kollagenfaserbelastung (Belastung im linearen Bereich der Belastungsverformungskurve). Wichtig ist bei dieser Rehaform, dass der Bewegungsumfang nur nach und nach erweitert wird, da eine (zu) schnelle Erweiterung ein Verletzungsrisiko darstellen würde.

Diese Rehabilitationsmethode wird vor allem während der Integrations-/Maturationsphase der Wundheilung und in erster Linie bei den Explosivsportlern praktiziert, die einen vollen aktiven Bewegungsumfang brauchen, um ihre Sportart optimal ausüben zu können. Die Belastungsvariablen sind dieselben wie bei der Rehamethode der Dehnungsgeschwindigkeitsabhängigkeit im Fußbereich.

Folgende Rückenkarten sind in diesem Fall angezeigt:

- Karte 13: totale Flexions-/Extensionsbewegungen
- Karte 14: totale Flexions-/Extensionsbewegungen mit Rotationsstabilität
- Karte 15: totale Flexions-/Extensionsbewegungen mit Rotationsbewegungen.

6.3.6 Rehamethode: spezifisches Training

Die letzte Rehabilitationsmethode im Rehakreis, das spezifische Training, ist eine der wichtigsten, weil das spezifische Training dasselbe ist wie funktionelles Training. Die wichtigste Eigenschaft des spezifischen Trainings ist, dass Ziel, Aufgabe, Umgebung, Bewegungsverlauf, Bewegungsumfang, Kontraktionsmechanismus und Energiesystem den spezifischen Bewegungshandlungen entsprechen (Bant et al. 2011). Bei dieser Methode stehen der Bewegungsverlauf für die Koordination, der Bewegungsumfang für die Beweglichkeit, der Kontraktionsmechanismus für die motorische Grundeigenschaft Kraft und das Energiesystem für die Ausdauer.

Die hier besonders zu trainierenden Rückenkarten sind:

- Karte 16: funktionelle Übungen für den Alltag
- Karte 17: funktionelle Übungen für die Arbeit
- Karte 18: funktionelle Übungen für den Sport.

Am Ende der Reha wird die Bedeutung der Analysekarte der Wirbelsäule immer größer, da sie für eine Analyse auf der Funktions-, Aktivitäts- und Partizipationsebene steht (Kap. 5):

- Die Analyse auf der Funktionsebene führt zu den Trainingsmethoden, die Patienten mit Rückenbeschwerden, wie z. B. der Fußballer, benötigen, um den Alltag, die Arbeit, das Hobby oder den Sport wieder optimal ausüben zu können (▶ Abb. 6.6).
- Die Analyse auf der Aktivitätsebene beschreibt alle sportspezifischen Handlungen, die erforderlich sind, um optimal Fußball spielen zu können: Einwurf, Kopfball, Wegdrücken/Ziehen der Gegner, Sprinten, Wenden, Umkehren, Stop and Go, Schießen, Ausweichbewegungen, Freistoß.
- Die Analyse auf der Partizipationsebene berührt die persönlichen Faktoren und die Umweltfaktoren, die das motorische Verhalten einer Person beeinflussen.

Tab. 6.6 Übersicht über die Wundheilungsphasen, die dazu passenden Reha-/Trainingsmethoden der motorischen Grundeigenschaft Beweglichkeit und der zugehörigen Rückenkarten.

Wundheilungsphase	Reha/Training	Rehamethode	Rückenkarten
Entzündungsphase	Reha	schnelle elastische Verformung im Fußbereich	lokale, regionale und totale Stabilität der Wirbelsäule
Proliferations-/Produktionsphase	Reha	schnelle/langsame elastische Verformung im linearen Bereich	totale Stabilität und totale Bewegung der Wirbelsäule
Remodellierungs-/Umbauphase	Reha/Training	– langsame elastische Verformung/plastische Verformung – Dehnungsgeschwindigkeitsabhängigkeit im Fußbereich	totale Stabilität und totale Bewegung der Wirbelsäule
Maturations-/Reifungsphase	Training	– Dehnungsgeschwindigkeitsabhängigkeit im linearen Bereich – spezifisches Training	– totale Bewegung der Wirbelsäule – funktionelle Bewegung der Wirbelsäule

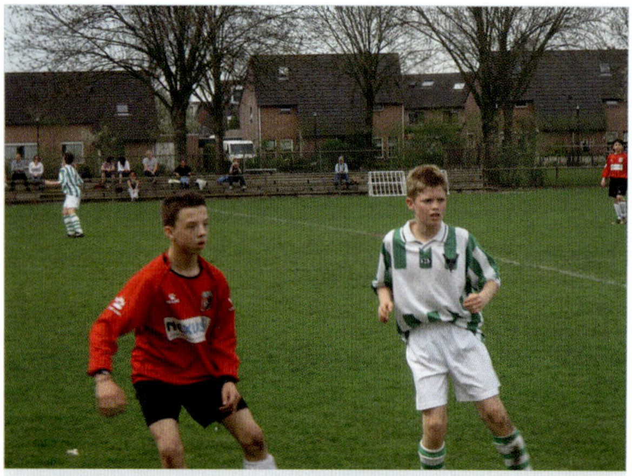

Abb. 6.6 Fußball als Beispiel für ein spezifisches Training. (Bant Sport, S. 238, Abb. 4.42)

6.3.7 Zusammenfassung

Der Rehakreis Beweglichkeit basiert auf den mechanischen und physikalischen Eigenschaften des Bindegewebes. Die mechanischen Eigenschaften beschreiben die Reaktion des Bindegewebes während und nach einer Belastung. Man unterscheidet elastische, viskoelastische und plastische Eigenschaften. Die physikalischen Eigenschaften des Bindegewebes sind Hysterese, Creep, Stress-Relaxation und Dehnungsgeschwindigkeitsabhängigkeit. Mechanische und physikalische Eigenschaften werden gemeinsam in der Belastungsverformungskurve dargestellt, die das Ausmaß der Belastung in Relation zum Ausmaß der Verformung beschreibt. Die Belastungsverformungskurve wird in 4 Bereiche unterteilt: Fußbereich, linearer Bereich, passiver Dehnungsbereich und Verletzungsbereich. Durch Integration der mechanischen und physikalischen Eigenschaften des Bindegewebes und der Belastungsverformungskurve entstand der Reha-/Trainingskreis Beweglichkeit. Er ist ein Denkmodell, das eine Methodik beschreibt, die dem Physiotherapeuten als Leitfaden für die Begleitung der verschiedenen Zielgruppen an die Hand gibt, bei denen die Beweglichkeit verbessert werden soll. Der Rehakreis basiert auf zwei Prinzipien:

- Der Patient steht im Mittelpunkt.
- Der Rehakreis gilt für Patienten mit akuten Wirbelsäulenschädigungen.

Die ► Tab. 6.6 bietet eine Übersicht, welche Reha-/Trainingsmethode in welcher Wundheilungsphase trainiert werden kann und welche Rückenkarten damit korrespondieren.

6.4 Rehakreis Koordination – Grundlagen

6.4.1 Einleitung

Die motorische Grundeigenschaft Koordination ist der rote Faden in der Rehabilitation und beim Training. Sie ist die Grundlage jeder Bewegungsform beim Menschen. Bewegung ist Leben und Leben ist Bewegung. Seit Anbeginn der Menschheit machte man sich Gedanken über die Bewegungen von Mensch und Tier. Berühmte Philosophen wie Aristoteles, Sokrates, Heraklit und Platon haben sich mit der „Bewegung“ beschäftigt. Bis heute wird über das Bewegungsvermögen von Mensch und Tier philosophiert und diskutiert. So auch in der Physiotherapie. Begriffe wie Koordination, neuromuskuläres Training, Propriozeption, motorische Kontrolle oder motorisches Lernen spielen in der Rehabilitation eine große Rolle. Die Reha-/Trainingsformen stellen eine Richtschnur für die Verbesserung der Lebensqualität der Patienten dar. Die Koordination ist ein wichtiger Stützpfeiler in der primären, sekundären und tertiären Prävention. In diesem Buch stehen die sekundäre und tertiäre Prävention im Mittelpunkt, d.h. es geht um Patienten, die unter Rückenschmerzen leiden und deren Rezidivrisiko auf ein Minimum reduziert werden soll. Viele Menschen mit lumbalen Schmerzen zeigen einen günstigen Verlauf. Bei 60–80 % der Betroffenen verschwinden die Beschwerden innerhalb von 4–6 Wochen (Pengel 2003). Ein kleinerer Teil weist einen abweichenden Verlauf auf. Allerdings erlei-

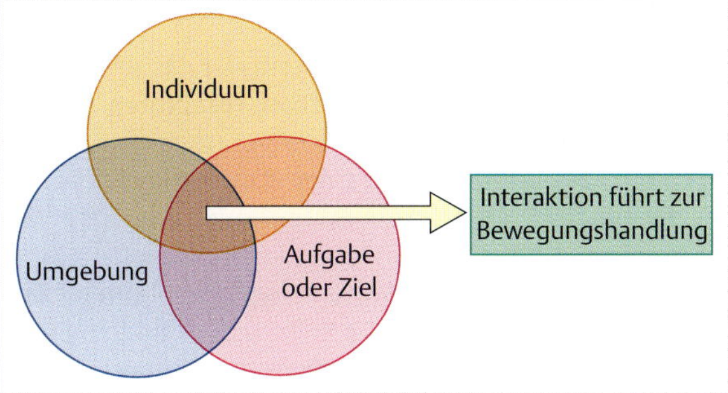

Abb. 6.7 Das Individuum, die Umgebung und die Aufgabe oder das Ziel sind hier als drei sich teilweise einander überlappende Kreise dargestellt. Diese Überlappung steht für die Interaktion, die letztlich zur Bewegungshandlung führt.

den 73 % der Personen mit Rückenschmerzen innerhalb eines Jahres ein Rezidiv.

Das Trainieren der motorischen Grundeigenschaft Koordination ist eine wichtige Voraussetzung, um die Rückenschmerzen der Patienten zu verringern und Rezidiven vorzubeugen. Das Ziel der Reha besteht darin, Bewegungshandlungen letztlich wieder optimal ausführen zu können. Bewegungshandlungen sind Handlungen, bei denen es nicht nur um das Individuum, sondern auch um das Ziel und die Umgebung geht (Tamboer 2004). Sie passen in diesem Rahmen gut zur Definition der motorischen Kontrolle, bei der es darum geht, wie das ZNS absichtsvolle, koordinierte Bewegungen in Interaktion mit dem übrigen Körper und seiner Umgebung zuwege bringt (Latash et al. 2010).

Das Training solcher Bewegungshandlungen erfolgt zum Ende der Rehabilitation, wenn der Patient wieder optimal am täglichen Leben partizipieren kann (▶ Abb. 6.7).

Durch die ständig wechselnden Aufgaben, die sich immer verändernde Umgebung und die schwankende biopsychosoziale Belastbarkeit des Individuums im Alltag wird jede Bewegungshandlung einzigartig. Diese in einem klinischen Setting präzise zu trainieren, ist deshalb unmöglich. So wird im Reha-/Trainingskreis Koordination zunächst das Augenmerk auf das Individuum gelegt, dann auf die Aufgabe und schließlich wird die Umgebung einbezogen. Bei der letzten Rehamethode kommt es dann auch zur Integration von Individuum, Aufgabe und Umgebung, d. h. zum Training auf der Partizipationsebene.

Um ein größeres Verständnis für den Reha-/Trainingskreis Koordination zu bekommen, ist es erforderlich, sich mit der Physiologie der Koordination zu befassen.

6.4.2 Das neuromuskuläre System

Der Begriff „neuromuskuläres System" wird in der Physiotherapie häufig verwendet. Seine Definition lautet: Das neuromuskuläre System ist verantwortlich für das Erlernen, Steuern und Anpassen von Bewegungen (Häfelinger 2003). Jede von einem Menschen ausgeführte Bewegung ist eine komplexe Interaktion zwischen der Aufgabe, dem Ziel der Bewegung, den physiologischen Prozessen im Körper selbst und der Umgebung.

Im Hinblick auf die physiologischen Aspekte des neuromuskulären Systems kann eine optimale Bewegung als das optimale Zusammenwirken von afferenten sensorischen Informationen und den Verarbeitungsprozessen im peripheren und zentralen Nervensystem betrachtet werden, das letztlich zu einer optimalen efferenten motorischen Antwort führt. Bei dieser Definition kommen drei wichtige Aspekte zur Sprache: die afferenten Informationen, die Verarbeitungsprozesse im ZNS und die optimale efferente Antwort.

Afferente Informationen

Afferente Informationen sind alle Informationen der Mechanorezeptoren, die dem Menschen seine Haltungen (Statästhesie), seine passiven und aktiven Bewegungen (Kinästhesie) und den damit verbundenen Widerstand bewusst machen. Diese Informationen werden auch unter dem Begriff der Propriozeption zusammengefasst (Lephart et al. 2000). Gerade Personen mit akuten oder chronischen Rückenschmerzen zeigen eine veränderte Propriozeption, d. h. ein vermindertes Haltungs- und Bewegungsgefühl. Menschen mit lumbalen Rückenschmerzen können auf zweierlei Arten reagieren: ein Zuviel oder ein Zuwenig an muskulärer Aktivität mit entsprechenden Folgen (Brumagne et al. 2008a, Hodges et al. 2013):

- gestörte Feinabstimmung der Wirbelsäulenbewegungen
- raschere Ermüdung der Muskulatur
- größere Belastung der verschiedenen Bindegewebsstrukturen der Wirbelsäule

Gründe dafür gibt es mehrere: akute oder chronische Schmerzen, Schmerzangst, Muskelermüdung, psychische Belastung, Depressionen (Hodges et al. 2013).

Peripheres und zentrales Nervensystem

Die Verarbeitung der Informationen aus den Mechanorezeptoren findet vor allem auf drei Ebenen statt: auf der spinalen Ebene, auf Hirnstamm-/Kleinhirnebene und auf der kortikalen Ebene (Sainberg et al. 1995, Biedert 2000).

Bei Patienten mit akuten und chronischen lumbalen Rückenschmerzen kommt es zu neuralen Veränderungen in Form einer Umverteilung der Muskelaktivitäten im neuralen System. Die Motoneurone in der Muskulatur des globalen Systems werden erregt und die Motoneurone im lokalen System gehemmt (McPherson et al. 2008). Besonders der M. transversus abdominis und der M. multifidus werden in ihrer Funktion stark beeinflusst. Zudem führt die kortikale Umverteilung zu einer schlechteren Feinabstimmung der beiden Systeme. Die Differenzierung zwischen der Muskelaktivität im globalen und lokalen System ist dadurch verringert (MacDonald et al. 2009, Tsao et al. 2011).

Efferente Antwort

Die efferente Antwort ist das Zusammenspiel der Muskulatur zum Zwecke einer hohen dynamischen Gelenkstabilität, der Haltungskontrolle und der Durchführung des korrekten Bewegungsmusters (Magee et al. 2007).

Bei Patienten, die unter akuten und chronischen lumbalen Rückenschmerzen leiden, ist auch die efferente Antwort, d. h. die Muskelaktivität verändert. Die propriozeptiven und zentralnervösen Veränderungen verhindern somit eine optimale motorische Kontrolle.

Bei einer akuten Wirbelsäulenverletzung führen die Freisetzung von Entzündungsmediatoren und die zugehörige Symptomatik zu einer lokalen Reaktion der Muskulatur mit verminderter neuromuskulärer Kontrolle. Die Ursache liegt in der Entwicklung einer Schmerz- und Reflexhemmung (Gokeler et al. 2001, Hides et al. 1996). Davon ist vor allem das lokale Muskelsystem in Form des M. multifidus betroffen. Das globale System reagiert genau gegenteilig mit einer Aktivitätssteigerung in der Muskulatur. Diese ist individuell sehr unterschiedlich und hängt von den ausgeführten Haltungen und Bewegungen ab (Hodges et al. 2003a, Radebold et al. 2000, Hodges 2003). Aber interessanterweise führt nicht nur der Schmerz zu einer muskulären Reaktion, sondern auch die Angst vor einer schmerzenden Haltung und/oder Bewegung kann bereits derartige Reaktionen auslösen und alle Folgen für das tägliche Funktionieren mit sich bringen (Tucker et al. 2012). Schließlich beobachtet man, dass es bei Schmerzen in der LWS zu einer Aktivitätsminderung des Motoneurons selbst kommt (Farina et al. 2004).

Zusammenfassung

Die Ursachen für eine verminderte Propriozeption und eine verminderte neuromuskuläre Kontrolle der Wirbelsäule können also in verschiedenen Systemen liegen. Die Dysfunktionen lassen sich zwar voneinander unterscheiden, aber nicht trennen, sondern beeinflussen sich wechselseitig. Dadurch werden therapeutische Ansätze sehr komplex. Um etwas Licht in das Dunkel dieser Komplexität zu bringen, wurden der Reha-/Trainingskreis Koordination und alle anderen dieser Kreise auch entwickelt, damit der Therapeut einen Leitfaden zur Behandlung dieser Patienten an die Hand bekommt.

Es ist dafür jedoch ein gewisser Einblick in die Physiologie afferenter, zentraler und efferenter Prozesse erforderlich. Diese Erläuterungen werden der physiologischen Komplexität der Koordination nicht gerecht. Sie reichen jedoch aus, um den Reha-/Trainingskreis Koordination erklären zu können.

6.4.3 Das sensorische System

Ein Teil des neuromuskulären Systems ist das sensorische System. Dieses setzt sich aus Mechanorezeptoren, den zugehörigen Nervenbahnen und den Verarbeitungszentren im Gehirn zusammen, die mit der Haltungskontrolle, der Gelenkstabilität, dem Haltungsempfinden und dem Bewegungsempfinden verbunden sind (Riemann 2002). In dem Wort Mechanorezeptoren spiegelt sich bereits ihre Funktion, auf verschiedene Formen mechanischer Belastungen und Bewegungen zu reagieren. Die mechanische Belastung wird in ein neurales Signal übersetzt, das dann an das periphere und zentrale Nervensystem weitergeleitet wird und uns Haltungen und Bewegungen bewusst macht, was ein wichtiger Baustein für die Erhaltung der Wirbelsäulenstabilität ist.

Die wichtigsten Mechanorezeptoren, die dem Physiotherapeuten bei seiner Tätigkeit begegnen, sind die Propriozeptoren. Diese teilt man in zwei Kategorien:

- Propriozeptoren der periartikulären Bindegewebsstrukturen, besonders in Kapseln und Ligamenten; auch in den Kapseln der Facettengelenke und der Ligamente rund um das Junghans-Segment, das Lig. flavum, das Lig. longitudinale anterior, posterior usw. (Hodges 2003). Dabei handelt es sich um die Ruffini-, Vater-Pacini- und Golgi-Mazzoni-Körperchen sowie um die Golgi-Sensoren und die freien Nervenendigungen (Lephart et al. 2000). Diese unterschiedlichen Propriozeptoren haben alle unterschiedliche Funktionen bzw. Lokalisierungen (▸ Tab. 6.7).
- Propriozeptoren in den aktiven Bindegewebsstrukturen, also in der Muskulatur. Dies sind die Golgi-Sehnenorgane und die Muskelspindeln. Die Sehnenorgane senden ein Feedback über die durch die Muskelspannung ausgeübte Spannung in der Sehne (Solomonow et al. 1987). Muskelspindeln werden vor allem durch eine Längenänderung der Muskeln aktiviert (Gordon 1991).

Um die verschiedenen Propriozeptoren bei der Behandlung zu stimulieren, werden unterschiedliche Reize gesetzt: statische Belastungen, langsame und schnelle dynamische Bewegungen, Bewegungen mit geringem oder hohem Krafteinsatz usw. Diese verschiedenen Formen koordinativer Bewegungen müssen sich im Reha-/Trainingskreis Koordination wiederfinden.

Tab. 6.7 Propriozeptoren in der Wirbelsäule.

Rezeptor	Lokalisierung	Aktivierung	Aktivitätsschwelle	Adaptation
Ruffini-Körperchen	Kapsel und Ligamente	statische und dynamische Gelenkbewegungen, vor allem bei Gelenkbewegungen, Bewegungsausschlag und schnellen Bewegungen	niedrig	langsam adaptierend
Pacini-Körperchen	Kapsel und Ligamente	dynamische Gelenkbewegungen, vor allem bei Be- und Entschleunigung	niedrig	schnell adaptierend
Golgi-Mazzoni-Körperchen	Gelenkkapsel	Kompressionskräfte	niedrig	langsam adaptierend
Golgi-Sehnenorgan	Ligamente	Belastung der Ligamente am Ende des Bewegungsausschlages	hoch	langsam adaptierend
freie Nervenendigungen	Kapsel und Ligamente	mechanische und chemische Schmerzursachen	hoch	langsam adaptierend
Golgi-Sehnenorgan	tendomyogener Übergang	Muskelkraftentwicklung + Muskelkontraktion	niedrig	langsam adaptierend
Muskelspindeln	parallel zu den Muskelfasern	Längenänderung der Muskulatur	niedrig	langsam adaptierend

Neurale Prozesse

Bei der Umsetzung einer Bewegung interagieren die afferenten und efferenten Systeme. Das afferente System wird auch als Wahrnehmungssystem bezeichnet. Die Verarbeitung aller Informationen aus dem sensorischen System erfolgt in einem komplexen Prozess unter Beteiligung von Rückenmark, Hirnstamm, Kleinhirn, Kortex, Basalganglien, Amygdala und Hippocampus (Amaral 2000).

Das efferente System hat vor allem mit den Verarbeitungsprozessen im Gehirn und letztlich der motorischen Antwort zu tun. Wie auch beim Perzeptions- oder Wahrnehmungssystem sind sehr viele neurale Zentren aktiv, welche die motorische Antwort modulieren. Man denke dabei nur an den Einfluss der afferenten zentralen Zentren, aber auch an das visuelle und vestibuläre System und die Interaktion mit der Umgebung.

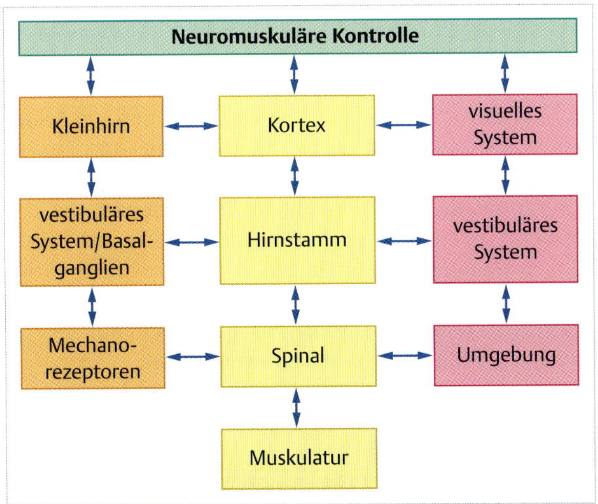

Abb. 6.8 Einfluss der afferenten zentralen Zentren auf die verschiedenen Ebenen der motorischen Kontrolle.

Alle Informationen und auch deren Modulation werden in den drei wichtigsten motorischen Zentren verarbeitet, die wir nachfolgend ein wenig näher betrachten wollen: die spinale Ebene, Hirnstamm/Kleinhirn und die kortikale Ebene (▶ Abb. 6.8).

Ausgehend vom Kortex werden die meisten Informationen aus dem afferenten Wahrnehmungssystem im sensomotorischen Kortex verarbeitet, die Informationen aus dem efferenten System vor allem im motorischen Kortex.

Sensomotorischer Kortex

Die meisten afferenten Informationen gelangen nach der Verarbeitung und Modulation in den verschiedenen Hirnzentren schließlich an ihren Endpunkt, den sensomotorischen Kortex. Hier in den Brodmann-Arealen werden alle Informationen somatotopisch gegliedert. Diese Gebiete repräsentieren verschiedene Gebiete des sensorischen Kortex, die mit einem bestimmten Teil des Körpers korrespondieren. In diesen Regionen werden die Informationen aus den Mechanorezeptoren, den Hautrezeptoren und den Muskelrezeptoren interpretiert und integriert. Dadurch werden wir der Positionen unseres Körpers im Raum und der Stellung der unterschiedlichen Körperteile zueinander gewahr (Kandel 2000).

Vom sensomotorischen Kortex gehen efferente Nervenbahnen aus, welche die Informationen aus den Afferenzen modulieren. Die hier ablaufenden Prozesse lassen sich am besten mit einem Bild darstellen: Auf dem Bahnhof des Thalamus halten sowohl afferente als auch efferente Züge. Die afferenten und efferenten Passagiere tauschen während des Stopps Informationen und setzen dann ihren Weg mit den neuerlichen Informationen fort.

Sämtliche afferenten Informationen, die letztlich im sensomotorischen Kortex eintreffen, werden von assoziierten Kortexarealen beeinflusst. Dabei spielen vor allem der parietale, der temporale und der okzipitale Kortex eine Rolle (Shumway 2007).

Dazu ein Beispiel: Wenn afferente Informationen aus der Wirbelsäule im sensomotorischen Kortex angelangen, wird diese Information u. a. ins Brodmann-Areal 5 im Lobus parietalis weitergeleitet. Hier kommt es zur Integration der Informationen aus den verschiedenen Körperregionen. Das Brodmann-Areal 5 ist mit dem Brodmann-Areal 7 verbunden, wo die modulierte Information aus dem visuellen Kortex verarbeitet wird. Bei Läsionen im Brodmann-Areal 5 kommt es zu Schwierigkeiten beim Erlernen von Bewegungen, wobei besonders die Körperwahrnehmung im Raum beeinträchtigt ist. Durch visuelle Kontrolle (aus dem Brodmann-Areal 7) kann diese Einbuße teilweise kompensiert werden.

Dieses Beispiel zeigt, dass sich die Funktionen der Hirngebiete auf neuroanatomischer Ebene gut unterscheiden lassen. Im sensomotorischen Kortex kommen die propriozeptiven Informationen an. Die Analyse, Verarbeitung, Modulation und Integration dieser Informationen wird jedoch durch so viele Hirnregionen beeinflusst, dass es hier noch großer wissenschaftlicher Anstrengungen bedarf, um zu einem umfassenderen Verständnis zu gelangen.

Die Informationen der Propriozeptoren und die Weiterleitung über die afferenten Bahnen zum somatosensorischen Kortex werden als primäres sensorisches System bezeichnet. Das sekundäre sensorische System umfasst die Informationen, die aus dem visuellen und dem vestibulären System stammen und – wie viele andere Hirnregionen auch – die sensorischen Informationen modulieren. Wenn es um eine verringerte Propriozeption bei Patienten mit lumbalen Rückenschmerzen geht, kann sowohl das primäre als auch das sekundäre System zur Kompensation beitragen. Beim primären System geschieht dies, indem aus den übrigen kinetischen Ketten weitere Informationen eingeholt werden. Das sekundäre System bedient sich wie erwähnt der Informationen aus dem visuellen und dem vestibulären System (Carver et al. 2006, Claeys et al. 2011).

Motorischer Kortex

Der motorische Kortex ist der Teil des Gehirns, der für die motorische Antwort zuständig ist. Der primäre motorische Kortex befindet sich im Gyrus praecentralis im Lobus frontalis und wird von verschiedenen Hirnregionen unterstützt, den sog. prämotorischen Arealen. Vor allem diese Regionen sind es, die mit den sensorischen Hirnarealen im Lobus parietalis und den anderen motorischen Hirngebieten, den Basalganglien und dem Kleinhirn, interagieren. Die wichtigste Funktion des motorischen Kortex besteht darin festzulegen, welche Körperteile bewegt werden sollen, einen Plan für die Bewegung aufzustellen und die Bewegung schließlich auszuführen (Krakauer u. Ghez 2000).

Der motorische Kortex ist wie auch der sensorische Kortex somatotopisch gegliedert, d. h., ganz bestimmte Gebiete im motorischen Kortex entsprechen ganz bestimmten Gebieten im Körper.

Gerade in den letzten Jahren hat sich in vielen wissenschaftlichen Arbeiten gezeigt, dass der motorische Output des Kortex zahlreichen parallelen Prozessen im Gehirn unterliegt. So konnte man zeigen, dass die augenscheinlich selbe Bewegung auch durch die Aktivität ganz anderer Neurone bewerkstelligt werden kann. Krakauer und Ghez (2000) haben festgestellt, dass das Greifen nach einem Objekt in Abhängigkeit von Emotionen wie Ruhe oder Wut zur Aktivierung ganz unterschiedlicher Neurone führt, welche dann die Bewegung initiieren. Mit anderen Worten beeinflusst also das limbische System den motorischen Kortex und die Aktivität der Muskulatur, die letztlich die Bewegung bewerkstelligt.

Für die Rehabilitation heißt dies, dass das Erlernen einer Bewegung in der Praxis, z. B. das Werfen eines Balls, nicht gleichermaßen bedeutet, dass diese Bewegung auch im sportspezifischen Kontext derart umgesetzt wird. Das Werfen eines Balls in der Praxis hat ein anderes Ziel, eine andere Intention und ist mit anderen Gefühlen verbunden als das Werfen eines Balls während einer Sportveranstaltung. Für die Reha eines Sportlers mit lumbalen Rückenschmerzen bedeutet dies, dass das Koordinationstraining nicht in der Praxis des Therapeuten endet, sondern dass der Therapeut die Koordination tatsächlich mit dem Sportler in sportspezifischen Situationen trainieren muss.

Kleinhirn (Zerebellum)

Das Kleinhirn ist für die Steuerung des motorischen Outputs von großer Bedeutung (Ghez u. Thatch 2000). Es wirkt wie ein Fehlersensor bei Bewegungen und greift korrigierend ein. Besonders die Planung, Koordination und Korrektur willkürlicher Bewegungen und die Erhaltung von posturaler Kontrolle und Gleichgewicht finden im Kleinhirn statt (Waxman u. de Groot 1996).

Aufgrund der vielen neuralen Interaktionen, die das Kleinhirn u. a. mit dem Kortex, dem Rückenmark und dem vestibulären System eingeht, wird es in drei funktionelle Bereiche unterteilt:

- Zerebrozerebellum: Dieser Teil ist vor allem mit der Planung willkürlicher Bewegungen befasst.
- Spinozerebellum: In diesem Bereich geht es besonders um die Haltungskontrolle und um die Ausführung von Bewegungen (Martin 1996).
- Vestibulozerebellum: Dieser Abschnitt steuert die Augenbewegungen und wirkt maßgeblich am Erhalt des Gleichgewichts mit (Ganong 1995).

Hirnstamm

Die Informationen aus dem motorischen Kortex und dem Kleinhirn gelangen über absteigende Bahnen schließlich zum Hirnstamm.

Dieser besteht aus der Pons, der Medulla oblongata, der Formatio reticularis und dem Mesenzephalon (Mittelhirn). Im Hirnstamm werden die Informationen aus den übergeordneten Zentren moduliert. Er ist eine der vielen Schaltstationen, an denen Informationen ausgetauscht und schließlich über absteigende Bahnen zum Rückenmark geführt werden. Man unterscheidet dabei 4 verschiedene Bahnsysteme:

1. Tractus rubrospinalis: Die absteigenden Informationen verlaufen hierüber aus dem Hirnstamm ins Rückenmark.
2. Tractus corticospinalis: kommt aus dem motorischen Kortex
3. Tractus reticulospinalis anterior: zieht aus der Formatio reticularis der Pons sowie der Medulla oblongata zu den Vorderhornzellen des Rückenmarks; leitet Informationen zur Haltungskontrolle und zum Gleichgewicht
4. Tractus vestibulospinalis: Fasern des Nucleus vestibularis im Vorderstrang des Rückenmarks; steuert den Tonus der Haltungsmuskulatur bei sowohl statischen als auch dynamischen Bewegungen der Extremitäten.

Das Rückenmark

Sämtliche absteigenden Informationen landen letztlich im Rückenmark. Hier kann die Information noch einmal moduliert werden, bevor sie dann zum Effektororgan, der Muskulatur, weitergeleitet wird. Sherrington bezeichnete diese Ebene als „the final common pathway" („die letzte gemeinsame Wegstrecke"; Sherrington 1947). Die Rückenmarksebene ist aus hierarchischer Sicht die unterste Ebene des Zyklus aus Afferenzen und Efferenzen. Die sensorischen Informationen aus den Mechanorezeptoren der Gelenke, der Muskeln und der Haut leiten die Information zum Rückenmark. Zeigen die Mechanorezeptoren eine extreme mechanische Belastung des Bindegewebes an (Kapseln, Bänder, Muskelhaut), reagiert der Körper mit einem spinalen Reflex. Die verschiedenen spinalen Reflexe dienen dazu, eine Bindegewebsschädigung zu verhindern. Ein bekanntes Beispiel dafür ist der Muskeldehnungsreflex.

Das Rückenmark koordiniert vor allem einfache willkürliche Körperhaltungen und -bewegungen, indem es die Information aus den Motoneuronen moduliert. Auf diese Weise modulierte Aktivitäten sind unter anderem die Flexions- und Extensionsmuster der Beine, z. B. beim Treten gegen einen Ball (Amaral 2000).

Die drei wichtigsten Umschaltstationen im ZNS, an denen es zu einer Modulation afferenter und efferenter Impulse kommt, sind der Kortex, der Hirnstamm/das Kleinhirn und das Rückenmark. Schließlich findet die Information ihren Weg in die Muskulatur selbst.

6.4.4 Das motorische System

Das motorische System besteht aus der Muskulatur, den Sehnen und deren Insertionen. Es dient letztlich der Umsetzung einer Bewegung.

Lokale und globale Muskulatur

In den letzten Jahren setzte sich zunehmend eine funktionelle Einteilung der Muskulatur durch, die sich vor allem auf die Funktion der Muskeln bei der Durchführung von Bewegungshandlungen bezog. Muskeln, die in erster Linie eine stabilisierende Funktion erfüllen, werden dabei der lokalen Muskulatur zugeordnet, während die Muskeln, die mehr an der Umsetzung einer Bewegung beteiligt sind, zur globalen Muskulatur gerechnet werden.

Diese Unterteilung geht auf Bergmark (1989) zurück. Hodges (2004) und O'Sullivan (2000) haben dieses Konzept an die neueren Arbeiten über die Wirbelsäule angepasst und weiterentwickelt, sodass die Stabilisierungsgruppe der Wirbelsäule eine weitere Zweiteilung erfahren hat, und zwar in die lokalen und die globalen Stabilisatoren (Comerford 2001).

Hildebrandt und Pfingsten (2012) stellten eine Übersichtstabelle für die lokalen und globalen Stabilisatoren sowie die globalen Mobilisatoren zusammen (▸ Tab. 6.8).

Tab. 6.8 Übersicht der lokalen und globalen Stabilisatoren, sowie der globalen Mobilisatoren.

Lokale Stabilisatoren	Globale Stabilisatoren	Globale Mobilisatoren
Zwerchfell	M. quadratus lumborum lateraler Teil	M. obliquus externus
M. multifidus	M. psoas major	M. rectus abdominis
M. transversus abdominis	M. obliquus internus	M. erector spinae
Beckenbodenmuskulatur	M. rectus abdominis	M. psoas major
M. quadratus lumborum medialer Teil	Adduktoren	M. glutaeus maximus
		Adduktoren
		Hamstrings

Die peripheren und spinalen lokalen Stabilisatoren sind im Allgemeinen monoartikuläre Muskeln. Die Muskeln bestehen vor allem aus Slow-Twitch-Fasern (langsam kontrahierende Muskelfasern mit einem hohen Myoglobingehalt), was bedeutet, dass sie vor allem tonisch aktiv sind. Aufgrund ihrer niedrigen Aktivierungsschwelle besitzen diese Stabilisatoren eine wichtige propriozeptive Aufgabe, indem sie dem neuralen System ein Feedback geben (Norris 1995).

Die Stabilisatoren wirken vor allem exzentrisch und erfüllen ihre Funktion durch die Erzeugung einer muskulären und kapsulären Steifheit (vorausgesetzt sie inserieren an der Kapsel) bei 25 % ihrer maximalen willkürlichen Kontraktionskraft (maximally voluntary contraction, MVC; Lieber 1993). Beide Prozesse steigern die Kompression und erhöhen die Stabilität im Junghans-Segment.

Die Mobilisatoren sind multiartikulär angelegt oder haben eine multisegmentale Funktion. Die Muskeln bestehen überwiegend aus Fast-Twitch-Fasern (schnell kontrahierende Muskelfasern mit niedrigem Myoglobingehalt), die eine hohe Aktivierungsschwelle haben. Das bedeutet, dass im Vergleich zu den Stabilisatoren die Belastungsintensität relativ hoch sein muss, um ihre Funktion anzuregen. Wenn die Mobilisatoren aktiv sind, haben sie eine vor allem konzentrische Funktion, was zu Bewegungen des Gelenks führt (Magee et al. 2007; s. Kap. 7).

Motorische Kontrollstrategien

Bei der Reha von Patienten mit lumbalen Rückenschmerzen ist das Training der koordinativen Fertigkeiten eine wichtige Voraussetzung für das Wiedererlangen einer optimalen Partizipation im Alltag. Dazu bedient sich der Physiotherapeut verschiedener Strategien der motorischen Kontrolle.

Für die Durchführung einer Bewegungshandlung erstellt das ZNS einen Bewegungsplan oder ein motorisches Programm. Bei der Ausführung dieses Programms bekommt man ein Feedback und erhält dadurch die Kontrolle darüber, ob die Ausführung letztlich mit dem ursprünglich aufgestellten Bewegungsplan übereinstimmt. Um dies zu überprüfen, gibt es zwei Möglichkeiten: die Closed-loop-Strategie und die Open-loop-Strategie (Hodges et al. 2003).

Die **Closed-loop-Strategie** ist eine Form der motorischen Kontrolle, bei der sowohl interne als auch externe Feedback-Mechanismen darüber Aufschluss geben, wie sich die tatsächlich ausgeführte Bewegung zur ursprünglich geplanten Bewegung verhält. Die internen Feedback-Mechanismen bedienen sich vor allem der Informationen aus den Propriozeptoren und dem vestibulären System, die externen nutzen die Informationen aus der Umgebung mithilfe der Exterorezeptoren und dem visuellen System.

Diese Strategie kommt auf allen Verarbeitungsebenen zum Tragen:

- spinal: Das Golgi-Sehnenorgan liefert einen reflektorischen Feedback-Mechanismus auf spinaler Ebene. Wenn etwa ein Turner während des Sports eine Sehne der Wirbelsäulenmuskulatur zu stark belastet, reagiert das Golgi-Sehnenorgan wie ein Spannungsdetektor und hemmt die Aktivität der motorischen Einheiten im entsprechenden Muskel, sodass sich die Spannung auf der Sehne wieder verringert.
- Hirnstamm/Kleinhirn: Wenn ein Turner auf dem Schwebebalken sein Gleichgewicht zu verlieren droht, erfolgt die Verarbeitung der Informationen vor allem auf der Hirnstamm-/Kleinhirnebene.
- kortikal: Wenn derselbe Turner registriert, dass er eine Bewegung falsch ausführt und daraufhin korrigiert, findet diese Informationsverarbeitung vor allem im Kortex statt.

Die **Open-loop-Strategie** beschreibt die Form der motorischen Kontrolle, bei der Feedback-Mechanismen keine wichtige Rolle für die Ausführung der Bewegung spielen können. Dabei geht es um schnelle Bewegungen, für welche die Reflexmechanismen zu langsam sind, um ein verwertbares Feedback zu senden. Ein gutes Beispiel dafür ist die Wurfbewegung beim Baseball, bei welcher der Bewegungsplan und die Bewegungsausführung optimal verlaufen müssen. Ob dies gelingt, hängt auch von der Vertrautheit des Sportlers mit dieser Wurfbewegung ab. Bei jahrelanger Erfahrung wird er wohl nur wenige Fehler bei der Ausführung machen. Bei geringer Erfahrung oder veränderten äußeren Bedingungen (z. B. erster Einsatz in einem Finale mit entsprechend hohem psychischen Druck) besteht ein höheres Risiko, dass die Bewegung nicht korrekt ausgeführt wird.

Closed- und Open-loop-Strategien werden bei Patienten mit lumbalen Rückenschmerzen in vielerlei Weise eingesetzt.

Im Hinblick auf die Wirbelsäulenmuskulatur werden beide Strategien wieder beim Training der lokalen und globalen Muskulatur wichtig. In der ▶ Tab. 1.2 wird die lokale Muskulatur als „Gewicht tragend" und die globale als „nicht Gewicht tragend" bezeichnet.

Wie erwähnt, besteht das neuromuskuläre System aus dem Zusammenspiel sensorischer, neuraler und motorischer Prozesse. Ein Verständnis für die physiologischen Hintergründe der verschiedenen Prozesse ist die Voraussetzung für deren Umsetzung in die klinische Praxis.

6.4.5 Zusammenfassung

Die optimale sensomotorische Funktion hängt von drei Systemen ab: dem sensorischen, dem neuralen und dem motorischen. Das sensorische System besteht aus allen mechanorezeptiven Informationen von der Haut, den Gelenken und der Muskulatur. Diese Informationen sind für die Propriozeption, die Haltungskontrolle, die Gelenkstabilität und die Ausführung der Bewegung sehr wichtig.

Das neurale System ist ein komplexes Interaktionssystem, in dem afferente und efferente Bahnen und viele Hirnregionen sensorische und motorische Informationen analysieren, integrieren, modulieren und korrigieren, um über die Muskulatur als aktiven Part eine effiziente Bewegung zu ermöglichen. Die Muskulatur lässt sich grob in das lokale System (Stabilisatoren) und das globale System (Stabilisatoren und Mobilisatoren) unterteilen. Stabilisatoren des lokalen und globalen Systems sind Muskeln mit speziellen Merkmalen, die vor allem der Gelenkstabilisierung zugutekommen. Die Mobilisatoren sind vor allem für das Bewegen der Gelenke ausgestattet.

Die 3 wichtigsten Hirnzentren, in denen die motorische Kontrolle stattfindet, sind Kortex, Hirnstamm/Kleinhirn und spinales Rückenmark.

Die wichtigste Funktion des motorischen Kortex ist die Planung und Ausführung von Bewegungen und deren Bewusstwerdung.

Hirnstamm und Kleinhirn sind die Zentren, die alle Informationen aus dem motorischen Zyklus verarbeiten, modulieren und weiterleiten. Ihre wichtigste Funktion ist in diesem Fall die Ausführung des richtigen Bewegungsmusters, die Generierung automatischer Bewegungen und ihr Beitrag zur Haltungskontrolle und zum Gleichgewicht, indem sie den Tonus der Haltungsmuskulatur regulieren.

Das spinale Rückenmark ist die unterste Ebene, auf der Bewegungen moduliert werden können, was besonders auf einfache Willkürhaltungen und -bewegungen zutrifft. Bei einer schnellen Stressbelastung der Mechanorezeptoren, die vor allem bei schnellen und wenig koordinierten Bewegungen vorkommt, verhindern spinale Reflexe eine Verletzung.

Um alle Funktionen optimal auszuführen, werden in diesen Zentren sensorische und motorische Informationen verarbeitet und integriert. Sie werden dabei von mehreren assoziierten Hirnzentren beeinflusst, wie etwa den Basalganglien, dem Mandelkern, dem Hippocampus oder dem visuellen und vestibulären System.

Zwei wichtige Aspekte beim methodischen Handeln des Physiotherapeuten sind das Erstellen eines Behandlungsplans und die Behandlung selbst. Für die Erstellung eines Rehaprogramms bei lumbalen Rückenschmerzen sollten kurz-, mittel- und langfristige Behandlungsziele formuliert werden (KNGF 2003):

- Die kurzfristigen Ziele gelten für die unmittelbare Zeit nach der Behandlung und die folgenden 3 Monate.
- Die mittelfristigen Ziele betreffen einen Zeitraum von 3–6 Monaten.
- Die langfristigen Ziele liegen in dem Bereich zwischen 6 und 12 Monaten.

Für die klinische Behandlung bedient sich der Physiotherapeut oft der verschiedenen motorischen Grundeigenschaften: Beweglichkeit, Koordination, Kraft, Ausdauer und Schnelligkeit. Um die motorische Grundeigenschaft Koordination in angemessener Weise in die Behandlung zu integrieren, ist die Kenntnis der physiologischen Abläufe bei der Wundheilung und bei der Koordination notwendig. Auf deren Grundlage wurde ein Modell entwickelt, das als Richtschnur für den Einsatz eines Koordinationstrainings im Rahmen des Reha-/Trainingskreises Koordination dienen kann.

6.5 Reha-/Trainingsmethoden zur Koordination

Der Reha-/Trainingskreis Koordination bietet dem Therapeuten einen Ansatzpunkt bei der Behandlung von Patienten mit lumbalen Rückenschmerzen. Durch die Anwendung verschiedener Rehamethoden kann ein Patient vom Tag der Verletzung an bis hin zur vollständigen Partizipation im Alltag begleitet werden (▶ Abb. 6.9).

Dieser Rehakreis hat wie die anderen zwei wichtige Ausgangspunkte: Er basiert auf Patienten mit akuten lumbalen Rückenschmerzen, und die Verbindung zwischen Patient und Therapeut steht im Mittelpunkt (patientenzentrierte Behandlung). Der insgesamt recht große Kreis umfasst 8 Unterkreise, die für 8 Rehabilitationsmethoden stehen.

Wenn etwa ein Fußballer 5 Tage nach dem Einsetzen akuter lumbaler Rückenbeschwerden in die Praxis kommt, wird mit der Rehamethode kortikaler Fußbereich begonnen. Die Therapie endet, wenn der Sportler auch unter Ermüdungserscheinungen den Sport koordinativ noch optimal ausüben kann (Trainingsmethode Shaping). Die in der Abbildung aufgeführten Zahlen geben die chronologische Reihenfolge der methodischen Schritte in der

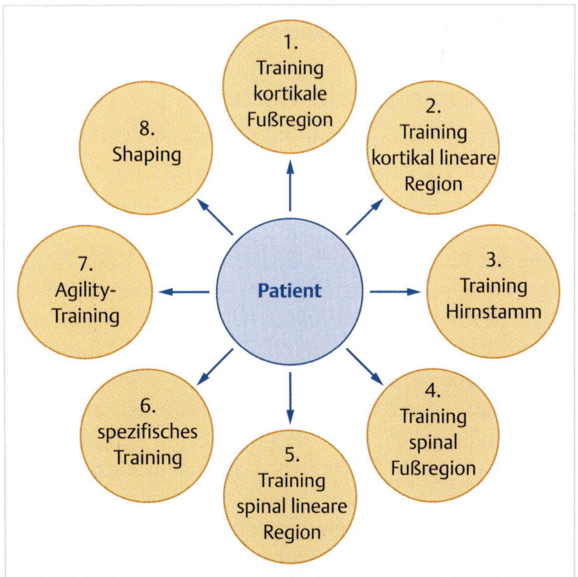

Abb. 6.9 Rehakreis Koordination. (Bant, Sportphysiotherapie. S. 241, Abb. 4.44)

Rehabilitation an. Es bedeutet nicht, dass jede Rehamethode durchlaufen werden muss. Je nach Zielsetzung, die mit dem Patienten vereinbart wurde, und abhängig vom Therapieverlauf können Reha-/Trainingsmethoden auch übersprungen werden (Kap. 8).

Wie bereits erwähnt, entstehen 60 % der Rückenprobleme akut, während sich die anderen 40 % langsam progredient entwickeln (Waddell 2006). Bei akuter Problematik können die folgenden Rehamethoden chronologisch angewendet werden:

1. Training im kortikalen Fußbereich
2. Training im kortikalen linearen Bereich
3. Hirnstammtraining
4. Training im spinalen Fußbereich
5. Training im spinalen linearen Bereich
6. spezifisches Training
7. Agility-Training
8. Shaping.

6.5.1 Rehamethode: kortikaler Fußbereich

Die Rehamethode kortikaler Bereich ist die Methode, die in Bezug auf die motorische Grundeigenschaft Koordination als Erste trainiert werden kann, wenn ein Patient mit akuten lumbalen Rückenbeschwerden in die Praxis kommt.

Kortikal

Wie es der Name dieser Rehabilitationsmethode bereits andeutet, liegt hier der Trainingsschwerpunkt auf der Beeinflussung von Funktionen, die vor allem im Kortex stattfinden. Dort befinden sich die beiden wichtigsten Zentren der Informationsverarbeitung: der sensomotorische und der motorische Kortex.

Der sensomotorische Kortex

Die Funktion des sensomotorischen Kortex besteht darin, dass wir uns der Position unseres Körpers im Raum und der Stellung der einzelnen Körperteile zueinander bewusst werden (Kandel 2000).

Für die Rehabilitation bedeutet dies, dass der Patient sich erst seiner Körperhaltungen und -bewegungen bewusst werden muss. Wenn die Behandlung auf den sensomotorischen Kortex ausgerichtet sein soll, muss das Propriozeptionstraining im Vordergrund stehen. Die Propriozeption wird definiert als die Gesamtheit aller afferenten Informationen aus den peripheren Bereichen des Körpers, die einen Beitrag zur posturalen Kontrolle, zur Gelenkstabilität und zur Bewusstwerdung der körperlichen Empfindungen liefern (Lephart et al. 2000).

Die körperlichen Empfindungen können von den Hautrezeptoren stammen, z. B. die Wahrnehmung von Wärme, Kälte oder Druck. Die Mechanorezeptoren der Gelenke sorgen für die bewusste Wahrnehmung vor allem passiver Bewegungen. Die Mechanorezeptoren der Muskeln, die Muskelspindeln, tragen zur bewussten Wahrnehmung aktiver Bewegungen und des Widerstands gegen Bewegungen bei.

Zu Beginn der Rehabilitation dient das Propriozeptionstraining dazu, günstige Voraussetzungen für den weiteren Verlauf der Rehabilitation zu schaffen. Jeder Patient passt nach einer Verletzung sein Verhalten an; er bewegt sich weniger und anders, um die angegriffene Struktur zu entlasten. Diese motorische Verhaltensanpassung kann – je nach den Umständen – sowohl eine gute als auch eine schlechte Strategie sein. Wenn sich die Anpassung als inadäquate Strategie erweist, spricht man von einer Bewegungsbeeinträchtigung oder einer Beeinträchtigung der motorischen Kontrolle (O'Sullivan 2005). Bei beiden Strategien kann die Propriozeption eingeschränkt sein. Wenn dem Patienten nicht bewusst ist, dass seine Haltungs- und Bewegungsstrategien ungeeignet sind, kann er sich auch nicht selbst korrigieren. In diesem Fall ist es die Aufgabe des Physiotherapeuten, den Patienten über sein motorisches Fehlverhalten aufzuklären, um eine Selbstkorrektur zu ermöglichen.

In der Reha dieser Patienten gibt es für das Training drei Ansatzpunkte: die Muskulatur, die Haltung und die Bewegungen (Hodges 2003). Wenn das Ziel das Propriozeptionstraining ist, werden alle drei Bereiche verfolgt.

Haltungstraining

Aus vielen Untersuchungen wird deutlich, dass Patienten mit lumbalen Rückenschmerzen im Vergleich zu Gesunden eine verminderte Propriozeption bei statischen Haltungen wie Stehen, Sitzen, Liegen, Vierfüßlerstand usw. aufweisen (Brumagne et al. 2000, O'Sullivan et al. 2003). Die Bewusstwerdung von Haltungen trainiert man durch bewusste Einnahme der Neutralstellung vor jeder Übung. Dies gilt sowohl für Übungen mit freien Gewichten als auch für verschiedene funktionelle Positionen, in denen der Patient ein vermindertes Haltungsgefühl hat. Hier liegt der Schwerpunkt des Trainings auf der Statästhesie.

Muskeltraining

Beim Muskeltraining geht es vor allem um eine Normalisierung des Tonus, d. h. um eine Erhöhung des Tonus im lokalen System und eine Verminderung im globalen. Dieses Training beansprucht kontinuierlich die propriozeptiven Fertigkeiten eines Patienten mit lumbalen Rückenschmerzen.

Es geht dabei vor allem um das bewusste Empfinden körperlicher Sensationen und das bewusste An- und Entspannen von Muskeln. Dabei werden sowohl die Statästhesie als auch die Kinästhesie angesprochen.

Das Muskeltraining steht besonders bei den ersten 4 Rückenkarten im Mittelpunkt, bei denen es um die Wirbelsäulenstabilität geht.

Bewegungstraining

Das Bewegungstraining ist sowohl in statischen als auch in dynamischen Wirbelsäulenpositionen möglich. Bei den Rückenkarten kommt dieses Training ab der Nr. 5 „regionale Stabilität" vor. Bei den regionalen Übungen gibt es keine Bewegung in der Wirbelsäule, allerdings in den angrenzenden Gelenken, wie z. B. der Hüfte (▶ Abb. 6.5). Bei der „totalen Stabilität" geht es um Bewegungen in den Armen oder Beinen, aber nicht in der Wirbelsäule, also um das Training kinetischer Ketten. Die dynamische Stabilität wird bei Haltungen und Bewegungen verlangt, bei denen auch eine Bewegung der Wirbelsäule vorkommt. Beim Training der dynamischen Stabilität der Wirbelsäule geht man von totalen und spezifischen Bewegungen aus.

Der motorische Kortex

Die wichtigste Funktion des motorischen Kortex besteht darin festzulegen, welche Körperteile wir bewegen wollen, einen Plan für die Bewegungen aufzustellen und schließlich die Bewegungen auszuführen (Krakauer u. Ghez 2000). Hier liegt der Schwerpunkt auf der Verarbeitung der neuralen Prozesse und dem motorischen Output, d. h. auf der neuromuskulären Kontrolle und der Reaktion der Muskulatur.

Wie auch beim Training des sensomotorischen Kortex geht es um Haltung, Muskulatur und Bewegung. Der Schwerpunkt liegt jedoch auf dem optimalen muskulären Output. Die Haltungen und Bewegungen sollten mit einem möglichst geringen Energieaufwand ausgeübt werden oder anders ausgedrückt mit optimaler intra- und intermuskulärer Kontrolle des lokalen und des globalen monoartikulären Systems (die globalen Stabilisatoren).

Fußbereich

Der Ausdruck Fußbereich bezieht sich auf die Belastungsverformungskurve, die das Verhalten von Kollagenfasern in verschiedenen Belastungssituationen beschreibt. Der Fußbereich der Belastungsverformungskurve zeigt einen Bewegungsumfang, in dem die Kollagenfasern des Bindegewebes noch relativ wenig belastet werden (Phase der Grundsubstanzbelastung). In der Entzündungs-/Proliferationsphase bildet sich das Kollagen Typ III, das keine so hohe mechanische Belastbarkeit aufweist. Die Grundsubstanz ist der Teil des Bindegewebes, der eine nur kurze Turn-over-Zeit von 2–9 Tagen aufweist (van den Berg 2010). Die Grundsubstanz kann daher gut belastet werden.

Bei der Durchführung der verschiedenen Wirbelsäulenübungen muss gut auf die subjektiven und objektiven Qualitätskriterien geachtet werden, welche die Quantitätsmerkmale oder die Belastungsvariablen bestimmen. Die Belastungsvariablen bedeuten hier Gewicht, Serien, Anzahl der Wiederholungen, Bewegungsrhythmus, Pausen, Anzahl der Übungen, Superkompensationszeit usw. Jede Reha-/Trainingsmethode in den verschiedenen motorischen Grundeigenschaften hat eine Leitlinie zu den Belastungsvariablen. Es ist jedoch nur eine Leitlinie, und natürlich müssen die Belastungsvariablen an die aktuelle Belastbarkeit des Patienten angepasst werden.

Die Variablen für die Rehamethode kortikaler Fußbereich sind in ▶ Tab. 6.9 aufgeführt.

Tab. 6.9 Belastungsvariablen für die Rehamethode kortikaler Fußbereich.

Belastungsvariablen	Kortikaler Fußbereich
Gewicht	Unterlast (underloaded)
Serien	3–5 Serien
Wiederholungen	10–15 Wiederholungen
Bewegungsrhythmus	1–0–1-Rhythmus
Pause	30–60 Sekunden
Anzahl der Übungen	1–4 Übungen
Superkompensationszeit	12–24 Stunden

Folgende Rückenkarten können im kortikalen Fußbereich trainiert werden:

- Karte 1: lokale Flexionsstabilität
- Karte 2: lokale Extensionsstabilität
- Karte 3: lokale laterale Stabilität
- Karte 4: lokale Beckenbodenstabilität
- Karte 5: regionale Extensionsstabilität
- Karte 6: regionale laterale Stabilität
- Karte 7: regionale Extensions-/Rotationsstabilität
- Karte 8: regionale Flexionsstabilität
- Karte 9: regionale Flexions-/Rotationsstabilität
- Karte 10: totale Extensionsstabilität
- Karte 11: totale laterale Stabilität
- Karte 12: totale Flexions-/Extensionsstabilität mit Rotationsstabilität

Mit den Karten 1–4 werden die Haltung und die lokale Muskulatur trainiert – die Haltung durch das jedes Mal bewusste Einnehmen der Neutralstellung der Wirbelsäule in den verschiedenen Ausgangspositionen der Übungen und die Muskulatur durch das Training des lokalen Wirbelsäulensystems. Bei der Entstehung lumbaler Rückenschmerzen neigt das lokale System zu einer hypotonen Reaktionsform, was auf die Entwicklung einer Schmerz- und Reflexhemmung sowie auf eine kortikale Redistribution zurückzuführen ist (Tsao et al. 2011, Gokeler et al. 2001, Hides et al. 1996).

Die Karten 5–9 stehen im Zeichen der regionalen Stabilität der Wirbelsäule. Der Schwerpunkt der Übungen liegt hier vor allem in der neuromuskulären Kontrolle, d. h. im optimalen Zusammenspiel zwischen dem lokalen und dem globalen monoartikulären System. Letzteres unterstützt das lokale Muskelsystem, und zusammen werden sie als „Gewicht tragende" Muskulatur bezeichnet (Richardson et al. 2004).

Die Karten 10–12 stehen dann für die totale Stabilität der Wirbelsäule. Das Training wird vor allem in aufrechter Haltung, d.h. in der Gewicht tragenden Position durchgeführt. Die Vorbereitungen dazu erfolgen mit dem Training der regionalen Stabilität. Hier wird nicht nur die optimale neuromuskuläre Koordination des lokalen und des globalen monoartikulären Systems trainiert, sondern auch die Einhaltung der Wirbelsäulenposition gegenüber der Schwerkraft.

Zusammenfassung

Die Rehamethode kortikaler Fußbereich ist also die erste Methode, die nach einer akuten Schädigung der Wirbelsäule angewandt werden kann. Sie beinhaltet das Training der propriozeptiven und neuromuskulären Kontrolle während der verschiedenen Übungen. Es werden sowohl die Haltungen als auch die Bewegungen trainiert, und zwar von einem zunächst intramuskulären Schwerpunkt zu einer intermuskulären Koordination des lokalen und des globalen monoartikulären Systems. Es kommt noch zu keiner sichtbaren Bewegung der Wirbelsäule (Training im Fußbereich).

Wenn die verschiedenen Rückenkarten durchlaufen wurden und die Durchführung der Übungen den subjektiven und objektiven Qualitätskriterien genügen, kann die nächste Rehamethode „kortikaler linearer Bereich" in Angriff genommen werden.

6.5.2 Rehamethode: kortikaler linearer Bereich

Die Rehabilitationsmethode kortikaler linearer Bereich erfüllt dieselben Bedingungen wie die Rehabilitationsmethode kortikaler Fußbereich. Die beiden Trainingsformen unterscheiden sich vor allem im Bewegungsumfang der auszuführenden Übungen. Während der verschiedenen Phasen der Wundheilung wird neues Bindegewebe gebildet. In der Proliferationsphase entsteht zunächst Kollagen Typ III, das weniger stark belastbar ist als Kollagen Typ I (van den Berg 2010). Im Verlauf der Rehabilitation wird die Belastung des Bindegewebes langsam, aber progressiv erhöht. Dies kann durch eine Erhöhung der Druck- oder Zugbelastung des Bindegewebes erreicht werden.

Die Druckbelastung kann auf verschiedene Weisen erhöht werden:

- Erhöhung des Gewichts: Dies ist während der Koordinationsübungen möglich, solang das Gewicht unterlastig (underloaded) bleibt. Mit anderen Worten: Das Gewicht darf bei der Durchführung der Übungen nicht der limitierende Faktor sein. Wenn dies doch der Fall ist, sprechen wir von einer Überlastung, womit man sich dann im Training der motorischen Grundeigenschaft Kraft befindet (Kap. 6.6).
- stärkere Rekrutierung der die Wirbelsäule umgebenden Muskulatur: vom intra- zum intermuskulären Koordinationstraining.
- Erhöhung einiger Belastungsvariablen (mehr Wiederholungen, mehr Serien) und mehr Übungen.

Die Zunahme der Zugbelastung wird durch die Erweiterung des Bewegungsumfangs der einzelnen Übungen erreicht. Die Belastung des Bindegewebes verschiebt sich in der Belastungsverformungskurve von überwiegender Grundsubstanzbelastung zur vorherrschenden Kollagenfaserbelastung (Belastung im linearen Bereich der Belastungsverformungskurve). Das Ziel dieser Rehabilitationsmethode besteht darin, eine gute Bewegungsqualität im vollen aktiven Bewegungsumfang der Wirbelsäule zu erreichen, vorausgesetzt, dass dies für die Partizipationsebene des Patienten erforderlich ist.

Die geeigneten Rückenkarten sind:

- Karte 13: totale Flexions-/Extensionsbewegungen
- Karte 14: totale Flexions-/Extensionsbewegungen mit Rotationsstabilität
- Karte 15: totale Flexions-/Extensionsbewegungen mit Rotationsbewegungen.

Die Definition der Rehamethode kortikaler linearer Bereich ist das Ausführen von Wirbelsäulenübungen mit dem Ziel eines vollständigen aktiven Bewegungsumfangs, wobei der Bewegungsausschlag dazu natürlich behutsam gesteigert wird.

Bei der Ausführung dieser Übungen werden alle drei Muskelsysteme angesprochen: das lokale, das globale monoartikuläre und das globale multiartikuläre System (lokale Stabilisatoren, globale Stabilisatoren und globale Mobilisatoren). Um Wirbelsäulenbewegungen mit Bewegungen der Arme und/oder Beine zu realisieren, ist eine optimale intermuskuläre Kontrolle aller drei Systeme vonnöten.

Neben dem Umstand, dass hierbei das neuromuskuläre System der Wirbelsäule trainiert wird, erhöht sich bei Bewegungen in der Wirbelsäule die mechanische Belastung des passiven Wirbelsäulensystems. Nach dem Panjabi-Modell werden in allen drei Subsystemen (aktiv, passiv und neural) Reize gesetzt. Durch allmähliche Steigerung der Bewegungsausschläge in der Wirbelsäule erhöht sich auch die Belastung des passiven Subsystems graduell (Diskus, Wirbel, periartikuläre Strukturen des Junghans-Segments).

Die hierbei anzuwendenden Belastungsvariablen entsprechen denen des Trainings im kortikalen Fußbereich.

Zusammenfassung

Die Rehabilitationsmethode kortikaler linearer Bereich ist die Methode, die nach einer akuten Wirbelsäulenschädigung als Zweites angewendet werden kann. Wie die erste Rehamethode beinhaltet auch diese das Training des propriozeptiven Inputs und der neuromuskulären Kontrolle der Wirbelsäule. Es werden sowohl die Haltungen als auch die Muskulatur und die dynamischen Bewegungen trainiert. Dabei kommt es auf das optimale Zusammenspiel von lokalem, globalem mono- und globalem multiartikulären System an. Durch die Wirbelsäulenbewegungen werden nicht nur neurale und muskuläre Systeme belastet, sondern auch das passive Subsystem mit den periartikulären Strukturen, Wirbeln und Bandscheiben erfährt bei einer Vergrößerung des Bewegungsausschlages eine graduell zunehmende Belastung.

Wenn alle Übungen der verschiedenen Rückenkarten zur Koordination gut verlaufen, geht es zum nächsten Bereich – dem Training auf der Hirnstammebene.

6.5.3 Rehamethode: Hirnstammtraining

Das Training auf der Ebene des Hirnstamms ist die dritte Rehamethode im Rehakreis Koordination. Der Hirnstamm ist das Hirnzentrum, das alle Informationen aus dem motorischen Kortex, dem Zerebellum und den Basalganglien verarbeitet, moduliert und weitergibt. Im Kontext der Rehabilitation der Koordinationsfähigkeit sind die wichtigsten Funktionen des Hirnstamms das Ausführen der richtigen Bewegungsmuster, das Erzeugen von automatischen Bewegungen, die Kontrolle von Long-Loop-Reflexen sowie seine Beteiligung an posturaler Kontrolle und Gleichgewicht durch Regulation des Tonus der posturalen Muskeln (Magee et al. 2007, Delforge 2002).

Vor dem Hirnstammtraining liegt der Schwerpunkt des Koordinationstrainings vor allem auf dem bewussten (Wieder-)Erlernen von Bewegungen, die vor der Verletzung automatisch verliefen, und der Erhaltung der posturalen Kontrolle und des Gleichgewichts. Bei Letzterem spielen die vestibulären und visuellen Systeme eine wichtige Rolle.

Durch die Zusammenführung von exterozeptiver Information aus der Umgebung und somatosensorischer Information ist das visuelle System an der Bewusstwerdung der Position unseres Körpers im Raum, der Stellung der einzelnen Körperteile zueinander und den Körperbewegungen selbst beteiligt (Shumway-Cook 2007).

Das vestibuläre System spielt eine wichtige Rolle bei der posturalen Kontrolle, der Kopfhaltung (sowohl in rotatorischer als auch in linearer Richtung) und der Erhaltung des Gleichgewichts (Shumway-Cook 2007, Delforge 2002).

Für die Reha bedeutet dies, dass die Übungen, die schon bei den Methoden kortikaler Fußbereich und kortikaler linearer Bereich praktiziert wurden, nun mit dem Schwerpunkt auf der Haltungskontrolle, der Erhaltung des Gleichgewichts und der Verbesserung automatischer Bewegungen ausgeführt werden können, sofern dies in den beiden vorherigen Rehamethoden noch nicht stattgefunden hat.

Hier wird noch einmal erkennbar, dass die verschiedenen Ebenen der motorischen Kontrolle zwar unterscheidbar, aber nicht voneinander trennbar sind. Sämtliche Übungen des Hirnstammtrainings werden vor allem bewusst durchgeführt. Dadurch werden der sensomotorische und der motorische Kortex in die optimale Ausführung der Bewegung einbezogen.

Der Schweregrad der Übungen kann durch Variation unterschiedlicher Faktoren gesteigert werden, damit auch das visuelle und das vestibuläre System in der Reha berücksichtigt werden (▶ Tab. 6.10).

Tab. 6.10 Für die Rehabilitationsmethode Hirnstammtraining geeignete Variationen verschiedener Faktoren.

Faktoren	Variationen
stabile Unterstützungsfläche	labile Unterstützungsfläche
kleiner Lastarm	großer Lastarm
mit Spiegel	ohne Spiegel
ohne Kopfbewegungen	mit Kopfbewegungen
eingelenkig	mehrgelenkig
in einer Ebene	in mehreren Ebenen
in einer ruhigen Umgebung	in einer unruhigen Umgebung
ohne Doppelaufgaben	mit Doppelaufgaben

Die Belastungsvariablen dieser Rehamethode sind dieselben wie bei der Rehamethode kortikaler Fußbereich und linearer Bereich.

Diese Rehaform ist für Patienten mit lumbalen Rückenschmerzen geeignet. Aus der Literatur geht hervor, dass viele dieser Patienten Probleme mit der Haltungskontrolle und der Einhaltung des Gleichgewichts haben (Henry et al. 2006, Hodges et al. 2002, Moseley et al. 2006). Einer der Gründe dafür ist die Abnahme der intra- und intermuskulären Koordination des lokalen und globalen Muskelsystems. Um beides zu verbessern, sind besonders das Muskel- und Haltungstraining wichtige Voraussetzungen für optimale Bewegungen und die angemessene Reaktion auf Störungen des Gleichgewichts. Nach Hodges (2003) scheint eine verminderte Haltungskontrolle und die verminderte Reaktionsfähigkeit bei Störungen der Balance letztlich eine Ursache für die Unterhaltung der lumbalen Rückenbeschwerden zu sein – die Folge wird zur neuerlichen Ursache.

Folgende Rückenkarten können beim Hirnstammtraining eingesetzt werden:

- Karte 1: lokale Flexionsstabilität
- Karte 2: lokale Extensionsstabilität
- Karte 3: lokale laterale Stabilität
- Karte 4: lokale Beckenbodenstabilität
- Karte 5: regionale Extensionsstabilität
- Karte 6: regionale laterale Stabilität
- Karte 7: regionale Extensions-/Rotationsstabilität
- Karte 8: regionale Flexionsstabilität
- Karte 9: regionale Flexions-/Rotationsstabilität
- Karte 10: totale Extensionsstabilität

- Karte 11: totale laterale Stabilität
- Karte 12: totale Flexions-/Extensionsstabilität mit Rotationsstabilität
- Karte 13: totale Flexions-/Extensionsbewegungen
- Karte 14: totale Flexions-/Extensionsbewegungen mit Rotationsstabilität
- Karte 15: totale Flexions-/Extensionsbewegungen mit Rotationsbewegungen.

Zusammenfassung

Beim Hirnstammtraining liegt der Schwerpunkt auf der posturalen Kontrolle, der Erhaltung des Gleichgewichts bei Übungen, die schon bei den ersten beiden Rehabilitationsmethoden praktiziert wurden, und auf dem bewussten Erlernen automatischer Bewegungen. Um dies zu erreichen, werden gezielt Variationen verschiedener Faktoren in die Rehabilitation integriert.

Im nächsten Bereich des Rehakreises Koordination geht es um schnelle Bewegungen und somit um den spinalen Fußbereich.

6.5.4 Rehamethode: spinaler Fußbereich

Die vierte Rehamethode im Reha-/Trainingskreis Koordination ist das Training im spinalen Fußbereich. Spinal bedeutet hier, dass der Schwerpunkt auf der untersten hierarchischen Ebene der motorischen Kontrolle liegt, dem Rückenmark oder, wie Sherrington diese Ebene nennt, „the final common pathway" (Sherrington 1947). Das Rückenmark koordiniert vor allem einfache willkürliche Körperhaltungen und -bewegungen, indem es die Information aus den Motoneuronen moduliert. Auf diese Weise beeinflusste Aktivitäten sind unter anderen die Flexions- und Extensionsmuster der Beine, z. B. beim Treten gegen einen Ball (Amaral 2000). Daneben ist die spinale Ebene dafür zuständig, eine Beschädigung des Bindegewebes durch mechanische Belastung zu verhindern. Die spinale Ebene ist reflexhaft, z. B. in Form eines Dehnungsreflexes der Muskulatur. Vor allem bei schnellen, unkoordinierten Bewegungen können Reflexe aktiviert werden.

In der Rehabilitation können Reflexe nicht bewusst reproduziert werden. Es handelt sich dabei ja um eine unbewusste Reaktion des Körpers auf drohende Schädigungen. Drohende nicht physiologische Bindegewebsschädigungen in Form eines Traumas müssen in der Reha natürlich immer verhindert werden. Um solche drohenden Situationen so gut wie möglich zu simulieren, setzt man schnelle, mechanisch vertretbare Reize, die der Reflexsituation möglichst nahekommen. Bei einem solchen Schnelligkeitstraining liegt der Schwerpunkt auf dem Bewegungsverlauf und der Bewegungsqualität.

Bei der Rehabilitationsmethode spinaler Fußbereich liegt der Schwerpunkt auf dem Bewegungsverlauf schneller Bewegungen, bis schließlich maximal schnelle Bewegungen erreicht werden, sowie auf einfachen Bewegungen wie den Flexions- und Extensionsmustern der unteren Extremitäten. Oft werden diese Muster schon im Rahmen der drei oben beschriebenen koordinativen Rehabilitationsmethoden geübt.

Die Bezeichnung dieser Reha – spinaler Fußbereich – deutet bereits an, dass hierbei schnelle Bewegungen in einem eingeschränkten Bewegungsumfang ausgeführt werden. In diesem Fall wird der Bewegungsumfang eingeschränkt, weil das Bindegewebe immer noch nur eingeschränkt belastbar ist. Es dauert durchschnittlich 300–500 Tage, bis die Kollagenfasern in Bindegewebe umgewandelt und ausgereift sind (van den Berg 2010). Außerdem verändert sich das Verhalten des Bindegewebes bei schneller Belastung. Dabei handelt es sich um die viskoelastische Eigenschaft „Strain Rate Dependance", die mit einfachen Worten nichts anderes bedeutet als: je schneller die Belastung, desto höher die Belastung des Bindegewebes (Matthijs et al. 2003; Kap. 6.2).

Diese Form des Trainings ist für Patienten geeignet, die Beschwerden bei Explosivsportarten oder bei schnellen unerwarteten Bewegungen erfahren oder bei denen die Beschwerden durch eine solche Bewegung entstanden.

Sowohl die lokale als auch die globale Muskulatur der Wirbelsäule weisen eine Fasermischung von Typ I und Typ II auf. In der lokalen Muskulatur überwiegen die Typ-I-Fasern und in der globalen die vom Typ II. Letztere werden noch weiter differenziert in Typ IIa und Typ IIx (▸ Tab. 6.11).

Tab. 6.11 Klassifikation der Muskelfasertypen in Typ I, IIa und IIx (Müller-Wohlfahrt et al. 2014).

Fasertyp	Typ I	Typ IIa	Typ IIx
Kontraktionsgeschwindigkeit	niedrig	hoch	sehr hoch
Mitochondriendichte	hoch	hoch	mittel
Kapillardichte	hoch	mittel	niedrig
oxidative Kapazität	hoch	hoch	mittel
glykolytische Kapazität	niedrig	hoch	hoch
Ermüdbarkeit	niedrig	mittel	hoch
Maximalleistung	niedrig	mittel	hoch

Die beiden Faserformen zeichnen sich durch ein unterschiedliches Verhalten aus. Die Typ-I-Fasern sind vor allem Gewicht tragende Muskelfasern und ermöglichen viele der Wirbelsäulenpositionen gegen die Schwerkraftwirkung (Haltungsmuskeln). Ihre Kontraktionsgeschwindigkeit ist daher niedrig und die Ausdauer gut. Die Typ-II-Fasern werden weiter in Typ-IIa und Typ-IIx unterteilt. Vor allem Letztere können sehr viel Kraft erzeugen und in sehr schnelle Bewegungen umsetzen. Deshalb ermüden sie aber auch rasch. Die Typ-IIa-Fasern stehen gewissermaßen zwischen den beiden anderen genannten: Sie können Kraft erzeugen und diese auch in (schnelle) Bewegungen umsetzen, dabei ermüden sie aber weniger schnell als die Typ-IIx-Fasern.

Das Ziel dieser Rehamethode ist die optimale intermuskuläre Koordination zwischen dem lokalen und dem globalen monoartikulären System. Es gibt jedoch eine Verschiebung des Trainings von den Typ-I-Muskelfasern hin zu denen vom Typ IIa.

Diese Rehaform kommt vor allem in der Organisations-/Remodellierungsphase sowie zu Beginn der Integrations-/Reifungsphase zum Einsatz. Zu diesem Zeitpunkt der Wundheilung steht die Remodellierung der Kollagenfasern im Vordergrund – die Kollagenfasern Typ III nehmen ab und Typ I nimmt zu. In der Integrations-/Maturationsphase benötigt das neu gebildete Bindegewebe mechanische „Erfahrungen", um ausreifen zu können.

Hierbei werden die folgenden Rückenkarten eingesetzt:

- Karte 5: regionale Extensionsstabilität
- Karte 6: regionale laterale Stabilität
- Karte 7: regionale Extensions-/Rotationsstabilität
- Karte 8: regionale Flexionsstabilität
- Karte 9: regionale Flexions-/Rotationsstabilität
- Karte 10: totale Extensionsstabilität
- Karte 11: totale laterale Stabilität
- Karte 12: totale Flexions-/Extensionsstabilität mit Rotationsstabilität

Der Schwerpunkt des Trainings liegt in der totalen Stabilität und weniger in der regionalen. Die schnellen Arm- und Beinbewegungen während der Ausführung der verschiedenen Übungen erfordern eine optimale statische Stabilität der Wirbelsäule.

Die Leitlinien für die Belastungsvariablen der Rehabilitationsmethode spinaler Fußbereich sind in ▶ Tab. 6.12 dargestellt.

Ab diesem Niveau können verschiedene andere Erschwerungsprinzipien in das Rehabilitationstraining eingebaut werden, um die koordinativen Fähigkeiten des Patienten zu verbessern (▶ Tab. 6.13). Entscheidend ist nach wie vor die Qualität des Trainings, die durch Anwendung der subjektiven und objektiven Qualitätskriterien gewährleistet werden kann.

Tab. 6.12 Belastungsvariablen für die Rehamethode spinaler Fußbereich.

Belastungsvariablen	Kortikaler Fußbereich
Gewicht	leichte Gewichte
Serien	2–3 Serien
Wiederholungen	5–10 Wiederholungen
Bewegungsrhythmus	möglichst schnell
Pause	2–4 Minuten
Anzahl der Übungen	2–3 Übungen
Superkompensationszeit	48–72 Stunden

Tab. 6.13 Für die Rehabilitationsmethode spinaler Fußbereich geeignete Variationen.

Erschwerungsprinzipien	
schnell	schneller
mit Kommandos	ohne Kommandos
erwartet	unerwartet
tonisiert	nicht tonisiert

Zusammenfassung

Bei der Rehamethode spinaler Fußbereich liegt der Fokus auf schnellen Bewegungen von Wirbelsäule und Armen und/oder Beinen bei geringem Bewegungsausschlag in der Wirbelsäule. Dabei wird vor allem die totale Stabilität der Wirbelsäule trainiert.

Wenn alle Übungen der verschiedenen Rückenkarten qualitativ gut verlaufen, geht es mit schnellen Bewegungen unter Einbeziehung von Wirbelsäulenbewegungen weiter: das Training im spinalen linearen Bereich.

6.5.5 Reha-/Trainingsmethode: linearer Bereich

Die Schwerpunkte der Reha-/Trainingsmethode spinaler linearer Bereich sind dieselben wie bei der vorigen Rehamethode: die verschiedenen Formen des Schnelligkeitstrainings von Armen und/oder Beinen mit dem primären Ziel einer Verbesserung des Bewegungsverlaufs. Im Unterschied zur vorherigen Rehamethode sind hier jedoch Wirbelsäulenbewegungen erlaubt.

Die Erweiterung des Bewegungsumfangs hat eine Zunahme der Zugbelastung des Bindegewebes zur Folge. Die Belastung des Bindegewebes verschiebt sich in der Belastungsverformungskurve von der vorherrschenden Grundsubstanzbelastung zur überwiegenden Kollagenfaserbelastung (Belastung im linearen Bereich der Belastungsverformungskurve). Wie bei Schritt 4 spielt auch hier die viskoelastische Eigenschaft „Strain Rate Dependance" eine Rolle (Kap. 6.2).

Bei dieser Trainingsform geht es nicht um maximale Schnelligkeit bei der Bewegungsausführung. Diese wird vielmehr allmählich aufgebaut. Das Tempo dieses Aufbaus hängt von den subjektiven und objektiven Qualitätskriterien ab. Der Schwerpunkt liegt nach wie vor auf einem sauberen Bewegungsverlauf.

Diese Rehaform wird besonders in der Integrations-/Reifungsphase und vor allem bei Explosivsportarten eingesetzt, bei denen ein großer Bewegungsausschlag in der Wirbelsäule erforderlich ist. Die Belastungsvariablen entsprechen denen der Rehamethode spinaler Fußbereich.

Wichtig bei dieser Reha-/Trainingsform ist, dass der Bewegungsumfang im Verlauf des Trainings nur nach und nach erweitert wird, da eine (zu) schnelle Erweiterung die Rezidivgefahr erhöht.

Auf Schnelligkeit abzielende Übungen führen dazu, dass die motorische Kontrolle immer stärker auf einer Open-loop-Strategie basiert. Die Schnelligkeit der Bewegungen hat zur Folge, dass Feedbackmechanismen keine große Rolle mehr spielen. Dies bedeutet auch, dass das subjektive Feedback des Patienten immer wichtiger wird. Der Physiotherapeut muss das Trainingsziel ganz eindeutig klarstellen, was der Patient beim Training spüren soll und was er nicht spüren darf.

Folgende Rückenkarten kommen hier zum Einsatz:

- Karte 13: totale Flexions-/Extensionsbewegungen
- Karte 14: totale Flexions-/Extensionsbewegungen mit Rotationsstabilität
- Karte 15: totale Flexions-/Extensionsbewegungen mit Rotationsbewegungen.

6.5.6 Trainingsmethode: spezifisches Training

Die sechste Methode im Reha-/Trainingskreis Koordination ist die wichtigste: das spezifische oder auch „funktionelle" Training. Das hervorstechende Merkmal des spezifischen Trainings ist, dass Trainingsziel, Aufgabe, Umgebung, Bewegungsverlauf, Bewegungsumfang, Kontraktionsmechanismus und Energiesystem den spezifischen Bewegungshandlungen des Patienten entsprechen sollen. Wenn z. B. ein Patient als Sport Fußball spielt, dann bedeutet spezifisches Training die Ausführung der sportspezifischen Bewegungshandlungen auf dem Fußballplatz. Die Eigenschaften des spezifischen Trainings repräsentieren die verschiedenen motorischen Grundeigenschaften: Der Bewegungsverlauf entspricht der Koordination, der Bewegungsumfang der Beweglichkeit, der Kontraktionsmechanismus der Kraft und das Energiesystem der Ausdauer (Bant et al. 2011). Die Bewegungshandlungen repräsentieren alle spezifischen Aktivitäten, die der Patient mit lumbalen Rückenschmerzen benötigt, um bei den ADL sowie bei Arbeit, Freizeit und Sport optimal funktionieren zu können.

Ausgedrückt in ICF-Begriffen trainiert der Patient auf der Funktions-, Aktivitäts- und Partizipationsebene. Wie auch beim spezifischen Training zur Beweglichkeit müssen hier die Bedürfnisse des Patienten auf diesen drei Ebenen sorgfältig analysiert werden (Kap. 5).

Das Ziel der Rehabilitation besteht darin, dem Patienten wieder die optimale Partizipation zu ermöglichen. Dies wird bei dieser Trainingsmethode in Bezug auf die Koordination verwirklicht. Alle vorherigen Reha-/Trainingsmethoden – vom kortikalen Fußbereich bis zum spinalen linearen Bereich – dienen letztlich der Vorbereitung auf das spezifische Training.

Beim spezifischen Training gibt es eine Reihe unterschiedlicher Belastungsvariablen. Bei spezifischen Übungen, bei denen es nicht um Schnelligkeit geht, können die Belastungsvariablen so ausgewählt werden, wie es für die ersten drei Rehamethoden des Rehakreises Koordination beschrieben wurde: kortikaler Fußbereich, kortikaler linearer Bereich und Hirnstammtraining. Wenn Schnelligkeit ein wichtiger Aspekt der Übungen ist, kommen die Belastungsvariablen der spinalen Reha-/Trainingsformen infrage. Außerdem können die Belastungsvariablen immer mehr „abweichen", da sie immer stärker von den Partizipationen des täglichen Lebens des Patienten bestimmt werden. Aber das ist ja genau das Ziel dieser Trainingsmethode – die Anpassung an die verschiedenen Belastungsformen, auf die der Patient in seinem Alltag trifft: langes Stehen oder Sitzen, das Heben einer Getränkekiste usw.

Hier werden die letzten drei Rückenkarten eingesetzt:

- Karte 16: funktionelle Übungen im Alltag
- Karte 17: funktionelle Übungen bei der Arbeit
- Karte 18: funktionelle Übungen beim Sport.

6.5.7 Agility-Training

Wenn ein Patient mit lumbalen Rückenschmerzen besonders bei sportlichen Aktivitäten oder beim langen Sitzen oder Stehen Beschwerden bekommt, kann eine physische Ermüdung dahinterstecken und die Beschwerden unterhalten. Es ist wichtig daran zu denken, dass eine solche Ermüdung eine Ursache der Beschwerden sein kann oder auch eine mögliche Folge der Rückenschmerzen selbst ist.

Bei der Entstehung von lumbalen Rückenschmerzen reagieren das passive, das neurale und das aktive System der Wirbelsäule. Für das motorische Verhalten sind vor allem das neurale und das aktive System bedeutsam. Das neurale System antwortet mit einer Redistribution der Muskulatur, einer Umorganisation im motorischen Kortex und einer Steigerung der afferenten Aktivität der Propriozeptoren zum ZNS (McPherson et al. 2008, Moseley et al. 2004, Tsao et al. 2011, MacDonald et al. 2009). Im aktiven System reagiert die Muskulatur mit Hemmung der lokalen Muskulatur, Stimulation der globalen Muskulatur und Reorganisation der Motoneuronen (Gokeler et al. 2001, Hides et al. 1996, Hodges et al. 1996, Ferreira et al. 2004, Saunders et al. 2004, MacDonald et al. 2009, MacDonald et al. 2010, Farina et al. 2004, Hodges et al. 2003a, Radebold et al. 2000, Hodges 2003).

Für die Rehabilitation bedeutet dies, dass zunächst die intra- und intermuskuläre Koordination des lokalen und globalen Systems trainiert werden muss. Sind die Rückenschmerzen danach vollständig verschwunden, war eine Ermüdung der motorischen Kontrolle ursächlich verantwortlich. Wenn die Beschwerden nicht ganz weg sind, kann auch eine zu geringe Kraft der Wirbelsäulenmuskulatur oder der Arme und Beine oder eine zu geringe Ausdauer der Grund sein. Für das Training der motorischen Grundeigenschaft Kraft sei hier auf den folgenden Reha-/Trainingskreis Kraft verwiesen, die motorische Grundeigenschaft Ausdauer wird am Ende dieses Kapitels behandelt.

Bei der Trainingsmethode des Agility-Trainings verstehen wir unter nicht optimalen Umständen körperliche Belastungen und Ermüdungserscheinungen. Diese Trainingsform kommt vor allem für Patienten infrage, bei denen der Sport zu den lumbalen Rückenbeschwerden führt. Man spricht von Agility-Training, wenn der Patient seine sportliche Leistung unter allgemeinen Ermüdungs- oder Erschöpfungsanzeichen erbringen muss, d. h. er ermüdet im nicht sportspezifischen Energiesystem.

Um beim Beispiel des Fußballers zu bleiben, ist es das spezifische anaerobe alaktische Energiesystem, das ihm optimale sportliche Leistungen ermöglicht. Die Grundlage für die Ausdauer bildet bei jedem Explosivsportler jedoch das aerobe Energiesystem. Es ist zwar nicht das spezifische Energiesystem der Sportart Fußball, aber ebenfalls zur Ausübung dieses Sports wichtig.

Agility-Training bedeutet in diesem Fall, dass der Fußballer zunächst durch Verabreichung eines aeroben Trainingsreizes gezielt müde gemacht wird. Auf dieses Training folgen unmittelbar sportspezifische koordinative Übungen. So wird etwa vor dem spezifischen Training ein schneller Dauerlauf von 30 min absolviert, bevor dann die sportspezifischen koordinativen Fähigkeiten trainiert werden.

Man arbeitet hier mit der Rückenkarte 18.

6.5.8 Shaping

Die letzte Rehabilitationsmethode im Rehakreis Koordination ist das Shaping. Darunter versteht man das Training sportspezifischer koordinativer Fähigkeiten im Zustand der sportspezifischen Erschöpfung. Der Sportler wird vor dem Koordinationstraining in dem Energiesystem, das in seiner Sportart leistungsbestimmend ist, müde gemacht. Beim Fußballer ist es das anaerobe alaktische System, das unter anderem die Energie für die vielen Formen des Sprintens liefert, die beim Fußball eine wichtige Rolle spielen. Für das Training bedeutet dies, dass zunächst sportspezifische Sprintformen praktiziert werden, bis Erschöpfungserscheinungen auftreten. Erst dann werden die koordinativen Fähigkeiten geübt.

Sowohl beim Agility-Training als auch beim Shaping gibt es keine Einschränkungen im Hinblick auf die Schnelligkeit der Bewegungsausführung mehr. Ausgehend von den Muskelfasertypen, die bei der Rehamethode spinaler linearer Bereich beschrieben wurden, wird hier besonders die intermuskuläre Koordination des lokalen und globalen Muskelsystems trainiert, wobei alle Faserarten spezifisch belastet werden, also Typ I, Typ IIa und Typ IIx.

6.5.9 Zusammenfassung

Nach einer akuten Bindegewebsverletzung mit lumbalen Rückenschmerzen ist es die Aufgabe des Physiotherapeuten, den Patienten optimal zu begleiten. Im Verlauf der Rehabilitation sind die wichtigsten Interventionen:

- Aufklärung und Beratung
- passive physiotherapeutische Maßnahmen
- aktive physiotherapeutische Maßnahmen.

Zu der breiten Skala der aktiven physiotherapeutischen Maßnahmen gehört auch das Training der motorischen Grundeigenschaft Koordination. Der Reha-/Trainingskreis Koordination kann als methodischer Leitfaden für die Rehabilitation dienen. Er repräsentiert ein Denkmodell, das ein methodisches Vorgehen des Therapeuten unterstützt. Der Reha-/Trainingskreis Koordination basiert auf den physiologischen Prozessen, die nach einer akuten Verletzung im Bindegewebe ablaufen (Wundheilung), und auf denen, die eine wichtige Rolle für die neuromuskuläre Kontrolle spielen. Nicht zuletzt steht die Interaktion zwischen Patient und Therapeut im Mittelpunkt (patientenzentrierte Behandlung). Die Interaktion bestimmt den Verlauf des koordinativen Wegs, dessen Ziel die optimale Partizipation ist.

Die ▸ Tab. 6.14 bietet einen allgemeinen Überblick über die Reha-/Trainingsmethoden zur motorischen Grundeigenschaft Koordination in Abhängigkeit von der jeweiligen Phase im Wundheilungsprozess und die zugehörigen Rückenkarten.

Tab. 6.14 Übersicht über die Wundheilungsphasen, die dabei geeigneten Reha-/Trainingsmethoden der motorischen Grundeigenschaft Koordination und der zugehörigen Rückenkarten.

Wundheilungsphase	Reha/Training	Rehamethode	Rückenkarten
Entzündungsphase	Reha	kortikaler Fußbereich	– lokale Stabilität der Wirbelsäule
Proliferations-/Produktionsphase	Reha	kortikaler Fußbereich kortikaler linearer Bereich Hirnstamm	– regionale und totale Stabilität der Wirbelsäule – totale Bewegung der Wirbelsäule
Remodellierungs-/Umbauphase	Reha/Training	Hirnstamm spinaler Fußbereich spinaler linearer Bereich	– totale Stabilität der Wirbelsäule – totale Bewegung der Wirbelsäule
Maturations-/Reifungsphase	Training	spinaler linearer Bereich spezifisches Training Agility-Training Shaping	– totale Bewegung der Wirbelsäule – funktionelle Bewegung der Wirbelsäule

6.6 Reha-/Trainingskreis Kraft – Grundlagen

6.6.1 Einleitung

Der Rehakreis Kraft bietet wie auch die Kreise zur Beweglichkeit und Koordination eine Methodik zum Kraftaufbau bei Patienten mit lumbalen Rückenschmerzen. Die Ursachen oder Folgen dieser Beschwerden können zu einer Veränderung bzw. Verminderung der Propriozeption, der neuromuskulären Kontrolle, der Beweglichkeit sowie der Kraft bis hin zur Muskelatrophie führen, sodass sich ein Dekonditionierungssyndrom ergibt (Verbunt et al. 2003, Hodges 2003).

Eine solche Dekonditionierung ist bei einem abweichenden oder chronifizierten Verlauf häufig (McGill 2016).

Bei einer Abnahme der Wirbelsäulenbeweglichkeit kann man mit dem Reha-/Trainingskreis Beweglichkeit arbeiten. Bei der Abnahme der Propriozeption und der neuromuskulären Kontrolle kommt der Reha-/Trainingskreis Koordination zum Einsatz, und bei einer Verringerung der Kraft und Muskelatrophien geht es um den Reha-/Trainingskreis Kraft.

Die Auswahl der Übungen hängt von den Aktivitäten des Patienten ab, von der aktuellen Wundheilungsphase und den möglichen prädisponierenden Faktoren für einen abweichenden Verlauf (Kap. 4 u. Kap. 7).

6.6.2 Mehrphasenmodell nach McGill

Laut Literatur ist eine Kombination aus mobilisierenden, stabilisierenden und kräftigenden Übungen effektiver für eine Schmerzlinderung und die Aktivitätssteigerung als andere Formen der Übungstherapie (Hayden et al. 2005, KNGF 2013, Hildebrandt et al. 2012). Dabei ist es wichtig, sich Gedanken über die chronologische Abfolge der Übungen und Reha-/Trainingsmethoden zu machen. Stuart McGill beschreibt in seinem Buch zu Rückenschmerzen ein Mehrphasenmodell für die Reha (McGill 2016; ▶ Tab. 6.15).

Tab. 6.15 Mehrphasenmodell nach McGill (2016).

Phasen	Ziele
Phase 1	– Erlernen oder erneutes Lernen der physiologischen Haltungen und Bewegungen bei einfachen motorischen Anforderungen – Verminderung der kompensatorischen Aktivitäten der Muskulatur
Phase 2	Verbesserung der segmentalen und totalen Stabilität
Phase 3	– Verbesserung der lokalen Kraftausdauer durch Stabilitätsübungen – Verbesserung der allgemeinen Belastungstoleranz durch Training der allgemeinen Ausdauer
Phase 4	Steigerung der maximalen Kraft und der Kraftausdauer in den kinetischen Ketten

Das Mehrphasenmodell nach Stuart McGill, die allgemeinen Rehaprinzipien, die Rehaziele und die Rückenkarten (Kap. 7) lassen sich sehr gut mit den verschiedenen Phasen kombinieren.

Die allgemeinen Rehaprinzipien sind:

- Haltungstraining
- Muskeltraining
- Bewegungstraining (Hodges 2003).

Die allgemeinen Rehaziele bei Rückenschmerzpatienten sind:

- Verringerung der Belastung der kompensatorisch überlasteten Strukturen
- Erhöhung der Belastbarkeit der betroffenen und der zu gering belasteten Strukturen
- Erhalt der Belastbarkeit in den übrigen kinetischen Ketten
- Steigerung der Regenerationsfähigkeit (Bant et al. 2011).

Phase 1

In der 1. Rehaphase nach McGill liegt der Fokus auf dem Erlernen oder erneuten Lernen der physiologischen Haltungen und Bewegungen bei einfachen motorischen Anforderungen und auf einer Verminderung der kompensatorischen Aktivitäten der Muskulatur.

- **Allgemeine Prinzipien:** Im Vordergrund stehen das Training der verschiedenen Haltungen und der Muskulatur und die motorischen Grundeigenschaften Beweglichkeit und Koordination. Bei der Letztgenannten geht es um das Propriozeptionstraining und um das neuromuskuläre Koordinationstraining.
- **Allgemeine Ziele:** Die hier vorrangigen Ziele sind eine Verringerung der kompensatorisch überlasteten Strukturen und die Zunahme der Belastbarkeit der betroffenen Strukturen.
- **Rückenkarten:** Zu diesem Zeitpunkt der Reha sind vor allem allgemeine Übungen und das Training der lokalen und regionalen Stabilität gefragt.

Phase 2

In der 2. Phase wird die Verbesserung der segmentalen und totalen Stabilität angestrebt.

- **Allgemeine Prinzipien:** Es geht hier um die allgemeinen Prinzipien für Patienten mit lumbalen Rückenschmerzen, d. h. das Training von Haltungen, Muskulatur und Bewegungen. Die neuromuskuläre Kontrolle steht im Mittelpunkt, d. h. das optimale intermuskuläre Zusammenspiel zwischen dem lokalen und dem globalen System.
- **Allgemeine Ziele:** Neben den Zielen aus der Phase 1 kommt hier noch die Erhaltung der Belastbarkeit in den anderen kinetischen Ketten als drittes Ziel hinzu.

- **Rückenkarten:** Man wählt hier unter den allgemeinen und den mehrfach zielgerichteten Übungen aus (lokale, regionale, totale Stabilität sowie die totale Bewegung der Wirbelsäule).

Phase 3

In der 3. Phase stehen die Verbesserung der lokalen Kraftausdauer durch Stabilitätsübungen sowie die Verbesserung der allgemeinen Belastungstoleranz durch das Training der allgemeinen Ausdauer im Vordergrund.

- **Allgemeine Prinzipien:** Wie bereits in Phase 2 sind hier alle drei Prinzipien gefragt (Haltung, Muskulatur, Bewegung), wobei sich jedoch der Fokus hin zu den Bewegungen verschiebt. In dieser Phase werden die folgenden motorischen Grundeigenschaften trainiert: Koordination, Kraft und allgemeine Ausdauer. Bei der Kraft geht es vor allem um die lokale Kraftausdauer der Wirbelsäule.
- **Allgemeine Ziele:** Hier werden alle allgemeinen Ziele verfolgt. Das Hauptaugenmerk liegt auf den letzten beiden, also auf der Steigerung der Belastbarkeit in den übrigen kinetischen Ketten und auf der Steigerung der Regenerationsfähigkeit.
- **Rückenkarten:** Wie in Phase 2 wählt man hier unter den allgemeinen und den mehrfach zielgerichteten Übungen aus. Wenn möglich wird hier der Schritt zu den spezifischen Übungen vollzogen. Alle Stabilitäts- und Bewegungsformen werden in dieser Phase geübt (lokale, regionale, totale Stabilität sowie totale und spezifische Bewegungen).

Phase 4

Die letzte Rehaphase betrifft die Steigerung der maximalen Kraft und der Kraftausdauer in den kinetischen Ketten.

- **Allgemeine Prinzipien:** Die Basis für diese Phase liegt in dem allgemeinen Prinzip Bewegung. Sowohl totale statische als auch dynamische Bewegungen werden in dieser Phase trainiert. Zuvorderst geht es um die motorische Grundeigenschaft Kraft, und zwar sowohl um die maximale Kraft als auch um die Kraftausdauer.
- **Allgemeine Ziele:** Wichtigstes Ziel in dieser Phase ist die Belastbarkeit der übrigen kinetischen Ketten.
- **Rückenkarten:** In dieser Phase wird mehrfach zielgerichtet und spezifisch trainiert. Der Schwerpunkt verschiebt sich dabei von der totalen Stabilität hin zu den totalen und den spezifischen Bewegungen.

Vor allem die Phasen 3 und 4 nach McGill zeigen, dass das Training der lokalen Muskelausdauer, der Kraftausdauer und der maximalen Kraft einen Schwerpunkt in der Reha bei lumbalen Rückenschmerzen darstellen kann.

Eine wichtige Randnotiz in der Literatur ist, dass die Kraft keinen signifikanten prädisponierenden Faktor für die Entstehung von lumbalen Rückenschmerzen darstellt (McGill 2016, Hodges 2003). Wenn die Rückenschmerzen erst einmal da sind und ein abweichender Verlauf eingetreten ist, kann davon besonders die Kraftausdauer beeinträchtigt werden, was wiederum die Rückenschmerzen unterhalten kann, sodass also die Folge wieder zur Ursache wird. Dabei geht es vor allem um die Übung der Kraftausdauer (Hildebrandt 2012).

6.6.3 Testreihe nach McGill

McGill geht jedoch noch ein Stück weiter (McGill 2016) und erklärt, dass das Verhältnis zwischen maximaler Kraft und der statischen Kraftausdauer zwar eine Rolle spielt, dass aber ebenso die Verhältnisse zwischen den statischen Kräften in den verschiedenen Bewegungsrichtungen der Wirbelsäule wichtig sind (Flexion, Extension, Seitneigung nach links und rechts). Für die statische Ausdauer bei diesen Bewegungsrichtungen wurde eine Testreihe entwickelt.

Wenn das Ziel das Training der motorischen Grundeigenschaft Kraft ist, lassen sich mit dieser Testreihe nach McGill recht gut absolute Zeiten für die statische Kraft ermitteln und verschiedene Quotienten berechnen. Im Folgenden werden die Tests beschrieben.

Ausdauertest Flexion

Der Test zur Bestimmung der Flexionsausdauer beginnt mit der Einnahme der korrekten Ausgangshaltung.

- Der Patient sitzt dazu auf der Behandlungsliege.
- Die Knie und die Hüften sind 90° gebeugt. Die Wirbelsäule bleibt in der Neutralstellung und spannt einen Winkel von 55° zur Vertikalen auf. Ein Keil mit einem Winkel von 55° hilft sehr beim Aufbau.
- Die Arme werden so vor der Brust gekreuzt, dass die Hände auf den kontralateralen Schultern liegen.
- Die Füße werden mit einem Band oder manuell durch den Therapeuten auf der Liege fixiert.

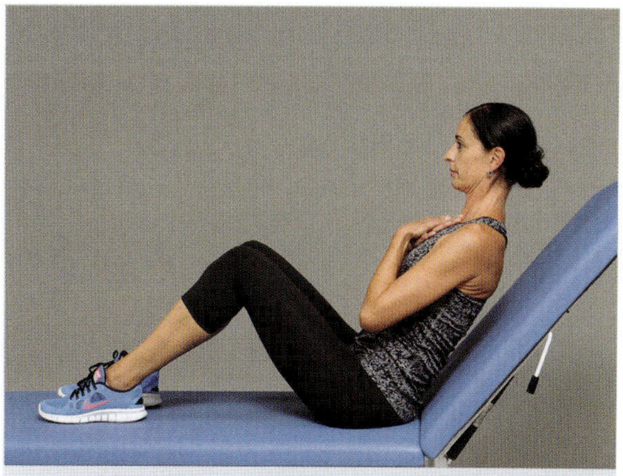

Abb. 6.10 Ausdauertest Flexion.

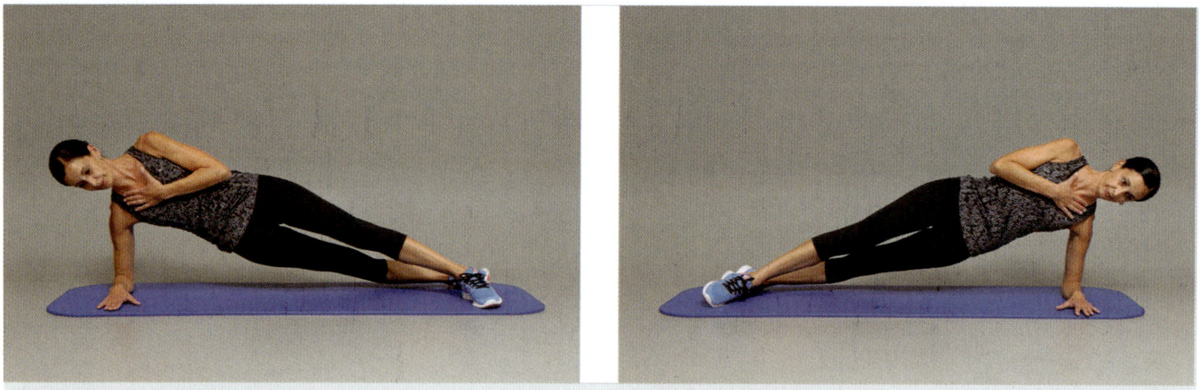

Abb. 6.11 Ausdauertest lateral.

- Zur Ausführung wird dieser Keil dann 10 cm nach hinten geschoben. Der Patient versucht, die Neutralstellung möglichst lange isometrisch aufrechtzuerhalten (▸ Abb. 6.10). Wenn der Keil mit einem Teil des Rückens berührt wird, endet der Test und die Sekunden werden notiert.

Ausdauertest lateral

Der Ausdauertest lateral wird in folgender Ausgangshaltung durchgeführt:

- Der Patient liegt in seitlicher Brückenbildung auf dem Behandlungstisch.
- Die Beine werden ausgestreckt, wobei das obere Bein anterior positioniert wird und das untere posterior.
- Der Patient stützt sich auf den Ellbogen. Die obere Hand wird zur Unterstützung auf die stützende Schulter gelegt (▸ Abb. 6.11).
- In dieser Position werden die Hüften vom Behandlungstisch hochgedrückt, bis sie mit dem restlichen Körper eine Gerade bilden. Dabei darf es nicht zur Rotation der Wirbelsäule kommen.
- Der Patient versucht, diese Stellung möglichst lange zu halten. Der Test endet, wenn die Ausgangshaltung verlassen wird. Die Dauer in Sekunden wird notiert. Die Ausführung erfolgt beidseits.

Ausdauertest Extension

Der Ausdauertest Extension wird in der Biering-Sorensen-Haltung durchgeführt:

- Der Patient befindet sich in Bauchlage auf dem Behandlungstisch, wobei das Becken noch auf dem Tisch ist, während der Oberkörper horizontal über den Tisch hinausragt und dort gehalten wird.
- Die Beine sind gestreckt und die Füße werden von einem Band oder dem Physiotherapeuten auf dem Tisch fixiert.
- Die Arme werden so vor der Brust gekreuzt, dass die Hände auf den kontralateralen Schultern liegen.

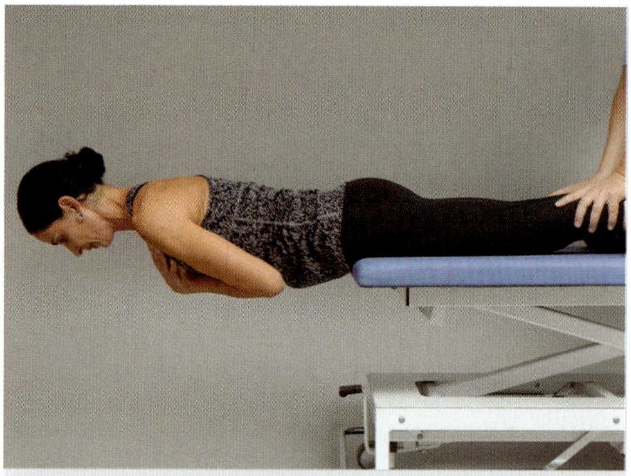

Abb. 6.12 Ausdauertest Extension.

- Der Patient versucht, diese Stellung möglichst lange zu halten (▸ Abb. 6.12). Der Test endet, wenn die horizontale Ausgangshaltung verlassen wird. Die Dauer in Sekunden wird notiert. Die Ausführung erfolgt beidseits.

Anmerkungen zu den Tests

Auf folgende Dinge sollte während der Durchführung der Tests nach McGill geachtet werden:

- Ganz entscheidend ist die korrekte Ausgangshaltung.
- Folgende Testreihenfolge sollte eingehalten werden: Ausdauertest Flexion, Ausdauertest Extension, Ausdauertest lateral rechts und links. Durch das Einhalten dieser Reihenfolge bekommt man objektivere und vergleichbarere Daten. Zudem sollte die Uhrzeit des Tests festgehalten werden und bei einer Wiederholung nach Möglichkeit ebenfalls wieder so gewählt werden.
- Die Tests bestimmen die maximale isometrische Kraftausdauer. Es gelten hier sowohl die objektiven als auch die subjektiven Qualitätskriterien. Zu den subjektiven Kriterien zählen: keine Schmerzzunahme, keine Zunahme neurologischer Beschwerden. Das objektive Kriterium ist das Einhalten der Ausgangsposition.

- In der Literatur gibt es keine Angaben zu den Pausen zwischen der Durchführung der einzelnen Tests. Die klinische Erfahrung zeigt jedoch, dass eine Pausendauer von 1 Minute zwischen den Tests zur Einnahme der korrekten neuen Ausgangshaltung ausreichend ist.

Nach der Durchführung der Tests können 4 verschiedene Quotienten berechnet werden. Die Werte in Klammern zeigen ein mögliches Ungleichgewicht in der statischen Ausdauer an:

- Flexions-Extensions-Quotient (> 1,00)
- Quotient Rechtsseitneigung/Linksseitneigung (> 1,05)
- Rechtsseitneigung-Extensions-Quotient (> 0,75)
- Linksseitneigung-Extensions-Quotient (> 0,75)

Dies ergibt sich aus den Tabellen, die aus dem Buch *Low Back Disorders* von Stuart McGill stammen (McGill 2016; ▶ Tab. 6.16, ▶ Tab. 6.17).

Die Quotienten können in jeder spezifischen Zielgruppe unterschiedlich sein. Die aufgeführten Quotienten sind Mittelwerte aus den verschiedenen Zielgruppen. Die Ergebnisse geben somit einen Hinweis auf die Schwerpunkte im Training von Patienten mit lumbalen Rückenschmerzen.

Bemerkenswert ist bei den Ergebnissen vor allem der Flexions-Extensions-Quotient. Bei Patienten mit lumbalen Rückenschmerzen oder entsprechenden Beschwerden in der Vergangenheit stellt man oft eine Zunahme der isometrischen Flexionskraft und eine Abnahme der isometrischen Extensionskraft fest.

Eine besonders geeignete Übung zum Ausdauertraining der Rückenextension ist der Roman Chair (▶ Abb. 6.13).

Tab. 6.16 Mittlere Ausdauerwerte (in s) und Quotienten der Rückenmuskulatur (erhoben an 92 Studenten und 137 Studentinnen, Durchschnittsalter 21; die Quotienten wurden für jeden Probanden bestimmt und dann gemittelt und nicht durch einfache Division der Durchschnittswerte berechnet).

Aufgabe	Männer			Frauen			Gesamt		
	Mittelwert	SD	Quotient	Mittelwert	SD	Quotient	Mittelwert	SD	Quotient
Extension	161	61	1,0	185	60	1,0	173	62	1,0
Flexion	136	66	0,84	134	81	0,72	134	76	0,77
RSB	95	32	0,59	75	32	0,40	83	33	0,49
LSB	99	37	0,61	78	32	0,42	86	36	0,50
Flexions-Extensions-Quotient	0,84			0,72			0,77		
RSB-LSB-Quotient	0,96			0,96			0,96		
RSB-Extensions-Quotient	0,58			0,40			0,48		
LSB-Extensions-Quotient	0,61			0,42			0,50		

SD = Standardabweichung, RSB = right side bend (Seitneigung rechts), LSB = left side bend (Seitneigung links)

Tab. 6.17 Mittlere Ausdauer bei gesunden Erwachsenen gegenüber Personen mit Rückenschmerzen in der Vorgeschichte (Männer, Durchschnittsalter 34, gleicher Arbeitsplatz; nie Rückenschmerzen: 24, Arbeitsplatzaufgabe wegen Rückenschmerzen: 26).

Aufgabe	Keine Rückenschmerzen			Rückenschmerzepisoden in der Vorgeschichte		
	Mittelwert	SD	Quotient	Mittelwert	SD	Quotient
Extension	103	35	1,0	90	49	1,0
Flexion*	66	23	0,64	84	45	0,93
RSB	54	21	0,52	58	23	0,64
LSB	54	22	0,52	65	27	0,72
Flexions-Extensions-Quotient*	0,71	0,26		1,15	0,66	
RSB-LSB-Quotient*	1,05	0,32		0,93	0,22	
RSB-Extensions-Quotient*	0,57	0,29		0,97	1,20	
LSB-Extensions-Quotient*	0,58	0,28		1,03	1,16	

* Ergebniskategorien mit besonders starken Unterschieden zwischen den beiden Gruppen. Zum Testzeitpunkt waren alle Probanden beschwerdefrei. Die Unterschiede sind auf lang anhaltende Folgen der Rückenbeschwerden zurückzuführen.

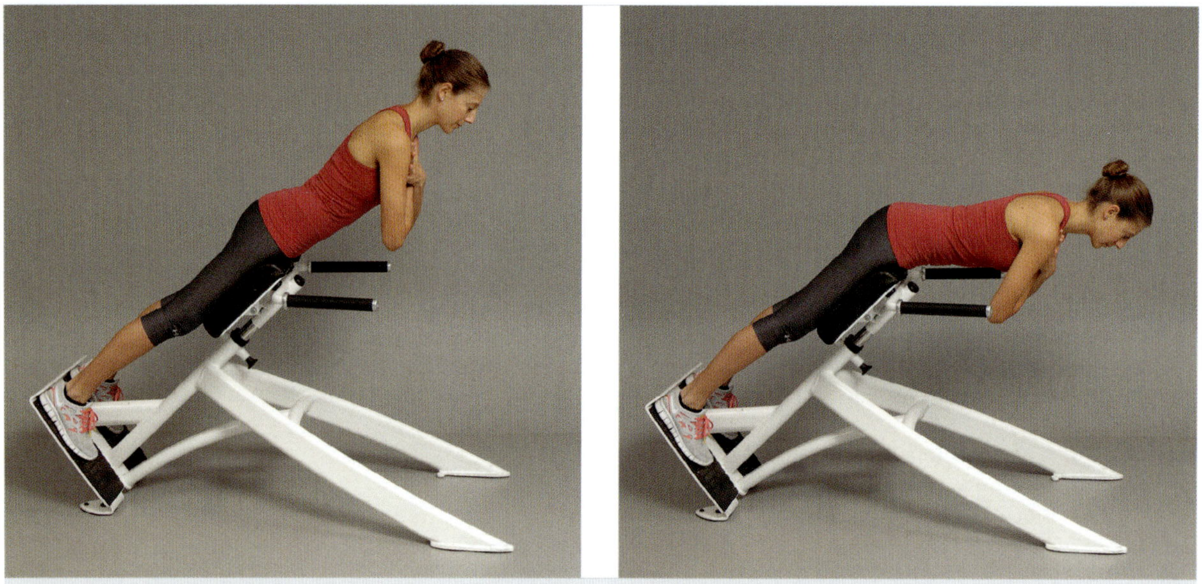

Abb. 6.13 a, b Übung zum isometrischen Ausdauertraining der Rückenextension: Roman Chair.

Nach den McGill-Tests werden die Übungen und die Reha-/Trainingsmethoden ausgewählt. In diesem Abschnitt geht es um Letztgenannte und im vorliegenden Beispiel vor allem um die motorische Grundeigenschaft Kraft.

6.7 Reha-/Trainingsmethoden zur Kraft

6.7.1 Einleitung

Innerhalb des Reha-/Trainingskreises Kraft geht es um die optimale Steuerung des einzelnen Patienten in Bezug auf die Rehabilitation/das Training der motorischen Grundeigenschaft Kraft. In der Rehabilitation werden die Belastungsintensitäten individuell festgestellt und können in Anbetracht der eingeschränkten Belastbarkeit noch nicht sportartspezifisch sein. Wenn die Rehabilitation fließend in das Training übergeht, werden die Belastungsvariablen spezifischer (ADL-, arbeits-, sportspezifisch). In ▸ Abb. 6.14 ist der Reha-/Trainingskreis Kraft beschrieben.

Wie bei den anderen Reha-/Trainingskreisen steht auch hier der Patient im Mittelpunkt und alles dreht sich um seine Rückenbeschwerden. Die Reha-/Trainingsmethoden sind im Uhrzeigersinn angeordnet. Abhängig von den Wünschen und Anforderungen, die an den Patienten in Arbeit, Sport und Freizeit gestellt werden, durchläuft er die verschiedenen Methoden des Reha-/Trainingskreises Kraft. Die Methoden werden in diesem Kapitel beschrieben.

6.7.2 Reha-/Trainingskreis Kraft

Dem Reha-/Trainingskreis Kraft liegt die Krafttrainingspyramide zugrunde (▸ Abb. 6.15). Da es um die Rehabilitation und das Training geht, spricht man hier von der Reha-/Trainingspyramide. Die roten Linien stehen für die Rehabilitation, die blauen für die Trainingspyramide selbst und die schwarzen für den Transfer von Reha zum Training.

Wann wird der Wechsel von der Reha zum Training vollzogen?

Dieser Wechsel ist zu verschiedenen Zeitpunkten in der Reha möglich. Er spielt sich vor allem in der linken Hälfte der Reha-/Trainingspyramide Kraft ab, in der die Rekrutierung in Kilogramm im Vordergrund steht. Mit der Erweiterung der Methoden steigt also auch die Gewichtsbelastung in Kilogramm, während die Zahl der Wiederholungen abnimmt und die Pausen und Erholungszeiten zunehmen.

Auf der rechten Seite der Pyramide geht es um die Rekrutierung im Hinblick auf die Geschwindigkeit: Je mehr das Gewicht abnimmt, desto stärker nimmt die Geschwindigkeit der Bewegung zu, was auch für die Pausen und die Erholungszeiten gilt. Aus ▸ Abb. 6.15 geht hervor, dass die Belastung auf der rechten Pyramidenseite als Training anzusehen ist.

Der Transfer von der Reha zum Training erfolgt auf der linken Pyramidenseite und hängt vom Behandlungsziel des Patienten ab. Zur Bestimmung des Endziels der Therapie verwendet man die Analysekarte der Wirbelsäule (Kap. 5). Diese definiert die Behandlungsendziele für die Funktions-, Aktivitäts- und Partizipationsebene.

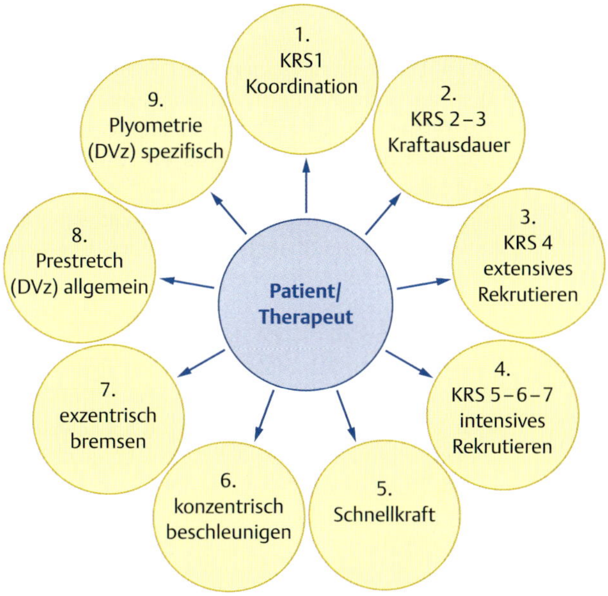

Abb. 6.14 Reha-/Trainingskreis Kraft. Die KRS-Methoden in den Kreisen stehen für die unterschiedlichen Rehamethoden (KRS = Kraftrehabilitationssystem). Die anderen Methoden repräsentieren das Krafttraining.

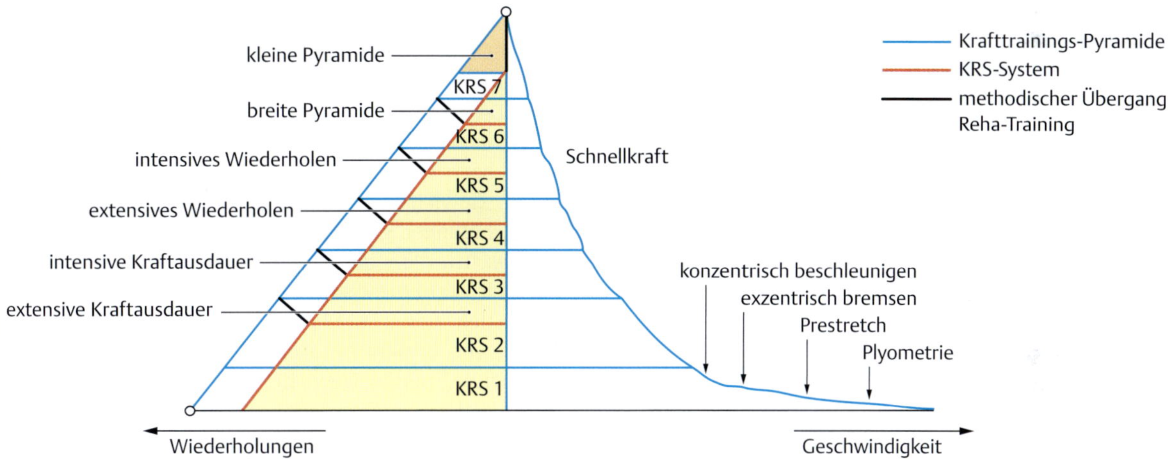

Abb. 6.15 Reha-/Trainingspyramide Kraft.

Analyse auf der Partizipationsebene

Die Definition von Partizipation lautet: Einbezogensein einer Person in eine Lebenssituation – Die Beeinträchtigung der Teilhabe ist ein Problem, das eine Person bezüglich ihres Einbezogenseins in bestimmten Lebenssituationen erfährt (DIMDI 2005).

Die Analyse auf der Partizipationsebene macht den Zusammenhang zwischen dem motorischen Verhalten des Patienten, dem Ziel und seinem Umfeld deutlich.

Bei der Analyse auf der Partizipationsebene zeigt sich die Bedeutung der Person für sich und in ihrem Umfeld im Hinblick auf das motorische Verhalten. Aus der ICF-Perspektive bedeutet dies, dass personenbezogene und Umweltfaktoren in die Analyse auf der Partizipationsebene mit einfließen müssen.

Zur Erinnerung – die personenbezogenen und die Umweltfaktoren sind wie folgt definiert (Kap. 5.4):

- personenbezogene Faktoren: Art der Lebensführung und persönliche Lebensumstände, die nicht mit dem aktuellen Gesundheitszustand in Zusammenhang stehen
- Umweltfaktoren (materielle, soziale, einstellungsbezogene Umwelt): gesundheitsförderliche und -hemmende Faktoren (DIMDI 2005).

Diese Faktoren sind zwar verschieden, aber untrennbar miteinander verbunden.

Analyse auf der Aktivitätsebene

Die Definition von Aktivität lautet: Eine Aktivität ist eine Handlung eines Menschen im täglichen Leben, bei Hobby, Sport oder Arbeit.

In der ICF wird bei der Analyse des Gesundheitszustandes des Patienten vor allem von den beschwerdebedingten Aktivitätsbeeinträchtigungen ausgegangen. Während der Diagnosefindung kommen verschiedene Fragebögen zum Einsatz, so etwa zur Objektivierung von Funktionsstörungen, Aktivitätsbeeinträchtigungen, Partizipationsproblemen oder personenbezogenen und Umweltfaktoren. Die Aktivitätsbeeinträchtigungen bilden den Leitfaden für die Erstellung eines aktiven Rehaprogrammes. Geeignete Fragebögen sind die patientenspezifische Funktionsskala (PSFS; Beurskens et al. 1996) und die Quebec Back Pain Disability Scale (QBPDS; Schoppert et al. 1996).

Analyse auf der Funktionsebene

Körperfunktionen sind physiologische oder psychische Funktionen: Eine Schädigung ist eine Beeinträchtigung der Körperfunktionen oder -strukturen, wie etwa eine wesentliche Abweichung oder ein Verlust (DIMDI 2005).

Wie auch bei der Analyse auf der Aktivitätsebene geht es bei der ICF um die Beschreibung der Einschränkungen von Funktionen und Strukturen, die sich aufgrund der Rückenschmerzen des Patienten herausbilden. Die Funktionsbeeinträchtigungen stellen einen Leitfaden dar, mit dessen Hilfe die behandelbaren physiotherapeutischen Größen ermittelt werden können.

Bei der Analyse auf der Funktionsebene geht es vor allem um die Beschreibung dessen, was der Patient benötigt, um aus der Funktionsperspektive optimal auf der Partizipationsebene funktionieren zu können. Den Leitfaden für die Analyse auf der Funktionsebene bilden die motorischen Grundeigenschaften Beweglichkeit, Koordination, Kraft, Ausdauer und Schnelligkeit.

Hier wird deutlich, dass es sich um die Analyse motorischer Grundeigenschaften einschließlich der Kraft handelt. Je nach Ziel im Hinblick auf die Kraft wechselt man von der Reha zum Training.

Dazu ein Beispiel: Im Kap. 4 geht es um den Fall eines 18-jährigen Studenten mit akuten unspezifischen lumbalen Rückenschmerzen und einem abweichenden Verlauf. Das für ihn vorrangige Therapieziel ist es, beschwerdefrei auf Leistungsniveau Fußball spielen zu können. Das Endziel auf der Funktionsebene der motorischen Grundeigenschaft Kraft ist die **Plyometrie**. Dabei handelt es sich um eine Trainingsmethode von der rechten Pyramidenseite. Zur Verwirklichung des plyometrischen Trainings in der Reha müssen die Voraussetzungen auf der linken Pyramidenseite erfüllt sein. Der Student ist ein leistungsorientierter Sportler, der in der höchsten Liga spielt. In der Reha muss er zunächst bis zu seinem Leistungssportlerniveau von KRS 5 auftrainiert werden. Ist er auf diesem Niveau stabilisiert, kann der Schritt von der Reha zum Training vollzogen werden, d. h. von der KRS 5 zur intensiven Wiederholungsmethode. Nach dem Training mit der intensiven Wiederholungsmethode kann der Wechsel zur rechten Seite der Pyramide zur Schnellkraft erfolgen. Von dort führt der Weg weiter bis zum Endziel der Plyometrie.

Ein weiteres Beispiel: Wenn das Ziel des jungen Mannes nicht das Fußballspielen auf Leistungsniveau wäre, sondern wenn es die uneingeschränkte Ausübung seines Gärtnereihobbys wäre, läge das Endziel der motorischen Grundeigenschaft Kraft auf der linken Pyramidenseite bei der intensiven Kraftausdauer. In der Reha würde er sich bis zur KRS 3 rehabilitieren und nach der Stabilisierung den Transfer zum intensiven Kraftausdauertraining vollziehen, womit das Endziel der Reha erreicht wäre.

Der Unterschied zwischen der Rehabilitation und dem Training liegt in den Belastungsvariablen und beim Gewicht. Während des Trainings erhöhen sich das Gewicht und auch die Parameter bei den Belastungsvariablen (s. Rehamethode 2: Kraftausdauer (S. 189)).

Doch wieder zurück zur Reha-/Trainingspyramide Kraft: Auf der linken Seite ist die letzte Methode die KRS 7 (Training mit 1. Wiederholungsmaximum; WM). Damit ist das Gewicht gemeint, das man höchstens einmal exzentrisch und konzentrisch bei einer Übung bewegen kann. Dieses Gewicht setzt man in der Pyramide an die Spitze, es entspricht 100 %. Die Pyramide wird von der Spitze nach unten breiter: Bei abnehmender Intensität (sprich Gewicht) wird also die Anzahl der möglichen Wiederholungen größer. Bei Leistungssportlern ohne Rückenbeschwerden kann z. B. dieses 1-WM direkt dadurch ermittelt werden, dass man den Sportler eben mit diesem maximalen Gewicht austestet. Anschließend kann der Trainer von diesem bekannten 100-%-Gewicht das entsprechende Trainingsgewicht für andere Methoden ableiten.

Während der Rehabilitation und beim Training von Patienten mit Rückenbeschwerden ist es aufgrund der zu behandelnden Verletzung und/oder der unzureichenden Belastbarkeit nicht möglich, dieses 100 %-Gewicht direkt zu bestimmen. Außerdem ist das Bestimmen des 1-WM bei vielen ADL-Patienten und Sportlern (vor allem Ausdauersportlern) wenig sinnvoll, da der Zusammenhang zwischen submaximalen Leistungen und der Maximalkraft großen interindividuellen Unterschieden unterliegt. Es besteht also oftmals nur die Möglichkeit, das 1-WM indirekt zu bestimmen. Aber man kann eigentlich auch sagen, dass es für die Reha bei Rückenbeschwerden irrelevant ist. Das Ziel in der physiotherapeutischen Praxis ist eigentlich nicht so sehr, das Vorhersagen des 1-WM, sondern die Bestimmung der optimalen Intensität bei einer bestimmten Reha-/Trainingsmethode.

Um dies zu verdeutlichen, unterscheidet man zwischen Training und Rehabilitation. Beim Training im Sinne der Leistungssteigerung geht es um Trainingsmethoden, die strukturelle Veränderungen auf allen Niveaus erzielen (ZNS bis Muskelphysiologie). Um diese strukturellen Veränderungen zu erzielen, muss über Wochen bis Monate konsequent in einer Trainingsmethode belastet werden. Bei der Rehabilitation geht es um Methoden, welche die Belastbarkeit von verletztem Bindegewebe verbessern und spezifische Muskelfasern wieder rekrutieren (Typ-I-, Typ-IIa- und Typ-IIx-Fasern; ▶ Tab. 6.11). Es ist in der Rehabilitation günstiger, nicht von den indirekt ermittelten 1-WM-Werten wiederum die Belastungsintensitäten/-variablen für die verschiedenen Reha-/Trainingsmethoden zu errechnen, sondern mit den direkt ermittelten Werten in der entsprechenden Methode zu arbeiten. Dies hat van den Goolberg (2004) mit seinem KRS vorgemacht. In ▶ Tab. 6.18 wird die modifizierte Form des KRS vorgestellt (van den Berg 2005).

Die KRS-Methoden sind in der ersten Spalte von 1 bis 7 nummeriert und in der zweiten Spalte als entsprechende Methode beschrieben.

In der Tabelle fallen zwei Aspekte auf: Die Rehapyramide steht eigentlich auf dem Kopf, denn die Methoden, die in die Basis der Rehapyramide gehören, werden zuerst genannt (KRS 1 und dann aufbauend bis KRS 7).

Zudem fällt auf, dass in der vierten Spalte „Wiederholungen" keine feste Zahl bei jeder Methode genannt wird, sondern eine Bandbreite von Wiederholungen. So wird zum Beispiel bei KRS 3 „intensive Kraftausdauer" eine Bandbreite von 15–20 Wiederholungen angegeben. Dies hat mit der Optimierung des Belastungsreizes zu tun. Beim Krafttraining denkt der Körper nicht in Wiederholungen, sondern in Ermüdung. Eine Adaptation tritt nur dann auf, wenn der Belastungsreiz gezielt zur Ermüdung führt. Das Problem in der Praxis ist oftmals, dass Patienten mit Rückenbeschwerden und Physiotherapeuten z. B. bei drei Serien ein Trainingsgewicht wählen, mit dem der Patient bei der dritten Serie noch 20 Wiederholungen schafft. Wahrscheinlich war der Belastungsreiz dann in den ersten beiden Serien nicht optimal, denn es setzte keine ausreichende Ermüdung ein. In dem hier beschriebenen System lautet die zu lösende Aufgabe: „Mache in jeder Serie so viele Wiederholungen wie möglich!" Dies ist eine andere Aufgabe als „Mache 3-mal 20 Wiederholungen!" In der ersten Version wird der Patient bei optimalem Trainingsgewicht z. B. 20, 18 und 16 Wiederholungen schaffen und danach wegen Ermüdung aufhören. Bei der zweiten Variante hätte wahrscheinlich nur 1-mal eine Ermüdung vorgelegen, nämlich am Ende der dritten Serie.

Bleibt natürlich die Frage, wie man das optimale Rehagewicht bestimmt. Im Verlauf dieses Kapitels wird diese Frage beantwortet.

Das modifizierte KRS und die Trainingspyramide Kraft sind Teil des Transfersystems (van den Berg 2005), mit dem das langfristige Ziel der Rehabilitation, also die optimale Partizipation, erreicht wird. Das Transfersystem macht sich zwei verschiedene Rekrutierungsprinzipien zunutze: „Rekrutieren in Kilogramm" und „Rekrutieren in Geschwindigkeit" (s. Kasten).

Rekrutieren in Kilogramm

Das Size Principle ist der Erklärungsmechanismus für das Rekrutierungsprinzip „Rekrutieren in Kilogramm". Durch das Erhöhen der Kilogramm im Verlauf von KRS 1–7 erhöht sich die Belastungsintensität im Sinne des Widerstandes. Dies führt zu einer Rekrutierung von größeren motorischen Einheiten mit einer höheren Reizschwelle. So werden kleine motorische Einheiten schon bei niedrigen Reizen aktiviert. Kleine motorische Einheiten innervieren vor allem „langsame" Typ-I-Muskelfasern. In den Rehamethoden Koordination und Kraftausdauer (KRS 1–3) werden vor allem diese „langsamen" Muskelfasern angesprochen. Größere motorische Einheiten werden erst später bei höheren Belastungsreizen rekrutiert. „Schnellere" Typ-IIa-Muskelfasern werden in den Rehamethoden „extensives Rekrutieren" und „intensives Rekrutieren I" angesprochen. Die „schnellsten" Muskelfasern Typ IIx werden erst bei den Rehamethoden „intensives Rekrutieren II und III" angesprochen. In der Reha-/Trainingspyramide beschreibt man das Rekrutierungsprinzip „Size Principle" an der linken Seite. Die Rehabilitation beginnt also links unten und führt dann aufgrund dieses Rekrutierungsprinzips immer weiter nach oben Richtung Pyramidenspitze.

Tab. 6.18 Modifiziertes KRS.

KRS	Methode	Serienanzahl	Wiederholungen	Serienpause	Superkompensationszeit
1	Koordination	2–5	10–15	½ min	12–24 Stunden
2	extensive Kraftausdauer	2–5	21–30	¾ min	24 Stunden
3	intensive Kraftausdauer	2–5	16–20	1 min	24–48 Stunden
4	extensives Rekrutieren	2–4	8–15	2 min	48 Stunden
5	intensives Rekrutieren I	2–4	5–7	2–3 min	48 Stunden
6	intensives Rekrutieren II	2–4	3–4	3 min	48–72 Stunden
7	intensives Rekrutieren III	1–3	1–2	4 min	48–72 Stunden

Rekrutieren in Geschwindigkeit

Mit höherer Intensität nimmt zwar die Rekrutierung von motorischen Einheiten zu („Size Principle"), dies hat jedoch auch eine unerwünschte Nebenwirkung. Es werden nämlich auch bei höheren Intensitäten die langsamen Typ-1-Muskelfasern mitrekrutiert, obwohl sie bei Patienten mit Rückenbeschwerden, die eine Explosivsportart ausüben, eine untergeordnete Rolle spielen. Die Leistungsfähigkeit bei zu hoher Typ-1-Aktivität nimmt dann sogar ab. Aus diesem Grund versucht man, durch die Erhöhung der Bewegungsgeschwindigkeit einerseits die schnellen Muskelfasern anzusprechen und andererseits die langsamen Muskelfasern zu inhibieren. Diese Inhibition der langsamen Muskelfasern bei zunehmender Bewegungsgeschwindigkeit nennt man in der Rehabilitationspyramide „Reversed Size Principle" auf der rechten Seite. Die kleineren motorischen Einheiten werden nicht mehr angesprochen. Bei abnehmender Intensität (reduziertem Gewicht) und höherer Geschwindigkeit in der Bewegungsausführung werden die schnellen motorischen Einheiten rekrutiert.

Da diesem Prinzip das Kraft-Schnelligkeits-Diagramm eines Muskels zugrunde liegt, ist in ▶ Abb. 6.15 die rechte Seite der Pyramide entsprechend des Kraft-Schnelligkeits-Diagrammes gezeichnet (van den Berg 2005). Zusammenfassend kann man sagen, dass nachdem die Rehabilitation mittels Size Principle auf der linken Seite nach oben führte, die Rehabilitation mittels Reversed Size Principle nach rechts unten geht.

Transfersystem

Dieses System von zuerst Rekrutieren in Kilogramm und anschließend Rekrutieren in Geschwindigkeit wird als Transfersystem bezeichnet und spielt eine wichtige Rolle für Reha und Training (van den Berg 2005).

Im Transfersystem setzt man in der Reha oder beim Training von Patienten mit Rückenbeschwerden die erzielten Kraftzuwächse (Rekrutierungspotenziale) mittels Kraftausdauer-, extensiver und intensiver Rekrutierungsmethoden in spezifische Bewegungsabläufe um. Vor allem die Kraftzuwächse bei der Kraftausdauer sind bei Patienten mit Rückenbeschwerden wichtig (Hodges 2003, McGill 2016), aber die anderen Reha-/Trainingssysteme sind es auch, wenn sie den Aktivitäten auf der Partizipationsebene entsprechen. Wenn Patienten auch explosive Sportarten ausüben, werden Bewegungsabläufe durch hohe Geschwindigkeiten charakterisiert. Die Basis für die Geschwindigkeit einer Wurf- oder Sprungbewegung ist die Kraft. Durch das Transfersystem setzt man in der Rehabilitation/im Training von Patienten mit Rückenbeschwerden die erzielten Kraftzuwächse (Rekrutierungspotenziale) mittels Kraftausdauer-, extensiver und intensiver Rekrutierungsmethoden in spezifische Bewegungsabläufe um.

Das Transfersystem folgt drei Prinzipien:

Prinzip 1: Rekrutierungspotenziale, die mittels KRS 1–7 und/oder den unterschiedlichen Trainingsmethoden an der linken Seite der Trainingspyramide (extensive Kraftausdauer, intensive Kraftausdauer, extensive Wiederholungsmethode usw.) aufgebaut sind. Diese Methoden gelten als die Voraussetzung für Geschwindigkeit. Vor allem ab KRS 4 und der extensiven Wiederholungsmethode werden die Typ-II-Muskelfasern rekrutiert, welche für optimale Geschwindigkeiten bestimmend sind. Der Physiotherapeut muss hier den Patienten optimal auf diese Belastungsmethoden einstimmen. Je nach sportlichem Niveau wird höher in der Kraftpyramide trainiert.

Prinzip 2: Die Geschwindigkeit wird durch eine Verringerung des Trainingsgewichts erhöht. Die Spezifikation des Belastungsreizes nimmt zu und damit auch die Belastung für das Bindegewebe (Strain Rate Dependance des Bindegewebes; s. Kap. 6.3). Der Physiotherapeut muss dem Patienten erklären, dass weniger Gewicht zugleich eine höhere Bindegewebsbelastung bedeutet. Gerade bei Patienten mit akuten Rückenbeschwerden spielen schnelle unerwartete Bewegungen eine wichtige Rolle für die Entwicklung der Beschwerden (KNGF 2013). Wenn hier die Ursache liegt, müssen diese Bewegungen am Ende der Rehabilitation in das Programm implementiert werden.

Prinzip 3: Bei den Methoden zum Rekrutieren in Kilogramm sind die subjektiven und objektiven Qualitätskriterien wichtig. Da bei der Erhöhung der Geschwindigkeit die Bindegewebsbelastung zunimmt, sind die subjektiven und objektiven Qualitätskriterien beim Rekrutieren in Geschwindigkeit sehr wichtig.

Insgesamt besteht das Transfersystem aus 6 Schritten (▶ Tab. 6.19).

Tab. 6.19 Die 6 Schritte des Transfersystems.

Schritte	Reha-/Trainingsmethode
1	Rekrutieren in Kilogramm mittels modifizierter KRS/Krafttrainingspyramide
2	Schnellkraft; aufgebaute Kraft wird in Geschwindigkeit umgesetzt
3	konzentrisch beschleunigen
4	exzentrisch bremsen
5	Prestretch/Dehnungsverkürzungszyklus allgemein
6	Plyometrie/Dehnungsverkürzungszyklus spezifisch

Diese 6 Schritte kommen im Reha-/Trainingskreis Kraft zur Anwendung und werden in den folgenden Abschnitten besprochen.

6.7.3 Die Methoden des Reha-/Trainingskreises Kraft

Rehamethode 1: Koordination

Das Koordinationstraining im Sinne des Rehakreises Kraft bildet die Basis. In der bereits bekannten Rehabilitationspyramide ist die breite Basis daher auch mit der Koordination versehen (▶ Abb. 6.15).

Das Ziel eines Koordinationstrainings besteht darin, auf das Krafttraining vorzubereiten, um die gewünschte Belastbarkeitserhöhung und die intra- und intermuskuläre Kontrolle zwischen dem lokalen und dem globalen Muskelsystem der Wirbelsäule zu erreichen. Die zu trainierende Muskulatur wird tonisiert und der Patient kann den korrekten Bewegungsablauf einüben. Darum spricht man auch von spezifischem Aufwärmen im Gegensatz zum allgemeinen Aufwärmen, z. B. auf dem Fahrradergometer. Sollen die koordinativen Fähigkeiten verbessert werden, wird mit den Methoden des Rehakreises Koordination gearbeitet. Vor allem die Methoden „kortikaler Fußbereich", „kortikaler linearer Bereich" und „Hirnstamm" spielen eine zentrale Rolle vor dem Krafttraining. In ▶ Tab. 6.20 sind die quantitativen Belastungsvariablen des Koordinationstrainings zu sehen.

Es entspricht der KRS-1-Methode des modifizierten KRS (van den Berg 2005). Das wichtigste Merkmal des Koordinationstrainings (KRS 1) im Vergleich zu den anderen Methoden des Rehakreises Kraft ist die Tatsache, dass das Koordinationstraining nicht zur Ermüdung der Muskulatur führt. Man sagt auch, dass das Gewicht beim Koordinationstraining „underloaded" ist. Es gibt keine genaue Messmethode, um das optimale Gewicht für ein Koordinationstraining zu ermitteln.

In der Praxis schätzt der Physiotherapeut das Gewicht ein, bei dem der Patient nach 20–25 Wiederholungen der Übung ermüden würde. Mit diesem Gewicht lässt der (Sport-)Physiotherapeut den Patienten die Übung entsprechend der Methode Koordinationstraining aber nur 10- bis 15-mal wiederholen. Bei korrekter Einschätzung des Therapeuten sollte der Patient die Serie entsprechend den subjektiven und objektiven Qualitätskriterien ausführen können, ohne die Ermüdung der Muskulatur zu empfinden.

Ein Koordinationstraining im Sinne des Rehakreises Kraft kann ab der Proliferationsphase durchgeführt werden (Kap. 2). Der Schritt zu den anderen Methoden des Rehakreises Kraft ist möglich, wenn der Patient die Übungen koordinativ gut beherrscht (sprich die subjektiven und objektiven Qualitätskriterien erfüllt) und die Belastbarkeit der verletzten Struktur eine erhöhte Belastung im Sinne eines Krafttrainings zulässt. Bei Patienten mit akuten Rückenbeschwerden ist das vor allem gegen Ende der Proliferations-/Produktionsphase, Anfang Remodellierungs-/Organisationsphase der Fall.

Reha-/Trainingsmethode 2: Kraftausdauer

Wie erwähnt ist bei vielen Patienten mit Rückenbeschwerden die Kraftausdauer verringert (McGill 2016). Unabhängig davon, ob das die Ursache oder die Folge ist, besteht in beiden Fällen das Ziel in der Verbesserung der Kraftausdauer der Rückenmuskulatur.

Beim Training der Kraftausdauer besteht ein Unterschied zwischen dem KRS 2/extensive Kraftausdauer und dem KRS 3/intensive Kraftausdauer. Das Ziel ist bei beiden Methoden das Verbessern der Ausdauerfähigkeit der Muskulatur. In ▶ Tab. 6.21 sind die quantitativen Belastungsvariablen von KRS 2 und 3 aufgeführt, in ▶ Tab. 6.22 die der extensiven und der intensiven Kraftausdauer.

Tab. 6.20 Belastungsvariablen von KRS 1.

KRS	Methode	Serienanzahl	Wiederholungen	Serienpause	Superkompensationszeit
1	Koordination	2–5	10–15	½ min	12 Stunden

Tab. 6.21 KRS 2 und 3.

KRS	Methode	Serienanzahl	Wiederholungen	Serienpause	Superkompensationszeit
2	extensive Kraftausdauer	2–5	20–30	¾ min	24 Stunden
3	intensive Kraftausdauer	2–5	16–20	1 min	24–48 Stunden

Tab. 6.22 Extensive und intensive Kraftausdauer.

Training	Methode	Serienanzahl	Wiederholungen	Serienpause	Superkompensationszeit
2	extensive Kraftausdauer	3–5	30–40	30–60 s	48 Stunden
3	intensive Kraftausdauer	3–5	20–25	60–90 s	48 Stunden

Während man beim Koordinationstraining das optimale Gewicht nur einschätzen kann, um „underloaded“ zu bleiben, besteht für die anderen Methoden des Reha-/Trainingskreises Kraft die Möglichkeit, das optimale Gewicht für eine entsprechende Methode sehr genau zu wählen.

Intermezzo: Bestimmung des optimalen Trainingsgewichtes

In vielen Situationen stehen dem Physiotherapeuten keine kostenintensiven Messinstrumente wie eine isokinetische Apparatur zur Verfügung und/oder er hat nicht die Zeit, um entsprechend umfangreiche Krafttests durchzuführen. Außerdem arbeitet er mit Patienten mit Rückenbeschwerden, die keine ausreichende Belastbarkeit haben, um direkt das Einser-Wiederholungsmaximum (1-WM) zu bestimmen. In der Reha ist dieses 1-WM-Konzept daher wenig hilfreich. Eine ausgesprochen sinnvolle Alternative wird hier vorgestellt:

Bleiben wir beim Beispiel des 18-jährigen Fußballers mit unspezifischen Rückenbeschwerden und abweichendem Verlauf. Es wurde bereits erwähnt, dass er außer beim Fußballspiel vor allem beim Bücken und Heben einer Getränkekiste Probleme hat. Die Transferübung, die bestimmt wurde, ist der Stiffed Leg Dead Lift. Der erste Teil der Reha bestand u. a. im Erlernen einer vorbereitenden Übung, dem Basic Squat in der Methode Koordination (kortikaler Fuß- und linearer Bereich; ▶ Abb. 6.16).

Der Student konnte den Basic Squat 15-mal wiederholen und 3 Serien mit 25 kg unter Einhaltung der subjektiven und objektiven Qualitätskriterien durchführen, ohne dass eine Ermüdung in der Muskulatur eingetreten wäre. Der Physiotherapeut beschließt, den Basic Squat in der KRS 3 durchzuführen. Er schätzt vorläufig ab, wie viel Kilogramm der Sportler benötigt, um dabei nach 16–20 Wiederholungen zu ermüden („overload“). Diese erste Einschätzung beruht auf seinen Erfahrungswerten in der Reha bei vergleichbaren Fällen mit dieser Übung. Die Bestimmung des optimalen Trainingsgewichtes erfolgt nach

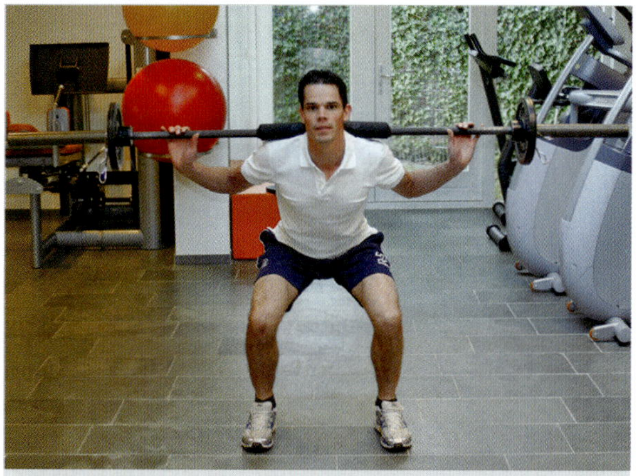

Abb. 6.16 Basic Squat. (Bant. Sportphysiotherapie)

Versuch und Irrtum: Der Physiotherapeut nimmt an, dass der Sportler mit 50 kg nach 16–20 Wiederholungen ermüdet. Entsprechend ▶ Tab. 6.23 wärmt sich der Patient zunächst spezifisch mit der Hälfte des Zielgewichtes auf (Übungsreihe 1). Dies entspricht in diesem Beispiel 25 kg (das Koordinationsgewicht).

Die quantitativen Belastungsvariablen entsprechen hier der Methode „Koordination“. Nach der Serienpause von 30 s bekommt der Sportler die Aufgabe, möglichst viele korrekte Wiederholungen unter dem Zielgewicht von 50 kg durchzuführen (Übungsreihe 2). Währenddessen beobachtet der Therapeut, zählt die Wiederholungen und kontrolliert die korrekte Durchführung. Sollten sich Fehler bei der Durchführung einschleichen, gibt der Physiotherapeut ein Feedback. Der Patient hat dann die Möglichkeit, den Fehler in den folgenden Wiederholungen zu korrigieren. Gelingt dies, läuft die Serie weiter. Andernfalls wird die Testserie abgebrochen. Es zählen dann nur die korrekt durchgeführten Wiederholungen! Aufgrund der tatsächlich erzielten Wiederholungsanzahl in Bezug auf die gewünschte Wiederholungsanzahl sind drei verschiedene Szenarien möglich:

Tab. 6.23 Bestimmung des optimalen Trainingsgewichtes.

Serien	Gewicht	Wiederholungen	Ziel	Pause
1	50 % KRS	15	Warming-up/Koordination	entsprechend der Rehamethode
2	100 % KRS	maximal	Bestimmung Gewicht Übungsreihe 3	entsprechend der Rehamethode
3	+/– Anpassung Gewicht	maximal	Bestimmung Gewicht Übungsreihe 4	entsprechend der Rehamethode
4	+/– Anpassung Gewicht	maximal	Gewicht nächste Trainingseinheit	entsprechend der Rehamethode

Tab. 6.24 Prozenttabelle der Gewichtssteigerungen.

Wiederholungen	KRS 1	KRS 2	KRS 3	KRS 4	KRS 5	KRS 6	KRS 7
1–2	−40 %				−20 %		Ziel
3–4	−30 %			−20 %	−10 %	Ziel	+10 %
5–7	−20 %		−20 %	−10 %	Ziel	+10 %	+20 %
8–15	−10 %	−20 %	−10 %	Ziel	+10 %	+20 %	
16–20	Ziel	−10 %	Ziel	+10 %	+20 %		
21–30	+10 %	Ziel	+10 %	+20 %			
>30	+20 %	+10 %	+20 %				

► **Szenario 1.** Die tatsächliche Wiederholungsanzahl entspricht der gewünschten Wiederholungsanzahl. In diesem Beispiel wäre dieses Szenario gegeben, wenn der Student z. B. 18 Wiederholungen im Basic Squat mit 50 kg erzielt hat. Für diesen Studenten sind dann 50 kg bei dieser Übungsreihe das optimale Trainingsgewicht in der extensiven Kraftausdauermethode. Für die dritte Übungsreihe bleibt das Gewicht dementsprechend gleich.

► **Szenario 2.** Die tatsächliche Wiederholungsanzahl liegt über der gewünschten Wiederholungsanzahl. In diesem Beispiel hieße das, der Student hat z. B. 25 Wiederholungen im Basic Squat mit 50 kg geschafft. Dieses Gewicht ist dann zu gering, um eine Ermüdung in KRS 2 zu erzielen. Das Gewicht muss erhöht und in einer nächsten Serie überprüft werden. Die ► Tab. 6.24 gibt eine Empfehlung, wie viel Gewicht hinzugenommen werden sollte.

Das Zielfach ist jedes Mal als „Ziel“ definiert. Bei zu viel Wiederholungen (= zu wenig Gewicht) schaut man in den darunterliegenden Zellen, wie viel Gewicht dazu genommen werden muss. Bei zu wenigen Wiederholungen (= zu viel Gewicht) schaut man in den darüberliegenden Zellen, wie viel Gewicht abgenommen werden muss.

Hieraus wird ersichtlich, dass der Student ein Plus von 10 % in der nächsten Übungsreihe bekommt (55 kg). Dabei geht man wieder vor wie in der zweiten Übungsreihe: so viele korrekte Wiederholungen wie möglich (Übungsreihe 3). Wenn dann die tatsächliche Wiederholungsanzahl mit der gewünschten Wiederholungsanzahl übereinstimmt, ist das optimale Trainingsgewicht für die Übungsreihe korrekt. Das Gewicht muss für die letzte Übungsreihe nicht angepasst werden. Wenn dies nicht erreicht wurde, muss in einer folgenden Übungsreihe mit einem erneut angepassten Gewicht nochmals getestet werden (Übungsreihe 4).

► **Szenario 3.** Die tatsächliche Wiederholungszahl liegt unter der gewünschten Wiederholungszahl. In diesem Beispiel hieße das, der Student schafft im Basic Squat mit 50 kg etwa nur 15 Wiederholungen. Bei zu wenigen Wiederholungen (= zu viel Gewicht) schaut man in der darüberliegenden Zelle, wie viel Gewicht abgenommen werden sollte. Hieraus wird ersichtlich, dass für die nächste Serie der Student ein Minus von 10 % bekommt. Das wären dann 45 kg. Die Testprozedur verläuft dann weiter, wie unter Szenario 2 beschrieben.

Im Prinzip wird für jede Übung auf die hier beschriebene Art und Weise das optimale Reha-/Trainingsgewicht ermittelt. Auch beim Wechsel von einer Methode zur nächsten wird wiederum das optimale Trainingsgewicht bestimmt.

Dieser Schritt in der Reha von der Koordination zum optimalen Training der Kraft stellt für viele ADL-Patienten mit lumbalen Rückenschmerzen einen großen Schritt dar, der manchmal auch zu groß ist. Dies gilt besonders für Patienten mit Movement Impairments (O'Sullivan 2005; ► Abb. 4.15), bei denen dies sogar zu einer Exazerbation der Beschwerden führen kann. Um das zu verhindern, können zwei Zwischenschritte eingebaut werden, mit denen sich die optimale Gewichtsbelastung bestimmen lässt.

► **Schritt 1: Koordinationstraining.** Ausgehend von dem Studenten und seinen Problemen beim Bücken und Heben bleibt der Basic Squat eine der vorbereitenden Übungen. Der erste Schritt in der Reha besteht darin, ihn in der motorischen Grundeigenschaft Koordination zu trainieren. Die dabei infrage kommenden Rehamethoden sind der kortikale Fuß- und der lineare Bereich. Die Belastung ist hier unterlastig (underloaded) und die Anzahl der Wiederholungen liegt zwischen 10 und 15. Wenn die subjektiven und objektiven Qualitätskriterien bei der Ausführung überzeugen, kann der nächste Schritt folgen.

► **Schritt 2: Tonustraining.** Tonustraining bedeutet, dass die Belastungsvariablen aus dem Koordinationstraining bis auf die Anzahl der Wiederholungen gleich bleiben, welche auf 15–20 ansteigen. Das Gewicht ist immer noch underloaded. Diese Rehaform führt zu einer Erhöhung des Muskeltonus, ohne dass sich eine stärkere Ermüdung einstellt. Wenn die subjektiven und objektiven Qualitätskriterien bei der Ausführung des Basic Squat erfüllt sind, kann man sich dem koordinativen Krafttraining zuwenden.

► **Schritt 3: koordinatives Krafttraining.** Hierbei liegt der Schwerpunkt sowohl auf der Koordination als auch auf der Kraft, allerdings handelt es sich noch nicht um ein optimales Krafttraining. Die beim Tonustraining genannten Belastungsvariablen behalten mit Ausnahme des Gewichts ihre Gültigkeit. Diese verändert sich von underloaded zu „nicht optimal overloaded“. Letzteres bedeutet, dass das Gewicht noch zu gering ist, um von einem optimalen Krafttraining sprechen zu können. Das Gewicht wird so gewählt, dass der Student in der letzten Übungsreihe des Krafttrainings Mühe hat, die 20 Wiederholungen sauber auszuführen, was der zunehmenden Ermüdung aufgrund der Gewichtszunahme in diesem Trainingsabschnitt geschuldet ist. Wie auch bei den Schritten zuvor bleiben die subjektiven und objektiven Qualitätskriterien für den nächsten Schritt ausschlaggebend. Ein wichtiges subjektives Kriterium bei Patienten mit Movement Impairments ist die Angst, die vollständig gewichen sein muss. Ist dies der Fall, kann der letzte Schritt angegangen werden.

▸ **Schritt 4: Bestimmung des optimalen Gewichtes in KRS 3.** Hier bedient man sich der Methode zur Bestimmung der optimalen Überlastung (▸ Tab. 6.25).

Diese Zwischenschritte zur Bestimmung des optimalen Gewichtes haben für ADL-Patienten mit lumbalen Rückenschmerzen mehrere Vorteile:

In unserer Zeit geht es immer mehr um eine zu geringe Belastung (Hodges et al. 2013) durch die zu geringe oder einseitige Bewegung des Menschen im Alltag. Neben den daraus erwachsenden physiologischen Konsequenzen, die das für die Muskulatur hat, bedeutet es auch, dass viele Patienten es nicht mehr gewohnt sind, körperlich zu „leiden“. Der direkte Schritt zu einem optimalen Krafttraining ist deshalb für viele ADL-Patienten groß und manchmal auch zu groß.

Lumbale Rückenschmerzen können auf zweierlei Weisen entstehen: 60 % akut und 40 % langsam progredient (Waddell 2006). Auch wenn die meisten derartigen Beschwerden innerhalb von 6–8 Wochen abklingen (Pengel 2003), gibt es eine ganze Reihe von Betroffenen, bei denen das nicht der Fall ist und die einen abweichenden Verlauf zeigen. Die physischen Risikofaktoren für einen abweichenden Verlauf sind u. a. die Entwicklungen von Movement und Control Impairments (O'Sullivan 2005). Bei Movement Impairments spielt sicherlich auch die Angst eine wichtige Rolle. Durch die Zwischenschritte zur Bestimmung der optimalen Gewichtsbelastung werden die Patienten schrittweise an die angstbesetzte Situation herangeführt (graded exposure).

In der Reha ist vor allem eine positive Bestärkung der Patienten gefragt, keine negative. Positive Bekräftigungen führen schneller und effizienter zu einer adäquaten Anpassung des motorischen Verhaltens (Sassen 2001). Durch Einführung der Zwischenschritte werden die Patienten häufiger ermutigt, dass sich ihre Rückenbeschwerden gut entwickeln. Dadurch wird ihr Selbstvertrauen stimuliert und die Auseinandersetzung mit den Beschwerden nimmt zu.

Reha-/Trainingsmethode 3: KRS 4/extensives Rekrutieren

Die nächste Methode im Rehakreis Kraft ist das extensive Rekrutieren. Ziel dieser Methode ist das Rekrutieren von größeren motorischen Einheiten entsprechend des eingangs erwähnten Size Principles und den dazugehörigen Muskelfasern. Während bei den Methoden zur Verbesserung der Kraftausdauer vor allem Typ-I-Muskelfasern angesprochen werden, geschieht dies bei der extensiven Wiederholungsmethode durch den höheren Widerstand auch bei Typ-IIa-Muskelfasern.

In ▸ Tab. 6.26 stehen die quantitativen Belastungsvariablen von KRS 4 und in ▸ Tab. 6.27 die für die extensive Wiederholungsmethode.

Tab. 6.25 Übersicht zu den Belastungsvariablen bei den verschiedenen Zwischenschritten, die letztlich das optimale Krafttraining in der Reha ermöglichen.

Belastungsvariablen	Koordination	Tonustraining	Koordinatives Krafttraining	KRS 3
Anzahl der Serien	2–5	2–5	2–5	2–5
Wiederholungen	10–15	15–20	15–20	15–20
Pause	30 s	30 s	1 min	1 min
Superkompensationszeit	12–24 Stunden	12–24 Stunden	12–24 Stunden	24 Stunden
Gewicht	„underloaded“ Gewicht	„underloaded“ Gewicht	nicht optimale Overload	optimale Overload

Tab. 6.26 Belastungsvariablen von KRS 4.

KRS	Methode	Serienanzahl	Wiederholungen	Serienpause	Superkompensationszeit
4	KRS 4	2–4	8–15	2 min	48 Stunden

Tab. 6.27 Belastungsvariablen für die extensive Wiederholungsmethode.

	Methode	Serienanzahl	Wiederholungen	Serienpause	Superkompensationszeit
Training	extensive Wiederholungsmethode	3–5	8–15	2 min	48 Stunden

Für die meisten ADL-Patienten ist das Training der intensiven Kraftausdauer das Endziel der Rehabilitation. Für körperlich schwer arbeitende oder in der Freizeit körperlich belastete Patienten ist das Training von KRS 4 und der extensiven Wiederholungsmethode eine zusätzliche Option, die dann das Endziel der Reha darstellt (z. B. ein Zimmermann oder Bauarbeiter, der vor allem bei der Ausübung körperlich schwerer Aktivitäten über lumbale Rückenschmerzen klagt).

Bei Ausdauersportlern wie z. B. Langstreckenläufern oder Triathleten mit Rückenbeschwerden ist dies die maximal zu trainierende Methode. Es steht dabei nicht mehr die Kraft in der Wirbelsäule im Vordergrund, sondern die in den restlichen kinetischen Ketten. Dies gilt ebenfalls für die Anhänger von Explosivsportarten. Leiden diese während der Ausführung unter Rückenschmerzen, ist die KRS 4/extensive Wiederholungsmethode erst der Anfang; ab dieser Methode werden nämlich die Typ-IIa-Muskelfasern rekrutiert. Je höher man in den Reha-/Trainingsmethoden kommt, desto häufiger werden auch die Typ-IIx-Fasern rekrutiert. Sowohl die Rekrutierung von Typ-IIa- als auch von Typ-IIx-Fasern ist wichtig, um Sportler mit Rückenbeschwerden und einer Explosivsportart optimal auf ihren Sport vorzubereiten.

Intermezzo 2: Wechsel der Methoden

Eine kritische Frage wurde bereits zuvor beantwortet, nämlich wie man das optimale Trainingsgewicht bei einer Person bestimmt, ohne erst direkt das 1-WM bestimmen zu können. Eine weitere kritische Frage, die in diesem zweiten Intermezzo beantwortet wird, betrifft die Dauer, in der innerhalb einer Methode trainiert werden soll. Bei der Beantwortung dieser Frage muss man sich das Kriterium überlegen, das als Entscheidungshilfe zum Methodenwechsel dienen soll.

Ein klassischer Fehler ist es in dieser Hinsicht, das Kriterium „Stabilisieren in Kilogramm" zu wählen. Damit ist gemeint, dass man z. B. den Studenten mit Rückenbeschwerden in KRS 3 (15–20 Wiederholungen) trainieren lässt und jedes Mal, wenn er mehr als 20 Wiederholungen schafft, wieder etwa 10 % Gewicht dazugibt, um ihn im entsprechenden Bereich von 15–20 Wiederholungen zu halten. Bei der Reha eines Patienten mit Rückenbeschwerden kann man so jedes Mal wieder etwas Gewicht dazugeben und wird feststellen, dass er nach einem mehrwöchigen Krafttraining wieder über 20 Wiederholungen hinauskommt.

In der Rehabilitation geht es teilweise um die physiologische Adaptation der nicht verletzten Strukturen, aber vor allem um das Belastbarkeitstraining der verletzten Bindegewebestrukturen. Die verletzte Bindegewebsstruktur wird nur stärker, wenn sie höheren Belastungsreizen ausgesetzt wird. Darum arbeitet man in der Rehabilitation mit dem Kriterium „Stabilisieren in Wiederholungen". Damit ist gemeint, dass man den Studenten z. B. in KRS 3 (15–20 Wiederholungen) trainieren lässt und bei jedem Training die Wiederholungsanzahl notiert. Sobald der Student in zwei aufeinanderfolgenden Trainingseinheiten dieselbe Wiederholungsanzahl in den 3 Serien erreicht, ist er jedoch in den Wiederholungen stabilisiert. Dies ist der Moment, an dem in die nächsthöhere Rehamethode gewechselt werden kann. Man bestimmt wieder das optimale Trainingsgewicht für die neue Methode und der Patient setzt mit dem neuen Gewicht in der neuen Methode sein Belastbarkeitstraining fort, bis er wieder stabilisiert in Wiederholungen ist.

Der folgende Rehaschritt ist der Wechsel von der Reha zum Training. Dieser Schritt wird auf der linken Seite der Pyramide vollzogen. Wenn das Ziel in der Rehamethode Kraft auf der linken Seite erreicht ist, ist der Schritt zum Training möglich. Von diesem Moment an ist die Belastbarkeit der betroffenen Bindegewebsstruktur kein limitierender Faktor mehr für Übungen in der betreffenden Rehamethode.

Es kommt zu einer Verschiebung der allgemeinen Rehaziele. Die Steigerung der Belastbarkeit der betroffenen Strukturen und die Verringerung der Belastungen der kompensatorisch überlasteten Anteile stehen nicht länger im Vordergrund. Vielmehr geht es jetzt um die Erhaltung und Verbesserung der Belastbarkeit in den übrigen kinetischen Ketten.

Reha-/Trainingsmethode 4: KRS 5, 6, 7/ intensive Wiederholungsmethoden I–III

Auf das extensive Rekrutieren folgt das intensive. Der Unterschied zwischen diesen Methoden lässt sich als höhere Intensität der Belastung (Gewicht) bei Abnahme der Wiederholungsanzahl und Zunahme der Pausen beschreiben. Das intensive Rekrutieren kann in drei Reha- und Trainingsmethoden unterteilt werden: KRS 5, 6 und 7. Die 3 Trainingsmethoden sind die intensiven Wiederholungsmethoden I, II und III. Die Belastungsvariablen für die unterschiedlichen Methoden sind in ▶ Tab. 6.28 und ▶ Tab. 6.29 dargestellt, wobei die letzte Methode der konzentrischen Maximalkraft entspricht, also dem Einer-Wiederholungsmaximum als Rehamethode.

Durch den höheren Widerstand werden bei allen Methoden nicht nur Typ-IIa-, sondern auch Typ-IIx- Muskelfasern angesprochen. Durch die Methoden lässt sich die maximale konzentrische Kraft (MKK) beeinflussen. Wie erwähnt, verhalten sich die einzelnen Muskelfasertypen auch unterschiedlich (▶ Tab. 6.11). Die Typ-IIx-Fasern werden vor allem bei Patienten trainiert, die am Ende der Reha wieder explosive Leistungssportarten betreiben möchten. Nach dem „Rekrutieren in Kilogramm" ist der Transfer zum „Rekrutieren in Geschwindigkeit" ein wichtiger Trainingsschritt.

Tab. 6.28 KRS 5–7 und ihre Belastungsvariablen.

KRS	Methode	Serienanzahl	Wiederholungen	Serienpause	Superkompensationszeit
5	intensives Rekrutieren I	2–4	5–7	2–3 min	48 Stunden
6	intensives Rekrutieren II	2–4	3–4	3 min	48–72 Stunden
7	intensives Rekrutieren III	1–3	1–2	4 min	48–72 Stunden

Tab. 6.29 Intensive Wiederholungsmethoden und ihre Belastungsvariablen.

Training	Methode	Serienanzahl	Wiederholungen	Serienpause	Superkompensationszeit
5	intensive Wiederholungen Methode I	3–5	5–8	3–5 min	48 Stunden
6	intensive Wiederholungen Methode II	3–5	3–5	3–5 min	48–72 Stunden
7	intensive Wiederholungen Methode III	3–5	1–3	3–5 min	48–72 Stunden

Tab. 6.30 Exzentrisches Bremsen und die Belastungsvariablen.

Training	Methode	Serienanzahl	Wiederholungen	Serienpause	Superkompensationszeit
	exzentrisches Bremsen	3–5	5	4–6 min	72 Stunden

Intermezzo 4: exzentrisches Training

Um einen guten Übergang vom „Rekrutieren in Kilogramm“ zum „Rekrutieren in Geschwindigkeit“ zu erreichen, kann ein Zwischenschritt gewählt werden: exzentrisches Training. Bei exzentrischem Training wird der Rhythmus der Bewegungsausführung geändert: von einem 1-0-1-Rhythmus in einen 3-0-1- oder 5-0-1-Rhythmus. Der Schwerpunkt der Ausführung liegt auf der exzentrischen Phase. Der Muskel ist in der Lage, exzentrisch mehr Kraft zu liefern als konzentrisch. Dies kommt durch eine bessere Rekrutierung von motorischen Einheiten. Konkret bedeutet dies, dass der Patient sein Krafttraining bis zur Erschöpfung durchführt. Er ist dann nicht mehr in der Lage, das Gewicht konzentrisch unter Einhaltung der Qualitätskriterien zu bewegen. In diesem Moment hilft der Physiotherapeut dem Patienten in der konzentrischen Phase, sodass der Patient nochmals das Gewicht eben exzentrisch in der Übung einsetzen kann. Dies wiederholt der Patient 5-mal.

Weil durch exzentrische Betonung der Serie auch die Bindegewebsbelastung höher ist, wählt man eine Serienpause von 4–6 min. Hat der Patient 2–3 Trainingseinheiten auf diese Weise absolviert, wurde wahrscheinlich das komplette Rekrutierungspotenzial an Typ-II-Muskelfasern zu diesem Zeitpunkt ausgeschöpft, und er macht den nächsten Schritt hin zur Schnellkraft (▶ Tab. 6.30).

Trainingsmethode Schnellkraft

Die Methode Schnellkraft ist die erste Methode, die sich auf der rechten Seite der Trainingspyramide befindet, wo das „Rekrutieren in Geschwindigkeit“ im Vordergrund steht; das Gewicht nimmt also ab und die Geschwindigkeit zu. Hierdurch werden die bereits rekrutierten Muskelfasern Typ II auch auf Geschwindigkeit belastet und Typ-I-Muskelfasern gleichzeitig inhibiert.

Die aufgebaute Kraft wird in Geschwindigkeit umgesetzt. Zunächst wählt man das Gewicht, mit dem der Patient zuletzt gearbeitet hat, und lässt ihn die Übung schneller durchführen. Hierbei macht man einen Unterschied zwischen Hobby- und (Hoch-)Leistungssportlern mit Rückenbeschwerden.

Der verletzte Hobbysportler muss zunächst bis mindestens KRS 4 auftrainiert werden. Wenn er darin stabilisiert ist, folgt der Schritt zum Training (extensive Wiederholungsmethode). Wenn beim Training der extensiven Wiederholungsmethode die quantitativen und qualitativen Kriterien erfüllt sind, kann den Transfer in Richtung Geschwindigkeit gemacht werden. Der Patient macht 10 Wiederholungen unter dem Gewicht, mit dem er bei der entensiven Wiederholungsmethode trainiert hat.

Der (Hoch-)Leistungssportler mit Rückenbeschwerden muss abhängig von der sportartspezifischen Belastung mindestens bis zur intensiven Wiederholungsmethode I, womöglich sogar bis III auftrainiert werden, um den Transfer in Richtung Geschwindigkeit zu machen. Er vollführt mit dem Gewicht aus dem zuletzt trainierten intensiven Wiederholungssystem die maximale Anzahl an Wiederholungen unter Einhaltung der Qualitätskriterien.

Der Physiotherapeut misst die Zeit, die der Patient braucht, um die Übungsreihe schneller durchzuführen. Es werden maximal 3–5 Serien gemacht, und der Patient versucht jedes Mal, die Geschwindigkeit noch weiter zu erhöhen. Kann er unter diesem Gewicht über 3 Serien in Folge die Geschwindigkeit nicht mehr erhöhen (die Seriendauer ist also gleich geblieben), wird bei der nächsten Behandlung das Gewicht reduziert. Beim Training von Sportlern mit Verletzungen der unteren Extremitäten nimmt man für die nächste Serie dann 5–10 kg weniger, beim Training von Sportlern mit Verletzungen der oberen Extremitäten 1–5 kg weniger. Mit diesem geringeren Gewicht lässt man den Sportler wiederum die oben beschriebene, festgelegte Wiederholungsanzahl machen, misst die Zeit pro Serie und reduziert das Gewicht wiederum, wenn die Seriendauer drei Serien lang gleich geblieben ist.

Das Gewicht wird so lange schrittweise reduziert, bis der Patient ungefähr das Gewicht benutzt, mit dem er die extensive Kraftausdauer trainiert hat. Wenn er mit diesem Gewicht auch die Seriendauer nicht mehr verkürzen kann, macht er den nächsten Schritt im Transfersystem: konzentrisches Beschleunigen.

Trainingsmethode konzentrisches Beschleunigen

Das konzentrische Beschleunigen ist die erste Trainingsmethode, die als direkte Vorbereitung auf den Dehnungsverkürzungszyklus (DVZ) zu sehen, da dieser im Prinzip aus einer schnellen exzentrischen Bewegung, gefolgt von einer schnellen konzentrischen Bewegung, besteht. Da beim exzentrischen Bremsen höhere Kräfte auf die Bindegewebsstrukturen einwirken als beim konzentrischen Beschleunigen, beginnt diese Vorbereitung erst mit dem Training der konzentrischen Beschleunigung. So wählt man z. B. bei der Rehabilitation eines Wurfsportlers Übungen wie den einseitigen Pull-over, um dieses konzentrische Beschleunigen zu trainieren.

Der Sportler bringt seinen Arm in die maximale endgradige Position, bleibt dort einen Moment und beschleunigt dann maximal konzentrisch. Diese Trainingsform ist azyklisch. Das bedeutet, dass der Arm nach erfolgter Beschleunigung wieder langsam in die Ausgangsposition zurückgebracht wird, dort einen Moment verharrt, um anschließend wieder maximal konzentrisch zu beschleunigen. Die Wiederholungsanzahl wird bei diesem Training auch durch die subjektiven und objektiven Qualitätskriterien bestimmt. Werden diese Kriterien nicht erreicht, führt das zum Abbruch der Serie. Es werden maximal 3–5 Serien durchgeführt.

Die Intensität (sprich Geschwindigkeit) kann erhöht werden, indem man das Gewicht reduziert. Das Startgewicht für konzentrisches Beschleunigen ist in etwa das Gewicht, mit dem die extensive Kraftausdauer trainiert worden ist. Das Gewicht wird schrittweise reduziert, bis es etwa das 3- bis 5-Fache des Wettkampfgewichtes des Sportgerätes (Ball, Speer usw.) erreicht hat.

Beim Training eines Sportlers mit Verletzung der unteren Extremität wählt man z. B. den Squat Jump.

Der Patient geht in die Ausgangsposition (90° Flexion der Kniegelenke), bleibt dort einen Moment und beschleunigt dann maximal in vertikaler Richtung. Auch das konzentrische Beschleunigen ist für die untere Extremität eine azyklische Trainingsform. Nach erfolgter vertikaler Beschleunigung landet der Patient wieder auf beiden Beinen, ohne dabei maximal durchzufedern (▶ Abb. 6.17).

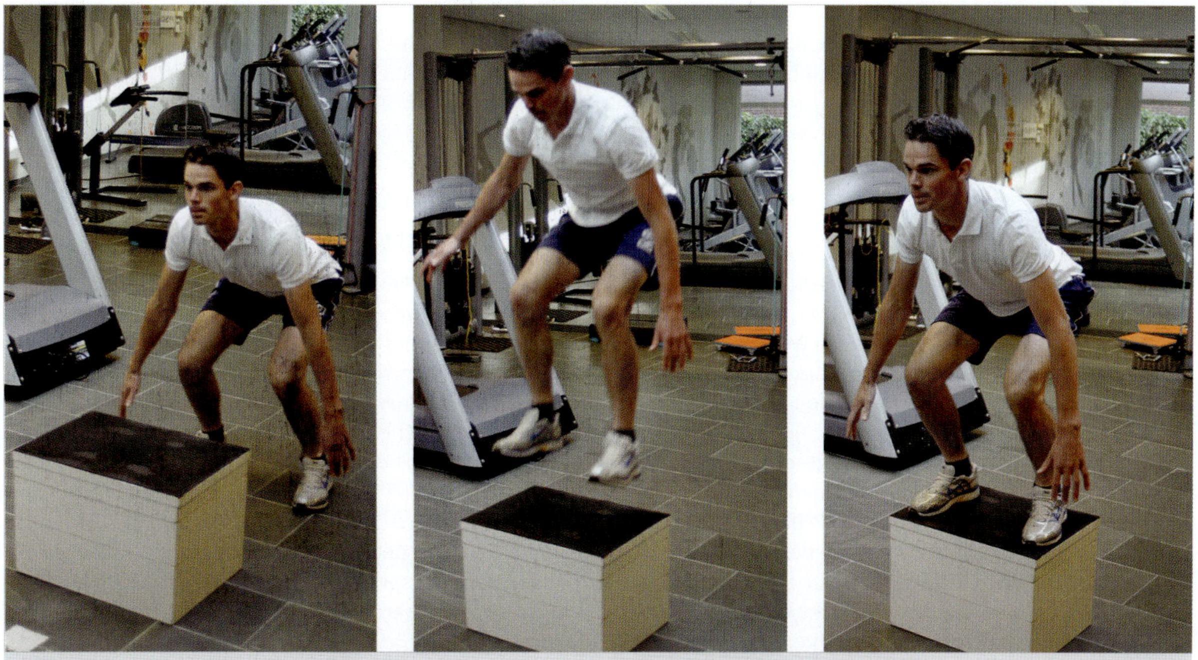

Abb. 6.17 Konzentrisches Beschleunigen mittels Squat Jump. (Bant. Sportphysiologie)

Tab. 6.31 Konzentrisches Beschleunigen und die Belastungsvariablen.

Training	Methode	Serienanzahl	Wiederholungen	Serienpause	Superkompensationszeit
	konzentrisch beschleunigen	3–5	10	4–6 min	48–72 Stunden

Tab. 6.32 Exzentrisches Bremsen und die Belastungsvariablen.

Training	Methode	Serienanzahl	Wiederholungen	Serienpause	Superkompensationszeit
	exzentrisches Bremsen	3–5	10	4–6 min	72 Stunden

Anschließend geht er wieder in die Ausgangsposition, bleibt dort einen Moment lang und beschleunigt wieder maximal in vertikaler Richtung. Die Wiederholungsanzahl und der Abbruch der Serie erfolgen genau wie bei dem Training der konzentrischen Beschleunigung für die obere Extremität. Die Intensität kann durch ein zusätzliches Gewicht oder durch die Erhöhung der Steppbank, auf die der Patient springen soll, erhöht werden.

Wichtig beim Training der konzentrischen Beschleunigung ist der Bewegungseinsatz. Bei eintretender Ermüdung im Serienverlauf wird der Patient versuchen, die Ermüdung dadurch zu kompensieren, dass er vor dem konzentrischen Beschleunigen eine kurze exzentrische Zusatzbewegung macht. Von dem Moment an handelt es sich tatsächlich um einen DVZ und nicht mehr um konzentrisches Beschleunigen (▸ Tab. 6.31).

Trainingsmethode exzentrisches Bremsen

Der Trainingsaufbau des exzentrischen Bremsens ist analog zum Aufbau des konzentrischen Beschleunigens. Beim Wurfsportler wählt man wiederum z. B. den einarmigen Pull-over. Exzentrisches Bremsen besteht im Prinzip aus dem Auffangen des Gewichtes.

Zum Kennenlernen der Systematik beginnt der Sportphysiotherapeut mit wenig Gewicht und einem kleinen Bewegungsausschlag. Er gibt ein verbales Kommando, bei dem er das Gewicht loslässt und der Patient das Gewicht in Pull-over-Position auffangen muss. Das Ausbleiben des Kommandos und das Erhöhen des Gewichtes führen zu einer Intensivierung des Trainingsreizes (▸ Abb. 6.18).

Das exzentrische Bremsen ist genau wie das konzentrische Beschleunigen azyklisch und die Wiederholungsanzahl wird von den Qualitätskriterien bestimmt. Auch hier werden 3–5 Serien durchgeführt. Bei der Reha eines verletzten Wurfsportlers z. B. beträgt das Startgewicht das etwa 3- bis 5-Fache des Wettkampfgewichtes des Sportgerätes (Ball, Speer usw.). Damit hatte der Sportler auch das Training des konzentrischen Beschleunigens beendet. Das Gewicht wird während der Einheiten wieder langsam bis maximal zu dem Gewicht erhöht, mit dem der Sportler im extensiven Kraftausdauerbereich trainiert hatte.

Beim Training eines Sportlers mit Verletzung der unteren Extremität wählt man z. B. den Drop Jump. Das exzentrische Bremsen mittels Drop Jump besteht im Prinzip aus dem dynamischen Auffangen des Körpergewichts.

Um sich damit vertraut zu machen, wählt man zunächst eine niedrige Absprunghöhe, wobei der Patient lernt, dynamisch bis in 90° Flexion durchzufedern. Er bleibt einen kurzen Moment in dieser Endposition (▸ Abb. 6.19).

Die Absprunghöhe wird bis zur maximalen Sprunghöhe beim konzentrischen Beschleunigen langsam gesteigert. Genau wie beim exzentrischen Bremsen für die obere Extremität ist die Serie azyklisch. Die Qualitätskriterien sind als Abbruchkriterien ausschlaggebend. Es werden maximal 3–5 Serien durchgeführt.

Zwischen den Serien werden 4–6 min Pause eingelegt. Die Superkompensationszeiten für konzentrisches Beschleunigen und exzentrisches Bremsen entsprechen aufgrund der hohen Bindegewebsbelastung etwa 72 h. Es ist wichtig, dies mit dem Patienten zu besprechen, da diese Trainingsformen durch ihren azyklischen Charakter nicht zur Erschöpfung der Energiesysteme führen. Der Patient hat nicht das Gefühl, eine anstrengende Trainingseinheit hinter sich zu haben. Dieses Training ist also nicht anstrengend, dafür aber für die Bindegewebsstrukturen sehr belastend (▸ Tab. 6.32).

Trainingsmethoden Prestretch und Plyometrie

Prestretch und Plyometrie sind die Trainingsformen, die logischerweise auf die vorherigen Methoden folgen und den Abschluss des Transfersystems darstellen. Hierbei werden das exzentrische Bremsen und das konzentrische Beschleunigen aneinandergekoppelt, wobei die Übergangsphase zwischen beiden Kontraktionsformen so kurz wie möglich ist. Diese Art der Muskelkontraktion ist der erwähnte DVZ.

Der Unterschied zwischen Prestretch und Plyometrie liegt vor allem in der Spezifizität des Belastungsreizes:
- Von Prestretch spricht man, wenn die Übungsform nicht dem sportartspezifischen Bewegungsablauf entspricht.

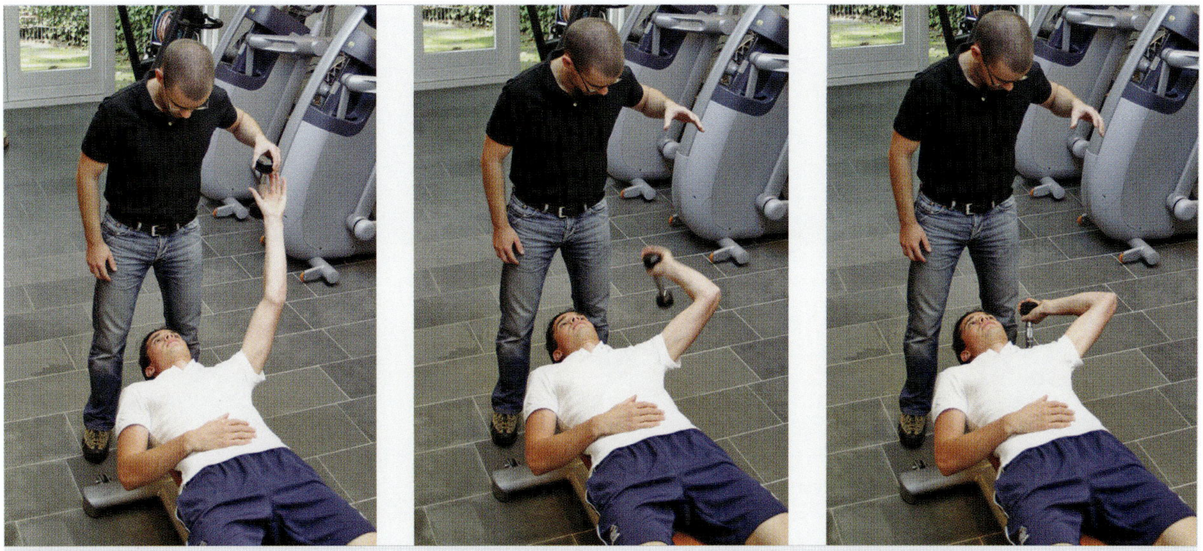

Abb. 6.18 Exzentrisches Bremsen obere Extremität mittels Pull-over. (Bant. Sportphysiologie)

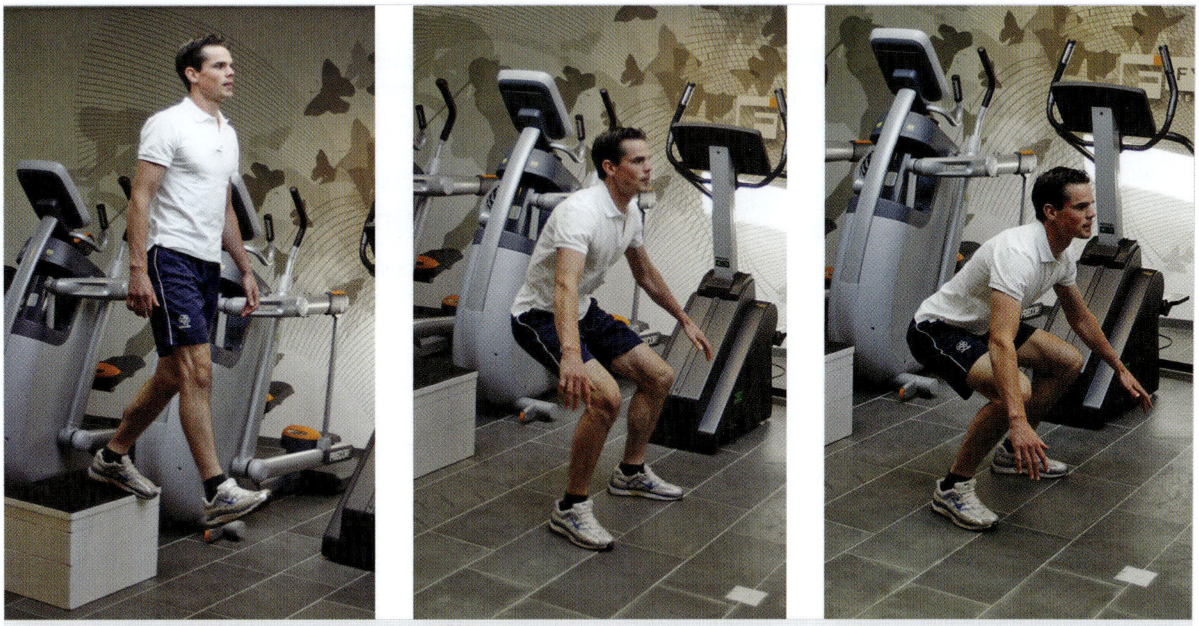

Abb. 6.19 Exzentrisches Bremsen untere Extremität mittels Drop Jump. (Bant. Sportphysiologie)

- Von Plyometrie spricht man, wenn die Übungsform dem sportartspezifischen Bewegungsablauf entspricht.
- Prestretch wird im deutschen Sprachraum auch „DVZ allgemein" und Plyometrie wird „DVZ spezifisch" genannt.

Wenn ein Wurfsportler ein Prestretch-Training für die obere Extremität durchführen soll, nimmt man z. B. wiederum den einarmigen Pull-over und lässt den Patienten eine schnelle exzentrische Bewegung gefolgt von einer schnellen konzentrischen machen. Der Physiotherapeut startet den Bewegungsablauf dadurch, dass er das Gewicht anfangs mit und später ohne Vorwarnung fallen lässt. Das Gewicht in der Reha der oberen Extremität beträgt etwa das 3- bis 5-Fache des Wettkampfgewichtes des Sportgerätes. Diese Trainingsform ist schon sehr spezifisch und birgt gewisse Verletzungsgefahren. Adäquates Aufwärmen und eine gute Vorbereitung in den vorhergehenden Rehaphasen sind entscheidend (▸ Abb. 6.20).

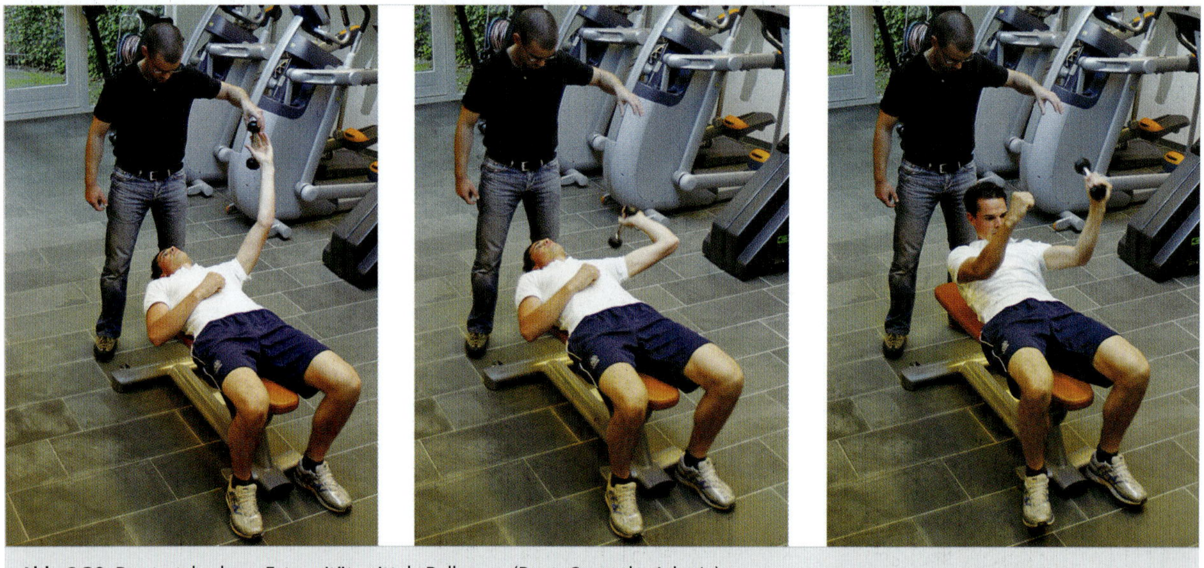

Abb. 6.20 Prestretch obere Extremität mittels Pull-over. (Bant. Sportphysiologie)

Tab. 6.33 Prestretch und Plyometrie und die Belastungsvariablen.

Training	Methode	Serienanzahl	Wiederholungen	Serienpause	Superkompensationszeit
	Prestretch und Plyometrie	3–5	10	4–6 min	72 Stunden

Für die untere Extremität wird der Drop Jump zu einem Counter Movement Jump umgebaut. Der Sportler springt von einer Steppbank, landet auf dem Boden, federt maximal durch und springt auf eine zweite Steppbank (▶ Abb. 6.21).

Bei den beiden hier vorgestellten Prestretch-Trainingsformen für die obere und untere Extremität handelt es sich um eine nicht sportartspezifische Form des DVZ-Trainings (DVZ allgemein). Im Gegensatz zum Prestretch ist Plyometrie die sportartspezifische Form des DVZ-Trainings (DVZ spezifisch). Ein Beispiel für Plyometrie ist die maximal beschleunigte Wurfbewegung eines Handballspielers mit einem Handball (Plyometrie obere Extremität) oder der Sprung eines Weitspringers (untere Extremität). In den meisten Fällen endet die Trainingsphase mit der Prestretch-Methode. Plyometrie kann der Sportler nur in seiner ursprünglichen Trainingsumgebung trainieren.

Prestretch und Plyometrie werden in maximal 3–5 Serien durchgeführt und sind azyklisch. Die Serienpause beträgt 4–6 min und die Superkompensationszeiten liegen in etwa bei 72 Stunden (▶ Tab. 6.33).

6.7.4 Zusammenfassung Reha-/Trainingskreis Kraft

Der Reha-/Trainingskreis Kraft beschreibt eine Methodik, nach der Patienten mit Rückenbeschwerden in der motorischen Grundeigenschaft Kraft trainiert werden können. In der Rehabilitation gibt es einen fließenden Übergang von der Rehabilitation zum Training. Neben den verschiedenen Methoden des Reha-/Trainingskreises Kraft wurde beschrieben, wie das optimale Trainingsgewicht bestimmt werden kann, aufgrund welcher Kriterien ein Wechsel von der einen zur anderen Rehamethode sinnvoll ist und wie der Übergang von „Rekrutieren in Kilogramm“ zum „Rekrutieren in Geschwindigkeit“ optimiert werden kann.

Es kann nicht oft genug betont werden, dass die Rehamethode „Koordination“ die Basis für ein gezieltes und effektives Krafttraining in der Rehabilitation ist. Die Koordination hat eine so zentrale Bedeutung, dass in allen Methoden des Reha-/Trainingskreises Kraft die Qualität der Bewegungsausführung maßgebend für den Abbruch oder die Fortsetzung des Trainings ist. Die Bewegungsausführung wird sowohl nach subjektiven als auch nach objektiven Qualitätskriterien beurteilt.

Im Zentrum bleibt der Patient mit seinen Rückenbeschwerden. Es gibt keine guten Übungen oder gute Methoden, sondern es gibt nur Übungen und Methoden, die dem Patienten weiterhelfen oder nicht. Das gilt sowohl

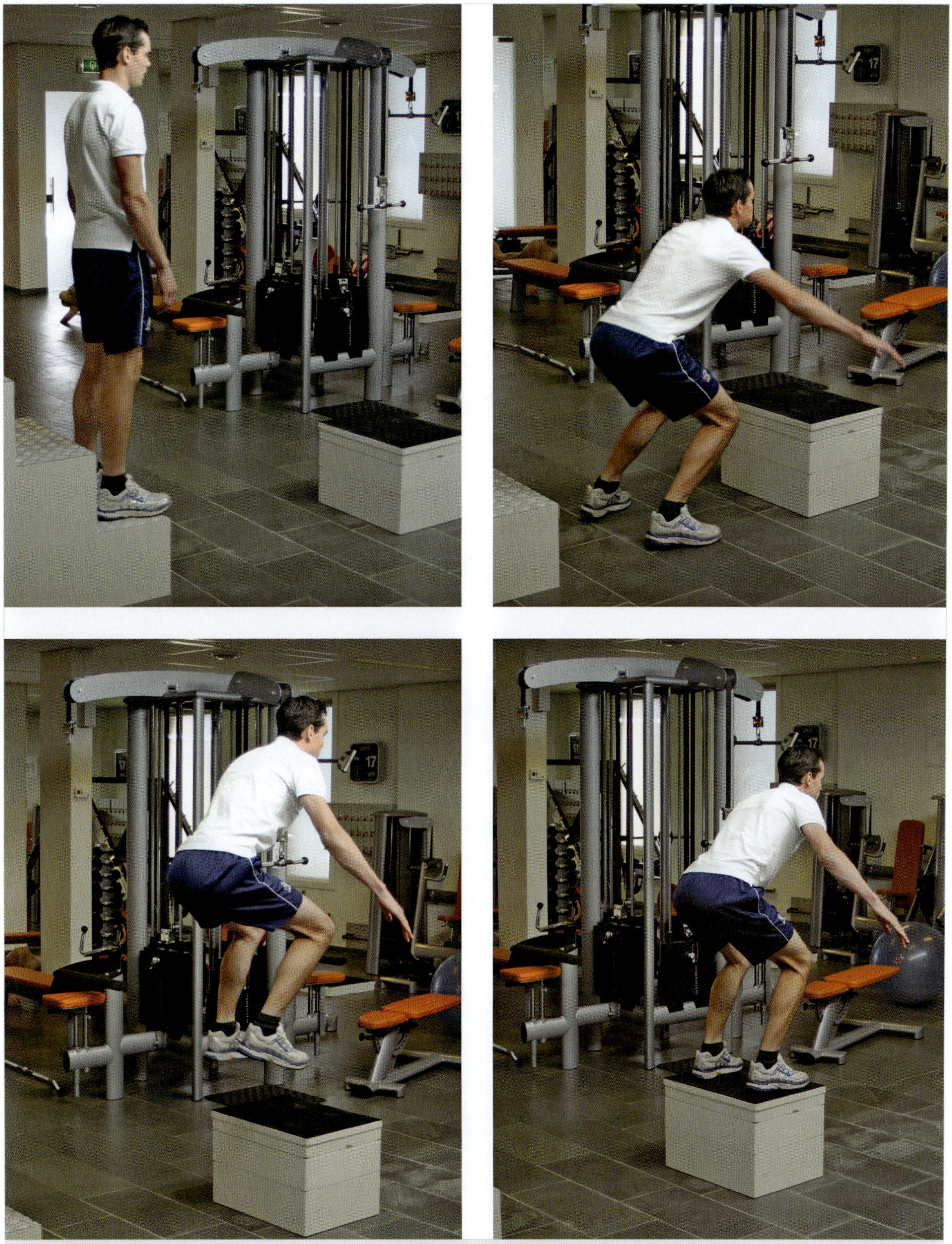

Abb. 6.21 Prestretch untere Extremität mittels Counter Movement Jump. (Bant. Sportphysiologie)

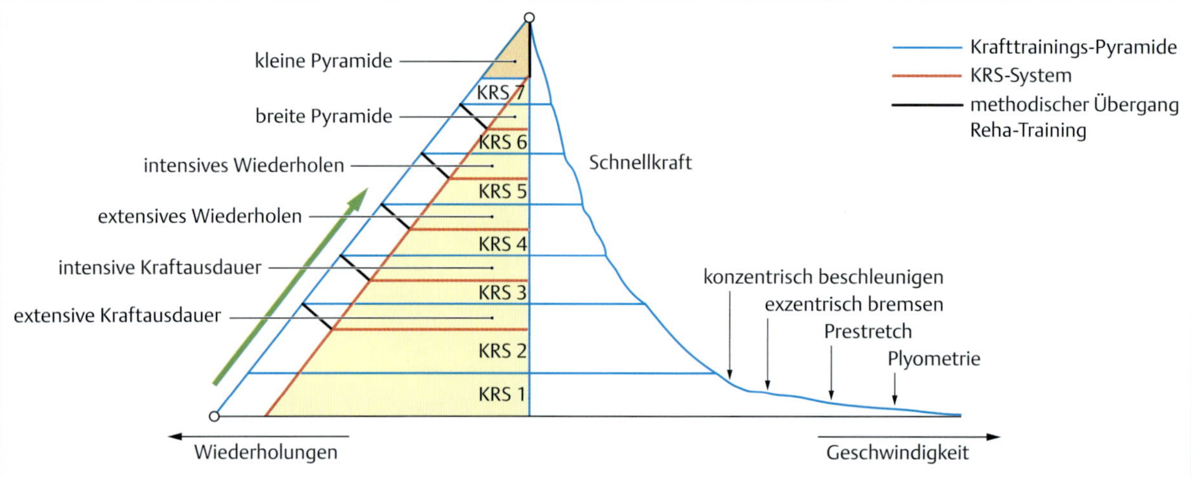

Abb. 6.22 Schematische Darstellung von Rehabilitation und Training bei Patienten mit Rückenbeschwerden bei ADL oder Ausdauersport.

für den Anfang der Reha beim Koordinationstraining als auch für die Bestimmung des Endziels der Rehabilitation oder des Trainings.

Für die Bestimmung des Endziels in der motorischen Grundeigenschaft Kraft wird die Analysekarte Wirbelsäule bearbeitet. Die Analyse auf der Funktionsebene offenbart, bis zu welcher Trainingsmethode trainiert werden soll. Der Reha-/Trainingskreis Kraft stellt sich für verschiedene Zielgruppen wie nachfolgend beschrieben dar.

6.7.5 Patienten mit Rückenbeschwerden bei ADL oder Ausdauersport

Bei diesen Patienten werden die ersten 4 Reha-/Trainingsmethoden im Vordergrund stehen. Sie bewegen sich vor allem an der linken Seite der Pyramide beim „Rekrutieren in Kilogramm" (▶ Abb. 6.22). Sobald das Endziel in der Rehamethode erreicht ist, erfolgt der Schritt zum Training.

Folgende Reha- und Trainingsmethoden sind für Patienten mit Rückenbeschwerden bei den ADL geeignet:

- Rehabilitation: KRS 1–4
- Training:
  - extensive Kraftausdauer
  - intensive Kraftausdauer
  - extensive Wiederholungsmethode.

Gute Beispiele für Reha und Training bei den ADL finden sich in den Fallgeschichten (Kap. 8).

6.7.6 Patienten mit Rückenbeschwerden bei einer Explosivsportart (Hobby)

In diesen Fällen kommt es nicht nur auf das „Rekrutieren in Kilogramm", sondern auch auf den Transfer zum „Rekrutieren in Geschwindigkeit" an. Wie bei den ADL-Patienten trainiert man auch hier an der linken Pyramidenseite bis KRS 4–5. Dann folgen der Schritt zum Training und anschließend der Transfer zur rechten Pyramidenseite zum „Rekrutieren in Geschwindigkeit". Das Endziel des Trainings ist die Plyometrie (▶ Abb. 6.23).

Diese Reha- und Trainingsmethoden kommen infrage:

- Rehabilitation: KRS 1–5
- Training:
  - extensive Kraftausdauer
  - intensive Kraftausdauer
  - extensive Wiederholungsmethode
  - intensive Wiederholungsmethode I
  - Schnellkraft
  - konzentrisches Beschleunigen
  - exzentrisches Bremsen
  - Prestretch
  - Plyometrie.

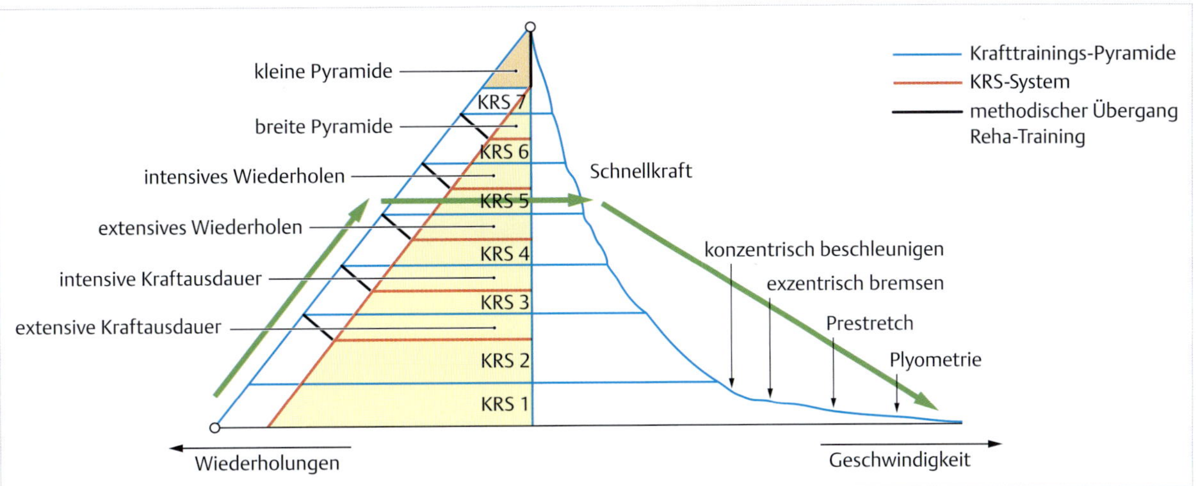

Abb. 6.23 Schematische Darstellung von Rehabilitation und Training bei Patienten mit Rückenbeschwerden bei Explosivsportarten (Hobbyniveau).

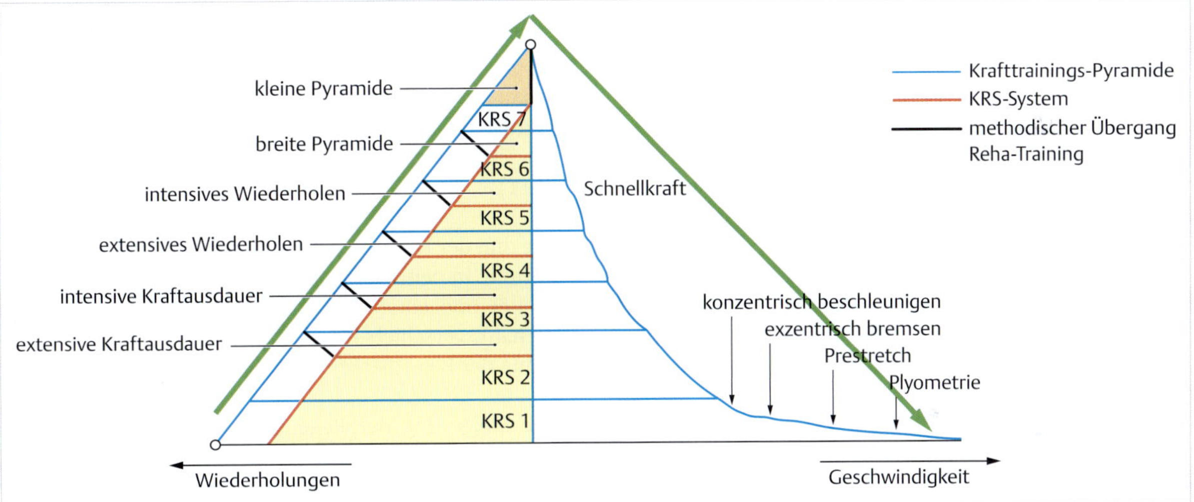

Abb. 6.24 Schematische Darstellung von Rehabilitation und Training bei Patienten mit Rückenbeschwerden bei Explosivsportarten (Leistungsniveau, Spitzensport).

6.7.7 Patienten mit Rückenbeschwerden bei einer Explosivsportart (Leistungsniveau, Spitzensport)

In dieser Gruppe ist sowohl das „Rekrutieren in Kilogramm“ als auch der Transfer zum „Rekrutieren in Geschwindigkeit“ wichtig. Auf der linken Pyramidenseite wird bis KRS 7 rehabilitiert. Zwischen KRS 4 und 7 erfolgt dann der Schritt zum Training mit dem Endziel der intensiven Wiederholungsmethode 3. Schließlich kommt es zum Transfer auf die rechte Pyramidenseite zum „Rekrutieren in Geschwindigkeit“. Das Endziel des Trainings ist auch hier die Plyometrie (▶ Abb. 6.24).

Folgende Reha- und Trainingsmethoden sind hier angezeigt:

- Rehabilitation: KRS 1–7
- Training:
  - extensive Kraftausdauer
  - intensive Kraftausdauer
  - extensive Wiederholungsmethode
  - intensive Wiederholungsmethode I
  - intensive Wiederholungsmethode II
  - intensive Wiederholungsmethode III
  - Schnellkraft
  - konzentrisches Beschleunigen
  - exzentrisches Bremsen
  - Prestretch
  - Plyometrie.

Tab. 6.34 Übersicht der Wundheilungsphasen, der geeigneten Reha-/Trainingsmethoden und der damit verbundenen Rückenkarten.

Wundheilungsphase	Reha/Training	Rehamethode	Rückenkarten
Entzündungsphase	Reha	keine Maßnahmen	—
Proliferations-/Produktionsphase	Reha	**Reha:** KRS 2–3	regionale und totale Stabilität der Wirbelsäule
Remodellierungs-/Umbauphase	Reha/Training	**Reha:** KRS 2–3–4–5–6 **Training:** – extensive Kraftausdauer – intensive Kraftausdauer – extensive Wiederholungsmethode – intensive Wiederholungsmethode I u. II – Schnellkraft	– totale Stabilität der Wirbelsäule – totale Bewegung der Wirbelsäule
Maturations-/Reifungsphase	Reha/Training	**Reha:** KRS 5–6–7 **Training:** – intensive Wiederholungsmethode I–III – Schnellkraft – konzentrisches Beschleunigen – exzentrisches Bremsen – Prestretch – Plyometrie	– totale Bewegung der Wirbelsäule – funktionelle Bewegung der Wirbelsäule

Auch hierzu finden sich gute Beispiele für Reha und Training in den Fallgeschichten (Kap. 8).

6.7.8 Zusammenfassung

Kommt ein Patient mit akuten lumbalen Rückenschmerzen in die physiotherapeutische Praxis, werden während der Untersuchung und der eigentlichen Physiotherapie aufklärende und beratende Gespräche geführt und aktive und passive physiotherapeutische Maßnahmen ergriffen.

Aus der großen Skala aktiver physiotherapeutischer Maßnahmen kann die Entscheidung auf das Training der motorischen Grundeigenschaft Kraft fallen. Als methodische Richtschnur kann der Therapeut dabei den Reha-/Trainingskreis Kraft einsetzen. Er folgt einem Denkmodell, das bei der Umsetzung der Methodik hilfreich ist. Der Reha-/Trainingskreis Kraft widmet sich der dritten motorischen Grundeigenschaft dieses Kapitels.

Wenn im Koordinationsbereich die optimalen Voraussetzungen in der Wirbelsäule geschaffen wurden, ist das Training der motorischen Grundeigenschaft Kraft eine Option. Ausgehend von Patienten mit akuten lumbalen Rückenbeschwerden liefern die verschiedenen Wundheilungsphasen Anhaltspunkte für die Auswahl der verschiedenen Reha- und Trainingsmethoden, bis das Endziel einer optimalen Partizipation erreicht ist.

Die ▸ Tab. 6.34 bietet einen Überblick darüber, welche Reha-/Trainingsmethode in der motorischen Grundeigenschaft Kraft in welcher Phase der Wundheilung angewandt werden kann und welche Rückenkarte damit verbunden ist.

In der Reha von Patienten mit Rückenbeschwerden werden 4 allgemeine Ziele verfolgt:

- Verringerung der Belastung der kompensatorisch überlasteten Strukturen
- Erhöhung der Belastbarkeit der betroffenen und der zu gering belasteten Strukturen
- Erhalt der Belastbarkeit in den übrigen kinetischen Ketten
- Steigerung der Regenerationsfähigkeit (Bant et al. 2011).

Zu Beginn der Reha stehen die ersten beiden Ziele im Vordergrund. In dem Maße, in dem die Rehabilitation voranschreitet und einen fließenden Übergang zum Training verschafft, verschieben sich die Ziele in Richtung der Erhaltung der Belastbarkeit in den übrigen kinetischen Ketten.

Die Steigerung der Regenerationsfähigkeit als letztes Ziel vollzieht sich auf der gesamten biopsychosozialen Ebene. Auf der Bioebene ist das Ausdauertraining eine der Möglichkeiten zur Verbesserung der Heilungschancen.

6.8 Reha-/Trainingskreis Ausdauer – Grundlagen

In der Praxis hat es ein Physiotherapeut immer häufiger mit inaktiven und chronisch kranken Menschen zu tun (Bulley 2005). Patienten mit lumbalen Rückenbeschwerden und einem abweichenden Verlauf können einen chronischen Verlauf entwickeln (KNGF 2013), der u. a. zu einem verminderten Aktivitätsniveau führt (Deloading). Langfristig hat diese Inaktivität u. a. Auswirkungen auf die Wirbelsäule dieser Patienten.

- Deloading ist die Abnahme der Aktivitäten und die Verringerung des sensorischen Inputs zum ZNS.
- Durch Deloading kommt es zu neuroplastischen Veränderungen, welche eine verminderte neuromuskuläre

Kontrolle nach sich ziehen. Diese Anpassungen finden hauptsächlich in der Gewicht tragenden Muskulatur statt (das lokale System und das monoartikuläre globale System). Diese Muskulatur hat vor allem tonische Aktivität. Durch neuroplastische Veränderungen tritt der phasische Respons der Muskulatur in den Vordergrund. Durch Deloading verringert sich der Muskelquerschnitt und damit auch die Kraft, was hauptsächlich die Gewicht tragende Muskulatur betrifft.
- Durch Deloading entsteht zudem ein verringerter Einfluss auf die Muskelspindel der Gewicht tragenden Muskulatur. Die Gamma-Aktivität nimmt ab, wodurch die Muskeln ineffektiv reagieren und rascher ermüden, was als einer der Hauptgründe für unspezifische Rückenbeschwerden gilt.

Neben den physiologischen Folgen für die Wirbelsäule tritt noch die schnelle Abnahme der allgemeinen Ausdauer hinzu. Sie bildet jedoch die Basis für alle anderen motorischen Grundeigenschaften und sorgt für eine optimale Wiederherstellung nach physischen und psychischen Belastungen (Weineck 2007).

Ein Ausdauertraining hat folgende Auswirkungen:
- Steigerung der physischen Belastbarkeit
- Steigerung der Genesungskapazität
- geringeres Verletzungsrisiko
- Steigerung der psychischen Belastbarkeit
- dauerhaft höhere Reaktions- und Handlungsschnelligkeit beim Sport
- geringere Fehlerquote beim Sport
- stabilere Gesundheit
- Vorbeugung chronischer Erkrankungen
- Reduzierung der negativen Auswirkungen chronischer Erkrankungen wie Diabetes mellitus, Hypertonie oder Herzerkrankungen
- Blutdrucksenkung
- Verringerung des Körperfettanteils
- Gewichtsreduktion (Weineck 2007, Blair et al. 1995, ACSM 2009).

Mit anderen Worten: Ein Ausdauertraining hat viele positive Folgen. Bei abweichendem Verlauf und Chronifizierung der Rückenschmerzen stellt das allgemeine Ausdauertraining eine wichtige physiotherapeutische Maßnahme dar.

Im Hinblick auf das Thema Ausdauer ist eine gewisse Kenntnis der unterschiedlichen Energiesysteme des Körpers sinnvoll. Im Folgenden geben wir eine Übersicht zu diesen Systemen.

6.8.1 Energiesysteme

Im Körper des Menschen existieren zwei verschiedene Energiesysteme – das aerobe und das anaerobe. Das anaerobe wird weiter unterteilt in das alaktische und das laktische System. Bewegung erfordert Energie. Die Energie wird im Muskel über ATP bereitgestellt (Phosphatverbindung). Die dafür verwendete Energiequelle hängt von der Dauer und der Intensität der Belastung ab.

Die drei Energiesysteme stellen in Abhängigkeit vom Bedarf laufend neues ATP bereit. Die ▶ Abb. 6.25 stellt den Arbeitsbereich der verschiedenen Systeme schematisch dar.

Das erste Energiesystem, das die Energie unmittelbar bereitzustellen vermag, ist das anaerobe alaktische System. Die Energie stammt aus den energiereichen Phosphatverbindungen ATP und CrP, die in der Muskulatur gespeichert werden. Diese Energie ist absolut kurzfristig verfügbar, ist jedoch nur für 0–10 s vorrätig.

Daneben gibt es das anaerobe laktische System, dessen Energievorrat von 10 s bis zu etwa 3 min reicht. In diesem System werden bei der Glykolyse Glucose und andere Zucker im Sarkoplasma so verstoffwechselt, dass ATP entsteht. Das Sarkoplasma ist die Flüssigkeit in den Muskelfasern. Als Nebenprodukt des anaeroben Stoffwechsels wird Laktat (Milchsäure) erzeugt, was zu einer Erhöhung des pH-Wertes (Säuregehalt) des Blutes aufgrund von H^+-Ionen-Freisetzung führt (metabolische Azidose).

Das aerobe Energiesystem genügt den Energieanforderungen des Ruhestoffwechsels und auch längeren Ausdaueraktivitäten (> 3 min) mit mäßiger Intensität. Der Mensch verfügt über einen nahezu unerschöpflichen Energievorrat in seinem Körper.

Aerob bedeutet „mit Sauerstoff". Im Sarkoplasma befinden sich Tausende Mitochondrien, die man als die Kraftwerke der Zellen bezeichnen kann. Hier finden die sauerstoffabhängigen Stoffwechselprozesse statt, wobei unter Verbrauch von Fettsäuren, Pyrotraubenzucker (aus der Glykolyse) und Aminosäuren neues ATP gebildet wird. Diese Stoffe werden mit dem Blut zugeführt. Um Glucose aerob verarbeiten zu können, wird sie zunächst durch Glykolyse zu Pyruvat und weiter in den Mitochondrien zu Acetyl-CoA verarbeitet. Auch die Fettsäuren werden durch Betaoxidation zum Acetyl-CoA aufgespalten, allerdings ist die Energie aus der Fettverbrennung nicht so rasch verfügbar wie die aerobe ATP-Produktion aus Glucose. In dem Maße, in dem die Intensität einer Dauerbelastung steigt, sinkt der prozentuale Anteil der Energie, der durch Fettverbrennung bereitgestellt wird. Da für die Verbrennung Sauerstoff benötigt wird, ist eine ausreichende Durchblutung der Muskulatur wichtig. Je mehr Sauerstoff pro Minute herbeigeschafft werden kann, desto mehr Energie kann bereitgestellt werden. Der Sauerstoff wird mit dem Blut zugeführt und gelangt per Diffusion aus den roten Blutkörperchen (Erythrozyten) in den Kapillaren zu den Mitochondrien in den Muskelfasern.

Die Energiesysteme befinden sich also in einem laufenden Prozess, in dem immer wieder neues ATP erzeugt wird, dessen Menge vom Bedarf abhängt (Wilmore et al. 2008, McArdle et al. 2007). Für die Reha von Patienten mit chronischen Rückenbeschwerden spielt nur das aerobe System eine Rolle.

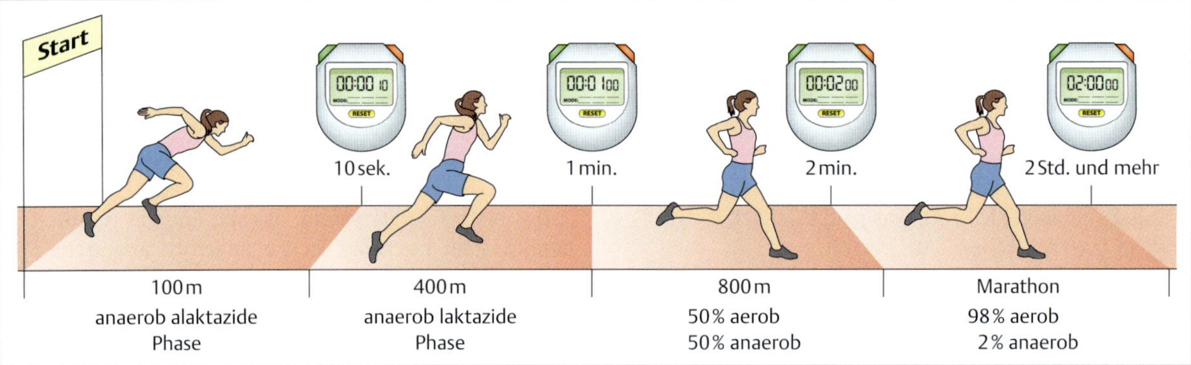

Abb. 6.25 Arbeitsbereiche der Energiesysteme des Körpers.

6.9 Reha-/Trainingsmethoden zur Ausdauer

Das Rehaziel von Patienten mit lumbalen Rückenschmerzen ist eine Belastungsintensität, die etwa im Bereich der aeroben Schwelle liegt (zwischen 90 und 100 % der anaeroben Schwelle).

6.9.1 Was ist die anaerobe Schwelle?

Bei vielen Sportlern, besonders unter den Anhängern von Dauersportarten, wird häufig von der „anaeroben Schwelle" gesprochen. Dieses Konzept geht auf den Sportmediziner Alois Made im Jahre 1976 zurück. Er suchte nach einer tauglichen objektiven Methode, mit der er die maximale Geschwindigkeit (oder Leistung) bestimmen konnte, bei der ein Sportler gerade noch gänzlich aerob seinen Energiebedarf deckt.

Diese Schwelle ist also der Punkt, an dem der Körper bei einer Dauerbelastung wie z. B. Radfahren oder Laufen aus der überwiegenden glykolytischen Energieproduktion (aerobes Energiesystem) in die hauptsächlich anaerobe Energieerzeugung wechselt (anaerobes laktisches Energiesystem). Bei dieser wird dann der Zucker nicht verbrannt, sondern ohne Zugabe von Sauerstoff in Laktat aufgespaltet.

Der Effekt stellt sich ein, wenn die Belastung so groß ist, dass der Körper nicht länger die erforderliche Energie durch Verbrennung von Fett oder Zucker bereitzustellen vermag und auf die Laktatproduktion umschwenkt, womit schneller Energie verfügbar ist. Ist die Schwelle einmal überschritten, sammelt sich die Milchsäure im Körper an und erzeugt das bekannte brennende, „saure" Gefühl in der Muskulatur.

Typische Erscheinungen beim Passieren der anaeroben Schwelle sind:

- stark beschleunigte und unregelmäßige Atmung
- das Sprechen bereitet Probleme
- die psychische Kraft ist gefordert
- nicht mehr gutes Gefühl
- Übersäuerung nimmt stark zu
- weniger als 20 Schläge unterhalb der maximalen Herzfrequenz
- Atemfrequenz 40–42/min.

Zur Bestimmung der anaeroben Schwelle stehen verschiedene Tests zur Verfügung. Am häufigsten kommen der Conconi-Test und der VIAD-Test zum Einsatz (VIAD, niederländisch: **v**ermoedelijke **i**ndividuele **a**naerobe **d**rempel; etwa: Test zur Bestimmung der mutmaßlichen anaeroben Schwelle). Wenn ein Rückenschmerzpatient diese Tests ausführen kann, sollte dies auch getan werden. Die Bestimmung des Umschlagpunktes wird dann als 100-%-Grenze für das Training des aeroben Systems gesetzt. Doch leider sind die Betroffenen oft zu sehr beeinträchtigt, um die Tests durchführen zu können.

Das Training in der Nähe der anaeroben Schwelle sorgt für eine gute aerobe Leistungsfähigkeit und hat starke gesundheitsförderliche Auswirkungen. Die regelmäßige konditionelle Beanspruchung hat zudem einen primär- und tertiärpräventiven Charakter. Die primäre Prävention bedeutet die Verhütung von Krankheiten, wenn noch kein Gesundheitsproblem besteht (Senten et al. 2003). Die Tertiärprävention ist die Vermeidung einer weiteren Schädigung bei Personen, die bereits Beschwerden haben. Der Verlauf von chronischen Erkrankungen wie Diabetes, Osteoporose und Asthma wird durch regelmäßige Ausdauerreize günstig beeinflusst (Stiggelbout et al.1998).

Das Ziel eines allgemeinen Ausdauertrainings ist es, den Rückenschmerzpatienten an die vom ACSM ermittelte Fitnessnorm heranzuführen (ACSM 2009): „Zur Verbesserung und Erhaltung der Gesundheit brauchen alle gesunden Erwachsenen (18–65 Jahre) mäßig intensive (aerobe) körperliche Aktivität von mindestens 30 Minuten an mindestens 5 Tagen der Woche oder stark intensive aerobe körperliche Aktivitäten von mindestens 20 Minuten an mindestens 3 Tagen der Woche."

Eine mäßige aerobe Belastung bedeutet, dass die Fettverbrennung im Vordergrund steht. Bei der intensiven aeroben Belastung werden vor allem Kohlenhydrate verbrannt.

Für das Training von Patienten mit chronifizierten lumbalen Rückenschmerzen gehen wir hier von den Minimalanforderungen des ASCM aus. Das bedeutet, dass in der Reha nicht die Trainingsdauer, sondern vornehmlich die Trainingsintensität erhöht wird. Die Trainingsdauer geht in Abhängigkeit von der Intensität von 30 auf 20 min zurück.

Ausgehend von der anaeroben Schwelle (die als 100 % gesetzt wurde) kommen hier verschiedene aerobe Trainingsformen zum Einsatz:

- Training auf dem Niveau der Fettverbrennung:
  - Walking
  - forciertes (Brist-)Walking
  - Dauerlauf 1
- Training auf dem Niveau der Kohlenhydratverbrennung:
  - Dauerlauf 2 (85–90 % der anaeroben Schwelle)
  - Dauerlauf 3 (90–95 % der anaeroben Schwelle)
  - Tempodauerlauf (95–100 % der anaeroben Schwelle).

Das Training der verschiedenen Fettverbrennungsformen sowie Dauerlauf 2 können in einem zeitlichen Rahmen von 30 min erfolgen, während Dauerlauf 3 25 min und der Tempodauerlauf als intensivste Trainingsform 20 min dauern sollen.

Um den intensiven Tempodauerlauf gewinnbringend in die Reha zu integrieren, wird dieser zunächst in Intervallen trainiert, bevor er konstant ausgeführt wird. So wird er etwa erst in Abschnitten zu 4 × 5 min trainiert mit einer jeweils 2-minütigen Gehphase als Pause, bevor dann anhaltend 20 min gelaufen wird.

Die ▸ Tab. 6.35 gibt ein Beispiel für den Aufbau eines Ausdauertrainings in Intensität bei Rückenpatienten.

Zusammenfassung

Das allgemeine Ausdauertraining ist eine physiotherapeutische Intervention, die besonders bei chronifizierten Rückenschmerzen, chronischen Erkrankungen und inaktiven Patienten infrage kommt. Vor allem das aerobe Training hat viele positive Auswirkungen auf die gesamte Gesundheit. Zudem schafft es die Grundlagen für das Training der anderen motorischen Grundeigenschaften. Die ▸ Tab. 6.36 zeigt ausgehend von einem Patienten mit akuten lumbalen Rückenschmerzen die möglichen Ausdauertrainingsmethoden im Hinblick auf die aktuelle Wundheilungsphase.

Tab. 6.35 Training der aeroben Ausdauer bei Patienten mit lumbalen Rückenbeschwerden.

Energieerzeugung	Methode	Dauer
Fettverbrennung	Walking	30 min
Fettverbrennung	forciertes (Brist-)Walking	30 min
Fettverbrennung	Dauerlauf 1	30 min
Kohlenhydratverbrennung	Dauerlauf 2	30 min
Kohlenhydratverbrennung	Dauerlauf 3	25 min
Kohlenhydratverbrennung	Tempodauerlauf in Intervallen	20 min
Kohlenhydratverbrennung	konstanter Tempodauerlauf	20 min

Tab. 6.36 Ausdauertrainingsmethoden in der aktuellen Wundheilungsphase bei Rückenschmerzpatienten.

Wundheilungsphase	Trainingsmethoden
Entzündungsphase	Walking
Proliferations-/Produktionsphase	Walking forciertes (Brist-)Walking
Remodellierungs-/Umbauphase	forciertes (Brist-)Walking, Dauerlauf 1 Dauerlauf 2 Dauerlauf 3
Maturations-/Reifungsphase	Dauerlauf 3 Tempodauerlauf in Intervallen konstanter Tempodauerlauf

6.10 Literatur

ACSM, Kaminsky LA ACSM's Resource Manual For Guidelines For Exercise Testing And Prescription, Lippincott Williams and Wilkins; 2005.

ACSM. ACSM's guidelines for exercise testing and prescription, Philadelphia: Wolters Kluwer; 2009.

Akeson WH, Amiel D, Mechanic GL et al. Collagen cross-linking alterations in joint contractures: changes in the reducible cross-links in periarticular connective tissue collagen after nine weeks of immobilization, Connect Tissue Res 1977; 5: 15–19.

Akeson WH, Amiel D, Woo SL. Immobility effects of synovial joints: the pathomechanics of joint contracture, Biorheology 1980; 17(1-2): 95–110.

Akeson WH, Woo SL, Amiel D et al. The connective tissue response to immobility: biochemical changes in periarticular connective tissue of the immobilized rabbit knee, Clin Orthop Relat Res 1973; 93: 356–362.

Amaral D. The anatomical organisation of the central nervous system. In: kandel ER, Schwartz JH, Jessell TM eds. Principle of neuroscience, 4. Aufl. New York: Mc-Graw-Hill 2000; 317–336.

Bandy WD, Irion JM, Briggler M. The effect of static stretch and dynamic range of motion training on the flexibility of the hamstring muscles. Journal of Orthopaedic and Sports Physical Therapy 1998.

Bant et al. Sportphysiotherapie, Stuttgart: Thieme; 2011.

Barker KL, Shamley R, Jackson D. Changes in the crosssectional area of Multifidus and psoas in patients with unilateral back pain. Spine 2004; 29: E515–E519.

Basset C, Pawluk R. Electrical behavior of cartilage during loading. Science 1972; 178: 982.

Berg van den F. Skript ESP-Sportphysiotherapie-Ausbildung, interne Publikation, 2005.

Berg van den F. Angewandte Physiologie Teil 1. Das Bindegewebe des Bewegungsapparates verstehen und beeinflussen. Stuttgart: Thieme; 2010.

Berg van den F. Toegepaste fysiologie deel 1; bindweefsel van het bewegingsapparaat Lemma BV: 2000: 1–51.

Bergmark A. Stability of the lumbar spine. A study in mechanical engineering. Acta Orthopaedica Scandinavica 1989; 203: 20–24.

Beurskens AJHM, Vet HCW, Köke AJA. Responsiveness of the functional status in low back pain. A comparison of different instruments. Pain 1996; 65: 71–76.

Biedert R: Contribution of the three levels of nervous system motor control: spinal cord, lower brain, cerebral cortex. In: Lephart SM, Fu F (Hrsg.). Proprioception and neuromuscular control in joint stability, Champaign, Ill, 2000; Human Kinetics.

Blair SN, Kohl HW 3rd, Barlow CE, Paffenberger RS jr, Gibbons LW, Macera CA. Changes in physical fitness and al-cause mortality. A prospective study of healthy and unhealthy men. Journal of the American Medical Association (JAMA) 1995; 273(14): 1093–1098.

Bleakley CM, Glasgow P, MacAuley DC. Price needs updating, shall we call the police. Br J Sports Med 2012; 46: 220–221.

Bogduk N. Klinische Anatomie von Lendenwirbelsäule und Sakrum. Berlin: Springer; 1997.

Brinckmann P, Frobin W, Leivseth G. Orthopädische Biomechanik. Stuttgart: Thieme; 2000.

Brumagne S, Cordo P, Lysens R, Swinnen S, Verschueren S. The role of paraspinal muscle spindles in lumbosacral position. Spine 2000; 25: 989–994.

Brumagne S, Janssens L, Janssens E, Goddyn L. Altered postural control in anticipation of postural instability in persons with recurrent low back pain. Gait and Posture 2008a; 28: 657–662.

Bulley C, Donaghy M, Coppoolse R, Bizzini M, Cingel van R, DeCarlo M, Dekker L, Grant M, Meeusen R, Phillops N, Risberg M. Sports Physiotherapy Competencies and Standards. Sports Physiotherapy for All Project 2005.

Butler DL, Grood ES, Noyes FR et al. Biomechanics of ligaments and tendons, Exerc Sports Sci Rev 1978; 6: 125–281.

Carlstedt C, Nordin M. Biomechanics of tendons and ligaments. In: Nordin M, Frankel V (Hrsg.). Basic biomechanics of the musculoskeletal system. 2. Aufl. Philadelphia: Lea & Febiger; 1989.

Carver S, Kiemel T, Jeka JJ. Modeling the dynamics of sensory reweighting. Biol Cybern 2006; 95: 123–134.

Chaffin DB, Andersson GB. Occupational biomechanics. 2. Aufl. New York: Wiley Interscience; 1991.

Chen Q. Mechanisms underlying mechanical regulation of cartilage growth. Current opinion in Orthopedics 2003; 14: 307.

Chou R, Shekelle P. Will this patient develop persistent disabling low back pain? JAMA 2010 Apr 7; 303(13): 1295–1302.

Cingel R, Hullegie W, Witvrouw E. Musculoskeletale aandoeningen in de sport; de schouder. Elsevier gezondheidszorg. Maarssen 2008: 111–133.

Claeys K, Brumagne S, Dankaerts W, Kiers H, Janssens L. Decreased variability in proprioceptive postural strategy during standing and sitting in people with recurrent low back pain. Eur J Appl Physiol 2011; 111: 115–123.

Comerford MJ, Mottram SL. Functional stability retraining principles and strategies for managing mechanical dysfunction, Man Ther 2001; 6: 3–14.

Cousin G, Schmid Mast M, Roter DL, Hall JA. Concordance between physician communication style and patient attitudes predicts patient satisfaction. Patient Education and Counseling 2012; 87: 193–197.

Cribb AM, Scott JE. Tendon respons to tensile stress: an ultrastructural investigation of collagen: proteoglycan interactions in stressed tendon. J Anat 1995; 187: 423–428.

Cuillo J, Zarins B. Biomechanics of the musculotendinous unit: relation to athletic performance and injury, Clin Sports Med 1983; 2: 71–86.

Cursus open universiteit Maastricht; evolutieleer 2004.

Dankaerts W, O'Sullivan PB, Burnett AF, Straker LM. Differences in sitting postures are associated with non-specific chronic low back pain disorders when sub-classified. Spine 2005b.

Delforge G. Musculoskeletal Trauma: implications for sports injury management. Human Kinetics 2002: 155–185.

Diemer F, Sutor V. Praxis der medizinischen Trainingstherapie. Thieme; 2007; 2: 88–101.

DIMDI. Internationale Klassifikation der menschlichen Funktionsfähigkeit, Behinderung und Gesundheit (ICF), 2005.

Farina D, Arendt-Nielsen L, Merletti R, Graven-Nielsen T. Effect of experimental muscle pain on motor unit firing rate and conduction velocity. J Neurophysiol 2004; 91: 1250–1259.

Ferreira P, Ferreira M, Hodges P. Changes recruitment of the abdominal muscles in people with low back pain: ultrasound measurement of muscle activity. Spine 2004; 29: 2560–2566.

Ganong, WF. Review of medical physiology, 17. Aufl. Norwalk, Conn.: Appleton and Lange; 1995.

Gardener EP, Kandel ER. Touch. In: Kandel ER, Schwartz JH, Jessell TM (Hrsg.). Principles of neuroscience, 4. Aufl. New York: McGraw-Hill 2000; 451–471.

Ghez C, Thatch WT. The cerebellum In: Kandel ER, Schwartz JH, Jessell TM (Hrsg.). Principles of neuroscience, 4td ed. New York: McGraw-Hill 2000; 832–852.

Gibbons SGT, Comerford MJ. Kraft versus Stabilität-Teil 2: Grenzen und positive Auswirkungen Manuelle Therapie 2001; 5: 204–212.

Gibbons SGT, Comerford MJ. Kraft versus Stabilität-Teil 2: Grenzen und positive Auswirkungen Manuelle Therapie 2002; 6: 13–20.

Gokeler A, Lehmann M. Tennis: Rehabilitation, Training, and Tips. Sports Medicine and Arthroscopy Review 2001;(9): 105–113.

Goolberg van de T. De Rehaboom – een methodische aanpak in de sportrevalidatie, Maarssen: Elsevier Gezondheidszorg, 2005.

Goolberg van de T. Het Kracht Revalidatie Systeem (KRS). Sportgericht 2004: 46–52.

Gordon J, Ghez C: Muscle receptors and spinal reflexes: the stretch reflex. In: Kandel ER, Schwartz JH, Jessel TM (Hrsg.). Principles of neural science, New York: Elsevier; 1991.

Greene J, Hibbard JH. Why does patient activation matter? An examination of the relationships between patient activation and health-related outcomes. J Gen Intern Med 2012; 27(5): 520–526.

Hafelinger U, Scuba V. Koordinationstherapie. Propriozeptives Training. 2. Aufl. Meyer und Meyer Sport; 2003.

Hagenaars LHA, Bos JM. Over de kunst van het hulpverlenen. NPI Amersfoort; 2006.

Hayden JA, Chou R, Hogg-Johnson S, Bombardier C. Systematic reviews of low back pain prognosis had variable methods and results: guidance for future prognosis reviews. J Clin Epidemiol 2009 Aug; 62(8): 781–796.

Hayden JA, Dunn KM, Windt DA van der, Shaw WS. What is the prognosis of back pain? Best Pract Res Clin Rheumatol 2010 Apr; 24(2): 167–179.

Hayden JA, Tulder MW van, Malmivaara AV, Koes BW. Meta-analysis: exercise therapy for nonspecific low back pain. Ann Intern Med 2005 May 3; 142(9): 765–775.

Hegner J. Training fundiert erklärt: Handbuch der Trainingslehre. INGOLD Verlag 2006.

Henry, SM, Hitt JR, Jones SL, Bunn J.Y. Decreased limits of stability in response to postural perturbations in subjects with low back pain. Clin Biomech 2006; 21: 881–892.

Hepburn GR. Case studies: contracture and stiff joint management with dynasplint. J orthop Sports Phys Therapy 1987; 8: 498–504.

Hides J, Richardson C, Jull G. Multifidus muscle recovery is not automatic following resolution of acute first episode low back pain, Spine 1996; 21: 2763–2769.

Hildebrandt J, Pfingsten M. Rückenschmerz und Lendenwirbelsäule, Interdisziplinäres Praxisbuch entsprechend der Nationalen VersorgungsLeitlinie Kreuzschmerz. München: Elsevier GmbH, Urban & Fischer; 2012.

Hodges PW, Kaigle Holm A, Holm S, Ekstrom L, Cresswell A, Hansson T et al. Intervertebral stiffness of the spine is increased by evoked contraction of transversus abdominis and the diaphragm: in vivo porcine studies. Spine 2003; 28: 2594–2601.

Hodges PW. Lumbopelvic stability: a functional model of the biomechanics and motor control. In: Richardson C, Hodger P, Hides J. Therapeutic exercises for lumbopelvic stabilisation. 2. Aufl. Churchill Livingstone; 2004.

Hodges PW, Cholewicky J, van Dieen WH. Spina control the rehabilitation of back pain. State of the art and science. Elsevier; 2013.

Hodges PW, Gurfinkel VS, Brumagne S, Smith TC, Cordo PJ. Coexistence of stability and mobility in postural control: evidence from postural compensation for respiration. Exp Brain Res 2002; 144: 293–302.

Hodges PW, Modeley GL, Gabrielsson A. et al. Experimental musclepain changes the feedforward postural responses of the trunk muscles. Exp Brain Res 2003; 151: 262–270.

Hodges PW, Richardson CA. Inefficient muscular stabilization of the lumbar spine associated with low back pain: A motor control evaluation of transversus abdominis. Spine 1996; 21: 2640–2650.

Holt J, Holt LE, Pelham TW: Flexibility redefined. In: Bauer T, editor: ISBS 1995 Proceedings – XIIIth International Symposium for Biomechanics in Sports, Ontario, 1996, Lakehead University.

Hooley CH, Cohen RE. A model for the creep behavior of tendon. Int J Biology Macromolecules 1997; 13: 123–132.

Hullegie W, Bloo H, Bult H, Glashouwer P, Spanjersberg D, Coppoolse R. Beroepscompetentieprofiel Sportfysiotherapeut 2007; NVFS.

Hullegie W. Fysiotherapie: een wetenschapstheoretische en vakfilosofische analyse. Utrecht: de tijdstroom; 1995.

Ingber D. Cellular tensegrity: defining new rules of biological design that govern the cytoskeleton. J Cell Sci 1993; 104: 613–627.

Jobe FW, Giangarra CE, Kvitne RS, Glousman RE. Anterior capsulolabral reconstruction of the shoulder in athletes in overhand sports. Am J Sports Med 1991; 19(5): 428–434.

Johansson H, Pedersen J, Bergenheim M et al. Peripheral afferents of the knee: their effects on central mechanisms regulating muscle stiffness, joint stability, and proprioception and coordination. In: Lephart SM, Fu FH (Hrsg.). Proprioception and neuromuscular control in joint stability, Champaign, Ill, 2000; Human Kinetics.

Kandel ER. The brain and behavior. In: Kandel ER, Schwartz JH, Jessell TM eds. Principles of neuroscience, 4. Aufl. New York: McGraw-Hill; 2000: 5–17.

Kelsen SG, Wolanski T. Effect of elastase induced emphysema on diaphragm structure, Am Rev Resp Dis 1982; 126: 208.

KNGF Richtlijn fysiotherapeutische verslaglegging. Supplement bij het Nederlands Tijdschrift voor fysiotherapie 2003; 1.

KNGF Richtlijn lage rugpijn, herziene versie. Drukkerij de Gans Amersfoort 2013.

Krakauer J, Ghez C. Voluntary movement. In: In Kandel ER, Schwartz JH, Jessell TM (Hrsg.). Principles of neuroscience, 4. Aufl. New York: McGraw-Hill; 2000: 756–779.

Latash Mark L, Levin Mindy F, Scholz John P, Schöner G. Motor Control Theories and Their Applications. Medicina (Kaunas) 2010; 46(6): 382–392.

Leadbetter WB, Buckwalter JA, Gordon SL (Hrsg.). Sports induced inflammation: clinical and basic science concepts, Park Ridge, IL; American Academy of Orthopedic Surgeons; 1990.

Lehmann JF, Masock AJ, Warren CG, Koblanski JN. Effect of therapeutic temperatures on tendon extensibility, Arch Phys Med Rehab 1970; 51: 481–487.

Lephart SM, Riemann BL, Fu FH. Introduction to the sensorimotor system. In Proprioception and Neuromuscular Control in Joint Stability. Human Kinetics. Champaign, IL; 2000; 37–51.

Lieber RL, Friden J. Neuromuscular stabilization of the shoulder girdle. In: Matsen FA, Fu FH, Hawkins RH (Hrsg.). The shoulder: a balance of mobility and stability, Rosemont, Ill; American Academy of Orthopaedic Surgeons; 1993.

Maas T, Loon van LJC, Beenen P. Type 2 Diabetes en Krachttraining. Nederlands Tijdschrift voor Diabetologie 2007; 5(4): 145–147.

MacDonald D, Moseley GL, Hodges PW. People with recurrent low back pain respond differently to trunk loading despite remission from symptoms. Spine 2010; 35: 818–824.

MacDonald D, Moseley GL, Hodges PW. Why do some patients keep hurting their back? Evidence of ongoing back muscle dysfunction during remission from recurrent back pain. Pain 2009; 142: 183–188.

Madding SW, Wong JG, Hallum A, Medeiros JM. Effect of Duration of Passive Stretch on Hip Abduction Range of Motion. The Orthopaedic and Sports Physical Therapy Sections of the American Physical Therapy Association. Journal of orthopaedic and sports physical therapy; 1987.

Magee DJ, Zachazewski JE, Quillen WS. Scientific Foundations and Principles of Practice in musculoskeletal Rehabilitation. Daunders Elsevier; 2007; 1–23.

Magnusson SP, Aagaard P, Larsson B, Kjaer M: Passive energy absorption by human muscle-tendon unit is unaffected by increase in intramuscular temperature, J Appl Physiol 2000; 88(4): 1215–1220.

Martin JH. Neuroanatomy, 2. Aufl. Stamford, Conn: Appleton and Lange; 1996.

Martinez-Hernandez A, Amenta PS. Basic concepts in woundhealing. In: Leadbetter WD, Buckwalter JA, Gordon SL, Park Ridge III (Hrsg.). Sports induced inflammation; American Academy of Orthopedic Surgeons; 1990.

Matheson GO, MacIntyre JG, Taunton JE et al. Musculoskeletal injuries associated with physical activity in older adults, Med Sci Sports Exerc 1989; 21: 379–385.

Matthijs O, van Paridon-Edauw D, Winkel D. Manuelle Therapie der peripheren Gelenke 1 Biomechanik, Bindegewebe, Schultergürtel. München: Urban und Fischer 2003; 84–95.

McArdle, Katch, Katch. Exercise physiology; Human Kinetics; 2007.

McGill S. Low Back Disorders. 3. Aufl. Human Kinetics; 2016.

McPherson JG, Ellis MD, Heckman CJ, Dewald JP. Evidence for increased activation of persistent inward currents in individuals with chronic hemiparetic stroke. J Neurophysiol 2008; 100: 3 236–3 243.

Mett C. Hypo- und Hypermobilität. Ursachen und Auswirkungen im Bindegewebe. Manuelle Therapie. 19. Jahrgang Thieme: September 2015; 159–165.

Middleton FA, Strick PL. Anatomical evidence for cerebellar and basal ganglia involvement in higher cignitive function. Science 1994; 266: 458–461.

Morree de JJ, Dynamiek van het menselijk bindweefsel. Houten/Diegem: Bohn Stafleu van Loghum; 2003.

Moseley GL, Hodges PW. Reduced variability of postural strategy prevents normalization of motor changes induced by back pain: a risk factor for chronic trouble? Behav Neurosci 2006; 120: 474–476.

Moseley GL, Nicholas MK, Hodges PW. Does anticipation of back pain predispose to back trouble? Brain 2004a; 127: 2339–2347.

Müller-Wohlfahrt HW, Ueblacker P, Hänsel L. Muskelverletzungen im Sport. Stuttgart: Thieme; 2014.

Mushiake H, Inase M, Tanji J. Neuronal activity in the primate premotor, supplementary and precentral motor cortex during visually guided and internally determined sequential movements. J Neurophysiol 1991; 66: 705–718.

Myers JB, Lephart SM. The rol of the sensorimotorsystem in the athletic shoulder. Journal of Athletic Training 2000; 35; 3: 351–363.

Neumann DA. Kinesiology of the musculoskeletal system, St. Louis: CV Mosby; 2002.

Norris CM. Spinal stabilization. 1: Active lumbar stabilization – concepts, Physiotherapy 1995; 81: 61–64.

O'Sullivan P. Diagnosis and classification of chronic low back disorders: maladaptive movement and motor control impairments as underlying mechanism. Man Ther 2005; 10: 242–255.

O'Sullivan PB, Burnett A, Floyd AN, Gadsdon K, Logiudice J, Miller D et al. Lumbar repositioning deficit in a specific low back pain population. Spine 2003; 28: 1074–1079.

O'Sullivan PB. Lumbar segmental„instability": clinical presentation and specific stabilizing exercise management. Man Ther 2000; 5: 2–12.

Olson VL. Connective tissue response to immobilization and mobilization. Current concepts in Ortopedic physical therapy – home study course 11.2.1; Alexandria: 2001; American Physical therapy Association.

Orr H. The genetic theory of adaptation: a brief history, Nat. Rev. Genet 2005; 6(2): 119–127.

Otte P. Der Arthrose Prozess. Teil 1: Osteochondrale Strukturen. Nürnberg: Novartis Pharma; 2001.

Pengel L, Herbert R. Acute low back pain: systematic review of its prognosis. British Medical Journal 2003; 327: 323–328.

Proske U, Morgan DL. Do crossbridges contribute to the tension during stretch of passive muscle? J Muscle Res Cell Motil 1999; 20: 433–442.

Radebold A, Cholewicki J, Panjabi MM, Patel TC. Muscle response pattern to sudden trunk loading in healthy individuals and in patients with chronic low back pain. Spine 2000; 25: 947–954.

Rajaserakan S, Babu N, Arun R, Armstrong B, Shetty A, Murugan S. A study of diffusion in lumbar discs; a serial magnetic resonance image documenting the influence of the endplate on diffusion in normal und degenerate discs. Spine 2004; 29: 2654.

Rathert C, Wyrwich MD, Boren SA. Patient-centered care and outcomes. A systematic review of the literature. Medical Care Research and Review 2013; 70(4): 351–379.

Richardson C, Hodges P, Hides J. Segmentale Stabilisation im LWS- und Beckenbereich: Therapeutische Übungen zur Behandlung von Low Back Pain. München: Elsevier; 2009.

Richardson Carolyn PhD BPhty(Hons) (Author), Hodges, Paul W. PhD MedDr DSc BPhty(Hons) FACP (Author), Hides Julie PhD MPhtyST Bphty Therapeutic Exercise for Lumbopelvic Stabilization: A Motor Control Approach for the Treatment and Prevention of Low Back Pain, 2nd Edition. Churchill Livingstone; 2004.

Riemann BL, Lephart SM. The Sensorimotor System, Part I: The Physiologic Basis of Functional Joint Stability J Athl Train 2002 Jan–Mar; 37(1): 71–79.

Rubinstein SM, van Middelkoop M, Assendelft WJ, de Boer MR, van Tulder MW. Spinal manipulative therapy for chronic low-back pain: an update of a Cochrane review. Spine 2011 Jun; 36(13): E825–E846.

Sahrmann SA. Diagnosis and treatment of movement impairment syndromes, St. Louis: CV Mosby; 2002.

Sainberg RL, Ghilardi MF, Poizener H, Chez C. Control of limb dynamics in normal subjects and patients without proprioception. J Neurophysiol 1995; 73: 820–835.

Sasaki N, Odijama S. Stress strain curve and Young's modulus of collagen molecule as determined by X-ray diffraction technique. J Biomech 1996b; 29: 655–658.

Sassen B. Gezondheidsvoorlichting voor paramedici. Maarssen: Elsevier Gezondheidszorg; 2001.

Saunders S, Coppieters M, Hodges P (Hrsg.). Reduced Tonic Activity of the Deep Trunk Muscle During Locomotion in People with Low Back Pain. World Congress of Low Back and Pelvic Pain, Melbourne; 2004.

Schoppert LEM, van Tulder MW, Koes BW, Beurskens AJHM, de Bie RA. Reliability and validity of the Dutch adaptation of the Quebec back pain Disability Scale. Phys Ther 1996; 76: 268–275.

Senten M, Beckers M, Bloemers M, Kramer R, Sanders N, Janssens M. Preventie loont. Tussenstand van het programma Preventie van ZonMw. Screening. Assen: Van Gorcum; 2003.

Sharma P, Maffulli N. Tendon injury and tendinopathie: healing and repair. The journal of bone and joint surgery 2005; 87a: 187.

Sherrington C. The integrative action of the nervous system. New Haven: Yale University 2. Aufl. 1947.

Shumway-Cook A, Woollacott M. Motor control, translating research into clinical practice. 3nd ed. Lippincott Williams and Wilkins 2007; 46–83.

Solomonow M, Baratta R, Zhou BH et al. The synergistic action of the anterior cruciate ligament and thigh muscles in maintaining joint stability, Am J Sports Med 1987; 15: 207–213.

Spruit MA, Gosselink R, Troosters T, De Paepe K, Decramer M. Resistance versus endurance training in patients with COPD and peripheral muscle weakness. European Respiratory Journal 2002; 19(6): 1072–1078.

Stiggelbout M, Westhoff MH, Mulder YM, Ooijendijk WTM, Hildebrandt VH, Baken W. De gezondheidswaarde van lichamelijke activiteit; een literatuurstudie. Leiden: TNO Preventie en Gezondheid; 1998.

Tabary JC, Tardieu C, Tardieu G, et al. Experimental rapid sarcomere loss with concomittent hypoextensibility. Muscle nerv 1981; 4: 198–203.

Tagil M, Aspenberg P. Cartilage Induction by controlled mechanical stimulation in vivo. J Orthop Res 1999; 17: 2000.

Tamboer JWI. Filosofie van de bewegingswetenschappen. Elsevier gezondheidszorg vierde druk, Maarssen 2004; 2004–2006.

Taylor DC, Dalton JD Jr, Seaber AV, Garrett WE Jr. Viscoelastic properties of muscle-tendon units. The biomechanical effects of stretching, Am J Sports Med 1990; 18(3): 300–309.

Tillman LJ, Cumming GS. Biologic mechanisms of connective tissue mutability. In: Currier DP, Nelson RM. Dynamics of human biologic tissues. Philadelphia: FA davis Company,1992; 1–44.

Tsao H, Danneels LA, Hodges PW. ISSLS prize winner: Smudging the motor brain in young adults with recurrent low back pain. Spine 2011a; 36: 1721–1727.

Tucker K, Larsson A, Oknelid S, Hodges P. Similar alteration of motor unit recruitment strategies during the anticipation and experience of pain. Pain 2012; 153: 636–643.

Verbunt JA, Seelen HA, Vlaeyen JW, van der Heijden GJ, Heuts PH, Pons K, Knotnerus JA. Disuse and deconditioning in chronic low back pain: concepts and hypethesis on contributing mechanisms. Eur J Pain 2003; 7: 9–21.

Viidik A, Danielsen CC, Oxlund H. Om fundamental and phenomenological models, structure and mechanical properties of collagen, elastin and glycosaminoglycan complexes. Biorheol 1982; 19: 437–451.

Viidik A. Functional properties of collageneous tissues. Rev Connect Tissue Res 1973; 6: 144–149.

Waddell G. Diagnostic triage. In: The back pain revolution. London: Churchill Livingstone/Elsevier; 2006: 9–26.

Wang J, Yang G, Li Z, et al. Fibroblast responses to cyclic mechanical stretching depend on cell orientation to the stretching direction. J Biomech 2004; 37: 573.

Waxman SG, de Groot J. Correlitive neuroanatomy, 22. Aufl. Norwalk, Conn.: Appleton and Lange; 1996.

Weineck J. Optimales Training, leistungsphysiologische Trainingslehre unter besonderer Berücksichtigung des Kinder- und Jugendtrainings. 15. Aufl. Spitta; 2007: 229–345.

Wilmore JH, Costill DL, Kenney WL. Physiology of sports and exercise, fourth edition, Human Kinetics, Champaign; 2008.

Wimmers RH, de Vries CDL. Functionele fysiotherapie, het functioneel onderzoeken van de problematische handeling. Ned. Tijdschrift voor Fysiotherapie 1992.

Wingerden van B. Bindegewebe in der Rehabilitation. Schaan/Liechtenstein: Scripo; 1998.

Woo SL-Y, An K-N, Arnoczky SP et al. Anatomy, biology and biomechanics of tendon, ligament and meniscus. In: Simon SR, editor: Orthopedic basic science, Rosemont, IL, 1994, American Academy of Orthopedic Surgeons.

Wright T, Li S. Biomaterials. In: Buckwalter J, Einhorn T, Simon S. Orthopedic basic science. American Academy of Orthopedic Surgeons: 2000.

Zernicke RF, Loitz BJ. Trainingseinflüsse auf das Bindegewebe. In: Komi PV. Kraft und Schnellkraft im Sport. Deutscher Ärzte Verlag; 1994.

7 Rückenkarten

Harald Bant, Guido Perrot, Claudia Lutz-Diriwächter

7.1 Einleitung

Dieses Kapitel beschreibt einen methodischen Aufbau zur Rehabilitation von Patienten mit lumbalen Rückenschmerzen. Um ein wirkungsvolles Übungsprogramm zu erstellen, sind anatomische, physiologische, pathologische und diagnostische Kenntnisse unerlässlich. Der erste Teil dieses Kapitels beschreibt die Rehabilitation von Patienten mit lumbalen Rückenschmerzen mithilfe der Rückenkarten.

Zunächst wird das Modell von Panjabi noch einmal kurz erläutert, das bereits im Kap. 1, Anatomie der Lendenwirbelsäule, ausführlich vorgestellt wurde. Dieses Modell kann auch eine Leitlinie für das Clinical Reasoning in der Reha sein. Die Verbesserung des motorischen Verhaltens des Patienten hängt von der Aufklärung, der Beratung und den aktiven und passiven physiotherapeutischen Maßnahmen ab. Das Ziel der Physiotherapie ist es, gut durchdachte Reize für das aktive, passive und neurale System zu setzen, durch die wieder eine optimale Partizipation des Patienten in seinem individuellen Alltag erreicht wird. Ein wichtiges Mittel dazu sind die aktiven physiotherapeutischen Maßnahmen, d. h. die Durchführung von Übungen.

Um die richtigen Übungen auswählen zu können, muss die Pathologie bekannt sein. Dysfunktionen der Wirbelsäule lassen sich ganz grob auf zweierlei Ursachen zurückführen: degenerative Prozesse und akute Bindegewebsschädigungen. Die Kenntnis der pathophysiologischen Abläufe macht auch die Prinzipien der Wirbelsäulenreha mit dem Training von Muskulatur, Haltungen und Bewegungen nachvollziehbar.

Ihre konkrete Form erhalten diese Übungsprinzipien durch die verschiedenen Stufen der Wirbelsäulenreha. Dazu gehört die Übertragung einer erübten lokalen Stabilität auf die totale Stabilität und einer totalen Bewegung auf eine funktionelle Bewegung. Für jede Stufe der Wirbelsäulenreha gibt es spezielle Rückenkarten. So gibt es etwa für die Rehabilitationsstufe 1, lokale segmentale Stabilität, folgende Rückenkarten: lokale Extensionsstabilität, lokale Flexionsstabilität, lokale laterale Stabilität und lokale Beckenbodenstabilität. Zu jeder Karte gehört eine Reihe von Übungen, die dem jeweiligen Ziel dient.

Das Kapitel endet mit einem Leitfaden zur optimalen Erstellung eines Übungsprogramms. „Physiotherapie ist nicht kompliziert, sondern komplex" – dieser Satz zielt auf den Zusammenhang zwischen Anatomie, Pathologie, Physiologie, Diagnostik und den Prinzipien der Wirbelsäulenreha ab. Aber gerade die Komplexität ist für die Zusammenstellung eines Programms zur Wirbelsäulenreha erforderlich.

7.2 Wirbelsäulenstabilität

Nach Panjabi (1992) hängen Kontrolle und Stabilität der Wirbelsäule von der optimalen Abstimmung des passiven, des aktiven und des neuralen Subsystems ab (▶ Abb. 1.1):

- Das passive Subsystem besteht aus Wirbelkörper, Facettengelenken, Bandscheiben, Bändern und Gelenkkapseln.
- Das aktive Subsystem besteht aus den relevanten stabilisierenden Muskeln und Sehnen.
- Das neurale Kontroll- und Steuerungssystem besteht aus dem peripheren und dem zentralen Nervensystem.

Das **passive Subsystem** leistet in einer neutralen LWS-Position auch bei normaler Funktion keinen großen mechanischen Beitrag zur Stabilisation des Bewegungssegmentes. Die stabilisierende Wirkung der Bänder setzt erst im Laufe des Bewegungsweges und speziell zum Bewegungsende hin ein. Das passive System hat in der neutralen Position eher eine Signal erzeugende Funktion, um die Stellung und Bewegung zu messen. Es ist dadurch sehr dynamisch an der Kontrolle von Haltung und Bewegung beteiligt.

Das **aktive Subsystem** wird in Abhängigkeit von den Informationen, die das **neurale Kontroll- und Steuerungssubsystem** aus den unterschiedlichen Strukturen erhält, ausgerichtet. Die unterschiedlichen Muskelspannungen werden gemessen und so lange angepasst, bis die notwendige Stabilität erreicht ist, um Haltungen und Bewegungen optimal durchzuführen.

Gemeinsam bilden diese drei Subsysteme das stabilisierende System der Wirbelsäule bzw. der LWS (Panjabi 1992). Diese Subsysteme werden unabhängig voneinander beschrieben, sind aber funktionell untrennbar miteinander verbunden. Sie haben die Aufgabe, die neutrale Zone eines Gelenkes innerhalb seiner physiologischen Grenze zu halten. Eine Dysfunktion in einem der Subsysteme stört den gesamten Stabilisierungsapparat und erzeugt kompensatorische Reaktionen in anderen Systemen.

Die spinale Stabilität ist als Prozess definiert, der statische Positionen und kontrollierte Bewegungen in Abhängigkeit von den funktionellen Anforderungen ermöglicht (Hodges 2004). Diese Definition bedeutet auch, dass die optimale Stabilität der Wirbelsäule bei statischen und dynamischen Bewegungen von der angemessenen Unterstützung durch die passiven Strukturen in Kombination mit der muskulären Aktivität abhängt. Dies alles wird vom neuralen System gesteuert.

Die Bedeutung eines optimalen Zusammenwirkens der Systeme wird schon bei einer so „einfachen" Aktivität wie

7

dem geraden Stehen in Neutralstellung der Wirbelsäule ersichtlich.

In der Neutralstellung der Wirbelsäule wird das passive Subsystem kaum beansprucht. Die Kongruenz der Gelenkflächen im Junghans-Segment sorgt hier bereits für eine wenn auch geringe Stabilität. Die umgebenden passiven Bindegewebsstrukturen wie Kapseln und Bänder sind in der Neutralstellung entspannt. Sie haben vor allem eine Funktion als Signalgeber im propriozeptiven System bei Veränderungen von Haltung und Bewegung (Ruffini-, Pacini- und Golgi-Mazzoni-Körperchen). Gäbe es nur das passive System in der Wirbelsäule, würde bereits eine Kraft von 90 Newton ausreichen, um die Wirbelsäule ins Wanken geraten zu lassen, was eine starke Belastung der passiven Strukturen bedeuten würde (Crisco et al. 1992a und b).

Um die Stabilität der Wirbelsäule zu erhalten, ist die Aktivität der Muskulatur unerlässlich. Sie erhöht die axiale Kompression im Junghans-Segment, was zu einer Zunahme der Belastung der Kollagenfasern im Diskus führt und somit die Wirbelsäulenstabilität erhöht (Gardner-Morse u. Stokes 2003).

Die Wirbelsäulenstabilität kommt zum Teil auch über die Stiffness oder Muskelsteifheit zustande, die in intrinsische und reflexvermittelte Stiffness unterteilt wird. Die intrinsische Stiffness hängt von der Länge des Endo-, des Epi- und des Perimysiums ab, die zusammen in den Sehnen auslaufen. Der Muskeltonus wird über die Aktivität der Gamma-Motoneurone gesteuert. Weitere wichtige Faktoren sind die Muskelrekrutierungsstrategien und die Kokontraktion (Kap. 1.2.1).

Sowohl die passiven Strukturen als auch die Wirbelsäulenmuskulatur unterliegen der Steuerung durch das neurale System. Längenänderungen im passiven System erhöhen dessen Stabilität. Längenänderungen der Muskulatur lassen diese kontrahieren. Wichtig ist dabei, dass diese Reaktionen auf eine Längenänderung mit einer gewissen Verzögerung einsetzen, in der sich die Belastung aller Wirbelsäulenstrukturen erhöht. Dies gilt auch, wenn neben dem afferenten Feedback noch Reizantworten aus dem optischen und vestibulären System mitverarbeitet werden müssen, was das System zusätzlich verlangsamt (Goodworth u. Peterka 2009). Diese zeitliche Verzögerung der verschiedenen Feedback-Mechanismen zeigt, dass ein bestimmter Grad an Bewegung und damit auch an Belastung in der Wirbelsäule sowohl bei statischen Positionen als auch bei dynamischen Bewegungen zulässig ist. Bei endgradigen Bewegungen der Wirbelsäule, wo die Belastung des passiven Subsystems hoch ist, kann die Gefahr für Verletzungen erhöht sein.

Das optimale Zusammenspiel des passiven, aktiven und neuralen Systems ist somit eine notwendige Voraussetzung für die Stabilität der Wirbelsäule. Eine Dysfunktion in einem der Systeme hat dann auch direkte Folgen für die Stabilität und Funktion der Wirbelsäule.

7.2.1 Dysfunktionen der Wirbelsäule

Dysfunktionen aller drei Wirbelsäulensysteme lassen sich zweit Hauptursachengruppen zuschreiben:
- Wirbelsäulendegeneration
- akute Wirbelsäulenverletzung.

Neben der Tatsache, dass Degenerationen und Verletzungen in jedem System ihre eigenen Auswirkungen haben, beeinflussen sich die Systeme auch wechselseitig. Gerade die Komplexität des Systems erschwert in der Physiotherapie die Beantwortung der Frage, an welcher Stelle und womit die physiotherapeutische Behandlung einsetzen soll. Was ist Ursache und was Folge? In welchem System sollte die Behandlung einsetzen? Welche Interventionen sind effektiv? Handelt es sich um einen normalen oder um einen abweichenden Verlauf? Ist das motorische Verhalten des Patienten angemessen oder nicht? Spielen psychosoziale Faktoren eine Rolle? Es gibt also eine ganze Reihe von sich wechselseitig beeinflussenden Parametern, welche die in der Physiotherapie zu treffenden Entscheidungen so komplex werden lassen.

Dysfunktionen des passiven Subsystems

Degeneration

Die Bandscheibendegeneration gehört wohl zu den bekanntesten Ursachen einer Wirbelsäuleninstabilität. Nach Boos et al. (2002) sind die ersten degenerativen Veränderungen bereits im Alter von 8 Jahren nachweisbar. Die Degeneration von Bindegewebsstrukturen gehört offenbar zum Leben dazu. Jede Bindegewebsstruktur, die nicht durchblutet wird, degeneriert mit der Zeit. Leider kann sich diese Degeneration auf die Stabilität der Wirbelsäule auswirken. Bei der Bandscheibe führt sie zu einer Vergrößerung der Bewegungsamplitude im Junghans-Segment und damit auch zu einer Belastung der umgebenden passiven Bindegewebsstrukturen (▶ Abb. 7.1; Gay et al. 2008, Hasegawa et al. 2008, Quint u. Wilke 2008).

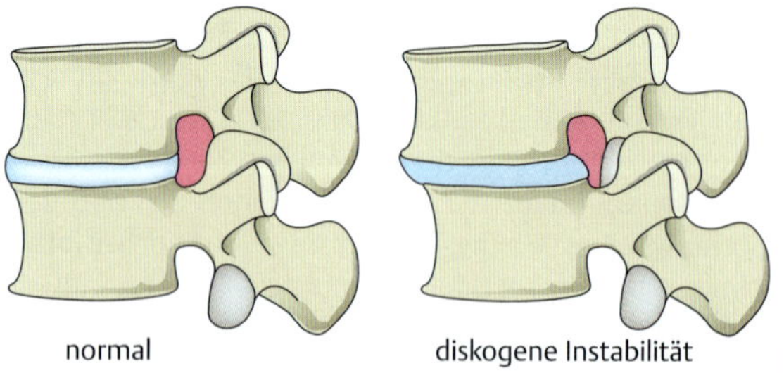

Abb. 7.1 Darstellung eines degenerativ veränderten Junghans-Segmentes.

Doch nicht nur degenerative Veränderungen an der Bandscheibe selbst, sondern auch an den Endplatten können die strukturelle Instabilität der Wirbelsäule vergrößern (Zhao et al. 2005).

Gerade in dem von der Degeneration betroffenen Segment entsteht eine andere Form der Stiffness als in nicht degenerierten Wirbelsäulenanteilen, die eine strukturelle Instabilität des betroffenen Segments nach sich ziehen kann.

Akute Verletzung

Eine akute Verletzung der passiven Strukturen in der Wirbelsäule erhöht die strukturelle Instabilität. Verletzungen des Diskus oder der umgebenden Ligamente führen zu einer verringerten Stiffness im betroffenen Segment (Panjabi et al. 1982 und 1984). Liegt eine strukturelle Instabilität vor, sind die Funktionen des neuralen und des aktiven Subsystems gefragt, um eine optimale Stabilität der Wirbelsäule zu gewährleisten.

Dysfunktionen des aktiven Subsystems

Dysfunktionen in der Wirbelsäulenmuskulatur als aktivem Subsystem gehen in erster Linie auf akute Verletzungen zurück. Bei 60 % der Patienten mit akuten Rückenschmerzen setzen die Beschwerden akut ein, bei den übrigen 40 % entstehen sie langsam progredient (Waddell 2006).

Da 60 % einen akuten Beginn angeben, kann man von einer Bindegewebsschädigung ausgehen, doch bleibt deren Lokalisierung in der Wirbelsäule in 90 % der Fälle unbekannt, was zur Einstufung als unspezifische lumbale Rückenschmerzen führt (Waddell 2004). Hier kommen dann auch die unterschiedlichen Phasen im Wundheilungsprozess ins Spiel. Zunächst kommt es zur Entzündungsphase, die sich weiter in eine vaskuläre und eine zelluläre Phase unterteilen lässt. Die Entzündungsphase ist mit bestimmten Symptomen assoziiert: Rötung (Rubor), Wärme (Calor), Schwellung (Tumor) und die eingeschränkte Funktion (Functio laesa) mit angepasstem motorischen Verhalten (Kap. 2).

Weisen Patienten mit Rückenschmerzen diese Entzündungssymptome auf, ist die neuromuskuläre Kontrolle vermindert. Grund dafür ist die Ausbildung einer Schmerz- und Reflexhemmung (Gokeler et al. 2001, Hides et al. 1996). Diese entsteht durch abnorme Afferenzen aus einem geschädigten Gelenk (s. Junghans-Segment (S. 31)) mit nachfolgender Abnahme der motorischen Aktivität. Der Grund für diesen Prozess ist der Schutz der betroffenen Struktur. Würde das betroffene Segment mit einer Zunahme der Stiffness im betroffenen Segment reagieren, käme es auch zu einer Erhöhung der mechanischen Belastung in diesem Segment, was die Gefahr einer Schmerzzunahme und eines neuerlichen/weitergehenden Traumas mit sich brächte.

Die Abnahme der motorischen Aktivität jedoch findet vor allem im **lokalen System** statt. Die maßgeblichen Muskeln dabei sind die Mm. transversus abdominis und multifidus. Der M. transversus abdominis kann mit Hypotonie und Atrophie reagieren, was zu einer verminderten und auch verzögerten Aktivität führt und sein Reaktionsmuster von eher tonisch nach phasisch verschiebt (Hodges et al. 1996, Ferreira et al. 2004, Saunders et al. 2004). Den M. multifidus ereilt das gleiche Los mit Atrophie sowie verminderter und verzögerter Aktivität (MacDonald et al. 2009 und 2010). Diese Form der Adaptation spielt sich nicht nur auf neuraler Ebene ab. Es kommt auch an den Motoneuronen des Muskels selbst zu Anpassungsprozessen. Ihre Aktivität ist bei lumbalen Rückenschmerzen vermindert (Farina et al. 2004).

Nach Danneels et al. (2001) kommt diese Aktivitätsabnahme im lokalen System jedoch nicht nur bei akuten, sondern auch bei chronischen lumbalen Rückenschmerzen vor.

Das **globale System** reagiert genau entgegengesetzt zum lokalen System, d. h. mit vermehrter Muskelaktivität bei Bewegungen und erhöhter Aktivität bei statischen Positionen. Die Aktivitätszunahme im globalen System ist bei jeder Person anders und hängt von der aktuellen Haltung und Bewegung ab (Hodges et al. 2003, Radebold et al. 2000). Die Reaktion des globalen Systems trägt dafür Sorge, dass die Stiffness der Wirbelsäule zunimmt, was eine adaptive muskuläre Reaktion infolge der Hemmung des lokalen Systems darstellt. Diese Steigerung der Stiffness ereignet sich nicht auf der segmentalen, sondern auf der regionalen Ebene. So kommt es zu einem Schutz der Wirbelsäule, ohne dass sich dadurch die Schmerzen oder die Gefahr eines Rezidivs erhöhen. Wichtig ist an dieser Stelle die Unterscheidung zwischen der Stiffness der Wirbelsäule und ihrer Stabilität. Eine erhöhte Stiffness der Wirbelsäule bedeutet noch keine optimale Stabilität der Wirbelsäule (▶ Tab. 4.5; McGill et al. 2003).

Die Reaktion des muskulären Systems bei einer akuten Bindegewebsschädigung ist eine angemessene Strategie des Körpers. Sie führt zu einer Anpassung des motorischen Verhaltens durch die Functio laesa mit dem Ziel der Abschirmung der betroffenen Struktur. Bei der Reaktion des muskulären Systems spielt das Symptom Schmerz die Hauptrolle in der Entzündungsphase. Interessant ist auch der Umstand, dass nicht allein der Schmerz die muskuläre Reaktion bewirkt, sondern auch die Angst vor schmerzvollen Haltungen und/oder Bewegungen diesen Effekt hat und dieselben Folgen für den Alltag eines Patienten mit lumbalen Rückenschmerzen mit sich bringen kann (Tucker et al. 2012). In diesen Zusammenhang gehört auch ein Satz von Gordon Waddell (2006):

„Die Angst vor Schmerzen beeinträchtigt mehr, als die Schmerzen selbst.“

Dysfunktionen des neuralen Subsystems

Bei einer akuten Wirbelsäulenverletzung verändert sich auch das neurale System. Dabei kommt es dort zu einer Umverteilung der Muskelaktivitäten und zu einer Erregung der Motoneuronen im globalen System bei gleichzeitiger Hemmung der Motoneuronen im lokalen (McPherson et al. 2008). Im lokalen System betrifft die Hemmung vor allem den M. multifidus. Sowohl die Schmerz- als auch die Reflexhemmung spielen hierbei eine wichtige Rolle. Diese Reaktionen laufen hauptsächlich auf der segmentalen Ebene ab. Der M. multifidus ist ein monosegmental innervierter Muskel und ist deshalb in der Lage, so zu reagieren. Aufgrund der Inhibition besteht die Möglichkeit der Atrophie und der Muskelverfettung. Hier spielen jedoch noch zwei weitere Faktoren mit hinein:

- der Entzündungsprozess: Die Freisetzung von Entzündungsmediatoren in Form verschiedener Zytokine kann zur muskulären Atrophie führen. Dabei sind vor allem TNF-alpha und IL-6 beteiligt (Jackman et al. 2004).
- Immobilisation: Nach einer Verletzung kommt es zur Functio laesa. Die verringerte muskuläre Funktion führt zur Atrophie.

Die Reaktion des M. transversus abdominis lässt sich mit der Schmerz- und Reflexhemmung weniger gut erklären. Sie spielt sich vor allem auf der segmentalen Ebene ab, seine Innervation liegt jedoch auf der thorakalen Ebene. Zudem kann er scheinbar mit einer verringerten muskulären Aktivität reagieren, ohne dass eine lokale Verletzung vorliegen muss (Moseley et al. 2004a und 2004b). Das bedeutet auch, dass die kortikale Redistribution bei der Reaktion des M. transversus abdominis eine Rolle spielt, wenn es um Patienten mit akuten oder chronischen lumbalen Rückenschmerzen oder mit Angst vor Schmerzen geht.

Die Untersuchungen von Tsao et al. (2011) sprechen auch für kortikale Umverteilung. Bei Personen ohne lumbale Rückenschmerzen reagieren nach EMG-Stimulation zwei kortikale Gebiete, in denen die Aktivierung des lokalen bzw. des globalen Systems stattfindet. Bei Patienten mit lumbalen Rückenschmerzen wird nach der EMG-Stimulation ein Gebiet des motorischen Kortex angesprochen und beide Systeme werden angesteuert. Die Unterscheidung zwischen der Muskelaktivität im lokalen und im globalen System wird also verringert (MacDonald et al. 2009). Eine solche kortikale Umverteilung lässt sich bei Patienten mit akuten oder chronischen lumbalen Rückenschmerzen gleichermaßen feststellen.

Bei einer akuten lumbalen Verletzung verändert sich die Aktivität der Propriozeptoren, d.h. der Mechanorezeptoren in den periartikulären Strukturen der Wirbelsäule und der Motoneurone (Ruffini-, Pacini- und Golgi-Mazzoni-Körperchen sowie freie Nervenenden). Durch den Entzündungsprozess kommt es zu einer Sensibilisierung sämtlicher Propriozeptoren mit einer überschießenden Menge an afferenten Informationen für das Gehirn, was sich auf die efferente, motorische Antwort auswirkt. Die Folge ist eine verminderte neuromuskuläre Kontrolle.

Insgesamt kann also eine Verletzung oder Degeneration in Kombination mit Schmerzen zu einer Instabilität und Dysfunktion der Wirbelsäule führen.

Die ▶ Abb. 7.2 spiegelt die Komplexität der Stabilisierung eines Junghans-Segmentes wider. Neben den Einflüssen aus den verschiedenen Subsystemen selbst beeinflussen sich die Subsysteme auch gegenseitig. Ursache und Wirkung einer Instabilität im Rahmen einer akuten Verletzung sind in der Literatur gut beschrieben: Es kommt im Rahmen der Functio laesa zu einer angemessenen motorischen Strategie, die letztlich dem Schutz der betroffenen Strukturen dient. Diese motorische Strategie ist auch erkennbar, wenn eine Bindegewebsschädigung droht oder eine Bewegungsangst besteht (Tucker et al. 2012).

Man könnte annehmen, dass es bei einer optimal verlaufenden Wundheilung wieder zur Reorganisation der muskulären Aktivität kommt: Das lokale System wird wieder aktiver und das globale wieder weniger aktiv. Aber das stimmt ganz und gar nicht, denn die Adaptation hat Bestand. Wenn die angepasste Muskelaktivität bei länger bestehenden Beschwerden eine ausreichende Sta-

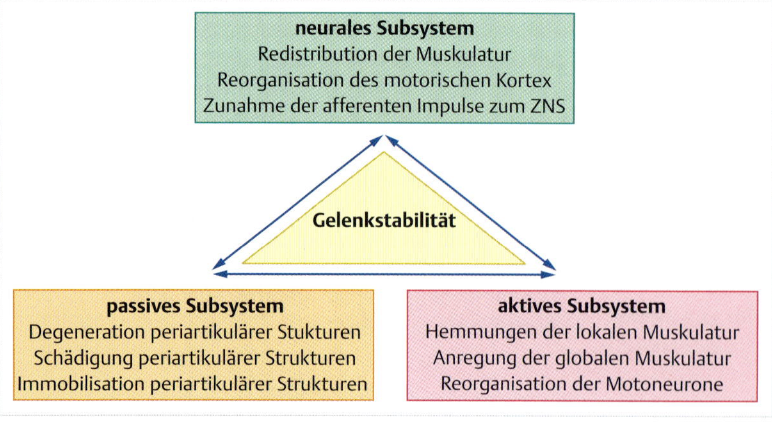

Abb. 7.2 Einflüsse der Subsysteme nach Panjabi auf die Gelenkstabilität im Junghans-Segment.

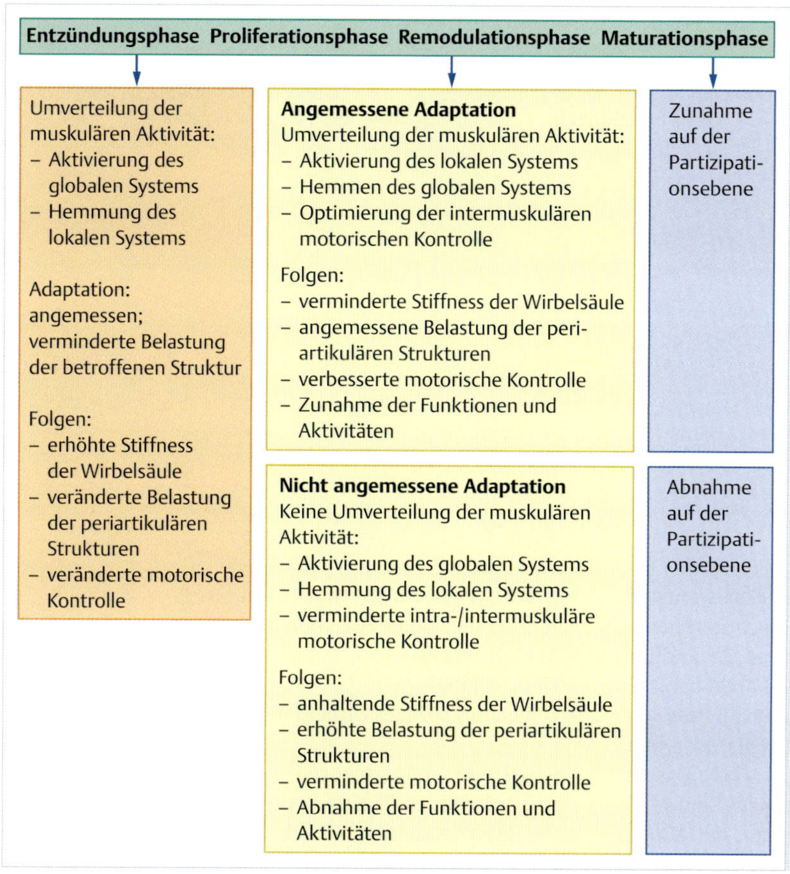

Abb. 7.3 Angemessene und nicht angemessene Adaptation nach Entstehung lumbaler Rückenschmerzen.

bilität der Wirbelsäule geschaffen hat und Rezidive ausbleiben, entfällt der Grund für eine neuerliche Anpassung des motorischen Verhaltens. Die Folge ist eine zunehmende Stiffness bei einer verminderten, wenngleich ausreichenden Wirbelsäulenstabilität. Dies prädisponiert jedoch zu einem Rezidiv oder zur Erhaltung der Beschwerden (Smith et al. 2007a). Der kurzfristige Vorteil ist der Schutz der betroffenen Struktur, doch kann dieser langfristig zum Nachteil werden, wenn die motorische Kontrolle verringert ist, was die Belastung der passiven Bindegewebsstrukturen erhöht (▶ Abb. 7.3).

Doch wie verhält es sich mit Patienten, bei denen die Beschwerden langsam voranschreitend entstanden sind? Und was ist bei akuten lumbalen Rückenschmerzen und einem abweichenden Verlauf? Lässt sich diese Abweichung rein somatisch erklären (▶ Abb. 7.2) oder spielen wichtige psychosoziale Faktoren mit hinein? Um diese Fragen zu beantworten, sind zweifelsohne weitere wissenschaftliche Untersuchungen erforderlich.

Das lokale System lässt sich auch als Zylinder vorstellen, dessen Kontraktion die Wirbelsäule stabilisiert. Die Zylinderunterseite wird vom Beckenboden gebildet und der Deckel vom Diaphragma. Beide Strukturen werden im Panjabi-Modell nicht berücksichtigt, obwohl sie handfeste Ursachen für lumbale Rückenschmerzen, Atemschwierigkeiten und Inkontinenz sein können (▶ Abb. 7.4; Smith et al. 2007a u. b). Die Aufgabe des Physiotherapeuten in der Rehabilitation ist die Analyse der dysfunktionalen Anteile des Zylinders (zur Testung der wesentlichen lokalen Muskeln siehe Kap. 4).

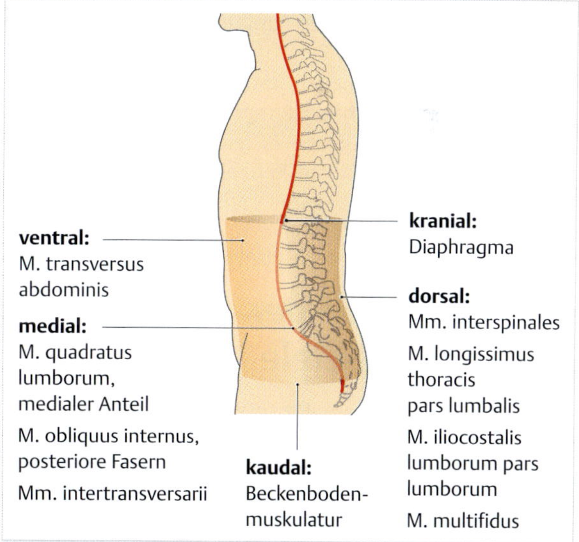

Abb. 7.4 Modell des rigiden Wirbelsäulenzylinders.

Tab. 7.1 Behandlungsunterziele in der Wirbelsäulenrehabilitation.

Ziele auf der Funktionsebene	Ziele auf der Aktivitätsebene	Ziele auf der Partizipationsebene
geringere Reizung periartikulärer Bindegewebsstrukturen	weniger eingeschränkte Aktivitäten	Optimierung und Verbesserung der Partizipationsebene
verbesserte Belastbarkeit periartikulärer Bindegewebsstrukturen	Verbesserung der Aktivitäten	
Rückgang der Entzündungsmediatoren und der Entzündungszeichen Rubor, Calor, Dolor, Tumor	Zunahme der Aktivitäten	
Verbesserung von Beweglichkeit, Koordination und Kraft		
geringere periphere Sensibilisierung		
Rückgang der zentralen Sensibilisierung		
verbesserte Aktivierung der lokalen Muskulatur		
geringere Aktivierung der globalen Muskulatur		
verbesserte Verteilung der Muskelaktivierung		
Rückgang der afferenten Impulse ins ZNS		
effektivere Organisation des motorischen Kortex		

Eine weitere Beschränkung des Panjabi-Modells entsteht dadurch, dass die Entstehung und/oder die Unterhaltung von Rückenschmerzen durch Beschwerden in anderen Teilen der Bewegungsketten ihre Ursache haben kann. So kann etwa eine arthrotisch eingeschränkte Hüftextension lumbale Rückenschmerzen verursachen (Richardson et al. 2009, van Dillen et al. 2007, Scholtes et al. 2009). Das bedeutet aber auch, dass sich Anamnese, physiotherapeutische Untersuchung und Behandlung nicht auf die Wirbelsäule beschränken dürfen. Die Analyse der Bewegungsketten ist dabei ein wichtiger Bestandteil. Das Behandlungsziel liegt ja letztlich auf der Partizipationsebene und bedeutet ein schmerzfreies Funktionieren bei ADLs, Arbeit, Freizeit und Sport. Es geht auf dieser Ebene um die Durchführung funktioneller Bewegungen in einem spezifischen Kontext, sprich in der speziellen Umgebung. Für das Erreichen dieser Ebene ist ein sorgfältiger methodischer Aufbau der aktiven Rehabilitation eine wichtige Voraussetzung bei Patienten mit lumbalen Rückenschmerzen.

7.3 Definition der Behandlungsziele

Die Geschwindigkeit im Prozess der physiotherapeutischen Behandlung hängt vom schwächsten Glied in der Bewegungskette ab. Im Kontext der Wirbelsäulenrehabilitation befindet sich dieses meist in der Wirbelsäule. Das speziell auf die Wirbelsäule ausgerichtete Ziel ist die Optimierung ihrer mechanischen Belastbarkeit mit den in ▶ Tab. 7.1 aufgeführten Unterzielen.

Neben den für die körperliche Ebene formulierten Zielen gilt es, auch an prädisponierende psychosoziale Faktoren zu denken. Die wichtigsten Risikofaktoren auf diesem Gebiet sind (Chou et al. 2010, Hayden et al. 2009, Hayden et al. 2010):

- psychischer oder psychosozialer Stress
- schmerzbezogene Angst (fear avoidance)
- Somatisierung
- Depressionen
- schlechtes soziales Umfeld bei der Arbeit.

Spielen einer oder mehrere psychosoziale Faktoren für das Beschwerdebild eine nennenswerte Rolle, ist es Aufgabe des Therapeuten, die Reha in die richtigen Bahnen zu leiten. Bei diesen Patienten ist ein multidisziplinärer kognitiver Ansatz, der auf das Verhalten abzielt, effektiver als eine monodisziplinäre physiotherapeutische Intervention (Brown 2009; s. auch Kap. 3).

7.3.1 Allgemeine Behandlungsziele

In der Reha gibt es 4 allgemeine übergeordnete Ziele (Bant et al. 2011):

- Entlastung der kompensatorisch überlasteten Strukturen
- Erhöhung der Belastbarkeit der betroffenen oder entlasteten Struktur
- Erhalt der Belastbarkeit in den übrigen Bewegungsketten
- Stimulation der Selbstheilungskräfte.

Entlastung der kompensatorisch überlasteten Strukturen

Bei der Entlastung kompensatorisch überlasteter Strukturen geht es um die Muskeln, Haltungen und Bewegungen, die nach einer Verletzung zur Kompensation stark beansprucht wurden. Durch eine Bindegewebsschädigung und die damit verbundenen Entzündungssymptome entwickelt sich eine angemessene Kompensationsstrategie der betroffenen Struktur. Dadurch kommt es jedoch direkt zu einer vermehrten mechanischen Belastung der umgebenden Strukturen der Wirbelsäule:

- Die resultierende Tonuserhöhung der globalen Muskulatur erhöht die Stiffness der Wirbelsäule und senkt ihre Stabilität (McGill et al. 2016).
- Akute Rückenbeschwerden führen oft zu kompensatorischen antalgischen Haltungen, durch die der Schmerz verringert bzw. vermieden wird (Sahrmann et al. 2002). Es gibt aber auch Haltungen, die Schmerzen in der Wirbelsäule provozieren (Griffith et al. 2012).
- Die Bewegungen werden häufig mit einer zu großen Muskelaktivität und in nicht natürlicher Weise ausgeführt, um Schmerzen zu verringern bzw. zu vermeiden. In der Reha ist es oftmals eine lohnende Strategie, zunächst für einen guten koordinativen Bewegungsablauf zu sorgen, bevor dann spezifische Muskelfunktionen trainiert werden (Danneels et al. 2001). Dies ist vor allem dann relevant, wenn es um einen abweichenden Verlauf der Beschwerden geht.

Ob man nun in der Reha am besten mit der Haltung, der Bewegung oder der Muskulatur beginnt, um die kompensatorisch überlasteten Strukturen zu entlasten, lässt sich nicht eindeutig beantworten und hängt von zahlreichen Faktoren ab.

Handelt es sich um einen normalen oder um einen abweichenden Verlauf?

Bei einem normalen Verlauf spielen die Selbstheilungskräfte die entscheidende Rolle im Genesungsprozess. Aus physiologischer Sicht hat der Wundheilungsprozess die Regie übernommen und stellt die Integrität der betroffenen Wirbelsäulenstrukturen wieder her. Mit Blick auf das Verhalten verfügt der Patient über die richtige Strategie für eine optimale Wiederherstellung ob mit oder ohne Physiotherapeut. Mit physiotherapeutischer Unterstützung geht es vor allem um Aufklärung, Beratung und den Hinweis, aktiv zu bleiben, sowie um Haltungen und Bewegungen.

Dazu sei an dieser Stelle eine kritische Randbemerkung angebracht: 73 % der Personen, die zum ersten Mal akute Rückenschmerzen haben, erleiden innerhalb eines Jahres ein Rezidiv (Pengel u. Herbert 2003). Es geht also bei einem normalen Verlauf nicht nur darum, bis an die Schmerzgrenze aktiv zu bleiben, sondern auch um die Qualität der Haltungen und Bewegungen. Um diese zu erhalten und die intra- und intermuskuläre Koordination der lokalen und globalen Muskulatur zu verbessern, ist eine regelmäßige physiotherapeutische Behandlung gerechtfertigt. Um zukünftigen Rezidiven vorzubeugen, sollte aus empirischer Sicht bei normalem Verlauf die Muskulatur im Vordergrund stehen und anschließend die Qualität der Haltungen und Bewegungen zum Zuge kommen. Bei einem abweichenden Verlauf können die körperlichen und/oder die psychosozialen Faktoren wichtig sein (Chou et al. 2010, Hayden et al. 2009, Hayden et al. 2010). Stehen die körperlichen Merkmale im Vordergrund (z. B. reduzierter Allgemeinzustand, Dauer, Intensität und Ausbreitungsgebiet der Schmerzen), ist die vorrangige Verbesserung der Haltungs- und Bewegungsqualität effektiver, worauf sich dann das Muskeltraining anschließt. Ausnahmen bestätigen hier die Regel.

Wie manifestieren sich die Rückenschmerzen bei dem Patienten?

Treten die Beschwerden eher bei statischen Haltungen, bei dynamischen Bewegungen oder in beiden Situationen auf? Steht einer der beiden Punkte im Vordergrund, wird dieser trainiert. Wenn beide Bereiche betroffen sind, klärt der Physiotherapeut im Gespräch mit dem Patienten die Prioritäten (patientenzentriert; Cousin et al. 2012). Ob es die richtige Entscheidung war, zeigt der weitere Verlauf.

Stehen die körperlichen oder die psychosozialen Faktoren im Vordergrund?

Besonders bei chronifizierten lumbalen Rückenschmerzen können die psychosozialen Faktoren einen stetig wachsenden Anteil an der Unterhaltung der Beschwerden haben. Bei den Schmerzen dieser Gruppen handelt es sich vor allem um zentralisierte und nicht periphere Schmerzen (Zusman 2008). Hier ist zur Behandlung eine multidisziplinäre verhaltensorientierte Therapie indiziert (Brown 2009). In diesem Rahmen nimmt der Physiotherapeut eher die Rolle eines Coaches als eines Therapeuten ein. Dabei wendet er vor allem die Prinzipien der Graded Activity an und, wenn das Schmerzvermeidungsverhalten (fear avoidance; de Jong et al. 2005) eine große Rolle spielt, auch die der Graded Exposure. Bei diesen beiden Behandlungsformen steht nicht die Muskulatur im Zentrum, sondern die schrittweise Annäherung an angstbesetzte Haltungen und Bewegungen.

Erhöhung der Belastbarkeit der betroffenen oder entlasteten Struktur

Sowohl bei Patienten mit akuten lumbalen Rückenschmerzen als auch bei einer langsam progredienten Entwicklung der Beschwerden kann eine Bindegewebsschädigung vorliegen (Kap. 2). Gerade bei lumbalen Rückenschmerzen ist die Strukturdiagnose eine sehr schwierige wenn nicht unlösbare Aufgabe. 90 % der Patienten mit lumbalen Rückenschmerzen haben unspezifische Beschwerden, während die anderen 10 % unter spezifischen Schmerzen leiden (Waddell 2006). Letztere unterteilt man noch weiter in „spezifisch ernsthaft" und „spezifisch nicht ernsthaft" (Kap. 4.4.1).

Daraus ergibt sich folgendes Problem: Ohne eine gelungene Strukturdiagnose existiert auch kein zeitlicher Ablaufplan, der sich an den verschiedenen Wundheilungsphasen der geschädigten Bindegewebsstruktur orientiert (▶ Tab. 7.2).

7

Tab. 7.2 Dauer der Wundheilungsphasen in verschiedenen Strukturen (van den Berg 2010).

Verletzte Struktur	Entzündungsphase	Proliferationsphase	Remodellierungs- und Maturationsphase
Diskus	0–5 Tage	2–28 Tage	24 Monate
Kapsel (Membrana fibrosa)	0–5 Tage	2–21 Tage	21 Tage bis 10–15 Monate
Kapsel (Membrana synovialis)	0–5 Tage	2–21 Tage	21 Tage bis 5–7 Monate
Ligament	0–5 Tage	21–42 Tage	21–42 Tage bis 10–15 Monate

Der Vorteil eines Zeitplans besteht darin, dass nicht nur die Zeiten der einzelnen Phasen einfließen, sondern auch ihre jeweilige Relevanz für die betroffene Struktur ablesbar ist. In ▶ Tab. 2.4 wird dazu das POLICE-Schema vorgestellt.

Neben dem Umstand, dass ein solcher Zeitplan oftmals nicht zur Verfügung steht, bleibt die Frage, ob bei Patienten mit lumbalen Rückenschmerzen mithilfe bildgebender Verfahren eine geschädigte Struktur ausfindig gemacht werden konnte, die in einem kausalen Zusammenhang zu den aktuellen Beschwerden des Patienten gebracht werden kann. Dies ist im Allgemeinen jedoch nicht der Fall (Waddell 2006).

Der zeitlich basierte Leitfaden für die Rehabilitation lässt sich nur bei spezifischen lumbalen Rückenschmerzen als Rehaleitfaden nutzen. In diesen Situationen muss der Physiotherapeut die aktuelle Phase im Wundheilungsprozess des Patienten abschätzen. Auf der Basis des POLICE-Schemas kann dann mit dieser Einschätzung im Patientengespräch bestimmt werden, welche Intervention angemessen sein könnte.

Vor dem Behandlungsbeginn bei unspezifischen lumbalen Rückenbeschwerden lässt sich ein solcher Zeitplan oftmals nicht sinnvoll einsetzen, weshalb die Symptome, mit denen sich der Patient vorstellt, und sein motorisches Verhalten die primären Ansatzpunkte für die Therapie sind. Die Hauptsymptome dieser Patienten sind Schmerzen bei statischen Haltungen und/oder dynamischen Bewegungen, Einschränkungen der Beweglichkeit und Steifheitsgefühle. Die möglichen körperlichen Ursachen und deren Folgen sind dem Physiotherapeuten bekannt (Kap. 1.1). Hier setzt die Therapie an.

Erhalt der Belastbarkeit in den übrigen Bewegungsketten

Der Erhalt der Belastbarkeit in den weiteren Bewegungsketten bezieht sich bei Patienten mit lumbalen Rückenschmerzen auf die Arme und Beine. Die Wirbelsäule ist das zentrale Bindeglied bei den Bewegungen der Extremitäten. Deren Bewegungsqualität hängt mithin von einer optimalen Beweglichkeit, Stabilität und Kraftentfaltung der Wirbelsäule ab.

Dazu ein Beispiel: Beim Sport kommt es oft zu Schulterproblemen, vor allem wenn es um Schlag- und Wurfbewegungen geht. Meistens handelt es sich um eine anteriore Instabilität mit traumatischer Ursache, Subluxation oder Luxation oder um eine langsam progrediente Entwicklung. Im Allgemeinen sind Schulter(sub)luxationen bei Männern häufiger als bei Frauen in einem Verhältnis von 2–3 zu 1. Die Ursache dafür dürfte darin zu finden sein, dass Männer häufiger die entsprechenden Sportarten betreiben (CBO 2005).

Bei der traumatischen Ursache spricht man oft von einer TUBS (**t**raumatisch, **u**nilateral, **B**ankart-Läsion, **s**urgical repair), bei den atraumatischen Fällen von einer AMBRII (**a**traumatisch, **m**ultidirektional, **b**ilateral, **R**ehabilitation, **i**nferiorer Kapselshift, **I**ntervallverschluss). Im Englischen bezeichnet man TUBS auch als „torn loose" (torn = abgerissen) und AMBRII als „born loose" (= angeborene Laxität; Gohlke u. Janßen 2002).

Der Grund für eine anteriore Instabilität kann auch in den Beinen und in der Wirbelsäule liegen.

Das optimale Werfen oder Schlagen eines Balls während des Sports fängt an der Großzehe an und endet in der Hand. Während der sportlichen Ausübung muss es zu einem angemessenen Energietransfer aus den Beinen und aus dem Rumpf in den Arm und in die Hände kommen (▶ Abb. 7.5; Donatelli 1997, Cingel et al. 2008). Gerade die proximalen Segmente in Gestalt der Beine und der Wirbelsäule stellen 50 % der Kraft und Energie bereit, welche die Arme benötigen, um einen Ball optimal zu beschleunigen (Kibler 2006). Bei einem Verlust an Beweglichkeit, Stabilität oder Kraft in den Beinen und/oder im Rumpf muss der Arm viel mehr Kraft generieren, um zu einer optimalen Wurfleistung zu kommen. Ein Kraftverlust von 20 % in den Beinen erfordert für die gleiche Wurfleistung eine Schnelligkeitszunahme von 34 % im Arm (Kibler 1998). Eine höhere Schnelligkeit im Arm führt zu einer früheren Ermüdung der Muskulatur. Ohne optimale muskuläre Kontrolle werden die passiven Strukturen stärker belastet, was besonders zulasten der ventralen Kapsel geht und eine ventrale Instabilität erzeugen kann.

Die Argumentation lässt sich auch umkehren: Bei Beschwerden in der Wirbelsäule kann ein Verlust an Beweglichkeit, Stabilität oder Kraft in der Wirbelsäule die Folge sein. Die optimale Ausführung der sportlichen Schlag- oder Wurfbewegungen ist zunächst nicht mehr möglich oder eingeschränkt. Die Belastbarkeit der oberen Extremität nimmt in der Folge ab.

Bei Beschwerden in der Wirbelsäule besteht die Aufgabe des Physiotherapeuten im vorliegenden Beispiel darin, die Belastbarkeit der Schulter zu erhalten. Dies geschieht durch aktive physiotherapeutische Maßnahmen und das Training der verschiedenen motorischen Grund-

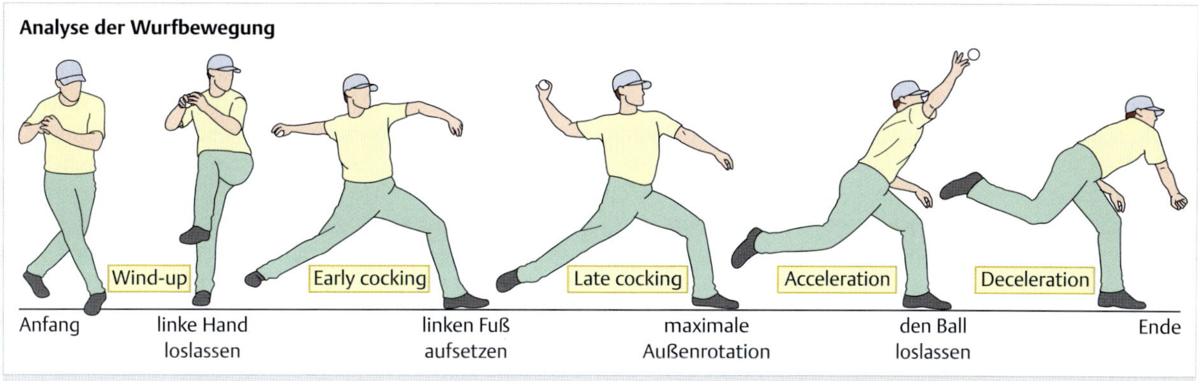

Abb. 7.5 Für einen optimalen Energietransfer von proximal nach distal sind eine optimale Beweglichkeit, Stabilität und Kraft der Wirbelsäule notwendig.

eigenschaften (hier vor allem Beweglichkeit, Koordination und Kraft). Es werden besonders Übungen ausgewählt, welche die funktionellen Bewegungen des Sports imitieren oder ein Optimum an Beweglichkeit, Koordination und Kraft erhalten, damit die sportspezifischen Übungen ausgeführt werden können.

Sowohl die Auswahl der Übungen als auch das Training der verschiedenen motorischen Grundeigenschaften und der damit verbundenen Trainingsmethoden richten sich nach dem schwächsten Glied in der kinetischen Kette, nämlich der Wirbelsäule.

Stimulation der Selbstheilungskräfte

Die Stärke einer Definition liegt in ihrer Einfachheit. Eine der einfachsten Definitionen von „Training" stammt von Jost Hegner (Hegner 2006): „Trainieren ist Belasten und Wiederherstellen". Um während der Rehabilitation von Patienten mit lumbalen Rückenschmerzen zu einer Zunahme der körperlichen Belastbarkeit zu kommen, ist nicht nur eine optimale Belastung, sondern auch eine optimale Wiederherstellung nötig.

Im Kap. 2 wird das mehrdimensionale Modell der Belastung und Belastbarkeit (MdBB) eingeführt. „Mehrdimensional" bezieht sich dabei auf den Menschen als biopsychosoziale Einheit. Die drei Teile „bio", „psycho" und „sozial" lassen sich zwar unterscheiden, aber nicht voneinander trennen. Alle drei Dimensionen befinden sich in ständiger Wechselbeziehung und beeinflussen einander gegenseitig. Ausgangspunkt der Physiotherapie ist die körperliche Perspektive, also das „bio". Aus diesem Blickwinkel wird die Belastung über die motorischen Grundeigenschaften, die zugehörigen Reha- und Trainingsmethoden und die Belastungsvariablen definiert.

Als Belastbarkeit gilt das Umsetzungspotenzial einer Person in ihrem biopsychosozialen Bereich. Sie ist durch die Person selbst, sein Denken, den Lebensstil, die Zukunftsaussichten usw. sowie durch die Interaktion mit der Umwelt permanenten Veränderungen unterworfen. Als Physiotherapeut muss man die Belastbarkeit des Patienten in jeder Sitzung angemessen einschätzen können und die Belastung bzw. die Therapie daran anpassen. In jeder Behandlungsrunde besteht das Ziel in einer ausgewogenen Mischung aus der idealen physiologischen Belastung und der Schaffung der bestmöglichen Heilungsbedingungen.

Die ▸ Abb. 7.6 zeigt auf der y-Achse die Belastbarkeit einer Person an. Die Zeit ist auf der x-Achse dargestellt. Ausgehend von einer Belastbarkeit von 100 % für eine gesunde Person und alle Aktivitäten des Lebens sinkt die Belastbarkeit bei körperlicher Belastung.

Das Maß der körperlichen Belastung wird in der Darstellung in zwei Bereiche unterteilt: Die gelbe Zone repräsentiert den Bereich mit Aktivitäten des täglichen Lebens und die blaue die physischen Belastungen während des Trainings, des Sports oder im Kontext der Reha während des aktiven Übungsprogramms.

Wenn die Trainingsdauer- oder die -intensität zunehmen, fordern wir die Belastbarkeit unseres Bindegewebes heraus. Dabei ist es wichtig, den Belastungsreiz so zu set-

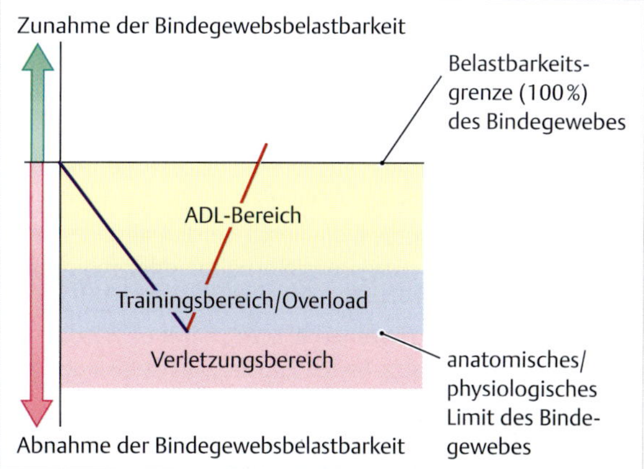

Abb. 7.6 Das Modell der Belastung und Belastbarkeit für das Bindegewebe (schwarze Linie = Belastung, rote Linie = Wiederherstellung).

zen, dass die anatomischen und physiologischen Grenzen des Gewebes nicht überschritten werden (blaue Zone).

Eine Belastung im ADL-Bereich wird als „Load“ bezeichnet. Kommt es nach der Load zur Wiederherstellung, erhalten wir bei optimalem Verlauf unsere Belastbarkeit zu 100 %. Die Load wird also mit anderen Worten kompensiert.

Unterziehen wir uns jedoch einem Training, wird dadurch eine Überlastung des Bindegewebes erzeugt (Overload). Solange diese Belastung die anatomischen und physiologischen Grenzen nicht überschreitet, sprechen wir von einer physiologischen Überlastung (▶ Abb. 7.6, schwarze Linie). Die physiologische Überlastung erzeugt also eine Superkompensation.

Werden diese Grenzen doch überschritten, handelt es sich um eine unphysiologische Überlastung, die eine Bindegewebsschädigung nach sich zieht. Diese zieht dann ein weiteres adaptives System nach sich: den Wundheilungsprozess (▶ Tab. 7.3).

Tab. 7.3 Adaptation des Bindegewebes in Abhängigkeit von der Belastung.

	Belastung	Adaptation
ADL	physiologische Belastung	Kompensation
Training	physiologische Überlastung	Superkompensation
Verletzung	unphysiologische Überlastung	Wundheilung

Aus der ▶ Abb. 7.6 wird ersichtlich, dass die Zunahme der Belastbarkeit des Bindegewebes von der optimalen Belastung und den optimalen Wiederherstellungsbedingungen abhängt. Zu den allgemeinen Zielen bei Patienten mit lumbalen Rückenschmerzen zählt mithin auch die Verbesserung der Wiederherstellungsmöglichkeiten. Dies geschieht zunächst durch eine gründliche Aufklärung und Beratung. Erleidet ein Patient erstmalig Rückenschmerzen, spielen die damit verbundenen Gedanken und Gefühle eine wichtige Rolle (Krankheitsvorstellungen, Illnessbeliefs; Cameron et al. 2003). Die Patienten stellen sich angesichts ihrer Rückenbeschwerden am häufigsten folgende Fragen:

- Identität: „Was genau ist mit mir los?“
- Ursachen: „Warum habe ich diese Beschwerden bekommen?“
- Zeit: „Wie lange werden die Beschwerden andauern?“
- Folgen: „Kann ich so weiterhin arbeiten oder meinem Sport nachgehen?“
- Heilbarkeit und Kontrollierbarkeit: „Kann es wieder ganz ausheilen und habe ich Einfluss auf den Heilungsprozess?“

Unsere Aufgabe als Physiotherapeuten ist es, diese Fragen so gut wie möglich zu beantworten, da sich dadurch das Verständnis für das eigene Krankheitsbild verbessert, was die Eigenverantwortung stärkt und dem Heilungsprozess förderlich ist (KNGF 2013).

Eine andere Möglichkeit zur Unterstützung der Wiederherstellung ist die Verringerung negativer psychosozialer Einflüsse. Dazu gehören besonders psychosozialer Stress, wie etwa durch negative Zukunftsaussichten, negative Einstellungen zu den Rückenbeschwerden, Scheidung, Tod eines geliebten Menschen, Fear Avoidance, Somatisierung psychosozialer Beschwerden, Depressionen usw. (Chou et al. 2010, Hayden et al. 2009, Hayden et al. 2010).

Psychosoziale Einflüsse steigern vielfach das Schmerzerleben (Balagué et al. 2012) und werden darüber zu einem ganz wichtigen prädisponierenden Faktor eines abweichenden Verlaufes. Dem Physiotherapeuten fällt die Aufgabe zu, den Patienten hier so weit wie möglich zu begleiten. Er ist damit nicht mehr nur Behandler, sondern auch Coach. Als Behandler steht einem eine Reihe passiver und aktiver physiotherapeutischer Maßnahmen zur Verfügung, die das Ziel haben, die individuelle Belastbarkeit zu steigern und den Heilungsprozess zu unterstützen. Die Aufgabe als Coach ist es, den Patienten insgesamt zu erfassen, zu analysieren, zu beurteilen, aufzuklären und dort wo nötig emotional und sozial zu unterstützen und zu beraten (Baumann 2011). Ein guter Behandler ist noch kein guter Coach und umgekehrt. Dazu sind besondere Kompetenzen des Therapeuten erforderlich (▶ Abb. 7.7).

Last but not least ist auch eine Lebensstilanpassung eine wichtige Voraussetzung für eine erfolgreiche Genesung. Dazu gehören vor allem der nach Möglichkeit völlige Verzicht auf das Rauchen und die Alkohol- oder Drogeneinnahme, eine Steigerung der körperlichen Aktivitä-

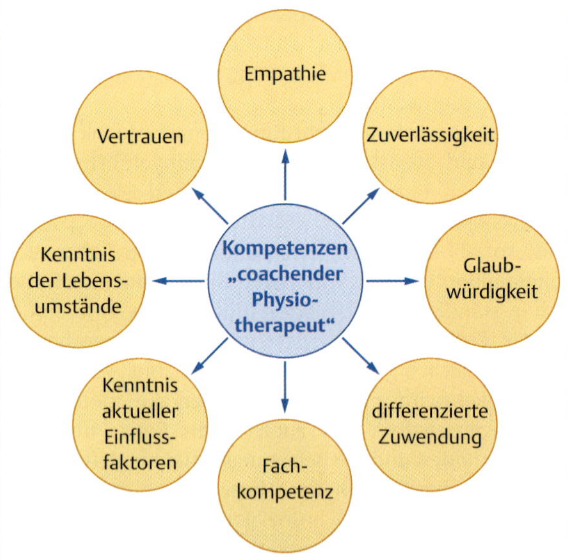

Abb. 7.7 Erforderliche Kompetenzen eines „coachenden“ Physiotherapeuten (nach Baumann 2011).

ten, die Verbesserung der Essgewohnheiten sowie die Einhaltung der Work-Life-Balance. Alle diese Faktoren führen dazu, dass weniger Rückenschmerzen entstehen, die Wiederherstellung unterstützt wird und Rezidive seltener werden (Nijs et al. 2014). Aus diesen Gründen halten Fragen der Lebensführung auch immer mehr Einzug in die Behandlung von Patienten mit chronischen Rückenschmerzen (O'Sullivan 2012).

Zusammenfassend verfolgt also der Physiotherapeut als Behandler und Coach das Ziel, das motorische Verhalten und die Lebensführung eines Patienten mit lumbalen Rückenschmerzen so zu beeinflussen, dass die kompensatorisch überlasteten Bindegewebsstrukturen entlastet werden. Die Belastbarkeit der betroffenen Bindegewebsstrukturen oder der entlasteten Teile wird zudem verbessert und in den übrigen Teilen der Bewegungskette weitestmöglich erhalten. Schließlich werden die Möglichkeiten der Wiederherstellung verbessert.

Welche allgemeinen übergeordneten Ziele dabei im Vordergrund stehen, hängt vom einzelnen Patienten und dem Verlauf des physiotherapeutischen Prozesses ab. Die weiter unten beschriebenen Rückenkarten (Kap. 7.5) bieten eine methodische Richtschnur für die allgemeinen übergeordneten Ziele mit dem Physiotherapeuten als Behandler. Die damit einhergehende Kommunikation ist zur Wirkoptimierung unerlässlich und bringt den Physiotherapeuten in die Rolle des Coaches.

7.4 Prinzipien der Wirbelsäulenrehabilitation

Beschwerden in der Wirbelsäule gehen aus biologischer Sicht am ehesten auf Degeneration und Bindegewebsschädigungen der Wirbelsäule zurück. In der Rehabilitation geht es darum, die Dysfunktionen in den verschiedenen Systemen zu verringern. Der physiotherapeutische Ansatzpunkt ist das motorische Verhalten eines Patienten mit lumbalen Rückenschmerzen.

Eine Verbesserung dieses motorischen Verhaltens lässt sich durch das Training der verschiedenen motorischen Grundeigenschaften mit den entsprechenden Reha-/Trainingsmethoden erreichen. Die Basis der verschiedenen Wirbelsäulenkonzepte ist das Training der motorischen Kontrolle. Weitere Informationen zum Training der motorischen Grundeigenschaften und damit auch der motorischen Kontrolle finden Sie in Kap. 6.

Die Verbesserung des motorischen Verhaltens geschieht ebenfalls durch Übungen, bei deren Ausführung drei Aspekte zu berücksichtigen sind:

- Training der Muskulatur
- Training der Haltungen
- Training der Bewegungen (Hodges et al. 2013).

Diese drei Aspekte sind zwar voneinander unterscheidbar, aber nicht trennbar. Das Training der Muskulatur beeinflusst sowohl die Haltungen als auch die Bewegungen, und die Haltungen und Bewegungen beeinflussen die Aktivität der Muskulatur.

7.4.1 Einleitung

Training der Muskulatur

Das Training der Muskulatur ist eine wichtige physiotherapeutische Intervention in der Rehabilitation. Bei der Entstehung akuter lumbaler Rückenschmerzen mit der Schädigung von Bindegewebsstrukturen reagiert die lokale Muskulatur stereotyp mit einem Hypotonus und die globale Muskulatur hyperton. Daher ist das Training der lokalen Muskulatur eine bedeutsame Intervention.

Training der Haltungen

Das Haltungstraining ist die Voraussetzung für eine angemessene Ausführung jeder Übung. Die Ausgangshaltung des Patienten ist ein objektives Qualitätskriterium für die Durchführung. Deshalb wird bei der Einführung der Wirbelsäulenkarten das Haltungstraining nicht als separater Übungsteil definiert, da es in jede Übung eingewoben ist. Die Neutralstellung der Wirbelsäule bildet in der Rehabilitation den Referenzbereich. Die neutrale Haltung nimmt ein Patient ein, der keine lumbalen Rückenschmerzen hat. Dabei gilt das Gesetz der Individualität: Jeder Mensch hat seine eigene Neutralstellung. Die durchschnittliche Neutralstellung der Wirbelsäule bedeutet eine Lordose in HWS und LWS und eine Kyphose in der BWS. Diese Form der Wirbelsäulenkrümmung bietet die optimalen Voraussetzungen für die Reha der Wirbelsäule:

- Die Neutralstellung der Wirbelsäule kann mechanische Belastungen der Wirbelsäule optimal verarbeiten (McGill 1992). Kapandji bezeichnete diese Form als dynamische Wirbelsäule.
- In der Neutralstellung bedarf es einer geringeren Aktivität der globalen Muskulatur und zudem ist die lokale Muskulatur leichter zu aktivieren (Claus et al. 2009a), was sowohl für den M. transversus abdominis als auch für den M. multifidus gilt.
- In der Neutralstellung ist die Aktivierung des Diaphragmas und des Beckenbodens als Ober- und Unterseite des rigiden Zylinders des lokalen Systems zu aktivieren (Lee et al. 2010, Sapsford et al. 2008).

Viele Patienten mit lumbalen Rückenschmerzen nehmen eine antalgische und/oder kompensatorische Haltung ein. Bei der antalgischen Haltung (Schonhaltung) weicht die Wirbelsäule dem Schmerz aus. Dabei besteht oft ein Shift des Beckens oder eine kompensatorische Skoliose. Bei der kompensatorischen Haltung wird die höchste Stabilität bei geringstem Schmerz gesucht. Man denke hier z. B. an den Postural Sway. Eine antalgische oder kompensatorische Haltung muss zunächst in eine Neutralstellung korrigiert werden, bevor mit dem Muskeltraining und den Übungen begonnen werden kann.

Weicht die Haltung eines Patienten ohne Rückenbeschwerden von der hier beschriebenen ab, bildet seine individuelle Haltung die Basis für die Neutralstellung der Wirbelsäule. Wenn jemand an eine bestimmte Haltung angepasst ist, wird diese zu „seiner“ Haltung. Alle Bindegewebsstrukturen haben sich im Laufe der Jahre an die einzigartige Wirbelsäulenkrümmung adaptiert.

Eine weitere Einschränkung des oben Gesagten besteht darin, dass es je nach Aktivität unterschiedliche Neutralstellungen geben kann. Die Neutralstellungen der Wirbelsäule im Sitzen, Stehen, Bücken, Heben können von Mensch zu Mensch verschieden sein. Dem Physiotherapeuten fällt die Aufgabe zu, dies während der Ausführung der verschiedenen Aktivitäten beim Patienten zu beobachten.

Die Neutralstellung der Wirbelsäule ist nur relevant, wenn man bezweckt, die statischen Haltungen der Wirbelsäule zu trainieren. Wenn es jedoch um dynamische Bewegungen geht, spielt die Neutralstellung der Wirbelsäule keine Rolle mehr. Dann steht das wohlüberlegte Training der Wirbelsäulenbewegungen im Vordergrund, welche die funktionellen Beschränkungen des Patienten repräsentieren, oder die Optimierung der Bewegungen, die erforderlich sind, um den täglichen Anforderungen zu entsprechen.

Training der Bewegungen

Das Training der Bewegungen wird bei den Rückenkarten eingehender beschrieben. Dazu werden die Wirbelsäulenbewegungen zunächst in zwei große Gruppen unterteilt: Bewegungen mit vorwiegend statischen Anforderungen oder mit vorwiegend dynamischen. Um eine statische Stabilität geht es, wenn es zu keiner Bewegung in der Wirbelsäule kommt. Diese Form ist bei lokalen, regionalen und auch totalen Übungen möglich. Bei lokalen Übungen liegt der Schwerpunkt auf der Aktivität der die Wirbelsäule umgebenden Muskulatur. Bei regionalen Übungen kommt es zu keiner Bewegung in der Wirbelsäule, dafür aber in den angrenzenden Gelenken wie etwa in der Hüfte (▶ Abb. 7.8). Bei den totalen Übungen sind Bewegungen in den unteren und auch in den oberen Extremitäten möglich, jedoch nicht in der Wirbelsäule. Hier geht es etwa um das Training von Bewegungsketten.

Die dynamische Stabilität ist besonders bei Haltungen und Bewegungen nötig, die mit Bewegungen in der Wirbelsäule verbunden sind. Beim Training der dynamischen Stabilität geht man von totalen und von spezifischen Bewegungen aus (▶ Abb. 7.9).

Der Ansatzpunkt in der Rehabilitation von Patienten mit lumbalen Rückenschmerzen ist, wie bereits erwähnt, das motorische Verhalten. Geht man von akuten Beschwerden aus, werden in der Reha Übungen eingesetzt, die von „allgemein“ über „vielseitig zielgerichtet“ bis zu „spezifisch“ führen.

Allgemeine Übungen

In der Trainingslehre versteht man unter „spezifisch“ das Übereinstimmen von Muskelkontraktion, Energiesystem und Bewegung mit der funktionellen Handlung (Weineck 2007). Bei allgemeinen Übungen genügt bereits maximal einer dieser Aspekte.

In der Wirbelsäulenreha geht es um die isolierte Ansprache der lokalen Wirbelsäulenmuskulatur. Neben dem lokalen segmentalen Muskelsystem wird auch das globale monoartikuläre System angesprochen, welches das Erstere bei Aktivitäten unterstützt, bei denen die Wirbelsäule gegen die Schwerkraft arbeitet. Übungen mit allgemeinem Charakter erfolgen meist in einer weniger funktionellen Ausgangshaltung, wie Rückenlage, Bauchlage, Vierfüßlerstand usw.

Die Rückenkarten mit vorwiegend allgemeinen Übungen trainieren die lokale und regionale Stabilität der Wirbelsäule.

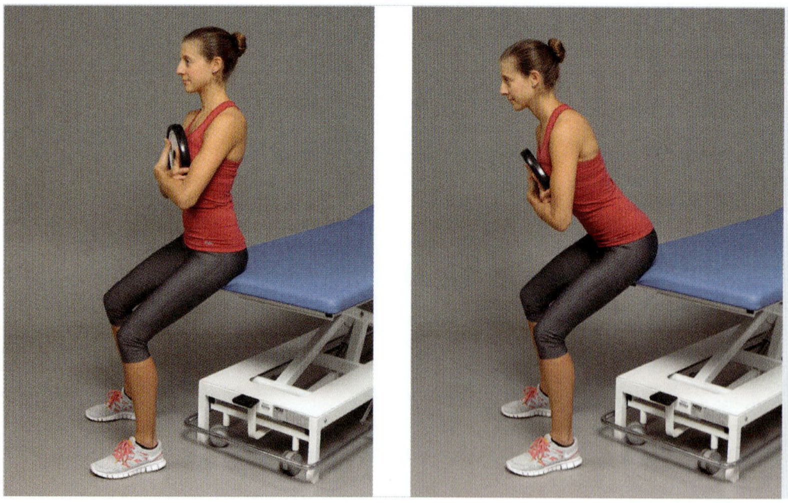

Abb. 7.8 Regionale Stabilität der Wirbelsäule: High Sitting Good Morning. Bei dieser Übung ist vor allem die statische Stabilität der Wirbelsäule bei Hüftflexion gefordert.

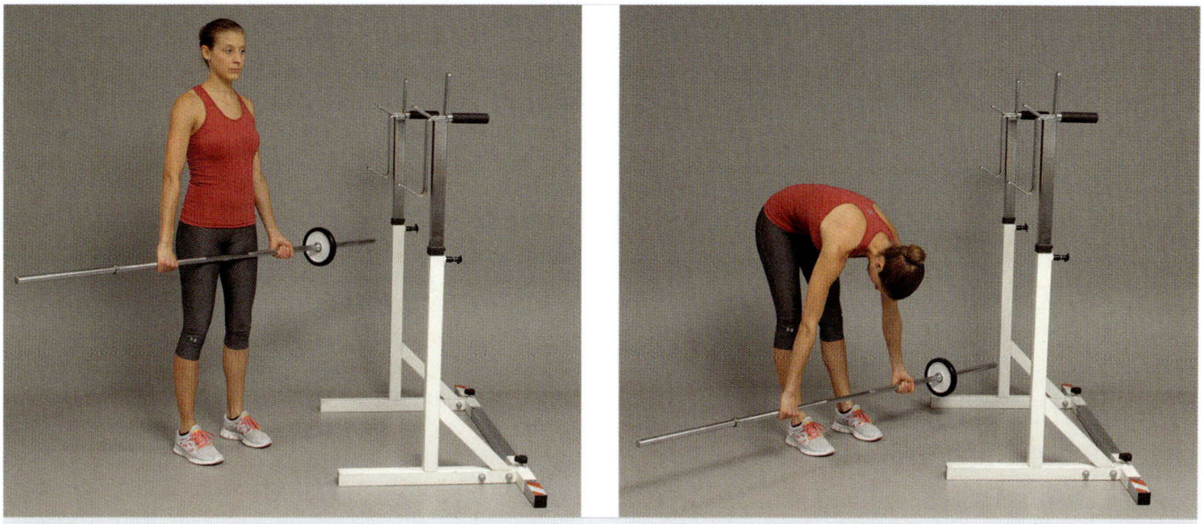

Abb. 7.9 Totale Bewegung der Wirbelsäule – der Imbalanced Stiffed Leg Dead Lift. Bei dieser Übung ist die dynamische Stabilität der Wirbelsäule gefragt.

Übungen zur lokalen Stabilität sind z. B. das Training des M. transversus abdominis, des M. multifidus und auch der Beckenbodenmuskulatur. Beispiele für Übungen zur regionalen Stabilität sind: High Sitting Sit Up, High Sitting Good Morning, die verschiedenen Crunch-Formen und Bird Dogs.

Vielseitig zielgerichtete Übungen

Bei den vielseitig zielgerichteten Übungen stimmen die Muskelkontraktionen und das Energiesystem mit der funktionellen Handlung überein. Die Bewegung ist allerdings nicht spezifisch.

In der Wirbelsäulenreha liegt der Trainingsschwerpunkt auf der intermuskulären Koordination zwischen dem lokalen, dem globalen monoartikulären und dem globalen multiartikulären System. Die Übungen beginnen regional und beziehen dann den ganzen Körper mit ein. Haltungen und/oder Bewegungen der Wirbelsäule werden mit Bewegungen der unteren und/oder oberen Extremitäten kombiniert. Die Bewegungen erhalten einen funktionelleren Charakter, da synergistische Bewegungsketten trainiert werden. Die Rückenkarten, die diese Rehaform repräsentieren, gehören in die Gruppe „totale Stabilität“ und „totale Bewegung der Wirbelsäule“. Vorbilder für Übungen mit dem gemeinsamen Nenner „totale Stabilität“ sind die verschiedenen Squat-Formen, Dead Lifts und Good Mornings. Für die „totale Bewegung“ werden die gleichen Übungen durchgeführt, allerdings kommt es hierbei zu Bewegungen in der Wirbelsäule.

Spezifische Übungen

Bei den spezifischen Übungen entsprechen die Kontraktionen, das Energiesystem und die Bewegungen der funktionellen Handlung. Für die Wirbelsäulenreha bedeutet dies, dass das Wirbelsäulentraining mit synergistischen Bewegungsketten kombiniert wird, welche stellvertretend für die funktionellen Handlungen des Patienten stehen. Diese funktionellen Handlungen können der ADL-, Arbeits- oder Sportebene entstammen. Solche Handlungen sind zielgerichtet und dieses Ziel repräsentiert die Interaktion mit der Umgebung. Für die Ausführung spezifischer Übungen muss die spezifische Umgebung eingebaut werden. Die entsprechenden Karten sind die spezifischen Rückenkarten. Beispiele für spezifische Übungen sind Einkaufen gehen, Hausarbeiten und Sport treiben.

Die ▸ Tab. 7.4 bietet Beispiele für die Unterschiede zwischen den einzelnen Übungen. Dabei können die Minus- und Plussymbole bei Kontraktion, Energiesystem und Bewegung variieren.

Tab. 7.4 Allgemeine, vielseitig zielgerichtete und spezifische Übungen.

Übungsart	Allgemeine Übungen	Vielseitig zielgerichtete Übungen	Spezifische Übungen
Kontraktion	+	+	+
Energiesystem	–	+	+
Bewegung	–	–	+

Von diesen Erläuterungen ausgehend kann man also zusammenfassend sagen, dass sich das Training des motorischen Verhaltens von Patienten mit lumbalen Rückenschmerzen wie folgt entwickelt:

- von der Muskulatur zur Bewegung
- von lokal über regional zu total
- von der statischen Stabilität zur dynamischen Stabilität
- von „allgemein" über „vielseitig zielgerichtet" nach „spezifisch".

Auf der Basis dieser Prinzipien wurden die Rückenkarten entwickelt.

7.4.2 Reha-/Trainingsaufbau der Wirbelsäulenmuskulatur

Das Training der Muskulatur betrifft sowohl das lokale als auch das globale System. Das Ziel dieser Trainingsformen ist die Optimierung des motorischen Verhaltens des Patienten. Eine solche Optimierung reduziert die Belastung der Wirbelsäule.

Wie erwähnt, neigt das lokale Wirbelsäulensystem bei der Entstehung lumbaler Rückenschmerzen zur Hypotonie. Die ursächlichen Faktoren liegen in der Entstehung einer Schmerz- und Reflexhemmung und einer kortikalen Neuordnung (Tsao et al. 2011, Gokeler et al. 2001, Hides et al. 1996). Die Reaktivierung des lokalen Systems wird vor allem durch aktive physiotherapeutische Maßnahmen, d.h. durch die Ausführung von Übungen, beeinflusst.

1. Schritt der Wirbelsäulenrehabilitation: die lokale Stabilität

Die Rückenkarten zum Training des lokalen Systems sind (▶ Abb. 7.10):

- Rückenkarte 1: lokale Flexionsstabilität; Training des M. transversus abdominis
- Rückenkarte 2: lokale Extensionsstabilität; Training des M. multifidus. Daneben werden auch weitere Muskeln mit reaktiviert (M. interspinalis, M. longissimus thoracis pars lumbalis, M. iliocostalis lumborum pars lumborum). Allerdings liegt darauf nicht der Schwerpunkt.

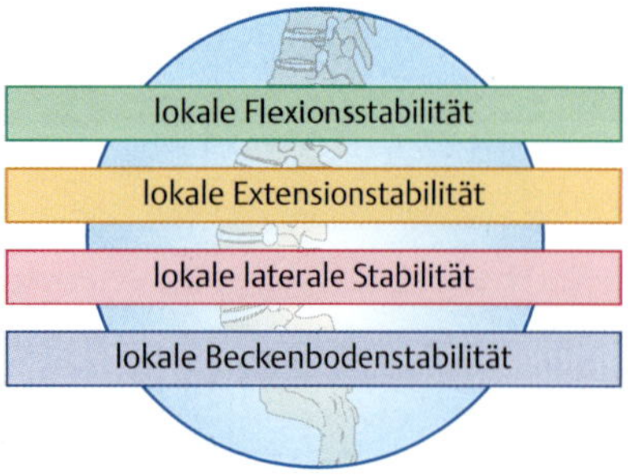

Abb. 7.10 Lokale Rückenkarten.

- Rückenkarte 3: lokale laterale Stabilität; Training des medialen Teils des M. quadratus lumborum und der Mm. intertransversarii
- Rückenkarte 4: lokale Beckenbodenstabilität; Training der Beckenbodenmuskulatur als Basis des rigiden Zylinders (▶ Abb. 7.4).

Der Schwerpunkt liegt beim Training des lokalen Systems auf der Muskulatur, die bei den akuten Rückenschmerzen am stärksten reagiert: der M. transversus abdominis und der M. multifidus. Der M. transversus wird hierbei bevorzugt behandelt, da es bei seiner Reaktivierung zu einer Mitaktivierung des M. multifidus kommt (Hodges et al. 2013). Deshalb genießt das Training des M. transversus abdominis Vorrang vor dem des lokalen Muskelsystems und gefolgt vom M. multifidus.

Bei der Rückenkarte 3 geht es um das Training der lokalen lateralen Stabilität. Die Lateroflexion der Wirbelsäule läuft nicht ohne Rotation ab und umgekehrt. Obschon es hierbei vor allem um das Training der Wirbelsäulenmuskulatur ohne sichtbare Bewegungen geht, kommt es innerhalb der Wirbelsäule doch zu leichten lateralen und rotatorischen Bewegungen. Gerade diese Bewegungen sind für das Training der Wirbelsäulenstrukturen und besonders der Disken erforderlich. Die Kollagenfasern in den Lamellenringen des Anulus fibrosus verlaufen vornehmlich diagonal. Kollagenfasern sind hauptsächlich in Längsrichtung belastbar. Für die Disken bedeutet dies, dass eine Rotationsbewegung vorbereitet werden muss. Dafür eignet sich das Training der lokalen lateralen Stabilität.

Die Rückenkarte 4 für das Training der lokalen Beckenbodenstabilität als Basis des rigiden Zylinders des lokalen Systems ist die letzte Karte für diesen Bereich. Besondere Bedeutung kommt ihr zu, wenn neben den Rückenschmerzen auch eine Inkontinenz besteht. Zudem schafft das Training der Beckenbodenmuskulatur eine gute Grundlage für die Reaktivierung des M. transversus abdominis, wenn diese allein bei dem Patienten nicht funktioniert (Sapsford et al. 2008).

Das Training des Diaphragmas wird bei der Planung der Rückenkarten außer Acht gelassen. Sein Einfluss ist vor allem bei propriozeptiven Defiziten in statischen Positionen bekannt (Hodges 2000, Janssens et al. 2010). Die Zwerchfellfunktion spielt vor allem bei Patienten mit Lungenerkrankungen, paradoxer Atmung sowie bei chronischen lumbalen Rückenschmerzen eine Rolle (Hodges et al. 2001 u. 2004,). Während der Reha muss der Therapeut diesen Einfluss auf das Beschwerdebild abschätzen und ggf. behandeln. Mögliche Ziele in diesem Zusammenhang sind:

- Training der Atemmuskulatur
- Verbesserung der Atemtechnik; mehr Bauch- als Brustatmung

- Verbesserung der Wirbelsäulenbeweglichkeit, größere Expansionsmöglichkeiten der Wirbelsäule bei der Atmung
- Verbesserung der Wirbelsäulenhaltung.

Die Beschreibung der spezifischen physiotherapeutischen Interventionen, die zum Erreichen dieser Ziele erforderlich sind, gehört nicht mehr in den Kontext dieses Buches.

Während der Ausführung der verschiedenen Übungen der Rückenkarten 1–4 besteht die Aufgabe des Therapeuten darin, die Haltung der Wirbelsäule so einzustellen, dass eine optimale Reaktivierung ermöglicht wird. Dabei geht man von der Neutralstellung der Wirbelsäule aus (Hodges et al. 2013), welche die normale Kurvatur beinhaltet, die der Patient zeigt, wenn er keine Rückenschmerzen hat. Nimmt der Patient aufgrund seiner Beschwerden eine antalgische oder kompensatorische Position ein, muss der Therapeut diese korrigieren. Wenn die Neutralstellung eingenommen werden kann, ist das Training des lokalen Systems optimal möglich. Eine wichtige Voraussetzung für das Training der lokalen Muskulatur ist die Schmerzfreiheit dabei, damit keine Schmerzhemmung auftritt. Zudem wird die Angst vor der Durchführung der Übungen auf ein Minimum reduziert.

Die Anleitung des Patienten ist für eine optimale Reaktivierung des lokalen Systems ganz entscheidend. Die Wirbelsäulenmuskulatur besteht aus einer Kombination von Typ-I- und Typ-II-Muskelfasern bzw. aus tonischen und phasischen Fasern. Die individuelle Zusammensetzung ist dabei genetisch determiniert (Hildebrandt et al. 2012; Kap. 1.2.3). Für die Rehabilitation bedeutet dies, dass der Patient zum Training der lokalen Muskulatur diese langsam und leicht anspannt. Auf dieser Basis wird das lokale System möglichst selektiv aktiviert. Die lokale Muskulatur ist vor allem für die Haltungskontrolle verantwortlich. Der Patient in der Reha muss sie über längere Zeit kontrahiert halten können. Die allgemeine Vorgabe ist, dass der Patient den M. transversus abdominis für 10 × 10 s kontrahieren kann, bei einer Pause von jeweils 20 s.

Vielen Patienten fällt die selektive Anspannung des Muskels schwer. Hier ist eine präzise Anleitung seitens des Therapeuten wichtig (Kap. 4). Er muss sich in der Sprache des Patienten ausdrücken, um dem Patienten ein optimales Bild von der Funktionsweise des M. transversus abdominis zu vermitteln. Hier einige Formulierungsbeispiele, die dabei helfen sollen:

- „Stellen Sie sich vor, Sie liegen auf dem Rücken und versuchen, eine enge Hose mit dem Reißverschluss zu schließen."
- „Versuchen Sie, den Nabel einzuziehen, ohne dass sich der Rücken bewegt."
- „Versuchen Sie, die beiden Beckenränder zusammenzuziehen, indem Sie die Muskeln zwischen beiden anspannen."
- „Versuchen Sie, das Schambein und den Nabel einander anzunähern, indem Sie die Muskeln zwischen beiden anspannen."
- „Stellen Sie sich vor, dass Sie einen Gürtel enger schnallen wollen, und dafür den Bauch einziehen müssen."

Vermag der Patient dies nicht umzusetzen, muss der Therapeut einen anderen Zugang finden, um die Kontraktion zu bewerkstelligen. Hierzu gibt es verschiedene Möglichkeiten:

Viele Patienten mit lumbalen Rückenschmerzen haben ein eingeschränktes Haltungs- und Bewegungsgefühl in der Wirbelsäule (Brumagne et al. 2004, Janssens et al. 2010). Wenn nun zuerst die **Propriozeption** trainiert wird, schafft man günstigere Voraussetzungen für die Kontraktion des M. transversus abdominis. Die Propriozeption steigert man durch Fazilitierung der verantwortlichen Mechanorezeptoren: Rezeptoren in der Haut, Propriozeptoren und Muskelspindeln (▶ Tab. 6.7).

Zu den wichtigsten **Fazilitationstechniken** zur Stimulation der Propriozeption gehört die Palpation, sei es durch den Therapeuten oder durch den Patienten selbst. Der M. transversus abdominis kann über eine gedachte Linie zwischen der Symphyse und der Spina iliaca anterior superior und einem Punkt 2–3 cm medial der Spina palpiert werden. Wichtig ist, dass sich die Bauchdecke bei der Kontraktion abflacht. Für die Palpation bedeutet dies, dass der palpierende Finger bei der Kontraktion auf derselben Höhe bleibt oder sich leicht nach dorsal bewegt (▶ Abb. 7.11). Wird der palpierende Finger aus der Bauchwand herausgedrückt, wurde vorwiegend der M. obliquus internus abdominis aktiviert (Hides et al. 2000).

Zur **Visualisierung** wird zunehmend auch die Sonografie eingesetzt. Sie dient in diesem Fall nicht allein der Diagnostik, sondern kann auch die Kontraktion des M. transversus abdominis sichtbar machen und den Patienten so bei der aktiven Kontraktion unterstützen.

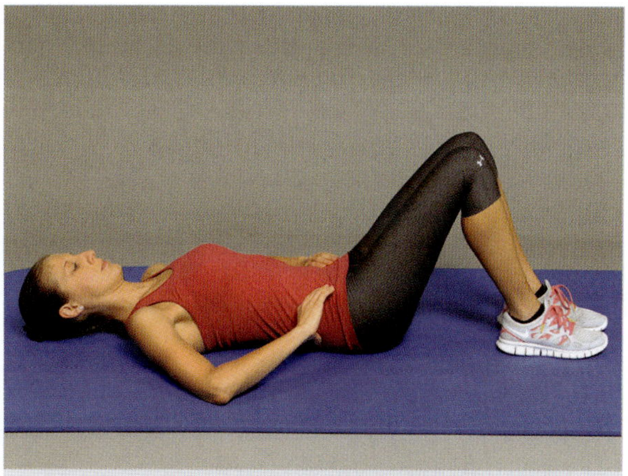

Abb. 7.11 Training des M. transversus abdominis.

7

Die verschiedenen Muskeln des lokalen Systems bilden eine funktionelle Einheit. Eine Möglichkeit zur Optimierung der Kontraktion des M. transversus abdominis ist die Verbesserung der Kontraktion anderer Muskeln des lokalen Systems innerhalb des rigiden Zylinders. Dazu gehört nachweislich die Beckenbodenmuskulatur (Sapsford et al. 2001).

Das globale System reagiert entgegengesetzt zum lokalen System. Die Aktivität der Muskulatur nimmt zu und es resultiert eine Steifigkeit der Wirbelsäule (Hodges et al. 2013). Durch aktive und passive physiotherapeutische Maßnahmen kann man eine Detonisierung der Muskulatur und eine Verringerung der Steifigkeit erreichen.

Die aktiven Maßnahmen gliedern sich in zwei Gruppen:

- Training nach den Rückenkarten 1–4
- Training der Wirbelsäulenpropriozeption.

Durch das Trainieren und Reaktivieren des lokalen Systems nach den Rückenkarten 1–4 erhöht sich die Wirbelsäulenstabilität. Das globale System kann daher weniger aktiv sein, und der Hypertonus der globalen Muskulatur und die Steifigkeit der Wirbelsäule verringern sich. Zudem nimmt die Belastung der passiven Wirbelsäulenstrukturen ab (McGill et al. 2003).

So wie das Propriozeptionstraining eine fazilitierende Wirkung auf das lokale System haben kann, so kann es auch einen detonisierenden Effekt auf das globale System haben. Sowohl ein solches Training für den ganzen Körper als auch spezifisch für die Wirbelsäule optimiert die Aktivität des lokalen und globalen Muskelsystems (Hodges et al. 2013). Als roter Faden in der Therapie wird dem Patienten sowohl beim Muskeltraining als auch bei den statischen Haltungs- und Bewegungsübungen immer wieder die richtige Haltung und Bewegung bewusst gemacht.

Sämtliche Übungen der verschiedenen Rückenkarten beginnen damit, ein Bewusstsein für die einzuübende Haltung oder Bewegung zu schaffen und entsprechende Rückmeldungen zu geben. Ein solches Feedback kann verbaler, visueller (Spiegel oder Spiegelung durch den Therapeuten) oder taktiler Art sein (z. B. durch Anlage eines Tapes). Oft werden Feedbacks kombiniert. Wichtig ist allein, dass es zur Verbesserung der Propriozeption beiträgt.

Als Form der aktiven Rehabilitation kann auch die Atemtechnik zur Tonusverminderung beitragen. Wie erwähnt, ist jedoch deren Beschreibung nicht mehr Gegenstand dieses Buches.

Die verschiedenen aktiven Therapieformen werden häufig mit passiven kombiniert. Zur Tonusminderung werden dabei vornehmlich folgende Verfahren eingesetzt:

- Massage
- Triggerpunkttherapie
- Dry Needling
- Tapen
- Dehnen der globalen Muskulatur.

Welche passive Intervention gewählt wird, entscheiden Physiotherapeut und Patient im Gespräch. Durch die Tonusregulierung im lokalen und globalen System werden verschiedene Ziele auf der Funktionsebene erreicht:

- geringere Reizung der periartikulären Bindegewebsstrukturen
- verbesserte Belastbarkeit der periartikulären Strukturen
- Abnahme der Entzündungsmediatoren und der damit verbundenen Erscheinungen (Rubor, Calor, Dolor, Tumor)
- verbesserte Beweglichkeit, Koordination und Kraft
- Abnahme der peripheren Sensibilisierung
- Abnahme der zentralen Sensibilisierung
- verbesserte Aktivität des lokalen Muskelsystems
- verminderte Aktivität des globalen Muskelsystems
- verbesserte Distribution der Muskulatur
- Abnahme der afferenten Aktivität in Richtung ZNS
- effektivere Organisation des motorischen Kortex.

Geht man von diesen Zielen aus, besteht eine Verbindung zum Panjabi-Modell. Sie führen zu einer optimalen mechanischen Reizung der Wirbelsäule und zu einer zunehmenden Stabilität der Junghans-Segmente. Durch das Training der Muskulatur werden im passiven, aktiven und neuralen Subsystem mechanische Reize gesetzt.

Dem Therapeuten fällt die Aufgabe zu, das Erreichen der verschiedenen Ziele zu kontrollieren.

Dazu bedient er sich erstens der Test-Retest-Methode, d. h. dem wiederholten Testen der lokalen Muskulatur, um zu prüfen, ob das Ziel einer besseren Reaktivierung und damit eines zunehmenden Tonus der Muskulatur erreicht wird. Dies kann durch Palpation, EMG oder Sonografie erfolgen (Hodges et al. 2013). Auch die Verringerung der Hypertonie oder der überschießenden Aktivität der globalen Muskulatur wird überprüft, und zwar mithilfe des EMGs und der Sonografie. Andere valide Messinstrumente stehen zu diesem Zweck nicht zur Verfügung.

Zweitens führt die Intervention zu einer Abnahme der Beschwerden beim Patienten. Dabei bedient man sich der diagnostischen Tests, die in Kap. 4 beschrieben wurden. Dabei geht es vor allem um die Überprüfung des Symptoms Schmerz mithilfe der numerischen Rating-Skala (► Abb. 3.9).

Der nächste Behandlungsschritt ist das Training der Bewegungen.

7.4.3 Reha-/Trainingsaufbau von Bewegungen

Das Bewegungstraining der Wirbelsäule ist also die Grundlage dafür, den Patienten mit lumbalen Rückenschmerzen wieder vollständig in den Alltag zu integrieren. Bei diesen Patienten sollte sowohl die Belastung der passiven Wirbelsäulenstrukturen als auch das Training der intermuskulären Koordination methodisch aufgebaut werden. Das Bewegungstraining entwickelt sich daher von regional nach total, von statisch nach dynamisch und von „allgemein“ über „vielseitig zielgerichtet“ nach „spezifisch“.

Der erste Schritt beim Bewegungstraining von Patienten mit akuten lumbalen Rückenschmerzen ist das Training der regionalen Wirbelsäulenstabilität, das noch in den Bereich der allgemeinen Trainingsformen gehört.

Schritt 2 – Wirbelsäulenrehabilitation: regionale Stabilität

Die in ▸ Abb. 7.12 aufgeführten Rückenkarten finden beim Training der regionalen Stabilität Berücksichtigung.

Die regionale Stabilität der Wirbelsäule erfordert überwiegend allgemeine Übungen, die einen weniger funktionellen Charakter haben und aus Vierfüßlerstand, Rücken- oder Seitenlage heraus ausgeführt werden. Der Akzent der Übungen liegt hier vor allem noch auf der motorischen Kontrolle, d. h. auf dem optimalen Zusammenspiel des lokalen Muskelsystems mit dem globalen monoartikulären System, welches das lokale unterstützt. Sie werden gemeinsam als Gewicht tragende Muskulatur bezeichnet (Richardson et al. 2004). Es ist vor allem die Muskulatur, die ihrer Aufgabe nachkommt, wenn die Wirbelsäule gegen die Schwerkraft arbeitet. Dabei handelt es sich vorwiegend um Typ-1-Muskelfasern, die folglich eine wichtige Rolle bei statischen Haltungen einnehmen. Das Training der regionalen Wirbelsäulenstabilität entspricht einer ersten mechanischen Belastungssteigerung innerhalb des Rehaprozesses.

Für diese Belastungssteigerung wird die statische Wirbelsäulenhaltung mit Bewegungen in der unteren und/oder oberen Extremität kombiniert. Ein gutes Beispiel ist die Bird-Dog-Anfängerübung Arm (▸ Abb. 7.13).

Die Übungen wandeln sich von einer horizontalen Ausgangshaltung in eine vertikale, wofür der High Sitting Sit Up ein Beispiel ist (▸ Abb. 7.14).

Die Übungen werden mit und ohne Gewichtsbelastung ausgeübt. Eine der Übungen, die sich dazu eignet, ist der High Sitting Front Raise (▸ Abb. 7.15).

Beim Training der regionalen Wirbelsäulenstabilität richtet sich die Reihenfolge der Rückenkarten einerseits nach dem Transfer auf funktionelle Situationen und andererseits nach der mechanischen Belastungszunahme der periartikulären Wirbelsäulenstrukturen.

Im normalen Tagesablauf richten wir die Wirbelsäule permanent an der Schwerkraft aus. Bei den meisten unserer Aktivitäten steht sie gerade oder wird durch Hüftbeugung aus der statischen Haltung in die Anteflexion gebracht, so etwa beim Arbeiten in Sitzen. Bei diesen Bewegungsformen ist vor allem eine regionale Extensionsstabilität oder eine regionale Extensions-/Rotationsstabilität der Wirbelsäulenmuskulatur gefordert. Dies ist der wichtigste Grund dafür, dass beim Training der regionalen Stabilität zuerst die Extensionsstabilität erarbeitet wird, bevor es dann um die regionale Flexionsstabilität geht. Die erste Karte widmet sich der regionalen Extensionsstabilität, gefolgt von der regionalen lateralen Stabilität und als letzte Karte folgt die regionale Extensions-/Rotationsstabilität. Diese Reihenfolge dient der behutsamen Steigerung der mechanischen Belastung der Wirbelsäule. Die Rotation ist zwar eine wichtige Bewegungsform der Wirbelsäule aber auch die belastendste. Durch Einführung der Rückenkarte zur regionalen Stabilität wird die Rotation der Wirbelsäule schrittweise vorbereitet.

Beim Training der lokalen Stabilität kommen einige Grundsätze zum Tragen, die auch für das Training des lokalen Systems eine Rolle spielen:

- Bevor eine Übung durchgeführt werden kann, muss die optimale Ausgangshaltung eingenommen werden, d. h.

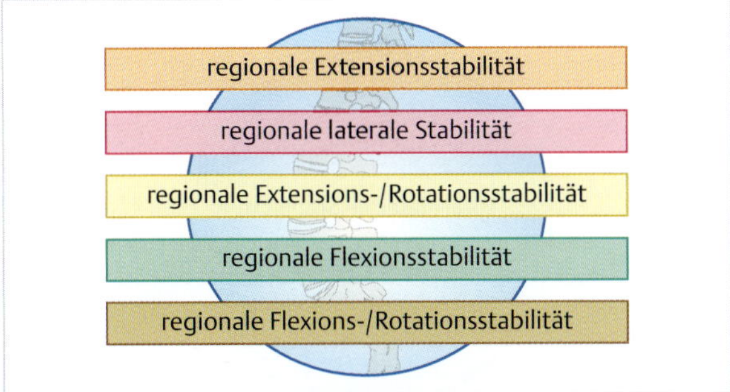

Abb. 7.12 Rückenkarten der regionalen Wirbelsäulenstabilität.

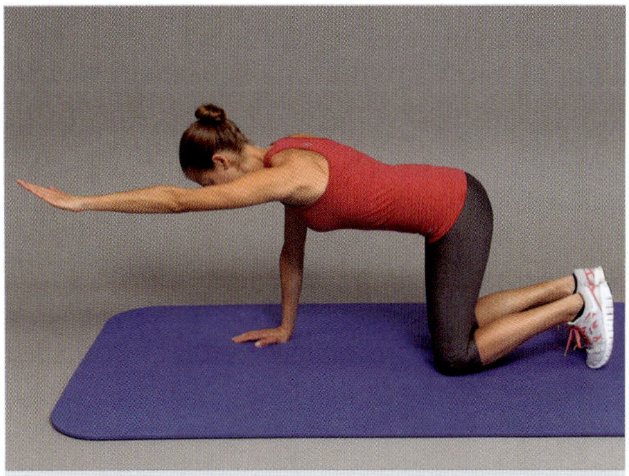

Abb. 7.13 Rückenkarte regionale Extensions-/Rotationsstabilität; Bird-Dog-Anfängerübung Arm.

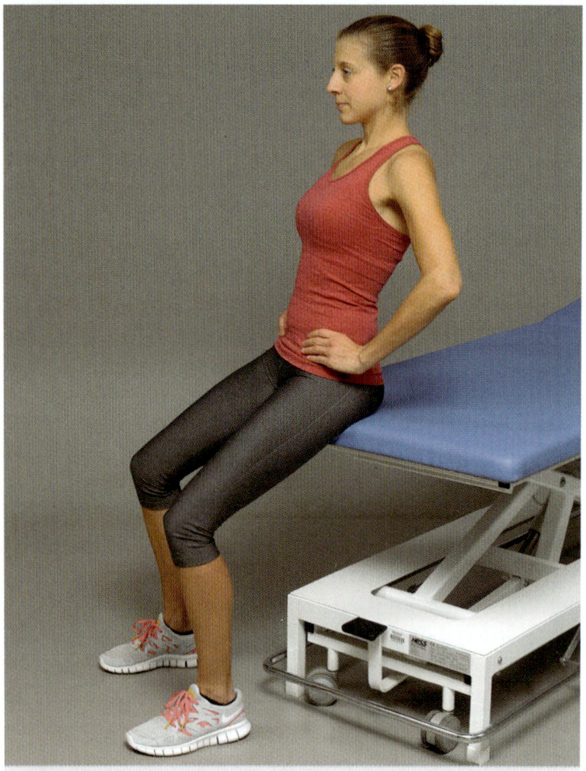

Abb. 7.14 Rückenkarte regionale Flexionsstabilität; High Sitting Sit Up.

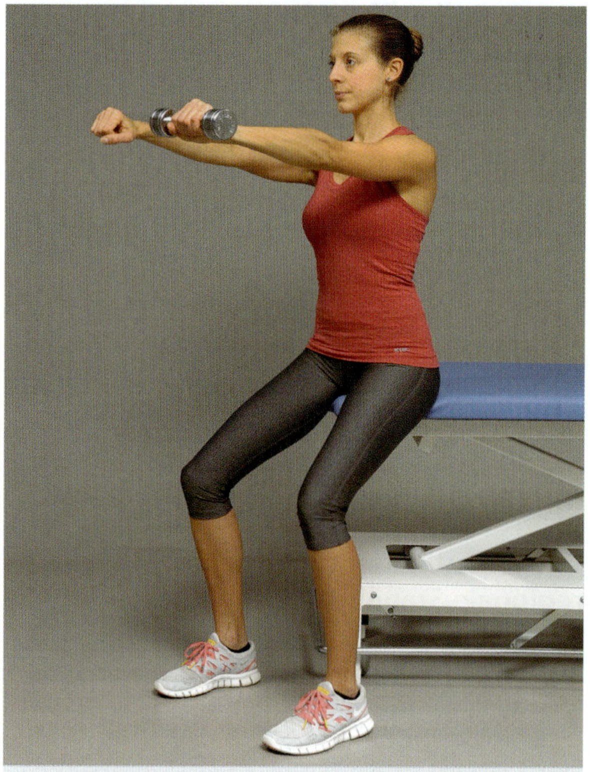

Abb. 7.15 Rückenkarte regionale Extensions-/Rotationsstabilität; High Sitting Front Raise.

die Neutralstellung der Wirbelsäule (Hodges et al. 2013).

- Das Training wird aus einer schmerzfreien Ausgangshaltung heraus begonnen, um eine Schmerzhemmung und eine kortikale Reprogrammierung zu vermeiden.
- Bevor die Übungen ausgeführt werden, muss der Patient das lokale System aktivieren, was besonders für den M. transversus abdominis gilt, der dabei die wichtigste Rolle einnimmt.

Anschließend kommt es zur Ausführung der Übung. Der Patient wird aufgefordert, die Übung langsam und unter leichter Kontraktion der Wirbelsäulenmuskulatur auszuführen. Es geht dabei um das Zusammenspiel der Typ-I-Muskelfasern des lokalen Systems mit dem globalen monoartikulären System, also um die Gewicht tragende Muskulatur.

Schritt 3 – Wirbelsäulenrehabilitation: totale Stabilität

Im folgenden Rehaschritt geht es um das Training der totalen Stabilität, d. h. besonders um den aufrechten Stand, also die Gewicht tragende Position. Das Training der lokalen und regionalen Stabilität hat hierfür die Voraussetzungen geschaffen. Dabei wird nicht nur die neuromuskuläre Koordination zwischen dem lokalen und dem globalen monoartikulären System optimiert, sondern auch die Verteidigung der Wirbelsäulenposition gegenüber der Schwerkraftwirkung trainiert.

Unter diesen Bedingungen werden nun die Bewegungen der unteren und/oder oberen Extremität ausgeführt, wobei die Wirbelsäule in der Neutralstellung stabilisiert bleibt. Diese Übungen haben jetzt einen mehr funktionalen Charakter bzw. sie sind für den Patienten einfacher in funktionale Haltungen und Bewegungen zu übertragen. Dadurch erhalten sie einen eher vielseitig zielgerichteten Charakter.

Die Rückenkarten zur totalen Stabilität gliedern sich wie in ▶ Abb. 7.16 dargestellt.

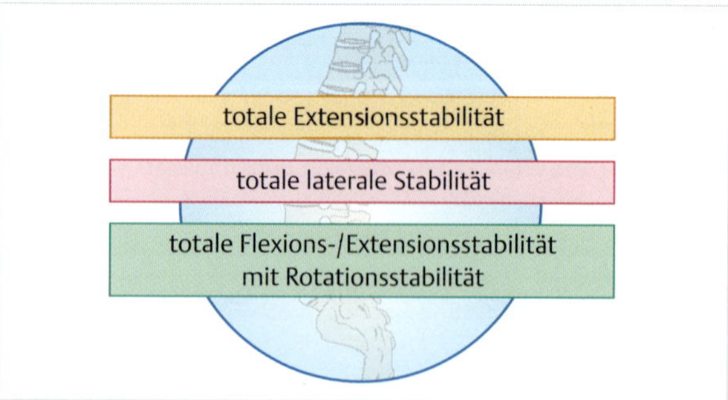

Abb. 7.16 Rückenkarten zur totalen Stabilität.

Dass diese Übungen einen eher funktionellen Charakter haben, belegen die Übungen aus den verschiedenen Rückenkarten:

- Eine Übung zur totalen Extensionsstabilität ist etwa der Basic Squat. Eine gute Transferübung dazu ist das Aufstehen aus einem Stuhl (▶ Abb. 7.17).
- Eine Übung zur totalen lateralen Stabilität sind die einseitigen Shrugs, die z. B. das Tragen eines schweren Koffers simulieren (▶ Abb. 7.18).
- Eine Übung zur totalen Flexions-/Extensionsstabilität mit Rotationsstabilität aus einer der wichtigsten Rückenkarten ist der einseitige Front Press, die z. B. die Bewegung simuliert, wenn man Geschirr aus einem hohen Schrank nimmt (▶ Abb. 7.19).

Wie beim Training der lokalen Stabilität wird die Reihenfolge der Rückenkarten durch die Zunahme der mechanischen Belastung der Wirbelsäulenstrukturen bestimmt – von der Extensionsstabilität über die laterale Stabilität zur Flexions-/Extensionsstabilität in Kombination mit der Rotationsstabilität. Alle Rückenkartenübungen arbeiten gegen die Schwerkraft. Das Ziel ist das optimierte Zusammenspiel zwischen dem lokalen und dem globalen monoartikulären System. Der Trainingsschwerpunkt verschiebt sich hin zu den funktionalen Übungen. Dabei kann es sich um Bewegungen aus dem Alltag, vom Arbeitsplatz oder aus Sport und Freizeit handeln. Voraussetzung bei den Übungen nach diesen Rückenkarten ist, dass es zu keinen erkennbaren Bewegungen in der Wirbelsäule kommt. Die Bewegungen kommen aus der unteren und/oder der oberen Extremität.

Die Trainingsgrundsätze der lokalen und regionalen Stabilität gelten auch für die totale Stabilität: Neutralstellung einnehmen, schmerzfrei üben und die langsame und leichte Kontraktion der Wirbelsäulenmuskulatur. Die bewusste Anspannung des M. transversus abdominis als Vorbereitung der eigentlichen Übung entfällt in dieser Rehaphase. Da das lokale System als Gewicht tragende Muskulatur definiert ist und alle Übungen der Rückenkarten in aufrechter Haltung durchgeführt werden, geht

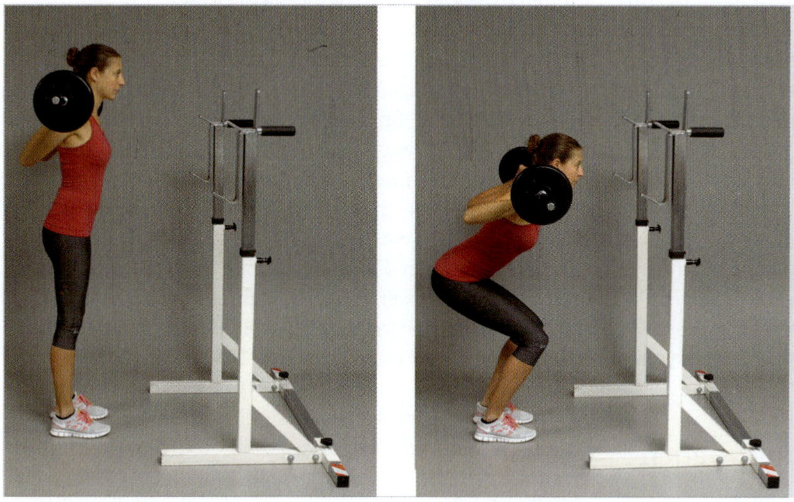

Abb. 7.17 Rückenkarte zur totalen Extensionsstabilität: Basic Squat.

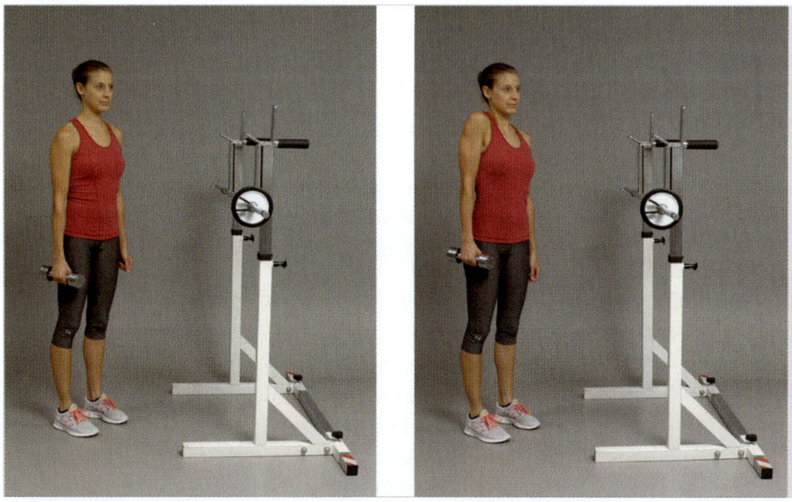

Abb. 7.18 Rückenkarte zur totalen lateralen Stabilität: einseitige Shrugs.

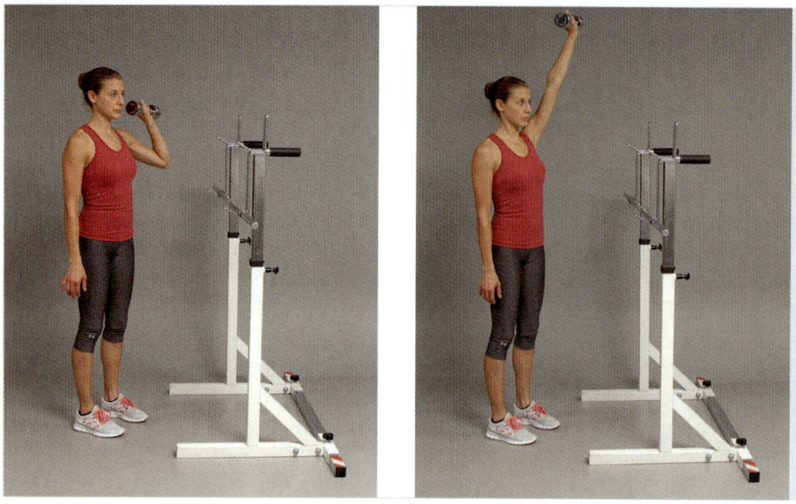

Abb. 7.19 Rückenkarte zur totalen Flexions-/Extensionsstabilität mit Rotationsstabilität: der einseitige Front Press.

man davon aus, dass die Feedforward-Funktion des lokalen Systems (d. h. besonders der M. transversus abdominis) automatisch aktiviert wird. Nur bei Patienten, bei denen das Training der intermuskulären Koordination zwischen dem lokalen System und dem globalen monoartikulären System schwierig war, ist die bewusste Anspannung des M. transversus abdominis vor dem Training der totalen Stabilität noch eine Option. Bei Patienten, die unter dem Training der totalen Stabilität eine Beschwerdezunahme verzeichnen, ist sie ebenfalls noch eine Möglichkeit. Gerade durch die bewusste Kontraktion des M. transversus abdominis vor der Übung kann analysiert werden, ob dies Einfluss auf das Beschwerdebild des Patienten hat. Nehmen die Beschwerden ab, ist es von Bedeutung, wenn nicht, spielen vielleicht andere biopsychosoziale Faktoren eine Rolle.

Subjektive und objektive Qualitätskriterien

Ausgehend von den körperlichen Faktoren können der Umfang des Übungsprogramms, die Intensität der verschiedenen Übungen sowie die Qualität der Durchführung eine Rolle spielen. Um diese möglichen Ursachen einer Beschwerdezunahme auf ein Minimum zu beschränken, wird in der Reha von Patienten mit lumbalen Rückenschmerzen immer sehr auf die Qualität der Übungen geachtet. Man unterscheidet dabei zwischen objektiven und subjektiven Qualitätskriterien.

Bei dem Training der motorischen Grundeigenschaften steht die Qualität im Vordergrund. Die subjektiven und objektiven Qualitätskriterien sind eine wichtige Voraussetzung für eine qualitativ hochwertige Durchführung jeder Übung. Dies gilt besonders für den Beginn der Rehamaßnahmen.

Die subjektiven Qualitätskriterien beschreiben diejenigen Aspekte, die der Patient mit Rückenschmerzen fühlt, fühlen kann oder gar nicht fühlt. Fühlt der Patient sich bei der Übung gut oder nicht? Schafft die Übung größeres Zutrauen oder erzeugt sie Angst? Wie sehen seine nonverbalen Äußerungen während der Durchführung aus? Was kann der Patient fühlen und was nicht? Besonders der letzte Aspekt ist in der Reha wichtig.

Dazu ein Beispiel: Bei der Durchführung von Übungen in den verschiedenen Rehamethoden innerhalb der motorischen Grundeigenschaft Koordination sind das Schmerzerleben, Ermüdung und Angst vor der Ausführung der Übung wichtige subjektive Kriterien. Alle Symptome wirken sich negativ auf die Bewegungsqualität aus. Schmerzen lösen eine Hemmung besonders der lokalen Muskulatur aus, was sich durch die Injektion hypertoner Kochsalzlösung in die lokale spinale Muskulatur nachweisen lässt (Hodges et al. 2003). Schmerzen können zudem eine Atrophie der lokalen Muskeln wie des M. multifidus und des M. psoas major auslösen (Barker et al. 2004).

Eine Ermüdung der lokalen Muskulatur verringert die Aktivität der motorischen Einheiten in der Muskulatur. Dadurch nimmt die intramuskuläre Koordination ab, worunter auch die Bewegungsqualität leidet (Hodges et al. 2013). Angst vor einer Bewegung kann ähnlich wie Schmerz zu einer Abnahme der neuromuskulären Kontrolle führen (Chou et al. 2010).

Folgende subjektive Qualitätskriterien gelten allgemein für die Reha von Patienten mit lumbalen Rückenschmerzen:

- Schmerzen (während und/oder nach der Übung)
- Ermüdung
- Zutrauen oder Unsicherheit (Bewegungsangst)
- Reaktion nach dem Training
- nonverbale Kommunikation.

Sind die Schmerzen vorwiegend körperlicher Natur, gelten für dieses Symptom unterschiedliche Kriterien.

Verspürt der Patient während der Übung die Schmerzen, wegen derer er um Hilfe ersucht hat, gelten die in dem Beispiel beschriebenen Kriterien mit einem schmerzfreien Training zur Vermeidung einer lokalen Hemmung und einer kortikalen Reprogrammierung.

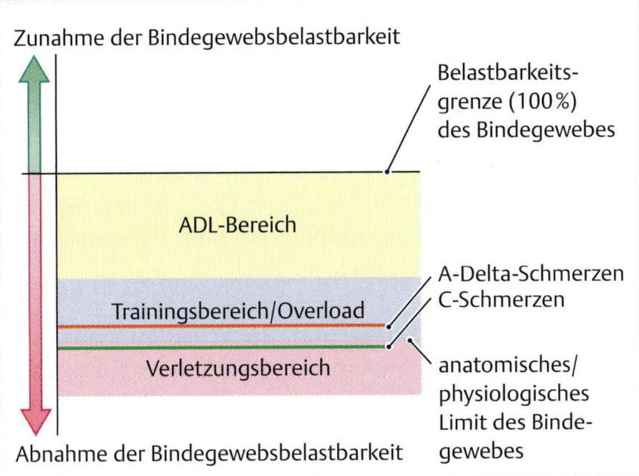

Abb. 7.20 Entstehung von A-Delta- und C-Faserschmerz.

Unterschieden sich die Schmerzen oder tauchen sie an einer anderen Stelle auf, gelten andere Kriterien. Ausgehend von den Nozizeptoren unterscheidet man zwischen A-Delta- und C-Faserschmerz. Schmerz gilt in der Literatur als Warn- bzw- Schutzsymptom. Dabei haben die A-Delta-Fasern vor allem die Aufgabe, zu warnen, und die C-Fasern eine schützende Funktion. Oder anders gesagt: Der Schmerz über die A-Delta-Fasern entsteht zur Verhinderung einer Gewebeschädigung und der C-Faserschmerz tritt ein, wenn es bereits zu einer Gewebeschädigung gekommen ist und die Struktur geschützt werden muss (▸ Abb. 7.20).

Bei der Durchführung der Übungen können beide Schmerzformen auftreten. Der A-Delta-Schmerz entsteht, wenn aus einer physiologischen Überlastung eine unphysiologische zu werden droht. Werden bei den Übungen die physiologischen Grenzen überschritten, entsteht der C-Faserschmerz und es kommt zu einem Rezidiv der ursprünglichen Beschwerden oder es entstehen neue.

Der Unterschied zwischen den beiden Schmerzformen besteht vor allem im Schmerzverhalten: Die A-Delta-Schmerzen werden als scharfe, stechende und gut lokalisierbare Schmerzen beschrieben, die schnell adaptieren. Der C-Faserschmerz gilt als dumpf, diffus und schlecht lokalisierbar. Eine Adaptation erfolgt nur langsam. Die Geschwindigkeit der Adaptation ist hier ein wichtiges Kriterium. Wenn der Schmerz direkt nach der Übung wieder verschwunden ist, geht man von einem A-Delta-Schmerz aus, bleiben die Schmerzen bestehen oder gehen nur allmählich zurück, von einem C-Schmerz.

A-Delta-Fasern adaptieren zudem bei einer wiederkehrenden Belastung, während C-Fasern sensibilisiert werden. Für die Übungen bedeutet dies, dass eine Schmerzzunahme während der Durchführung vor allem C-Faser-vermittelt ist. Dieser Schmerz darf nicht toleriert werden. Gehen die Schmerzen während der Übung allmählich zurück, handelt es sich um einen A-Delta-Schmerz, der gestattet werden kann.

Der Rückenschmerzpatient muss über diese Unterschiede unterrichtet werden, damit er ein Gefühl dafür entwickelt, was er zulassen kann und was nicht.

Zu den objektiven Qualitätskriterien gehören die folgenden Punkte, auf die der Therapeut während der Durchführung einer Übung achten kann:

- optimale Ausgangshaltung
- optimaler Bewegungsausschlag
- optimaler Bewegungsrhythmus
- optimaler Bewegungsverlauf.

Für viele Übungen in der Reha gibt es Kriterien zur Ausgangshaltung, zum Bewegungsverlauf und zum Bewegungsausschlag, die dem Therapeuten als Richtschnur dienen. Der Bewegungsrhythmus ergibt sich aus der Reha-/Trainingsmethode, nach der trainiert wird.

Die Berücksichtigung der objektiven Qualitätskriterien spielt vor allem bei den Rückenkarten zur lokalen, regionalen und totalen Stabilität eine Rolle.

Wichtige Kriterien für einen Abbruch des Trainings zur statischen Stabilität der Wirbelsäule sind:

- Der Patient kann die Haltung von Wirbelsäule und/oder Becken nicht mehr stabil aufrechterhalten, sodass es zu Bewegungen kommt.
- Die Durchführung der Übungen führt zur Asymmetrie der Wirbelsäule. Die kann besonders bei Übungen der Fall sein, die eine laterale und/oder rotatorische Stabilität erfordern.
- Der Patient führt antalgische oder kompensatorische Bewegungen aus.

Die Quantitätskriterien der Übung, also die Belastungsvariablen, werden sowohl von den subjektiven als auch von den objektiven Qualitätskriterien bestimmt. Belastung bedeutet hier Gewicht, Anzahl der Serien, Anzahl der Wiederholungen, Bewegungsrhythmus, Pausen, Anzahl der Übungen, die Superkompensationszeit usw. Jede Rehamethode in den verschiedenen motorischen Grundeigenschaften hat eine Leitlinie zu den Belastungsvariablen. Die Variablen z. B. für Koordinationsübungen sind in ▸ Tab. 7.5 aufgeführt.

Tab. 7.5 Leitlinie für die Belastungsvariablen einer Koordinationsübung.

Belastungsvariablen	Koordination
Gewicht	underloaded
Serien	3–5 Serien
Wiederholungen	10–15 Wiederholungen
Bewegungsrhythmus	1–0–1-Rhythmus
Pause	30–60 Sekunden
Anzahl der Übungen	1–4 Übungen
Superkompensationszeit	12–24 Stunden

Einige Belastungsvariablen sprechen für sich, wie etwa Serien oder Wiederholungen. Zwei Belastungsvariablen bedürfen hingegen einer etwas genaueren Betrachtung.

Mit **Unterlast** (underload) ist ein Gewicht gemeint, mit dem theoretisch 25–30 qualitative Wiederholungen ausgeführt werden können; tatsächlich werden nur 10–15 Wiederholungen ausgeführt. Der Grund dafür ist, dass die Ausführung einer Übung niemals durch den Faktor Ermüdung bestimmt oder eingeschränkt werden darf.

Ein 1–0–1-**Bewegungsrhythmus** bedeutet, dass die exzentrische Phase genauso langsam ist wie die konzentrische Phase. Die 0 bedeutet, dass es zwischen den Phasen keine Pause gibt. Die 1 kann nicht als Dauer (in Sekunden) ausgedrückt werden, weil jede Übung einen anderen Bewegungsumfang hat. Übungen mit kleinem Bewegungsausschlag wie etwa High Sitting Good Morning entsprechen dem 1-s-Rhythmus. Übungen mit großem Bewegungsausschlag wie etwa Stiffed Leg Dead Lift mit Bewegungen der Wirbelsäule erreichen diese bei Weitem nicht.

Die Trainingsziele für die regionale und auch totale Stabilität stimmen mit den Zielen beim Training der lokalen Muskulatur überein:

- Verringerung der Reizung periartikulärer Strukturen
- Verbesserung der Belastbarkeit periartikulärer Strukturen
- Reduzierung der Entzündungsmediatoren und der damit verbundenen Symptome Rubor, Calor, Dolor und Tumor
- Verbesserung von Beweglichkeit, Koordination und Kraft
- Verringerung der peripheren Sensibilisierung
- Verringerung der zentralen Sensibilisierung
- Verbesserung der Aktivität des lokalen Muskelsystems
- Verbesserung der Aktivität des globalen Muskelsystems
- Verbesserung der kortikalen Redistribution der Muskulatur
- Verminderung der Aktivität in den nach zentral führenden Afferenzen
- Erhöhung der Effektivität bei der Organisation des motorischen Kortex.

Wenn mehrere der o. a. Ziele erreicht wurden, führt dies im Alltag des Patienten oft dazu, dass Schmerz provozierende Haltungen im Stehen, Sitzen oder Liegen sowie alle Aktivitäten der oberen und unteren Extremitäten, die eine statische Stabilität der Wirbelsäule erfordern, vermieden werden. Zudem erhöht sich die Quantität der Aktivitäten im Allgemeinen, was zum einen auf die Qualität der physiotherapeutischen Behandlung und zum anderen auf den Wundheilungsprozess zurückgeht.

Wenn beides nicht optimal verläuft, besteht die Aufgabe des Therapeuten darin, die heilungshemmenden Faktoren zu analysieren, die für einen abweichenden Verlauf verantwortlich zu machen sind.

Wann spricht man jedoch von einem normalen oder abweichenden Verlauf?

► **Normaler Verlauf von Rückenschmerzen.** Man spricht von einem normalen Verlauf, wenn die Aktivitäten und Partizipationen mit der Zeit schrittweise zunehmen und wieder das Niveau von vor dem Einsetzen der Beschwerden erreichen. Oft gehen auch die Schmerzen zurück. Dies bedeutet jedoch nicht, dass die Rückenschmerzen immer vollständig zum Verschwinden gebracht werden, sondern dass sie den Aktivitäten und Partizipationen nicht mehr im Wege stehen.

► **Abweichender Verlauf von Rückenschmerzen.** Man spricht von einem abweichenden Verlauf, wenn die Einschränkungen und Partizipationsprobleme nicht mit der Zeit abnehmen, unverändert bleiben oder gar stärker werden. Von einem abweichenden Verlauf und einer verzögerten Heilung spricht man, wenn die Aktivitäten innerhalb von 3 Wochen nicht deutlich zunehmen und die Partizipationsprobleme abnehmen (KNGF-Leitlinie unterer Rücken 2013).

Ausgehend von einem Patienten mit akuten lumbalen Rückenschmerzen ist ein Zeitraum von 3 Wochen nicht aus der Luft gegriffen. Diese Zeit entspricht vielmehr dem Verlauf der ersten beiden Phasen der Wundheilung, nämlich der Entzündungsphase mit 0–5 Tagen und der Proliferationsphase mit 2–21 Tagen (Bant et al. 2011).

Bei einer akuten Schädigung in der Wirbelsäule bleibt die betroffene Struktur oftmals unklar. Im Rahmen der Reha ist ein starres Festhalten an den Zeiträumen für einen abweichenden Verlauf kein sinnvolles Vorgehen. Je nach betroffener Struktur kann der Prozess schneller oder langsamer verlaufen. Bei einem muskulären Problem erfolgt die Heilung schneller. Ist die Bandscheibe für die Beschwerden verantwortlich, dauert die Proliferationsphase mindestens 4 Wochen. Es kann auch länger dauern, da man bei der Beschreibung der verschiedenen Phasen des Wundheilungsprozesses von optimalen Bedingungen ausgeht. Die Wirklichkeit lehrt uns jedoch, dass es in der Rehabilitation nicht immer nur optimale Bedingungen gibt. Ausgehend von der Bandscheibe und nicht optimalen Bedingungen ist ein realistischer Bewertungszeitraum für einen abweichenden Verlauf eher 4–6 Wochen.

Schritt 4 – Wirbelsäulenrehabilitation: totale Bewegung

Zu den wichtigsten Etappen in der Reha zählt der Zeitpunkt, an dem wieder Bewegungen in der Wirbelsäule geübt werden, wozu es drei Rückenkarten gibt (► Abb. 7.21).

Die Reihenfolge der Rückenkarten wird wie bei der lokalen, regionalen und totalen Stabilität von der der mechanischen Belastung der Wirbelsäule bestimmt. Während der Rehabilitation werden zunächst unidirektionale Bewegungen eingeführt. Die häufigsten und funktionellen Bewegungen dabei sind die Flexion und die Extension.

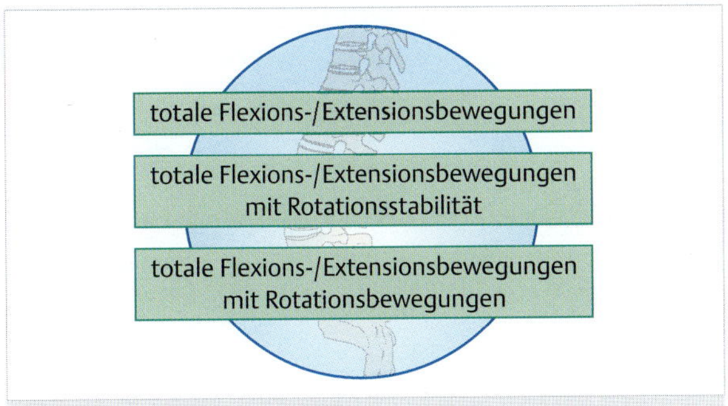

Abb. 7.21 Rückenkarten für wieder zulässige Wirbelsäulenbewegungen.

Wie beim Training der lokalen Stabilität haben die Rückenkarten zur totalen Bewegung einen funktionelleren Charakter. Während der Ausführung dieser Übungen werden alle drei Muskelsysteme der Wirbelsäule rekrutiert: das lokale, das globale monoartikuläre und das globale polyartikuläre System. Um Bewegungen der Wirbelsäule mit Bewegungen der oberen und/oder unteren Extremität zu kombinieren, ist eine optimale intermuskuläre Kontrolle aller drei Systeme erforderlich. Es geht hier immer noch um eine vielseitig zielgerichtete Trainingsform, da der spezifische Kontext, also die Umgebung des Patienten, noch nicht in die Übungen mit einbezogen wurde. Zudem liegt der Schwerpunkt hier auf der richtigen Durchführung und weniger auf dem daraus resultierenden Ergebnis.

Neben dem Umstand, dass hier das neuromuskuläre System der Wirbelsäule trainiert wird, nimmt bei der Ausführung der Wirbelsäulenbewegungen die mechanische Belastung ihres passiven Systems zu. Nach dem Panjabi-Modell werden im aktiven, im passiven und im neuralen Subsystem Reize gesetzt. Durch eine umsichtige Steigerung des Bewegungsausschlages der Wirbelsäule wird die Belastung des passiven Subsystems aus Bandscheibe, Wirbeln und den periartikulären Strukturen des Junghans-Segments sukzessive erhöht.

Training bedeutet Belastung und Regeneration. Gewährleistet man nach der Belastung, d. h. nach der physiotherapeutischen Behandlung, eine ausreichende Regeneration, führt dies zur Adaptation, d. h. zu einer gesteigerten Belastbarkeit der passiven Wirbelsäulenstrukturen.

Ein gutes Beispiel für eine Übung mit Flexions- und Extensionsbewegungen der Wirbelsäule ist der Deep Squat, der das Hinhocken nachstellt (▶ Abb. 7.22).

Daneben kommen bei diesen Rückenkarten auch Übungen vor, die einen dynamischeren Charakter haben. Die Übungen beginnen als Low-Impact-Übungen und steigern sich zu High-Impact-Übungen (Marigold et al. 2005). Low-Impact-Übungen weisen keine Schwebephase und einen langsamen Bewegungsverlauf auf. High-Impact-Übungen haben eine Schwebephase oder werden schnell ausgeführt. Beispiele dafür sind Sprung-, Lauf- oder verschiedene Wurfübungen. Besonders die High-Impact-Übungen stellen eine vielseitig zielgerichtete Trainingsform dar, die einen guten Transfer zum Sport ermöglicht.

Eine High-Impact-Übung aus der Rückenkarte Flexions- und Extensionsbewegungen ist z. B. das zweibeinige Abspringen und Landen (▶ Abb. 7.23).

Die Rückenkarte Flexions- und Extensionsbewegungen mit Rotationsstabilität umfasst viele Übungen. Es geht bei diesen um die Ausführung der Flexions- und Extensionsbewegungen mit verschiedenen Belastungen im räumlichen Umfeld, ohne dass es darunter zu Rotationsbewegungen in der Wirbelsäule kommt. Das bedeutet vor allem Bewegungen der oberen Extremitäten. Dazu gehört auch das Heben von Lasten mit ungleicher Verteilung über den Körper.

Gerade diese Alltagsbewegungen können zu akuten Wirbelsäulenschädigungen führen oder vorhandene Rückenbeschwerden verstärken. Sie sind für die Wirbelsäule besonders belastend, weshalb sie zur Mitte oder gegen

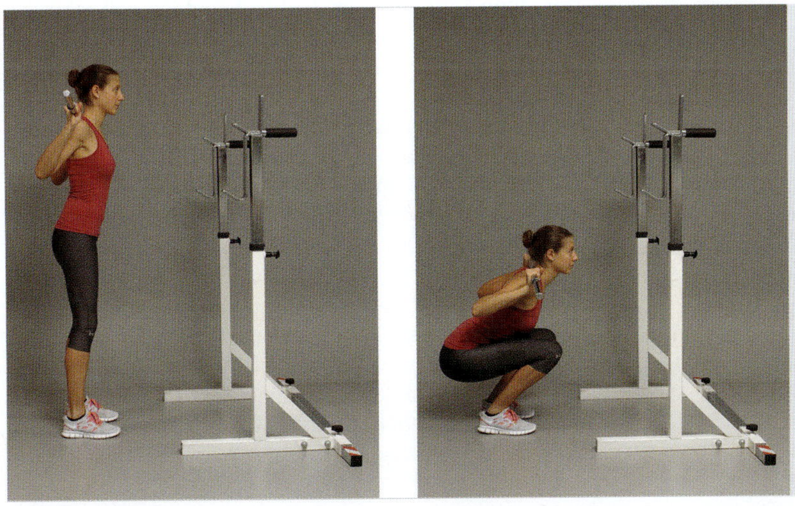

Abb. 7.22 Rückenkarte Flexions- und Extensionsbewegungen: Deep Squat.

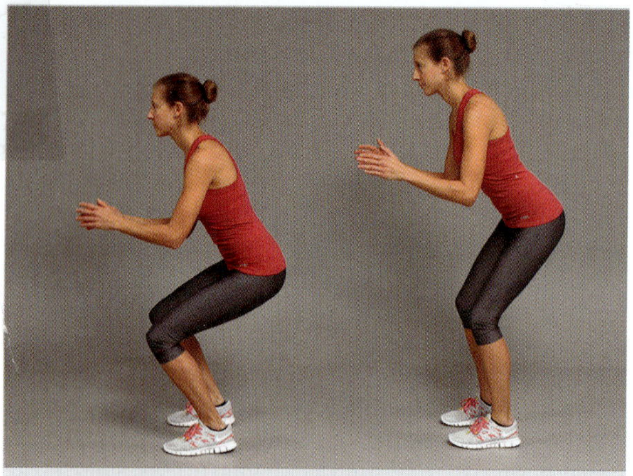

Abb. 7.23 Rückenkarte High-Impact-Flexions- und Extensionsbewegungen: zweibeiniges Abspringen und Landen.

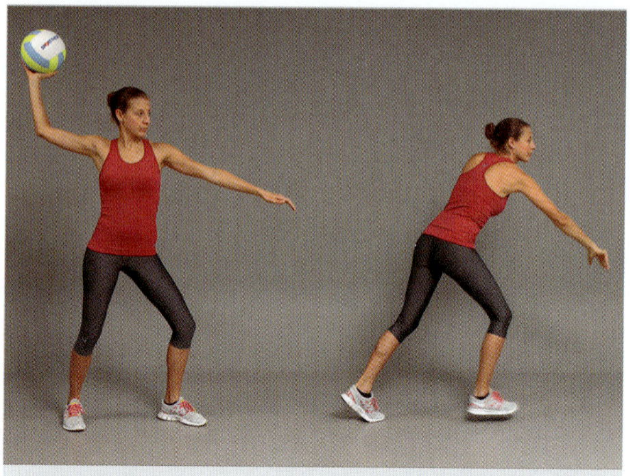

Abb. 7.25 Rückenkarte Flexions- und Extensionsbewegungen mit Rotationsbewegungen: der Three Quarter Throw.

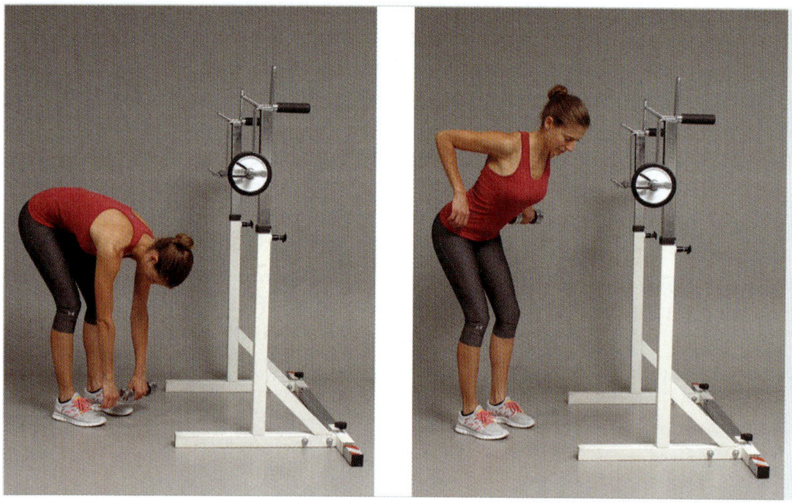

Abb. 7.24 Rückenkarte Flexions- und Extensionsbewegungen mit Rotationsstabilität: einseitiger Bend Over Dumbbell Row.

Ende des Rehaprozesses wieder auf den Plan kommen. Aus diesen Übungen wird häufig der einseitige Bend Over Dumbbell Row angewandt (▶ Abb. 7.24).

Die letzte Karte zu den vielseitig zielgerichteten Übungen ist die Rückenkarte Flexions- und Extensionsbewegungen mit Rotationsbewegungen, welche die belastendste Übungsform der Wirbelsäule darstellt. Das Verhältnis von Low-Impact- zu High-Impact-Übungen verschiebt sich zu Letzteren. Zu den Low-Impact-Übungen gehört vor allem wieder der einseitige Bend Over Dumbbell Row, der jedoch jetzt mit Rotationsbewegungen kombiniert wird. Bei den High-Impact-Übungen kommt die ganze Bandbreite der Sprung-, Lauf- und Wurfübungen vor. Eine der zahlreichen Übungen des Wurf-ABC, welche die Flexion/Extension und die Wirbelsäulenrotation mit Bewegungen der unteren und oberen Extremität kombiniert, ist der Three Quarter Throw (▶ Abb. 7.25).

Schritt 5 – Wirbelsäulenrehabilitation: spezifisch (funktionelle) Bewegung

Der letzte Schritt in der Wirbelsäulenreha vollzieht sich von der totalen Bewegung zur spezifischen Bewegung. Hierfür stehen drei Rückenkarten zur Verfügung (▶ Abb. 7.26).

Spezifische Übungen sind zugleich funktionelle Übungen. Nach der Trainingslehre bedeutet dies, dass der Kontraktionsmechanismus, das Energiesystem und die Bewegung mit der sportspezifischen Bewegung übereinstimmen (Weineck 2007).

Mit diesen Karten werden das lokale, das globale monoartikuläre und das globale multiartikuläre System der Wirbelsäulenmuskulatur trainiert.

Die Übungen sind funktioneller Natur, was bedeutet, dass die Wirbelsäulenbewegungen mit den Bewegungen der oberen und/oder unteren Extremität kombiniert werden, die den Bewegungen aus Alltag, Arbeit oder Sport entsprechen.

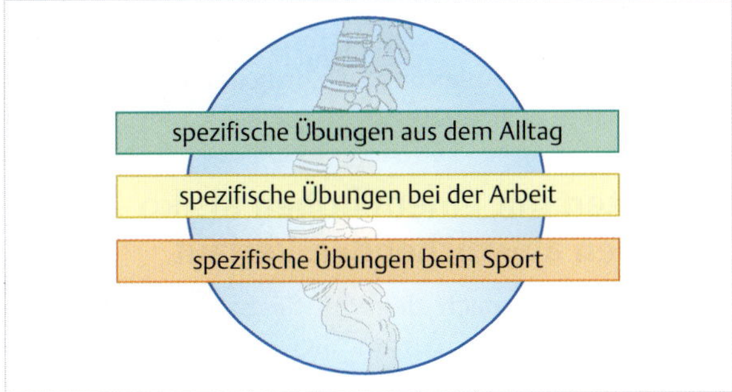

Abb. 7.26 Rückenkarten mit Betonung der spezifischen Bewegung.

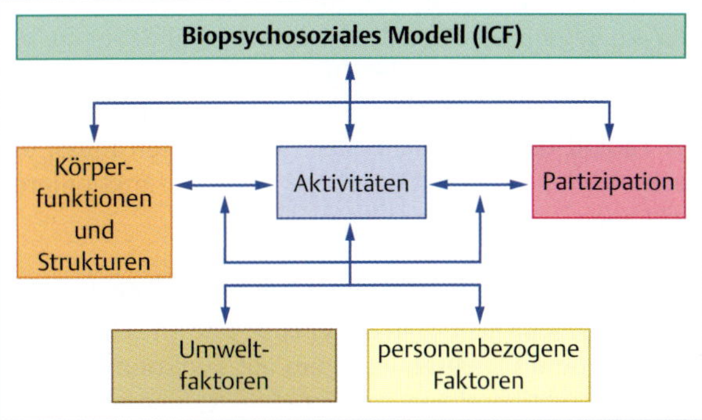

Abb. 7.27 Verflechtungen der Domänen des biopsychosozialen Modells (ICF).

Während der Ausführung dieser Übungen verschiebt sich die Aufmerksamkeit von der richtigen Durchführung auf das daraus resultierende Ergebnis. Der Schwerpunkt liegt auf dem Ziel der Bewegung im Hinblick auf die Umgebung und nicht mehr auf dem Bewegungsablauf selbst.

Durch die Herstellung des Zusammenhangs mit der Umgebung ist das endgültige Ziel der Reha auch, die spezifische Bewegung in der spezifischen Umgebung stattfinden zu lassen.

Der Aufbau der letzten drei Rückenkarten verläuft von der spezifischen Bewegung im Alltag über die Arbeit zum Sport. Dieser Ablauf orientiert sich an der mechanischen Belastung der Wirbelsäule. Sieht dies in der jeweiligen Lebenssituation des einzelnen Patienten anders aus, kann die Reihenfolge auch daran angepasst werden.

7.4.4 Das Aufstellen langfristiger Ziele

Wenn sich ein Patient mit lumbalen Rückenschmerzen in der Physiotherapiepraxis meldet, wissen die meisten Therapeuten genau, wie sie die Behandlung beginnen müssen. Allerdings wissen nur wenige, wann und wie sie sie beenden sollen. Um das Behandlungsziel konkreter festzulegen, sind das Formulieren langfristiger Ziele und das Ausfüllen der Analysekarte für die Wirbelsäule wichtig (Kap. 5).

Im Gespräch mit dem Patienten werden diese Behandlungsziele gemeinsam ausgearbeitet und in kurz-, mittel- und langfristige Ziele unterteilt (KNGF 2013):

- Die kurzfristigen Ziele gelten für die unmittelbare Zeit nach der Behandlung und die folgenden 3 Monate.
- Die mittelfristigen Ziele betreffen einen Zeitraum von 3–6 Monaten.
- Die langfristigen Ziele liegen im Bereich zwischen 6 und 12 Monaten.

Die formulierten Ziele werden oft an die ICF angelehnt. Sie dient in der Physiotherapie der Entwicklung einer gemeinsamen Fachsprache und dem Erstellen einer physiotherapeutischen Diagnose, in der die biopsychosozialen Aspekte nach Analyse integriert sind. Eine solche Diagnose repräsentiert die physiotherapeutisch behandelbaren Aspekte und bildet die Grundlage für die gemeinsame Zielfestlegung mit dem Patienten. Bei den kurzfristigen Zielen stehen die funktionellen Störungen im Vordergrund, bei den mittelfristigen die Aktivitätsbeeinträchtigungen und bei den langfristigen die Partizipationsprobleme. Dabei werden nach Möglichkeit auch persönliche und externe Faktoren implementiert (▶ Abb. 7.27).

Bei der Ausarbeitung der kurz-, mittel- und langfristigen Ziele gibt es allgemeine Ziele, die auf jeden Patienten mit lumbalen Rückenschmerzen zutreffen und auch an die ICF angelehnt sind (▶ Tab. 4.8).

7.4.5 Analysekarte der Wirbelsäule

Zur Bestimmung des Reha-Endziels sind in diesem Fall die Ziele auf der Partizipationsebene entscheidend. Um diese jedoch zu konkretisieren, verwendet man die Analysekarte der Wirbelsäule.

Das Reha-Endziel ergibt sich aus dreierlei Analysen:

- die Analyse von Sport, Arbeit, Freizeit und ADL
- die Analyse der dabei stattfindenden Aktivitäten
- die dafür erforderlichen motorischen Grundeigenschaften.

In ICF-Terminologie würde man sagen, dass die Analysen von Sport, Arbeit, Freizeit und ADL für die Analyse auf der Partizipationsebene stehen.

▶ **Analyse auf der Partizipationsebene.** Bei dieser Analyse wird klar, dass die Person und das Umfeld, in der sie agiert, ihr motorisches Verhalten bestimmt. Aus ICF-Sicht bedeutet dies, dass die persönlichen und externen Faktoren in die Analyse auf der Partizipationsebene mit einbezogen werden müssen.

▶ **Analyse auf der Aktivitätsebene.** Bei der Analyse der Aktivitätsebene werden alle Aktivitäten untersucht, die eine Person im Rahmen ihrer ADL sowie bei Arbeit, Freizeit und Sport ausübt, um gut zu funktionieren. Dabei wird zu Beginn der Reha das Hauptaugenmerk auf die belastendsten Aktivitäten der QBPDS und der PSFS gelegt. Am Ende der Reha werden die Aktivitäten analysiert, die der Patient darüber hinaus noch beherrschen muss, um auch auf der Partizipationsebene optimal funktionieren zu können.

▸ **Analyse auf der Funktionsebene.** Bei der Analyse der Funktionsebene geht es in erster Linie darum zu beschreiben, was dem Patienten fehlt, um aus Funktionssicht auf der Partizipationsebene optimal funktionieren zu können. Den Leitfaden dazu bilden die motorischen Grundeigenschaften Beweglichkeit, Koordination, Kraft, Ausdauer und Schnelligkeit.

Durch das Ausfüllen der Analysekarte der Wirbelsäule wird auf der Funktionsebene bestimmt, welche Reha-/Trainingsmethoden das Endziel sind. Die Analyse der Aktivitätsebene bestimmt, nach welchen Rückenkarten trainiert wird, und die Analyse auf der Partizipationsebene zeigt das motorische Verhalten des Patienten in Relation zu seiner Umgebung.

Das Ziel der Reha von Patienten mit Rückenschmerzen ist letztlich die Verbesserung der Lebensqualität auf der Partizipationsebene.

7.4.6 Zusammenstellung eines Übungsprogramms

Im Kap. 4.5 haben wir gezeigt, wie die Patienten mit spezifischen lumbalen Rückenschmerzen auf der Basis ihrer Antworten im KSBPST (Hill et al. 2008) in drei verschiedene Risikoklassen eingeteilt werden:

- Patienten mit einem geringen Risiko für einen abweichenden Verlauf
- Patienten mit einem mittleren Risiko für einen abweichenden Verlauf
- Patienten mit einem hohen Risiko für einen abweichenden Verlauf.

(In der Folge gehen wir auf die Gruppe mit mittlerem Risiko bewusst erst an dritter Stelle ein.)

Patienten mit einem geringen Risiko für einen abweichenden Verlauf

Bei diesen Patienten zeigen sich die Rückenbeschwerden als selbstlimitierende Erkrankung. Der Wundheilungsprozess kommt optimal in Gang und der Patient geht angemessen mit dem Symptom Schmerz und den Aktivitätsbeeinträchtigungen um. Die Schmerzen gehen dadurch zurück und die Aktivitäten nehmen zu. Bei diesen Patienten werden maximal drei Behandlungen durchgeführt, bei denen Aufklärung und Beratung im Vordergrund stehen. Dabei geht es um den Verlauf der lumbalen Rückenschmerzen, um den Umgang mit dem Symptom Schmerz und um Hinweise darauf, wie man im Alltag dennoch aktiv bleiben kann. Häufig werden diese Informationen mit der Anleitung zu häuslichen Übungen kombiniert (Dahm et al. 2010).

Patienten mit einem hohen Risiko für einen abweichenden Verlauf

Wenn Patienten nach dem Ausfüllen des KSBPST bei einem hohen Risiko einzuordnen sind, ist die Wahrscheinlichkeit groß, dass psychosoziale Faktoren eine Rolle spielen oder spielen werden. Das Vorliegen solcher psychosozialer Faktoren führt in 90 % der Fälle zu einem abweichenden Verlauf der lumbalen Rückenschmerzen. Die Schmerzen wirken in dieser Patientengruppe vor allem zentral und nicht peripher (zentralisierte Schmerzen; Zusman 2008). Möglich ist, dass hier psychischer oder psychosozialer Stress, schmerzassoziierte Ängste, Somatisierung, Depression, Frustration, Zorn usw. eine Rolle spielen (Hayden et al. 2010). Mit anderen Worten: Diese Patienten mit lumbalen Rückenbeschwerden haben keine Schmerzen, sondern sind der Schmerz.

Die Basis der Reha ist in diesem Fall vor allem eine multidisziplinäre verhaltensorientierte Behandlung. Das Ziel ist nicht primär die Schmerzlinderung, sondern die Erhöhung des Aktivitäts- und Partizipationsniveaus (Brown et al. 2009).

Patienten mit einem mittleren Risiko für einen abweichenden Verlauf

Bei Patienten mit mittlerem Risiko für einen abweichenden Verlauf spielt die Physiotherapie die Hauptrolle. Hier geht es um Movement Impairments (S. 107) und Control Impairments (S. 110), d. h. inadäquate motorische Kompensationsstrategien, welche die Rückenbeschwerden unterhalten können. In der Literatur gibt es mehrfache Versuche, Subgruppen bei den lumbalen Rückenschmerzen zu definieren, um konkretere und adäquate Rehaprogramme zusammenzustellen. Autoren wie Sahrmann, McGill, Mackenzie oder O'Sullivan haben versucht, Klassifikationsmodelle zu etablieren (Hodges et al. 2013). Die Kraft eines solchen Systems besteht in seiner Einfachheit und klinischen Nutzbarkeit. In diesem Buch haben wir uns deshalb für das Modell von O'Sullivan entschieden (O'Sullivan 2005). Allerdings gibt es kein Modell, das die gesamte Bandbreite spezifischer lumbaler Rückenbeschwerden abzudecken vermag.

Es werden wohl immer Patienten übrig bleiben, die in keines der definierten Muster passen und auch keine Movement und/oder Control Impairments aufweisen. Ein großer Teil der Patienten mit spezifischen lumbalen Rückenbeschwerden und abweichendem Verlauf gehört jedoch in eine dieser beiden Gruppen oder in beide. Bei beiden Impairment-Formen lassen sich häufig spezifische Bewegungsmuster nachweisen, die zu Beschwerden führen. O'Sullivan und Dankaerts unterteilten diese Muster in 5 Gruppen (Kap. 4):

- Flexionsmuster
- Flexionsmuster mit Lateralshift
- passives Extensionsmuster
- aktives Extensionsmuster
- multidirektionales Muster.

Durch die Analyse des Bewegungsmusters und die Bearbeitung der Fragebögen, die bei der Sortierung und Kategorisierung der Beschwerden helfen (QBPDS und PSFS; Smeets et al. 2011, Stevens et al. 2013), lässt sich ein Übungsprogramm zusammenstellen. Diese Zusammenstellung hängt jedoch auch von der jeweils aktuellen Phase im Wundheilungsprozess ab. Die Ausführung richtet sich nach dem aktivitätsorientierten Funktionstest.

Phasen der Wundheilung

Bei einer akuten Verletzung kommt der ausgeklügelte Prozess der Wundheilung in Gang. Das Ziel dieses Prozesses ist die Wiederherstellung der Gewebeintegrität, wobei es sich um ein äußerst komplexes physiologisches Geschehen handelt. Um diesen Prozess zu erfassen und zu verstehen, wurden verschiedene Modelle entwickelt, die den Prozess in mehrere Phasen unterteilen. In Kap. 2.4 wird das Modell von Martinez-Hernandez (1990) vorgestellt, in dem drei Phasen unterschieden werden: Entzündungsphase, Proliferationsphase und Remodellierungsphase. In diesem Buch verfolgen wir ein Modell, das noch weitere Untergliederungen der Phasen vornimmt. So wird die Entzündungsphase in Hämostase und Entzündungsphase geteilt und die Remodellierungsphase in Remodellierungsphase und Maturationsphase. Eine solche Unterteilung und Differenzierung ist nötig, weil die physiotherapeutischen Interventionen in den jeweiligen Phasen sehr unterschiedlich sind (Bant et al. 2011).

Zu den Zielen der physiotherapeutischen Untersuchung gehört die Aktualität der Beschwerden, der Status praesens. Auf Grundlage der Vorgeschichte und der behandelbaren Parameter (ICF), die der Patient präsentiert, kann eine Einschätzung darüber getroffen werden, in welcher Phase des Wundheilungsprozesses sich der Patient befindet. Dieses Ergebnis lenkt mithin die möglichen und nicht möglichen klinischen Interventionen, die im Kap. 2.4 im POLICE-Schema zum Ausdruck kommen (Bleakley et al. 2012; ▶ Tab. 2.4).

Ausgehend von der aktiven Rehabilitation der Wirbelsäule ist der allen Rückenkarten gemeinsame Nenner die optimale Belastung. Die angemessene mechanische Belastung der betroffenen Bindegewebsstrukturen und die Entlastung der kompensatorischen Überlastung zieht sich wie ein roter Faden durch die physiotherapeutische Behandlung. Diese allgemeinen Ziele stehen auf jeden Fall während der Entzündungs- und der Proliferationsphase im Vordergrund. Die angemessene mechanische Belastung der Wirbelsäule führt im Hinblick auf die Bindegewebsphysiologie zu piezoelektrischen Effekten, zur Transduktion und zu Strömungspotenzialen. Beim Training der Wirbelsäule werden nicht nur wir uns der Haltung und Bewegung bewusst, sondern auch die Zellen spüren das. Mechanische Belastungen werden in Signale übersetzt, welche die Zelle registriert und ihre Syntheseaktivität stimuliert. Dabei geht es um die erwähnten drei Prozesse.

In den darauf folgenden Phasen der Wundheilung, also in der Remodellierungs- und Maturationsphase, tritt ein anderer Aspekt immer weiter in den Vordergrund, nämlich die Erhaltung der Belastbarkeit in den übrigen Bewegungsketten. Das allgemeine Ziel einer Verbesserung der Heilungsmöglichkeiten spielt in allen Phasen der Wundheilung eine große Rolle.

Die angemessene und optimale mechanische Belastung lässt sich finden, wenn man von den verschiedenen motorischen Grundeigenschaften und den jeweils damit verbundenen Reha- und Trainingsmethoden ausgeht (Kap. 6). Zur Übungsauswahl kann man sich somit der Rückenkarten bedienen.

Einer der Ausgangspunkte bei den Rückenkarten ist das akute Einsetzen der spezifischen lumbalen Rückenschmerzen. In der physiotherapeutischen Behandlung nutzt man die verschiedenen Phasen der Wundheilung als Leitfaden für die Kategorisierung der verschiedenen Formen von Stabilität und Bewegung. Diese Kategorisierung überträgt sich auf die Rückenkarten, sodass in den verschiedenen Wundheilungsphasen bestimmte Rückenkarten zum Zuge kommen. Die ▶ Tab. 7.6 macht deutlich, welche Rückenkarten in welcher Phase der Wundheilung geeignet sind.

Tab. 7.6 Die verschiedenen Wundheilungsphasen im Verhältnis zu den verschiedenen Formen von Stabilität und Bewegung und ihre Repräsentation in den Rückenkarten.

Wundheilungsphasen	allgemein, vielseitig zielgerichtet, spezifisch	Stabilität und Bewegung	Rückenkarten
Entzündungsphase	allgemein	lokale Stabilität	Rückenkarten 1–5
Proliferationsphase	allgemein	lokale Stabilität regionale Stabilität	Rückenkarten 1–9
Remodellierungsphase	Allgemein, vielseitig zielgerichtet	regionale Stabilität totale Stabilität totale Bewegung	Rückenkarten 5–15
Maturationsphase	vielseitig zielgerichtet, spezifisch	totale Stabilität totale Bewegung funktionelle Bewegung	Rückenkarten 10–18

Welche Übung von den Rückenkarten ausgewählt wird, hängt von den Aktivitätsbeeinträchtigungen des Betroffenen ab. Zu einem konkreten aktiven Rehaprogramm kommt man über den aktivitätsorientierten Funktionstest.

Anwendung des aktivitätsorientierten Funktionstests

Eine ausführliche Beschreibung des aktivitätsorientierten Funktionstests findet sich unter „Der aktivitätsorientierte Funktionstest (S. 102)“. Der Test gewährleistet den Transfer von der physiotherapeutischen Untersuchung zur klinischen Zusammenstellung eines aktiven Rehaprogramms und umfasst 9 Schritte.

Die Stufen 1–6 stehen im direkten Zusammenhang mit den Rückenkarten und werden in diesem Kapitel an einem praktischen Beispiel erörtert. Die Stufen 7–9 werden in Kap. 6 thematisiert.

Das folgende Beispiel bezieht sich auf den in Kap. 4.4.3 begonnenen Fall eines 18-jährigen Fußballspielers, der spontan Rückenschmerzen bekommen hat, die mechanischer Art waren, einen abweichenden Verlauf zeigten und mit zwei Red Flags verbunden waren (Verdacht auf Bechterew-Krankheit). Der Physiotherapeut hatte den Patienten zurück an den Hausarzt überwiesen, um dort das Blut mit den entsprechenden Fragestellungen untersuchen zu lassen. Doch die Ergebnisse waren allesamt negativ. Der Hausarzt überwies den Patienten daraufhin neuerlich zurück an den Physiotherapeuten zur Einleitung der Therapie.

Während der Anamnese wurden die QBPDS und der PSFS ausgefüllt (Stufe 1). Dabei wurde ersichtlich, dass das Bücken und Heben aktuell die belastendsten und störendsten Aktivitäten waren (Stufe 2 und 3). Ferner ging aus den Fragebögen hervor, dass der junge Fußballer besonders bei der Wirbelsäulenflexion Probleme hatte und ein Flexionsmuster vorlag.

Der Patient stellte sich mit einer abgeflachten lumbalen Lordose vor. Bei dynamischen Aktivitäten wurde gerade die lumbale Lordose alsbald in die Kyphose gezogen. Der folgende Stabilitätsverlust für sowohl die flektierte Haltung als auch für die Bewegung belastete die passiven dorsalen Wirbelsäulenstrukturen sehr stark, wodurch sich Rückenschmerzen entwickelten. Sitzen mit flektierter Wirbelsäule, Bücken und Radfahren sind die typischen Aktivitäten, welche dann Rückenschmerzen verursachen. Übungen und/oder Haltungen, welche die Lordose stimulieren, sorgen für einen Rückgang der Beschwerden.

Während der physiotherapeutischen Untersuchung beschloss der Physiotherapeut, den aktivitätsorientierten Funktionstest durchzuführen.

Der Physiotherapeut bat seinen Patienten, ihm einmal vorzuführen, wie er sich bückt und etwas hebt, wenn es zu den Schmerzen kommt. Er bat auch um eine Lokalisierung des Schmerzes und eine Schmerzquantifizierung auf der NRS.

Man legte ihm dazu einen Medizinball vor die Füße, den dieser auf seine Weise wie eine Getränkekiste heben sollte. Der Patient bückte sich mit gestreckten Beinen. Der Rücken wurde dabei von Beginn an gebeugt. Als das Heben einsetzte (aus endgradiger Wirbelsäulenflexion), traten beidseits lumbale Schmerzen auf, die linksbetont in das Gesäß ausstrahlten. Der Patient quantifiziert den Schmerz auf der NRS mit einer 6 (Stufe 4).

Ausgehend von diesem Bewegungsverlauf ist die Transferübung für das Bücken und Heben der Stiffed Leg Dead Lift mit Wirbelsäulenbewegung nach der Flexion (Stufe 5; ▸ Abb. 7.28).

Der Stiffed Leg Dead Lift mit Wirbelsäulenflexion ist eine Übung der Rückenkarte 13, totale Flexions-/Extensionsbewegungen. Die vorbereitenden Übungen stammen aus den Rückenkarten 1–12.

Da die Beschwerden vor allem morgens auftraten, nach einer halben Stunde allmählich nachließen und besonders durch Bücken und Heben provoziert wurden, vermutete der Physiotherapeut, dass sich der Patient wohl in

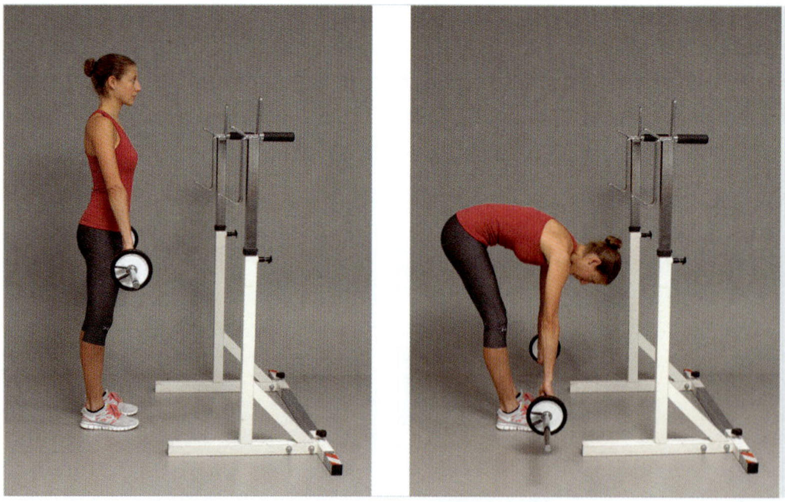

Abb. 7.28 Stiffed Leg Dead Lift mit Wirbelsäulenflexion.

der Entzündungs-/Proliferationsphase befand. Aufgrund dieser Überlegungen kamen für die Übungen die Rückenkarten 1–9 infrage. Da sich der Patient in der Entzündungs-/Proliferationsphase befand und ein Flexionsmuster aufwies, entschied man sich für die vorbereitenden Übungen (Stufe 6) zu den Rückenkarten der ▶ Tab. 7.7.

Tab. 7.7 Rückenkarten und die für diesen Fall ausgewählten Übungen.

Rückenkarten	Übungen
1. lokale segmentale Flexionsstabilität	Training des M. transversus abdominis in Bauchlage
2. lokale segmentale Extensionsstabilität	Training des M. multifidus in Rückenlage
5. regionale Extensionsstabilität	High Sitting Front Raise High Sitting Good Morning

Das Training des lokalen Systems wurde von dem jungen Fußballer implementiert. Das Ziel dieser Trainingsform ist die Optimierung des motorischen Verhaltens des Fußballers, was dann zur Verringerung der Wirbelsäulenbelastung führt.

Wie erwähnt, neigt das lokale Muskelsystem der Wirbelsäule bei der Entstehung lumbaler Rückenschmerzen zur Hypotonie. Die Ursache dafür liegt in der Entstehung einer Schmerz- und Reflexhemmung sowie in der kortikalen Umverteilung (Tsao et al. 2011, Gokeler et al. 2001, Hides et al. 1996). Die Reaktivierung des lokalen Systems wird durch aktive Übungen auf den Weg gebracht. Die Muskeln, die auf die Rückenbeschwerden am stärksten reagieren, sind der M. transversus abdominis und der M. multifidus. Daher entscheidet man sich für die Rückenkarten 1 und 2. Bei der Ausführung sollten keine Schmerzen aufkommen, die Wirbelsäule sich in Neutralstellung befinden (Lumballordose) und die Muskulatur langsam und leicht angespannt werden.

Diese Voraussetzungen für die Übungsdurchführung gelten auch für die Übungen der Rückenkarte 5, regionale Extensionsstabilität. Die Übungen sind der High Sitting Front Raise und das High Sitting Good Morning. Das Ziel ist die optimale intermuskuläre Koordination zwischen dem lokalen und dem globalen monoartikulären System, d. h. das Training der Gewicht tragenden Muskulatur (Richardson et al. 2004). Die sich daraus ergebende Auswahl der Übungen liegt auf der Hand: Erstens veranlasst die Vertikalisierung der Wirbelsäule die Gewicht tragende Muskulatur zur Kontraktion, und zweitens bereiten beide Übungen den Patienten letztlich auf die problematischste Handlung vor – das Bücken und Heben. Durch die Verbindung der Übungsauswahl mit dem Ziel auf der Aktivitätsebene (Verringerung der Aktivitätsbeeinträchtigung, Verbesserung und Zunahme der Aktivitäten) bekommen die Übungen für den Patienten eine größere Bedeutung (hier das Bücken und Heben).

Wenn die Übungen aus den einzelnen Rückenkarten gut ausgeführt werden, kann die jeweils nächste Karte angegangen werden. Die Bewertung der Durchführung erfolgt mithilfe der subjektiven und objektiven Qualitätskriterien.

Das Rehabilitationsziel des jungen Fußballers ist es, wieder komplett Fußball spielen zu können. Für eine aussagekräftige Analyse dieses Ziels auf der Partizipationsebene ist das Ausfüllen der entsprechenden Analysekarte eine notwendige Voraussetzung. Sie umfasst in diesem Beispiel Informationen darüber, was ein Fußballer auf der Funktions-, Aktivitäts- und Partizipationsebene können muss (s. auch Kap. 5).

7.5 Die Rückenkarten im Einzelnen

In den Tabellen zu den Rückenkarten werden nur die Basisübungen ausführlich beschrieben. Die Variationen finden sich zusätzlich aufgeführt, jedoch nur mit Hinweis auf die Variationen in den Bewegungsabläufen, da die Ausgangsstellungen jeweils mit denen der Basisübung übereinstimmen.

7.5.1 Übersicht über die Rückenkarten

Tab. 7.8 Leitlinie Rehabilitation Wirbelsäule – Rückentraining mit den ESP-Rückenkarten.

Übungs- und Trainingsmethoden	Rehabilitationsstufen (Prinzip der gestaffelten Aktivität – Graded Activity)	ESP-Rückenkarten
allgemein	lokale Stabilität (intramuskuläre Koordination)	Karte 1: lokale Flexionsstabilität
		Karte 2: lokale Extensionsstabilität
		Karte 3: lokale laterale Stabilität
		Karte 4: lokale Beckenbodenstabilität
	regionale Stabilität (intermuskuläre Koordination)	Karte 5: regionale Extensionsstabilität
		Karte 6: regionale laterale Stabilität
		Karte 7: regionale Extensions-/Rotationsstabilität
		Karte 8: regionale Flexionsstabilität
		Karte 9: regionale Flexions-/Rotationsstabilität
vielseitig zielgerichtet	totale Stabilität	Karte 10: totale Extensionsstabilität
		Karte 11: totale laterale Stabilität
		Karte 12: totale Flexions-/Extensionsstabilität mit Rotationsstabilität
	totale Bewegung	Karte 13: totale Flexions-/Extensionsbewegungen
		Karte 14: totale Flexions-/Extensionsbewegungen mit Rotationsstabilität
		Karte 15: totale Flexions-/Extensionsbewegungen mit Rotationsbewegungen
spezifisch	spezifische (funktionelle) Bewegung (Handlung)	Karte 16: funktionelle Übungen im Alltag
		Karte 17: funktionelle Übungen bei der Arbeit
		Karte 18: funktionelle Übungen beim Sport

7.5.2 Lokale Stabilität (Karten 1–4)

Tab. 7.9 Karte 1.

Lokale Flexionsstabilität	
Übung	Training des M. transversus abdominis
ASTE horizontale Ebene	Rückenlage, Beine gebeugt, Beine gestreckt
	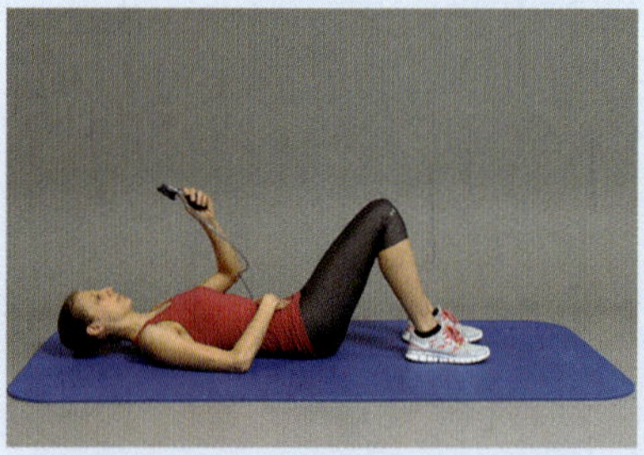
ASTE – optimaler Bewegungsablauf – ESTE	• Rückenlage, Beine angewinkelt. Wirbelsäule funktionell (neutral) eingestellt • leichtes Einziehen des Unterbauches (Bauchnabel), ohne dass die großen Bauchmuskeln aktiviert werden und eine Bewegung sichtbar wird
Beobachtungspunkte	statische Aktivierung ohne sichtbare Bewegung
Aktivität der Rumpfmuskulatur	isometrische Aktivität der lokalen Flexoren

Tab. 7.10 Karte 2.

Lokale Extensionsstabilität	
Übung	Training des M. multifidus
ASTE horizontale Ebene	Bauchlage
	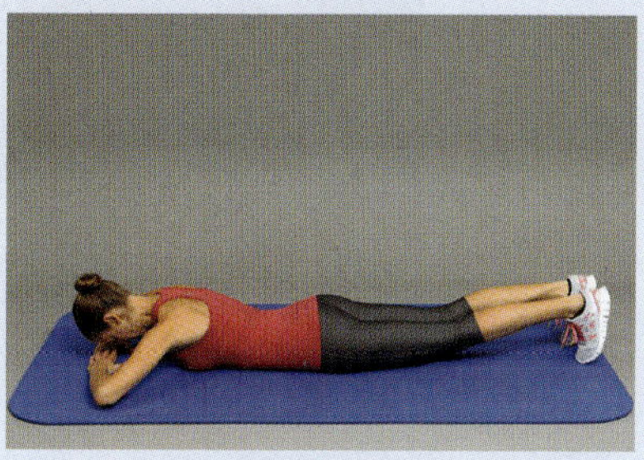
ASTE – optimaler Bewegungsablauf – ESTE	• Bauchlage, Beine gestreckt. Wirbelsäule funktionell eingeordnet • zusätzlich paravertebrale Rückenmuskeln, Hinterkopf leicht abheben, ohne dass eine Bewegung sichtbar wird
Beobachtungspunkte	statische Aktivierung ohne sichtbare LWS-Bewegung
Aktivität der Rumpfmuskulatur	isometrische Aktivität der lokalen Extensoren

Tab. 7.11 Karte 3.

Lokale laterale Stabilität	
Übung in der ASTE horizontale Ebene	Training des medialen Teils des M. quadratus lumborum
	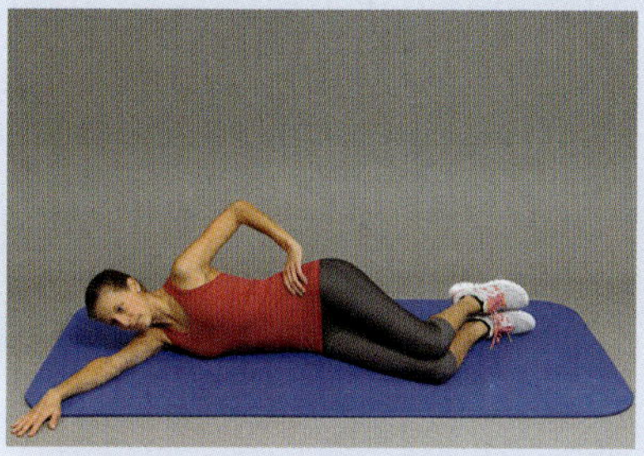
ASTE – optimaler Bewegungsablauf – ESTE	• Seitenlage, Beine angewickelt/Beine gestreckt, Wirbelsäule in Neutralstellung • von Rippenbogen und Beckenbogen ohne sichtbare Bewegung in der Wirbelsäule zueinanderbringen • Spannungskontrolle am medialen Teil des M. quadratus lumborum
Beobachtungspunkte	statische Aktivierung ohne sichtbare Bewegung
Aktivität der Rumpfmuskulatur	isometrische Aktivität der lokalen Lateralflexoren

Tab. 7.12 Karte 4 – Lokale Beckenbodenstabilität.

Übung in der ASTE horizontale Ebene	Training der Beckenbodenmuskulatur
	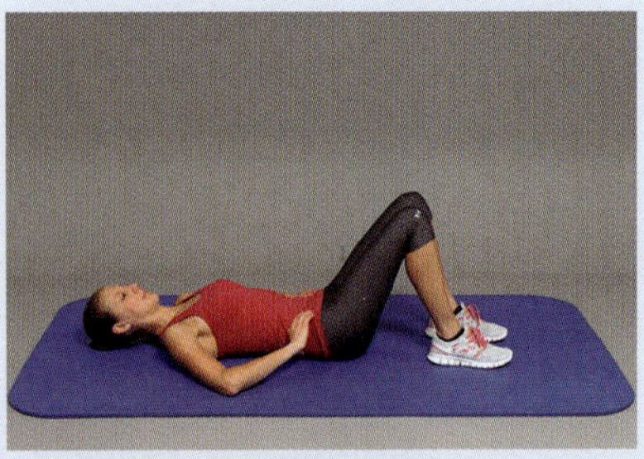
ASTE – optimaler Bewegungsablauf – ESTE	• Rückenlage, Beine angewinkelt bzw. am Boden aufgestellt • Wirbelsäule in Neutralstellung • Sitzbeinhöcker bzw. Schambein und Steißbein (M. levator ani) zueinanderbringen • M. levator ani langsam und leicht anspannen • ruhige Atmung
Beobachtungspunkte	statische Aktivierung ohne sichtbare Bewegung
Aktivität der Rumpfmuskulatur	isometrische Aktivität der lokalen Beckenbodenmuskulatur

7.5.3 Regionale Stabilität (Karten 5–9)

Tab. 7.13 Karte 5.

Regionale Extensionsstabilität	

Übungen in der ASTE vertikale Ebene	• High Sitting
	• High Sitting Good Morning
	• (High) Sitting in Upright Position:
	  ○ Front Raise
	  ○ Scaption Raise
	  ○ Front Press
	  ○ Military Press
	• (High) Sitting in Front Position:
	  ○ Front Raise
	  ○ Scaption Raise
	  ○ Front Press
	  ○ Military Press

Übungen in der ASTE vertikale Ebene	
High Sitting	
	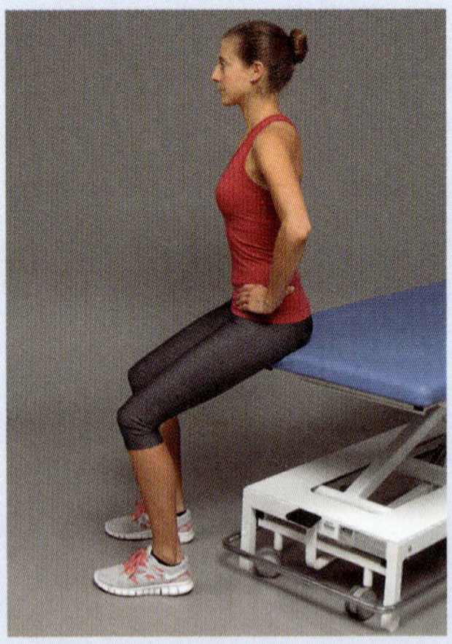
ASTE – optimaler Bewegungsablauf – ESTE	• Sitzen an Kante über Eck in erhöhter Position (Flexion Hüftgelenke < 80°) • funktionelle Aufrichtung der Wirbelsäule

Tab. 7.13 Fortsetzung

Regionale Extensionsstabilität	
Beobachtungspunkte	Hüftgelenkflexion < 80, Wirbelsäule aufgerichtet und funktionell stabilisiert, untere Extremität in funktioneller Beinachsenstellung, M. transversus abdominis anspannen
Aktivität der Rumpfmuskulatur	isometrische Aktivität der Extensoren, Zusammenarbeit des lokalen und globalen monoartikulären Systems
High Sitting Good Morning	Oberkörpervorneigung soweit die Aufrichtung noch funktionell gehalten werden kann
	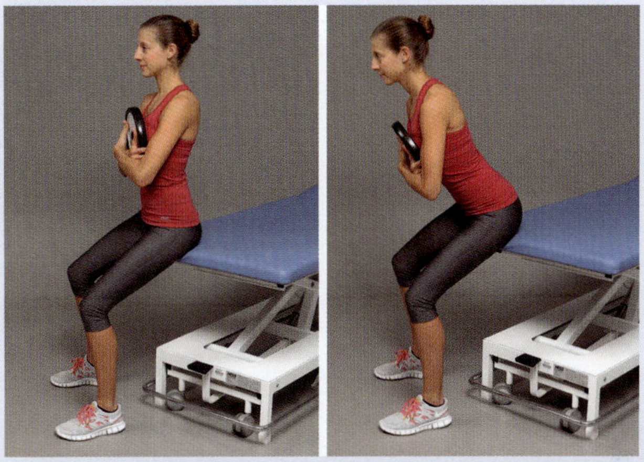
(High) Sitting in Upright Position – Front Press	
	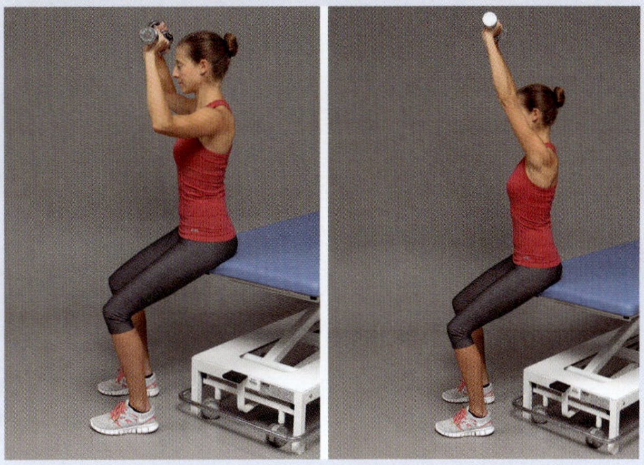
ASTE – optimaler Bewegungsablauf – ESTE	• Hochsitz an Kante (Hüftgelenkflexion 40–70°), Füße hüftbreit auseinander • Wirbelsäule aufgerichtet und funktionell (neutral) stabilisiert • Hanteln auf Schulterhöhe, Ellenbogen 90° gebeugt, Arme oberhalb des Kopfes nach vorn strecken
Beobachtungspunkte	Hüftflexion < 80°, Wirbelsäule aufgerichtet und funktionell stabilisiert, untere Extremität in funktioneller Beinachsenstellung, M. transversus abdominis anspannen
Aktivität der Rumpfmuskulatur	isometrische Aktivität der Extensoren, Zusammenarbeit des lokalen und globalen monoartikulären Systems

Tab. 7.13 Fortsetzung	
Regionale Extensionsstabilität	
Übungsvariationen	
High Sitting (Upright und Front Position) – Military Press	Heben der Arme seitlich am Kopf nach oben und zurück
High Sitting (Upright und Front Position) – Front Raises	gleichzeitiges Heben der Arme in der Sagittalebene nach oben und zurück
	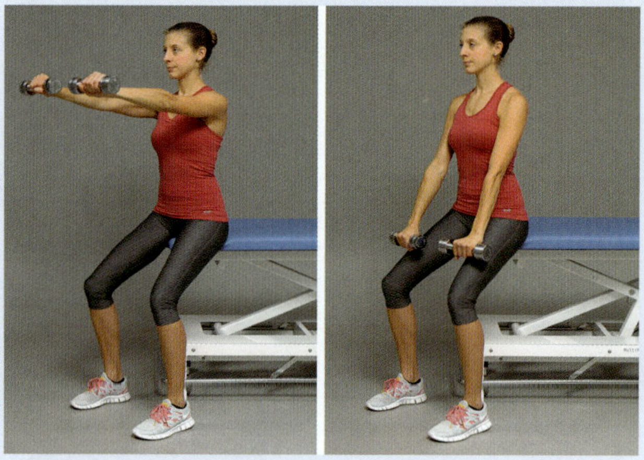
High Sitting (Upright und Front Position) Scaption Raise	gleichzeitiges Heben der Arme in der Scaptionebene
	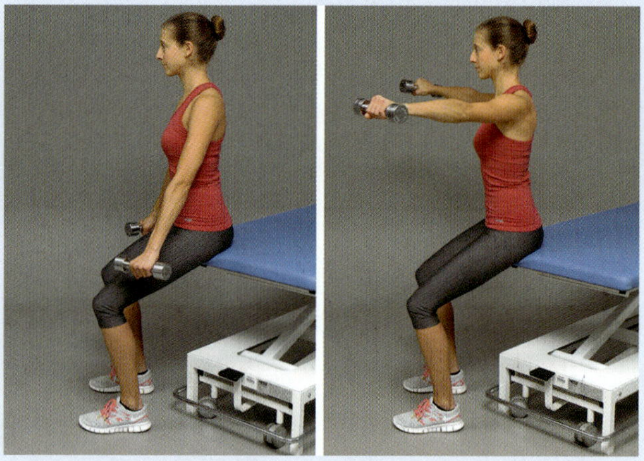

Tab. 7.14 Karte 6.

Regionale laterale Stabilität	
Übungen in der ASTE horizontale Ebene	• in Seitenlage Kopf seitwärts heben • in Seitenlage Arm abduzieren • in Seitenlage Bein abduzieren
Übungen in der ASTE vertikale Ebene	• Lateral Raise im Sitzen • Lateral Raise im High Sitting
Übungen in der ASTE horizontale Ebene	
In Seitenlage Bein abduzieren	
	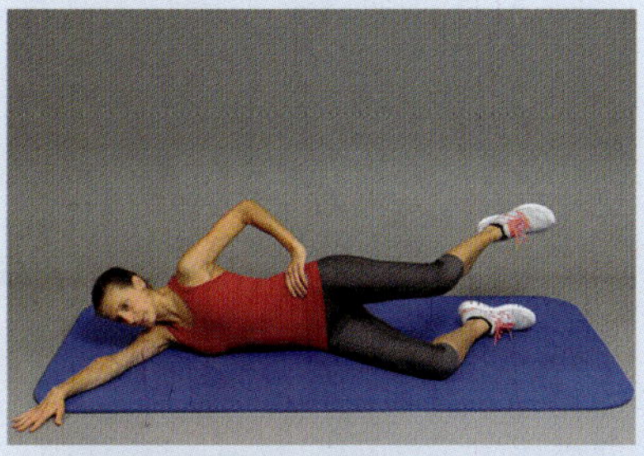 • in Seitenlage Bein abduzieren, Bein angewinkelt 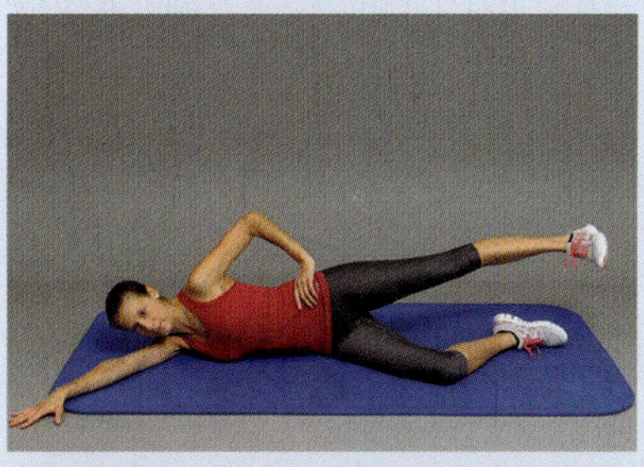 • in Seitenlage Bein abduzieren, Bein gestreckt 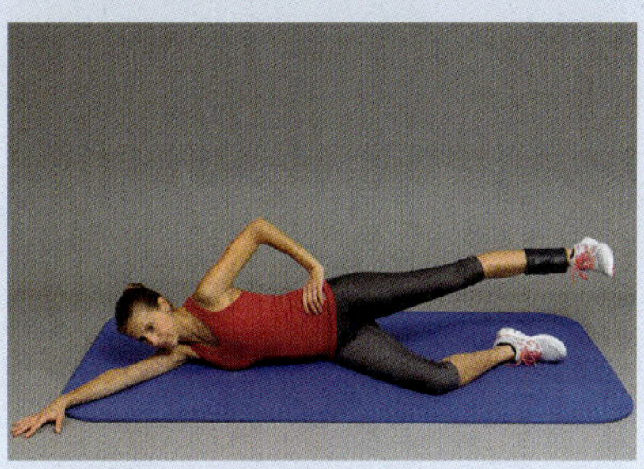 • in Seitenlage Bein abduzieren, Bein gestreckt mit Gewichtsmanschette
ASTE – optimaler Bewegungsablauf – ESTE	• Seitenlage, oberer Arm abgestützt, unteres Bein angewinkelt oder gestreckt (auch mit Zusatzgewicht möglich) • oberes Bein gestreckt nach oben bewegen • Abduktionsbewegung so weit, dass keine weiterlaufende Bewegung in der Wirbelsäule mehr stattfindet
Beobachtungspunkte	Wirbelsäule funktionell in Neutralstellung stabilisiert, Bein gestreckt halten, allenfalls mit einer Rolle unter der LWS, um die Wirbelsäule in der Neutralstellung zu unterstützen, M. transversus abdominis anspannen
Aktivität der Rumpfmuskulatur	isometrische Aktivität der Lateralflexoren, Zusammenarbeit des lokalen und globalen monoartikulären Systems

Tab. 7.14 Fortsetzung	
Regionale laterale Stabilität	
	Übungen in der ASTE vertikale Ebene
Lateral Raise im High Sitting	
	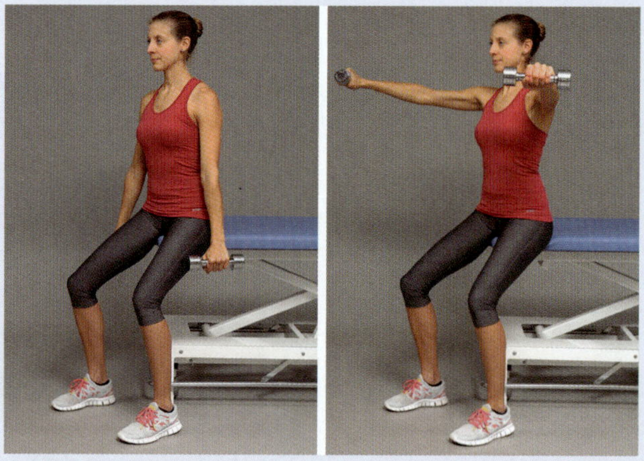
ASTE – optimaler Bewegungsablauf – ESTE	• hüftbreiter Stand oder Hochsitz, Wirbelsäule funktionell stabilisiert, Neutralstellung • Gewicht in Abduktion nach oben bewegen, Blick geradeaus gerichtet • Abduktionsbewegung so weit, dass keine weiterlaufende Bewegung in der Wirbelsäule mehr stattfindet
Beobachtungspunkte	Wirbelsäule funktionell stabilisiert, Bewegung seitlich nach oben, Ellenbogen leicht angewinkelt, Handgelenk in Neutralstellung, M. transversus abdominis anspannen
Aktivität der Rumpfmuskulatur	isometrische Aktivität der Lateralflexoren, Zusammenarbeit des lokalen und globalen monoartikulären Systems
Übungsvariationen Lateral Raise im Sitting	
	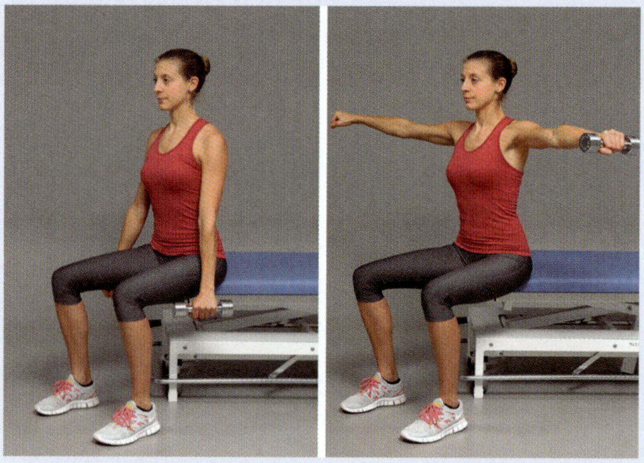
One Sided High Sitting Lateral Raises	erhöhte Sitzposition, funktionelle Aufrichtung der Wirbelsäule, einseitiges seitliches Hochheben des einen Armes
in Seitenlage Kopf abheben	in Seitlage den Kopf seitwärts vom Boden abheben
in Seitenlage Arm abduzieren	in Seitlage den Arm bis oberhalb des Kopfes abduzieren, eventuell mit Gewicht

Tab. 7.15 Karte 7.

Regionale Extensions-/Rotationsstabilität	
Übungen in der ASTE horizontale Ebene	• Birddog (Vierfüßlerstand) Remedial • Birddog Beginner Arm • Birddog Beginner Leg • Birddog Arm and Leg
Übungen in der ASTE vertikale Ebene (imbalanced weight), einarmig	• High Sitting Good Morning • High Sitting Front Raise, Scaption Raise
Übungen in der ASTE horizontale Ebene	
Bird Dog Remedial	
	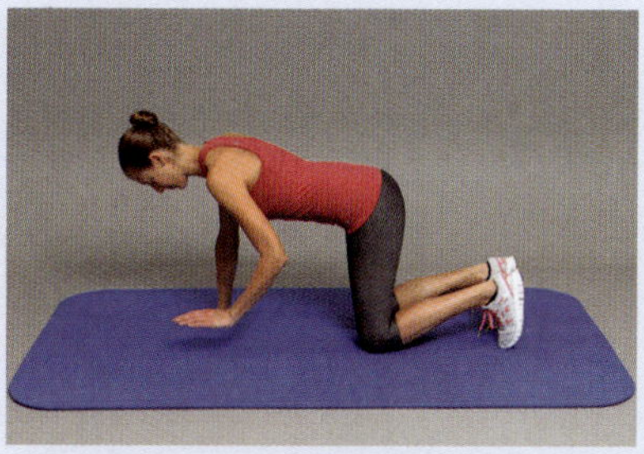
ASTE – optimaler Bewegungsablauf – ESTE	• Vierfüßlerstand, Gewichtsverlagerungen ohne sichtliches Abheben der Hände und/oder Kniegelenke • Blick nach vorne-unten
Beobachtungspunkte	Wirbelsäule aufgerichtet und funktionell stabilisiert, Hüft- und Kniegelenke senkrecht eingestellt, Schulter- und Ellbogengelenke senkrecht eingestellt, funktionelle Verschraubung der Ellbogengelenke
Aktivität der Rumpfmuskulatur	isometrische Aktivität der Extensoren und Rotatoren, Zusammenarbeit des lokalen und globalen monoartikulären Systems
Bird Dog Arm und Leg	
	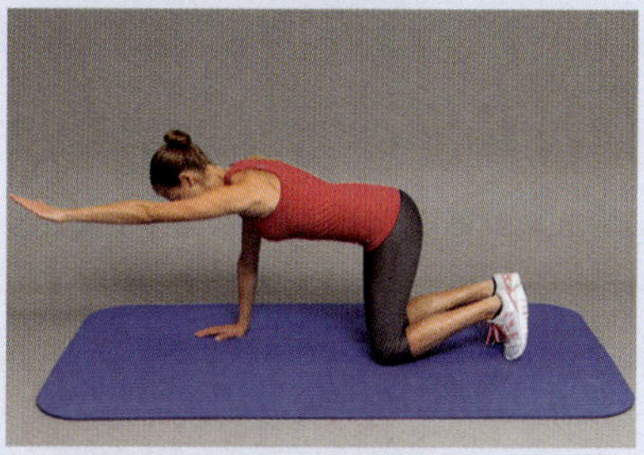 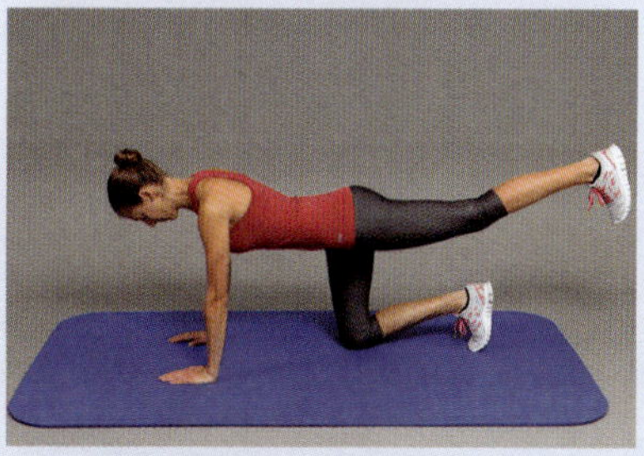
ASTE – optimaler Bewegungsablauf – ESTE	• Vierfüßlerstand • intermittierend Arm und gegenseitiges Bein in der Diagonalen ausstrecken, Wirbelsäule bleibt funktionell stabilisiert, HWS funktionell stabilisiert, Blick nach vorne-unten • Bewegungsausschlag so groß, dass keine weiterlaufende Bewegung in der Wirbelsäule stattfindet

Tab. 7.15 Fortsetzung	
Regionale Extensions-/Rotationsstabilität	
Beobachtungspunkte	Wirbelsäule funktionell stabilisiert, Hüft- und Kniegelenke senkrecht übereinander eingestellt, Schulter- und Ellbogengelenke senkrecht übereinander eingestellt, funktionelle Verschraubung der Ellbogengelenke, M. transversus abdominis anspannen
Aktivität der Rumpfmuskulatur	isometrische Aktivität der Extensoren und Rotatoren, Zusammenarbeit des lokalen und globalen monoartikulären Systems
Übungsvariationen	
Bird Dog Beginner Arm	intermittierender Wechsel der Arme, Beine stabilisiert und fixiert
	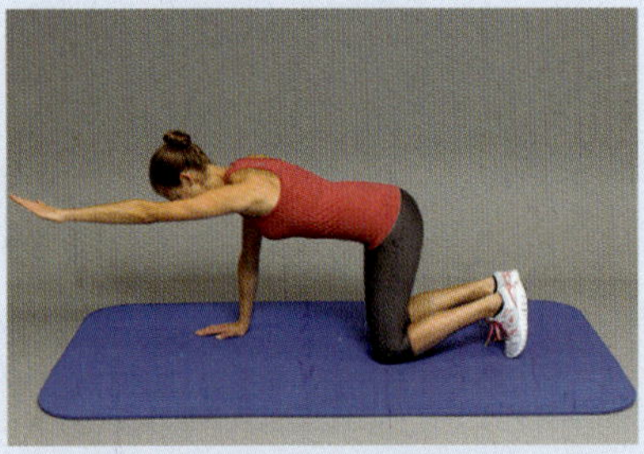
Birddog Beginner Leg	intermittierender Wechsel der Beine, Arme stabilisiert und fixiert
	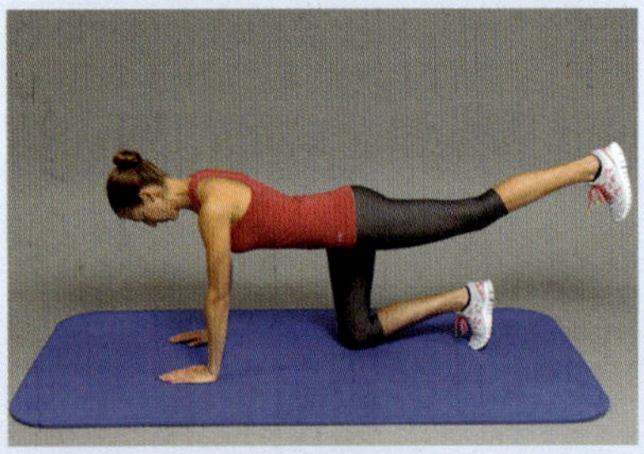
Range of Motion	Vergrößern/Verringern des Bewegungsumfangs, ohne dass eine Bewegung in der Wirbelsäule stattfindet
Übungen in der ASTE vertikale Ebene (imbalanced weight), einarmig	
One Sided High Sitting Scaption Raise	
	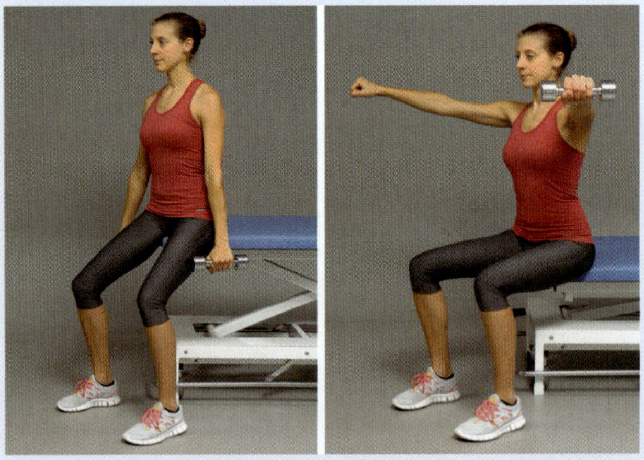
ASTE – optimaler Bewegungsablauf – ESTE	• Hochsitz, Wirbelsäule funktionell stabilisiert • Gewicht in seitlicher Abduktion in der Skapulaebene nach oben bewegen, Blick geradeaus gerichtet • Abduktionsbewegung so weit, dass keine weiterlaufende Bewegung in der Wirbelsäule stattfindet

Tab. 7.15 Fortsetzung

Regionale Extensions-/Rotationsstabilität	
Beobachtungspunkte	Wirbelsäule funktionell stabilisiert, Bewegung seitlich nach oben in der Skapulaebene, M. transversus abdominis anspannen
Aktivität der Rumpfmuskulatur	isometrische Aktivität der Extensoren und Rotatoren, Zusammenarbeit des lokalen und globalen monoartikulären Systems
Übungsvariationen	
One Sided Sitting Scaption Raises	normale Sitzhöhe, funktionelle Aufrichtung der Wirbelsäule, einseitiges seitliches Hochheben des einen Armes in der Skapulaebene
	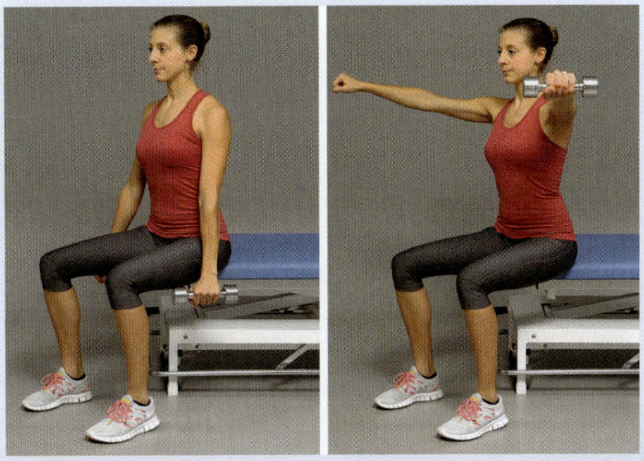
One Sided High Sitting Front Raises	einseitiges Heben des einen Armes in der Sagittalebene nach oben und zurück
	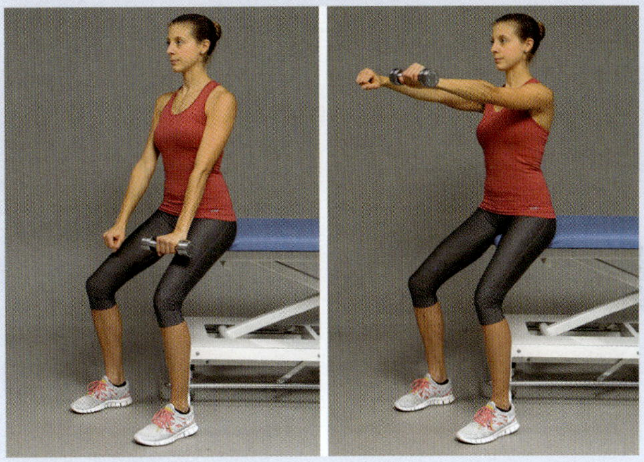

Tab. 7.16 Karte 8.

Regionale Flexionsstabilität	
Übungen in der ASTE horizontale Ebene	• Curl-up: Beginner, Intermediate, Advanced • Leg Raises Knee Bend: beidbeinig • Leg raises Knee Straight: beidbeinig
Übungen in der ASTE vertikale Ebene	• High Sitting Sit Up • Sitting Sit Up
Übungen in der ASTE horizontale Ebene	
Curl-up: Beginner	
	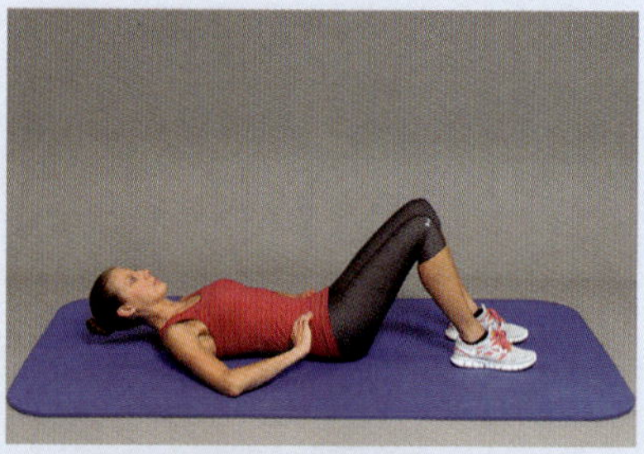
ASTE – optimaler Bewegungsablauf – ESTE	• Rückenlage, Beine angewinkelt, Wirbelsäule funktionell stabilisiert • Unterarme abgelegt, Kopf leicht anheben • segmentale Stabilisation bewusst aktivieren
Beobachtungspunkte	Wirbelsäule funktionell stabilisiert, M. transversus abdominis anspannen
Aktivität der Rumpfmuskulatur	isometrische Aktivität der Flexoren, Zusammenarbeit des lokalen und globalen monoartikulären Systems
Übungsvariationen	
Curl-up Intermediate 1	leichtes Abheben des Kopfes und der Ellbogengelenke von der Unterlage
	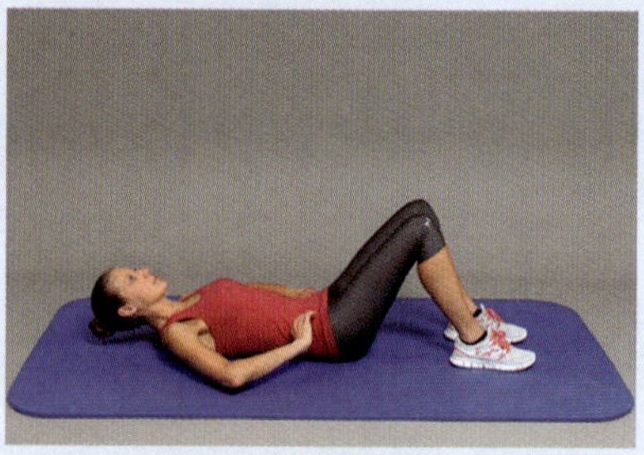
Curl-up Intermediate 2	Arme vor der Brust überkreuzen, leichtes Abheben des Kopfes und der Arme inklusive Rumpf von der Unterlage
	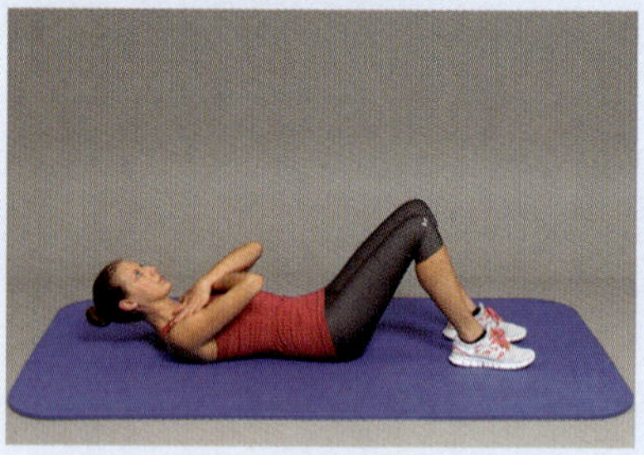

Tab. 7.16 Fortsetzung

Regionale Flexionsstabilität	
Curl-up Advanced 1	Arme an die HWS legen, leichtes Abheben des Kopfes und der Arme inklusive Unterlage
	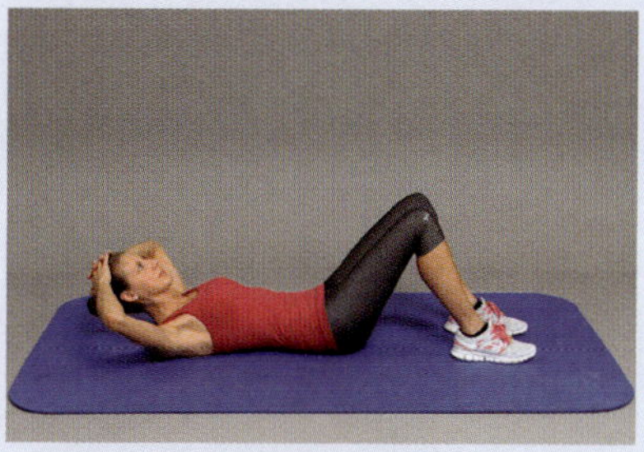
Curl-up Advanced 2	leichtes Abheben des Kopfes von der Unterlage, Bewegung der Arme in Elevation
	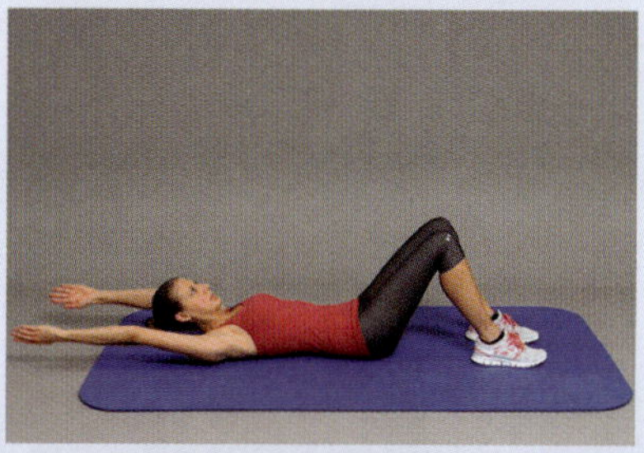
Leg Raises Knee Bend	
	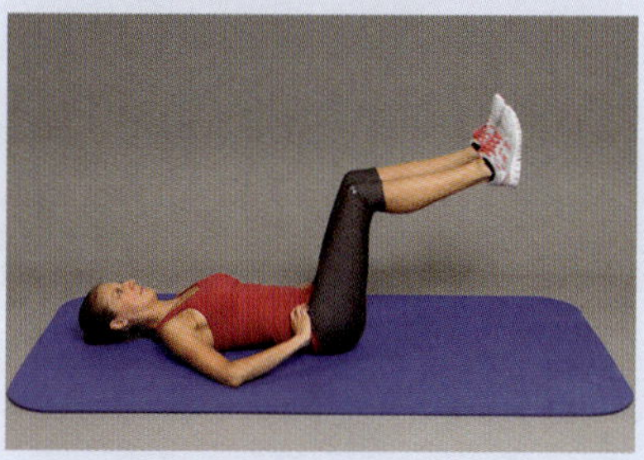
ASTE – optimaler Bewegungsablauf – ESTE	• Rückenlage, funktionelle Einrichtung der Wirbelsäule, Arme ablegen, Beine angewinkelt • M. transversus abdominis anspannen • langsam beide Beinen gebeugt vom Boden abheben und kontrolliert wieder ablegen • Bewegung mit dem anderen Bein ausführen
Beobachtungspunkte	Wirbelsäule eingerichtet und funktionell stabilisiert, Lordosierung bleibt stabil, Spannung in den Beinen bleibt

Tab. 7.16 Fortsetzung

Regionale Flexionsstabilität	
Übungsvariationen	
Leg Raises Knee Straight beidbeinig	gleichzeitiges Absenken der Beine mit gestreckten Kniegelenken
	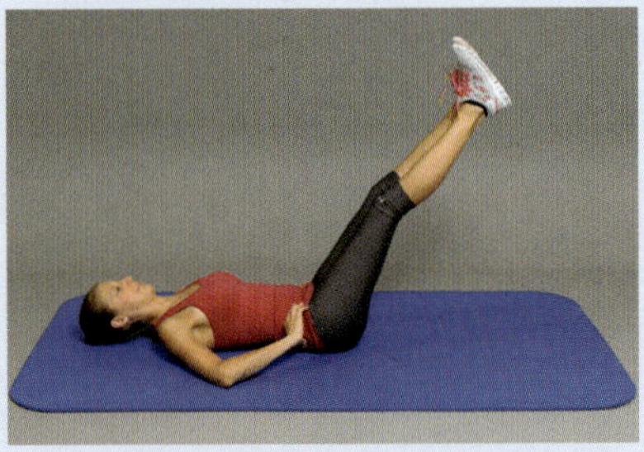
Range of Motion	Vergrößern/Verringern des Bewegungsumfangs
Übungen in der ASTE vertikale Ebene	
High Sitting Sit Up	
	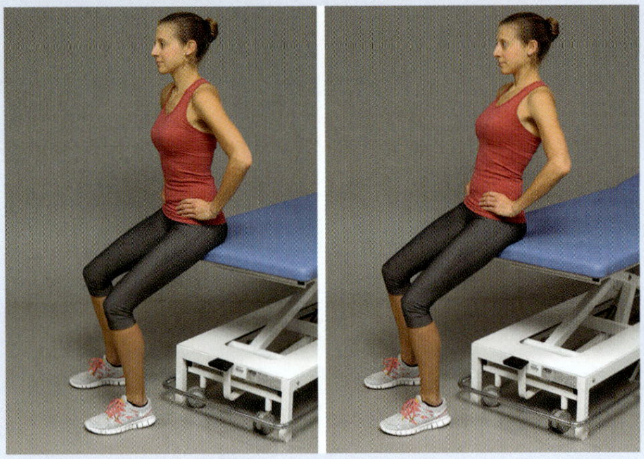
ASTE – optimaler Bewegungsablauf – ESTE	• Hochsitz, Wirbelsäule funktionell stabilisiert • Arme vor Brustkorb gehalten oder eingestützt • Rück- und Vorneigung des Oberkörpers • Bewegung so weit, dass Wirbelsäule funktionell stabilisiert bleibt
Beobachtungspunkte	Wirbelsäule funktionell stabilisiert, M. transversus abdominis anspannen
Aktivität der Rumpfmuskulatur	isometrische Aktivität der Flexoren, Zusammenarbeit des lokalen und globalen monoartikulären Systems
Übungsvariation	
Sitting Sit Up	• Sitz, Wirbelsäule funktionell stabilisiert • Arme vor Brustkorb gehalten oder eingestützt • Rück- und Vorneigung des Oberkörpers • Bewegung so weit, dass Wirbelsäule funktionell stabilisiert bleibt

Tab. 7.17 Karte 9.

Regionale Flexions-/Rotationsstabilität	
Übungen in der ASTE horizontale Ebene	• Leg Raises Knee Bend: einbeinig • Leg Raises Knee Straight: einbeinig • Sahrmann-Exercises
Übungen in der ASTE vertikale Ebene	• High Sitting Sit Up Imbalanced (einarmig, belastet) • Sitting Sit Up Imbalanced (einarmig, belastet)
Übungen in der ASTE horizontale Ebene	
Leg Raises Knee Straight: einbeinig	
	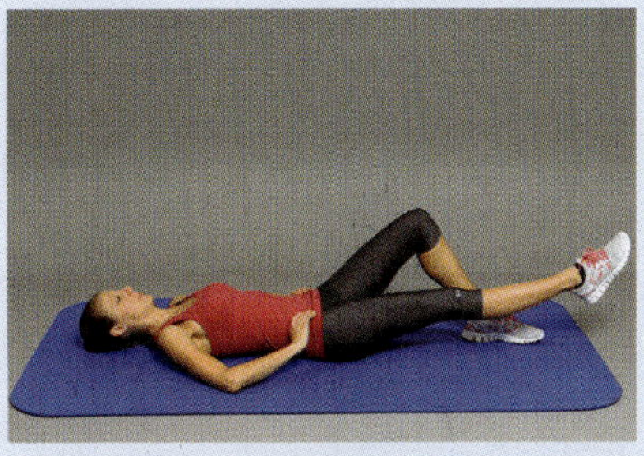
ASTE – optimaler Bewegungsablauf – ESTE	• Rückenlage, Wirbelsäule funktionell stabilisiert • Arme auf der Unterlage abgelegt • ein Bein gegen die Unterlage absenken und wieder nach oben führen • Bewegungsausschlag so groß, dass keine weiterlaufende Bewegung in der Wirbelsäule stattfindet.
Beobachtungspunkte	Bewegung so weit nach unten, dass keine Lordosierung entsteht, Spannung bei der Führung nach oben nicht verlieren, M. transversus abdominis anspannen
Aktivität der Rumpfmuskulatur	isometrische Aktivität der Flexoren und Rotatoren, Zusammenarbeit des lokalen und globalen monoartikulären Systems
Stufentraining nach Sahrmann	
Level 1A	
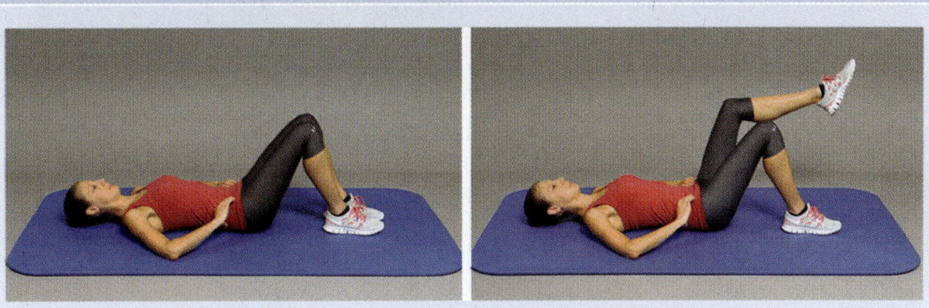	
ASTE – optimaler Bewegungsablauf – ESTE	• Rückenlage mit angewinkelten Knien • Bauch- und Rumpfmuskulatur anspannen • langsam ein Bein leicht vom Boden abheben und bis maximal 90° Hüftflexion Richtung Brust führen, Knie bleiben gebeugt • langsam das angehobene Bein wieder auf den Boden absetzen • Bewegung mit dem anderen Bein ausführen und anschließend alternierend fortfahren
Beobachtungspunkte	Wirbelsäule bleibt stabil, keine Bewegungen in der Wirbelsäule sichtbar, die Bauchmuskulatur bleibt angespannt
Aktivität der Rumpfmuskulatur	isometrische Aktivität der Flexoren und Rotatoren, Zusammenarbeit des lokalen und globalen monoartikulären Systems

Tab. 7.17 Fortsetzung

Regionale Flexions-/Rotationsstabilität	
Level 1B	
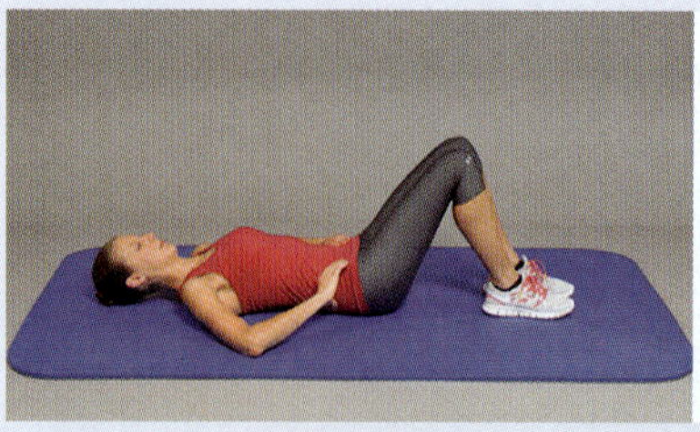 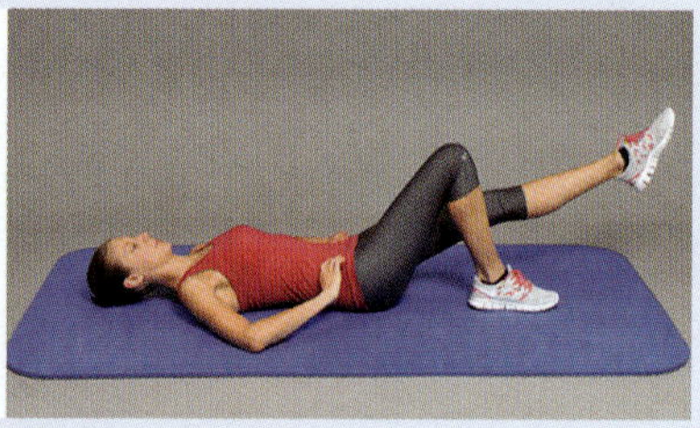	
ASTE – optimaler Bewegungsablauf – ESTE	• Rückenlage mit angewinkelten Knien • Bauch- und Rumpfmuskulatur anspannen • langsam ein Bein bis parallel oberhalb des Bodens ausstrecken und anschließend wieder in die ASTE führen • Bewegung mit dem anderen Bein ausführen und anschließend alternierend fortfahren
Beobachtungspunkte	Wirbelsäule bleibt stabil, keine Bewegungen in der Wirbelsäule sichtbar, die Bauchmuskulatur bleibt angespannt
Aktivität der Rumpfmuskulatur	isometrische Aktivität der Flexoren und Rotatoren, Zusammenarbeit des lokalen und globalen monoartikulären Systems
Level 2	
	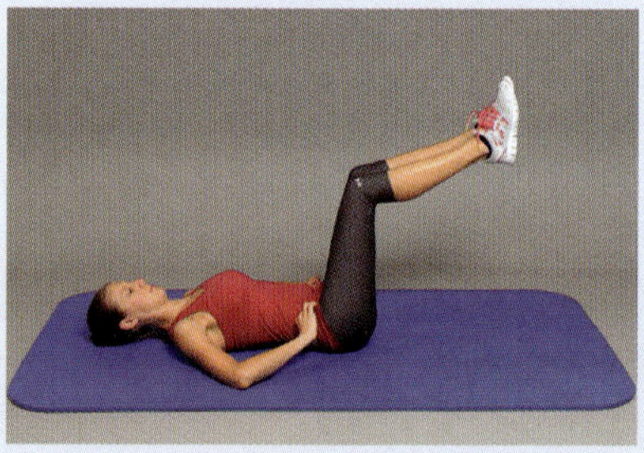
ASTE – optimaler Bewegungsablauf – ESTE	• Rückenlage mit angewinkelten Knien • Bauch- und Rumpfmuskulatur anspannen • langsam ein Bein leicht vom Boden abheben und zur Brust führen, Knie bleiben gebeugt • anderes Bein in die gleiche Position bringen, Knie gebeugt halten und das eine Bein zurück in die ASTE führen • anschließend das andere Bein langsam zurück in die ASTE führen • mit der Bewegung kontinuierlich weitermachen, indem die Beine jeweils nacheinander hochgehoben und gesenkt werden
Beobachtungspunkte	Wirbelsäule bleibt stabil, keine Bewegungen in der Wirbelsäule sichtbar, die Bauchmuskulatur bleibt angespannt
Aktivität der Rumpfmuskulatur	isometrische Aktivität der Flexoren und Rotatoren, Zusammenarbeit des lokalen und globalen monoartikulären Systems

Tab. 7.17 Fortsetzung

Regionale Flexions-/Rotationsstabilität	
Level 3	
	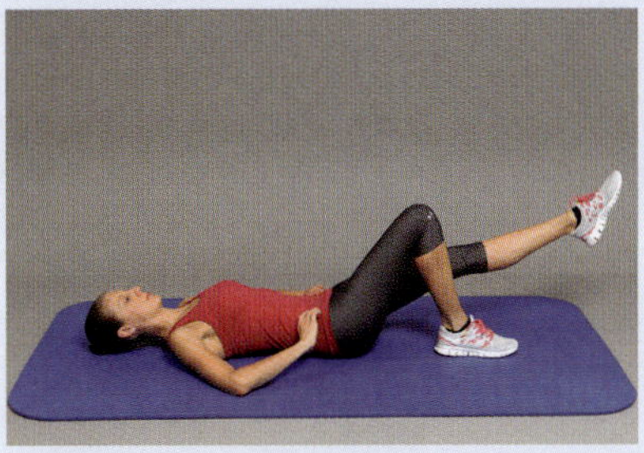
ASTE – optimaler Bewegungsablauf – ESTE	• Rückenlage mit 90° Knie- und Hüftflexion, Füße vom Boden abgehoben • Bauch- und Rumpfmuskulatur anspannen • langsam ein Bein ausstrecken, bis es parallel zum Boden steht • Bein zurück in die ASTE führen und mit anderem Bein die Bewegung starten • anschließend alternierend fortfahren.
Beobachtungspunkte	Wirbelsäule bleibt stabil, keine Bewegungen in der Wirbelsäule sichtbar, die Bauchmuskulatur bleibt angespannt; die Bewegung darf keine Schmerzen im Rücken auslösen
Aktivität der Rumpfmuskulatur	isometrische Aktivität der Flexoren und Rotatoren, Zusammenarbeit des lokalen und globalen monoartikulären Systems
Übungen in der ASTE vertikale Ebene	
High Sitting Sit Up Imbalanced (einarmig, belastet)	
	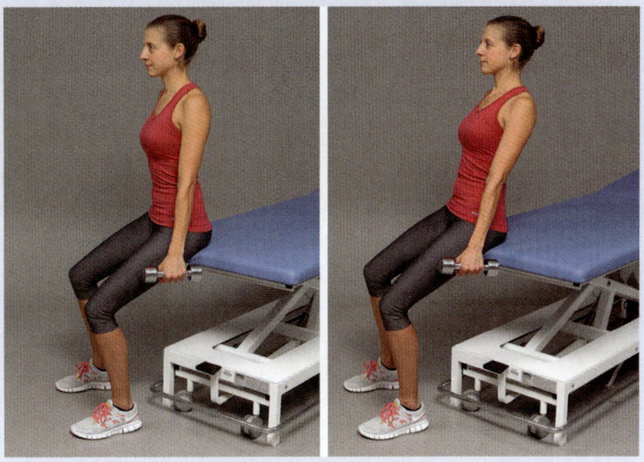
ASTE – optimaler Bewegungsablauf – ESTE	• Hochsitz, Wirbelsäule funktionell eingestellt/stabilisiert • Kurzhantel/Gewicht in einer Hand halten • Rück- und Vorneigung des Oberkörpers • Bewegung so weit, dass die Wirbelsäule funktionell stabilisiert bleibt
Beobachtungspunkte	Wirbelsäule funktionell stabilisiert, M. transversus abdominis anspannen
Aktivität der Rumpfmuskulatur	isometrische Aktivität der Flexoren und Rotatoren, Zusammenarbeit des lokalen und globalen monoartikulären Systems
Übungsvariation	
Sitting Sit Up	• Sitz, Wirbelsäule funktionell stabilisiert • Arme vor Brustkorb gehalten oder eingestützt • Rück- und Vorneigung des Oberkörpers • Bewegung so weit, dass Wirbelsäule funktionell stabilisiert bleibt

7.5.4 Totale Stabilität (Karten 10–12)

Tab. 7.18 Karte 10.

Totale Extensionsstabilität	
Übungen in der ASTE vertikale Ebene für Beinbewegungen	• Basic Squat (Weight Squat, Zercher-Squat, Dumbbell Squat, Front Squat, Hack Squat, Wide/Sumo Squat, High Squat) • High Dead Lift (Keystone Dead Lift) • Good Morning (Weight Good Morning, Zercher Good Morning) • Back Extension/Roman Chair • zweibeiniger Absprung, zweibeinige Landung, vorwärts und rückwärts
Übungen in der ASTE vertikale Ebene für Armbewegungen	• Barbell Biceps Curl (mit Hantel) • Upright Row • Front press (mit Hantel) • Scaption Raise • Front Raise (mit Hantel) • Bend Over Barbell Row
Basic Squat	
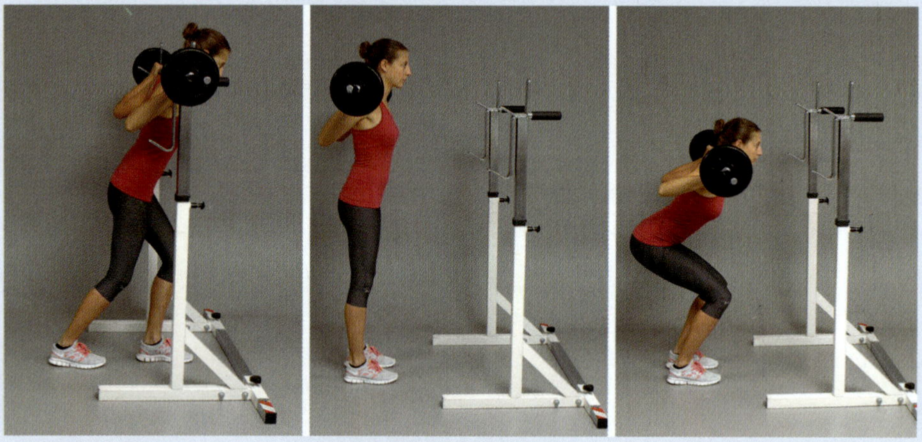	
ASTE – optimaler Bewegungsablauf – ESTE	• hüftbreiter Stand, Langhantelstange auf Schultern platziert, Wirbelsäule in funktioneller Position • Initialbewegung aus dem Knien, Bewegung nach vorne-unten, Oberkörper bewegt sich in leichte Vorlage • Gewicht tendenziell in der Mitte des Fußes • Bewegungsausschlag so groß, dass keine weiterlaufende Bewegung in der Wirbelsäule stattfindet, bis maximal 90° Knieflexion
Beobachtungspunkte	Kniegelenke bis 90° beugen, in funktioneller Beinachse, Hüftgelenke nach hinten-unten, Wirbelsäule in funktioneller Aufrichtung stabilisiert, M. transversus abdominis anspannen
Aktivität der Rumpfmuskulatur	isometrische Aktivität der Extensoren, Zusammenarbeit des lokalen und globalen monoartikulären Systems

Tab. 7.18 Fortsetzung

Totale Extensionsstabilität	
Übungsvariationen	
Zercher-Squat	Langhantel ventral mit Kreuzgriff in Ellbogenbeuge gehalten
	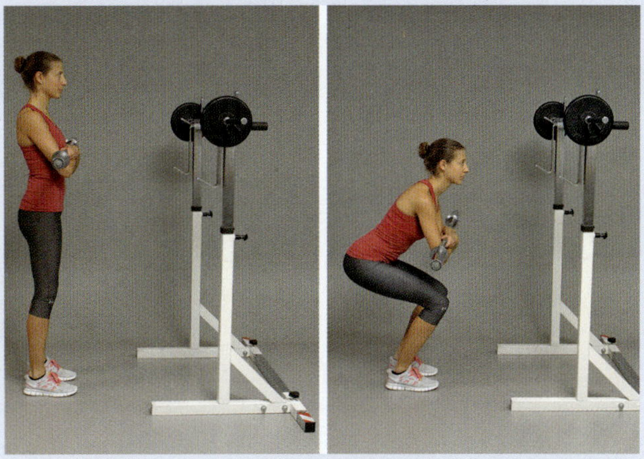
Weight Squat	Gewichtsscheibe ventral an Brust gehalten
	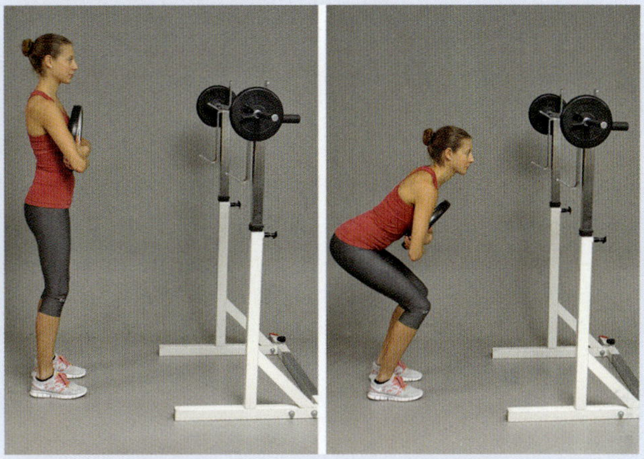
Dumbbell Squat	Kurzhanteln neben dem Körper
	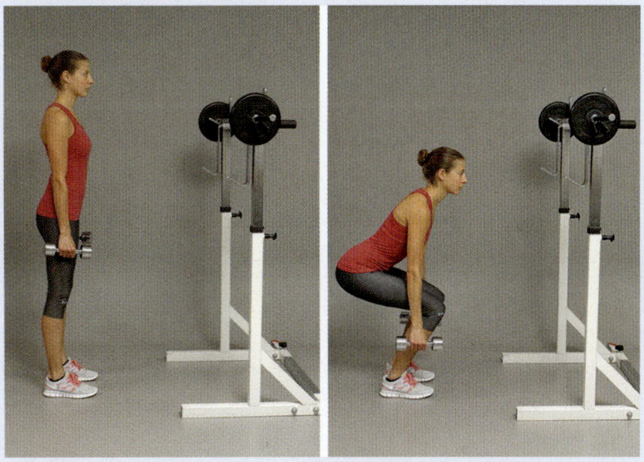

7

Tab. 7.18 Fortsetzung

Totale Extensionsstabilität	
Hack Squat	Langhantel hinter Rücken unterhalb Gesäß, Arme in Extension gehalten
	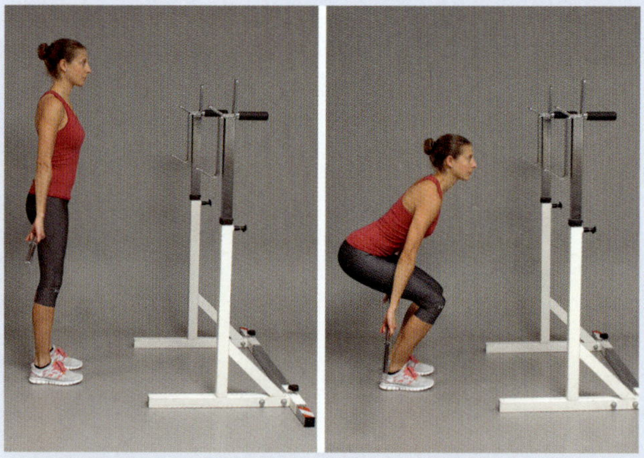
Front Squat	Langhantel vorne mit Kreuzgriff auf Schulterhöhe platzieren
	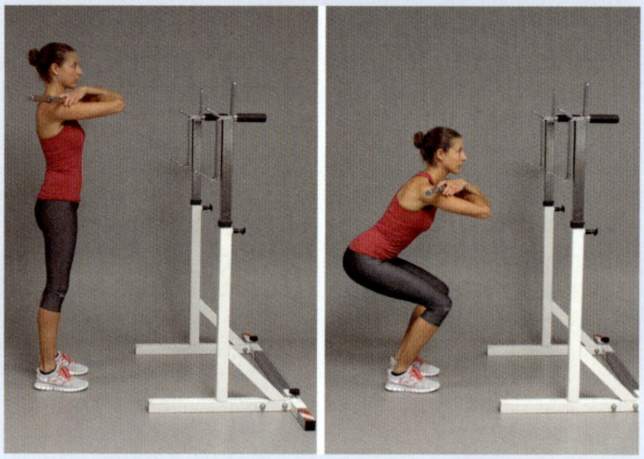
Wide/Sumo Squat	breitbeiniger Stand
	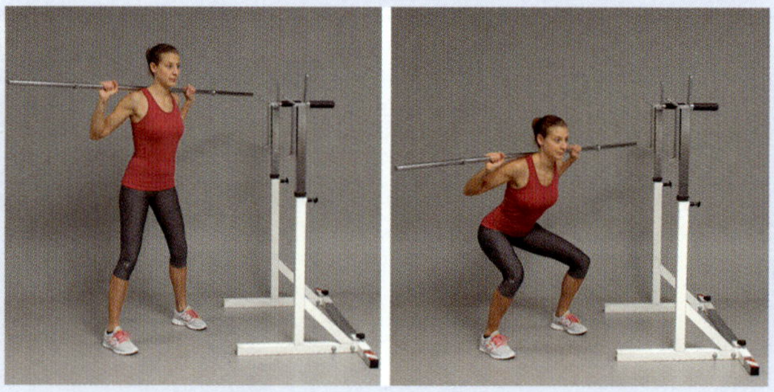

Tab. 7.18 Fortsetzung

Totale Extensionsstabilität	
High Squat	Beugen der Kniegelenke bis höchstens 60°
	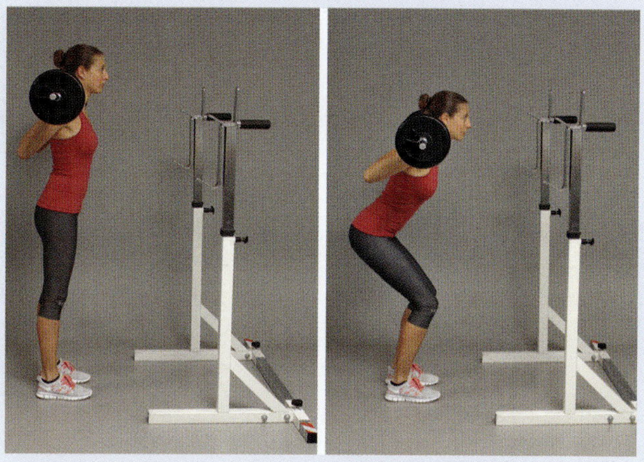
Horizontal Squat	Oberschenkel müssen in Endstellung horizontal stehen
	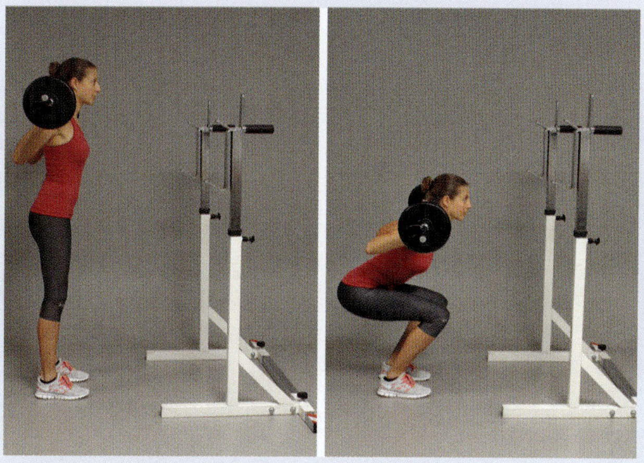
Anpassung Range of Motion	Vergrößern/Verringern des Bewegungsumfangs

Tab. 7.18 Fortsetzung	
Totale Extensionsstabilität	
Dead Lift	
	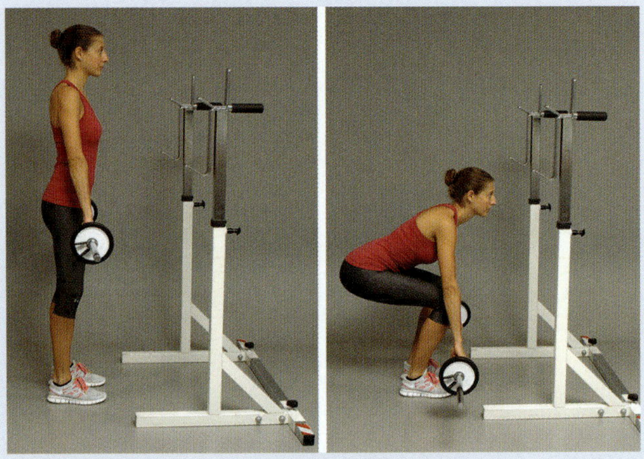
ASTE – optimaler Bewegungsablauf – ESTE	• hüftbreiter Stand, symmetrische Flexion von Hüft- und Kniegelenken, gleichzeitig kontinuierliche Oberkörpervorlage • Arme der Schwerkraft entlang hängen lassen • Bewegung bis Hände unterhalb Kniegelenke • Wirbelsäule bleibt funktionell stabilisiert
Beobachtungspunkte	Knie- und Hüftgelenke bewegen sich symmetrisch, Gewicht nahe am Körper halten, Wirbelsäule funktionell stabilisiert
Aktivität der Rumpfmuskulatur	isometrische Aktivität der Extensoren, Zusammenarbeit des lokalen und globalen monoartikulären Systems
Übungsvariationen	
Stiffed Leg Dead Lift	Kniegelenke in aktiver Extension, Bewegung aus Hüftgelenken, über Wirbelsäule und Mm. ischiocrurales arbeiten
High Dead Lift	Bewegung der Hände bis oberhalb der Kniegelenke
	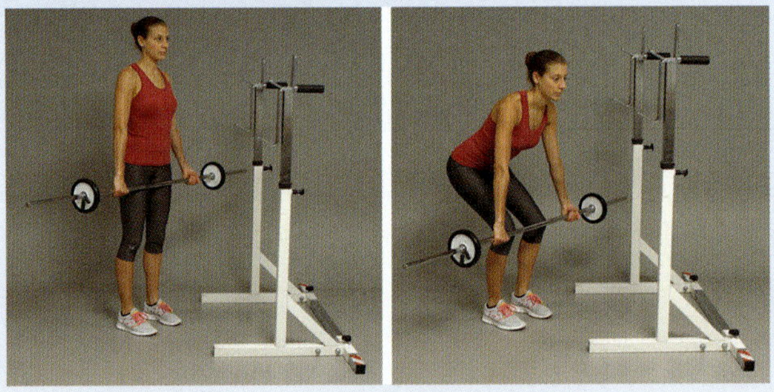

Tab. 7.18 Fortsetzung

Totale Extensionsstabilität	
Keystone Dead Lift	Kniegelenke in leichter Flexion, Bewegung aus Hüftgelenken, über Wirbelsäule und Mm. ischiocrurales arbeiten
	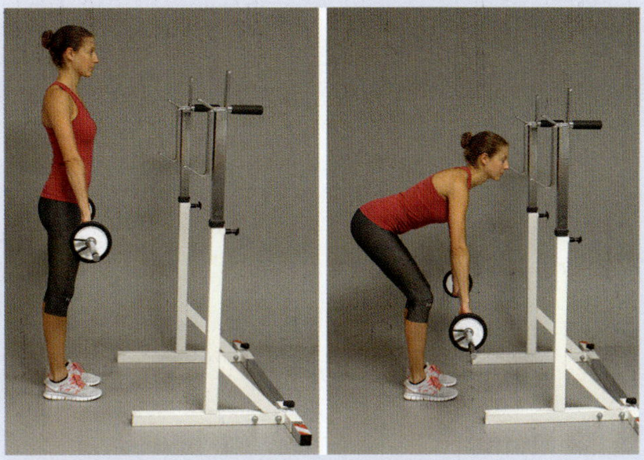
Anpassung Range of Motion	Vergrößern/Verringern des Bewegungsumfangs
Good Morning	
	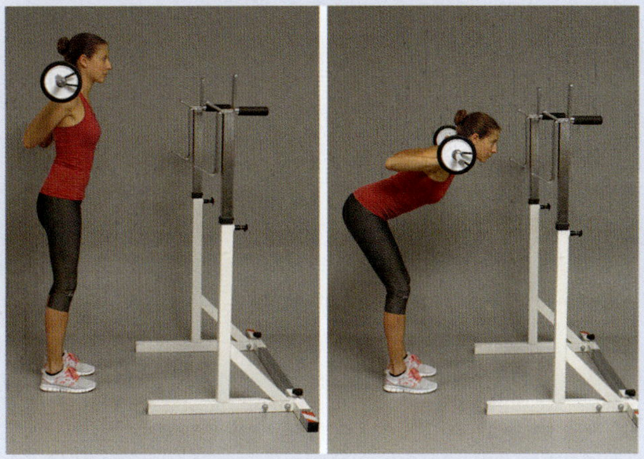
ASTE – optimaler Bewegungsablauf – ESTE	• hüftbreiter Stand, Oberkörper aus den Hüftgelenken nach vorne neigen • Bewegung, solange LWS-Lordosierung bleibt • Kniegelenke bis maximal 30° Flexion
Beobachtungspunkte	Kniegelenke in leichter Flexion, Hüftgelenke und Gesäß schieben sich leicht nach dorsal, Wirbelsäule bleibt bis zum Bewegungsende stabilisiert (individueller Bewegungsausschlag)
Aktivität der Rumpfmuskulatur	isometrische Aktivität der Extensoren, Zusammenarbeit des lokalen und globalen monoartikulären Systems

Tab. 7.18 Fortsetzung

Totale Extensionsstabilität	
Übungsvariationen	
Zercher Good Morning	Langhantel ventral mit Kreuzgriff in Ellbogenbeuge gehalten
	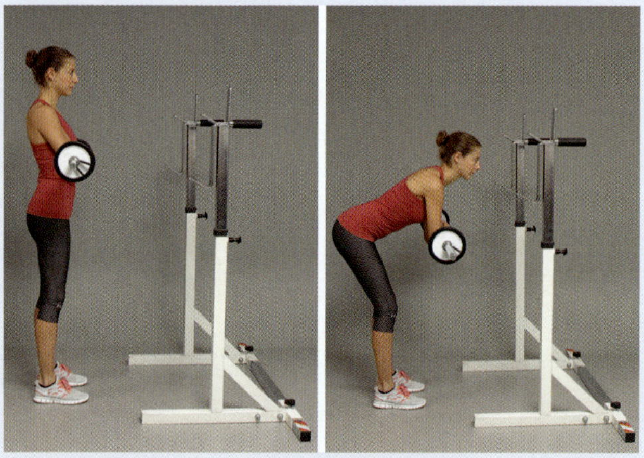
Weight Good Morning	Gewichtsscheibe ventral auf Brust gehalten
	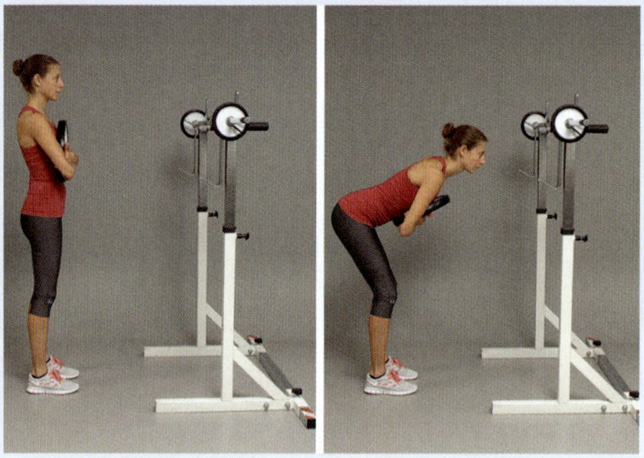
Stiffed Leg Good Morning	Kniegelenke während Bewegung aktiver Extension stabilisiert
	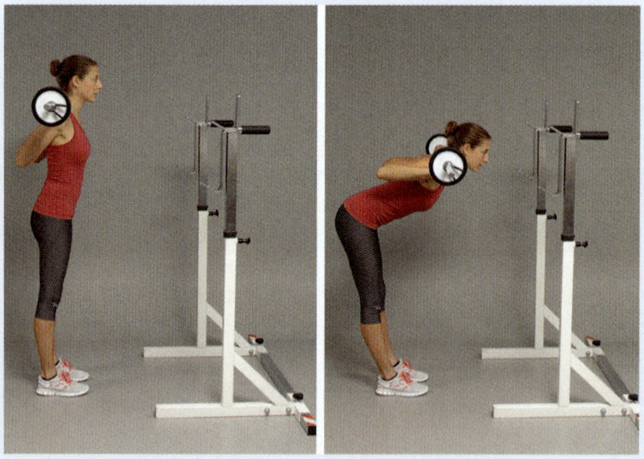

Tab. 7.18 Fortsetzung	
Totale Extensionsstabilität	
Anpassung Range of Motion	Vergrößern/Verringern des Bewegungsumfangs
Back Extension/Roman Chair	
	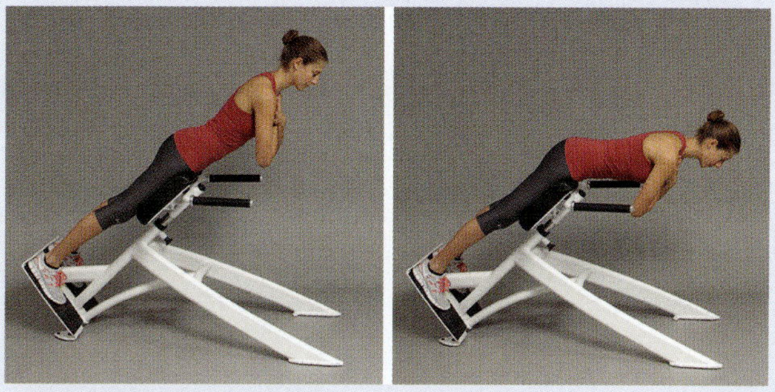
ASTE – optimaler Bewegungsablauf – ESTE	• untere Extremität bis unterhalb der Hüftgelenke fixiert (je nach Aktivitätsebene) • Oberkörper aus den Hüftgelenken nach vorne neigen • Bewegung solange LWS-Lordosierung bleibt
Beobachtungspunkte	Bewegung aus Hüftgelenken, Wirbelsäule bleibt bis zum Bewegungsende stabilisiert (individueller Bewegungsausschlag)
Aktivität der Rumpfmuskulatur	isometrische Aktivität der Extensoren, Zusammenarbeit des lokalen und globalen monoartikulären Systems
Zweibeiniger Absprung, zweibeinige Landung	
	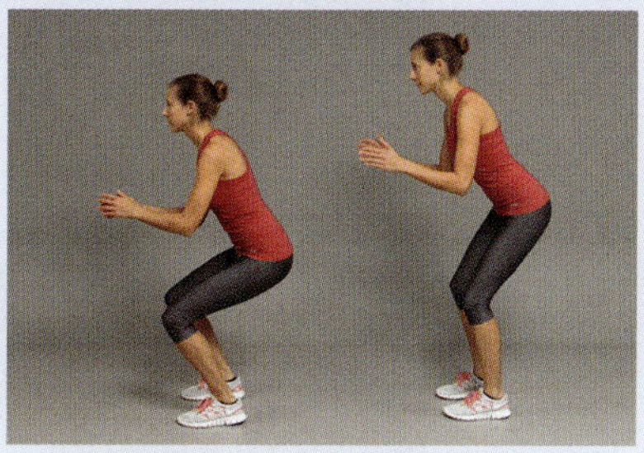
ASTE – optimaler Bewegungsablauf – ESTE	• Absprung: Absprungbreite hüftbreit, leichte Knieflexion, Arme von hinten als Bewegungseinleitung mitführen • Landung: Landebreite wie Absprungbreite, Landung auf ganzem Fuß, kein Nachfedern bei der Landung, Arme vor dem Körper stabilisieren
Beobachtungspunkte	Blick nach vorne gerichtet, Beinachsenbelastung beachten, Wirbelsäule stabilisiert
Aktivität der Rumpfmuskulatur	konzentrische und exzentrische Aktivität der Flexoren und Extensoren, Zusammenarbeit des lokalen, globalen monoartikulären und globalen multiartikulären Systems
Barbell Biceps Curl	
	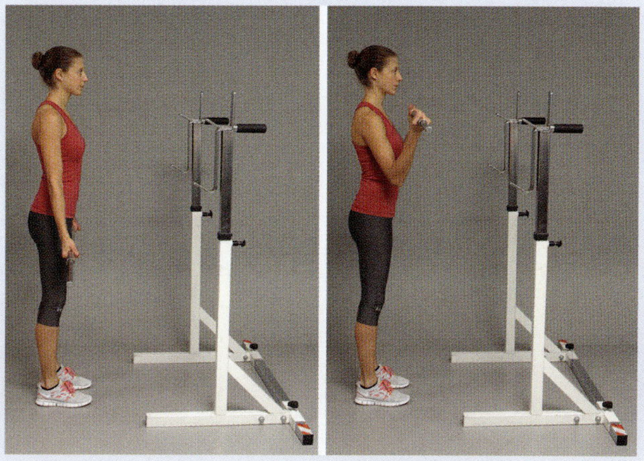

Tab. 7.18 Fortsetzung

Totale Extensionsstabilität	
ASTE – optimaler Bewegungsablauf – ESTE	• hüftbreiter Stand, funktionelle Aufrichtung der Wirbelsäule, Handflächen zeigen nach oben • Gewicht aus 0° Ellbogenflexion zur maximal-aktiven Ellbogenflexion (nach oben) führen
Beobachtungspunkte	Wirbelsäule aufgerichtet und funktionell stabilisiert, Schultern in Depression gehalten, Scapulae funktionell auf Rumpf stabilisiert
Aktivität der Rumpfmuskulatur	isometrische Aktivität der Extensoren, Zusammenarbeit des lokalen und globalen monoartikulären Systems
Übungsvariation	
Dumbbell Biceps Curl	Langhantelstange durch Kurzhanteln ersetzen
	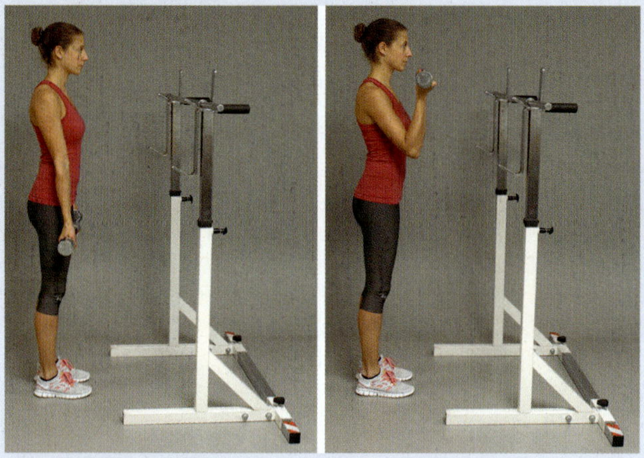
Barbell Upright Row	
	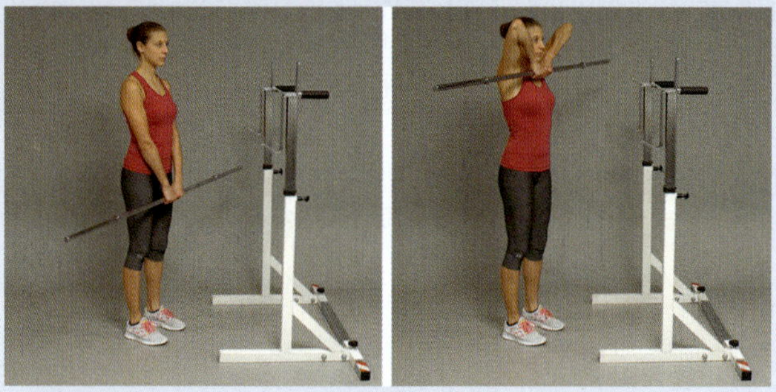
ASTE – optimaler Bewegungsablauf – ESTE	• hüftbreiter Stand, funktionelle Aufrichtung der Wirbelsäule • durch Ellbogenflexion Gewicht senkrecht nach oben bis zur Schultergelenkshöhe bewegen
Beobachtungspunkte	Wirbelsäule aufgerichtet und funktionell stabilisiert, Initialbewegung aus Ellbogengelenken, untere Extremität extensorisch stabilisiert
Aktivität der Rumpfmuskulatur	isometrische Aktivität der Extensoren, Zusammenarbeit des lokalen und globalen monoartikulären Systems

Tab. 7.18 Fortsetzung

Totale Extensionsstabilität	
Übungsvariationen	
Dumbbell Upright Row	Langhantelstange durch Kurzhanteln ersetzen
	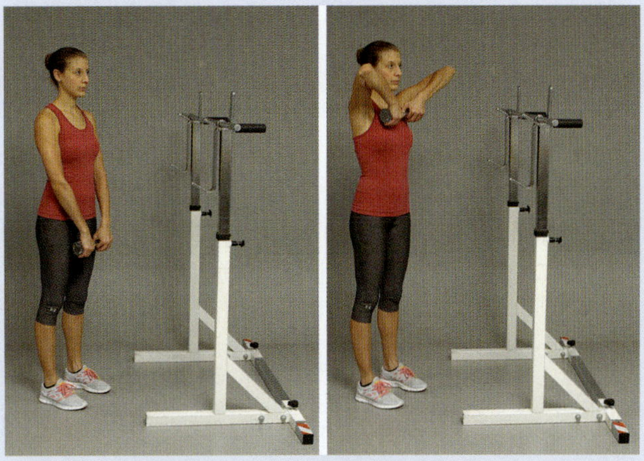
Barbell Upright Row mit Z-Bar	Langhantelstange durch Z-Bar ersetzen
	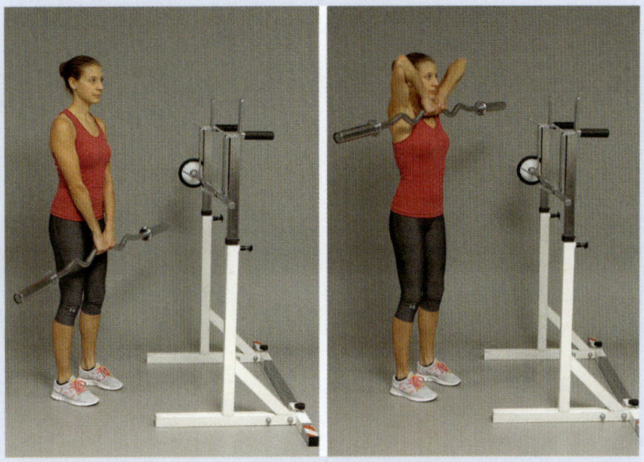
Weight Front Press	
	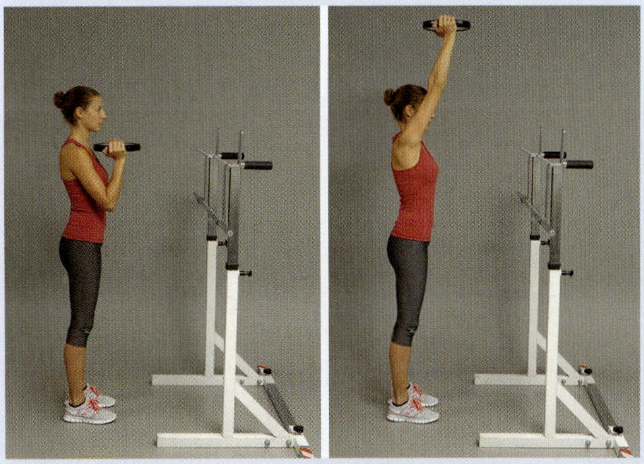
ASTE – optimaler Bewegungsablauf – ESTE	• hüftbreiter Stand oder Hochsitz, funktionelle Aufrichtung der Wirbelsäule • Gewicht vor dem Kopf nach oben bewegen, Blick geradeaus gerichtet
Beobachtungspunkte	Wirbelsäule aufgerichtet und funktionell stabilisiert, Bewegung der Arme nach vorne-oben
Aktivität der Rumpfmuskulatur	isometrische Aktivität der Extensoren, Zusammenarbeit des lokalen und globalen monoartikulären Systems

Tab. 7.18 Fortsetzung	
Totale Extensionsstabilität	
Übungsvariation	
Barbell Front Press	Langhantelstange
	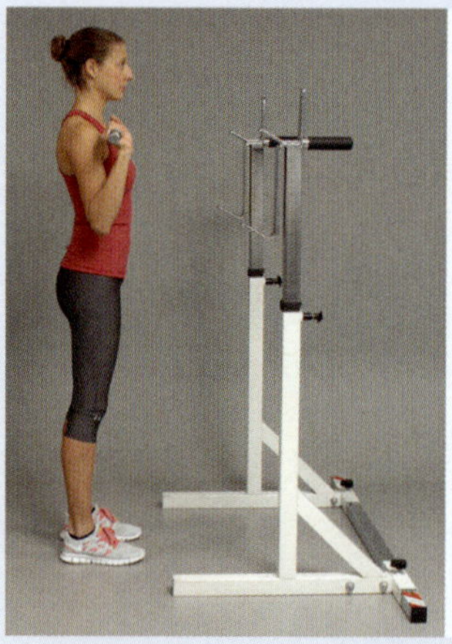 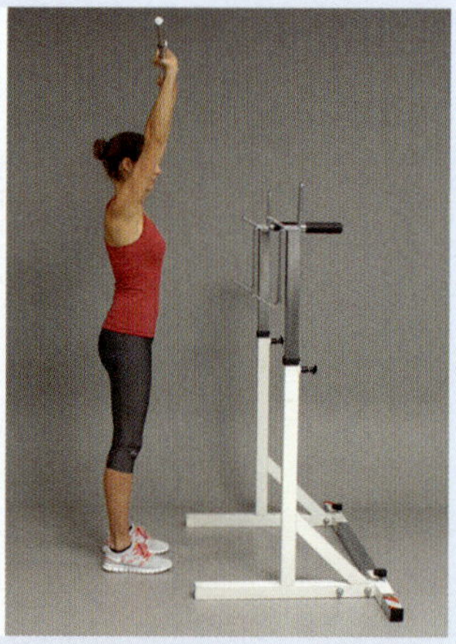
Scaption Raise	
	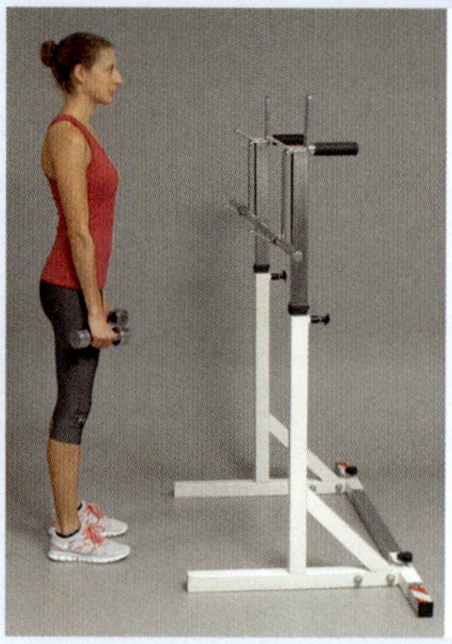 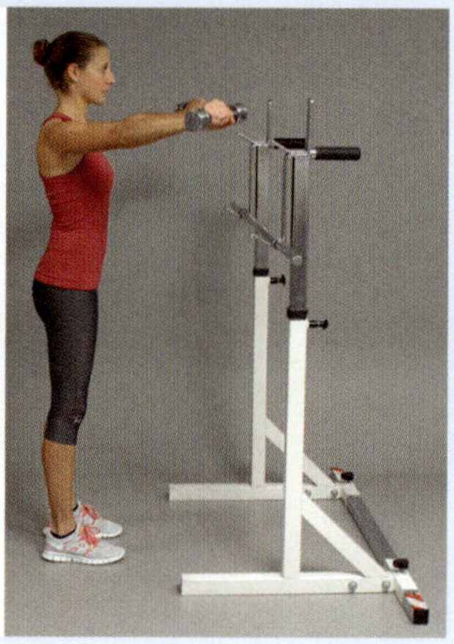
ASTE – optimaler Bewegungsablauf – ESTE	• hüftbreiter Stand oder Hochsitz, funktionelle Aufrichtung der Wirbelsäule • gleichzeitiges Heben der Arme in der **Skapulaebene**, Blick geradeaus gerichtet • Abduktionsbewegung so weit, dass Wirbelsäule noch stabilisiert bleibt
Beobachtungspunkte	Wirbelsäule aufgerichtet und funktionell stabilisiert, Bewegung der Arme in der **Skapulaebene**, Ellbogen leicht angewinkelt, Abduktion ohne weiterlaufende Bewegung im Rumpf
Aktivität der Rumpfmuskulatur	isometrische Aktivität der Extensoren, Zusammenarbeit des lokalen und globalen monoartikulären Systems

Tab. 7.18 Fortsetzung

Totale Extensionsstabilität	
Dumbbell Front Raises	
	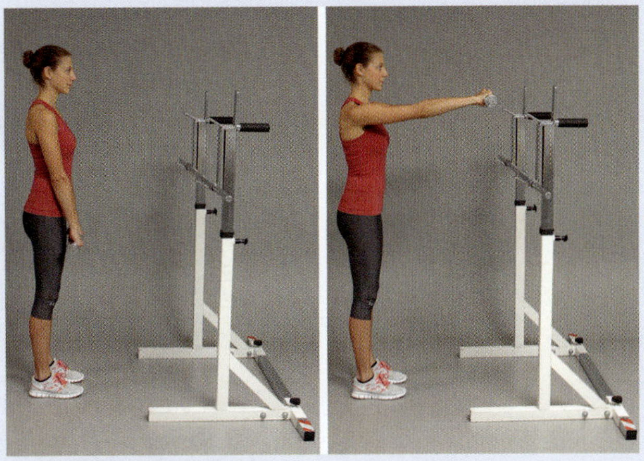
ASTE – optimaler Bewegungsablauf – ESTE	• hüftbreiter Stand oder Hochsitz, funktionelle Aufrichtung der Wirbelsäule • gleichzeitiges Heben der Arme in der Sagittalebene bis 90–100°, Blick geradeaus gerichtet • Flexionsbewegung so weit, dass Wirbelsäule noch stabilisiert bleibt
Beobachtungspunkte	Wirbelsäule aufgerichtet und funktionell stabilisiert, Bewegung der Arme in der Sagittalebene, Ellbogen leicht angewinkelt, Flexion ohne weiterlaufende Bewegung im Rumpf
Aktivität der Rumpfmuskulatur	isometrische Aktivität der Extensoren, Zusammenarbeit des lokalen und globalen monoartikulären Systems
Bend Over Barbell Row	
	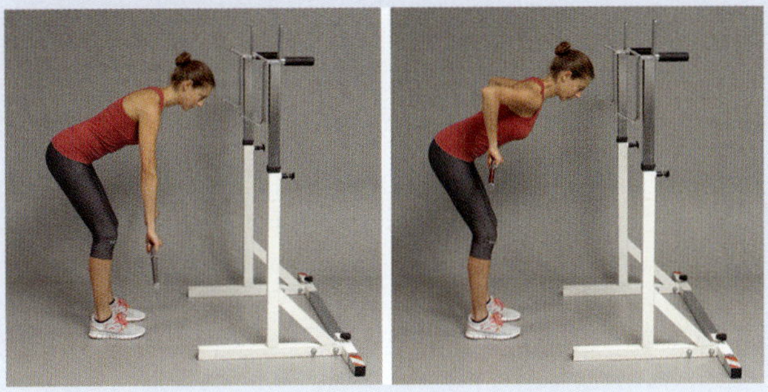
ASTE – optimaler Bewegungsablauf – ESTE	• hüftbreiter Stand, Oberkörpervorlage mit funktioneller Einrichtung der Wirbelsäule, Schultergelenke in Retraktion • Gewicht senkrecht nach oben bis zum Bauchnabel ziehen
Beobachtungspunkte	Oberkörpervorlage aus Hüftgelenken, Wirbelsäule eingerichtet und funktionell stabilisiert.
Aktivität der Rumpfmuskulatur	isometrische Aktivität der Extensoren, Zusammenarbeit des lokalen und globalen monoartikulären Systems

Tab. 7.18 Fortsetzung

Totale Extensionsstabilität	
Übungsvariation	
Bend Over Dumbbell Row	mit Kurzhanteln
	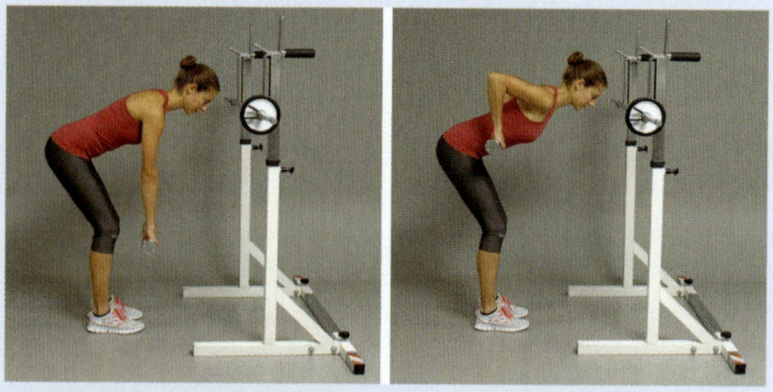
Upright Row	
	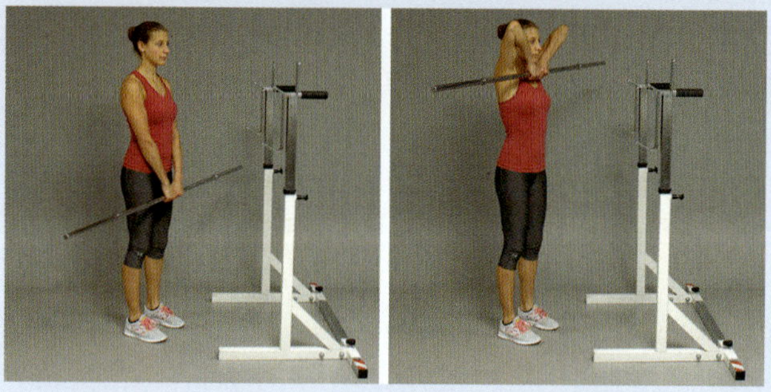
ASTE – optimaler Bewegungsablauf – ESTE	• hüftbreiter Stand, Wirbelsäule in neutrale Position, Hände beim Griff Langhantel nah zusammensetzen, Ellbogen gestreckt hängen lassen • Bewegung aus den Ellbogen, Gewicht waagerecht bis Schultergelenkshöhe nach oben ziehen • Bewegungsausschlag so groß, dass keine weiterlaufende Bewegung in der Wirbelsäule stattfindet
Beobachtungspunkte	funktionell stabilisierte Wirbelsäule, Initialbewegung aus Ellbogengelenken, untere Extremität muskulär in Extension stabilisiert. M. transversus abdominis anspannen
Aktivität der Rumpfmuskulatur	isometrische Aktivität der Extensoren, Zusammenarbeit des lokalen und globalen monoartikulären Systems

Tab. 7.19 Karte 11.

Total laterale Stabilität	
Übungen in der ASTE vertikale Ebene für Beinbewegungen	Abduktion mit Gewichtsmanschette
Übungen in der ASTE vertikale Ebene für Armbewegungen	• One Sided Shrugs • One Sided Lateral Raise • One Sided Military Press
Abduktion mit Gewichtsmanschette	
	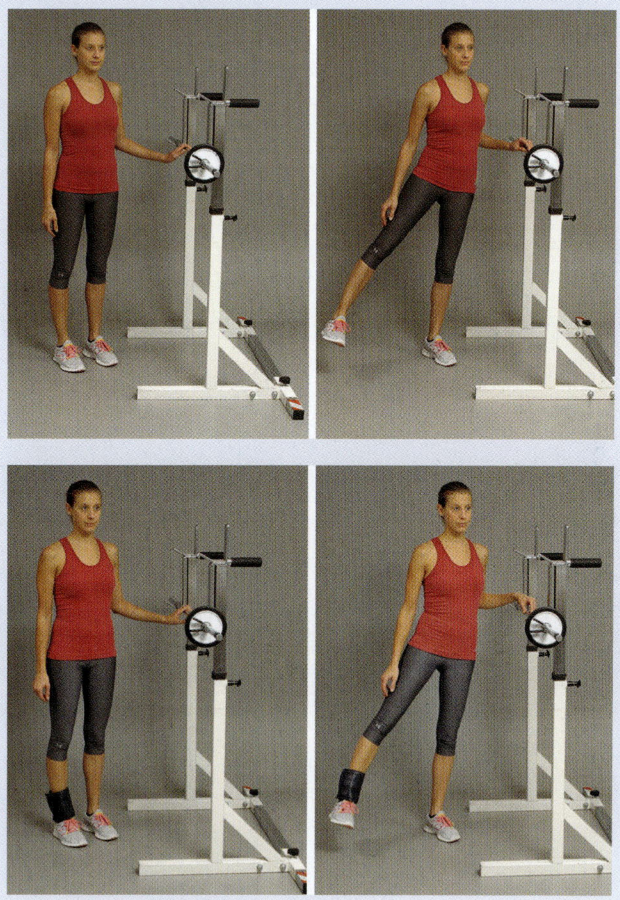
ASTE – optimaler Bewegungsablauf – ESTE	• im Stand, Wirbelsäule in Neutralstellung • Gewichtsmanschette um das obere Sprunggelenk • Bein gestreckt in gleichbleibendem Rhythmus seitwärts heben und senken • Bewegungsausschlag so groß, dass keine weiterlaufende Bewegung in der LWS stattfindet
Beobachtungspunkte	Wirbelsäule und Oberkörper funktionell stabilisiert, keine weiterlaufende Bewegung der Beckenregion und der LWS zulassen, M. transversus abdominis anspannen
Aktivität der Rumpfmuskulatur	isometrische Aktivität der Lateralflexoren, Zusammenarbeit des lokalen und globalen monoartikulären Systems

Tab. 7.19 Fortsetzung	
Total laterale Stabilität	
One Sided Shrugs im Stand	
	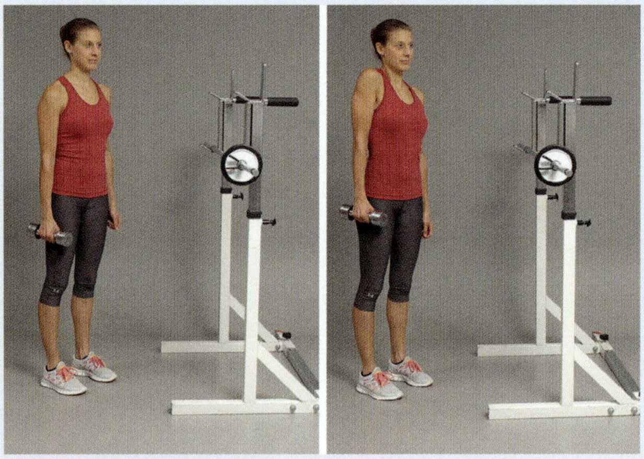
ASTE – optimaler Bewegungsablauf – ESTE	• hüftbreiter Stand oder Hochsitz, Wirbelsäule aufgerichtet und funktionell stabilisiert • eine Schulter im vollen Bewegungsausschlag kontinuierlich hochziehen und senken • Blick geradeaus gerichtet, Arme locker in Extension hängen lassen
Beobachtungspunkte	Schulter hochziehen nach oben, Wirbelsäule eingerichtet und funktionell stabilisiert
Aktivität der Rumpfmuskulatur	isometrische Aktivität der Extensoren, Zusammenarbeit des lokalen und globalen monoartikulären Systems
Übungsvariation	
Range of Motion	Vergrößern/Verringern des Bewegungsumfangs, Rotation des Schultergürtels nach ventral/dorsal
One Sided Lateral Raise	
	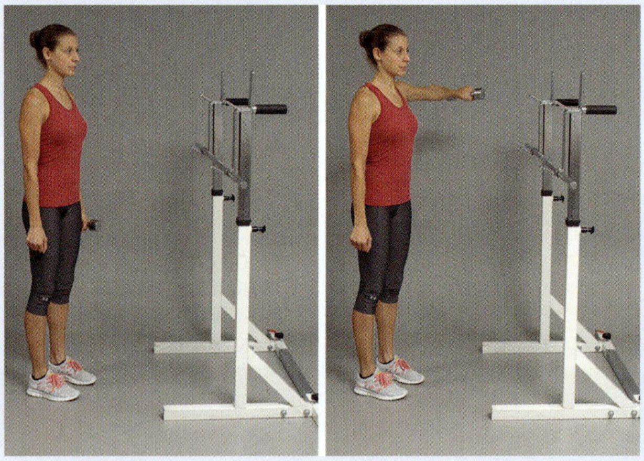
ASTE – optimaler Bewegungsablauf – ESTE	• im Stand, Wirbelsäule funktionell stabilisiert, Füße hüftbreit auseinander • Gewicht seitlich bis 90° nach oben bewegen, Blick geradeaus gerichtet • Abduktionsbewegung so weit, dass Wirbelsäule noch stabilisiert bleibt.
Beobachtungspunkte	Wirbelsäule funktionell stabilisiert, Bewegung seitlich nach oben, M. transversus abdominis anspannen
Aktivität der Rumpfmuskulatur	isometrische Aktivität der Lateralflexoren, Zusammenarbeit des lokalen und globalen monoartikulären Systems

Tab. 7.19 Fortsetzung

Total laterale Stabilität	
One Sided Military Press im Stand	
	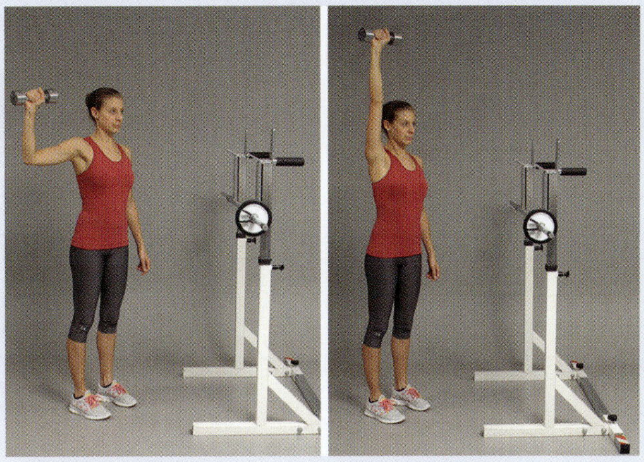
ASTE – optimaler Bewegungsablauf – ESTE	• hüftbreiter Stand oder Hochsitz, funktionelle Aufrichtung der Wirbelsäule • einseitig Gewicht nach oben bewegen • Blick geradeaus gerichtet
Beobachtungspunkte	Wirbelsäule aufgerichtet und funktionell stabilisiert, Bewegung der Arme in der Frontalebene nach oben
Aktivität der Rumpfmuskulatur	isometrische Aktivität der Extensoren, Zusammenarbeit des lokalen und globalen monoartikulären Systems
Übungsvariation	
Range of Motion	Vergrößern/Verringern des Bewegungsumfangs

Tab. 7.20 Karte 12.

Totale Extensions-/Flexionsstabilität mit Rotationsstabilität	
Übungen in der ASTE vertikale Ebene für Beinbewegungen	• Imbalanced Dead Lift • Imbalanced Squat (Weight Squat, Zercher-Squat, Dumbbell Squat) • Imbalanced Good Morning (Weight Good Morning, Zercher Good Morning) • Imbalanced Back Extension (Weight, Arm seitwärts heben) • zweibeiniger Absprung – zweibeinige Landung: seitlich, diagonal
Übungen in der ASTE Vertikale Ebene für Armbewegungen	• One Sided Biceps Curl • One Sided Dumbbell Front Raise • One Sided Bend Over Dumbbell Row • Bend over Barbell Row Imbalanced • Barbell Rotation einarmig

Tab. 7.20 Fortsetzung

Totale Extensions-/Flexionsstabilität mit Rotationsstabilität	
Imbalanced Dead Lift	
	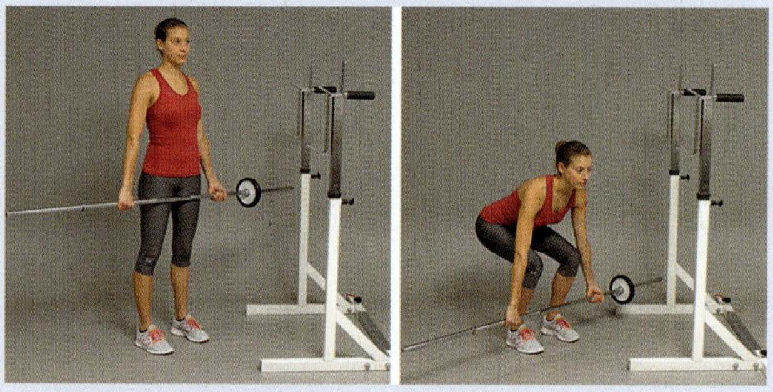
ASTE – optimaler Bewegungsablauf – ESTE	• hüftbreiter Stand, Langhantel (einseitige Gewichtsbelastung) etwas breiter als fußbreit greifen, Ellbogen gestreckt, Wirbelsäule in funktioneller Position • symmetrische Flexion von Hüft- und Kniegelenken, kontinuierliche Oberkörpervorlage, Gewicht ventral des Oberschenkels nach unten führen (Gewicht nicht auf Oberschenkel absetzen), Arme hängen lassen. • Bewegungsausschlag so groß, dass keine weiterlaufende Bewegung in der Wirbelsäule stattfindet
Beobachtungspunkte	symmetrische Flexion der Knie- und Hüftgelenke, Gewicht nah am Körper halten, Wirbelsäule funktionell stabilisiert, M. transversus abdominis anspannen
Aktivität der Rumpfmuskulatur	isometrische Aktivität der Flexoren, Extensoren und Rotatoren, Zusammenarbeit des lokalen und globalen monoartikulären Systems
Übungsvariationen	
Imbalanced Stiffed Leg Dead Lift	Stiffed Leg Dead Lift mit einseitiger Gewichtsbelastung
	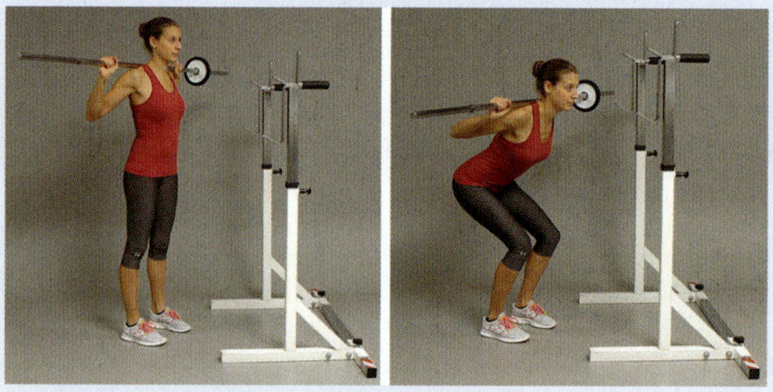
Imbalanced Basic Squat	Basic Squat mit einseitiger Gewichtsbelastung
	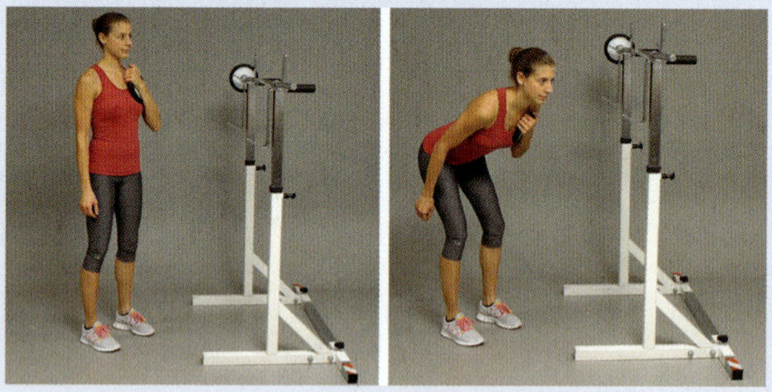

Tab. 7.20 Fortsetzung

Totale Extensions-/Flexionsstabilität mit Rotationsstabilität	
Imbalanced Zercher Good Morning	Zercher Good Morning mit einseitiger Gewichtsbelastung
	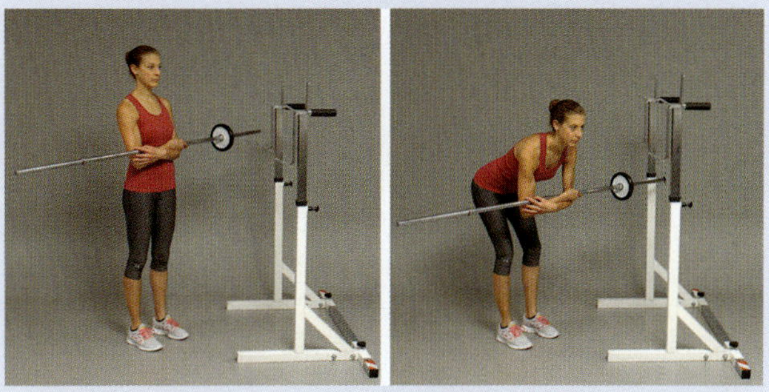
Imbalanced 1-Leg Good Morning	1-Leg Good Morning mit einseitiger Gewichtsbelastung
	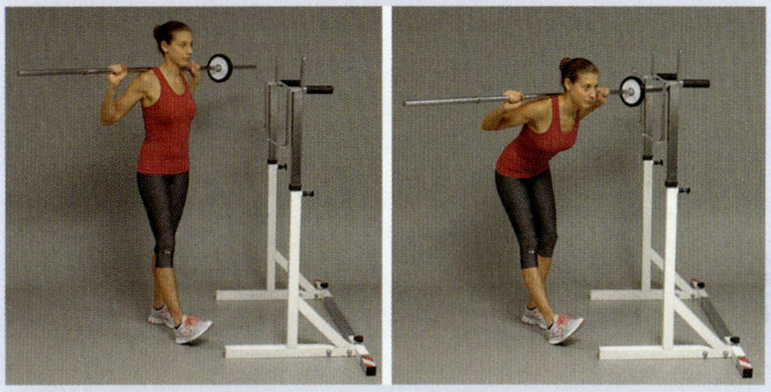
Imbalanced Stiffed Leg Good Morning	Stiffed Leg Good Morning mit einseitiger Gewichtsbelastung
	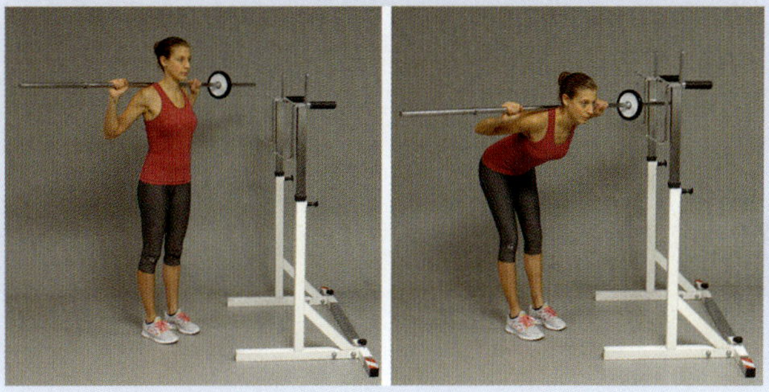

Tab. 7.20 Fortsetzung	
Totale Extensions-/Flexionsstabilität mit Rotationsstabilität	
Imbalanced Good Morning	Good Morning mit einseitiger Gewichtsbelastung
	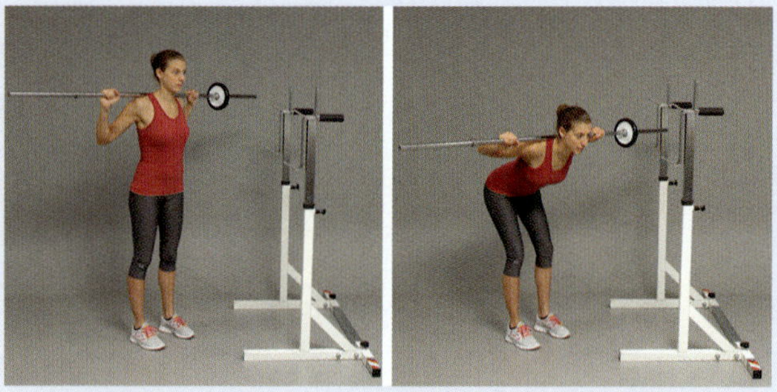
Imbalanced Back Extension/Roman Chair	einseitige Gewichtsbelastung durch einseitiges Strecken der Arme nach außen/unterschiedliche Gewichte
	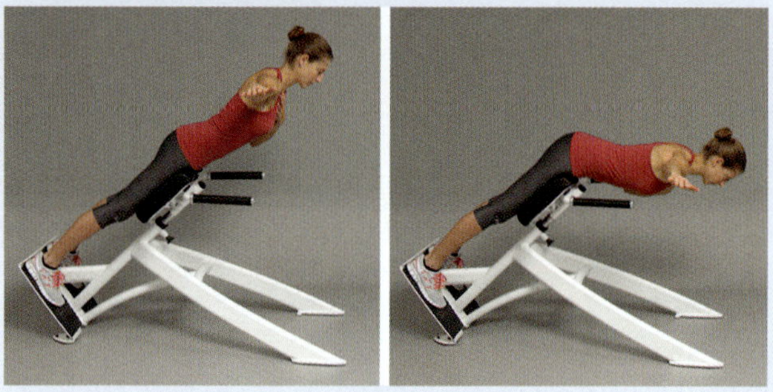
Zweibeiniger Absprung – zweibeinige Landung seitlich	
	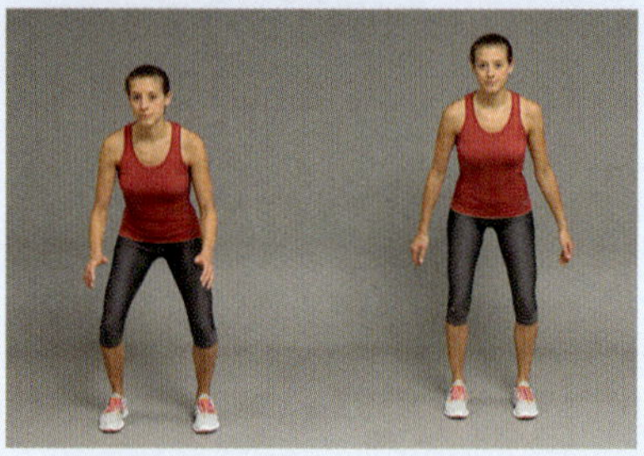
ASTE – optimaler Bewegungsablauf – ESTE	• Absprung: Absprungbreite hüftbreit, leichte Knieflexion, Arme von hinten als Bewegungseinleitung mitführen • Landung: Landebreite wie Absprungbreite, Landung auf ganzem Fuß, kein Nachfedern bei der Landung, Arme vor dem Körper stabilisieren
Beobachtungspunkte	Blick nach vorne gerichtet, Beinachsenbelastung beachten, Wirbelsäule stabilisiert
Aktivität der Rumpfmuskulatur	konzentrische und exzentrische Aktivität der Flexoren, Extensoren und Rotatoren, Zusammenarbeit des lokalen und globalen monoartikulären Systems

Tab. 7.20 Fortsetzung

Totale Extensions-/Flexionsstabilität mit Rotationsstabilität	
Übungsvariation	
Diagonal	Sprung in die Diagonale, Ausrichtung, Blick und Oberkörper nach vorne
	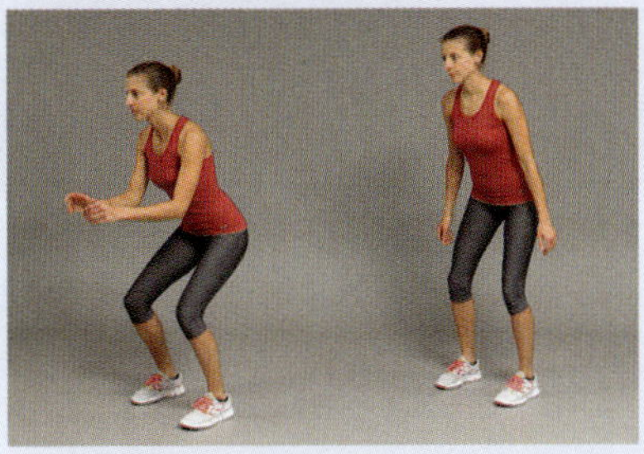
Imbalanced Bend Over Barbell Row	
	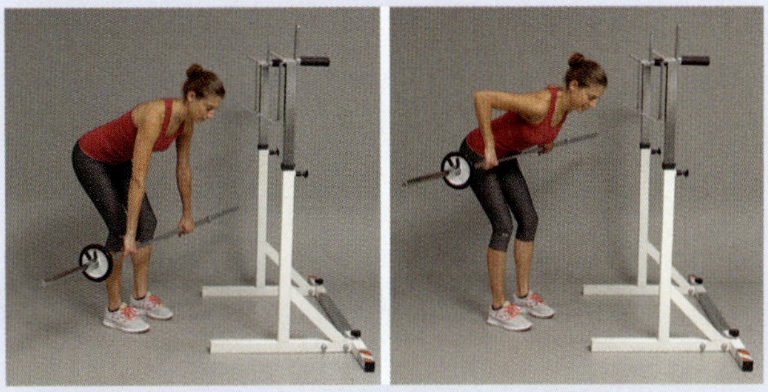
ASTE – optimaler Bewegungsablauf – ESTE	• hüftbreiter Stand mit Oberkörpervorlage aus den Hüftgelenken und mit stabilisierter Wirbelsäule • Kniegelenke in funktioneller Flexion, Schultergelenke in Retraktion • Hantel senkrecht bis zum Bauchnabel hochziehen und kontrolliert absenken
Beobachtungspunkte	Bewegung aus Hüftgelenken, Wirbelsäule funktionell stabilisiert, Schultergelenke Aktivität in Retraktion, HWS funktionell stabilisiert, M. transversus abdominis anspannen
Aktivität der Rumpfmuskulatur	isometrische Aktivität der Flexoren, Extensoren und Rotatoren, Zusammenarbeit des lokalen und globalen monoartikulären Systems
Übungsvariationen	
Imbalanced Barbell Upright Row	Langhantelstange, einseitige Gewichtsbelastung
	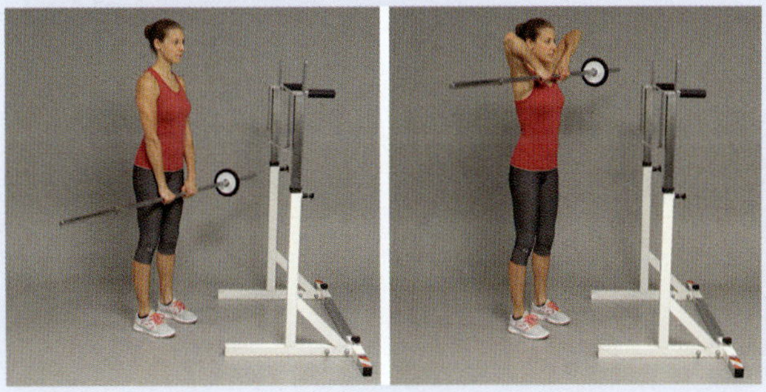

Tab. 7.20 Fortsetzung

Totale Extensions-/Flexionsstabilität mit Rotationsstabilität	
One Sided Biceps Curl	einseitige Gewichtsbelastung
	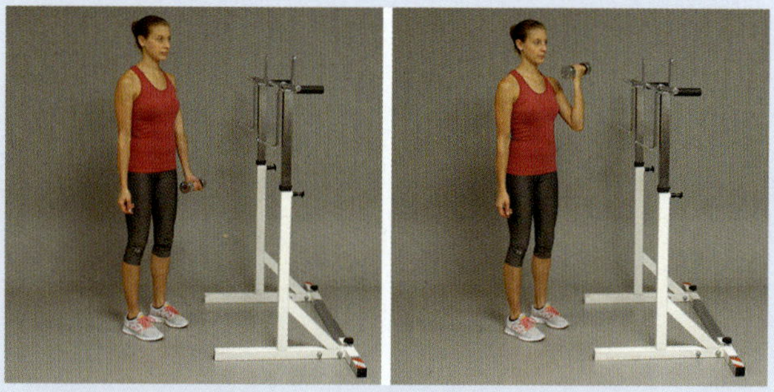
One Sided Front Raises	einseitige Gewichtsbelastung
	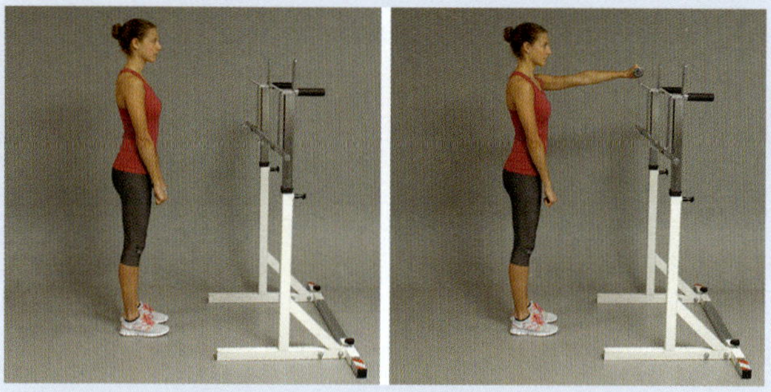
Einarmige Barbell Rotation	einseitige Gewichtsbelastung in aufrechter Position
	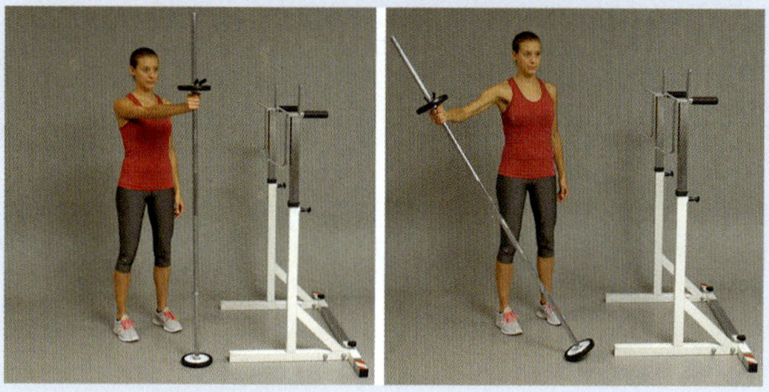

7.5.5 Totale Bewegung (Karten 13–15)

Tab. 7.21 Karte 13.

Totale Flexions-/Extensionsbewegungen	
Übungen in der ASTE vertikale dynamische Ebene für Beinbewegungen	• Stiffed Leg Dead Lift • Good Morning • Back Extension/Roman Chair • Horizontal Squat, Deep Squat
Übungen in der ASTE vertikale dynamische Ebene für Armbewegungen	• Passwurf • Fußballeinwurf • Throw Between the Legs, rückwärts • Throw Between the Legs, vorwärts
Stiffed Leg Dead Lift	
	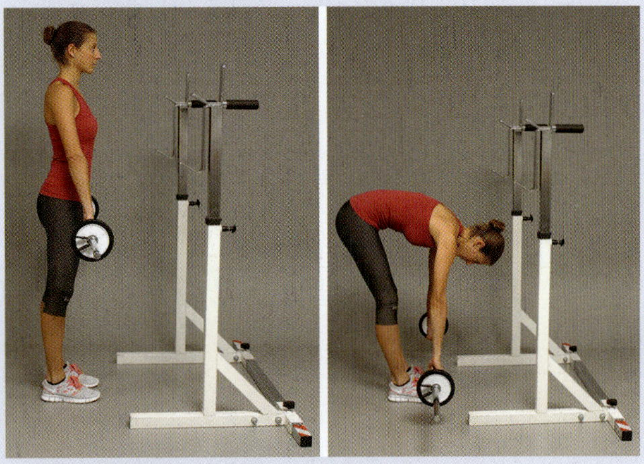
ASTE – optimaler Bewegungsablauf – ESTE	• hüftbreiter Stand, Langhantel etwas breiter als fußbreit greifen, Ellbogen gestreckt, Wirbelsäule in funktioneller Position • kontinuierliche Flexion des Rumpfes mit Oberkörpervorlage, Gewicht ventral des Oberschenkels nach unten führen (Gewicht nicht auf Oberschenkel absetzen), Arme hängen lassen • beim Aufrichten extensorische Bewegung der Wirbelsäule bis zur Wirbelsäulenaufrichtung und Einnehmen der ASTE • flektorische und extensorische Bewegung kontrolliert durchführen
Beobachtungspunkte	Gewicht nah am Körper halten, Bewegungsausschlag in der Wirbelsäule ruhig aufbauen
Aktivität der Rumpfmuskulatur	konzentrische und exzentrische Aktivität der Flexoren und Extensoren, Zusammenarbeit des lokalen, globalen monoartikulären und des globalen multiartikulären Systems

Tab. 7.21 Fortsetzung	
Totale Flexions-/Extensionsbewegungen	
Übungsvariationen	
Horizontal Squat	Oberschenkel müssen in der Endstellung horizontal stehen
	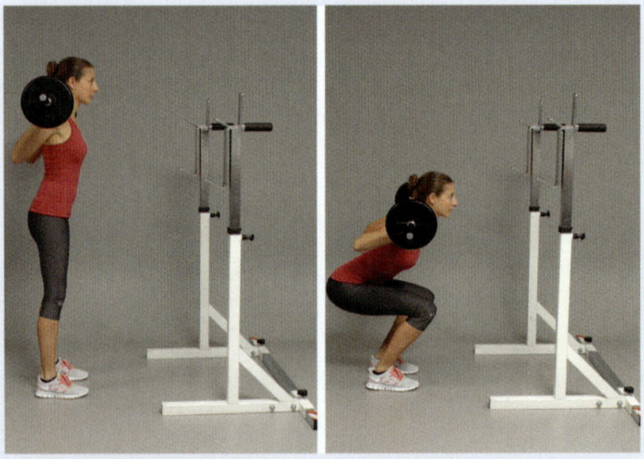
Deep Squat	Beugen der Kniegelenke so weit wie möglich
	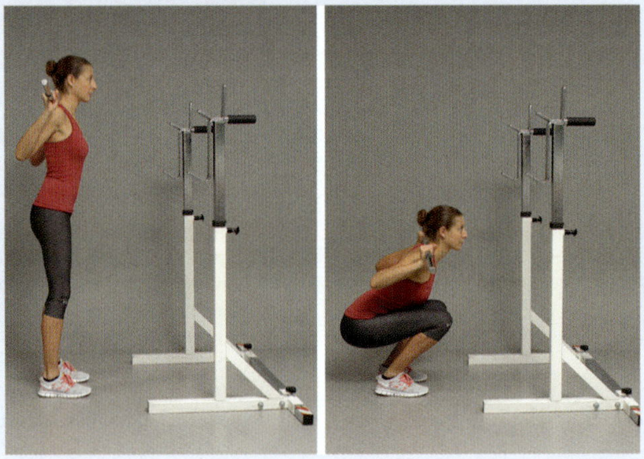
Zercher Good Morning in Bewegung	Langhantel ventral mit Kreuzgriff in Ellbogenbeuge gehalten mit Bewegung der Wirbelsäule
	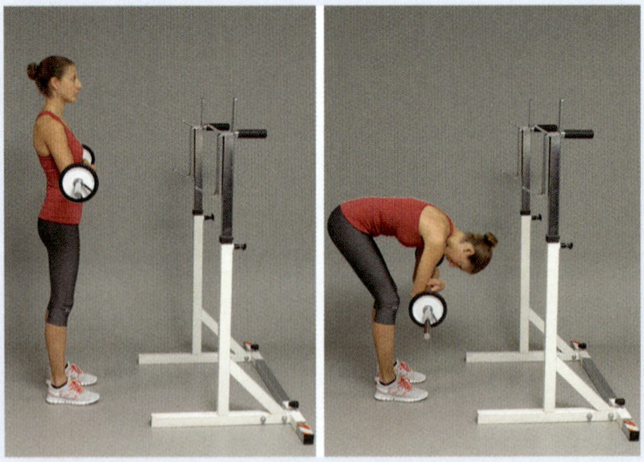

Tab. 7.21 Fortsetzung

Totale Flexions-/Extensionsbewegungen	
Weight Good Morning in Bewegung	Gewichtsscheibe ventral auf Brust gehalten mit Bewegung der Wirbelsäule
	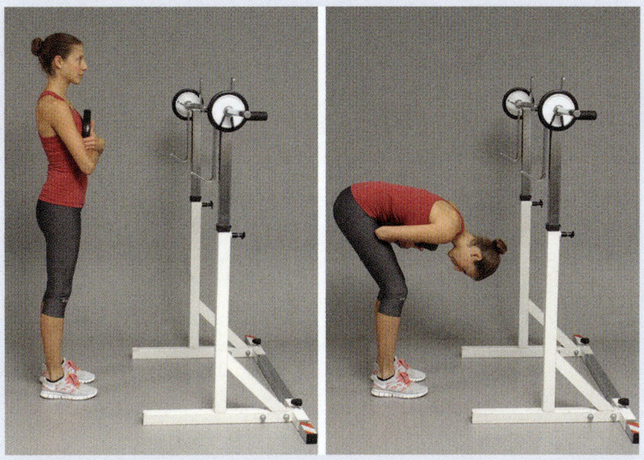
Back Extension/Roman Chair in Bewegung	Roman Chair mit Flexions- und Extensionsbewegung in der Wirbelsäule
	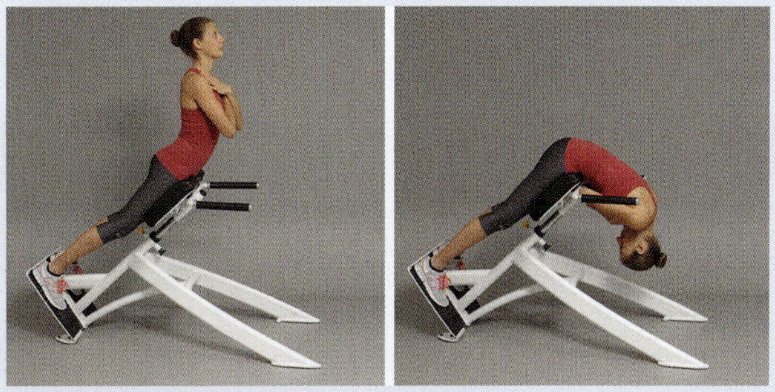
Passwurf	
	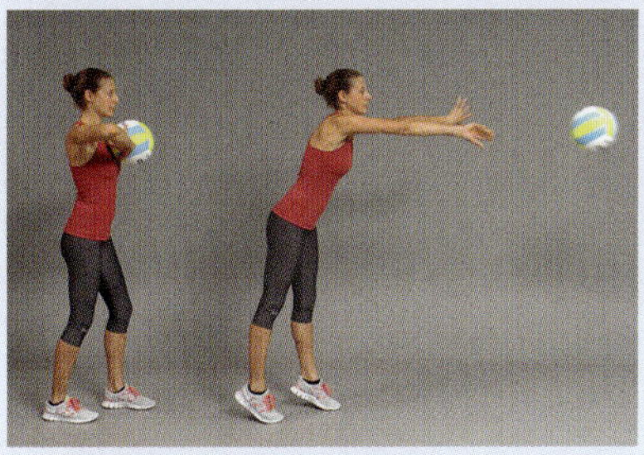
ASTE – optimaler Bewegungsablauf – ESTE	• Schrittstellung, Ball beidhändig in Pronation des Unterarms/der Hand vor der Brust halten • Ellbogen zeigen in 90° Transversalabduktion nach außen • Ball beidhändig nach vorne weg stoßen, nach Abwurf Wurfschwung mit Schrittstellung auffangen
Beobachtungspunkte	Blick nach vorn gerichtet, Wirbelsäule stabilisiert
Aktivität der Rumpfmuskulatur	konzentrische und exzentrische Aktivität der Flexoren und Extensoren, Zusammenarbeit des lokalen, globalen monoartikulären und des globalen multiartikulären Systems

Tab. 7.21 Fortsetzung	
Totale Flexions-/Extensionsbewegungen	
Fußballeinwurf	
	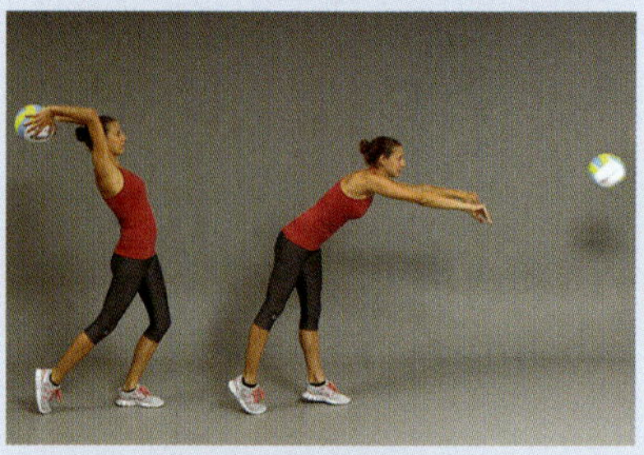
ASTE – optimaler Bewegungsablauf – ESTE	• Schrittstellung, Ball beidhändig in Schulterflexion über Kopf halten, Ausholbewegung mit den Armen führt zur weiterlaufenden Bewegung in eine Wirbelsäulenextension • Ball beidhändig bogenförmig nach vorne werfen • nach Abwurf Wurfschwung mit Schrittstellung auffangen
Beobachtungspunkte	Blick nach vorn gerichtet, Wirbelsäule stabilisiert
Aktivität der Rumpfmuskulatur	konzentrische und exzentrische Aktivität der Flexoren und Extensoren, Zusammenarbeit des lokalen, globalen monoartikulären und des globalen multiartikulären Systems
Throw Between the Legs, rückwärts	
	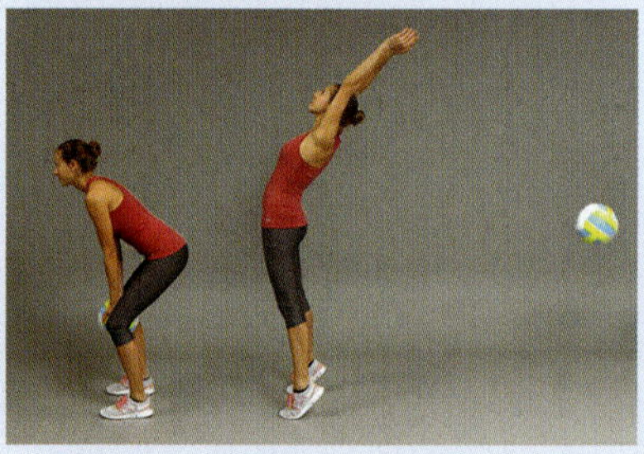
ASTE – optimaler Bewegungsablauf – ESTE	• hüft- und schulterbreiter Stand, leichte Knieflexion • Ball mit beiden Händen fassen und von unten zwischen den Beinen rückwärts über den Kopf nach hinten werfen • Knieextension während der Wurfbewegung • weiterlaufende Bewegung in eine Hüftextension sowie LWS-/BWS-Extension darf zugelassen werden
Beobachtungspunkte	Blick folgt dem Ball, Wirbelsäule funktionell stabilisiert
Aktivität der Rumpfmuskulatur	konzentrische und exzentrische Aktivität der Flexoren und Extensoren, Zusammenarbeit des lokalen, globalen monoartikulären und des globalen multiartikulären Systems
Throw Between the Legs, vorwärts	
	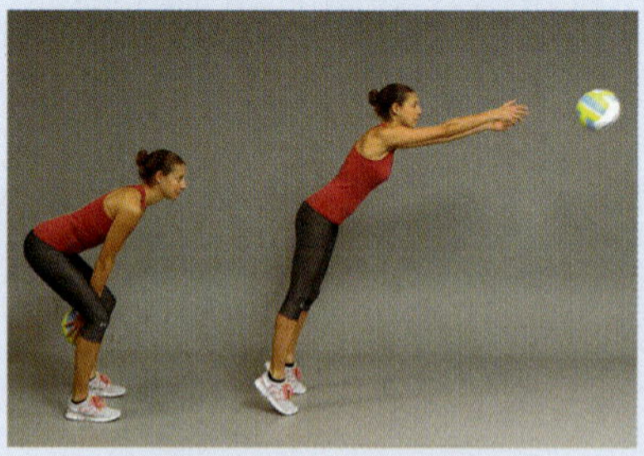

Tab. 7.21 Fortsetzung

Totale Flexions-/Extensionsbewegungen	
ASTE – optimaler Bewegungsablauf – ESTE	• hüft- und schulterbreiter Stand, leichte Knieflexion • Ball mit beiden Händen fassen und von unten zwischen den Beinen nach vorn werfen • Knieextension während der Wurfbewegung
Beobachtungspunkte	Blick folgt dem Ball, Wirbelsäule funktionell stabilisiert
Aktivität der Rumpfmuskulatur	konzentrische und exzentrische Aktivität der Flexoren und Extensoren, Zusammenarbeit des lokalen, globalen monoartikulären und des globalen multiartikulären Systems

Tab. 7.22 Karte 14.

Totale Flexions-/Extensionsbewegungen mit Rotationsstabilität	
Übungen in der ASTE vertikale dynamische Ebene	• Imbalanced Dead Lift (mit Hantel) • Imbalanced Zercher Good Morning (mit Hantel) • Imbalanced Back Extension (Weight, Arm seitwärts heben) • Imbalanced Horizontal Squat, Deep Squat
Übungsvariationen	
Imbalanced Stiffed Leg Dead Lift	Stiffed Leg Dead Lift mit einseitiger Gewichtsbelastung und Bewegung in der Wirbelsäule
	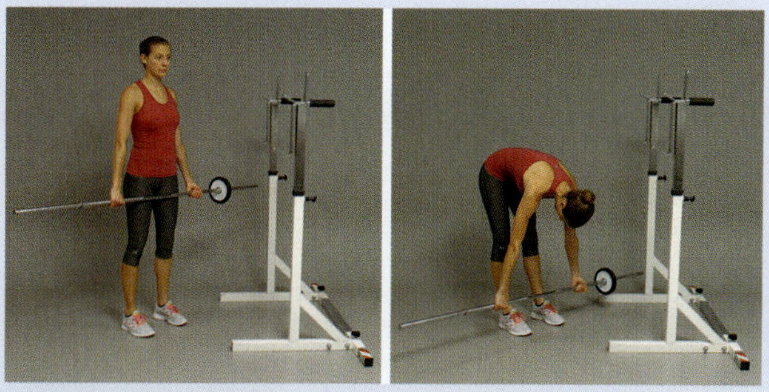
Imbalanced Zercher Good Morning	
	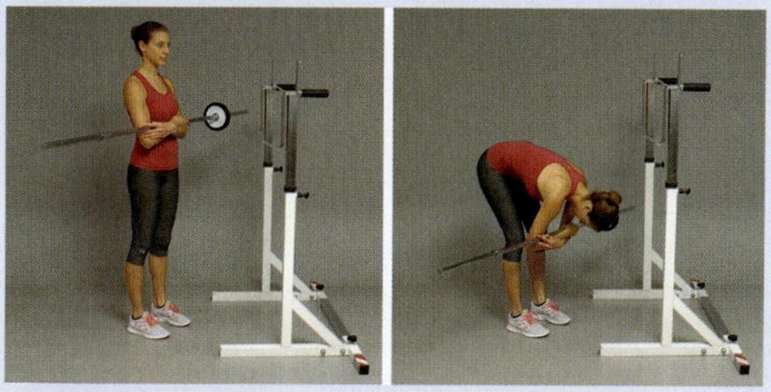
ASTE – optimaler Bewegungsablauf – ESTE	• hüftbreiter Stand, Langhantel in den Ellenbogen platziert, Wirbelsäule in funktioneller Position • Oberkörper von den Hüftgelenken aus in flektorischer Wirbelsäulenbewegung nach vorne-unten beugen, Kniegelenke maximal 30° beugen • zurück zur ASTE durch eine extensorische Bewegung der Wirbelsäule • flektorische und extensorische Bewegung kontrolliert durchführen
Beobachtungspunkte	Kniegelenke in leichter Flexion, Hüftgelenke und Gesäß schieben leicht nach dorsal, Bewegungsausschlag in der Wirbelsäule ruhig aufbauen
Aktivität der Rumpfmuskulatur	konzentrische und exzentrische Aktivität der Flexoren und Extensoren, Zusammenarbeit des lokalen, globalen monoartikulären und des globalen multiartikulären Systems

7

Tab. 7.22 Fortsetzung

Totale Flexions-/Extensionsbewegungen mit Rotationsstabilität	
Imbalanced Back Extension/Roman Chair in Bewegung	Roman Chair mit Flexions- und Extensionsbewegung in der Wirbelsäule mit einseitiger Gewichtsbelastung
	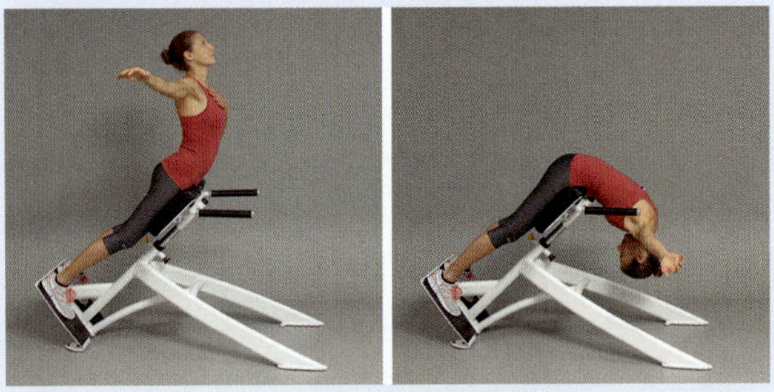
Imbalanced Horizontal Squat	Horizontal Squat mit einseitiger Gewichtsbelastung
	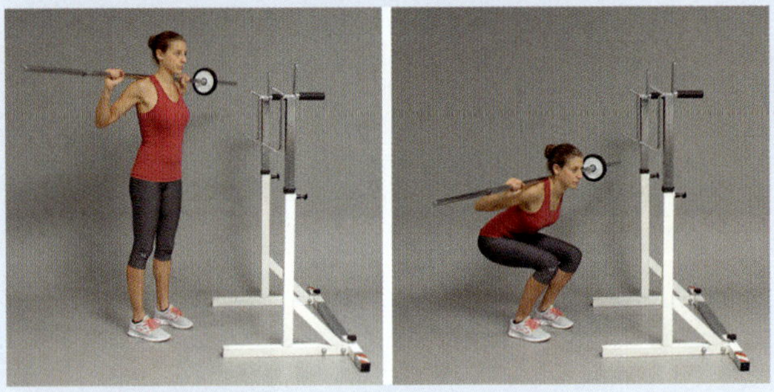
Imbalanced Weight Good Morning mit Bewegung	Gewichtsscheibe ventral auf Brust gehalten mit Bewegung der Wirbelsäule und einseitiger Gewichtsbelastung
	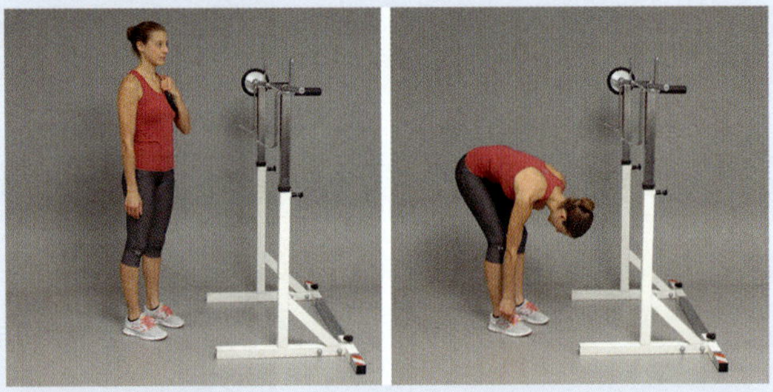
Imbalanced Bend Over Dumbbell Row mit Rundrücken	Bend Over Dumbbell Row mit Flexion im Rücken und einseitiger Gewichtsbelastung
	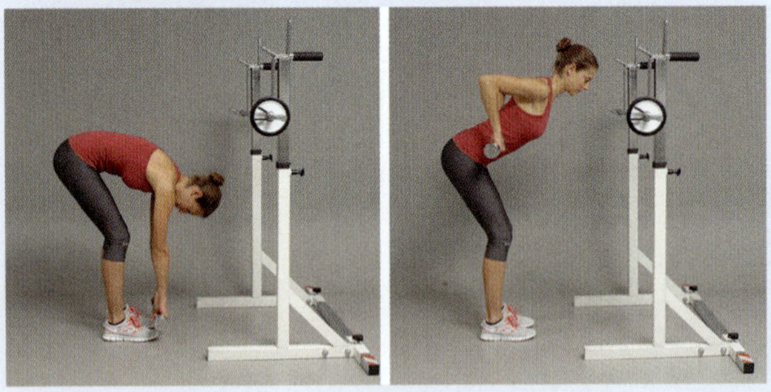

Tab. 7.22 Fortsetzung

Totale Flexions-/Extensionsbewegungen mit Rotationsstabilität	
Imbalanced Bend Over Barbell Row mit Rundrücken	Bend Over Barbell Row mit Flexion im Rücken und einseitiger Gewichtsbelastung.
	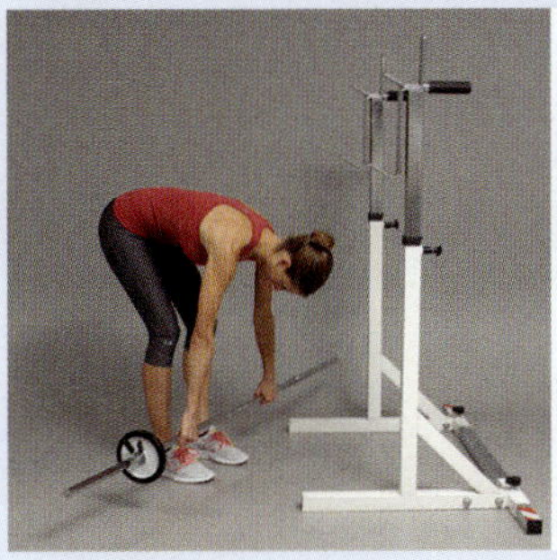 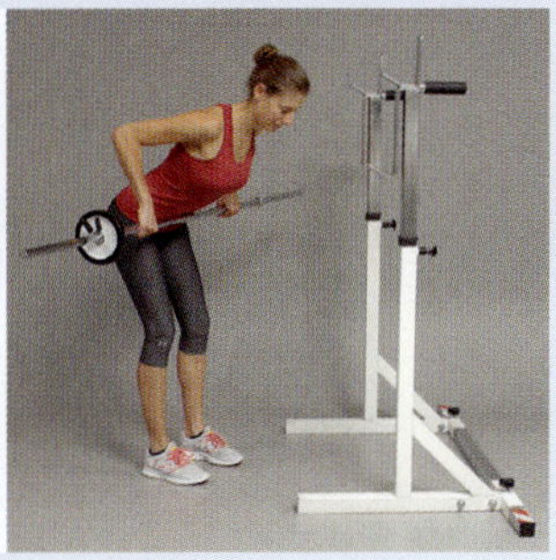
Imbalanced One Sided Bend Over Dumbbell Row mit Rundrücken	mit einseitiger Gewichtsbelastung und Rundrücken
	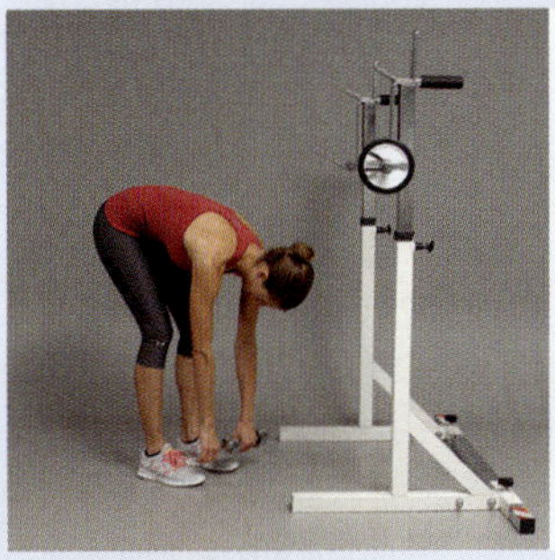 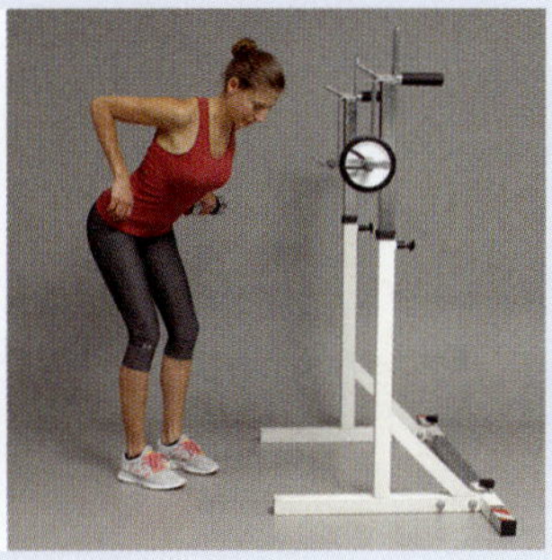

Tab. 7.23 Karte 15.

Totale Flexions-/Extensionsbewegung mit Rotationsbewegung	
Übungen in der ASTE vertikale dynamische Ebene für Beinbewegungen	• Back Extension/Roman Chair • Lauf-ABC: ○ Anfersen (▶ Abb. 8.12) ○ Skipping (▶ Abb. 8.13) ○ Pendellauf (▶ Abb. 8.14) ○ Laufsprung (▶ Abb. 8.15) • Sprung-ABC: ○ einbeiniger Absprung – zweibeinige Landung in alle Richtungen ○ zweibeiniger Absprung – einbeinige Landung in alle Richtungen ○ einbeiniger Absprung – einbeinige Landung; Sprungbein ist nicht Landebein, in alle Richtungen ○ einbeiniger Absprung – einbeinige Landung; Sprungbein ist Landebein, in alle Richtungen
Übungen in der ASTE vertikale dynamische Ebene für Armbewegungen	• One Sided Dumbbell Row • Barbell Rotation • Wurf-ABC: ○ Sweeping Throw ○ Straight Arm Throw ○ Underhead-, Side Arm-, Threequarter-, Overhead Throw

Tab. 7.23 Fortsetzung

Totale Flexions-/Extensionsbewegung mit Rotationsbewegung	
Back Extension/Roman Chair mit Rotation	
	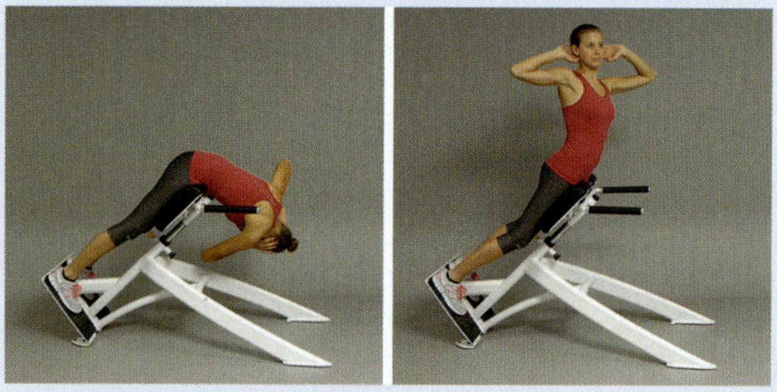
ASTE – optimaler Bewegungsablauf – ESTE	• untere Extremität bis unterhalb der Hüftgelenke fixiert, Wirbelsäule in funktioneller Position • Oberkörper aus den flektorischen und rotatorischen Wirbelsäulenbewegung nach vorne neigen und durch eine extensorische und gegenrotatorische Bewegung in die Extension bewegen
Beobachtungspunkte	Bewegung vor allem aus der Wirbelsäule, Bewegungsausschlag langsam aufbauen
Aktivität der Rumpfmuskulatur	konzentrische und exzentrische Aktivität der Flexoren und Extensoren, Zusammenarbeit des lokalen, globalen monoartikulären und des globalen multiartikulären Systems
Sprung-ABC: zweibeiniger Absprung – einbeinige Landung	
	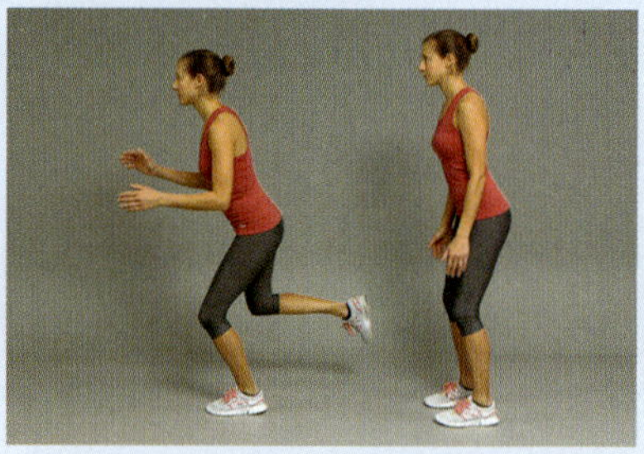
ASTE – optimaler Bewegungsablauf – ESTE	• Absprung: Absprungbreite hüftbreit, leichte Knieflexion, Arme von hinten als Bewegungseinleitung mitführen • Landung: Landung auf einem Bein, Landung auf ganzem Fuß, kein Nachfedern bei der Landung, Arme vor dem Körper stabilisieren
Beobachtungspunkte	Blick nach vorne gerichtet, Beinachsenbelastung beachten, Wirbelsäule stabilisiert
Aktivität der Rumpfmuskulatur	konzentrische und exzentrische Aktivität der Flexoren und Extensoren, Zusammenarbeit des lokalen, globalen monoartikulären und des globalen multiartikulären Systems
Steigerung	
seitlich	Sprung zur Seite, Ausrichtung von Blick und Oberkörper nach vorn
	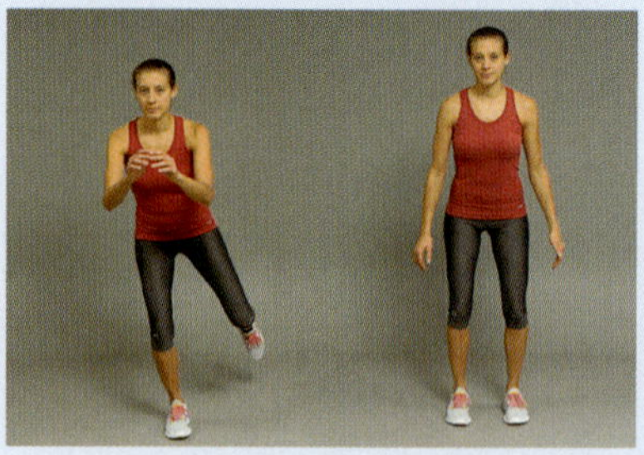

Tab. 7.23 Fortsetzung

Totale Flexions-/Extensionsbewegung mit Rotationsbewegung	
diagonal	Sprung in die Diagonale, Ausrichtung von Blick und Oberkörper nach vorn
	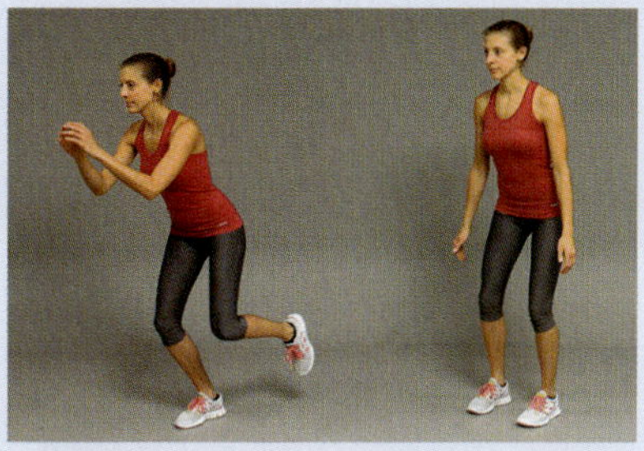
Sprung-ABC: einbeiniger Absprung – zweibeinige Landung	
	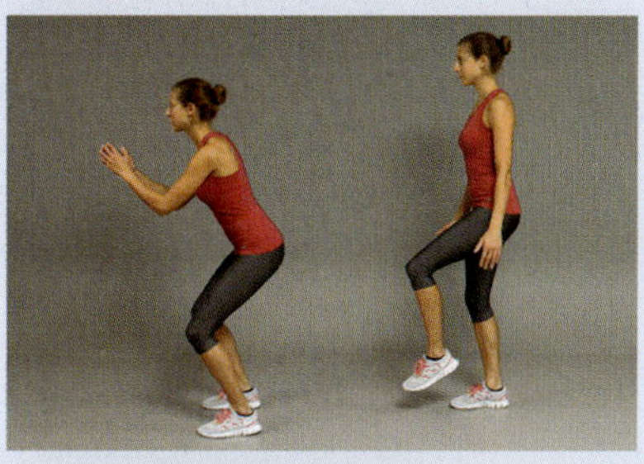
ASTE – optimaler Bewegungsablauf – ESTE	• Absprung: Absprung auf einem Bein, leichte Knieflexion, Arme von hinten als Bewegungseinleitung mitführen • Landung: Landebreite hüft- bis schulterbreit, Landung auf ganzem Fuß, kein Nachfedern bei der Landung, Arme vor dem Körper stabilisieren
Beobachtungspunkte	Blick nach vorne gerichtet, Beinachsenbelastung beachten, Wirbelsäule stabilisiert
Aktivität der Rumpfmuskulatur	konzentrische und exzentrische Aktivität der Flexoren und Extensoren, Zusammenarbeit des lokalen, globalen monoartikulären und des globalen multiartikulären Systems
Steigerung	
seitlich	Sprung zur Seite, Ausrichtung Blick und Oberkörper nach vorn
	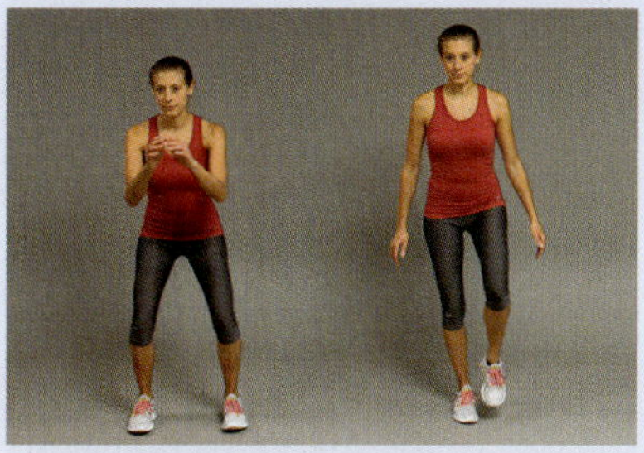
diagonal	Sprung in die Diagonale, Ausrichtung Blick und Oberkörper nach vorn
	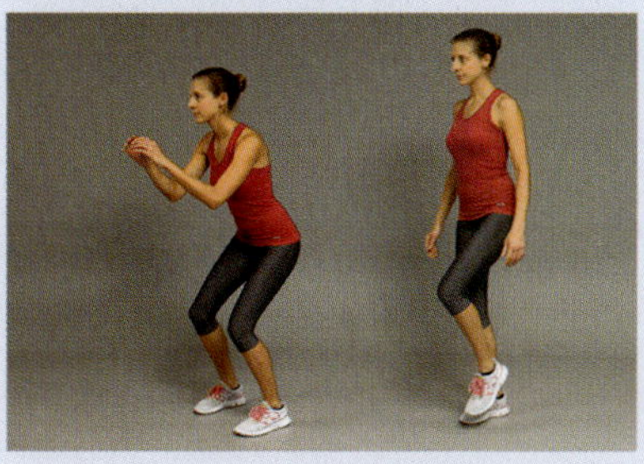

Tab. 7.23 Fortsetzung

Totale Flexions-/Extensionsbewegung mit Rotationsbewegung	
Sprung-ABC: einbeiniger Absprung – einbeinige Landung: Absprungbein nicht Landebein	
	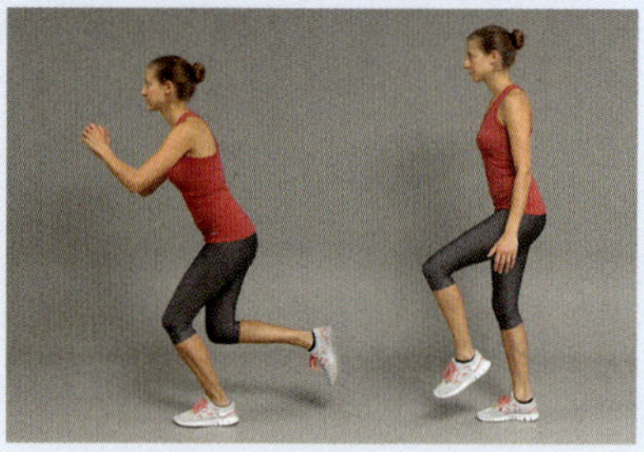
ASTE – optimaler Bewegungsablauf – ESTE	• Absprung: Absprung auf einem Bein, leichte Knieflexion, Arme von hinten als Bewegungseinleitung mitführen • Landung: Landung auf dem anderen Bein, Landung auf ganzem Fuß, kein Nachfedern bei der Landung, Arme vor dem Körper stabilisieren
Beobachtungspunkte	Blick nach vorne gerichtet, Beinachsenbelastung beachten, Wirbelsäule stabilisiert
Aktivität der Rumpfmuskulatur	konzentrische und exzentrische Aktivität der Flexoren und Extensoren, Zusammenarbeit des lokalen, globalen monoartikulären und des globalen multiartikulären Systems
Steigerung	
seitlich	Sprung zur Seite, Ausrichtung Blick und Oberkörper nach vorn
	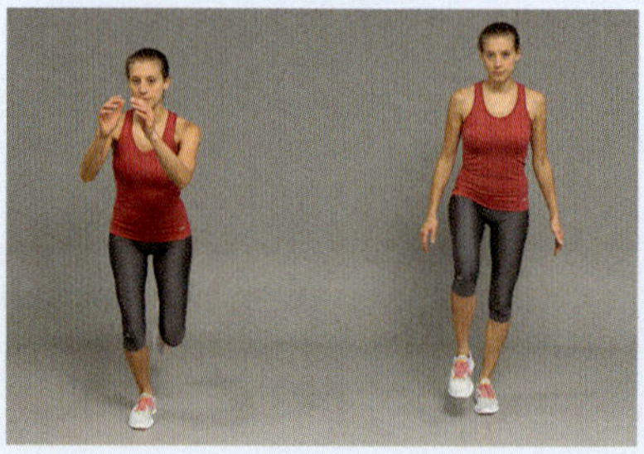
diagonal	Sprung in die Diagonale, Ausrichtung Blick und Oberkörper nach vorn
	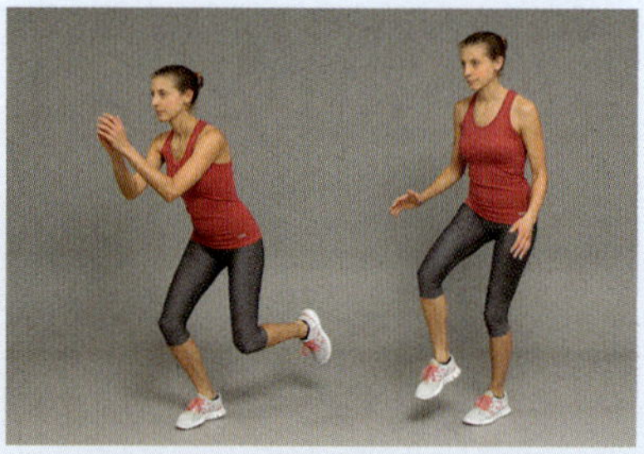
Sprung-ABC: einbeiniger Absprung – einbeinige Landung: Absprungbein ist Landebein	
	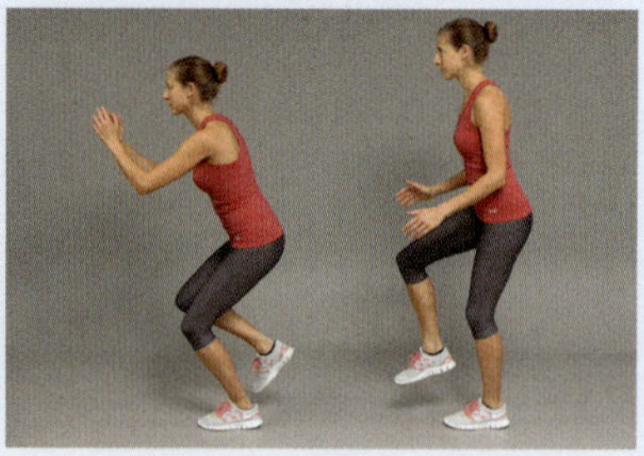

Tab. 7.23 Fortsetzung

Totale Flexions-/Extensionsbewegung mit Rotationsbewegung	
ASTE – optimaler Bewegungsablauf – ESTE	• Absprung: Absprung auf einem Bein, leichte Knieflexion, Arme von hinten als Bewegungseinleitung mitführen • Landung: Landung auf dem gleichen Bein, Landung auf ganzem Fuß, kein Nachfedern bei der Landung, Arme vor dem Körper stabilisieren
Beobachtungspunkte	Blick nach vorne gerichtet, Beinachsenbelastung beachten, Wirbelsäule stabilisiert
Aktivität der Rumpfmuskulatur	konzentrische und exzentrische Aktivität der Flexoren und Extensoren, Zusammenarbeit des lokalen, globalen monoartikulären und des globalen multiartikulären Systems
Steigerung	
seitlich	Sprung zur Seite, Ausrichtung Blick und Oberkörper nach vorn
	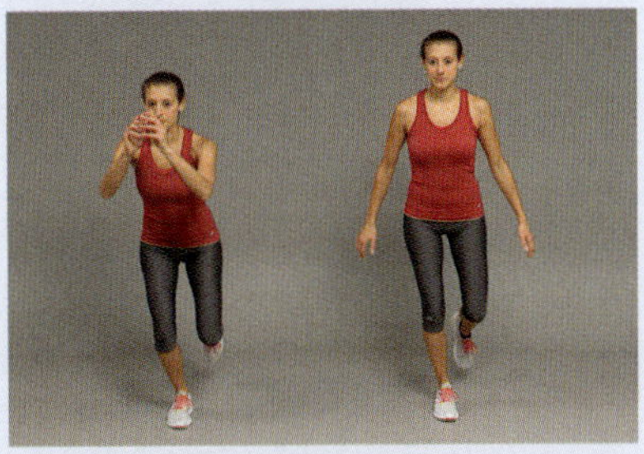
diagonal	Sprung in die Diagonale, Ausrichtung Blick und Oberkörper nach vorn
	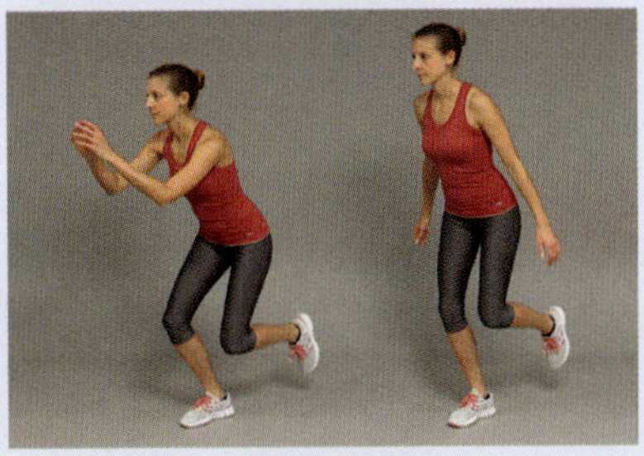
Barbell Rotation	
	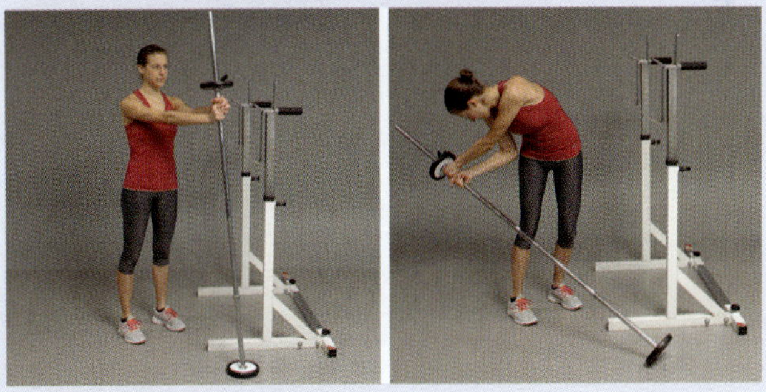
ASTE – optimaler Bewegungsablauf – ESTE	• aufrechter hüftbreiter Stand, Arme ausgestreckt, Langhantelstange am oberen Ende greifen • flektorisch-rotatorische Bewegung aus Oberkörper und Hüftgelenke zur einen Seite und anschließend extensorisch-rotatorische Rückbewegung in die ASTE • Knie- und Fußgelenke muskulär stabilisiert
Beobachtungspunkte	Schultergelenke 90° gebeugt, Ellbogen gestreckt, Bewegungsausschlag der Wirbelsäule langsam aufbauen
Aktivität der Rumpfmuskulatur	konzentrische und exzentrische Aktivität der Flexoren und Extensoren, Zusammenarbeit des lokalen, globalen monoartikulären und des globalen multiartikulären Systems

Tab. 7.23 Fortsetzung	
Totale Flexions-/Extensionsbewegung mit Rotationsbewegung	
Übungsvariation	
One Sided Dumbbell Row mit Rotation und Aufrichtung	einseitiges Hochziehen des Gewichts, Ellbogen an Rumpf anliegend, nicht belastete Hand dorsal auf Wirbelsäule platziert. Rumpf bewegt sich in Rotation und Flexion-Extension
	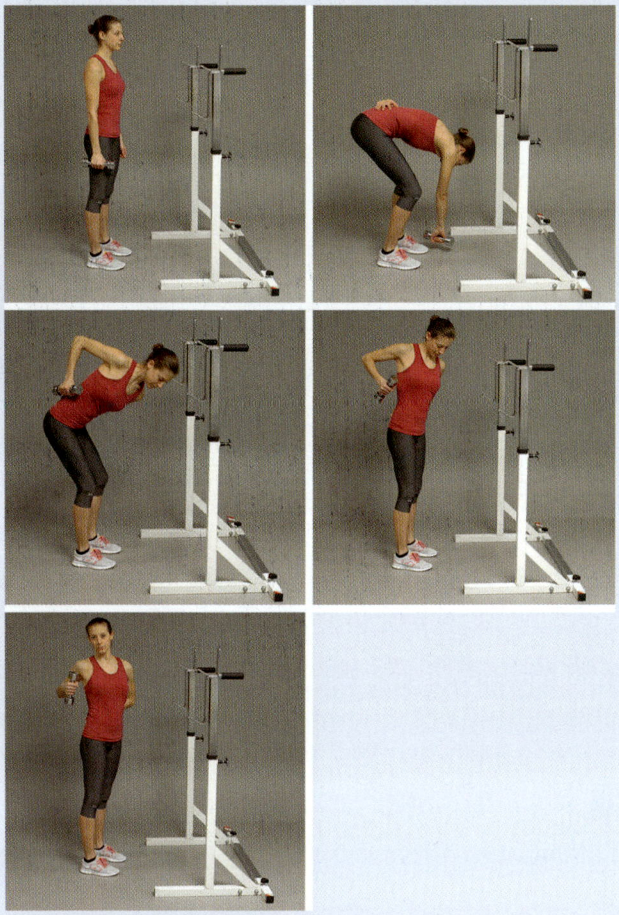
Wurf-ABC: Overhead Throw	
	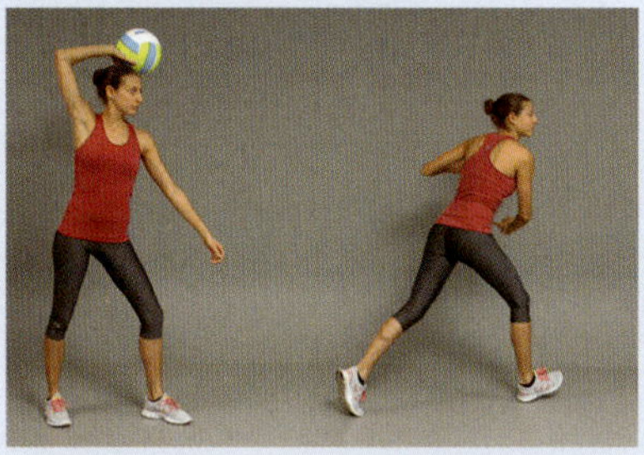
ASTE – optimaler Bewegungsablauf – ESTE	• Schrittstellung, einarmiger Wurf, Ball oberhalb des Kopfes nach vorn werfen • Wurfarm nach Abwurf auspendeln lassen, nach Abwurf Wurfschwung auspendeln
Beobachtungspunkte	Blick folgt dem Ball, Wirbelsäule funktionell stabilisiert
Aktivität der Rumpfmuskulatur	konzentrische und exzentrische Aktivität der Flexoren und Extensoren, Zusammenarbeit des lokalen, globalen monoartikulären und des globalen multiartikulären Systems

Tab. 7.23 Fortsetzung

Totale Flexions-/Extensionsbewegung mit Rotationsbewegung	
Wurf-ABC: Three Quarter Throw	
	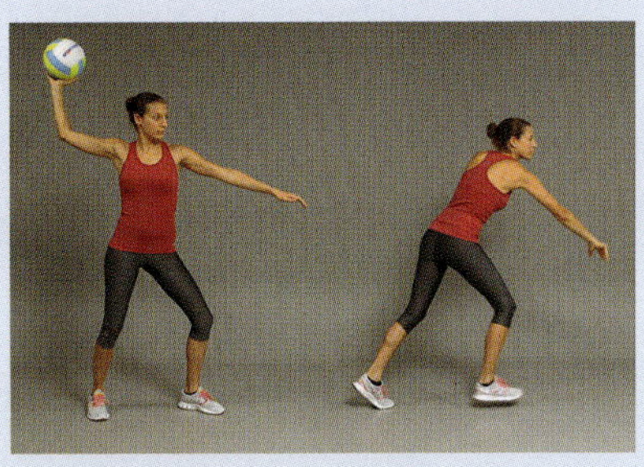
ASTE – optimaler Bewegungsablauf – ESTE	• Schrittstellung, einarmiger Wurf, Ball seitlich (höher als Kopf) nach vorn werfen • Wurfarm nach Abwurf auspendeln lassen, nach Abwurf Wurfschwung auspendeln
Beobachtungspunkte	Blick folgt dem Ball, Wirbelsäule funktionell stabilisiert
Aktivität der Rumpfmuskulatur	konzentrische und exzentrische Aktivität der Flexoren und Extensoren, Zusammenarbeit des lokalen, globalen monoartikulären und des globalen multiartikulären Systems
Wurf-ABC: Side Arm Throw	
	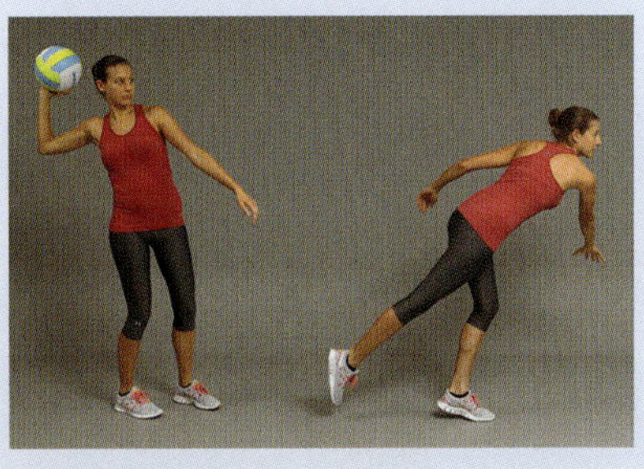
ASTE – optimaler Bewegungsablauf – ESTE	• Schrittstellung, einarmiger Wurf, Ball seitlich des Kopfes (Hand neben Ohren) nach vorn werfen • Wurfarm nach Abwurf auspendeln lassen, nach Abwurf Wurfschwung auspendeln
Beobachtungspunkte	Blick folgt dem Ball, Wirbelsäule funktionell stabilisiert
Aktivität der Rumpfmuskulatur	konzentrische und exzentrische Aktivität der Flexoren und Extensoren, Zusammenarbeit des lokalen, globalen monoartikulären und des globalen multiartikulären Systems
Wurf-ABC: Under Head Throw	
	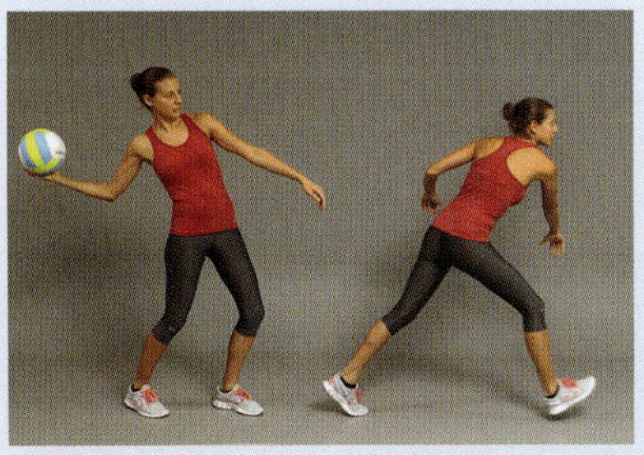
ASTE – optimaler Bewegungsablauf – ESTE	• Schrittstellung, einarmiger Wurf, Ball seitlich (Schultergelenkshöhe) nach vorn werfen • Wurfarm nach Abwurf auspendeln lassen, nach Abwurf Wurfschwung auspendeln

Tab. 7.23 Fortsetzung	
Totale Flexions-/Extensionsbewegung mit Rotationsbewegung	
Beobachtungspunkte	Blick folgt dem Ball, Wirbelsäule funktionell stabilisiert
Aktivität der Rumpfmuskulatur	konzentrische und exzentrische Aktivität der Flexoren und Extensoren, Zusammenarbeit des lokalen, globalen monoartikulären und des globalen multiartikulären Systems
Wurf-ABC: Straight Arm Throw	
	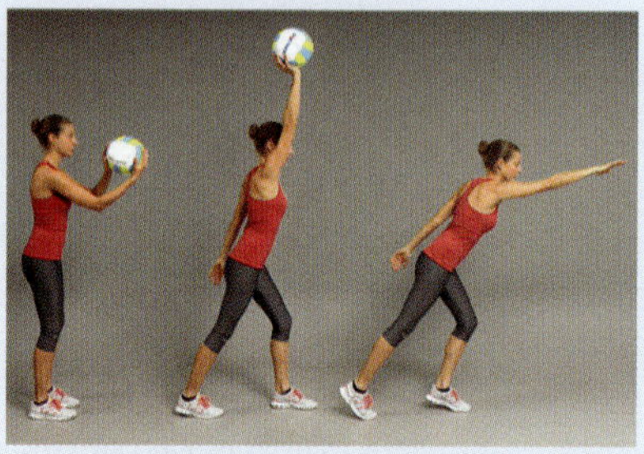
ASTE – optimaler Bewegungsablauf – ESTE	• Schrittstellung, einarmiger Wurf, Schaufelbewegung der Hand von vorn in Extension der Schulter bis Ellbogenextension über Kopf und anschließend Ball mit gestrecktem Arm nach vorn werfen • Wurfarm nach Abwurf auspendeln lassen, nach Abwurf Wurfschwung auspendeln
Beobachtungspunkte	Blick folgt dem Ball, Wirbelsäule funktionell stabilisiert
Aktivität der Rumpfmuskulatur	konzentrische und exzentrische Aktivität der Flexoren und Extensoren, Zusammenarbeit des lokalen, globalen monoartikulären und des globalen multiartikulären Systems
Wurf-ABC: Sweeping Throw	
	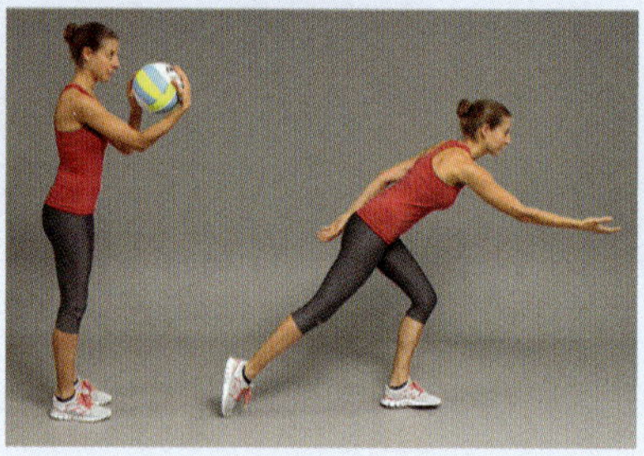
ASTE – optimaler Bewegungsablauf – ESTE	• hüftbreiter Stand, einarmige Kegelbewegung nach vorn • nach Abwurf Schrittauslösung nach vorn
Beobachtungspunkte	Blick folgt dem Ball, Wirbelsäule funktionell stabilisiert
Aktivität der Rumpfmuskulatur	konzentrische und exzentrische Aktivität der Flexoren und Extensoren, Zusammenarbeit des lokalen, globalen monoartikulären und des globalen multiartikulären Systems

7.5.6 Funktionelle Bewegung (Karten 16–18)

Tab. 7.24 Karte 16–18 (s. Kap. 6.5.6 u. Kap. 7.4.5).

Spezifische Übungen	
Karte 16	
Übungen im Alltag	z. B. Abwaschen
	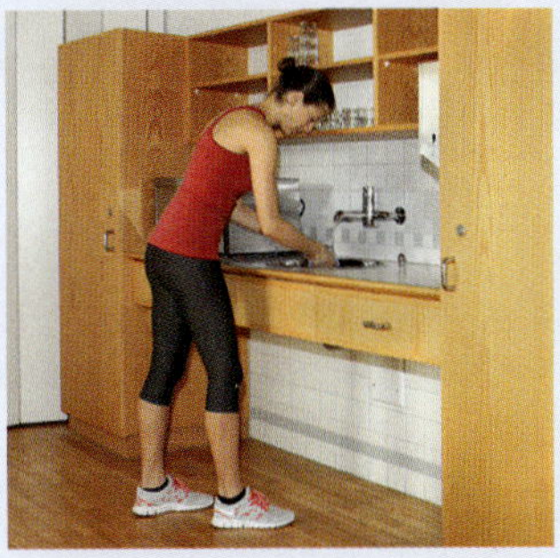
Karte 17	
Übungen bei der Arbeit	z. B. Sitzen am Computer
	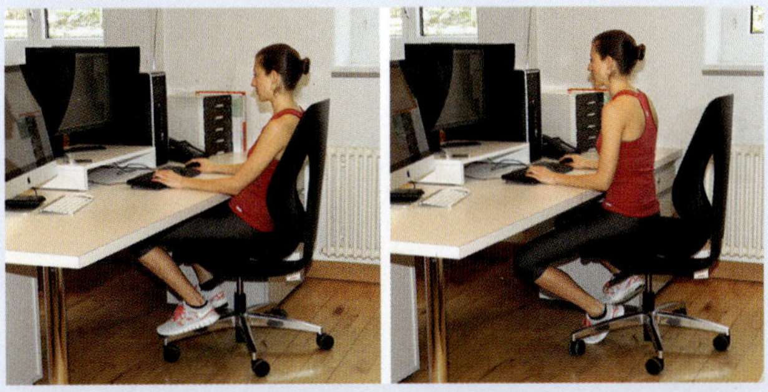
Karte 18	
Übungen beim Hobby	z. B. Lesen
	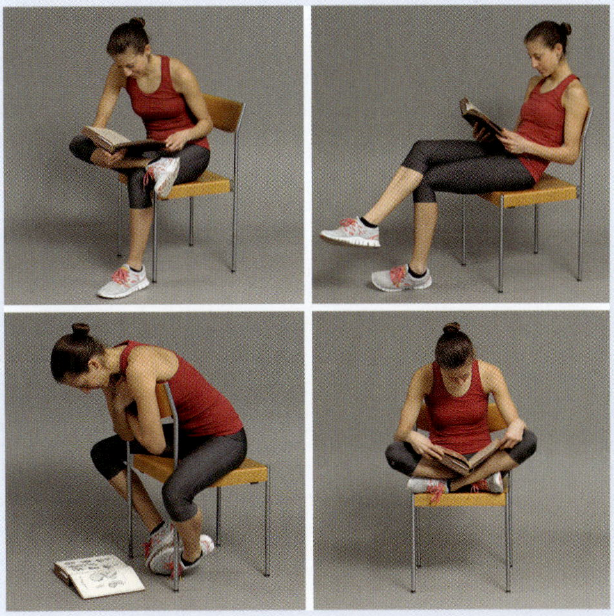

Tab. 7.24 Fortsetzung

Spezifische Übungen	
Übungen beim Sport	z. B. Jogging
	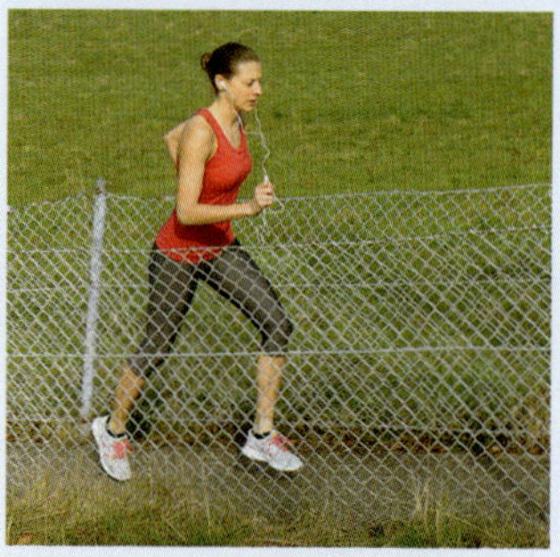

7.5.7 Überblick über Wundheilungsphasen, Reha-/Trainingsmethoden und Rückenkarten

Tab. 7.25 Beweglichkeit.

Wundheilungsphase	Rehabilitation/Training	Reha-/Trainingsmethoden	Rückenkarten
Entzündungsphase	Rehabilitation	schnelle elastische Deformation Fußregion	lokale, regionale und totale Stabilität der Wirbelsäule
Proliferations-/Produktionsphase	Rehabilitation	schnelle/langsame elastische Deformation lineare Region	totale Stabilität der Wirbelsäule
Remodellierungs-/Umbauphase	Rehabilitation/Training	langsame elastische Deformation/ plastische Deformation Dehnungsgeschwindigkeitsabhängigkeit (strain rate dependance) Fußregion	totale Bewegung der Wirbelsäule
Maturations-/Reifungsphase	Training	Dehnungsgeschwindigkeitsabhängigkeit lineare Region spezifisches Training	totale Bewegung der Wirbelsäule funktionelle Bewegung der Wirbelsäule

Tab. 7.26 Koordination.

Wundheilungsphase	Rehabilitation/Training	Reha-/Trainingsmethoden	Rückenkarten
Entzündungsphase	Rehabilitation	kortikale Fußregion	lokale, regionale und totale Stabilität der Wirbelsäule
Proliferations-/Produktionsphase	Rehabilitation	kortikale Fußregion kortikale lineare Region Hirnstamm	regionale und totale Stabilität der Wirbelsäule totale Bewegung der Wirbelsäule
Remodellierungs-/Umbauphase	Rehabilitation/Training	Hirnstamm spinale Fußregion spinale lineare Region	totale Stabilität der Wirbelsäule totale Bewegung der Wirbelsäule
Maturations-/Reifungsphase	Training	spinale lineare Region spezifisches Training Agility-Training Shaping	totale Bewegung der Wirbelsäule funktionelle Bewegung der Wirbelsäule

Tab. 7.27 Kraft.

Wundheilungsphase	Rehabilitation/Training	Reha-/Trainingsmethoden	Rückenkarten
Entzündungsphase	Rehabilitation	nicht möglich	keine Anwendung
Proliferations-/Produktionsphase	Rehabilitation	Rehabilitation: • KRS 2–3	regionale und totale Stabilität der Wirbelsäule
Remodellierungs-/Umbauphase	Rehabilitation/Training	Rehabilitation: • KRS 2–3–4–5–6 Training: • extensive und intensive Kraftausdauer • extensive Wiederholungsmethode • Intensive Wiederholungsmethode I und II • Schnellkraft	totale Stabilität der Wirbelsäule totale Bewegung der Wirbelsäule
Maturations-/Reifungsphase	Training	Rehabilitation: • KRS 5–6–7 Training: • intensive Wiederholungsmethode I und II • Schnellkraft • konzentrisch beschleunigen • exzentrisch bremsen • Prestretch • Plyometrie	totale Bewegung der Wirbelsäule funktionelle Bewegung der Wirbelsäule

Tab. 7.28 Ausdauer.

Wundheilungsphase	Trainingsmethoden
Entzündungsphase	Walking
Proliferations-/Produktionsphase	Walking Brisk Walking
Remodellierungs-/Umbauphase	Brisk Walking Dauerlauf 1 Dauerlauf 2 Dauerlauf 3
Maturations-/Reifungsphase	Dauerlauf 3 Tempodauer Intervall Tempodauer konstant

7.6 Zusammenfassung

Dieses Kapitel bietet einen Überblick über den komplexen Vorgang der Zusammenstellung eines Übungsprogrammes für Patienten mit lumbalen Rückenschmerzen. Die Stabilität der Wirbelsäule hängt von dem optimalen Zusammenspiel des aktiven, passiven und neuralen Subsystems ab. Dysfunktionen dieses Systems lassen sich auf zweierlei Ursachen zurückführen: Degeneration und akute Bindegewebsschädigung. Beide Ursachen lösen im Körper physiologische Prozesse aus, die Folgen für das motorische Verhalten des Patienten haben. Bei einem angemessenen Verhalten des Patienten geht man von einem normalen Verlauf aus, sodass auch eine Physiotherapie oftmals nicht erforderlich ist. Ist das Verhalten des Patienten nicht adäquat, kommt es zu einem abweichenden Verlauf, bei dem eine Physiotherapie oder eine multidisziplinäre Intervention erforderlich ist. Die Physiotherapie kommt zum Tragen, wenn die körperlichen Faktoren bei dem abweichenden Verlauf die Hauptrolle spielen. Der multidisziplinäre Ansatz wird verfolgt, wenn psychosoziale Faktoren im Vordergrund stehen.

Ist eine Physiotherapie indiziert, wird während der Untersuchung die physiotherapeutische Diagnose gestellt, welche die zur Behandlung infrage kommenden Parameter ermittelt. Diese Parameter werden eingeteilt in Funktionsstörungen, Aktivitätsbeeinträchtigungen, Partizipationsprobleme, persönliche und externe Faktoren.

Zudem wird das motorische Verhalten analysiert, das zu dem abweichenden Verlauf geführt hat. Liegen Movement Impairments, Control Impairments oder beide vor und welches Bewegungsmuster steht bei dem Patienten im Vordergrund? Ein abweichender Verlauf kann auch auf andere Faktoren als das motorische Verhalten zurückzuführen sein, nämlich auf die persönlichen und externen Faktoren (Kap. 3).

Die Aktivitätsbeeinträchtigungen geben die Richtung der aktiven Rehabilitation vor. Durch das Bearbeiten der QBPDS und der PSFS erlangt der Physiotherapeut eine gute Vorstellung davon, welches Bewegungsmuster im Vordergrund steht. Um aus den klinischen Angaben in den Fragebögen ein konkretes Rehaprogramm abzuleiten, kann man sich des aktivitätsorientierten Funktionstests bedienen.

Während der Reha geht es um allgemeingültige Prinzipien der Wirbelsäulenreha wie das Training der Muskulatur, der Haltung und der Bewegungen. Diese Prinzipien finden sich in den Rückenkarten wieder, die vor allem auf dem Training von Muskulatur und Bewegung basieren. Die Haltung sollte bei jeder Übung im Auge behalten werden.

Die Rückenkarten teilen sich auf 5 verschiedene Rehabilitationsstufen auf: lokale segmentale Stabilität, regionale Stabilität, totale Stabilität, totale Bewegung (allgemein und vielseitig zielgerichtet) und die funktionelle Handlung (spezifisch). Auf jede Stufe entfallen mehrere Rückenkarten.

Während der Reha wird nach den Rückenkarten trainiert, die eine Abnahme des kompensatorischen Bewegungsmusters und der Aktivitätsbeeinträchtigungen mit sich bringen.

Die ▶ Abb. 7.29 fasst alles noch einmal in einem Algorithmus zusammen.

Das Rehabilitationsziel kann durch Bearbeitung der Analysekarte der Wirbelsäule definiert werden. Die Karte spiegelt wider, was der Patient auf der Funktions-, Aktivitäts- und Partizipationsebene benötigt, und verschafft dem Therapeuten auf diese Weise Klarheit darüber, welche Reha-/Trainingsmethoden dazu erforderlich sind. Dadurch kann das Therapieziel einer Verbesserung der Lebensqualität erreicht werden.

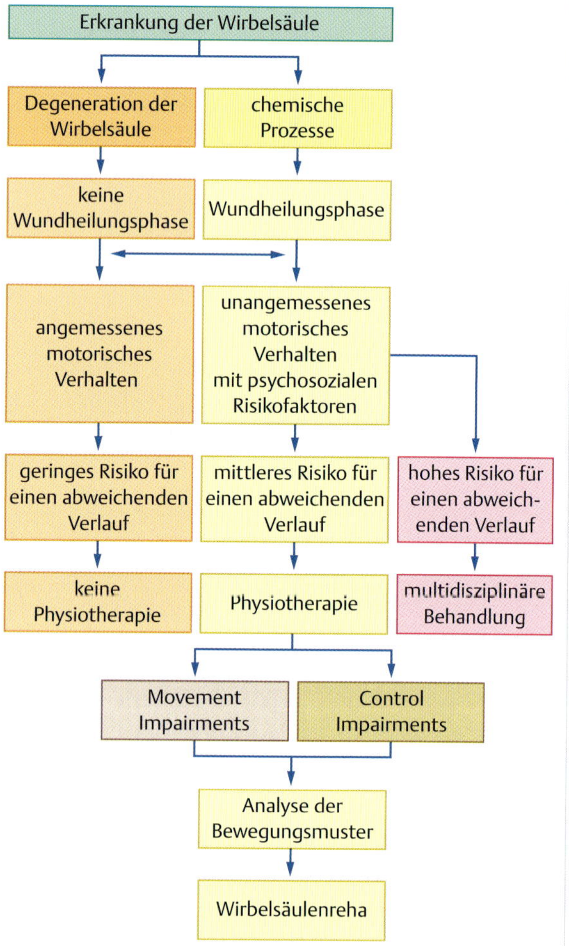

Abb. 7.29 Übersicht der Rehabilitation der Wirbelsäule.

7.7 Literatur

Balagué F, Mannion AF, Pellisé F, Cedraschi C. Non-specific low back pain. The Lancet 2012: 379: 482–491.

Bant et al. Sportphysiotherapie. Stuttgart: Thieme; 2011.

Barker KL, Shamley R, Jackson D. Changes in the crosssectional area of Multifidus and psoas in patients with unilateral back pain. Spine 2004; 29: E515–E519.

Basset C, Pawluk R. Electrical behavior of cartilage during loading. Science 1972; 178: 982.

Baumann S. Psyche in Form. Sportpsychologie auf einen Blick. Selbstvertrauen stärken, Motivation fördern, Stress bewältigen. Aachen: Meyer & Meyer; 2011.

Bleakley CM, Glasgow P, MacAuley DC. Price needs updating, shall we call the police. Br J Sports Med 2012; 46: 220–221.

Boos N, Weissbach S, Rohrbach H, Weiler C, Spratt K, Nehrlich A. Classification of age related changes in the lumbar intervertebral disc. Spine 2002; 27: 2631.

Brown CA. Mazes, conflict, and paradox: tools for understanding chronic pain. Pain Practice 2009; 9(3), 235–243.

Brumagne S, Valckx R, Staes F, Van Deun S, Stappaerts K. Altered proprioceptive postural control in professional classic dancers with low back pain. Abstract Book Spineweek 2004; P145.

Cameron LD. The self-regulation of health and illness behavior. Routledge Group; 2003.

CBO and Nederlandse Orthopedische Vereniging. Acute primaire schouderluxatie: Diagnostiek en Behandeling. ISBN 90-8 523-048-9, 2005.

Chen Q. Mechanisms underlying mechanical regulation of cartilage growth. Current opinion in Orthopedics 2003; 14: 307.

Chou R, Shekelle P. Will this patient develop persistent disabling low back pain? JAMA 2010 Apr 7; 303(13): 1295–302.

Cingel R, Hullegie W, Witvrouw EE. Muskuloskeletale aandoeningen in de sport – De schouder, Maarssen: Elsevier Gezondheidszorg; 2008.

Claus AP, Hides JA, Moseley GL, Hodges PW. Different ways to balance the spine: subtle changes in sagittal spinal curves affect regional muscle activity. Spine 2009; 34: E208–E214.

Cousin G, Schmid Mast M, Roter DL, Hall JA. Concordance between physician communication style and patient attitudes predicts patient satisfaction. Patient Education and Counseling 2012; 87: 193–197.

Crisco JJ, Panjabi MM. Euler stability of the human ligamentous spine. Part I Theory. Clin Biomech 1992a; 7: 19–26.

Crisco JJ, Panjabi MM. Euler stability of the human ligamentous spine. Part II Experiment. Clin Biomech 1992b; 7: 27–32.

Crombez G, Eccleston C, Van Damme S, Vlaeyen JWS, Karoly P. Fear-Avoidance Model of Chronic Pain: The Next Generation Clin J Pain July/August 2012; 28(6): 475–483.

Dahm KT, Brurberg KG, Jamtvedt G, Hagen KB. Advice to rest in bed versus advice to stay active for acute low-back pain and sciatica. Cochrane Database Syst Rev 2010; (6): CD007 612.

Dankaerts W, O'Sullivan PB, Burnett AF, Straker LM. Differences in sitting postures are associated with non-specific chronic low back pain disorders when sub-classified. Spine 2005.

Danneels L, Cools A, Vanderstraeten G, Gambier D, Witvrouw E, Bourgois J, et al. The effect of 3 different training modalities on the cross sectional area of paravertebral muscles. Scand J Med Sci Sports 2001; 11: 335–341.

de Jong J, Vlaeyen JW, Onghena P, Goossens ME, Geilen M, Mulder H. Fear of movement/(re)injury in chronic low back pain: education or exposure in vivo as mediator to fear reduction? Clin J Pain 2005 Jan; 21(1): 9–17.

Donatelli RA. Physical Therapy of the Shoulder, Churchill Livingstone; 1997.

Farina D, Arendt-Nielsen L, Merletti R, Graven-Nielsen T. Effect of experimental muscle pain on motor unit firing rate and conduction velocity. J Neurophysiol 2004; 91: 1250–1259.

Ferreira P, Ferreira M, Hodges P. Changes recruitment of the abdominal muscles in people with low back pain: ultrasound measurement of muscle activity. Spine 2004; 29: 2560–2566.

Gardner-Morse MG, Stokes IAF. Physiological axial compressive preloads increase motion segment stiffness, linearity and hysteresis in all six degrees of freedom for small displacements about the neutral posture. J Orthop Res 2003; 21: 547–552.

Gay RE, Ilharreborde B, Zhao K, Bournediene E, An KA. The effect of loading rate and degeneration on neutral region motion in human cadaveric lumbar motion segments. Clin Biomech 2008; 23: 1–7.

Gibbons SGT, Comerford MJ. Kraft versus Stabilität – Teil 2: Grenzen und positive Auswirkungen Manuelle Therapie 2001; 5: 204–212.

Gibbons SGT, Comerford MJ. Kraft versus Stabilität – Teil 2: Grenzen und positive Auswirkungen Manuelle Therapie 2002.6: 13–20.

Gohlke F, Janßen E. Instabilität des Glenohumeralgelenkes. In: Gohlke F, Hedtmann A. Orthopädie und orthopädische Chirurgie; Schulter. Stuttgart: Thieme; 2002.

Gokeler A, Lehmann M. Tennis: Rehabilitation, Training, and Tips. Sports Medicine and Arthroscopy Review 2001; (9): 105–113.

Goodworth AD, Peterka RJ. Contribution of sensorimotor integration to spinal stabilization in humans. J Neurophysiol 2009; 102: 496–512.

Griffith LE, Shannon HS, Wells RP, Walter SD, Cole DC, Cote P, et al. Individual participant data meta-analysis of mechanical workplace risk factors and low back pain. Am J Publ Health 2012; 102: 309–318.

Hasegawa K, Kitahara K, Hara T, Takano K, Shimoda H, Homma T. Evaluation of lumbar segmental instability in degenerative diseases by using a new intraoperative measurement system. J Neurosurg Spine 2008; 8: 255–262.

Hayden JA, Chou R, Hogg-Johnson S, Bombardier C. Systematic reviews of low back pain prognosis had variable methods and results: guidance for future prognosis reviews. J Clin Epidemiol 2009 Aug; 62(8): 781–796.

Hayden JA, Dunn KM, van der Windt DA, Shaw WS. What is the prognosis of back pain? Best Pract Res Clin Rheumatol 2010 Apr; 24(2): 167–179

Hegner J. Training fundiert erklärt: Handbuch der Trainingslehre. INGOLD; 2006.

Hides J, Richardson C, Jull G. Multifidus muscle recovery is not automatic following resolution of acute first episode low back pain, Spine 1996; 21: 2763–2769.

Hides J, Scott Q, Jull G, Richardson C. A clinical palpation test to check the activation of the deep stabilising muscles of the spine. Int Sportmed J 2000; 1.

Hildebrandt J, Pfingsten M. Rückenschmerz und Lendenwirbelsäule, Interdisziplinäres Praxisbuch entsprechend der Nationalen Versorgungsleitlinie Kreuzschmerz. München: Elsevier GmbH, Urban & Fischer; 2012.

Hill JC, Dunn KM, Lewis M, Mullis R, Main CJ, Foster NE, Hay EM. A primary care back pain screening tool: identifying patient subgroups for initial treatment. Arthritis Care & Research 2008; 59(5): 632–641.

Hodges PW. Lumbopelvic stability: a functional model of biomechanics and motor control. In: Richardson C, Hodges P, Hides J (Hrsg.). Therapeutic exercise for lumbopelvic stabilization. 2. Aufl. Sydney, Australia: Churchill Livingstone; 2004; 13–28.

Hodges PW, Cholewicky J, van Dieen WH. Spina control the rehabilitation of back pain. State of the art and science. Elsevier; 2013.

Hodges PW, Modeley GL, Gabrielsson A et al. Experimental musclepain changes the feedforward postural responses of the trunk muscles. Exp Brain Res 2003; 151: 262–270.

Hodges PW, Gandevia SC. Changes in intra-abdominal pressure during postural and respiratory activation of the human diaphragm. J Appl Physiol 2000; 89(3): 967–976.

Hodges P, Kaigle Holm A, Holm S, Ekstrom L, Cresswell A, Hansson T et al. Intervertebral stiffness of the spine is increased by evoked contraction of transversus abdominis and the diaphragm: in vivo porcine studies. Spine 2003a; 28: 2594–2601.

Hodges PW, Coppieters MW, Macdonald D, Cholewicki J. New insight into motor adaptation to pain revealed by a combination of modelling and empirical approaches. Eur J Pain 2013 Jan 25; doi: 10.1002/j.1532-2 149 2013.00 286.x.

Hodges PW, Heijnen I, Gandevia SC. Reduced postural activity of the diaphragm in humans when respiratory demand is increased. J Physiol 2001; 537: 999–1008.

Hodges PW, Richardson CA. Inefficient muscular stabilization of the lumbar spine associated with low back pain: A motor control evaluation of transversus abdominis. Spine 1996; 21: 2640–2650.

Ingber D. Cellular tensegrity: defining new rules of biological design that govern the cytoskeleton. J Cell Sci 1993; 80: 104: 613.

Jackman RW, Kandarian SC. The molecular basis of skeletal muscle atrophy. Am J Physiol Cell Physiol 2004; 287: C 834–843.

Janssens L, Brumagne S, Polspoel K, Troosters T, McConnell A. The effect of inspiratory muscles fatigue on postural control in people with and without recurrent low back pain. Spine 2010; 35: 1088–1094.

Kibler WB. Scapular involvement in impingement; signs and symptoms. Instr Course Lect 2006; 55: 35–43.

Kibler WB. The role of the scapula in athletic shoulder function. Am J Sports Med 1998; 26(2): 325–337.

KNGF Richtlijn lage rugpijn, herziene versie. Drukkerij de Gans Amersfoort 2013.

Lee LJ, Chang AT, Coppieters MW, Hodges PW. Changes in sitting posture induce multiplanar changes in chest wall shape and motion with breathing. Respir Physiol Neurobiol 2010; 170: 236–245.

MacDonald D, Moseley GL, Hodges PW. Why do some patients keep hurting their back? Evidence of ongoing back muscle dysfunction during remission from recurrent back pain. Pain 2009; 142: 183–188.

MacDonald D, Moseley GL, Hodges PW. People with recurrent low back pain respond differently to trunk loading despite remission from symptoms. Spine 2010; 35: 818–824.

McGill SM. The influence of lordosis on axial trunk torque and trunk muscle myoelectric activity. Spine 1992; 17: 1187–1193.

Marigold DS, Eng JJ, Dawson AS, Inglis JT, Harris JE, Gylfadóttir S. Exercise leads to faster postural reflexes, improved balance and mobility, and fewer falls in older persons with chronic stroke. J Am Geriatr Soc 2005; 53(3): 416–423.

Martinez-Hernandez A, Amenta PS. Basic concepts in woundhealing. In: Sports induced inflammation. Leadbetter WD, Buckwalter JA, Gordon SL (Hrsg.). Park Ridge Ill; American Academy of Orthopedic Surgeons 1990.

McGill SM, Grenier S, Kavcic N, Cholewicki J. Coordination of muscle activity to assure stability of the lumbar spine. J Electromyogr Kinesiol 2003; 13: 353–359.

McGill S. Low Back Disorders. 3. Aufl. Human Kinetics; 2016.

McPherson JG, Ellis MD, Heckman CJ, Dewald JP. Evidence for increased activation of persistent inward currents in individuals with chronic hemiparetic stroke. J Neurophysiol 2008; 100: 3 236–3 243.

Moseley G, Hodges PW, Gandevia SC. External perturbation of the trunk in standing humans differentially activates components of the medial back muscles. J Physiol 2003; 547: 581–587.

Moseley GL, Nicholas MK, Hodges PW. Does anticipation of back pain predispose to back trouble? Brain 2004a; 127: 2339–2347.

Moseley GL, Nicholas MK, Hodges PW. Pain differs from non-painful attention-demanding or stressful tasks in its effect on postural control patterns of trunk muscles. Exp Brain Res 2004b; 156: 64–71.

Nijs J, Calders P, Geraets JJXR, Veenhof C, van Wilgen CP, van Wegen EEH. Jaarboek Fysiotherapie Kinesitherapie 2014.

O'Sullivan P. Diagnosis and classification of chronic low back disorders: maladaptive movement and motor control impairments as underlying mechanism. Man Ther 2005; 10: 242–255.

O'Sullivan P. It's time for change with the management of non-specific chronic low back pain. British journal of sports medicine 2012.

Otte P. Der Arthrose-Prozess. Teil 1: Osteochondrale Strukturen. Nürnberg: Novartis Pharma; 2001.

Panjabi MM. The stabilizing system of the spine. Part I. Function, dysfunction, adaptation, and enhancement. J Spinal Disorders 1992; 5: 383–389.

Panjabi MM, Goel VK, Takata K. Physiologic strains on the lumbar spinal ligaments. Spine 1982; 7: 192–203.

Panjabi MM, Krag MH, Chung TQ. Effects of disc injury on mechanical behavior of the human spine. Spine 1984; 9: 707–713.

Pengel L, Herbert R. Acute low back pain: systematic review of its prognosis. British Medical Journal 2003; 327: 323–328.

Quint U, Wilke HJ. Grading of degenerative disk disease and functional impairment: imaging versus patho-anatomical findings. Eur Spine J 2008; 17: 1705–1713.

Radebold A, Cholewicki J, Panjabi MM, Patel TC. Muscle response pattern to sudden trunk loading in healthy individuals and in patients with chronic low back pain. Spine 2000; 25: 947–954.

Richardson C, Hodges PW, Hides J. Therapeutic Exercise for Lumbopelvic Stabilization: A Motor Control Approach for the Treatment and Prevention of Low Back Pain. 2. Aufl. London: Churchill Livingstone; 2004.

Richardson C, Hodges P. Hides J. Segmentale Stabilisation im LWS- und Beckenbereich: Therapeutische Übungen zur Behandlung von Low Back Pain. München: Elsevier; 2009.

Sahrmann S. Diagnosis and Treatment of Movement Impairment Syndromes. St Louis, MO: Mosby; 2002.

Sapsford RR, Hodges PW, Richardson CA, Cooper DH, Markwell SJ, Jull GA. Co-activation of the abdominal and pelvic floor muscles during voluntary exercises. Neurourol Urodyn 2001; 20: 31–42.

Sapsford RR, Richardson CA, Maher CF, Hodges PW. Pelvic floor muscle activity in different sitting postures in continent and incontinent women. Arch Phys Med Rehabil 2008; 89: 1741–1747.

Saunders S, Coppieters M, Hodges P (Eds.). Reduced Tonic Activity of the Deep Trunk Muscle During Locomotion in People with Low Back Pain. World Congress of Low Back and Pelvic Pain, Melbourne; 2004a.

Scholtes SA, Gombatto SP, Van Dillen LR. Differences in lumbopelvic motion between people with and people without low back pain during two lower limb movement tests. Clinical Biomechanics 2009; 24: 7–12.

Smeets R et al. Measures of function in low back pain/disorders: Low Back Pain Rating Scale (LBPRS), Oswestry Disability Index (ODI), Progressive Isoinertial Lifting Evaluation (PILE), Quebec Back Pain Disability Scale (QBPDS), and Roland-Morris Disability Questionnaire (RDQ); 2011.

Smith MD, Coppieters MW, Hodges PW. Postural activity of the pelvic floor muscles is delayed during rapid arm movements in women with stress urinary incontinence. Int Urogynecol J Pelvic Floor Dysfunct 2007a; 18: 901–911.

Smith MD, Coppieters MW, Hodges PW. Postural response of the pelvic floor and abdominal muscles in women with and without incontinence. Neurourol Urodyn 2007b; 26: 377–385.

Stevens A, Beurskens A, Köke A, van der Weijden T. The use of patient-specific measurement instruments in the process of goal-setting: a systematic review of available instruments and their feasibility. Clin Rehabil 2013 Nov; 27(11): 1005–1019.

Tsao H, Danneels LA, Hodges PW. ISSLS prize winner: Smudging the motor brain in young adults with recurrent low back pain. Spine 2011; 36: 1721–1727.

Tucker K, Larsson A, Oknelid S, Hodges P. Similar alteration of motor unit recruitment strategies during the anticipation and experience of pain. Pain 2012; 153: 636–643.

van den Berg F. Angewandte Physiologie Teil 1. Das Bindegewebe des Bewegungsapparates verstehen und beeinflussen. Stuttgart: Thieme; 2010.

Van Dillen LR, Gombatto SP, Collins DR, Engsberg JR, Sahrmann SA. Symmetry of timing of hip and lumbopelvic rotation motion in 2 different subgroups of people with low back pain. Arch Phys Med Rehabil 2007; 88: 351–360.

Waddell G. The back pain revolution. London: Churchill Livingstone; 2004.

Waddell G. Diagnostic triage. In: The back pain revolution. London: Churchill Livingstone/Elsevier 2006; 9–26.

Wang J, Yang G, Li Z et al. Fibroblast responses to cyclic mechanical stretching depend on cell orientation to the stretching direction. J Biomech 2004; 37: 573.

Weineck J. Optimales Training, leistungsphysiologische Trainingslehre unter besonderer Berücksichtigung des Kinder- und Jugendtrainings. 15. Auflage. 2007: 609–735.

Zernicke RF, Loitz BJ. Trainingseinflüsse auf das Bindegewebe. In: Komi PV. Kraft und Schnellkraft im Sport. Deutscher Ärzte Verlag; 1994.

Zhao FD, Pollintine P, Hole BD, Dolan P, Adams MA. Discogenic origins of spinal instability. Spine 2005; 30: 2621–2630.

Zusman M. Associative memory for movement-evoked chronic back pain and its extinction with musculoskeletal physiotherapy. Phys Ther Rev 2008; 13: 57–63.

8 Fünf Fallbeispiele aus der Praxis

8.1 Fall 1: 44-jährige Physiotherapeutin mit chronifizierten unspezifischen lumbalen Rückenschmerzen und Control Impairments

Harald Bant

8.1.1 Einleitung

In diesem Fall geht es um eine engagierte 44-jährige Physiotherapeutin, die schon seit Jahren unter unspezifischen lumbalen Rückenschmerzen leidet. Die Reha konzentriert sich auf die Chronifizierung und auf die Control Impairments, die sich vor allem während der Arbeit bemerkbar machen.

8.1.2 Vorgeschichte und Anamnese

Die 44-jährige Physiotherapeutin Anja Charles aus Zürich kämpft schon seit Jahren mit Rückenschmerzen, die ihr die Diagnose chronische Lumbalgie eingebracht haben. Anja ist mit Ray verheiratet und hat zwei Kinder: Hans-Jörg, 15, und Maja, 18. Sie wohnt in Wallisellen, wo sich die Familie vor 2 Jahren einen Bungalow mit einem großen Garten gebaut hat. Sowohl Anja als auch Ray gärtnern gerne. Anja gehört eine Physiotherapiepraxis mit 5 Mitarbeitern in Zürich. Hier arbeitet sie durchschnittlich 40–50 Wochenstunden. Vor kurzem wurde die Praxis umgebaut. Es gibt jetzt auch einen großen Übungsraum, sodass sie noch mehr Möglichkeiten haben, die Lebensqualität für alle Patienten, die den Weg in ihre Praxis finden, zu verbessern.

Die Praxis läuft gut und Anja bereitet ihre Arbeit viel Vergnügen. Daneben geht sie einigen Hobbys nach: Gärtnern, Lesen, Reiten und Laufen. Die Wochenenden stehen ganz im Zeichen der Familie. Sie gehen zusammen in den Bergen wandern, Rad fahren, Ski fahren und am Greifensee skaten. Anjas Terminkalender ist randvoll. Bei all der Arbeit, den Hobbys und der Familie ist es nicht immer leicht, alles unter einen Hut zu bekommen. Wenn es nach Anja geht, müsste ihr Tag 36 Stunden haben. Sie hätte gerne viel mehr Ruhe und Zeit für all die Dinge, die sie und ihre Familie gerne tun würden. Kurz gesagt: Anja führt ein anstrengendes aber harmonisches Leben.

Seit über 10 Jahren leidet Anja jetzt unter Rückenschmerzen. Der Grund dafür ist unbekannt. Sie vermutet, dass es bei der Arbeit begann, doch kann sie keinen genauen Grund angeben. Die Beschwerden hätten sich allmählich entwickelt. Die Schmerzen manifestierten sich vor allem lumbal und strahlten mitunter ins rechte Gesäß und in den rechten hinteren Oberschenkel aus. Wenn sie sehr stark sind, spürt sie sie auch zwischen den Schulterblättern und in der linken Gesäßhälfte.

Die Beschwerden geben ein uneinheitliches Bild ab. Im Durchschnitt hat sie 1–2 Rückenschmerzphasen pro Jahr. Früher hat sie sich deswegen keine Gedanken gemacht. Massage und in Bewegung bleiben waren ihre Strategien, die dazu führten, dass die Beschwerden jeweils spontan nach 4–6 Wochen wieder verschwunden waren.

In den vergangenen 3 Jahren hat sich dieses Bild jedoch verändert. Die Häufigkeit der Rezidive nimmt zu, sodass sie nun 2–3-mal jährlich Rückenschmerzepisoden hat. Die Beschwerden sind jetzt intensiver und diffuser tief lumbal, wobei sie in das Gesäß und in den Oberschenkel ausstrahlen. Zudem halten sie jetzt länger an.

Vor 2 Jahren war sie dann auch zu ihrem Hausarzt gegangen, da sie sich doch zunehmend Sorgen um ihren Rücken gemacht hatte. Bei der letzten Episode war sie sogar zwei Wochen lang außerstande gewesen, zu arbeiten. Der Hausarzt hatte eine Röntgenuntersuchung veranlasst. Auf Höhe L4-L5 und L5-S1 waren dabei degenerative Erscheinungen erkennbar gewesen. Sie wurden jedoch als altersentsprechend eingestuft und lieferten keine Erklärung für die rezidivierenden chronischen Rückenschmerzen.

Auf Anraten ihres Hausarztes hatte sie dann einen Akupunkteur aufgesucht. Die Behandlungen schienen anfänglich zu helfen, und nach einer 4-wöchigen Therapie waren ihre Beschwerden verschwunden. Doch kehrten sie abermals wieder. In den vergangenen 2 Jahren hat sie verschiedene Therapien wie Osteopathie, manuelle Therapie oder Homöopathie ausprobiert, die auch alle eine kurzfristige Besserung gebracht hatten. Doch leider kehrten die Symptome häufiger und intensiver zurück.

Anja wurde zunehmend verzweifelt. Ihre Arbeit fiel ihr schwerer, und sowohl die Gartenarbeit als auch die sportlichen Aktivitäten führten zu einer anschließenden Zunahme der Beschwerden. Mitunter wird sie auch in der Nacht von den Schmerzen wach. Vor einer Woche hatte sie jetzt erstmalig ein Schmerzmedikament eingenommen, da sie sie nicht mehr aushalten konnte. Auch innerfamiliär wird jetzt bemerkt, dass Anja von den Schmerzen zunehmend beeinträchtigt wird. Die bis dahin meist fröhliche, unternehmenslustige, aktive Frau und Mutter wird jetzt stiller, manchmal auch launisch und immer seltener begleitet sie ihre Familie auf den Wanderungen oder beim Laufen und Skaten. Sogar ihre Lieblingsbeschäftigung, die Gartenarbeit, wird zunehmend zur Qual.

Beim Abendessen sprechen Ray, Hans-Jörg und Maja über die Sorgen, die sie sich über Anja machen. Damit ist für Anja das Maß voll. Es muss etwas geschehen. Sie beschließt die Kuh bei den Hörnern zu packen und macht einen Termin bei einer renommierten Physiotherapiepraxis in Zürich, die sich auf chronische Rückenschmerzen spezialisiert hat.

Als Anja dort anruft, erklärt ihr die Sekretärin freundlich, wie der Ablauf in der Praxis ist. Zunächst würde ein Aufnahmegespräch mit ihr geführt werden, was etwa 1 Stunde dauern würde. Währenddessen würde auch die physiotherapeutische Untersuchung durchgeführt und verschiedene Fragebögen ausgefüllt. Welche Fragebögen das sind, hinge von den Antworten ab, die sie in einem Fragebogen vor der Untersuchung gegeben hätte. Diese Fragebögen würden ihr per Mail zugesandt. Anja solle diese dann ausfüllen und vor ihrem ersten Termin bereits der Praxis wieder übermittelt haben. Anja hatte nach diesem Telefonat ein gutes Gefühl und Vertrauen gefasst. Bereits eine halbe Stunde danach fand sie die Mail in ihrem Posteingang. Die Mail hatte den Inhalt ihres Gespräches bestätigt und enthielt im Anhang einen Flyer der Praxis und zwei verschiedene Fragebögen:

- das Keele STarT Back Screening Tool (Hill et al. 2008) und
- die PSFS (patientenspezifische Funktionsskala; Beurskens et al. 2008).

Den ersten Fragebogen kannte Anja nicht, doch die PSFS war ihr aus der eigenen Praxis vertraut. Sie füllte beide aus und schickte sie zurück in die Praxis (▶ Abb. 8.1).

Aus der Bearbeitung des Fragebogens ergibt sich für Anja bereits die Einstufung, dass sie ein mittelgroßes Risiko für einen abweichenden Verlauf ihrer Rückenschmerzen trägt.

Man spricht von einem abweichenden Verlauf, wenn die Beeinträchtigungen und Partizipationsprobleme mit der Zeit nicht abnehmen, sondern gleich bleiben oder sogar zunehmen. Die zusätzliche Einordnung „verzögerte Wundheilung" kommt zustande, wenn sich nach 3 Wochen noch keine deutliche Zunahme der Aktivitäten und keine Abnahme der Partizipationsprobleme eingestellt haben (KNGF 2013).

Das Ganze bekräftigt Anjas Vorgeschichte. Die Risikofaktoren für Anjas abweichenden Verlauf sind vor allem physischer Natur: starke Beeinträchtigungen bei Aktivitäten, die Dauer der Rückenbeschwerden, ausstrahlende Schmerzen und die Ausbreitung der Schmerzen.

Der zweite Fragebogen, den Anja ausfüllte, war die PSFS (▶ Abb. 8.2).

Name des Patienten: Anja Charles

Datum: 24-04-2017

Keele STarT Back Screening Tool

Beantworten Sie bitte die folgenden Fragen über Ihre Rückenschmerzen und denken Sie dabei an die vergangenen zwei Wochen:

Frage		Nein (=0)	Ja (=1)
1	Mein Schmerz hat während der letzten zwei Wochen zeitweise in die Beine ausgestrahlt.		X
2	Zusätzlich zum Hauptschmerz hatte ich in den letzten zwei Wochen auch noch an anderen Stellen des Rückens Schmerzen.	X	
3	In den vergangenen zwei Wochen bin ich wegen meiner Schmerzen nur kurze Strecken gegangen.	X	
4	In den vergangenen zwei Wochen habe ich mich wegen meiner Schmerzen langsamer als gewöhnlich angezogen.		X
5	Körperliche Aktivitäten sind für Menschen in meinem Zustand nicht ungefährlich.	X	
6	In den letzten zwei Wochen hatte ich viele Sorgen.		X
7	Mein Schmerz ist sehr schlimm, ich habe das Gefühl, dass er sich wahrscheinlich nie mehr bessern wird.	X	
8	In den letzten zwei Wochen hatte ich ganz allgemein nicht mehr so viel Freude an den Dingen, die mir sonst Freude bereiten.		X

9 Wie störend war Ihr Schmerz in den letzten zwei Wochen insgesamt betrachtet?
überhaupt nicht ☐ =0 ein wenig ☐ =0 mäßig ☐ =0 sehr ☒ =1 extrem ☐ =1

Gesamtpunktzahl (alle 9): 5

Teilsumme (Fragen 5–9): 3

Abb. 8.1 Keele STarT Back Screening Tool von Anja ausgefüllt.

Name: Anja Charles Geburtsdatum: 21-09-1971 Datum: 24-04-2017

Patientenspezifische Funktionsskala (PSFS)

Ihre körperlichen Beschwerden wirken sich auf die Aktivitäten und Bewegungen aus, die Sie täglich vollführen und sich kaum vermeiden lassen. Für jeden Menschen sehen die körperlichen Folgen anders aus. Jeder Mensch möchte durch die Behandlung bestimmte Aktivitäten und Bewegungen verbessern. Hier sind eine Reihe von Aktivitäten und Bewegungen aufgeführt, die Ihnen vielleicht aufgrund Ihrer Beschwerden schwerfallen. Versuchen Sie die Problemfelder aufzuführen, die Ihnen aufgrund Ihrer Beschwerden in der vergangenen Woche zu schaffen gemacht haben. Markieren Sie dazu die entsprechende Aktivität. Bitte wählen Sie dabei die Probleme, **die Ihnen am wichtigsten sind** und bei denen Sie am liebsten in den **kommenden Monaten** eine positive Veränderung erreichen möchten.

Aktivitäten und Bewegungen, die Ihnen aufgrund der Schmerzen schwerfallen könnten:

- [ ] im Bett liegen
- [ ] sich im Bett drehen
- [ ] aufstehen aus dem Bett
- [ ] aufstehen aus einem Stuhl
- [ ] auf einen Stuhl setzen
- [ ] lange sitzen
- [ ] ein- oder aussteigen (Auto)
- [ ] in einem Auto oder Bus fahren
- [ ] Rad fahren
- [ ] stehen
- [ ] lange stehen
- [ ] leichte Hausarbeit, auch draußen
- [ ] schwere Hausarbeit, auch draußen
- [ ] im Haus umhergehen
- [ ] spazieren
- [x] laufen
- [ ] tragen eines Gegenstandes
- [ ] etwas vom Boden aufheben
- [ ] heben
- [ ] Familie, Freund oder Bekannte besuchen
- [ ] ausgehen
- [ ] sexuelle Aktivitäten
- [x] arbeiten
- [x] einem Hobby nachgehen
- [ ] Haushaltsarbeiten
- [x] Sport treiben
- [ ] verreisen
- [ ] andere Aktivitäten ____________

Bearbeitungsbeispiel

Wenn Sie die Markierung links setzen, bereitet das Spazieren kaum Mühe.
gar keine Mühe X ———————————— nicht durchführbar

Wenn Sie die Markierung rechts setzen, bereitet das Spazieren große Mühe.
gar keine Mühe ———————————— X nicht durchführbar

Problem 1 arbeiten
Wie schwer fiel es Ihnen in der vergangenen Woche, diese Aktivität auszuführen?
gar keine Mühe —————— X —————— nicht durchführbar

Problem 2 Hobby Gartenarbeit
Wie schwer fiel es Ihnen in der vergangenen Woche, diese Aktivität auszuführen?
gar keine Mühe —————— X —————— nicht durchführbar

Problem 3 laufen
Wie schwer fiel es Ihnen in der vergangenen Woche, diese Aktivität auszuführen?
gar keine Mühe —————— X —————— nicht durchführbar

Problem 4 Sport
Wie schwer fiel es Ihnen in der vergangenen Woche, diese Aktivität auszuführen?
gar keine Mühe —————— X —————— nicht durchführbar

Abb. 8.2 PSFS von Anja ausgefüllt.

8

Anja beschreibt vor allem auf der Partizipationsebene Probleme, d. h. bei der Arbeit, beim Gärtnern und beim Sport, bei dem das Laufen am stärksten betroffen ist.

Eine Woche später ging Anja hoffnungsvoll zu ihrem Aufnahmegespräch und zur physiotherapeutischen Untersuchung in die Praxis. Bei ihrer Ankunft wurde sie von der Praxismitarbeiterin empfangen, mit der sie auch in der Woche zuvor telefoniert hatte. Diese bat Anja, noch einen Moment im Wartebereich Platz zu nehmen. Sie würde von Rebecca behandelt, die sie in Kürze abholen käme. Schon nach zwei Minuten kommt Rebecca und führt Anja in einen Behandlungsraum, wo sie mit der Untersuchung beginnt.

Rebecca nimmt sich viel Zeit für die Anamnese. Dazu erklärt sie Anja, dass sie nicht nur ein umfassendes Bild von ihren Beschwerden erhalten möchte, sondern mit den Fragen auch einen Gesamteindruck von Anja als Person zu bekommen versucht. Nach der ausführlichen Anamnese fasst Rebecca die gewonnenen Eindrücke für Anja zusammen.

Subjektive Untersuchung

Anja Charles ist 44 Jahre alt, verheiratet und hat zwei Kinder. Sie ist von Beruf Physiotherapeutin in ihrer eigenen Praxis und leidet seit 10 Jahren unter rezidivierenden Rückenschmerzen. Der Hausarzt hat die Beschwerden als chronische Lumbalgie mit degenerativen Erscheinungen vor allem bei L 4–5 und L 5-S 1diagnostiziert. Vor 3 Jahren begann sich das Beschwerdebild zu verändern. Verschiedene Therapieversuche brachten kurzzeitige Linderung.

Vor 2 Wochen kam es zu einer deutlichen Steigerung der Beschwerden, sodass sie jetzt Paracetamol gegen die Schmerzen einnimmt. Diese Schmerzen, die sie auf der NRS mit 6 einordnet, konzentrieren sich vor allem auf die LWS und strahlen ins Gesäß und in den hinteren Oberschenkel aus. Neurologische Symptome zeigt sie nicht. Die Rückenschmerzen werden vor allem beim Laufen, Gärtnern, beim Sport und bei der Arbeit verstärkt (PSFS). Bei diesen Aktivitäten weiß sie nie genau, wann und wodurch die Beschwerden ausgelöst werden. Jetzt sind die Beschwerden ununterbrochen da.

Es finden sich körperliche Risikofaktoren, die zur Unterhaltung der lumbalen Rückenbeschwerden beitragen (KSBPST). Anja macht sich zunehmend Sorgen um ihre Beschwerden und sucht deshalb jetzt Hilfe. Nach der Anamnese und den bereits zuhause ausgefüllten Fragebögen sind keine weiteren Fragen mehr erforderlich.

Anja bestätigt diese Zusammenfassung. Rebecca kündigt als nächsten Schritt die eingehende physiotherapeutische Untersuchung an. Anschließend fasst Rebecca ihre Befunde für Anja zusammen und bespricht sie mit ihr. Da Anja selbst Physiotherapeutin ist, kann Rebecca in ihrer Fachsprache bleiben.

Objektive Untersuchung

Inspektion

Bei der Inspektion fällt Rebecca eine dynamische Wirbelsäule auf, ebenso eine leichte Längendifferenz, ausgeglichene S-Skoliose, die auf eine minimale Beinlängendifferenz von linksseitig −4 mm zurückzuführen sein dürfte. Zudem fand sie einen leichten LWS-Knick bei L 3–4 zur Lordose.

Beine, Schultergürtel und Kopf waren unauffällig.

Aktive Funktionsprüfung

Bei der aktiven Funktionsprüfung der Wirbelsäule zeigt sich eine große Beweglichkeit der Wirbelsäule. Anja kann die Hände beim Finger-Boden-Test flach auf den Boden legen. Auch bei der Extension, der Seitneigung und der Rotation ist der Bewegungsausschlag erhöht. Auffällig ist bei der Seitneigung nach rechts ein Knick in der LWS. Bei allen Bewegungen bleibt die BWS relativ steif.

Die Schmerzen bei der Funktionsprüfung gibt Anja mit 5 auf der NRS an.

Passive Funktionsprüfung

Die passive Funktionsprüfung lässt eine erhöhte segmentale Beweglichkeit in der LWS außer bei L 4–5 erkennen. PAs (Mobilisationen von posterior nach anterior) bei L 4–5 provozieren die Schmerzen in der LWS (NRS 7), die leicht in das rechte Gesäß ausstrahlen. Die BWS ist bei der Extension thorakal mittig eingeschränkt. Die Untersuchung beider Iliosakralgelenke und der Hüften war unauffällig.

Neurologische Untersuchung

Wegen der Ausstrahlung in das rechte Bein führte Rebecca noch eine neurologische Prüfung der Extremität durch, die jedoch negativ blieb.

Spezifische Tests

Nach der Untersuchung wurden einige spezifische Tests durchgeführt. Bei der Testbatterie zur Bewegungskontrolle der LWS nach Luomajoki (2012) waren einige Befunde positiv (▸ Tab. 8.1).

Tab. 8.1 Testbatterie für LWS-Bewegungen nach Luomajoki bei der Patientin Anja.

Test	Ergebnis
Kellnerbeuge	+
Kniestreckung sitzend	–
Beckenkippung	–
Verschiebung in Vierfüßlerposition nach vorn	+
Verschiebung in Vierfüßlerposition nach hinten	+
Kniebeugung in Bauchlage	–
Einbeinstand	+

Die Tests bei Anja sprechen für ein multidirektionales Bewegungsmuster und bestätigen die Ergebnisse aus der PSFS. Es gibt also Probleme bei Flexion, Extension und Rotation. Obschon sie angibt, dass alle Bewegungen schmerzhaft sind, gibt es doch einige größere Unterschiede: während des Sports besonders beim Bergablaufen, während der Arbeit besonders beim Bücken und bei der Demonstration von Kraftübungen wie dem Dead Lift, dem Stiffed Leg Good Morning und der Barbell Rotation. Bei der Gartenarbeit sind vor allem das Unkrautjäten und das Umgraben Schmerz auslösend.

Bei der Testung der lokalen Muskulatur zeigen sich bei Anja aktuell Probleme, den M. transversus abdominis und den M. multifidus selektiv anzuspannen. Sie war selbst von diesen Schwierigkeiten überrascht. Bei dem Training in der Praxis ginge das normalerweise viel besser. Rebecca erklärt, dass gerade die Schmerzzunahme und auch die Angst vor schmerzhaften Bewegungen Gründe für die verminderte Anspannung der lokalen Muskulatur sein können.

Palpation

Bei der Palpation stößt Rebecca auf einige Triggerpunkte, vor allem im M. piriformis und im M. quadratus lumborum. Auch der Tonus im M. erector trunci scheint recht hoch zu sein, und zwar nicht nur in seinen lumbalen, sondern auch in den thorakalen Anteilen. In Höhe von L3–4 und L4–5 scheint es an der rechten Wirbelsäulenseite eine Delle zu geben. Dies kann dafür sprechen, dass der M. multifidus aktuell nicht optimal funktioniert.

Aktivitätsorientierter Funktionstest

Bei der Ausführung des aktivitätsorientierten Funktionstests wurde auf die Aktivitäten geachtet, die am stärksten beeinträchtigt zu sein scheinen: Laufen und die Kraftübungen Dead Lift, Stiffed Leg Good Morning und Barbell Rotation sowie das Bücken und Jäten im Rahmen der Gartenarbeit.

Die Transferübungen und die vorbereitenden Übungen, die Rebecca und Anja erarbeitet haben, sind in ▸ Tab. 8.2 aufgeführt. Aufgrund der starken Schmerzzunahme in den vergangenen drei Wochen und der physiotherapeutischen Untersuchung geht Rebecca davon aus, dass sich Anja derzeit in der Proliferationsphase befindet. Rebecca hat die Übungen im Hinblick auf dieses Wundheilungsstadium ausgewählt.

Zusammenfassung

Als Schema zusammengefasst stellt sich Anjas Problem wie in ▸ Abb. 8.3 dar.

Beurteilung nach ICF

Anja schaut sich das Schema an und stimmt den Darstellungen zu. Rebecca erklärt, dass die Diagnose des Arztes genau stimme. Zudem erklärte sie, dass im Laufe der Reha noch die isometrischen Krafttests nach McGill als weitere Testreihe durchgeführt würden. Dies scheint ihr aufgrund von Anjas langwierigen Beschwerden und ihrer Partizipationsprobleme angeraten.

Tab. 8.2 Aktivitätsorientierter Funktionstest bei der Patientin Anja.

Beeinträchtigte Aktivitäten	Transferübungen	Vorbereitende Übungen
Bergablaufen	Laufen	Training des M. transversus abdominis
Dead Lift	Dead Lift	Training des M. multifidus
Stiffed Leg Good Morning	Stiffed Leg Good Morning	Training des M. multifidus
Barbell Rotation	Barbell Rotation	Training des M. quadratus lumborum
Bücken	Stiffed Leg Dead Lift	Training des M. multifidus
Jäten	Imbalanced Stiffed Leg Dead Lift	Training des M. multifidus

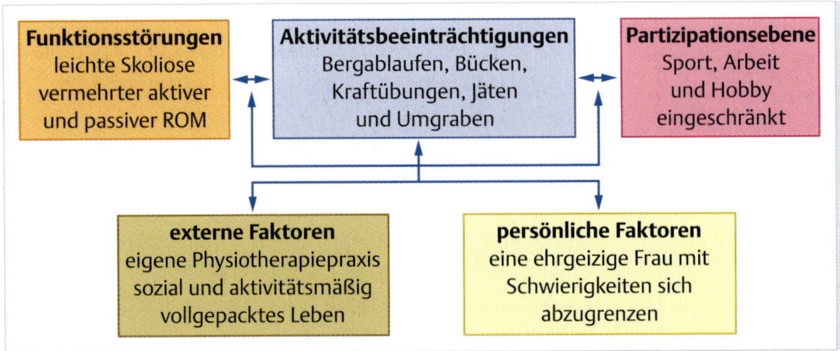

Abb. 8.3 Schematische Zusammenfassung von Anjas Gesundheitsproblemen.

Wissenschaftlicher Hintergrund

Bei Anja Charles handelt es sich um chronifizierte unspezifische lumbale Rückenbeschwerden (Waddell 2006).

Als unspezifische lumbale Rückenschmerzen bezeichnet man Schmerzen, die sich im Allgemeinen zwischen den unteren Rippen und den Gesäßfalten ausbreiten (ggf. mit Ausstrahlung in den Oberschenkel), ohne dass sich dafür eine spezifische organische Ursache ausmachen ließe.

Typische Merkmale der Betroffenen sind: Alter zwischen 20 und 55, Schmerzen vor allem lumbosakral und im Gesäß und mitunter auch in den Oberschenkel ausstrahlend. Die Beschwerden können mechanisch ausgelöst und auch gelindert werden, während die Patienten im Allgemeinen gesund sind. Bei Anja gibt es keine Symptome, die in Richtung spezifischer lumbaler Rückenbeschwerden deuten. Die neurologische Untersuchung war negativ.

Bei Anja liegt jedoch ein abweichender Verlauf vor, bei dem es laut Definition zu keiner Abnahme der Einschränkungen und Partizipationsprobleme in einem Zeitraum von 3 Wochen kommt, sondern die Beschwerden gleich bleiben oder sogar zunehmen (KNGF 2013). Das KSBST (Hill et al. 2008) bestätigt, dass bei Anja ein mittleres Risiko für einen abweichenden Verlauf vorliegt.

Dabei stehen bei ihr die körperlichen Risikofaktoren im Vordergrund. Sie leidet unter vielfachen Partizipationsproblemen, wobei einige Aktivitäten ihre Beschwerden stärker provozieren als andere.

Ihre lumbalen Rückenschmerzen reichen 10 Jahre zurück. Spätestens vor 3 Jahren begann sich dann die Art der Rückenschmerzen zu verändern. Die Beschwerden strahlten jetzt stärker aus und wurden intensiver. Zudem gibt es einen psychischen Risikofaktor: Anja ist eine ehrgeizige Frau im mittleren Alter, deren Tage für all ihre Aktivitäten zu kurz sind, was ihr einen gewissen psychosozialen Stress bereitet (Chou et al. 2010, Hayden et al. 2009 und 2010).

Bei Anja liegt hinsichtlich ihrer Rückenbeschwerden ein unangemessenes motorisches Verhalten vor, was ebenfalls einen Risikofaktor für einen abweichenden Verlauf darstellt (Macedo et al. 2009). Zudem zeigt sie Control Impairments (O'Sullivan 2005, Dankaerts et al. 2005). Zu dieser motorischen Kompensationsstrategie kommt es vor allem, wenn sich die Rückenbeschwerden wie bei Anja langsam progredient entwickeln, was nach Waddell (2006) für 40 % der Fälle gilt. Im Namen Control Impairments klingt es bereits durch, dass die Betroffenen eine verminderte segmentale spinale Kontrolle aufweisen. Das Haltungs- und Bewegungsgefühl dieser Patienten ist rund um die Wirbelsäule oftmals eingeschränkt, jedoch nicht ihre Bewegungen. Das Merkmal dieser Impairment-Form ist, dass die Schmerzen vor allem bei spezifischen Bewegungsmustern, bei erhöhter mechanischer Belastung der Wirbelsäule sowie bei endgradigen Bewegungen in Erscheinung treten (Dankaerts et al. 2005, Burnett et al. 2004).

Die Schmerzen selbst führen dann zu einem weiteren Verlust der motorischen Kontrolle, ohne dass der Patient sein motorisches Verhalten verändert. Er nimmt im Gegenteil oft sogar noch Haltungen ein oder führt Bewegungen aus, welche die Schmerzen unterhalten (Dankaerts et al. 2005). Der Grund dafür ist, dass sich die Schmerzen bei den Haltungen und Bewegungen allmählich entwickeln und es somit zu keinen schmerzbedingten Reflexen kommt. Daneben spielt eine verminderte Propriozeption rund um die LWS und die lumbopelvikale Wirbelsäule eine wichtige Rolle. Der Teufelskreis der Rückenbeschwerden und der abweichende Verlauf sind eingerichtet. Viele der genannten Aspekte treffen auf Anja zu.

Bei dieser Impairment-Form finden sich oft spezifische Bewegungsmuster. Bei Anja handelt es sich um ein multidirektionales Muster (Dankaerts et al. 2005). Die motorische Kontrolle geht auf der Schmerzebene verloren. Den Patienten fällt die Aufrechterhaltung der neutralen Lordose bei Bewegungen sehr schwer. Dies ruft bei den verschiedenen Bewegungen motorische Kompensationsstrategien hervor, wie etwa Flexionsmuster, Flexions-/Lateralshift-Muster, passive und aktive Hyperextensionsmuster. Bei Anja sind alle außer dem passiven Hyperextensionsmuster vertreten, was sich in ihren Aktivitätsbeeinträchtigungen äußert. Durch die Testbatterie nach Luomajoki lassen sich die verschiedenen Muster bestätigen (Luomajoki et al. 2008 und 2012). Dabei werden 6 verschiedene Tests durchgeführt: Kellnerbeuge, Kniestreckung sitzend, Beckenkippung, Verschiebung in Vierfüßlerposition nach vorn, der Einbeinstand und die Kniebeugung in Bauchlage (Extensions- und Rotationsprüfung). Kellnerbeuge und Kniestreckung sitzend dienen vor allem der Analyse des Flexionsmusters. Beckenkippung, Verschiebung in Vierfüßlerposition nach vorn und die Kniebeugung in Bauchlage unterstützen die Analyse des Extensionsmusters und Einbeinstand und Kniebeugung in Bauchlage testen vor allem die Rotationskontrolle.

Die Idee hinter diesen Tests ist, dass es bei der Ausführung von Bewegungen in den Armen bzw. Beinen zu keinen Bewegungen in der Wirbelsäule kommen darf. Wenn doch, spricht dies für ein Impairment, d. h. für eine verminderte segmentale neuromuskuläre Kontrolle auf der Ebene der Rückenschmerzen, und ein Test gilt als positiv.

Ein positiv bewerteter Test ergibt 1 Punkt. Insgesamt sind also 0–6 Punkte möglich. Der Punktwert liegt bei Patienten mit lumbalen Rückenbeschwerden viel höher als bei anderen. Bei einem Wert von mindestens 2 spricht man bei Patienten mit lumbalen Rückenschmerzen von einem Impairment (Luomajoki et al. 2008). Bei Anja ist dieser Wert 4.

Zu ihrer großer Überraschung hat sie bei der Testung der lokalen segmentalen Muskulatur Schwierigkeiten, die Mm. transversus abdominis und multifidus anzuspannen. Rebecca erklärt, dass der Grund dafür in der vor 3 Wochen begonnenen starken Schmerzzunahme (bei eventueller Bindegewebsschädigung in der LWS) und der entstandenen Angst liegen kann.

Bei einer Bindegewebsschädigung spielen die verschiedenen Wundheilungsphasen eine Rolle. Die erste Phase ist die Entzündungsphase, die in zwei weitere Phasen unterteilt werden kann, und zwar in die vaskuläre und die zelluläre. Die Entzündungsphase ist durch die Entzündungssymptome gekennzeichnet: Rubor, Calor, Dolor und Tumor. Diese Entzündungserscheinungen bringen eine Anpassung des motorischen Verhaltens mit sich, die besser unter dem Namen Functio laesa bekannt ist (Kap. 2.4).

Bei Patienten mit Rückenbeschwerden und deutlichen Symptomen der Entzündungsphase ist die neuromuskuläre Kontrolle vermindert. Grund dafür ist die Entstehung einer Schmerz- und Reflexhemmung (Gokeler 2001, Hides et al. 1996) aufgrund von abnormalen afferenten Informationen aus einem geschädigten Gelenk mit nachfolgender Abnahme der motorischen Aktivität. Diese Aktivitätsabnahme dient dem Schutz der betroffenen Struktur. Würde das **lokale System** mit einer größeren Steifigkeit reagieren, erhöhte sich dadurch die mechanische Belastung des betroffenen Segments, was wiederum zu einer Zunahme der Schmerzsymptomatik und/oder zu einem neuerlichen Trauma führen würde.

Diese Abnahme der Aktivität in den motorischen Einheiten ereignet sich vor allem im lokalen System. Die dabei vorrangig beteiligten Muskeln sind der M. transversus abdominis und der M. multifidus. Der M. transversus abdominis kann darauf mit Hypotonie und Atrophie reagieren, was zu einer Verringerung und Verzögerung der Aktivität und zu einem Wechsel von einem eher tonischen zu einem phasischeren Antwortmuster führt (Hodges et al. 1996, Ferreira et al. 2004, Saunders et al. 2004). Der M. multifidus reagiert ganz ähnlich mit ebenfalls verringerter und verzögerter Aktivität (Macdonald et al. 2009 und 2010).

Diese Adaptation erfolgt nicht nur auf der neuralen Ebene, sondern auch auf der Ebene der Motoneuronen der Muskeln selbst, wenn Schmerzen in der LWS vorherrschen (Farina et al. 2004).

Die Aktivitätsabnahme im lokalen System kommt nicht nur bei akuten, sondern auch bei chronischen Rückenschmerzen vor (Danneels et al. 2000).

Die Reaktionsweise des **globalen Systems** ist der des lokalen entgegengesetzt: eine größere Muskelaktivität bei Bewegungen und bei statischen Positionen. Die Zunahme der Aktivität im globalen System fällt bei jeder Person anders aus und hängt von den Haltungen und Bewegungen ab, die ausgeführt werden (Hodges et al. 2003a, Radebold et al. 2000, Hodges et al. 2013). Die Reaktion des globalen Systems sorgt für eine Zunahme der Steifigkeit der Wirbelsäule, was eine adaptive muskuläre Reaktion infolge der Hemmung des lokalen Systems darstellt, die sich nicht auf der segmentalen, sondern auf der regionalen Ebene abspielt. Dadurch schützt dies die Wirbelsäule, ohne dass der Schmerz zunehmen oder das Rezidivrisiko ansteigen würde. Wichtig ist die Unterscheidung zwischen der Steifigkeit und der Stabilität der Wirbelsäule. Eine vermehrte Steifigkeit bedeutet noch keine optimale Stabilität (McGill 2003).

Schließlich legt Anja noch den aktivitätsorientierten Funktionstest ab (Bant et al. 2011), der den klinischen Transfer von den Aktivitätsbeeinträchtigungen zum Beginn eines Rehaprogramms strukturiert (Kap. 4).

Nach der Beschreibung der physiotherapeutischen Diagnose fragt Rebecca: „Was erwarten Sie von der Therapie und was wollen Sie durch sie erreichen?" Die Frage überrascht Anja. Sie überlegt kurz und sagt dann: „Ich erwarte konkrete Anleitungen dafür, wie ich meine Rückenbeschwerden in den Griff bekommen kann, damit ich in meinem Alltag wieder alles tun kann."

Rebecca betont, dass dies ein sinnvolles Anliegen sei. Sie spricht die früheren Behandlungsversuche an, bei denen der Fokus auf passiven Maßnahmen gelegen hatte, und weist darauf hin, dass Anja jetzt eine Kombination aus aktiven und passiven Maßnahmen erwartet, wobei die aktiven im Laufe der Reha einen immer größeren Teil ausmachen würden. „Diese Maßnahmen sind nicht nur die Übungen in meiner Praxis", erklärt Rebecca, „Nicht die halbe Stunde hier ist entscheidend, sondern die übrigen 23,5 Stunden eines Tages sind es. Diese Zeit, in der Sie außerhalb der Kontrolle der Praxis sind, bestimmt darüber, ob Sie ihre Rückenbeschwerden wieder in den Griff bekommen."

Dieser letzte Satz beeindruckt Anja. So hat sie ihre Rückenbeschwerden noch nie betrachtet. Diese neue Sichtweise macht sie sehr nachdenklich.

Prognose

Auf der Grundlage der physiotherapeutischen Untersuchung und der Diagnose „chronische Lumbalgie" geht Rebecca von einem erforderlichen Zeitraum von 3–5 Monaten aus, bis sie die Rückenschmerzen von Anja wieder unter Kontrolle hat und Anja all ihren Aktivitäten wieder nachkommen kann. Um dies zu erreichen, sind das Verständnis für ihre Problematik und die optimale Mitarbeit unerlässlich.

Rebecca und Anja machen Behandlungstermine für die folgenden 4 Wochen mit zweimal wöchentlichen Sitzungen aus. Rebecca kündigt für den nächsten Termin an, die genauen Behandlungsziele und die damit verbundene Behandlungsstrategie gemeinsam festlegen zu wollen. Anja kehrt mit einem guten Gefühl und neuem Mut in ihre

Praxis zurück, wobei sie entschlossen ist, diesmal gegen ihre Rückenbeschwerden zu obsiegen.

Behandlungsstrategie

Während der physiotherapeutischen Behandlung werden zunächst einige Eckpfeiler festgelegt:

- Zunächst ist es wichtig, Anjas aktuelle Schmerzen zu verringern. Dies ist die Voraussetzung für eine bessere Aktivierung der lokalen Muskulatur und eine Entspannung der globalen Muskulatur.
- Um die Schmerzen zu verringern, müssen die am stärksten provozierenden Tätigkeiten bei der Arbeit, beim Gärtnern und beim Sport vorübergehend reduziert werden. Anja bemerkt die Zunahme der Schmerzen zu spät, wodurch ihre Rückenschmerzen provoziert werden. Genau diese Aktivitäten bilden den roten Faden in der aktiven Reha. Am Ende müssen diese Aktivitäten wieder möglich sein.
- Wenn die Schmerzen reduziert wurden, muss Anjas Propriozeption verbessert werden. Das Ziel dabei ist es, dass sie wieder ein Gefühl für ihre verschiedenen Haltungen und Bewegungen entwickelt, damit sie Schmerz auslösende Aktivitäten zukünftig frühzeitiger erkennt.
- Die Reaktivierung der lokalen Muskulatur vor allem der Mm. transversus abdominis und multifidus sollte von Beginn an bei der Reha eine Rolle spielen.
- Die Detonisierung der globalen Muskulatur verläuft parallel dazu. Hier richtet sich der Blick besonders auf die Triggerpunkte der Mm. erector trunci, quadratus lumborum und piriformis.
- Wichtig ist die Optimierung der intermuskulären Koordination zwischen dem lokalen und dem globalen Muskelsystem, damit die Haltungen und Bewegungen mit einem minimalen Energieverbrauch ausgeführt werden können.
- Die BWS weist eine Extensionseinschränkung auf, die mobilisiert werden sollte.
- Ein Verständnis für das tägliche Funktionieren ist die Voraussetzung für eine optimale Wiederherstellung. Anja ist von morgens früh bis abends spät aktiv. Die Einteilung des Tages, der Einbau von Pausen und auch ein mögliches Entspannungstraining sind Optionen, mit deren Hilfe dieses Ziel erreicht werden kann.
- In den vergangenen Monaten war Anja aufgrund der Zunahme ihrer Beschwerden immer weiter in ihren Aktivitäten beeinträchtigt. Es ist wichtig, die Arme und Beine in die Reha miteinzubeziehen. Dadurch kann sie wieder optimal auf Arbeit, Freizeit und Sport vorbereitet werden.

Die Analyse der genannten Strategien deckt sich mit den übergeordneten Zielen, wie sie in Kap. 7 beschrieben sind:

- Zunahme der Belastbarkeit in den betroffenen Bindegewebsstrukturen
- Verringerung der Belastung in den kompensatorisch überlasteten Strukturen
- Verbesserung der Regenerationsfähigkeit
- Verbesserung oder Erhaltung der Belastbarkeit der übrigen kinetischen Ketten.

Anja kommt zur 2. Behandlung in die Praxis. Wie Rebecca bereits angekündigt hatte, wurden dabei dann die Ziele und die Behandlungsstrategie besprochen. Anja hoffte zudem etwas Handfestes zu bekommen, womit sie gegen die Beschwerden vorgehen konnte. Als sie die Praxis betrat, erwartete Rebecca sie bereits und führte sie in denselben Behandlungsraum wie eine Woche zuvor. Rebecca erklärte, dass jeder Behandler seinen eigenen Raum habe, was sowohl für den Therapeuten als auch für den Patienten Ruhe und Gewissheit bedeute. Die Einrichtung der Räume ist standardisiert, doch die Ausschmückung mit Bildern und Fotos bleibt dem jeweiligen Therapeuten überlassen, doch sollten alle Bilder schwarz-weiß, gleich groß und in der gleichen Art Rahmen sein sowie „Bewegung“ und „Vitalität“ ausstrahlen.

Bei Rebecca hingen zwei Fotos an der Wand: Eines zeigte zwei rumänische Bäuerinnen, die nach einem schweren Arbeitstag vom Feld zurückkamen. Eine Frau zog den Karren, die andere trug die Feldgeräte und beide strahlten in die Kamera. Unter dem Bild stand der lateinische Spruch „Nil volentibus arduum“. Anja fragte Rebecca nach der Übersetzung. „Man kann alles erreichen, wenn man nur will“, sagte sie. Das andere Foto zeigte 6 Personen beim Rafting. Rebecca erklärte, dass sie dieses Bild an die ewige Interaktion zwischen Mensch und Natur erinnere. Zudem stünden beide Bilder für das Leitmotiv der Praxis.

„Wir bieten ein kreatives Lernumfeld, in dem der Patient den Platz und die Hilfe erhält, sich seiner eigenen Gesundheitsperspektive klar zu werden und zu einer Verbesserung der eigenen Lebensqualität zu kommen. Wir wollen diesen Weg feiern und ständig verbessern.“

Anja fragt, was denn mit „feiern“ gemeint sei. Rebecca erklärt, dass jeder Schritt, den der Patient auf dem Weg zur Realisierung seiner Ziele unternimmt, positiv verstärkt und bewusst gemacht wird. Auf diese Weise erhalten die Patienten ein größeres Vertrauen in ihre körperlichen Möglichkeiten. Überdies führt ein positives Feedback zu einer rascheren motorischen Verhaltensanpassung.

„Wir versuchen jetzt durch Bestimmung der Behandlungsziele das Gesundheitsproblem noch genauer zu definieren“, sagte Rebecca und bespricht dann mit Anja die Wegmarken ihrer Reha bis zum Ziel. Gemeinsam besprechen sie die kurz-, mittel- und langfristigen Ziele (patientenzentrierte Behandlung; s. Kap. 4.3).

Kurzfristige Ziele

Sie formulieren folgende kurzfristigen Behandlungsziele:

- Verminderung von Anjas Schmerzen. Rebecca empfiehlt, dies durch eine Triggerpunkttherapie anzugehen. Auch wenn es sich dabei um eine schmerzhafte Therapie handelt, zeitigt sie doch alsbald Erfolge. Anja meint, damit keine Schwierigkeiten zu haben, solange ihre Schmerzen weniger werden.
- Dann möchte Rebecca zusammen mit Anja besprechen, welche Aktivitäten zunächst unterbleiben sollen, weil sie ihre Rückenbeschwerden unterhalten.
- Als dritten Punkt soll Anja ein Tagebuch über ihre gesamten tagtäglichen Aktivitäten führen. Nach einer Woche wollen sie die Aufzeichnungen gemeinsam durchgehen. Anja ist zwar verwundert, stimmt aber zu.
- Das vierte Ziel ist die Verbesserung von Anjas propriozeptiven und koordinativen Fähigkeiten. Dafür schlägt Rebecca verschiedene Übungen vor.
- Als letztes kurzfristiges Ziel möchte Rebecca Anjas BWS mobilisieren. Rebecca fragt, ob Anja sich mit Manipulationen auskenne, und Anja bestätigt, dass sie damit Erfahrungen hat. Früher hat sie selbst eine manualtherapeutische Ausbildung nach dem Maitland-Konzept gemacht.

Mittelfristige Ziele

Die mittelfristigen Ziele sind erstens das neue Erlernen und Trainieren der Aktivitäten, die jedes Mal wieder ihre Beschwerden auslösen. Bei Anja geht es dann vor allem um das Training der verschiedenen Transferübungen: Stiffed Leg Good Morning, Stiffed Leg Dead Lift, Dead Lift, Imbalanced Stiffed Leg Dead Lift und schließlich das Laufen.

Zweitens erklärt Rebecca, dass vor dem Trainieren dieser Übungen, die mit der Provokation ihrer Beschwerden zusammenhängen, verschiedene vorbereitende Übungen erforderlich sind. Dabei nutzt Rebecca die ESP-Rückenkarten und gibt Anja eine Übersicht der Karten, die sie bearbeiten werden. Die letzten Rückenkarten stehen dabei auch direkt für die langfristigen Ziele (▸ Tab. 8.3).

Langfristige Ziele

Das langfristige Ziel ist, dass Anja wieder schmerzfrei arbeiten, gärtnern und Sport treiben kann. Darauf freut sie sich, auch wenn sie weiß, dass es bis dahin noch ein ganzes Stück Weg ist. Das Wichtigste für sie ist, dass sie schmerzfrei arbeiten kann, sodass sie ihren Patienten und ihrem Team wieder eine Hilfe ist, und dass sie wieder laufen gehen kann.

Um das Endziel der Reha so konkret wie möglich zu definieren, füllte Rebecca die Analysekarten der Wirbelsäule aus (▸ Tab. 8.4, ▸ Tab. 8.5, ▸ Tab. 8.6).

Tab. 8.3 Richtlinie Rehabilitation Wirbelsäule – Rückentraining mit den ESP-Rückenkarten.

Übungs- und Trainingsmethoden	Rehabilitationsstufen (Prinzip der gestaffelten Aktivität – Graded Activity)	ESP-Rückenkarten
allgemein	lokale Stabilität (intramuskuläre Koordination)	**Karte 1: lokale Flexionsstabilität**
		Karte 2: lokale Extensionsstabilität
		Karte 3: lokale laterale Stabilität
		Karte 4: lokale Beckenbodenstabilität
	regionale Stabilität (intermuskuläre Koordination)	**Karte 5: regionale Extensionsstabilität**
		Karte 6: regionale laterale Stabilität
		Karte 7: regionale Extensions-/Rotationsstabilität
		Karte 8: regionale Flexionsstabilität
		Karte 9: regionale Flexions-/Rotationsstabilität
vielseitig zielgerichtet	totale Stabilität	**Karte 10: totale Extensionsstabilität**
		Karte 11: totale laterale Stabilität
		Karte 12: totale Flexions-/Extensionsstabilität mit Rotationsstabilität
	totale Bewegung	**Karte 13. totale Flexions-/Extensionsbewegungen**
		Karte 14: totale Flexions-/Extensionsbewegungen mit Rotationsstabilität
		Karte 15: totale Flexions-/Extensionsbewegungen mit Rotationsbewegungen
spezifisch	funktionelle Bewegung (Handlung)	**Karte 16: funktionelle Übungen im Alltag**
		Karte 17: funktionelle Übungen bei der Arbeit
		Karte 18: funktionelle Übungen beim Sport

fett = Rückenkarten für Anjas Rehaprogramm

Tab. 8.4 Analysekarte der Wirbelsäule auf der Partizipationsebene.

Analyse der personenbezogenen Faktoren
Einflüsse von Merkmalen der Person:
☐ Geschlecht ☐ Alter ☐ andere Gesundheitsprobleme ☐ Fitness ☐ Lebensstil ☐ Bildung
Information: Die 44-jährige Anja ist eine ehrgeizige und sportliche Physiotherapeutin, die seit 10 Jahren unter unspezifischen Rückenbeschwerden leidet, die in den letzten 3 Jahren zugenommen haben. Sie ist verheiratet und hat zwei Kinder. Sie führt eine eigene Praxis mit 5 Mitarbeitern und arbeitet 40–50 Stunden pro Woche. Zudem geht sie einigen Hobbys nach: 5–10 km Joggen, Gärtnern und am Wochenende geht sie Aktivitäten mit der Familie nach. Sie führt also ein vollgepacktes Leben mit nur wenigen Ruhemomenten.
Analyse der Umweltfaktoren
Ebene des Individuums: ☐ ADL ☒ Arbeit ☐ Hobby ☐ Sport
Materielle Gegebenheiten: Während der Physiotherapie orientiert Anja sich an den Beschwerden und den Funktions-, Bewegungs- bzw. Aktivitätsbeeinträchtigungen und Partizipationsproblemen des Patienten, die bei der physiotherapeutischen Untersuchung festgestellt werden. Anja nutzt dabei sowohl diagnostische und auf Clinical Reasoning basierende, wie auch pädagogische und manuelle Kompetenzen. Die physiotherapeutische Behandlung wird ergänzt durch natürliche physikalische Reize (z. B. Wärme, Kälte, Druck, Strahlung, Elektrizität) und fördert die Eigenaktivität/Eigenverantwortung (koordinierte Bewegung sowie die bewusste Wahrnehmung) des Patienten. Die Behandlung ist an die anatomischen und physiologischen, motivationalen und kognitiven Gegebenheiten des Patienten angepasst. Dabei zielt die Behandlung einerseits auf natürliche, physiologische Reaktionen des Organismus (z. B. motorisches Lernen, Muskelaufbau, Wundheilung und Stoffwechselanregung), andererseits auf ein verbessertes Verständnis der Funktionsweise des Organismus (Dysfunktionen/Ressourcen) und auf einen eigenverantwortlichen Umgang mit dem eigenen Körper ab. Das Ziel ist die Wiederherstellung, Erhaltung oder Förderung der Gesundheit.
Körperliche Gegebenheiten: Wenn Anja arbeitet, kommt es zu unterschiedlichen physischen Belastungen. Mitunter muss sie schwer heben, und besonders bei Manipulationen an der Bank kann sie manchmal in eine ungünstige Körperhaltung geraten. Physische Belastungen kommen selten isoliert, aber meist kombiniert vor. Die wichtigsten Aktivitäten, die Anja während ihrer Arbeit in der Praxis entwickelt, sind: Heben und Tragen: Beim Heben wird ein Objekt mit den Händen gefasst und ohne mechanische Hilfsmittel vertikal verlagert. Dabei wird nicht gelaufen. Beim Tragen wird ein Objekt mit den Händen gehalten und ohne mechanische Hilfsmittel durch Gehen horizontal verlagert. Beschwerden durch Heben oder Tragen äußern sich vor allem im Rücken und in den Schultern. Lumbale Rückenbeschwerden durch schweres Heben und Tragen machen einen Großteil aller Gesundheitsprobleme aus. Bei Anja sind z. B. das Tragen von Gelenkmotorschienen, das gemeinschaftliche Heben eines Patienten für einen Transfer von der Behandlungsliege auf einen Stuhl und besonders die Ausführung von Übungen häufige Belastungssituationen. Drücken und Ziehen: Dabei wird unterschieden zwischen „mit dem ganzen Körper“ und „nur mit den Armen“. Der erste Fall kommt hauptsächlich beim Personentransport oder bei der Lagerhaltung vor. Der zweite Fall tritt eigentlich nur im Sitzen oder Stehen auf und ist für Anja die wichtigere Form. Ziehen gilt im Allgemeinen als belastender, da das eigene Körpergewicht dabei weniger eingesetzt werden kann. Belastungsspitzen durch plötzliches Drücken oder Ziehen können lokale Muskeln, Bänder und Gelenke überlasten. Dadurch kann es auch zu örtlicher Muskelermüdung und auf Dauer auch zu Schädigungen von Muskeln, Sehnen, Bändern oder Gelenken kommen. In der Physiotherapie kommen Drücken und Ziehen regelmäßig bei Übungen und passiven physiotherapeutischen Maßnahmen, Mobilisationen und Manipulationen vor. Stehen: Wenn es auf Beweglichkeit, Reichweite und Kraft ankommt, ist das Stehen eine sinnvolle Arbeitshaltung, wie etwa bei der Behandlung eines Patienten, der auf dem Behandlungstisch liegt. Dadurch steht man immer wieder in anderen und manchmal auch ungünstigen Positionen. Sitzen: Die scheinbar leichte Bildschirmarbeit führt in der Praxis aufgrund der statischen Haltung des Oberkörpers immer häufiger zu Problemen. Infolge dieser lang anhaltenden statischen Positionen von Teilen des Körpers entstehen Beschwerden. Diese Aktivität ist bei Anja häufig, wenn sie etwa ihren Dokumentations- und Verwaltungsaufgaben in der Praxis nachkommt. Repetitive Bewegungen: Dabei handelt es sich um Bewegungen, die immer wieder hintereinander ausgeführt werden. Sie sind häufig mit statischen Positionen kombiniert. Statische Belastungen des Oberkörpers können zu Durchblutungsstörungen in den Armen führen, woraus sich etwa eine Repetitive Strain Injury entwickeln kann. Bei Anja kommen repetitive Bewegungen etwa bei Friktionen vor, die z. B. 10 Minuten andauern. Dabei wird immer dieselbe Bewegung ausgeführt. Das Gleiche gilt für Übungstherapie, Massage, Bildschirmarbeit usw.
Ebene der Gesellschaft: ☐ ADL ☐ Arbeit ☐ Hobby ☐ Sport
Organisationen und Dienste:
Gesetze, Vorschriften, formelle und informelle Regeln, Einstellungen und Weltanschauungen: Anja ist privat versichert.

Tab. 8.5 Analysekarte der Wirbelsäule auf der Aktivitätsebene.

☐ ADL	☒ Arbeit	☐ Hobby	☒ Sport
Bewegungsmuster: Aktivitäten:	Bewegungsmuster: multidirektionales Muster Aktivitäten: – Bücken – Heben – Sitzen – Stehen – Ziehen – Drücken – repetitive Bewegungen	Bewegungsmuster: Aktivitäten:	Bewegungsmuster: Extensionsmuster Aktivitäten: – Laufen – Lauf-ABC – Dehnen

Tab. 8.6 Analysekarte der Wirbelsäule auf der Funktionsebene.

☐ ADL	☒ Arbeit	☐ Hobby	☒ Sport
Endziel Beweglichkeit	**Endziel Beweglichkeit**	**Endziel Beweglichkeit**	**Endziel Beweglichkeit**
Rehamethode: ☐	Rehamethode: ☐ spezifisches Training	Rehamethode: ☐	Rehamethode: ☐ spezifisches Training
Endziel Koordination	**Endziel Koordination**	**Endziel Koordination**	**Endziel Koordination**
Rehamethode: ☐	Rehamethode: ☐ spezifisches Training	Rehamethode: ☐	Rehamethode: ☐ Shaping
Endziel Kraft	**Endziel Kraft**	**Endziel Kraft**	**Endziel Kraft**
Rehamethode: ☐	Rehamethode: ☐ intensive Kraftausdauer	Rehamethode: ☐	Rehamethode: ☐ intensive Kraftausdauer
Endziel Ausdauer	**Endziel Ausdauer**	**Endziel Ausdauer**	**Endziel Ausdauer**
Rehamethode: ☐	Rehamethode: ☐ aerobe Leistungsfähigkeit	Rehamethode: ☐	Rehamethode: ☐ aerobe Leistungsfähigkeit

Strukturanalyse

Bei Anja führt die Strukturanalyse zu keinem klaren Ergebnis. Es gibt zwar degenerative Erscheinungen bei den Segmenten L4–5 und L5-S1, doch gibt es gar keine klare Korrelation zwischen solchen Merkmalen an der Wirbelsäule und bestimmten Beschwerdebildern (Hodges et al. 2013). Die Diagnose chronische Lumbalgie bestätigt diese Einschätzung. Für die Reha bedeutet dies, dass es keine „zeitbasierte Reha" gibt, sondern dass die Reha vor allem individuell angepasst (criterion based) verläuft. Mit anderen Worten: Was Anja vor jeder Behandlung berichtet, bestimmt den Status praesens ihrer Beschwerden. Aus der körperlichen Perspektive muss dann jedes Mal eingeschätzt werden, in welcher Phase der Wundheilung sich Anja aktuell befindet.

Rebecca fragt Anja, ob sich in ihrem Beschwerdebild nach der physiotherapeutischen Untersuchung noch etwas verändert hat. Anja erklärt, dass sich ihre Schmerzen seit dem letzten Besuch etwas gebessert hätten (NRS 5) und dass zwar alle Bewegungen noch schmerzhaft seien, aber weniger intensiv als zuvor und dass auch die Ausstrahlung in den Oberschenkel nachgelassen habe. Anja führt dies auf die jetzt konsequent durchgeführten Übungen zurück. Bei der Untersuchung war sie noch sehr überrascht gewesen, dass sie den M. transversus abdominis und den M. multifidus nicht selektiv anzuspannen vermochte. Daran hat sie in der vergangenen Woche sowohl in der Praxis als auch bei den häuslichen Übungen gearbeitet. Rebecca lobt Anjas Eigeninitiative und den Umstand, dass die Beschwerden bereits etwas zurückgegangen sind. „Den ersten Schritt, den wir zusammen feiern können, haben Sie in diesem Fall selbst gemacht", sagt Rebecca.

Anja überreichte Rebecca ihr Tagebuch, das sie sorgfältig geführt hatte.

Auf der Basis ihres Beschwerdebildes schätzt Rebecca, dass der Wundheilungsprozess eingesetzt hat. Anja befindet sich wahrscheinlich zu Beginn der Proliferationsphase (s. Kasten).

Proliferationsphase

Die einzelnen Phasen der Wundheilung lassen sich voneinander unterscheiden, jedoch nicht trennen. Dies wird zu Beginn der Proliferationsphase etwa am 2. Tag nach der Verletzung deutlich, wenn die Entzündungsphase ihren Höhepunkt erreicht hat. In der Literatur wird die Dauer der Proliferationsphase meist mit dem 2. Tag nach der Verletzung beginnend bis zum 21. Tag angegeben (van Wingerden 1998, van den Berg 2000, de Morree 2013). Dabei ist die Dauer u. a. von der Art des Gewebes abhängig und kann länger oder auch kürzer ausfallen.

Physiologie der Proliferationsphase

Aus physiologischer Sicht tritt die Proliferationsphase in den Vordergrund, wenn die Zahl der Makrophagen im Wundgebiet zurückgeht und der Ausstoß an Wachstumsfaktoren stark ansteigt. Gerade die Makrophagen sind es, welche die Proliferationsphase einleiten. Zum einen tun sie dies durch Stimulation der Fibroblasten und zum anderen über ihr eigenes Absterben. Fast alle Substanzen, welche die Makrophagen während der Entzündungsphase phagozytiert haben, werden in der Proliferationsphase zum Aufbau neuen Gewebes benötigt – ein perfektes Recycling. Bei den Wachstumsfaktoren handelt es sich um Substanzen, die vor allem anabole Prozesse anregen. Man denke z. B. an die Proliferation der Fibroblasten im Wundgebiet, an die Angiogenese sowie an die Stimulation der Syntheseaktivitäten der Zellen. Das Ziel ist letztlich die Wiederherstellung der Gewebsintegrität.

Aus klinischer Sicht beginnt die Proliferationsphase so richtig, wenn die Symptome der Entzündungsphase abklingen: Rubor, Calor, Dolor und Tumor gehen zurück und auch die Functio laesa nimmt ab.

Die Proliferationsphase lässt sich grob in die Kontraktionsphase und die Synthesephase unterteilen.

Die **Kontraktionsphase** setzt ein, wenn die Myofibroblasten als spezialisierte Fibroblasten im betroffenen Gebiet auftauchen. Es handelt sich um Zellen mit kontraktilen Eigenschaften. Die ersten von ihnen wandern etwa 3–4 Tage nach der Verletzung in das Verletzungsgebiet ein (Martinez-Hernandez et al. 1990). Etwa 6–8 Tage nach der Verletzung erreicht die Aktivität dieser Myofibroblasten ihren Höhepunkt. Sie treten dabei in Interaktion mit den Wundrändern. Wenn die Myofibroblastenkonzentration am höchsten ist, setzt die Kontraktion des Wundgebietes ein, wobei das Maximum etwa zwei Wochen nach der Verletzung erreicht ist (Delforge 2002). Durch diesen Mechanismus schrumpft das Wundgebiet gleich um 70 % (Daley 1990). Es ist ein beeindruckender physiologischer Prozess, der letztlich dazu führt, dass sowohl während der Proliferationsphase selbst als auch während der sich anschließenden Umbauphase erheblich weniger neues Gewebe erzeugt werden muss.

Die **Synthesephase** läuft während der Kontraktionsphase und auch danach ab. Hier steht die Produktion neuen Bindegewebes im Vordergrund. Die dafür verantwortlichen Zellen sind die ortsständigen Zellen des Bindegewebes, also Fibroblasten, Chondroblasten, Osteoblasten usw. Um jedoch die unterschiedlichen Bestandteile des Bindegewebes produzieren zu können, muss eine wichtige Voraussetzung erfüllt sein – es muss genügend Sauerstoff zur Verfügung stehen, um Energie erzeugen zu können. Da Sauerstoff vor allem über die Blutgefäße herangeschafft wird, ist es notwendig, dass sich neue Gefäße im Wundgebiet ausbilden. Dieser Prozess heißt Angiogenese. Er startet etwa 48–72 Stunden nach der Verletzung (Martinez-Hernandez et al. 1990). Die neuen Blutgefäße wachsen in dem betroffenen Gebiet und gehen auch Anastomosen mit dem bereits bestehenden Kapillarsystem ein. Auf diese Weise ist genügend Sauerstoff vorhanden, um die Zellen bei ihren Syntheseaufgaben optimal mit Energie versorgen zu können.

Zu Beginn der Proliferationsphase (in der ersten Woche nach der Verletzung) wird vor allem der Bindegewebsbestandteil mit der kürzesten Turn-over-Rate gebildet: die Grundsubstanz. Die Produktion von Hyaluronsäure steht dabei im Zentrum. Zugleich werden kollagene Fasern vom Typ 3 und 1 gebildet, wobei zu diesem Zeitpunkt noch die Typ-3-Produktion den größten Teil ausmacht. Das in der ersten Woche gebildete Gewebe wird in der Literatur als Granulationsgewebe bezeichnet (Delforge 2002). Das Kollagen vom Typ 3 ist mechanisch weniger stark belastbar. Für die Reha bedeutet dies, dass die Intensität der mechanischen Reize noch niedrig bleiben muss.

In dem Maß, in dem die Proliferationsphase voranschreitet, verändert sich auch die Synthese der verschiedenen Bestandteile. Der Produktionsschwerpunkt verlagert sich von der Hyaluronsäure zum Chondroitinsulfat. Dieses Glykosaminoglykan unterstützt die Ausbildung des Kollagens Typ 1. Dieser zugfeste Typ macht 80 % der Kollagenfasern unseres Körpers aus (van den Berg 2000). Das Kollagen Typ 3 wird allmählich wieder durch das katabole Enzym Kollagenase abgebaut. Für die Reha bedeutet die Ausbildung des Typ-1-Kollagens, dass jetzt die Intensität der mechanischen Reize ansteigen kann.

Zu einer Zunahme der Syntheseaktivität der Zellen kommt es einerseits durch den physiologischen Prozess der Wundheilung und andererseits dadurch, dass das Gewebe seiner mechanischen Funktion entsprechend gefordert wird. Aus der Bindegewebsphysiologie lässt sich die Zunahme der Syntheseaktivität so sehr gut erklären, was zugleich eine wichtige Begründung für aktive physiotherapeutische Interventionen darstellt.

Gerade in diese Phasen der Wundheilung rücken die motorischen Grundeigenschaften Beweglichkeit und Koordination in den Vordergrund. Als allgemeine Leitfäden für die Rehabilitation können die ► Tab. 8.7 und ► Tab. 8.8 genutzt werden

Tab. 8.7 Übersicht der Wundheilungsphasen, der dazu passenden Reha-/Trainingsmethoden und der zugehörigen Rückenkarten der motorischen Grundeigenschaft Beweglichkeit.

Wundheilungsphase	Reha/Training	Rehamethode	Rückenkarten
Entzündungsphase	Reha	schnelle elastische Verformung im Fußbereich	lokale, regionale und totale Stabilität der Wirbelsäule
Proliferations-/Produktionsphase	Reha	schnelle/langsame elastische Verformung im linearen Bereich	totale Bewegung der Wirbelsäule
Remodellierungs-/Umbauphase	Reha/Training	– langsame elastische Verformung/ plastische Verformung – Dehnungsgeschwindigkeitsabhängigkeit im Fußbereich	totale Stabilität der Wirbelsäule
Maturations-/Reifungsphase	Training	– Dehnungsgeschwindigkeitsabhängigkeit im linearen Bereich – spezifisches Training	– totale Bewegung der Wirbelsäule – funktionelle Bewegung der Wirbelsäule

Tab. 8.8 Übersicht der Wundheilungsphasen, der geeigneten Reha-/Trainingsmethoden und der zugehörigen Rückenkarten der motorischen Grundeigenschaft Koordination.

Wundheilungsphase	Reha/Training	Rehamethode	Rückenkarten
Entzündungsphase	Reha	kortikaler Fußbereich	lokale Stabilität der Wirbelsäule
Proliferations-/Produktionsphase	Reha	kortikaler Fußbereich kortikaler linearer Bereich Hirnstamm	– regionale und totale Stabilität der Wirbelsäule – totale Bewegung der Wirbelsäule
Remodellierungs-/Umbauphase	Reha/Training	Hirnstamm spinaler Fußbereich spinaler linearer Bereich	– totale Stabilität der Wirbelsäule – totale Bewegung der Wirbelsäule
Maturations-/Reifungsphase	Training	spinaler linearer Bereich spezifisches Training Agility-Training Shaping	– totale Bewegung der Wirbelsäule – funktionelle Bewegung der Wirbelsäule

8.1.3 Behandlung und Rehabilitation

Aufklärung und Beratung

Der erste Behandlungsschritt besteht aus Aufklärung und Beratung. Rebecca hat sich inzwischen Anjas Tagebuch genau angeschaut und spricht Anja direkt darauf an: „Sind Sie damit einverstanden, wenn ich ganz offen und ehrlich mit Ihnen spreche?" – „Natürlich!", sagte Anja und Rebecca fährt fort: „Aus Ihrem Tagebuch geht hervor, dass Sie jeden Morgen um 6 Uhr aufstehen und zwischen 23.00 und 23.30 Uhr zu Bett gehen. Mir fällt auf, dass es abgesehen von der halben Stunde Mittagspause kaum Pausen zu geben scheint. Es gibt eine schöne Definition für Training: Training heißt Belastung und Erholung. Das gilt zwar für das Training, trifft aber auch auf alle anderen Bereiche des täglichen Lebens zu. Der Umstand, dass Sie pausenlos „in Aktion" sind und immer unter Belastung stehen, bedeutet auch, dass ihre Heilung bedroht ist. Dies kann ein wesentlicher Aspekt für die Unterhaltung ihres Beschwerdebildes sein. Wie wäre es, wenn Sie das Tagebuch noch weitere drei Wochen führen und an den Werktagen je zwei Stunden einplanen, die Sie ihrer Genesung widmen? Denken Sie dabei an Aktivitäten, die Ihnen Energie geben und keine Energie kosten, wie etwa spazieren in der Pause, eine längere Arbeitspause einlegen, ein Powernap, eine Entspannungstechnik oder Yoga."

Anja versteht, was Rebecca ihr sagen möchte, doch sie entgegnet: „Ich habe ja jetzt schon zu wenig Zeit pro Tag, um alles geregelt zu bekommen. Wie soll das gehen, wenn ich noch weitere zwei Stunden verliere!?" Rebecca: „Denken Sie einmal darüber nach und besprechen Sie dies auch bei der Arbeit und zuhause. Vielleicht können ja Ihre Mitarbeiter und ihr Mann und die Kinder ein paar Aktivitäten übernehmen, sodass Sie mehr Zeit für sich selbst haben."

Anja erzählt, dass sie sich in der abgelaufenen Woche viel mit der Literatur zur Wirbelsäulenreha befasst habe. Sie versteht jetzt, warum sie das lokale Muskelsystem nicht anspannen konnte. Mit den Begriffen Schmerzhemmung, Reflexhemmung, kortikale Redistribution und Zunahme der afferenten Informationen kann sie jetzt viel mehr anfangen (Kap. 7).

In der vorherigen Sitzung wurde bereits mit Anja besprochen, dass sie vorläufig die Aktivitäten, die mit den größten Beschwerden verbunden sind, meiden sollte. Obwohl ihr dies schwerfällt, hält sie sich daran, vorläufig weder zu gärtnern, noch zu joggen und auch bei der Arbeit einige Übungen nicht mehr durchzuführen.

Passive physiotherapeutische Maßnahmen

Rebecca beginnt mit der Manipulation der BWS. Dazu geht sie nach dem Maitland-Konzept vor, das Anja bekannt ist. Gleich anschließend behandelt sie die Triggerpunkte in den Mm. erector trunci, quadratus lumborum und piriformis. Danach folgt noch eine Massage, die eine Detonisierung der genannten Muskulatur zum Ziel hat. Als häusliche Übung erhält Anja eine Aufgabe im Vierfüßlerstand. In dieser Position schiebt sie den Körperschwerpunkt etwas nach hinten, sodass die LWS ligamentär fixiert wird. Dann vollführt sie aus dieser Haltung eine Extensionsbewegung der Wirbelsäule (Hohlkreuzbildung). Mit dieser Übung erhält sie die durch die Manipulation erzeugte Beweglichkeit. Wichtig dabei ist jedoch, dass die Übung zu keiner Schmerzzunahme im unteren Rücken führt.

Aktive physiotherapeutische Maßnahmen

Rebecca prüft, ob Anja jetzt tatsächlich in der Lage ist den M. transversus abdominis und den M. multifidus möglichst lokal zu kontrahieren, was jedoch der Fall zu sein scheint. Damit können sie sich nun der „Rückenkarte 1 – lokale Flexionsstabilität" und der „Rückenkarte 2 – lokale Extensionsstabilität" zuwenden. Anja erhält die Empfehlung, beide Übungen in ihr häusliches Übungsprogramm zu integrieren. Dann schlägt Rebecca vor, die folgenden Übungen gemeinsam zu besprechen: das Training des M. quadratus lumborum, das High Sitting Good Morning und den High Sitting Front Raise (▶ Abb. 8.4, ▶ Abb. 8.5, ▶ Abb. 8.6). Rebecca erklärt, dass es sich um vorbereitende Übungen für die Aktivitäten handelt, welche bei ihr in der Vergangenheit zu einer Zunahme der Beschwerden geführt haben, wie etwa die Kraftübungen während ihrer Arbeit, aber auch das Joggen und die Gartenarbeit.

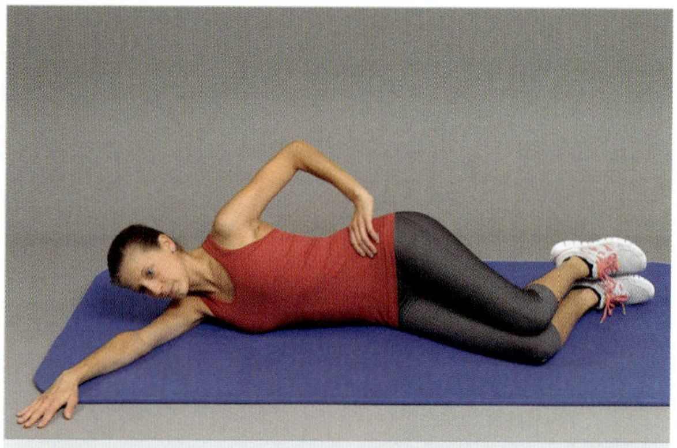

Abb. 8.4 Lokale laterale Stabilität: Training des M. quadratus lumborum.

Die Übungen zur lokalen lateralen Stabilität gelingen Anja gut. Sie kann den M. quadratus lumborum gut anspannen, ohne dass es zu sichtbaren Bewegungen am Becken oder am Rippenbogen kommt.

Bei der Durchführung der regionalen Extensionsstabilität (High Sitting Good Morning) gibt es ein Problem. In liegender Position fand Anja die Neutralstellung der Wirbelsäule gut, doch in sitzender Haltung fällt es ihr schwer. Auch das Anspannen des M. transversus abdominis ist in dieser Position schwieriger als im Liegen. Rebecca beschließt gemeinsam mit Anja, sich jetzt darauf zu konzentrieren, und lässt Anja aufrecht auf einen Pezziball sitzen. In dieser Haltung übt sie zunächst das Abkippen des Beckens nach vorn und nach hinten, wobei sie innerhalb der Schmerzgrenzen bleibt. Danach soll Anja ihre Augen schließen und sich auf ihre LWS konzentrieren. Die Aufgabe dabei lautet: „Versuche die Position einzunehmen, von der Du glaubst, dass sie am wenigsten Energie verbraucht".

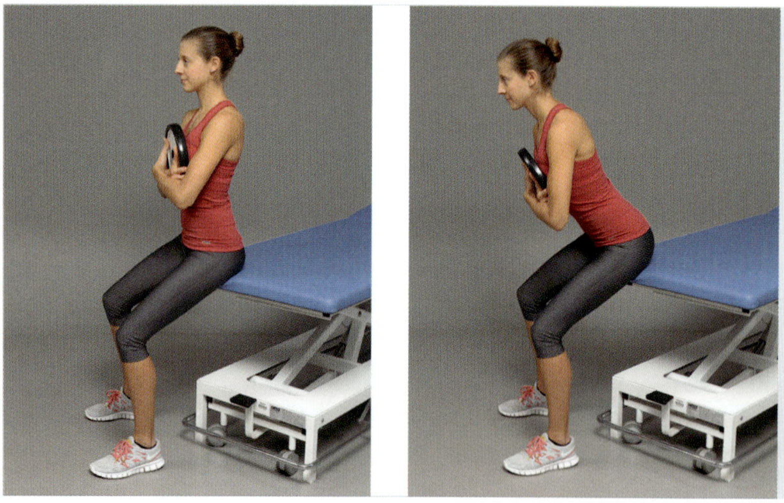

Abb. 8.5 Regionale Extensionsstabilität: High Sitting Good Morning.

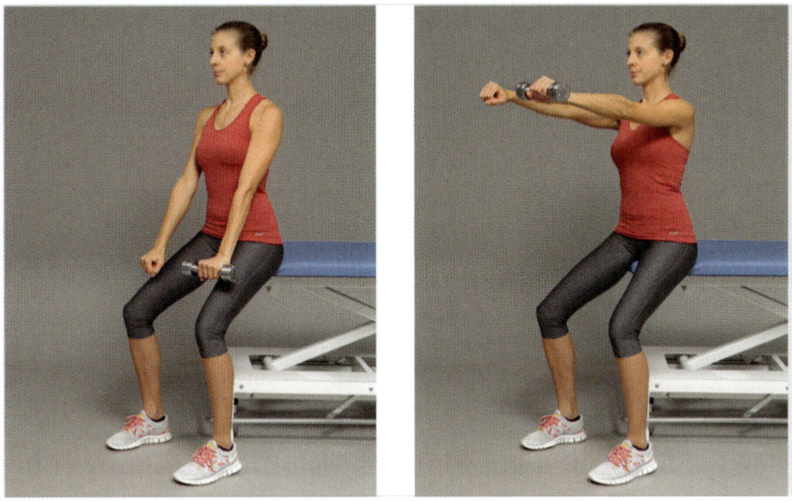

Abb. 8.6 Regionale Extensions-/Rotationsstabilität: High Sitting Front Raise.

Rebecca und Anja nehmen sich für diese Übungen Zeit. Schließlich gelingt es Anja immer besser, ihre Neutralstellung zu finden. In dieser Position fällt das Anspannen des M. transversus abdominis auch viel leichter. Damit ist die erste Behandlungsstunde zu Ende.

Bevor Anja die Praxis verlässt, erhält sie von Rebecca noch eine Liste mit den häuslichen Übungen, die sie jeden zweiten Tag ausführen soll. Wichtig dabei ist, dass Anja sich an die vorgegebene Reihenfolge der Übungen hält, d. h. zuerst das Propriozeptionstraining und dann das Koordinationstraining (▶ Tab. 8.9, ▶ Tab. 8.10; s. Kasten).

Tab. 8.9 Propriozeptionstraining.

Übungen	Belastingsvariablen
Abkippen des Beckens nach vorn und hinten im Vierfüßlerstand, neutrale Position einnehmen	kein Gewicht, 3–4 Serien, 10–15 Wiederholungen, 1–0–1 Rhythmus, Pause 30–60 s
aufrecht sitzend Abkippen des Beckens nach vorn und hinten, neutrale Position einnehmen	

Tab. 8.10 Koordinationstraining.

Übungen	Belastingsvariablen
M. transversus abdominis in Rückenlage	underloaded Gewicht, 3–4 Serien, 10–15 Wiederholungen, 1–0–1 Rhythmus, Pause 30–60 s
M. multifidus in Bauchlage	
M. quadratus lumborum	
High Sitting Good Morning	
High Sitting Front Raise	

Physiologischer Hintergrund

Bei der ersten Behandlung stehen bei den passiven physiotherapeutischen Maßnahmen die manuelle Therapie, die Triggerpunkttherapie und die Massage an.

Bei Patienten mit Control Impairments kann man auf aktive und passive Beweglichkeitseinschränkungen der Wirbelsäule stoßen (Dankaerts et al. 2005). Der Physiotherapeut sollte bei der Untersuchung die betroffenen Muskelsegmente bestimmen und diese behandeln. Die manuelle Therapie führt nicht nur zu einer Vergrößerung des Bewegungsausschlages, sondern es nehmen auch die Schmerzen ab, wodurch der Aktivitätsgrad entsprechend zunimmt (Rubinstein et al. 2011).

Eine weitere physiotherapeutische Intervention, die bei diesen Patienten ihre Wirksamkeit belegen konnte, ist die Massage (Furlan et al. 2009). Sie reduziert kurz- und langfristig die Schmerzen und erhöht die Funktionalität. Sie richtet sich besonders auf eine Verminderung des Muskeltonus in der globalen Wirbelsäulenmuskulatur.

Bei den aktiven physiotherapeutischen Maßnahmen stehen bei Anja vor allem das Haltungs- und das Muskeltraining im Vordergrund. Dass eine Übungstherapie einen positiven Effekt auf Schmerzen und die Aktivitätsbeeinträchtigungen hat, wurde in verschiedenen Untersuchungen klar belegt (Middelkoop et al. 2011, Hayden et al. 2005, Macedo et al. 2009, Machado et al. 2006). Zudem führt bei diesen Patienten eine Übungsbehandlung zu einer signifikanten Reduzierung der Arbeitsausfallzeiten (Oesch et al. 2010).

Muskeltraining

Das Muskeltraining ist ein wichtiger Baustein in der Reha akuter lumbaler Rückenschmerzen. Bei ihrer Entstehung, die mit einer Bindegewebsschädigung verbunden ist, reagiert die Muskulatur ganz stereotyp: Die lokale Muskulatur wird hypoton und die globale hyperton (Hodges et al. 2013). Deshalb kommt dem Training der lokalen Muskulatur in der Reha eine so große Bedeutung zu.

Haltungstraining

Das Haltungstraining schafft für jede Übung die Voraussetzungen für eine angemessene Ausführung. Die Ausgangshaltung des Patienten ist dabei ein objektives Qualitätskriterium. Weil dieses Training Teil jeder Übung ist, wird es in den Rückenkarten auch nicht als separater Übungsteil aufgeführt. Als Referenz wird in der Reha die Neutralstellung der Wirbelsäule genutzt. Die Neutralstellung nimmt ein Patient ohne lumbale Rückenbeschwerden ein. Hier gilt jedoch das Gesetz der Individualität, d. h., jeder Mensch hat eine individuelle einzigartige Neutralstellung. Als gemeinsamer Nenner gilt die Haltung im Stehen, wobei sich LWS und HWS in Lordose befinden, während die BWS kyphosiert ist. Diese Wirbelsäulenkrümmungen sind die besten Voraussetzungen für die Reha der Wirbelsäule:

- Die neutrale Wirbelsäulenposition kann als Ausgangshaltung mechanische Belastungen optimal verarbeiten (McGill 1992). Kapandji bezeichnete diese Form als dynamische Wirbelsäule.
- In der Neutralstellung ist einerseits weniger Aktivität der globalen Muskulatur erforderlich, wobei zugleich die lokale Muskulatur leichter aktiviert werden kann (M. transversus abdominis und M. multifidus; Claus et al. 2009a).
- In der Neutralstellung fällt die Aktivierung der Ober- und Unterseite des rigiden Zylinders des lokalen Systems, d. h. des Zwerchfells und des Beckenbodens, leichter (Lee et al. 2010, Sapsford et al. 2008).

8.1.4 Nach 6 Wochen – Zwischenevaluation

Status praesens

Anjas Behandlung wird energisch vorangetrieben. Obschon sie mitunter noch Schmerzen hat, fühlt sie sich schon viel besser und kann bereits mehr Aktivitäten ausüben als während des vorherigen halben Jahres.

Die Fortführung des Tagebuchs erwies sich als richtiger Volltreffer. Anja bekam dadurch ein viel besseres Gefühl für die Hektik, die ihren Tagesabläufen innewohnte. Obwohl es ihr sowohl zuhause als auch bei der Arbeit sehr schwer fiel, darüber zu reden, wurde doch überall sehr verständnisvoll reagiert. Ihr Mann bot sich sogleich für die schweren Dinge bei der Gartenarbeit an, wobei ihr Sohn ihn unterstützen wollte. Ihre Tochter versprach Hilfe im Haushalt beim Abwasch und beim Staubsaugen an. Gekocht wurde von nun an abwechselnd. Wer kochte, war auch für den Einkauf zuständig.

In der Praxis fielen die Reaktionen nicht viel anders aus. Alle zeigten sich bereit, Anja Arbeit abzunehmen. Einen Teil der administrativen Aufgaben übernahm jetzt ihre Mitarbeiterin Carlina. Der Kollege Roman bot sich für die Einkäufe der Praxis und die Pflege der Internetseite an. Die Kollegin Cecilia wollte fortan die Wäsche für die Praxis übernehmen. Anja selbst verlängerte ihre Pause von einer halben auf eine Stunde. Zudem plante sie jetzt jeden Tag 45 min für unerwartete organisatorische Dinge ein, die auf ihrem Schreibtisch landeten. Anja hat jetzt viel mehr Ruhe, was sowohl für die häusliche Situation als auch für die Arbeit in der Praxis gilt, und ihr sehr guttut. Mit ihren Nachbarn besucht sie nun sogar zweimal wöchentlich einen Yogakurs. Dabei geht sie wegen ihres Rückenleidens noch behutsam vor, doch Übungen, die keine Schmerzen auslösen, macht sie ganz mit.

Objektive Untersuchung

Die Schmerzen sind bei Anja zurückgegangen. Je nach Tageszeit und Aktivität liegen sie jetzt zwischen NRS 2 und 4. Die BWS-Extension ist jetzt frei möglich. Der bei der Seitneigung nach rechts erkennbare Knick ist nicht mehr da. Die PAs in Ebene L 4–5 und L 5-S 1 sind noch schmerzhaft (NRS 4).

Bei den Luomajoki-Tests zeigen sich jetzt nur negative Befunde. Die aktuellen Werte auf der PSFS zeigt ▸ Abb. 8.7.

Die Bearbeitung der PSFS zeigt, dass alle Aktivitäten noch Probleme bereiten, jedoch in geringerem Ausmaße. Dies liegt zum einen an der Therapie, aber auch daran, dass Anja einen Teil ihrer Aktivitäten aus der Hand gegeben hat. Sie ist bisher noch nicht wieder laufen gegangen, doch die anderen sportlichen Aktivitäten hat sie wieder aufgenommen. Sie erklärt Rebecca, dass sie sehr gerne das Laufen wieder aufnehmen würde.

Die physiotherapeutische Behandlung

In den vergangenen sechs Wochen war Anja 10-mal bei Rebecca. Der Therapieverlauf war bisher sehr gut. Die BWS ist frei und gut beweglich. Die Triggerpunkte sind verschwunden und das Übungsprogramm wird eifrig absolviert. In dieser Zeit standen beim Training vor allem die Propriozeption und die Koordination im Vordergrund. Die lokale, regionale und totale Stabilität ist jetzt in Ordnung.

Jetzt verlagert sich der Schwerpunkt des Trainings auf die Wirbelsäulenbewegungen mithilfe der wichtigen Rückenkarten 13, 14 und 15 (totale Flexions-/Extensionsbewegungen, totale Flexions-/Extensionsbewegungen mit Rotationsstabilität, totale Flexions-/Extensionsbewegungen mit Rotationsbewegungen). Durch das Training mit den Karten sollen die von Rebecca und Anja formulierten mittelfristigen Ziele erreicht werden: das neue Erlernen und Trainieren der Aktivitäten, die jedes Mal wieder ihre Beschwerden auslösen. Für Anja geht es dabei

Name: Anja Charles Geburtsdatum: 21-09-1971 Datum: 30-04-2016

Patientenspezifische Funktionsskala (PSFS)

Aktivitäten und Bewegungen, die Ihnen aufgrund der Schmerzen schwerfallen könnten:

- [ ] im Bett liegen
- [ ] sich im Bett drehen
- [ ] aufstehen aus dem Bett
- [ ] aufstehen aus einem Stuhl
- [ ] auf einen Stuhl setzen
- [ ] lange sitzen
- [ ] ein- oder aussteigen (Auto)
- [ ] in einem Auto oder Bus fahren
- [ ] Rad fahren
- [ ] stehen
- [ ] lange stehen
- [ ] leichte Hausarbeit, auch draußen
- [ ] schwere Hausarbeit, auch draußen
- [ ] im Haus umhergehen
- [ ] spazieren
- [x] laufen
- [ ] tragen eines Gegenstandes
- [ ] etwas vom Boden aufheben
- [ ] heben
- [ ] Familie, Freund oder Bekannte besuchen
- [ ] ausgehen
- [ ] sexuelle Aktivitäten
- [x] arbeiten
- [x] einem Hobby nachgehen
- [ ] Haushaltsarbeiten
- [x] Sport treiben
- [ ] verreisen
- [ ] andere Aktivitäten ____________________

Problem 1 arbeiten
Wie schwer fiel es Ihnen in der vergangenen Woche, diese Aktivität auszuführen?
gar keine Mühe ——X—————————————— nicht durchführbar

Problem 2 Hobby Gartenarbeit
Wie schwer fiel es Ihnen in der vergangenen Woche, diese Aktivität auszuführen?
gar keine Mühe —X——————————————— nicht durchführbar

Problem 3 laufen
Wie schwer fiel es Ihnen in der vergangenen Woche, diese Aktivität auszuführen?
gar keine Mühe ——————————X——————— nicht durchführbar

Problem 4 Sport
Wie schwer fiel es Ihnen in der vergangenen Woche, diese Aktivität auszuführen?
gar keine Mühe ——X—————————————— nicht durchführbar

Abb. 8.7 PSFS von Anja nach 6 Wochen.

um das Trainieren der verschiedenen Transferübungen: Stiffed Leg Good Morning, Stiffed Leg Dead Lift, Dead Lift, Imbalanced Stiffed Leg Dead Lift und schließlich das Laufen. Zu diesem Zeitpunkt führt Anja die Übungen der ► Abb. 8.8, ► Abb. 8.9, ► Abb. 8.10, ► Abb. 8.11 aus.

Sämtliche Übungen, die Anja zu diesem Zeitpunkt vollführt, dienen der Vorbereitung für ihre Arbeit, das Gärtnern und das Joggen.

8.1.5 Der 11. Termin

Es ist Donnerstag, und Anja hat um 16 Uhr einen Termin bei Rebecca. Ihre häuslichen Übungen aus den Rückenkarten 13, 14 und 15 laufen gut. Sie gelingen ohne Schmerzen und sie kann sie nach eigenem Bekunden gut koordiniert ausführen. An diesem Tag dauert die Behandlung eine volle Stunde. Rebecca hatte angekündigt, dabei die häuslichen Übungen kontrollieren zu wollen, um danach zur Vorbereitung auf das Joggen einen Schritt in Richtung Lauf-ABC zu machen. Dann möchte sie noch, wie zu Beginn angekündigt, die McGill-Tests mit Anja durchgehen. Darauf ist Anja gespannt. In den letzten Monaten vor Behandlungsbeginn waren es gerade die kraftaufwendigen Aktivitäten, die für eine Beschwerdenzunahme verantwortlich gemacht werden konnten.

Anja trifft pünktlich um 16 Uhr ein. Nachdem sie sich umgezogen hat, gehen beide in den Trainingsraum, wo Rebecca sich von Anja die häuslichen Übungen demonstrieren lässt. Bis auf zwei kleine Abweichungen beim Imbalanced Stiffed Leg Dead Lift wurden alle Übungen regelrecht und gut koordiniert vorgeführt. „Kompliment, Anja! Gerade diese Übungen sind mit Blick auf die Koor-

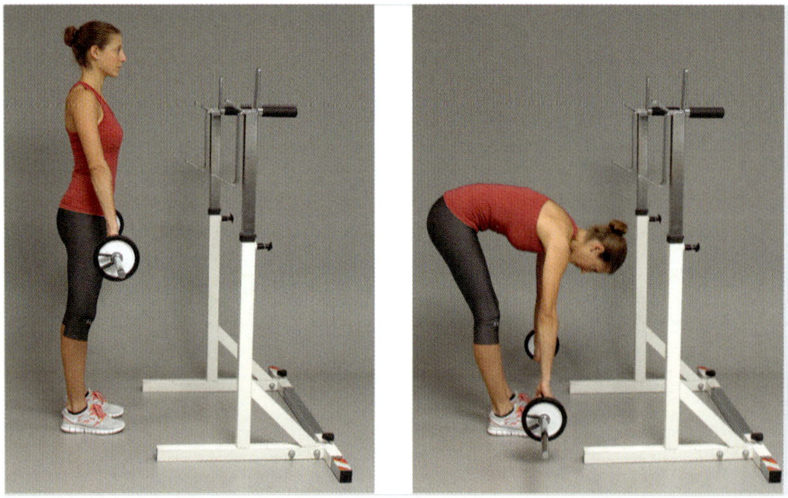

Abb. 8.8 Karte 13 – totale Flexions-/Extensionsbewegungen: Stiffed Leg Dead Lift.

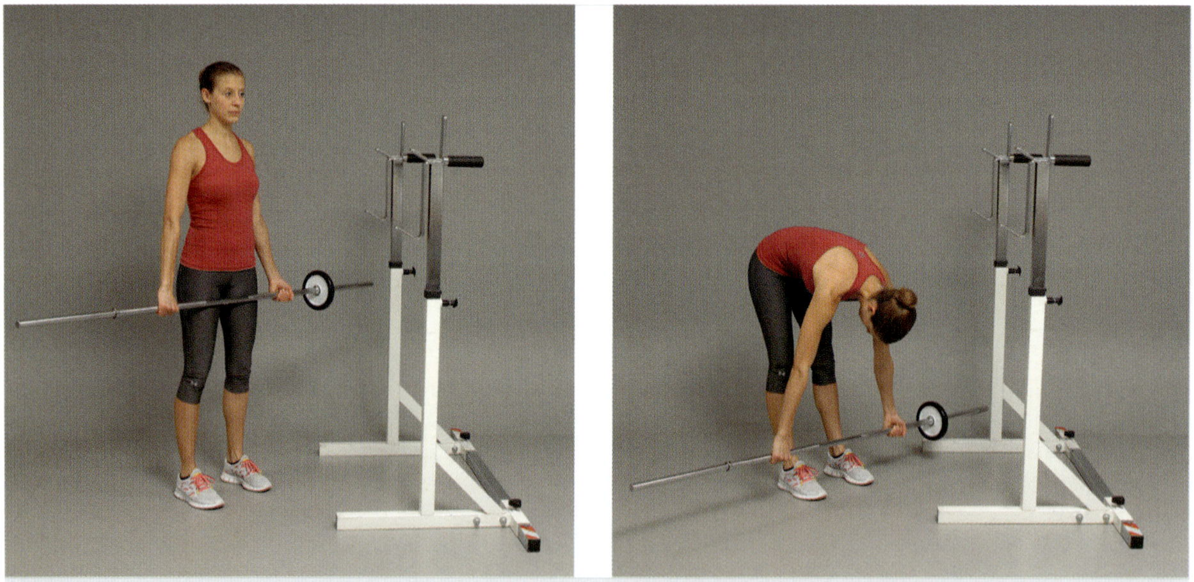

Abb. 8.9 Karte 14 – totale Flexions-/Extensionsbewegungen mit Rotationsstabilität: Imbalanced Stiffed Leg Dead Lift.

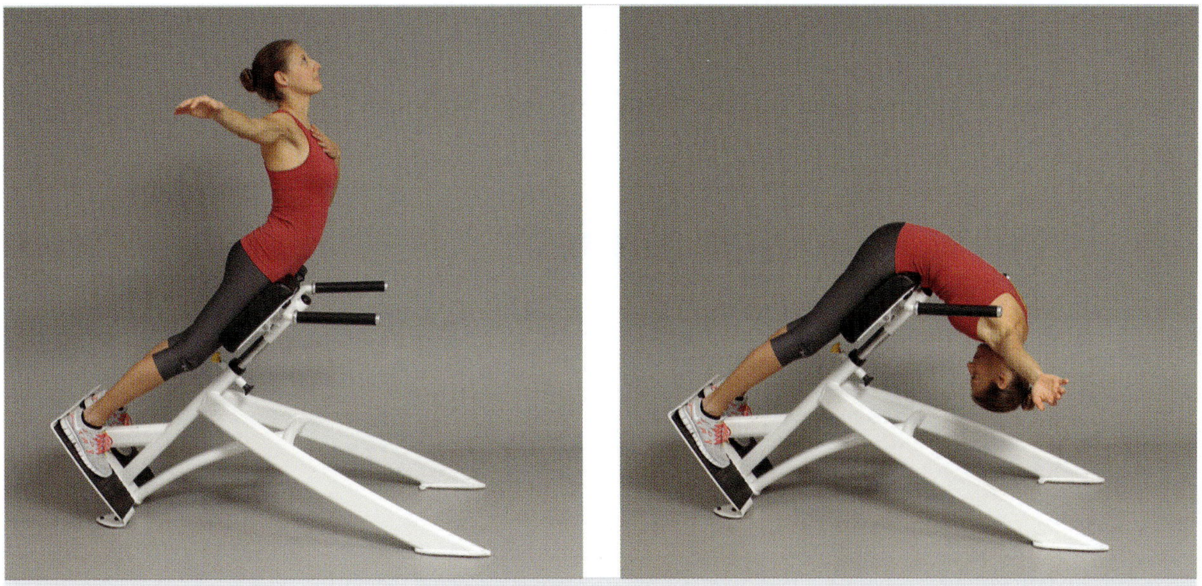

Abb. 8.10 Karte 14 – totale Flexions-/Extensionsbewegungen mit Rotationsstabilität: Roman Chair.

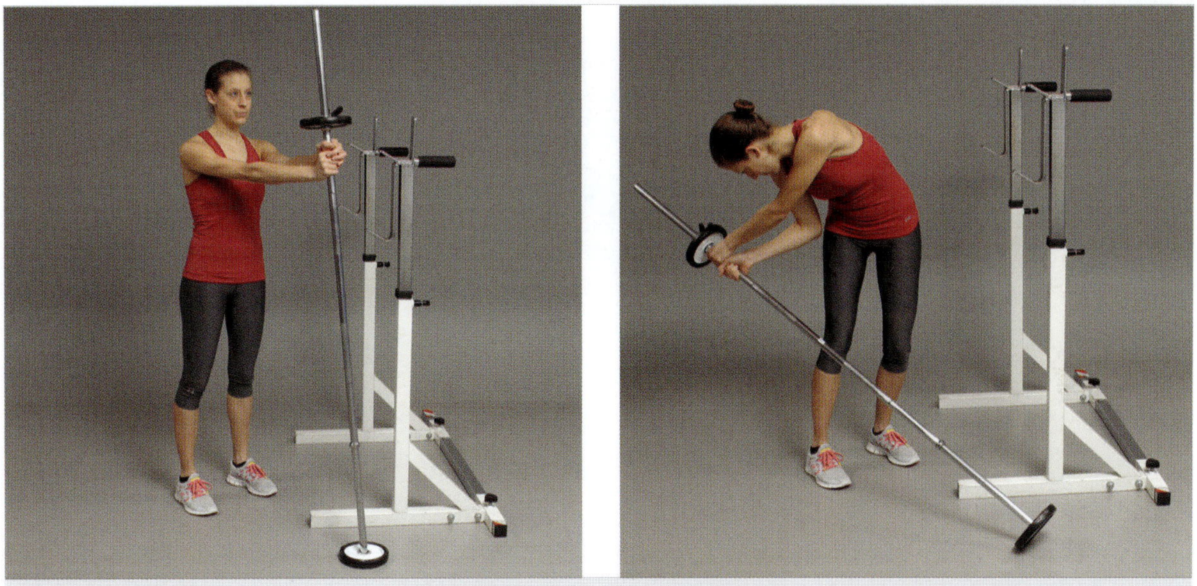

Abb. 8.11 Karte 15 – totale Flexions-/Extensionsbewegungen mit Rotationsbewegungen: Barbell Rotation.

dination nicht einfach, aber Sie führen sie perfekt aus. Lassen Sie uns nun ihren Herzenswunsch in Angriff nehmen: das Joggen. Kennen Sie die Übungen aus dem Lauf-ABC?" Anja bejaht, denn in der Zeit vor ihren Rückenbeschwerden trainierte sie 1-mal wöchentlich das Lauf-ABC.

Rebecca erklärt, dass diese Übungen alle zur Rückenkarte 15 gehören, und möchte mit den 4 Basisübungen des Lauf-ABCs beginnen: Anfersen, Skipping, Pendellauf und Laufsprung (► Abb. 8.12, ► Abb. 8.13, ► Abb. 8.14, ► Abb. 8.15).

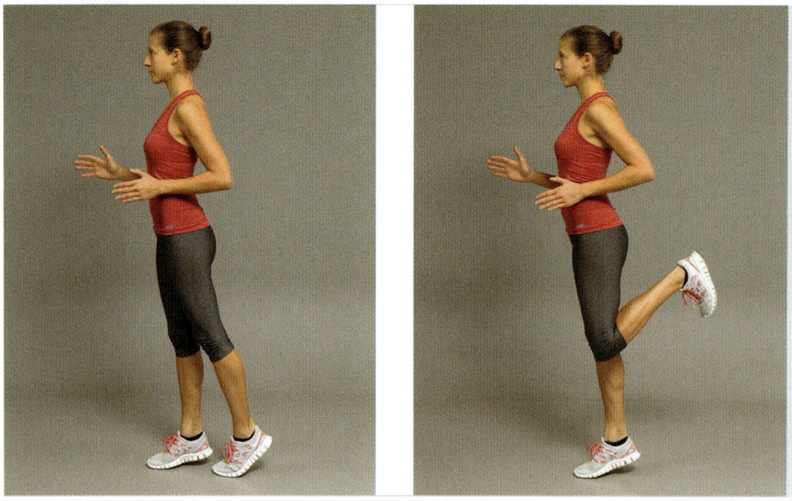

Abb. 8.12 Lauf-ABC-Basisübung Anfersen.

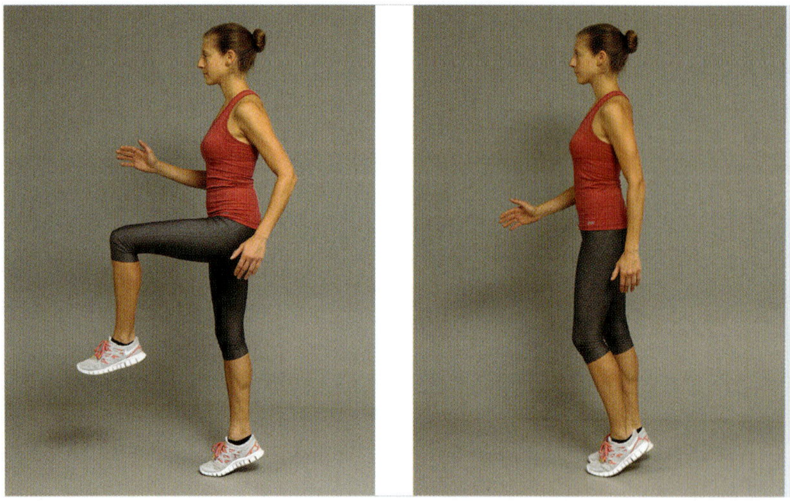

Abb. 8.13 Lauf-ABC-Basisübung Skipping.

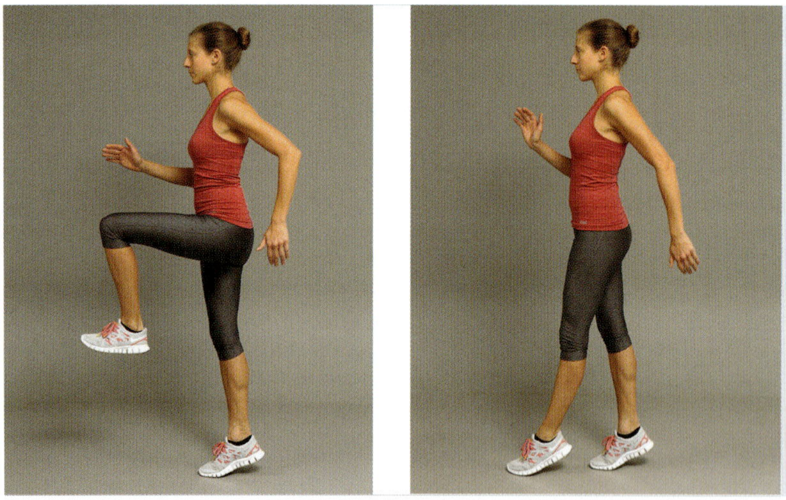

Abb. 8.14 Lauf-ABC-Basisübung Pendellauf.

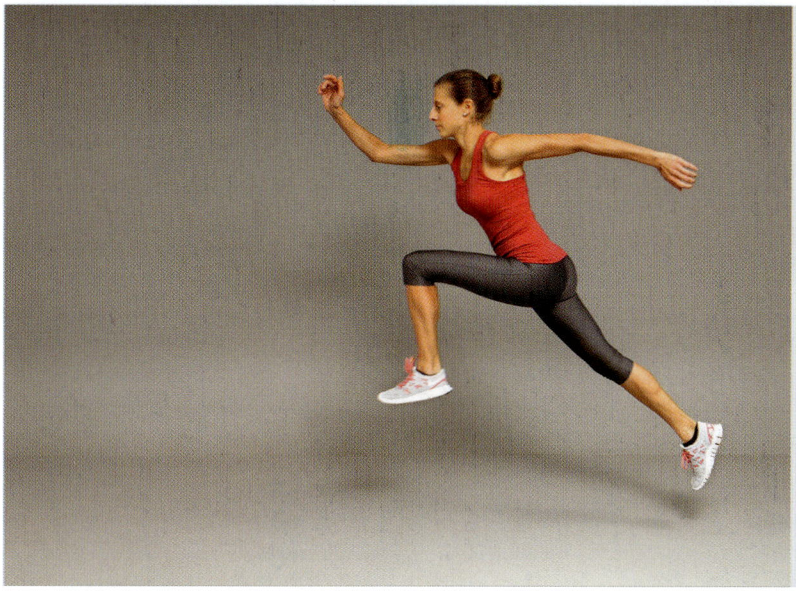

Abb. 8.15 Lauf-ABC-Basisübung Laufsprung.

Die Ausführung der Übungen übertrifft Rebeccas Erwartungen. Aufgrund von Anjas Erfahrung sind keine Korrekturen erforderlich. Zudem erklärt Anja freudig, dass ihr die Durchführung keinerlei Beschwerden bereitet. „Das ist toll“, sagt Rebecca, „damit können wir das Lauf-ABC in das Übungsprogramm aufnehmen.“

Der nächste Schritt ist die McGill-Testreihe. Rebecca erklärt, dass es aufgrund der Dauer der Beschwerden und den abnehmenden und schmerzhaften Aktivitäten ein Problem mit der Kraftausdauer geben kann. Es handelt sich um isometrische Krafttests, die nicht nur auf die Dauer gerichtet sind, sondern auch das Verhältnis der statischen Kraftausdauer in den verschiedenen Muskelgruppen im Blick haben. Die 4 Tests werden auf der Behandlungsliege durchgeführt: isometrische Flexion, Extension und Seitneigung rechts und links.

Die Ausgangshaltung bei den Tests sowie die Reihenfolge spielen eine Rolle und ebenso auch der Zeitpunkt. Die Prüfung erfolgt um 16:30 Uhr und Rebecca möchte, dass die Folgeprüfung zur gleichen Zeit erfolgt und es sich auch, wie an diesem Tag, um einen normalen Werktag handelt.

Von dem Trainingsraum aus begeben Anja und Rebecca sich wieder in den Behandlungsraum. Rebecca erklärt die notwendigen Ausgangshaltungen ganz genau und lässt Anja diese zunächst einüben. Dann erklärt sie, dass es bei den Tests darum gehe, trotz Ermüdung so lange wie möglich in der Ausgangshaltung zu bleiben. Wenn die Ausgangshaltung nicht mehr vollständig gehalten werden kann oder wenn die spezifischen Beschwerden zunehmen, wird gestoppt. Anja findet das spannend und geht die Sache voller Schwung an.

Auch hierbei übertrifft die Ausführung Rebeccas Erwartungen. Die Schmerzen im Rücken nehmen nicht zu und Anja erreicht in jedem Test das Maximum (▶ Tab. 8.11).

Tab. 8.11 Anjas Ergebnisse bei der Testreihe nach McGill.

Ausdauertest	Zeit in Sekunden
Extension	183
Flexion	190
Seitneigung rechts	73
Seitneigung links	78

Anja ist stolz, dass sie alle Tests so lange halten konnte. Für sie heißt dies, dass es um ihre Kraftausdauer recht gut bestellt ist. Die Ergebnisse führen zu den in ▶ Tab. 8.12 aufgeführten Ergebnissen für die Quotienten.

Tab. 8.12 Quotientenberechnungen bei der Testreihe nach McGill.

Quotient	Wert
Flexions-Extensions-Quotient	1,04
RSB-LSB-Quotient	0,94
RSB-Extensions-Quotient	0,40
LSB-Extensions-Quotient	0,42

RSB = right side bend (Seitneigung rechts), LSB = left side bend (Seitneigung links)

Rebecca bespricht die Resultate mit Anja: „Erst einmal mein Kompliment dafür, wie gut Sie die Tests absolviert haben. Mit Blick auf die Zeiten sehen wir, dass Sie eine sportliche Frau sind, die viel an ihrer Ausdauer gearbeitet hat. 3 der 4 Quotienten sind herausragend. Allerdings zeigt der Flexions-Extensions-Quotient, dass die Verteilung Ihrer Kraftausdauer einen Risikofaktor für Rückenbeschwerden bzw. bei Ihnen für deren Unterhaltung darstellt.“ Vor allem ist die Extensionskraft im Vergleich zur Flexionskraft nicht ausreichend.

Anja ist überrascht, dachte sie doch stets, dass eine kräftige Bauchmuskulatur wichtig für die Verhinderung von Rückenbeschwerden sei und dass gerade die Bauchmuskulatur gekräftigt und die Rückenmuskulatur entspannt werden müsse. Rebecca erklärt, dass dies öfters genau umgekehrt sei: „Die Wahrheit stimmt nur so lange, bis sie durch Evidenzen widerlegt wird", sagt Rebecca. „Wenn Sie möchten, kann ich ihnen gerne die Literatur dazu schicken", was Anja gerne annimmt.

„Aufgrund der Testergebnisse schlage ich vor, dass wir mit einem Kraftausdauertraining für die Rückenmuskulatur beginnen. Die Übungen aus den Rückenkarten 13, 14 und 15 sind dafür bestens geeignet, besonders der Roman Chair und der Dead Lift. Bei der nächsten Behandlung werde ich einen Test zur Bestimmung des optimalen Gewichts für KRS 3 durchführen. KRS steht für Kraftrehabilitationssystem. Wir werden also auf der Ebene der intensiven Kraftausdauer auf Rehaniveau trainieren. Zusätzlich können Sie das Lauf-ABC trainieren. Da das Übungsprogramm zunehmend intensiver wird, werden wir eine Aufteilung vornehmen: 2-mal wöchentlich Krafttraining und 2-mal wöchentlich Lauf-ABC, ok?" Anja sagt, sie müsse schauen, wie sie das in ihren Tagesablauf integriert bekäme, doch wo ein Wille ist, sei auch ein Weg.

In der folgenden Woche wird während der Behandlung am Montag und am Donnerstag das optimale Gewicht für die folgenden Übungen bestimmt: Dead Lift, Barbell Rotation, Roman Chair, Squat und Calf Raises. Anja wundert sich über die letzten beiden Übungen. Rebecca erklärte, dass diese beiden Übungen nicht nur für den Rücken gut wären, sondern auch im Hinblick auf das Gärtnern und zur Vorbereitung auf das Joggen vorteilhaft seien. Wichtig für das Übungsprogramm ist eine im Vorfeld ausreichende Aufwärmphase (z. B. 5–10 min laufen auf dem Crosstrainer). Vor Beginn des Krafttrainings sollte jeder Übung ein spezifisches Aufwärmen mit geringerem Gewicht und 15 Wiederholungen vorangestellt werden. Die ▶ Tab. 8.13 zeigt Anjas aktuelles Trainingsprogramm.

Tab. 8.13 Koordinationstraining mit der Rückenkarte 15: totale Flexions-/Extensionsbewegungen mit Rotationsbewegungen.

<table>
<tr><th colspan="3">Übungen</th><th colspan="3">Belastungsvariablen</th></tr>
<tr><td colspan="3">Skipping
Pendellauf
Laufsprung
Anfersen</td><td colspan="3">Aufwärmphase 10 min Ergometer jede Übung mit 5 Serien zu 10–15 s mit 60 s Pause; zwischen den Übungen 2 min Pause; abschließend 5–10 min Cooling Down auf dem Ergometer</td></tr>
<tr><th colspan="6">KRS-3-Training mit den Rückenkarten 10, 13 und 15</th></tr>
<tr><td colspan="3">Calf Raises</td><td colspan="3">einbeinig 10 kg</td></tr>
<tr><td colspan="3">Squats</td><td colspan="3">40 kg</td></tr>
<tr><td colspan="3">Barbell Rotation</td><td colspan="3">15 kg</td></tr>
<tr><td colspan="3">Dead Lift</td><td colspan="3">35 kg</td></tr>
<tr><td colspan="3">Roman Chair</td><td colspan="3">10 kg</td></tr>
<tr><th colspan="6">Belastungsvariablen bei KRS 3</th></tr>
<tr><td>3</td><td>Intensive Kraftausdauer</td><td>Serien 2–5</td><td>Wiederholungen 16–20</td><td>Pause 1 min</td><td>Superkompensationszeit 24–48 Stunden</td></tr>
</table>

Rebecca schlägt vor, die physiotherapeutischen Sitzungen wieder einmal wöchentlich stattfinden zu lassen. Das Wichtigste ist jetzt, dass Anja trainiert, und das geht auch in ihrer eigenen Praxis. Anja ist damit einverstanden. Sie befindet sich jetzt in der Remodellierungs-/Organisationsphase (s. Kasten).

Remodellierungs-/Organisationsphase

Die Remodellierungs- oder frühe Organisationsphase (de Morree 2013) beginnt am Ende der Proliferationsphase. Sie endet 50–60 Tage nach dem Trauma. Dass es sich dabei jedoch nicht um absolute Zeitangaben handelt, wird auch in der gesamten Literatur zu diesem Thema deutlich. Noch Monate oder Jahre nach dem Trauma finden hier Remodellierungsprozesse des Bindegewebes statt (Hoglum 1992). Wie bereits bei der Proliferationsphase erwähnt, hängt dies mit der Art des geschädigten Bindegewebes zusammen. In dieser Phase des Wundheilungsprozesses steigt die Belastbarkeit des Gewebes stark an. Dem liegen verschiedene physiologische Prozesse zugrunde: Zunahme der Kollagendichte, Zunahme des Realignements von Kollagenfasern und Vermehrung der intermolekularen Crosslinks.

Physiologie der Remodellierungsphase

Bereits der Begriff Remodellierungsphase zeigt an, worum es in diesem Abschnitt der Wundheilung geht: die Erhöhung der Produktion von Typ-1-Kollagenfasern und die Drosselung bei den Typ-3-Fasern. Die Typ-1-Fasern sind mechanisch stark belastbar und machen 80 % der Kollagenfasern des Körpers aus (van den Berg 2000).

In dieser Rehaphase verschiebt sich der Schwerpunkt von der Beweglichkeit und Koordination hin zur Kraft. Eine Indikation für ein Krafttraining kann aus der Durchführung der Testreihe nach McGill resultieren. Wichtig ist dabei, dass nach der Literatur die Kraft kein signifikanter prädisponierender Faktor für die Entstehung von Rückenbeschwerden ist (McGill 2016, Hodges et al. 2013). Wenn sich erst einmal Rückenbeschwerden mit einem abweichenden Verlauf eingestellt haben, kann vor allem eine Abnahme der Kraftausdauer daraus resultieren – die Folge wird zur Ursache. Dabei geht es besonders um die Kraftausdauer und um die Maximalkraft (Hildebrandt 2012).

McGill (2016) geht noch einen Schritt weiter. Er erklärt das Verhältnis zwischen Maximalkraft und statischer Kraftausdauer für relevant und ebenso das der statischen Kraft zu den verschiedenen Bewegungsrichtungen der Wirbelsäule (Flexion, Extension, Seitneigung links und rechts). Zu diesem Zweck entwickelte er eine Testreihe, nach deren Ausführung die Quotienten gebildet werden können:

- Flexions-Extensions-Quotient (> 1,00)
- Quotient Rechtsseitneigung/Linksseitneigung (> 0,05)
- Rechtsseitneigung-Extensions-Quotient (> 0,75)
- Linksseitneigung-Extensions-Quotient (> 0,75).

Die Werte in Klammern geben die Grenzen für eine mögliche Dysbalance der statischen Kraftausdauer an. Die ▶ Tab. 6.6 bietet einen Überblick darüber, welche Reha-/Trainingsmethode in der motorischen Grundeigenschaft Kraft in welcher Phase der Wundheilung angewandt werden kann und welche Rückenkarte damit verbunden ist.

8.1.6 Nach 12 Wochen – Endevaluation

Status praesens

Anja geht es gut. In den vergangenen sechs Wochen hatte sie sich intensiv ihrem Trainingsprogramm gewidmet. Das Lauf-ABC wurde in den letzten Wochen immer ausgiebiger, und eine ganze Reihe Übungen ist hinzugekommen, wie etwa Tripplings, Prellhopser oder Sprunglauf. Zudem wurde das Aufwärmprogramm angepasst: Anja sitzt jetzt nicht mehr auf dem Ergometer, sondern absolviert 10 min joggend auf einem Laufband in der Praxis. Dann kommt das eigentliche Training: das Lauf-ABC mit anschließendem 5-minütigen lockeren Auslaufen auf dem Laufband. Das Krafttraining verlief gut. Anja trainierte 4 Wochen lang in KRS 3 und vollzog dann den Schritt vom Rehaprogramm zum Training der intensiven Kraftausdauer. Das Gewicht ist bei allen Übungen jetzt höher und die Zahl der Serien und Wiederholungen wurde erhöht:

- Serien 3–5
- Wiederholungen 20–25
- Pause 60–90 s
- Superkompensationszeit 48 Stunden.

Das intensive Kraftausdauertraining ist genau Anjas Fall. Sie merkt aber auch, dass sie Woche um Woche Fortschritte macht. In der letzten Woche konnte sie bei ihrer Arbeit wieder die Übungen demonstrieren, die ihr 4 Monate zuvor noch so viele Probleme bereitet hatten. Am vergangenen Wochenende hatte sie ihrem Mann wieder bei der Gartenarbeit helfen können. Ohne nachzudenken, hatte sie dabei eine voll beladene Schubkarre angehoben und einen Teil des Gartens umgegraben. Normalerweise bekam sie am Ende eines solchen Tages Rückenschmerzen, doch diesmal nicht.

Die Reha hat ihr aber auch gezeigt, dass sie nicht alles selbst tun muss – weder zuhause noch bei der Arbeit. Durch die gemeinsame Hausarbeit bleibt mehr Zeit übrig, um zusammen schöne Dinge zu unternehmen. Für die folgende Woche ist auch wieder ein Wanderwochenende in den Bergen geplant. Da in der Praxis die Verantwortlichkeiten auf mehrere Schultern verteilt wurden, hat sich die Arbeitsatmosphäre abermals verbessert. Anjas Training hat zudem ihre Kollegen zum Mitmachen motiviert. Seit zwei Wochen wird jetzt mittwochs von 12–14 Uhr gemeinschaftlich trainiert. Das gute Vorbild hat abgefärbt. Auch wenn Anja gelegentlich ihren Rücken noch spürt, ist sie jetzt fest davon überzeugt, dass alles wieder ganz in Ordnung kommt.

Objektive Untersuchung

Rebecca bittet Anja noch einmal, die NRS und die PSFS auszufüllen. Bei der NRS gibt Anja an, dass der Wert meist 0 sei und wenn die Schmerzen sich doch noch einmal zeigen würden, käme sie auf eine 2. Die aktuelle PSFS zeigt ▶ Abb. 8.16.

Anja beschreibt keine Probleme mehr bei der Arbeit, beim Gärtnern oder beim Sport außer beim Joggen. Hier gibt sie noch leichte Schmerzen während des Cooling Down auf dem Laufband an. Inzwischen ist es Sommer geworden und Anja würde gerne wieder draußen laufen gehen, doch das Laufen auf einem Laufband und das Lauf-ABC in den Praxisräumen sind nicht dasselbe wie das Laufen in der Natur. Rebecca erkundigt sich nach Anjas Ziel beim Laufen. Sie erklärt, dass sie früher zweimal wöchentlich zwischen 30 und 45 min gelaufen sei und gerne wieder dahinkäme. Rebecca sieht darin kein Problem und verspricht, Anja zum Abschluss der Behandlung noch einen Plan mitzugeben, wie sie dieses Ziel wieder erreichen könne.

Die ▶ Tab. 8.14 zeigt die aktuellen Ergebnisse der McGill-Krafttests.

Tab. 8.14 Anjas Ergebnisse bei der Testreihe nach McGill nach 12 Wochen.

Ausdauertest	Zeit in Sekunden
Extension	243
Flexion	175
Seitneigung rechts	78
Seitneigung links	84

Die zugehörigen Quotienten zeigt ▶ Tab. 8.15.

Tab. 8.15 Quotientenberechnungen bei der Testreihe nach McGill nach 12 Wochen.

Quotient	Wert
Flexions-Extensions-Quotient	0,72
RSB-LSB-Quotient	0,92
RSB-Extensions-Quotient	0,32
LSB-Extensions-Quotient	0,35

RSB = right side bend (Seitneigung rechts), LSB = left side bend (Seitneigung links)

Diese Werte sind hervorragend, und besonders der Flexions-Extensions-Quotient hat sich verbessert und bedeutet keinen Risikofaktor mehr.

Rebecca schlägt vor, die Behandlung zu beenden. Alles hat gut geklappt und für den nächsten Schritt, die Wie-

Name: Anja Charles | Geburtsdatum: 21-09-1971 | Datum: 18-07-2016

Patientenspezifische Funktionsskala (PSFS)

Aktivitäten und Bewegungen, die Ihnen aufgrund der Schmerzen schwerfallen könnten:

- ☐ im Bett liegen
- ☐ sich im Bett drehen
- ☐ aufstehen aus dem Bett
- ☐ aufstehen aus einem Stuhl
- ☐ auf einen Stuhl setzen
- ☐ lange sitzen
- ☐ ein- oder aussteigen (Auto)
- ☐ in einem Auto oder Bus fahren
- ☐ Rad fahren
- ☐ stehen
- ☐ lange stehen
- ☐ leichte Hausarbeit, auch draußen
- ☐ schwere Hausarbeit, auch draußen
- ☐ im Haus umhergehen
- ☐ spazieren
- ☐ laufen
- ☐ tragen eines Gegenstandes
- ☐ etwas vom Boden aufheben
- ☐ heben
- ☐ Familie, Freund oder Bekannte besuchen
- ☐ ausgehen
- ☐ sexuelle Aktivitäten
- ☐ arbeiten
- ☐ einem Hobby nachgehen
- ☐ Haushaltsarbeiten
- ☒ Sport treiben
- ☐ verreisen
- ☐ andere Aktivitäten ______

Problem 1 arbeiten
Wie schwer fiel es Ihnen in der vergangenen Woche, diese Aktivität auszuführen?
gar keine Mühe X nicht durchführbar

Problem 2 Hobby Gartenarbeit
Wie schwer fiel es Ihnen in der vergangenen Woche, diese Aktivität auszuführen?
gar keine Mühe X nicht durchführbar

Problem 3 laufen
Wie schwer fiel es Ihnen in der vergangenen Woche, diese Aktivität auszuführen?
gar keine Mühe X nicht durchführbar

Problem 4 Sport
Wie schwer fiel es Ihnen in der vergangenen Woche, diese Aktivität auszuführen?
gar keine Mühe X nicht durchführbar

Abb. 8.16 PSFS von Anja nach 12 Wochen.

deraufnahme des 2-mal wöchentlichen Laufens, ist keine direkte Therapie mehr erforderlich, was Anja genauso sieht.

Rebecca fasst den Behandlungsverlauf zusammen: „Ich muss Ihnen ein Kompliment dafür aussprechen, wie Sie die Therapie hier durchlaufen haben. Der Wille und die Motivation, die chronischen Rückenbeschwerden endlich in den Griff zu bekommen, waren vom ersten Tag an da. Sie haben nicht nur das Reha- und Trainingsprogramm konsequent umgesetzt, sondern auch den Mut gehabt, für Veränderungen in Ihrem prall gefüllten Tagesablauf zu sorgen. Sie haben Aufgaben sowohl zuhause als auch bei ihrer Arbeit erfolgreich delegieren können und sich auf diese Weise mehr persönliche Freizeit verschafft: längere Mittagspausen, gemeinsames Training in der Praxis und zweimal wöchentlich Yoga. Auch wenn es sich vielleicht merkwürdig anhört: Die Kraft von Veränderungen liegt in ihrer Einfachheit. Das Ergebnis haben Sie am eigenen Leib erfahren können, denn die Rückenbeschwerden sind nach und nach verschwunden."

Dann blickt sie in die Zukunft: „Wichtig ist jetzt, dass Sie versuchen müssen, das Erreichte zu erhalten. Dies gelingt

Ihnen, wenn Sie in jedem Fall einmal wöchentlich ein Krafttrainingsprogramm absolvieren. Auf der anderen Seite können Sie auch langsam wieder mehr körperliche Aktivitäten im Alltag übernehmen: mehr gärtnern, mehr laufen und den Patienten in Ihrer Praxis auch die schwereren Übungen wieder vorführen. Dass es Ihrem Rücken jetzt wieder gut geht, ist jedoch keine Garantie für die Zukunft. Die Beschwerden können auch wieder zunehmen. Wenn es so weit kommt, sollten Sie sich an den Leitfäden orientieren, die wir hier in der Praxis gemeinsam entwickelt haben – Ihr ‚Erste-Hilfe-Koffer' bei Rückenschmerzen."

Rebecca überreicht Anja die Richtlinien, die sie sich aufmerksam durchliest (s. Kasten).

Aufklärung und Beratung

Wenn Sie unter akuten Rückenbeschwerden leiden, sollten Sie sich an die folgenden Punkte halten:

- Die Rückenschmerzen gehen zumeist innerhalb eines Zeitraumes von 4–6 Wochen zurück. Die Schmerzen sind nicht ernsthaft und können als Warn- und Schutzsignal interpretiert werden. Sie zeigen an, was aktuell möglich ist und was nicht. Der Patient sollte zudem darüber aufgeklärt werden, dass nach einer ersten Rückenschmerzepisode Rezidive häufig sind.
- Denken Sie auch daran, dass bei Aktivitäten auftretende Schmerzen nicht automatisch bedeuten, dass es zu einer Schädigung in der Wirbelsäule kommt. Sie sollten den Unterschied zwischen Schmerzen als Warnung (A-Delta-Faserschmerz, der gestattet ist) und Schmerzen als Schutz (C-Faserschmerz, der verhindert werden sollte) kennen. Zu den wichtigsten Unterschieden zwischen den beiden Formen gehört ihre Reaktion auf wiederholte Bewegungen oder statische Haltungen: C-Fasern werden sensibilisiert, A-Delta-Fasern adaptieren. Oder anders ausgedrückt: Wenn die Schmerzen bei bestimmten Aktivitäten oder Haltungen zunehmen, handelt es sich um C-Faserschmerz, der vermieden werden sollte. Nehmen die Schmerzen jedoch nicht zu, sondern im Gegenteil eher ab, handelt es sich um A-Delta-Faserschmerz.
- Anregung einer aktiven Begleitung der Rückenschmerzen statt einer passiven:
  - Halten Sie keine längere Bettruhe. Sind die Rückenschmerzen dergestalt, dass Bettruhe die einzige Option darstellt, sollte sie nicht länger als 2 Tage währen und dann abgebaut werden.
  - Behalten Sie ihre Aktivitäten bei ADL, Arbeit, Freizeit und sportlichen Aktivitäten nach Möglichkeit bei, da dies den Heilungsprozess unterstützt. Vielleicht wissen Sie, dass es wichtig ist, aktiv zu bleiben, doch ist das oftmals gar nicht der Punkt. Die Frage ist mehr, *wie* Sie aktiv bleiben können und welche Übungen hierzu möglicherweise einen Beitrag leisten können. Hier hilft Ihnen Ihr Therapeut mit einigen Behandlungen und der Erläuterung häuslicher Übungen.

„Bevor wir zum Ende der Behandlung kommen, möchte ich Sie noch um einen Gefallen bitten", sagt Rebecca. „Würden Sie noch einen Evaluationsbogen für unsere Praxis ausfüllen? Wir versuchen, unseren Patienten so gut wie möglich zu helfen, aber es gibt immer etwas zu verbessern."

Anja füllt den Fragebogen aus und Rebecca holt in der Zwischenzeit das Laufschema, mit dem Anja wieder ihre gewünschte Lauffrequenz erreichen kann. Dann bespricht sie mit Anja den Drei-Monats-Plan.

Rebecca schlägt noch einen Kontrolltermin nach 3 weiteren Monaten nach Ablauf des Joggingplans vor. Sie könnten dann den Verlauf gemeinsam besprechen und eventuelle Fragen für die Zukunft klären.

Anja macht einen Termin für den 18. Oktober fest und überreicht Rebecca einen selbst gebackenen Schokoladenkuchen. Sie bedankt sich ganz herzlich für die kompetente und warmherzige Unterstützung und verlässt dann die Praxis.

Als sie auf der Straße ist, strahlt Anja zufrieden von einem Ohr zum anderen. Die Sonne scheint und die Welt lächelt ihr wieder zu.

8.1.7 Literatur

Bant et al. Sportphysiotherapie. Stuttgart: Thieme; 2011.

Berg van den F. Toegepaste fysiologie deel 1; bindweefsel van het bewegingsapparaat. Amsterdam: Boom Lemma; 2000; 1–51.

Beurskens AJ et al. Meten in de praktijk: stappenplan voor het gebruik van meetinstrumenten in de gezondheidszorg. Houten: Bohn Stafleu Van Loghum; 2008

Burnett A, Cornelius A, Dankaerts W, O'Sullivan P. Spinal kinematics and trunkmuscle activity in cyclists: a comparison between healthy controls and non-specific chronic low backpain subjects. Manual Therapy 2004; 9: 211–219.

Chou R, Shekelle P. Will this patient develop persistent disabling low back pain? JAMA 2010 Apr 7; 303(13): 1295–1302.

Claus AP, Hides JA, Moseley GL, Hodges PW. Different ways to balance the spine: subtle changes in sagittal spinal curves affect regional muscle activity. Spine 2009; 34: E208–E214.

Daley TJ. The repair phase of wound healing-re-epithelialization and contraction. Alternatives in Management. Philadelphia, Pa, 1990.

Dankaerts W, O'Sullivan PB, Burnett AF, Straker LM. Differences in sitting postures are associated with non-specific chronic low back pain disorders when sub-classified. Spine 2005.

Danneels L, Cools A, Vanderstraeten G, Gambier D, Witvrouw E, Bourgois J, et al. The effect of 3 different training modalities on the cross sectional area of paravertebral muscles. Scand J Med Sci Sports 2001; 11: 335–341.

Delforge G. Musculoskeletal trauma. Human Kinetics 2002: 22–26.

Farina D, Arendt-Nielsen L, Merletti R, Graven-Nielsen T. Effect of experimental muscle pain on motor unit firing rate and conduction velocity. J Neurophysiol 2004; 91: 1250–1259.

Ferreira P, Ferreira M, Hodges P. Changes recruitment of the abdominal muscles in people with low back pain: ultrasound measurement of muscle activity. Spine 2004; 29: 2560–2566.

Furlan AD, Imamura M, Dryden T, Irvin E. Massage for low back pain: an updated systematic review within the framework of the Cochrane Back Review Group. Spine 2009 Jul 15; 34(16): 1669–1684.

Gokeler A, Lehmann M. Tennis: Rehabilitation, Training, and Tips. Sports Medicine and Arthroscopy Review 2001; (9): 105–113.

Hayden JA, Chou R, Hogg-Johnson S, Bombardier C. Systematic reviews of low back pain prognosis had variable methods and results: guidance for future prognosis reviews. J Clin Epidemiol 2009 Aug; 62(8): 781–796.

Hayden JA, Dunn KM, van der Windt DA, Shaw WS. What is the prognosis of back pain? Best Pract Res Clin Rheumatol 2010 Apr; 24(2): 167–179.
Hayden JA, Tulder MW van, Malmivaara AV, Koes BW. Meta-analysis: exercise therapy for nonspecific low back pain. Ann Intern Med 2005 May 3; 142(9): 765–775.
Hides J, Richardson C, Jull G. Multifidus muscle recovery is not automatic following resolution of acute first episode low back pain, Spine 1996; 21: 2763–2769.
Hildebrandt J, Pfingsten M. Rückenschmerz und Lendenwirbelsäule, Interdisziplinäres Praxisbuch entsprechend der Nationalen VersorgungsLeitlinie Kreuzschmerz. München: Elsevier GmbH, Urban & Fischer: 2012.
Hill JC, Dunn KM, Lewis M, Mullis R, Main CJ, Foster NE, Hay EM. A primary care back pain screening tool: identifying patient subgroups for initial treatment. Arthritis Care & Research 2008; 59(5): 632–641
Hodges P, Kaigle Holm A, Holm S, Ekstrom L, Cresswell A, Hansson T et al. Intervertebral stiffness of the spine is increased by evoked contraction of transversus abdominis and the diaphragm: in vivo porcine studies. Spine 2003a; 28: 2594–2601.
Hodges PW, Richardson CA. Inefficient muscular stabilization of the lumbar spine associated with low back pain: A motor control evaluation of transversus abdominis. Spine 1996; 21: 2640–2650.
Hoglum P. Soft tissue healing and its impact on rehabilitation. Journal of Sportsrehabiliation 1992; 1: 19.
KNGF Richtlijn fysiotherapeutische verslaglegging. 2. überarbeitete Aufl. Amersfoort: Drukkerij de Gans; 2013.
Lee LJ, Chang AT, Coppieters MW, Hodges PW. Changes in sitting posture induce multiplanar changes in chest wall shape and motion with breathing. Respir Physiol Neurobiol 2010; 170: 236–245.
Luomajoki H, Kool J, de Bruin ED, Airaksinen O. Movement control tests of the low back; evaluation of the difference between patients with low back pain and healthy controls. BMC Musculoskeletal Disorders 2008; 9: 170.
Luomajoki H, Mosely GL. Tactile acuity and motor lumbopelvic control in patients with back pain and healthy controls. British J of Sports Medicine 2011; 45: 437–440.
MacDonald D, Moseley GL, Hodges PW. People with recurrent low back pain respond differently to trunk loading despite remission from symptoms. Spine 2010; 35: 818–824.
MacDonald D, Moseley GL, Hodges PW. Why do some patients keep hurting their back? Evidence of ongoing back muscle dysfunction during remission from recurrent back pain. Pain 2009; 142, 183–188.
Macedo LG, Maher CG, Latimer J, McAuley JH. Motor control exercise for persistent, nonspecific low back pain: a systematic review. Phys Ther 2009 Jan; 89(1): 9–25.
Machado LA, Souza MS de, Ferreira PH, Ferreira ML. The McKenzie method for low back pain: a systematic review of the literature with a meta-analysis approach. Spine 2006; 31(9): E254-E262.
Martinez-Hernandez A, Amenta PS. Basic concepts in woundhealing. In: Leadbetter WB, Buckwalter JA, Gordon SL (Hrsg.). Sportsinducedinflammation: clinical and basic science concepts. Park Ridge (IL): American Academy of Orthopaedic Surgeons; 1990.
McGill SM, Grenier S, Kavcic N, Cholewicki J. Coordination of muscle activity to assure stability of the lumbar spine. J Electromyogr Kinesiol 2003; 13: 353–359.
McGill SM. The influence of lordosis on axial trunk torque and trunk muscle myoelectric activity. Spine 1992; 17: 1187–1193.
Middelkoop M van, Rubinstein SM, Kuijpers T, Verhagen AP, Ostelo R, Koes BW et al. A systematic review on the effectiveness of physical and rehabilitation interventions for chronic non-specific low back pain. Eur Spine J 2011 Jan; 20(1): 19–39.
Morree de JJ. Dynamik des menschlichen Bindegewebes, 2. Auflage. Funktion, Schädigung und Wiederherstellung. Elsevier; 2013.
O'Sullivan P. Diagnosis and classification of chronic low back disorders: maladaptive movement and motor control impairments as underlying mechanism. Man Ther 2005; 10: 242–255.
Oesch P, Kool J, Hagen KB, Bachmann S. Effectiveness of exercise on work disability in patients with non-acute non-specific low back pain: Systematic review and meta-analysis of randomised controlled trials. J Rehabil Med 2010 Mar; 42(3): 193–205.
Radebold A, Cholewicki J, Panjabi MM, Patel TC. Muscle response pattern to sudden trunk loading in healthy individuals and in patients with chronic low back pain. Spine 2000; 25: 947–954.
Rubinstein SM, Middelkoop M van, Assendelft WJ, Boer MR de, Tulder MW van. Spinal manipulative therapy for chronic low-back pain: an update of a Cochrane review. Spine 2011 Jun; 36(13): E825-E846.
Sapsford RR, Richardson CA, Maher CF, Hodges PW. Pelvic floor muscle activity in different sitting postures in continent and incontinent women. Arch Phys Med Rehabil 2008; 89: 1741–1747.
Saunders S, Coppieters M, Hodges P (Hrsg.). Reduced Tonic Activity of the Deep Trunk Muscle During Locomotion in People with Low Back Pain. World Congress of Low Back and Pelvic Pain, Melbourne; 2004a.
Waddell G. Diagnostic triage. In: The back pain revolution. London: Churchill Livingstone/Elsevier; 2006: 9–26.
Wingerden van B. Bindegewebe in der Rehabilitation. Schaan (Liechtenstein): Scripoverlag; 1998.

8.2 Fall 2: 33-jährige Mutter mit chronischen Rückenschmerzen und Alltagsstress

Cornelia Rolli Salathé

8.2.1 Einleitung

Über die Entstehung von chronischen, unspezifischen Rückenschmerzen sind unterschiedliche Modelle in Umlauf. Das hier vorgestellte Fallbeispiel bezieht sich weniger auf ein Vermeidungsverhalten, das durch Schmerzen begünstigt wird (modifiziertes Salford-Modell; Main u. Spanswick 2000, Rolli Salathé u. Elfering 2013), sondern stellt eine Schmerzproblematik dar, die durch eine anhaltende Überforderungssituation verursacht wurde (sog. action proneness; Egloff et al. 2009).

Spricht man von Schmerzen durch Action Proneness, rücken Stressreaktionen und Stressbelastungen schnell ins Zentrum der Aufmerksamkeit. Stressreaktionen wurden bereits ausführlich in Kap. 3.7 beschrieben. Zusammenfassend soll an dieser Stelle nur darauf hingewiesen werden, dass eine Häufung von missglückten oder unzureichenden Stress-Coping-Versuchen nicht nur mentale und körperliche Auswirkungen hat, sondern auch das Verhalten beeinflussen kann. Chronische Schmerzen können somit durch chronische Stressbelastungen bei einem überaktiven Lebensstil unterhalten werden.

8.2.2 Vorgeschichte und Anamnese

Susanne Bechtel leidet seit der Adoleszenz an intermittierenden Rückenschmerzen, die sie bis zum 30. Lebensjahr in ihrem Alltag nie eingeschränkt haben. Die ausgebildete kaufmännische Angestellte arbeitet aktuell 1,5 Tage pro Woche in einem Sekretariat, betreut ihre Kinder und den Haushalt vorwiegend allein.

Als Hauptproblem beschreibt die Patientin die fortwährenden „brennenden" Schmerzen paravertebral rechts mit einer Intensität von 3–4/10 auf der VAS. Das Schmerzgebiet ist diffus und lässt sich nicht klar abgrenzen. Gegen Abend nehmen die Schmerzen häufig zu. An den 2–4 „schlechten Tagen" pro Woche wechselt der Schmerzcharakter zu „stechend" mit Ausstrahlung bis unter die Gesäßfalte rechts sowie „brennenden" Schmerzen paravertebral links mit steigender Intensität bis 6–8/10 auf der VAS. Abends werden die Schmerzen an den schlechten Tagen so intensiv, dass sie die Kinder nur unter größter Anstrengung ins Bett bringen kann, bevor sie sich selbst hinlegen muss. Schwindelgefühle und große Müdigkeit/Erschöpfung begleiten die stechenden Schmerzen. Haushaltsführung oder soziale Aktivitäten sind an diesen Tagen nicht mehr möglich.

In ihrer Jugend und bis Mitte 20 war sie eine ambitionierte Triathletin. Sportliche Erfolge motivierten Susanne immer wieder aufs Neue und gaben ihr eine bisher unbekannte Bestätigung und Befriedigung. Aus diesem Grund hatte sie in der zweiten Hälfte ihrer Zwanzigerjahre bei auftretenden Rückenschmerzen immer wieder „auf die Zähne gebissen" und die Schmerzen selbst mit nicht-steroidalen Schmerzmedikamenten bekämpft. Gleichzeitig lernte sie in dieser Zeit ihren späteren Mann kennen. Durch die häufiger auftretenden Schmerzen reduzierte sie ihre sportlichen Aktivitäten und absolvierte die Zusatzausbildung zur Direktionsassistentin. Sie fand eine interessante und gut bezahlte Anstellung, doch nach einem halben Jahr wurde sie erstmals schwanger.

Die Doppelbelastung von Arbeit und Kind war mithilfe einer externen Kinderbetreuung anspruchsvoll, aber machbar. Dies änderte sich mit dem zweiten Kind, das 18 Monate später zur Welt kam. Sie konnte ihren Arbeitsplatz nicht halten, fand aber für zwei Tage pro Woche eine andere Aufgabe mit weniger Verantwortung. Zeitgleich wurde ihr Mann befördert, wodurch sein Arbeitspensum stieg und er oft tagelang abwesend war.

Ein halbes Jahr nach der Geburt des zweiten Kindes exazerbierten die Rückenschmerzen der nun 31-jährigen Patientin so stark, dass sie ihrer Arbeit nur noch eingeschränkt nachgehen konnte. Die Betreuung der beiden Kinder blieb aber in ihrer Verantwortung. Im letzten Jahr folgte dann eine Odyssee mit vielen Abklärungen und Behandlungen, allerdings ohne dass eine wesentliche Systemverbesserung stattgefunden hätte. Von einer Operation wurde vorerst Abstand genommen, da auf den Röntgen- und MRT-Aufnahmen keine Befunde zu erheben waren, die ihre Beschwerden und Schmerzen erklärbar gemacht hätten.

Sie suchte schließlich Hilfe in einer physiotherapeutischen Praxis. Dort füllte Susanne den KSBPST aus (▶ Abb. 8.17; Hill et al. 2008 und 2010) und erreichte 6 von 9 Punkten, wobei 4 Punkte auf die „psychische Skala" entfielen. Mit diesem Ergebnis gehört sie zur Hochrisikogruppe für einen abweichenden Verlauf.

Tab. 8.16 QBPDS (▶ Abb. 4.8) bei Susanne: „Wie viel Mühe bereitet es Ihnen heute, die folgenden Aktivitäten aufgrund ihrer Rückenschmerzen auszuführen?"

Aktivität	keine Mühe	etwas Mühe	einige Mühe	viel Mühe	sehr viel Mühe	nicht möglich
1 Aufstehen aus dem Bett	( )	(x)	( )	( )	( )	( )
2 die ganze Nacht durchschlafen	( )	( )	( )	( )	(x)	( )
3 Umdrehen im Bett	( )	( )	(x)	( )	( )	( )
4 Auto fahren	( )	(x)	( )	( )	( )	( )
5 20–30 min stehen	( )	( )	( )	( )	(x)	( )
6 einige Stunden in einem Stuhl sitzen	( )	( )	( )	(x)	( )	( )
7 Treppenlaufen	( )	( )	(x)	( )	( )	( )
8 kurze Strecke gehen (300–400 m)	( )	( )	( )	(x)	( )	( )
9 einige km gehen	( )	( )	( )	( )	(x)	( )
10 etwas aus der Höhe greifen	( )	(x)	( )	( )	( )	( )
11 Ballwerfen	( )	( )	(x)	( )	( )	( )
12 eine kurze Strecke sprinten (100 m)	( )	( )	( )	( )	( )	(x)
13 etwas aus einem Badunterschrank/ tiefen Regal nehmen	( )	(x)	( )	( )	( )	( )
14 Bettenmachen	( )	( )	(x)	( )	( )	( )
15 Sockenanziehen	( )	( )	(x)	( )	( )	( )
16 Runterbeugen, Putzen	( )	( )	( )	(x)	( )	( )
17 einen Stuhl verstellen	(x)	( )	( )	( )	( )	( )
18 eine schwere Türe öffnen bzw. schließen	( )	(x)	( )	( )	( )	( )
19 2 Einkaufstüten tragen	( )	( )	( )	(x)	( )	( )
20 einen schweren Koffer tragen	( )	( )	( )	( )	(x)	( )

Name des Patienten: Frau B.　　Datum: 12.06.2015

Keele STarT Back Screening Tool

Bezüglich der letzten 2 Wochen beantworten Sie bitte die folgenden Fragen über Ihre Rückenschmerzen:

Frage		Nein (=0)	Ja (=1)
1	Mein Schmerz hat während der letzten zwei Wochen zeitweise in die Beine ausgestrahlt.		X
2	Zusätzlich zum Hauptschmerz hatte ich in den letzten zwei Wochen auch noch an anderen Stellen des Rückens Schmerzen.	X	
3	In den vergangenen zwei Wochen bin ich wegen meiner Schmerzen nur kurze Strecken gegangen.		X
4	In den vergangenen zwei Wochen habe ich mich wegen meiner Schmerzen langsamer als gewöhnlich angezogen.	X	
5	Körperliche Aktivitäten sind für Menschen in meinem Zustand nicht ungefährlich. Better: eventuell gefährlich (omit the red)		X
6	In den letzten zwei Wochen hatte ich viele Sorgen.		X
7	Mein Schmerz ist sehr schlimm, ich habe das Gefühl, dass er sich wahrscheinlich nie mehr bessern wird.		X
8	In den letzten zwei Wochen hatte ich ganz allgemein nicht mehr so viel Freude an den Dingen, die mir sonst Freude bereiten.	X	

9 Wie störend war Ihr Schmerz in den letzten zwei Wochen insgesamt betrachtet?
überhaupt nicht ☐ = 0　ein wenig ☐ = 0　mäßig ☐ = 0　sehr X = 1　extrem ☐ = 1

Gesamtpunktzahl (alle 9): 6

Teilsumme (Fragen 5 – 9): 4

Abb. 8.17 KSBPST von Susanne.

Neben der Erfassung der aktuell erlebten Alltagsbehinderung und um eine subjektive Verlaufskontrolle hinsichtlich des Funktionierens im Alltag zu haben, bearbeitet Susanne auch den QBPDS (Kopec et al. 1995, Riecke et al. 2016; ► Tab. 8.16).

Die Fragebögen zur Erfassung der Einstellungen und Überzeugungen (angstbedingtes Vermeidungsverhalten bei Schmerzen, FABQ_D, Staerkle et al. 2004; Back Beliefs Questionnaire, BBQ, Bostick et al. 2013) oder die Fragen Nummer 14 und 15 des Örebro Musculoskeletal Pain Screening Questionnaires (ÖMPSQ, Sattelmayer et al. 2012) geben keine Hinweise auf pathologische Einstellungen und Überzeugungen, welche die Alltagsaktivitäten nachhaltig einschränken würden. Die Ergebnisse des Quick Inventory of Depressive Symptomatology (QIDS, Rush et al. 2003) bestätigen den Psychostatus dadurch, dass keine Hinweise für depressive Symptome ersichtlich sind. Einzig bei der Erfassung der psychischen und körperlichen Lebensqualität (WHOQOL-BREF, Angermeyer et al. 2000) wird deutlich, dass die Dimensionen des körperlichen Wohlbefindens und der sozialen Beziehungen deutlich eingeschränkt sind. Die Dimension des psychischen Wohlbefindens punktet nur marginal besser als die des physischen. Alle Fragebögen sind in Kap. 3 detailliert beschrieben.

8.2.3 Objektive Untersuchung

Inspektorisch fällt eine eingeschränkte LWS-Lordose auf. Die aktiven Bewegungen im Stand in Flexion/Extension sind beidseits endgradig leicht eingeschränkt (FBA 5 cm), wobei die Bewegung vor allem im Übergang der BWS/LWS stattfindet. Lateralflexionen sind ebenfalls beidseits endgradig leicht eingeschränkt, mit Knick in der Wirbelsäule bei L3 (L4–S1 bewegen sich kaum mit). Dasselbe Bild zeigt sich bei den Rotationen im Sitzen.

Aktive Schmerzprovokationen (plus 1 Punkt auf der VAS) gibt es bei endgradigen Bewegungen in allen Rich-

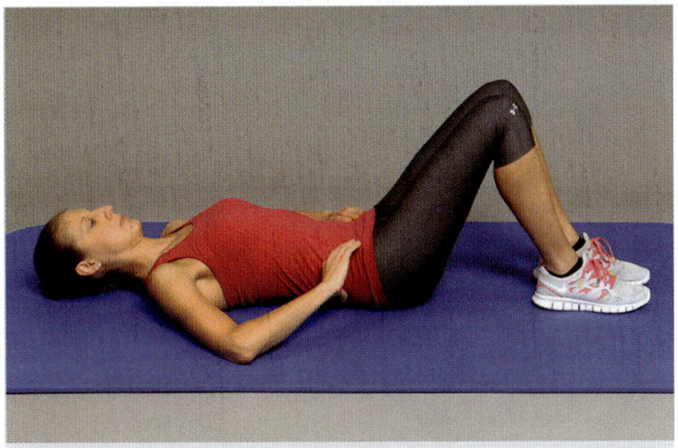

Abb. 8.18 Rückenlage mit aufgestellten Beinen.

tungen. In Rückenlage mit aufgestellten Beinen (▶ Abb. 8.18) bewegt die Patientin das Becken flüssig in Richtung Flexion, in Richtung Extension mit stockenden Bewegungen.

Rotationsbewegungen sind ohne Hilfestellung nicht möglich. Die passive Beweglichkeit ist unauffällig, muskuläre Hyperaktivitäten sind im paravertebralen Bereich rechts stärker als links palpierbar und druckdolent. Das Gangbild präsentiert sich mit einer etwas verlängerten Standbeinphase links, wobei das Becken in der Schwungbeinphase rechts kaum passiv absinkt. Die Tests nach Luomajoki stellen ein multidirektionales Muster dar.

Spezifische Tests

Die diversen Zusatzuntersuchungen ergeben keinerlei Hinweise auf internistische, rheumatologische oder neurologische Pathologien. Ein Psychostatus wird als unauffällig beurteilt.

Die Beurteilung nach ICF zeigt ▶ Abb. 8.19.

Erwartungen und Ziele der Patientin

Susanne weint als Reaktion auf die Frage nach Ihren Zielen. Sie weiß nicht, ob sich die Situation jemals zum Besseren ändern kann. Sie einigt sich mit der Therapeutin Ulla darauf, dass gemeinsam nach einem Weg gesucht werden muss und ihre Feedbacks wertvolle Hinweise liefern, ohne die dieser gemeinsame Weg nicht gefunden werden kann (patientenzentriertes Arbeiten). Ulla beginnt mit der „Schmerzinsel" und will versuchen, mit Susanne über entspannende Übungen in die moderate Aktivität zu gelangen."

Beurteilung

Das Hauptproblem bei Susanne liegt nicht in einem Angstvermeidungsverhalten oder im Rückzug aus aktiven Tätigkeiten. Ihr Hauptproblem ist die „Stresserkrankung", die enorme Leistungsbereitschaft, welche ihre Belastungsgrenzen übersteigt und in ihrem Fall zu chronischen unspezifischen Rückenschmerzen ohne erkennbare somatische Schmerzursache führt.

Strukturanalyse

Eine klare Strukturanalyse ist nicht möglich. Die verschiedenen Angaben aus der Anamnese und der Schmerzgeschichte lassen aber auf unspezifische Rückenschmerzen als funktionelles Schmerzsyndrom schließen. Zusätzlich ist der muskuläre Tonus im Rumpf sehr stark erhöht, propriozeptive Defizite lassen sich in den aktiven Bewegungen beobachten und der Knick in der Wirbelsäule bei L3 weist auf eine Instabilität hin. Außerdem führte die überfordernde Lebenssituation als schmerzgeplagte, nahezu alleinerziehende Mutter von zwei kleinen Kindern langfristig zu Susannes psychischer und physischer Erschöpfung.

Prognose

Eine klare Prognose ist aufgrund der komplexen Problematik schwierig. Folgende Faktoren können aus der Anamnese und den objektiven Tests zusammengetragen werden:

- günstige Faktoren:
  - psychische Stabilität: Gefühl von Selbstwirksamkeit („Ich kann das!")
  - erhaltene Fähigkeiten und Arbeitstätigkeit
  - keine Schmerzmittelabhängigkeit
  - höherer Bildungsgrad
  - relativ intaktes soziales Umfeld

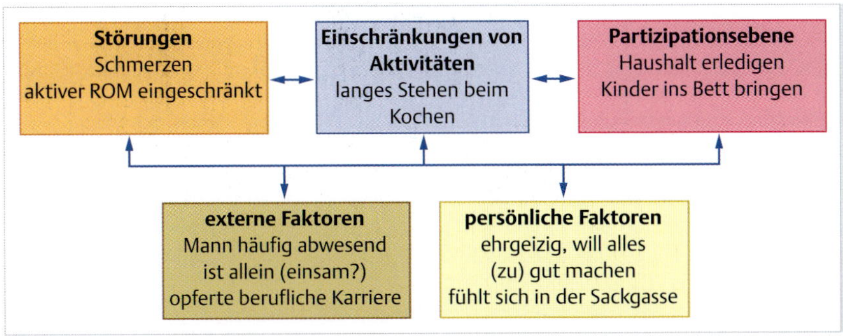

Abb. 8.19 Beurteilung von Susanne nach ICF.

- ungünstige Faktoren:
  - jahrelange Schmerzdauer und eingeschränktes koordinatives Bewegungsverhalten
  - teilweise sehr hohe Schmerzintensität („schlechte Tage")
  - mehrere Schmerzherde (multilokuläre Schmerzen)
  - hohe Leidenstoleranz
  - familiäre Situation als fast alleinerziehende Mutter.

Aus diesen Gründen ist eine Restitutio ad integrum der Schmerzsituation nicht zu erwarten. Die Patientin wird weiterhin von guten und schlechten Tagen mit entsprechenden Einschränkungen berichten, unabhängig des verbesserten koordinativen Bewegungsverhaltens. Gelingt es, Susanne relativ schnell ein Gefühl der Kontrolle über die Schmerzen zu vermitteln, ist ein wichtiger Prozess lanciert und das therapeutische Bündnis gefestigt. Dadurch steigen das Selbstvertrauen und die Selbstwirksamkeit, sodass Susanne den Aktivitätsradius ihren Grenzen entsprechend zu steigern lernt – trotz der Schmerzen. Da mehrere Rückschläge zu erwarten sind, ist eine individuell angepasste (criterion based) Rehabilitation erforderlich.

Strategie der Rehabilitation

Der Schwerpunkt der Behandlungsstrategie liegt aus den oben genannten Gründen in der Stärkung von Susannes „Selbstkompetenz" im Umgang mit den Beschwerden *und* im Aufzeigen von Bewegungs- und Handlungsalternativen.

Zudem wäre es wünschenswert, wenn die koordinativen Bewegungen des Beckens mit Entspannung und „sich etwas Gutes tun" konnotiert werden könnten. So kann ein Behandlungsziel gleichzeitig zur Maßnahme der Wahl werden. Ganz im Sinne der gestaffelten Aktivität (graded activity) werden sobald wie möglich aktive koordinative Übungen ins Gangbild integriert, um die mechanische Belastung schrittweise zu erhöhen. Schließlich soll der gezielte und gestaffelte Aufbau der aeroben Ausdauerfähigkeit erarbeitet werden.

Die Komplexität des Falls und die Einteilung in die Hochrisikogruppe anhand des STarT Back Screening Tools veranlasst Ulla, über die Unterstützung durch andere (medizinische) Disziplinen nachzudenken. Der Kontakt mit dem Hausarzt bietet sich sofort an und vielleicht steigen im Verlauf der Therapie noch weitere Fachpersonen mit ins Boot (► Tab. 8.17, ► Tab. 8.18, ► Tab. 8.19, ► Tab. 8.20).

Tab. 8.17 Analysekarte der Wirbelsäule auf der Partizipationsebene.

Analyse der personenbezogenen Faktoren
Einflüsse von Merkmalen der Person:
☐ Geschlecht ☐ Alter ☒ andere Gesundheitsprobleme ☒ Fitness ☐ Lebensstil ☐ Bildung
Information: Susanne ist eine fast 33-jährige berufstätige Mutter von zwei 6- bzw. 8-jährigen Kindern mit einer jahrelangen Schmerzgeschichte. Sie arbeitet im Moment 1½ Tage pro Woche in einem Sekretariat und betreut ihre Kinder und den Haushalt mehrheitlich allein, da ihr Mann aus beruflichen Gründen oft tagelang unterwegs ist. Durch die Alltagsbelastungen und die ständigen Schmerzen fühlt Susanne ständig eine große Müdigkeit und ist erschöpft. Aus diesem Grund kann sie kaum soziale Kontakte pflegen.
Analyse der Umweltfaktoren
Ebene des Individuums: ☒ ADL ☐ Arbeit ☐ Hobby ☐ Sport
Materielle Gegebenheiten: Ähnliche Problematiken mit chronischen unspezifischen Rückenschmerzen ohne ersichtliche somatische Schmerzursachen können viele Menschen treffen: einen viel beschäftigten Manager mit intensiven sportlichen Aktivitäten in der Freizeit, eine Migrantin, welche die Sprache kaum versteht und doch für die ganze Familie sorgen muss, die Sozialarbeiterin und ambitionierte Hobbygeigerin im Dorf oder einen Angestellten im Supermarkt. Mögliche zentrale, stressbedingte Einflussfaktoren werden häufig nicht ursächlich in Betracht bezogen. Psychosoziale Auslöser von Schmerzen lassen eine spezielle Art der psychischen Störung, eine somatoforme Störung mit dem Leitsymptom Schmerz vermuten. Als Ursache beschreiben Egle u. Zentgraf (2014) überfordernde Lebenssituationen, welche von den Patienten mit großem Pflichtgefühl bearbeitet, aber kaum bewältigt werden können. Drei weitere Faktoren müssen mitberücksichtigt werden: – die neuronale Plastizität mit den funktionellen und strukturellen neuroplastischen Anpassungen bei häufig erlebten Schmerzsymptomen (Tölle u. Berthele 2007; Kap. 3). – die emotionale Komponente des Schmerzerlebens. Insbesondere Hirnareale des limbischen Systems spielen hier eine besondere Rolle (Egloff et al. 2009). Diese sind u. a. für die Verarbeitung von Emotionen und das Speichern von Wissen im Langzeitgedächtnis verantwortlich und können die Schmerzerfahrung bei gegebener emotionaler Belastung, z. B. Angstgefühlen oder Verlusterlebnissen verstärken (Stoeter et al. 2007).

Tab. 8.17 Fortsetzung

Analyse der personenbezogenen Faktoren
– Der Einfluss von chronischen Stresserfahrungen im Alltag muss als „Action-prone-Effekt" beschrieben werden (van Houdenhove et al. 2009). Personen mit einem schlechten Selbstwertgefühl können als Kompensationsmechanismus, d. h. als Strategie zur Stabilisierung des schlechten Selbstwertes, eine ausgeprägte Leistungsorientierung mit Neigung zur Selbstüberforderung entwickeln (Egle u. Nickel 2008). Diesen Mechanismus kann man auch in der beruflichen Verausgabung beobachten (van Houdenhove et al. 1987). Die körperliche Symptomatik veranlasst die betroffenen Patienten dazu, zuerst somatische Spezialisten wie Orthopäden, Rheumatologen oder Neurologen aufzusuchen, ohne jemals einen erklärenden Befund erhalten zu haben. Oft vergehen viele Jahre, bis eine psychosomatische Abklärung stattfindet. Der Gang zum Psychiater oder zu einem psychosomatisch tätigen Arzt wird als Erniedrigung empfunden, die Betroffenen fühlen sich nicht ernst genommen und stigmatisiert. Der lange Leidensweg führt dazu, dass viele Patienten mit chronischen unspezifischen Rückenbeschwerden krankgeschrieben werden, oft längere Abklärungen in Krankenhäusern hinter sich haben und sehr häufig (auch opiathaltige) Schmerzmittel ohne klare Indikation zu sich nehmen (Egle u. Zentgraf 2014). Ein großes Problem für länger betroffene Personen ist es, durch die häufigen Arbeitsausfälle aus dem Arbeitsprozess zu fallen und kaum den Weg zurückzufinden. Dies muss unbedingt verhindert werden! Daher ist eine schnelle Identifizierung von Risikopersonen und eine angepasste Therapie mit viel Aufklärung, Entspannung und gestaffelter Aktivierung so wichtig (Melloh et al. 2015).
Körperliche Gegebenheiten: Chronischer Alltagsstress und ungünstige psychosoziale Faktoren wie Schmerzfixierung, arbeitsbezogener negativer Stress, Neigung zu Depressivität, hartnäckige Fixierung auf eine somatische Krankheitsüberzeugung, übersteigertes Pflichtgefühl in sozialen Beziehungen oder ein „eiserner Durchhaltewillen" führen zu einer stetig erhöhten Sympathikusaktivierung. Diese vegetative Erregung erhöht den Muskeltonus dauerhaft, welcher wiederum schmerzhafte Verspannungen des muskuloskelettalen Systems mit sich bringt (Egle u. Zentgraf 2014). Häufig wird dieser Zustand durch subjektiv schlechten Schlaf unterstützt. Die durchschnittliche Schmerzstärke erreicht 5–7 von 10 Punkten auf der VAS (Egle u. Zentgraf 2014). Hier gilt es nun, dieser Daueraktivierung durch Entspannung, evtl. Biofeedback und gestaffelte Aktivierung Einhalt zu gebieten. Ein weiterer, wichtiger Punkt ist die beschriebene Dekonditionierung. Durch die anhaltende Müdigkeit und Erschöpfung wird der Bewegungsradius auf ein Minimum reduziert, was die körperliche Dekonditionierung beschleunigt (Smeets et al. 2006). Ein zu ehrgeiziger Trainingsbeginn führt oft zu vermehrten Muskelschmerzen („Muskelkater") mit negativen Folgen für die Trainingsmotivation und das Kontrollgefühl hinsichtlich des Schmerzes (Daenen et al. 2015). Dass körperliche Aktivität zu einer Verbesserung der Beschwerden beiträgt, zweifelt niemand an. Allerdings scheint der Aktivierungsgrad entscheidend zu sein: zu wenig oder zu viel (sportliche) Aktivität hängen mit einer Schmerzzunahme zusammen, was auf einen U-förmigen Zusammenhang zwischen Aktivität und chronischen unspezifischen Rückenschmerzen hinweist (Heneweer et al. 2009).
Ebene der Gesellschaft: ☒ ADL ☐ Arbeit ☐ Hobby ☐ Sport
Organisationen und Dienste: Keine Besonderheiten
Gesetze, Vorschriften, formelle und informelle Regeln, Einstellungen und Weltanschauungen: Susanne ist zur Hälfte privat versichert und hat eine Physiotherapieverordnung für 9 Sitzungen. Die Absprache mit dem Hausarzt nach der ersten Behandlung bestätigt Ullas Hypothese: Der Hausarzt weiß nicht weiter und will es nun „wieder einmal mit Physiotherapie" versuchen. Er steht Ullas Einschätzungen jedoch positiv gegenüber und signalisiert Unterstützung.

Tab. 8.18 Analysekarte der Wirbelsäule auf der Aktivitätsebene.

☒ ADL	☒ Arbeit	☐ Hobby	☒ Sport
Bewegungsmuster: Aktivitäten im Haushalt: – lange stehen – sich beugen – sich strecken – etwas hochheben – etwas tragen – spazieren	Bewegungsmuster: Aktivitäten im Büro: – lange sitzen – vom Stuhl aufstehen	Bewegungsmuster: Aktivitäten:	Bewegungsmuster: Aktivitäten:

Tab. 8.19 Analysekarte der Wirbelsäule auf der Funktionsebene.

ADL	Arbeit	Hobby	Sport
Endziel Beweglichkeit	**Endziel Beweglichkeit**	**Endziel Beweglichkeit**	**Endziel Beweglichkeit**
Rehamethode: ☒ elastische Deformation lineare Region	Rehamethode: ☐	Rehamethode: ☐	Rehamethode: ☐
Endziel Koordination	**Endziel Koordination**	**Endziel Koordination**	**Endziel Koordination**
Rehamethode: ☒ kortikal lineare Region	Rehamethode: ☐	Rehamethode: ☐	Rehamethode: ☐
Endziel Kraft	**Endziel Kraft**	**Endziel Kraft**	**Endziel Kraft**
Rehamethode: ☒ intensive Kraftausdauer	Rehamethode: ☐	Rehamethode: ☐	Rehamethode: ☐
Endziel Ausdauer	**Endziel Ausdauer**	**Endziel Ausdauer**	**Endziel Ausdauer**
Rehamethode: ☒ aerobe Leistungsfähigkeit	Rehamethode: ☐	Rehamethode: ☐	Rehamethode: ☐

Tab. 8.20 Richtlinie Rehabilitation Wirbelsäule – Rückentraining mit den ESP-Rückenkarten.

Übungs- und Trainingsmethoden	Rehabilitationsstufen (Prinzip der gestaffelten Aktivität – Graded Activity)	ESP-Rückenkarten
allgemein	lokale Stabilität (intramuskuläre Koordination)	**Karte 1: lokale Flexionsstabilität**
		Karte 2: lokale Extensionsstabilität
		Karte 3: lokale laterale Stabilität
		Karte 4: lokale Beckenbodenstabilität
	regionale Stabilität (intermuskuläre Koordination)	**Karte 5: regionale Extensionsstabilität**
		Karte 6: regionale laterale Stabilität
		Karte 7: regionale Extensions-/Rotationsstabilität
		Karte 8: regionale Flexionsstabilität
		Karte 9: regionale Flexions-/Rotationsstabilität
vielseitig zielgerichtet	totale Stabilität	Karte 10: totale Extensionsstabilität
		Karte 11: totale laterale Stabilität
		Karte 12: totale Flexions-/Extensionsstabilität mit Rotationsstabilität
	totale Bewegung	Karte 13: totale Flexions-/Extensionsbewegungen
		Karte 14: totale Flexions-/Extensionsbewegungen mit Rotationsstabilität
		Karte 15: totale Flexions-/Extensionsbewegungen mit Rotationsbewegungen
spezifisch	funktionelle Bewegung (Handlung)	**Karte 16: funktionelle Übungen im Alltag**
		Karte 17: funktionelle Übungen bei der Arbeit
		Karte 18: funktionelle Übungen beim Sport

Die Schwerpunkte der aktiven Behandlungsstrategie sind **fett** markiert; die Übergänge zwischen den einzelnen lokalen und regionalen Stabilitätsübungen sind flüssig und abhängig von der Verfassung der Patientin.

8.2.4 Behandlung und Rehabilitation

Entspannung

Der Anfang der ambulanten Therapie steht im Zeichen der Vertrauensbildung, des Propriozeptionstrainings und der Entspannung. Nachdem die gegenseitigen Erwartungen und Zielsetzungen geklärt sind, erlernt Susanne die Entspannungsmethode der progressiven Muskelrelaxation nach Jacobson (PMR, 2011) und Atemübungen mit verlängerter Exspiration. Beide Maßnahmen kann sie in ihrem Alltag einsetzen, vor allem auch in hektischen Momenten.

Dann begibt sich Ulla mit ihr auf die Suche nach der „Schmerzinsel“, einem angenehmen, nicht schmerzenden Körperteil. Dieser angenehme Körperteil stellt nun eine „Insel im Meer der Schmerzen“ dar, wohin sich die Aufmerksamkeit der Patientin in der Entspannung immer wieder zurückziehen kann. Dadurch lernt Susanne den Körper nicht nur defizitorientiert, sondern auch ressourcenorientiert wahrzunehmen.

Nun gilt es, diese Maßnahmen im Alltag zu festigen. Susanne hat die Aufgabe, einzelne Hand- und Armübungen des PMR in klar definierte Abläufe ihres Alltags zu integrieren. Sie entscheidet sich dazu, jeweils eine Übung durchzuführen, wenn sie in der Küche steht und etwas aus dem Kühlschrank nimmt. Ebenfalls beschließt sie, sich nach dem Mittagessen kurz hinzulegen und sich auf ihre Schmerzinsel zu konzentrieren, während sie Atemübungen mit verlängerter Exspiration ausübt. Ganz gelingt es ihr nicht, dennoch kann sie sich mehrmals im Tag den PMR-Übungen und der Schmerzinsel widmen.

Diese Entspannungsübungen begleiten Susanne in den folgenden Wochen in ihrem Alltag, bis sie sich automatisiert haben. Probleme oder Erfahrungen mit den Schmerzen, der Schmerzinsel und den Atemübungen werden in der ambulanten Therapie besprochen, die PMR-Übungen werden erweitert. Gleichzeitig kauft sie sich eine PMR-Trainings-CD, welche sie mit der Zeit zweimal wöchentlich zu Hause einlegt. Viele offene Fragen zur Schmerzursache sowie zu den unterhaltenden und auch entspannenden Faktoren werden immer wieder thematisiert und geklärt. Dieses neue Wissen über den Schmerz vermittelt Susanne zunehmend Sicherheit.

Rückenkarten

In der dritten ambulanten Behandlung beginnt Ulla, die allgemeinen Übungskarten und lokalen Stabilitätsübungen hinsichtlich der Rehamethoden „elastische Deformation Fußregion (Beweglichkeit)“ und „kortikale Fußregion (Koordination)“ durchzuführen. Der physische Zustand von Susanne ist klar eingeschränkt, ihre Wahrnehmung auf den Schmerz fokussiert. Aus diesem Grund bespricht Ulla mit ihr einen klaren Ablauf der Übungssequenzen: Zuerst befolgt Susanne die Instruktionen und versucht, die Übungen schmerzfrei – oder wenn nicht möglich – ohne Schmerzsteigerung durchzuführen. Nach 60–120 s Belastung legt sie sich so bequem wie möglich hin und wandert während der ebenso langen Pause mit ihrer Aufmerksamkeit zur bereits bekannten und von ihr täglich geübten Schmerzinsel. Atemübungen unterstützen den Entspannungsvorgang.

Diese Sequenzen werden bis zu 5-mal wiederholt. Danach wechselt die Übung. Eine Schmerzexazerbation während der Übung ist ein wichtiger Grund, die Übung zu unterbrechen und die Schmerzinsel zu besuchen. Sobald es Susanne gelingt, die lokalen Flexibilitätsübungen stabil, sicher und kontrolliert in horizontaler Position durchzuführen und somit das monoartikuläre System zu aktivieren und zu stabilisieren (▶ Abb. 8.20), integriert sie die Übungen ins tägliche Heimprogramm (max. 2 Sequenzen inkl. Entspannung). Gleichzeitig erarbeitet sie mit Ulla in der ambulanten Behandlung Variationen in der vertikalen Ausgangsposition (high sitting), wobei axiale Belastungen hinzugefügt werden (▶ Abb. 8.21).

Parallel dazu wird ein ähnlicher Aufbau mit den lokalen Extensionsstabilitätsübungen verfolgt. Zuerst muss Susanne lernen, die Ausgangsstellung im High Sitting zu stabilisieren (▶ Abb. 8.22), bevor Variationen erprobt werden können (▶ Abb. 8.23, ▶ Abb. 8.5, ▶ Abb. 8.6). Außerdem lässt sich im High Sitting die lokale Beckenbodenstabilität erarbeiten. Da der Beckenboden zusammen mit dem Zwerchfell und dem M. transversus abdominis die Rumpfstabilität unterstützt (Ruppert 2006), empfiehlt sich dessen Integration in den Behandlungsverlauf.

Der Vollständigkeit halber wird noch die laterale Stabilität als letzte lokale Stabilitätsübung erwähnt. Hierzu übt Susanne zuerst in der Rückenlage (▶ Abb. 8.20), Variationen lassen sich später im Vierfüßlerstand trainieren und festigen (▶ Abb. 8.24).

In Abhängigkeit von Susannes Fortschritten passt Ulla sowohl die Übungskomplexität als auch die Übungs- und Pausendauer in Absprache mit ihr an: Die Übungen werden komplexer, der Hebelarm der eingesetzten Extremitäten länger, die Übungsdauer länger. Die Pausen hingegen werden kürzer. Das Steigerungstempo hängt von Susannes Verfassung ab.

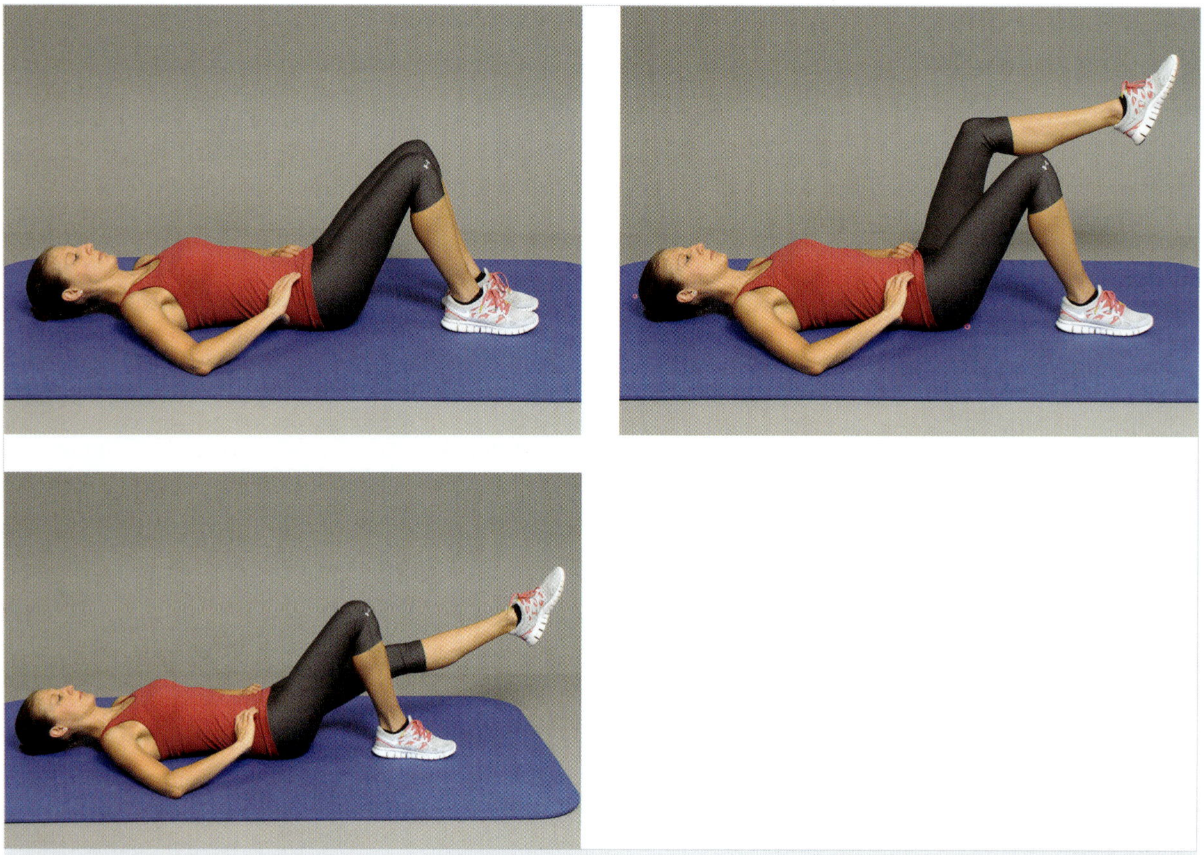

Abb. 8.20 a, b Karte 1 – lokale Flexionsstabilitätsübungen in Rückenlage.
c lokale Flexionsstabilitätsübungen in Rückenlage – Variation.

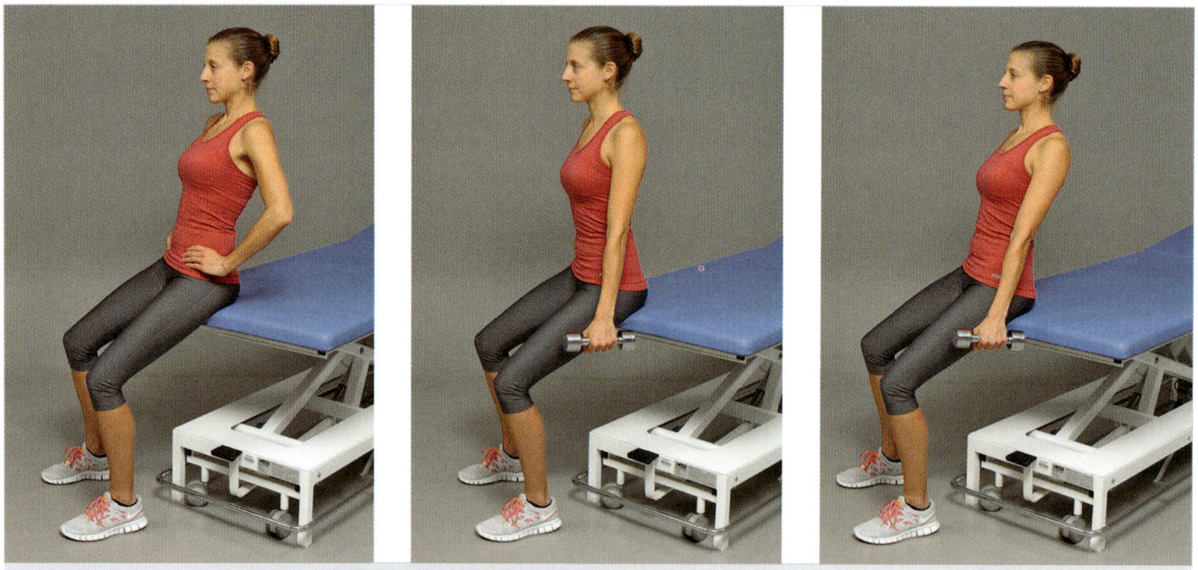

Abb. 8.21 Variationen zu Flexionsstabilitätsübungen (High Sitting).

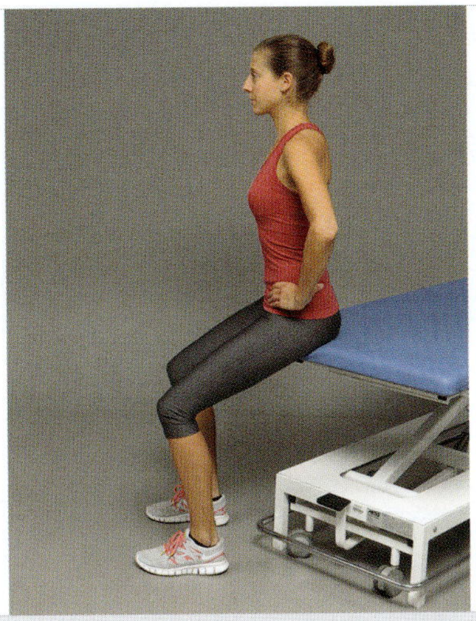

Abb. 8.22 Karte 2 – lokale Extensionsstabilität.

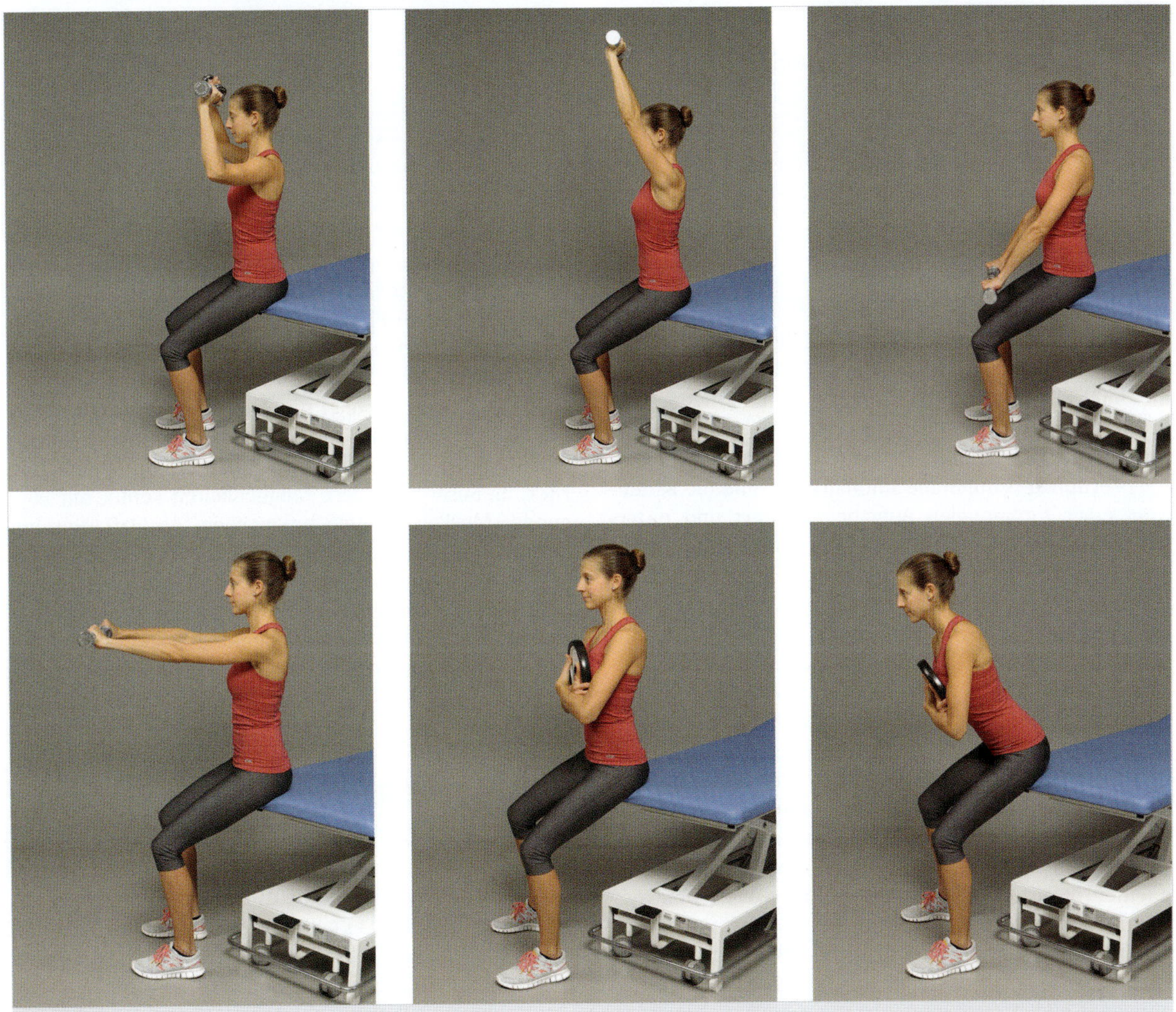

Abb. 8.23 Karte 2 – lokale Extensionsstabilität, Variationen regionale Extensionsstabilität.

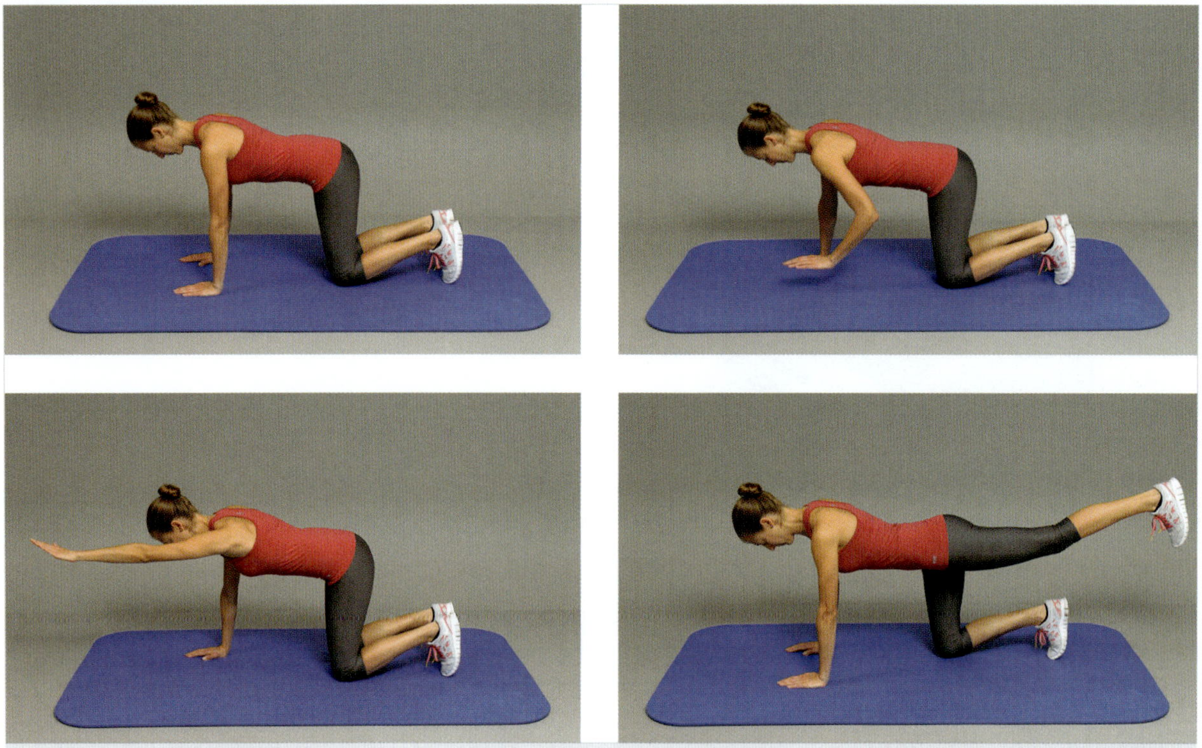

Abb. 8.24 Karte 3 – lokale Stabilität – lokale laterale Stabilität, Variationen regionale Rotationsstabilität.

Integration in das normale Bewegungsrepertoire

Das motorische Lernen kann als Basis der (Sport-)Physiotherapie betrachtet werden (Beenen 2011). Daher gilt es, die durch die oben beschriebenen Stabilitätsübungen rekrutierten motorischen Einheiten in einer funktionellen Anforderung zu verankern (Nudo 2006). Da der motorische Lernprozess durch die Sinnhaftigkeit und die Bedeutung einer funktionalen Aufgabe gefördert und unterstützt wird (Beenen 2011, Nudo 2006), muss Ulla für Susanne eine für sie relevante funktionale Aufgabe wählen: der Stand und das Gangbild als Grundlage ihrer Alltagsaktivitäten.

Im Anschluss an eine Trainingssequenz mit den Wirbelsäulenkarten steht Susanne auf und stellt sich hin. Die Füße stehen hüftbreit auseinander, das Becken ist locker, die Wirbelsäule ist inklusive Kopf neutral aufgerichtet und die Schultern bleiben in entspannter Haltung. Nach wenigen Minuten muss Susanne diesen aktiven Stand wegen der sich stark erhöhenden paravertebralen Muskelspannung abbrechen und sich in einer möglichst bequemen Position mithilfe der Schmerzinsel und der Atemübungen kurz entspannen. Diese Übung auf stabiler Unterstützungsfläche wird so lange wiederholt, bis Susanne gelernt hat, ihren Stand durch leichte Beckenbewegungen, Gewichtsverlagerungen, oder auch Änderungen ihrer aufrechten Haltung so anzupassen, dass sie selbst den Muskeltonus beim Stehen beeinflusst. Je besser ihr das gelingt, desto einfacher lassen sich nun auch Atemübungen, aktive PMR-Übungen oder der Besuch der Schmerzinsel in den aktiven Stand integrieren.

Wichtig ist, dass Susanne lernt, ihre Bewegungen bewusst zu dosieren. Steigt die Spannung, wird die Übung abgebrochen und sie nimmt die Entspannungshaltung ein. Mit der Zeit geht der Rückzug in die Horizontale zurück, da Susanne andere Möglichkeiten kennt, mit steigender Muskelspannung umzugehen. Als Varianten zur Integration in Alltagsbewegungen bietet sich der Stand mit labiler Unterstützungsfläche oder das aktive Gangbild mit Aufmerksamkeitslenkung auf die passiven Beckenbewegungen in der Schwungbeinphase an. Mit der Zeit wären sogar einbeinige (▶ Abb. 8.25) oder zweibeinige Squats (▶ Abb. 8.26), Dead Lifts (▶ Abb. 8.27) und Step Ups als Übungen denkbar.

Umgang mit Rückschlägen

Der Therapieverlauf ist während der ersten 5 ambulanten Behandlungen sehr erfreulich. Susanne kommt motiviert zur Behandlung. Die therapeutische Beziehung ist angenehm und offen, und es gelingt ihr recht gut, die Entspannungsübungen sowie einfache lokale Stabilitätsübungen in den Alltag zu integrieren. Zudem erzählt sie, dass die „schlechten Tage" etwas erträglicher seien und dass sie ihren Körper nicht mehr so negativ wahrnimmt.

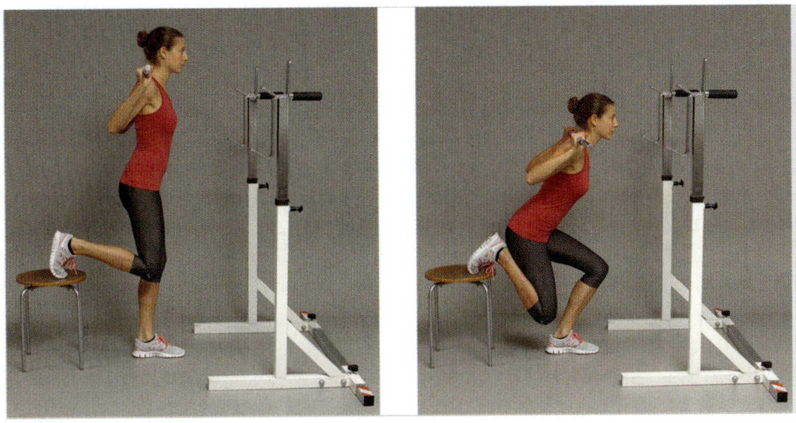

Abb. 8.25 Einbeinige Squats.

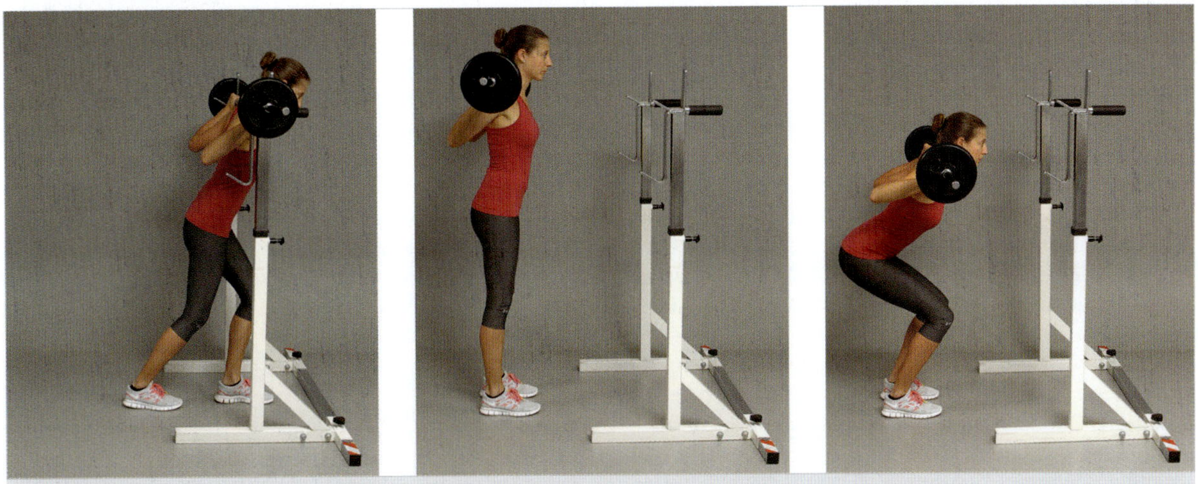

Abb. 8.26 Zweibeinige Squats.

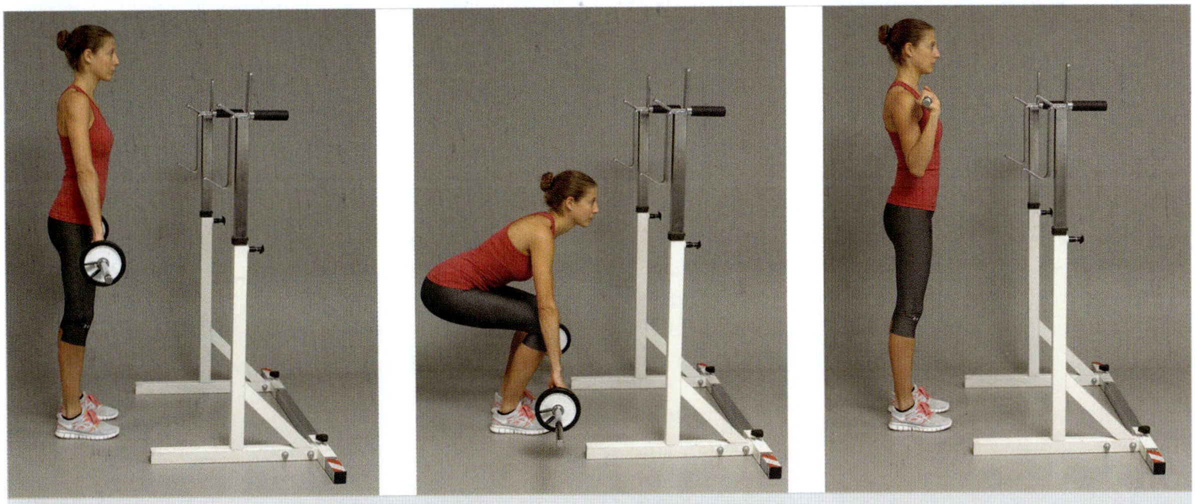

Abb. 8.27 Dead Lift. Und als komplexere Übung: Stange bis zu den Schultern.

Zur 6. ambulanten Behandlung erscheint Susanne zu spät, bewegt sich sehr vorsichtig und will die Behandlung am liebsten sofort abbrechen. Auf Ullas Erkundigungen nach dem Grund will sie keine Antwort geben. Ulla schlägt vor, den bisherigen Verlauf und die aktuelle Situation nochmals gemeinsam zu besprechen, bevor die Behandlung abgeschlossen wird. Susanne willigt ein.

Da Ulla eine erneute Schmerzverstärkung als Hintergrund vermutet, schildert sie den bisherigen Verlauf und weist besonders auf die Behandlungserfolge hin. Susanne bestätigt die Zusammenfassung, hat aber mit Ausnahme eines neuen Termins bei einem empfohlenen Spezialisten keine Vorstellung davon, wie es weitergehen soll. So fragt Ulla spontan, welche drei Wünsche sie sich erfüllen würde, wenn sie Aschenbrödel wäre. Die erste Antwort, „keine Schmerzen" ist für Ulla unbedeutend. Die zweite Antwort hingegen, „die Kinder 7 Jahre älter werden lassen", zeigt ihr, dass die psychosoziale Situation weiterhin ein Konfliktfeld darstellt. Auch den dritten Wunsch, „körperlich fitter" zu sein, notiert Ulla.

Zusammen mit Susanne versucht sie jetzt, mögliche Alltagszielsetzungen mit Blick auf ihre Wünsche zu finden: Wie und wo könnte sie Hilfe oder mehr Unterstützung erhalten, sodass sich die aktuelle Situation entspannen kann? Obwohl ihr der Gedanke, sich Hilfe im Haushalt und bei der Kinderbetreuung zu holen, nicht zusagt, scheint er dennoch einen bleibenden Eindruck zu hinterlassen.

Bei der nächsten Behandlung (die Susanne doch stillschweigend fortführt) wird nochmals über externe Hilfen diskutiert. Offenbar ist auch Susannes Mann nicht abgeneigt, einmal wöchentlich die Hilfe einer Putzkraft in Anspruch zu nehmen. Zudem will Susanne die Möglichkeit einer wöchentlich geteilten Kinderbetreuung mit einer Freundin prüfen, sodass jede Mutter alle zwei Wochen einen freien Nachmittag zur Verfügung hat. Alternativ wäre hier die Integration einer Ergotherapeutin mit Erfahrung in der Schmerzrehabilitation überlegenswert. Ein ressourcenorientierter Therapieansatz mit Blick auf den aktiven Alltag hätte Susannes biopsychosozialen Heilungsprozess zusätzlich unterstützt.

Auch der dritte Wunsch wird nicht vergessen. Als ehemalige Triathletin würde sich Susanne gerne wieder im Ausdauerbereich und/oder im Wasser bewegen, Gymnastik entspricht ihr weniger. Sie entscheidet sich dazu, in einen professionell begleiteten Wasser-Gymnastik-Kurs und einen Nordic-Walking-Kurs hinein zu schnuppern. Gleichzeitig gestattet sie Ulla, die Kursleiter im Vorfeld zu kontaktieren, um die aktuelle Behandlungssituation und das Ziel „Bewegung statt Leistung" zu besprechen.

Susannes Wahl fällt letztlich auf den Nordic-Walking-Kurs, den sie besser in ihre neue Alltagsgestaltung integrieren kann. Der Hausarzt unterstützt die Kursteilnahme, indem er eine Kursverordnung unterschreibt. Ulla hält sporadisch mit der Kursleiterin Rücksprache über ihren Eindruck von Susanne und deren aktuellen Zustand.

Dies erwies sich rückblickend als die schwierigste Situation im Behandlungsverlauf. Susanne war sehr enttäuscht über die erneute Schmerzzunahme nach 5 Behandlungen, sodass sie als „Frustreaktion" alles hinwerfen wollte. Durch das Aufzeigen der (kleinen) Behandlungserfolge realisierte sie den eingeschlagenen Prozess und akzeptierte die wellenförmige Entwicklung. Als sehr positiv war auch die Unterstützung des Ehemanns zu werten: Wäre er gegen die Anstellung einer Putzkraft gewesen, hätte sich kaum etwas ändern können. Eine ergotherapeutische oder psychologische Unterstützung der Schmerzrehabilitation wären wichtige Alternativen, um bei weiteren Rückschlägen oder Flauten im Behandlungsverlauf neue Impulse integrieren zu können.

Leider gelingt Ulla eine solche verbindliche und tragfähige therapeutische Beziehung nicht mit allen Patienten. Sträubt sich der Patient gegen Neuerungen und Veränderungen, werden die vorhandenen Anpassungsmöglichkeiten erheblich eingeschränkt. Dies kann den Patienten aber immer wieder – empathisch feststellend, nicht urteilend – im Gespräch mitgeteilt werden. Die Verantwortung für den Heilungsverlauf obliegt nicht der behandelnden Person. Sie kann beraten, unterstützen, erklären und auf bestimmte Dinge aufmerksam machen. Die Übungen muss der Patient selbst durchführen, die Anpassungen akzeptieren und diese selbst oder mit Unterstützung umsetzen.

Möglichkeiten zur Verbesserung der Selbstwirksamkeit

Der Schmerz bleibt sehr lange ein zentrales Thema in der ambulanten Behandlung. Ulla und Susanne beschließen daher in der 10. Sitzung gemeinsam, die Entwicklung des Schmerzes und die Einflussfaktoren mit einem Schmerztagebuch zu erfassen, um ihn besser zu verstehen.

Im Internet gibt es verschiedene Vorlagen für Schmerztagebücher (z. B. Deutsche Schmerzliga: http://schmerzliga.de/download/Schmerztagebuch.pdf). Susanne entscheidet sich, unter „Bemerkungen" die therapeutischen Maßnahmen aufzuschreiben, hingegen die Spalte des IBZ (individuelles Behandlungsziel) nicht auf den Schmerz bezogen auszufüllen. So lässt sich eine jede Vorlage individuell anpassen.

Das Schmerztagebuch zeigt, dass die Schmerzen abends immer noch stärker sind als morgens. Deutlich wird aber auch, dass sich Susanne jetzt bei ihren Aktivitäten weniger beeinträchtigt fühlt und dass sie die Schmerzentwicklung durch eine geschickte (und restriktive) Dosierung ihres Heimprogramms etwas beeinflussen kann (Intensität der Stabilitäts-, Entspannungs- und Stand-/Gangübungen, Tempo und Dauer des Nordic Walkings). Eine zu restriktive Dosierung ist jedoch kontraproduktiv. Inwieweit die neue Unterstützung im Haushalt und der zweiwöchentliche freie Nachmittag die Situation entspannt, lässt sich nicht klar benennen. Allerdings beginnt Susanne zu erahnen, wie groß der auferlegte Stress früher war, und lernt in kleinen Schritten, ihre Anforderungen besser an sich selbst anzupassen.

Die letzte Phase der Rehabilitation

In den letzten 4 bis 5 ambulanten Behandlungen demonstriert Susanne ihre Übungen, welche je nach Tagesbefinden eher lokale oder eher regionale Stabilitätsübungen beinhalten. Die Wiederholungszahl steigerte sie auf 15–20, bei einer Pause von 30–60 s. Bei den Ausführungen spürt sie ein „warm werden" der Muskulatur, über die Schmerzgrenze hinaus trainiert sie nicht. Die koordinative Integration übt sie auf einer labilen Unterlage, die Beckenbewegungen des Gangbilds weisen eine fast identische Standbeinphase aus. Die Übungen Squat, Dead Lift und Step Up übt sie an guten Tagen sogar im Kraftausdauerbereich. Wöchentlich erlebt sie Rückschläge, mit denen sie jedoch zunehmend besser umgehen kann. Aus diesem Grund beschließen Ulla und Susanne, dass sie ihr Training frei dem Tagesbefinden anpassen kann.

Behandlungsergebnisse

Nach 16 ambulanten Behandlungen füllt Susanne erneut den QBPDS aus und erreicht jetzt folgende Werte (**fett** markiert, ▶ Tab. 8.21).

Die zuvor als Hauptproblem beschriebenen Schmerzen beschreibt Susanne nun als fortwährende „brennende" Schmerzen paravertebral rechts mit einer Intensität von 1–4/10 auf der VAS. Das Schmerzgebiet wurde generell kleiner. Zweimal erlebte sie am Morgen bereits einen Moment der Schmerzfreiheit, worüber sie höchst erfreut war. Gegen Abend nehmen die Schmerzen immer noch häufig zu. An den 1–3 sogenannten „schlechten Tagen" pro Woche steigen die „brennenden" Schmerzen paravertebral rechts auf Werte von 4–6 auf der VAS. Trotz der Schmerzen kann Susanne ihre Kinder meist ohne Mühe ins Bett bringen und beim Kochen länger stehen. Auch die sozialen Kontakte fallen ihr wieder leichter.

Der Behandlungserfolg ist größtenteils Susanne selbst zuzuschreiben. Sie lernte, ihre Bewegungen zu dosieren und Momente der Entspannung zu suchen, wenn die Schmerzen überhandnehmen. Dadurch stärkte sie ihr Gefühl der Kontrolle und ihre Selbstwirksamkeit. Aus diesem Grund schließt Ulla die ambulante Behandlung nach 18 Sitzungen ab und lässt Susanne selbstständig weiterarbeiten.

Tab. 8.21 „Wie viel Mühe bereitet es Ihnen heute, die folgenden Aktivitäten aufgrund ihrer Rückenschmerzen auszuführen?"

Aktivität	keine Mühe	etwas Mühe	einige Mühe	viel Mühe	sehr viel Mühe	nicht möglich
1 Aufstehen aus dem Bett	( )	(x, **x**)	( )	( )	( )	( )
2 die ganze Nacht durchschlafen	( )	( )	(**x**)	( )	(x)	( )
3 Umdrehen im Bett	( )	(**x**)	(x)	( )	( )	( )
4 Auto fahren	( )	(x, **x**)	( )	( )	( )	( )
5 20–30 min stehen	( )	( )	(**x**)	( )	(x)	( )
6 einige Stunden in einem Stuhl sitzen	( )	(**x**)	( )	(x)	( )	( )
7 Treppenlaufen	( )	( )	(x, **x**)	( )	( )	( )
8 kurze Strecke gehen (300–400 m)	(**x**)	( )	( )	(x)	( )	( )
9 einige km gehen	( )	( )	(**x**)	( )	(x)	( )
10 etwas aus der Höhe greifen	( )	(x, **x**)	( )	( )	( )	( )
11 Ballwerfen	( )	( )	(x, **x**)	( )	( )	( )
12 eine kurze Strecke sprinten (100 m)	( )	( )	( )	(**x**)	( )	(x)
13 etwas aus einem Badunterschrank/ tiefen Regal nehmen	(**x**)	(x)	( )	( )	( )	( )
14 Bettenmachen	( )	( )	(x, **x**)	( )	( )	( )
15 Sockenanziehen	( )	(**x**)	(x)	( )	( )	( )
16 Runterbeugen, Putzen	( )	( )	(**x**)	(x)	( )	( )
17 einen Stuhl verstellen	(x, **x**)	( )	( )	( )	( )	( )
18 eine schwere Türe öffnen bzw. schließen	(**x**)	(x)	( )	( )	( )	( )
19 2 Einkaufstüten tragen	( )	( )	(**x**)	(x)	( )	( )
20 einen schweren Koffer tragen	( )	( )	( )	(**x**)	(x)	( )

In gemeinsamer Absprache mit dem Hausarzt und der Physiotherapeutin der Nordic-Walking-Gruppe vereinbaren alle eine 4-monatige Pause, in denen Susanne die Erfolge der Stabilitäts-, Koordinations- und Entspannungsübungen und ihre Ausdauer mithilfe des Nordic Walking weiter festigen kann. Zu einem späteren Zeitpunkt wird die Situation im Behandlungsteam neu besprochen. Dabei wird analysiert, ob weitere Stabilitätsübungen auf einem höheren Niveau oder neue interdisziplinäre Impulse die Situation sinnvoll beeinflussen könnten.

8.2.5 Literatur

Angermeyer MC, Kilian R, Matschinger H. WHOQOL-100, WHOQOL-BREF (WHO-QOL): Handbuch für die deutschsprachigen Version der WHO Instrumente zur Erfassung von Lebensqualität. Göttingen: Hogrefe; 2000.

Beenen P. Rehabilitation und Training. Motorisches Lernen. In: H. Bant, H.-J. Haas, M. Ophey, M. Steverding, Sportphysiotherapie (S. 163–182). Stuttgart: Thieme; 2011.

Bostick GP, Schopflocher D, Gross, DP. Validity evidence for the back beliefs questionnaire in the general population. Eur J Pain 2013; 17: 1074–1081.

Daenen L, Varkey E, Kellmann M, Nijs J. Exercise, not to exercise, or how to exercise in patients with chronic pain? Applying science to practice. The Clin J Pain 2015; 31(2): 108–114.

Egle UT, Nickel R. Chronischer Rückenschmerz als somatoforme Schmerzstörung. Der Orthopäde 2008; 37(4): 280–284.

Egle UT, Zentgraf B. Psychosomatische Schmerztherapie. Grundlagen, Diagnostik, Therapie und Begutachtung. In: M. Ermann (Hrsg.). Lindauer Beiträge zur Psychotherapie und Psychosomatik. Stuttgart: W. Kohlhammer; 2014.

Egloff N, Egle UT, von Känel R. Therapie zentralisierter Schmerzstörungen. Praxis 2009; 98(5): 271–283.

Heneweer H, Vanhees L, Picavet HSJ. Physical activity and low back pain: a U-shaped relation? Pain 2009; 143(1): 21–25.

Hill JC, Dunn KM, Lewis M, Mullis R, Main CJ, Foster NE, Hay EM. A primary care back pain screening tool: identifying patient subgroups for initial treatment. Arthritis Care & Research 2008; 59(5): 632–641.

Hill JC, Dunn KM, Main CJ, Hay EM. Subgrouping low back pain: a comparison of the STarT Back Tool with the Örebro Musculoskeletal Pain Screening Questionnaire. Eur J Pain 2010; 14(1): 83–89.

Houdenhove van B, Luyten P, Egle UT. The role of childhood trauma in chronic pain and fatigue. In: V.L. Banyard, V.J. Edwards, & K.A. Kendall-Tackett (Hrsg.). Trauma and Physical Health. Understanding the effects of extreme stress and of psychological harm (S. 37–64). London, New York: Routledge; 2009.

Houdenhove van B, Stans L, Verstraeten D. Is there a link between 'pain-proneness' and 'action-proneness'? Pain 1987; 29(1): 113–117.

Jacobson E. Entspannung als Therapie. Progressive Relaxation in Theorie und Praxis (K. Wirth, Übers.). 7. Aufl. Stuttgart: Klett-Cotta; 2011.

Kopec JA, Esdaile JM, Abrahamowicz M, Abenhaim L, Wood-Dauphinee S, Lamping DL, Williams JL. The Quebec Back Pain Disability Scale: Measurement Properties. Spine 1995; 20(3): 341–352.

Main CJ, Spanswick CC. Pain management. An interdisciplinary approach. Edinburgh: Churchill Livingstone; 2000.

Melloh M, Elfering A, Käser A, Rolli Salathé C, Crawford RJ, Barz T, Zweig T, Aghayev E, Röder C, Theis JC. What is the best time point to identify patients at risk of developing persistent low back pain? Journal of Back and Musculoskeletal Rehabilitation 2015; 28(2): 267–276.

Nudo RJ. Plasticity. NeuroRx 2006; 3(4): 420–427.

Riecke J, Holzapfel S, Rief W, Lachnit H, Glombiewski JA. Cross-cultural adaption of the German Quebec Back Pain Disability Scale: an exposure-specific measurement for back pain patients. J Pain Res 2016; 9: 9.

Rolli Salathé C, Elfering A. A health-and resource-oriented perspective on NSLBP. ISRN Pain 2013.

Ruppert H. Mehr als Beckenbodentraining. Physiotherapie in der operativen Gynäkologie. physiopraxis 2006; 11–12.

Rush AJ, Trivedi MH, Ibrahim HM, Carmody TJ, Arnow B, Klein DN, Markowitz JC, Ninan PT, Kornstein S, Manber R, Thase ME, Kocsis JH, Keller MB. The 16-Item Quick Inventory of Depressive Symptomatology (QIDS), clinician rating (QIDS-C), and self-report (QIDS-SR): a psychometric evaluation in patients with chronic major depression. Biological Psychiatry 2003; 54(5): 573–583.

Sattelmayer M, Lorenz T, Röder C, Hilfiker R. Predictive value of the acute low back pain screening questionnaire and the Örebro musculoskeletal pain screening questionnaire for persisting problems. Eur Spine J 2012; 21(6): 773–784.

Smeets RJ, Wittink H, Hidding A, Knottnerus JA. Do patients with chronic low back pain have a lower level of aerobic fitness than healthy controls? Spine 2006; 31(1): 90–97.

Staerkle R, Mannion AF, Elfering A, Junge A, SemmerNK, Jacobshagen N, Grob D, Dvorak J, Boos N. Longitudinal validation of the fear-avoidance beliefs questionnaire (FABQ) in a Swiss-German sample of low back pain patients. Eur Spine J 2004; 13(4): 332–340.

Stoeter P, Bauermann T, Nickel R, Corluka L, Gawehn J, Vucurevic G, Vossel G. Egle UT. Cerebral activation in patients with somatoform pain disorder exposed to pain and stress: an fMRI study. NeuroImage 2007; 36(2): 418–430.

Tölle TR, Berthele A. Biologische Mechanismen der Chronifizierung – Konsequenzen für die Prävention. In: B. Kröner-Herwig, J. Frettlöh, R. Klinger und P. Nilges (Hrsg.). Schmerzpsychotherapie (6. Aufl., S. 81–102). Heidelberg: Springer Medizin; 2007.

8.3 Fall 3: Unihockey-Spieler mit unspezifischen Rückenbeschwerden

Marcel Enzler

8.3.1 Einleitung

Das Unihockey Spiel, stellt durch die oftmals nach vorn gebeugte Körperhaltung und die vielen Zweikampfsituationen hohe Ansprüche an die Beweglichkeit und die Stabilität der Wirbelsäule. Dieser Fallbericht soll anhand eines jungen Unihockeyspielers mit unspezifischen Rückenbeschwerden die Prinzipien und Möglichkeiten der aktiven Rehabilitation aufzeigen.

8.3.2 Vorgeschichte und Anamnese

Der 20-jährige Marc, ein Unihockey-Spieler (Verteidiger) auf Nationalliga-A-Niveau, stellt sich mit unspezifischen lumbalen Beschwerden in der Sportphysiotherapie Praxis vor.

Subjektive Untersuchung

Zwei Wochen zuvor hatte sich Marc im letzten Drittel eines Trainingsspiels verletzt. Bei einem aus dem Lauf „gezogenen Schuss" aufs Tor verspürte er einen stechenden Schmerz im unteren Rücken. Das Spiel konnte er unter leichten Schmerzen zu Ende spielen. Tags darauf waren die Schmerzen konstant diffus, tief lumbal bandförmig mit leichten Ausstrahlungen beidseits im Gesäß lokalisiert und gegenüber dem Vortag leicht verstärkt (NRS 5). Der untere Rücken fühlte sich am Morgen steif an. Das Anziehen der Socken und Schuhe und längeres Sitzen über mehr als 45 min verstärkten die Schmerzen. Medikamente hatte er keine eingenommen.

In der darauffolgenden Woche waren die Ausstrahlungen vollständig verschwunden, die lokal anhaltenden lumbalen Schmerzen waren, wenn auch schwächer (NRS 2), noch vorhanden. Die Morgensteifigkeit und die Einschränkungen bei den Aktivitäten hatten sich nur wenig verbessert. Unter diesen Umständen war das Unihockeytraining mit der Mannschaft nicht möglich. Als Alternative machte Marc selbstständig Rumpfübungen im Kraftraum. Zu diesem Zeitpunkt fragte er sich, ob er zum Saisonauftaktspiel der NLA wieder fit sein würde, und suchte deshalb seinen Hausarzt auf. Die folgenden Untersuchungen einschließlich einer Röntgenaufnahme der Wirbelsäule ergaben keine weiteren relevanten Erkenntnisse. Weitere Schritte waren zu diesem Zeitpunkt noch nicht notwendig.

Nach jetzt mehr als zwei Wochen stellt sich Marc mit unspezifischen lumbalen Beschwerden in der Sportphysiotherapie vor (▶ Abb. 8.28).

Beim KSBPST werden die Fragen 2, 3 und 4 mit „ja" beantwortet, was jeweils mit einen Punkt bewertet wird. Die Frage 9 wird mit „sehr" beantwortet, was mit der Teilsumme aus den Fragen 5–9 nochmals einen Punkt ergibt und zur Gesamtpunktzahl 4 führt. Marc zeigt bei der Risikobewertung dieses Screening Tools ein mittleres Risiko für einen abweichenden Verlauf (▶ Abb. 8.29; Kap. 4).

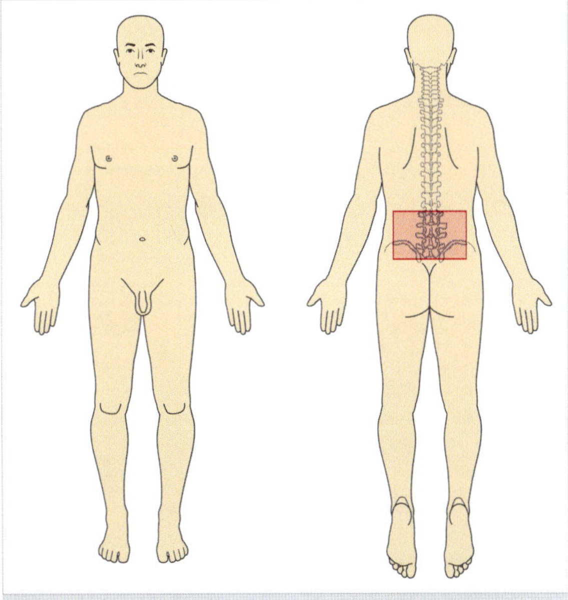

Abb. 8.28 Art der Schmerzen und der Aktivitätsbeeinträchtigungen. Schmerzart: konstant, diffus, tief, NRS 2; Aktivitätsbeeinträchtigungen: bücken, Socken und Schuhe anziehen, sitzen über 45 min.

Objektive Untersuchung

Mittlerweile hat Marc keine Ruheschmerzen mehr. Bei der Inspektion zeigt sich eine leicht verminderte lumbale Lordose mit geringem muskulären LWS-Tonus. Die aktive Flexion zeigt einen leicht eingeschränkten Bewegungsausschlag. Bei der Initiierung der Bewegung werden die bekannten Schmerzen reproduziert (NRS 3), die dann aber wieder verschwinden. Die aktive Extension, die Seitneigung nach rechts und links sowie die Rotationen sind unauffällig.

Die neurologische Untersuchung und auch die neurodynamischen Tests aufgrund der anfänglich ausstrahlenden Schmerzen ins Gesäß bleiben negativ. Die passive Untersuchung zeigt bei den physiologischen Bewegungen in Flexion eine leichte Steifigkeit in den Segmenten L 3–L 5. Durch die zentralen Zusatzbewegungen auf L 4–5 werden die bekannten Schmerzen reproduziert (NRS 3). Die BWS-Untersuchung zeigt bei den physiologischen Bewegungen in Extension und Rotation nach rechts eine verminderte Beweglichkeit in den mittleren Abschnitten. Das weiterführende Screening beider Hüften ist aktiv und passiv unauffällig.

Spezifische Tests

Es wurden bei Marc einige Bewegungskontrolltests der LWS durchgeführt. Im Vierfüßlerstand ist Rocking Back (▶ Abb. 8.30), im Sitzen Sitting Knee Extension (▶ Abb. 8.31) und im Stehen Waiters Bow (▶ Abb. 8.32) positiv. Die weiteren Bewegungstests sind unauffällig (Luomajoki et al. 2008; Kap. 4).

Der Zwei-Punkt-Diskriminationstest (Luomajoki et al. 2009; s. Kasten) ist bei Marc positiv. Erst bei einem Abstand von 6,5 cm nimmt Marc zwei Punkte wahr.

Die Beurteilung von Marcs Situation nach ICF zeigt die ▶ Abb. 8.33.

Name des Patienten: Marc

Datum: 14. Juni 2015

Keele STarT Back Screening Tool

Bezüglich der letzten 2 Wochen beantworten Sie bitte die folgenden Fragen über Ihre Rückenschmerzen:

Frage		Nein (=0)	Ja (=1)
1	Mein Schmerz hat während der letzten zwei Wochen zeitweise in die Beine ausgestrahlt.	X	
2	Zusätzlich zum Hauptschmerz hatte ich in den letzten zwei Wochen auch noch an anderen Stellen des Rückens Schmerzen.		X
3	In den vergangenen zwei Wochen bin ich wegen meiner Schmerzen nur kurze Strecken gegangen.		X
4	In den vergangenen zwei Wochen habe ich mich wegen meiner Schmerzen langsamer als gewöhnlich angezogen.		X
5	Körperliche Aktivitäten sind für Menschen in meinem Zustand nicht ungefährlich. Better: eventuell gefährlich (omit the red)	X	
6	In den letzten zwei Wochen hatte ich viele Sorgen.	X	
7	Mein Schmerz ist sehr schlimm, ich habe das Gefühl, dass er sich wahrscheinlich nie mehr bessern wird.	X	
8	In den letzten zwei Wochen hatte ich ganz allgemein nicht mehr so viel Freude an den Dingen, die mir sonst Freude bereiten.	X	
9	Wie störend war Ihr Schmerz in den letzten zwei Wochen insgesamt betrachtet? überhaupt nicht = 0 ein wenig = 0 mäßig = 0 sehr X = 1 extrem = 1		

Gesamtpunktzahl (alle 9): 4

Teilsumme (Fragen 5–9): 1

Abb. 8.29 Marcs KSBPST.

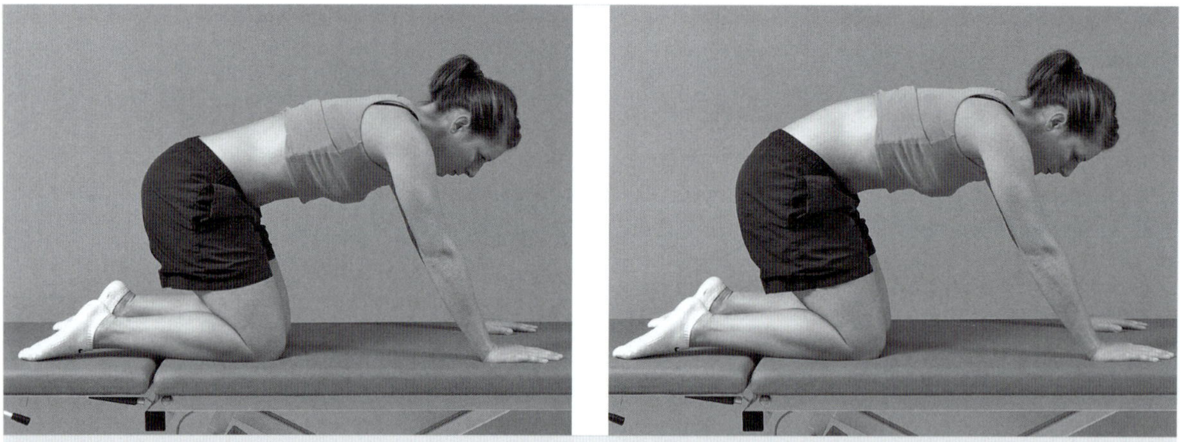

Abb. 8.30 Rocking Back im Vierfüßlerstand.

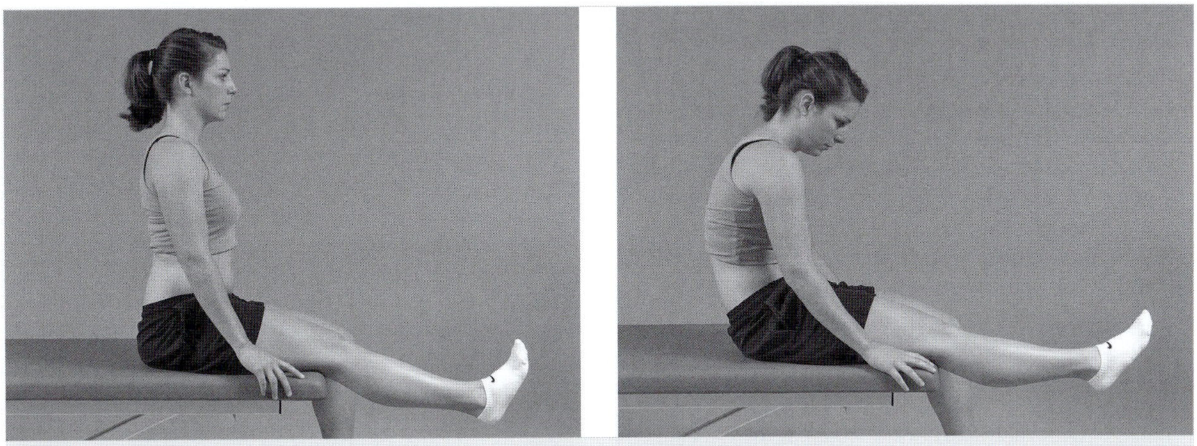

Abb. 8.31 Sitting Knee Extension im Sitzen.

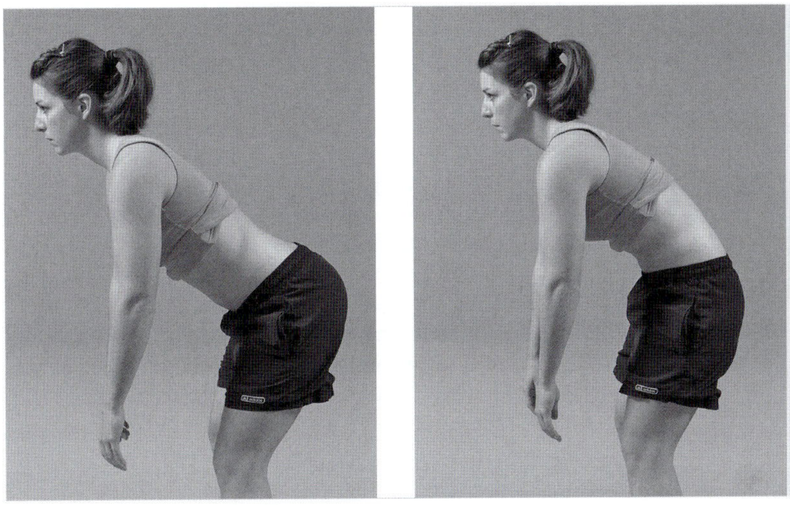

Abb. 8.32 Waiters Bow im Stehen.

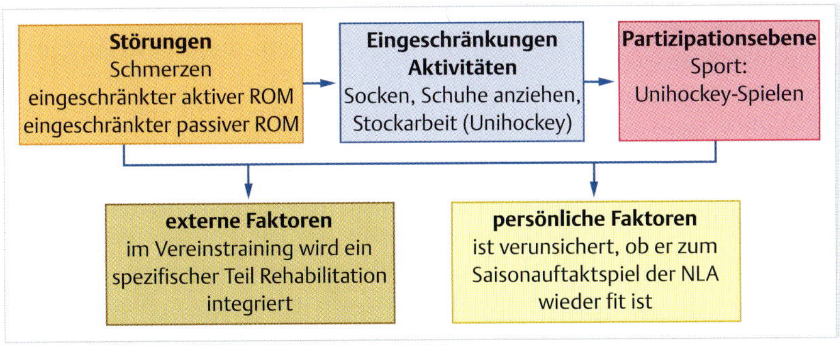

Abb. 8.33 Marcs Situation nach ICF.

Zwei-Punkt-Diskriminationstest

Zur Feststellung einer verminderten Körperwahrnehmung kann der Zwei-Punkt-Diskriminationstest durchgeführt werden. Bei Personen ohne Rückenschmerzen liegt die Zwei-Punkt-Diskrimination in der LWS zwischen 4 und 5 cm. Zwei gleichzeitig gesetzte Punkte werden also bei einem Abstand der Punkte von unter 4–5 cm als 1 Punkt wahrgenommen, was normal ist.

Wird über einem Abstand von 5 cm immer noch nur 1 Punkt empfunden, liegt eine Störung des sensorischen Homunkulus vor. Ein positives Testergebnis bedeutet, dass der Betreffende mit lumbalen Rückenschmerzen größere Probleme hat, seinen Rücken zu „fühlen". Diese Reorganisation des sensorischen Homunkulus kann auf ein abgeschwächtes Haltungs- und Bewegungsgefühl hindeuten.

Testdurchführung

Zur Durchführung setzt man einen Zirkel im Abstand von 10 cm auf die untere Rückenhaut und fragt den Patienten, ob beide Punkte wahrgenommen werden. Nach jeder Ja-Antwort wird der Abstand der Punkte um einen halben Zentimeter verringert und erneut gefragt. Wenn der Patient die Frage zum ersten Mal mit einem Nein beantwortet, wird der Wert vermerkt.

Behandlungsziele

Marc möchte „so schnell" wie möglich keine Schmerzen mehr haben, um das Training im vollen Umfang bestreiten zu können, damit er beim Meisterschaftsstart Ende September im Aufgebot der Mannschaft steht.

Beurteilung

Die Informationen aus der subjektiven und objektiven physiotherapeutischen Untersuchung und aus den spezifischen Assessments wie dem Fragebogen, den Movement Control Test und dem Zwei-Punkt-Diskriminationstest lassen folgende Beurteilung zu: subakute nicht spezifische lumbale Rückenschmerzen mit Movement Impairment und Flexionsmuster (O'Sullivan et al. 2005) bei verminderter Körperwahrnehmung mit mittlerem Risiko für einen abweichenden Verlauf.

Strukturanalyse

Eine klare Strukturdiagnose ist nicht möglich. Das Zusammenkommen von verschiedenen Faktoren kann aber eine Hypothese unterstützen. Das Verhalten der Symptome und die daraus resultierenden Aktivitätsbeeinträchtigungen lassen bei Marc die Hypothese zu, dass es sich eher um lumbale diskogene-nozizeptive Beschwerden handelt, als um ein lumbales Facettenproblem (Westerhuis u. Wiesner 2011). Diskogene Beschwerden gehen direkt oder indirekt von der Bandscheibe aus. Durch die entstandene Bindegewebsverletzung wird eine Entzündung ausgelöst, gefolgt von der Proliferations-/Remodellierungsphase. Die passive und aktive Reha wird so gestaltet, dass die Belastungsreize der Belastbarkeit der verletzten Bindegewebsstruktur innerhalb der Wundheilungsphasen angepasst sind. Ebenfalls sollte darauf geachtet werden, dass die Belastbarkeit der restlichen kinematischen Kette erhalten bleibt und die Regenerationsfähigkeit mit einem aeroben Training verbessert wird.

Prognose

Es bleiben nun 15 Wochen, um die Erwartungen von Marc zu erfüllen. Aufgrund der Strukturanalyse (Hypothese) der Funktionsstörungen und der Aktivitätsbeeinträchtigungen erscheint das zu erreichende Ziel bezüglich der allgemein unspezifischen Reha (time based) als realistisch (▶ Tab. 8.22). Das mittlere Risiko für ein ungünstiges Ergebnis resultierend aus dem KSBPST zeigt, dass Marcs physiotherapeutische Begleitung während der Rehabilitation notwendig ist, um die Erwartungen und Ziele im gewünschten Zeitraum zu erreichen.

Behandlungsstrategie

Als Erstes sollte der Sportphysiotherapeut dafür sorgen, dass der Sportler ein Bewusstsein für seine schmerzhaften Haltungen und Bewegungen entwickelt. In einem zweiten Schritt geht es darum, diese Bewegungen in einem angepassten Bewegungsausschlag bewusst zu machen, um das motorische Verhalten zu verbessern und die Belastung des Bindegewebes entsprechend der Wundheilungsphasen anzupassen.

Dazu kann das Prinzip der gestaffelten Aktivität (graded activity) angewendet werden. Das Ziel dabei ist es, durch aktive Übungen in bestimmten Reha-/Trainingsmethoden die mechanische Belastung des Bindegewebes über die Belastungsvariablen stufenweise zu erhöhen. Ausgangspunkt ist die lokale Stabilität, gefolgt von der regionalen, totalen Stabilität. Dann folgt die totale Bewegung, und zum Schluss wird die funktionelle Bewegung trainiert (▶ Tab. 8.3).

Tab. 8.22 Zeitraum der Wundheilungsphasen bei Bandscheibenverletzungen.

Verletzung	Entzündungsphase	Proliferationsphase	Remodellierungsphase
Bandscheibe	0–5 Tage	2–28 Tage	600 Tage

Im Fall von Marc beziehen sich die funktionellen Bewegungen, die am Ende der Reha trainiert werden, auf das Unihockey-Spiel. Um zu wissen, welche sportmotorischen Grundeigenschaften, sportartspezifischen Haltungen und Bewegungsabläufe in der Reha trainiert werden müssen, ist eine Sportanalyse des Unihockeys nötig (▶ Tab. 8.23, ▶ Tab. 8.24, ▶ Tab. 8.25).

Tab. 8.23 Analysekarte der Wirbelsäule auf der Partizipationsebene.

Analyse der personenbezogenen Faktoren
Ebene des Individuums: ☐ ADL ☐ Arbeit ☐ Hobby ☒ Sport
Einflüsse von Merkmalen der Person:
☒ Geschlecht ☒ Alter ☒ andere Gesundheitsprobleme ☒ Fitness ☒ Lebensstil ☒ Bildung
Information: Der 20-jährige Marc ist im Allgemeinen gesund. Neben dem Unihockey-Spielen geht er 2-mal wöchentlich in einen Kraftraum. Im Winter läuft er Ski. Marc raucht nicht und trinkt nur gelegentlich Bier mit seinen Freunden. Er lebt noch zu Hause bei seinen Eltern und seiner 2 Jahre jüngeren Schwester. Marc arbeitet zu 80 % bei einer Versicherung.
Analyse der Umweltfaktoren
Ebene des Individuums: ☐ ADL ☐ Arbeit ☐ Hobby ☒ Sport
Materielle Gegebenheiten: Unihockey ist eine sehr junge Sportart. Ende der 1970er Jahre verbreitete sich die Sportart mehr und mehr in Europa. 1983 fanden in der Schweiz die ersten Meisterschaften statt. Im Jahre 1985 wurde der heutige Unihockeyverband Swiss-Unihockey gegründet. Der große Unihockeyboom startete zu Beginn der 1990er Jahre. Nach gut 30 Jahren, sind > 28 000 lizenzierte Unihockeyspieler in rund 450 Vereinen bei Swiss Unihockey organisiert. Die einfache Spielidee beim Unihockey ist, wie bei so vielen anderen Spiel-/Ballsportarten auch, den Ball in das gegnerische Tor zu bringen. Das ganze geschieht mit einem Unihockeystock, mit dem der Spieler den „leichten“ Kunststoffball fortbewegt. Unihockey ist eine Mannschaftssportart und wird in der Halle im Klein- oder Großfeld gespielt. Das Großfeld misst 40 × 20 m mit einer Bande von 50 cm Höhe und ist die Königsklasse des Unihockeys, bei dem sich je 5 Spieler und ein Torhüter gegenüberstehen. Der Torhüter spielt ohne Unihockey-Stock. Zu Meisterschaftsspielen besteht eine Mannschaft aus 20 Spielern, von denen 2 Torhüter sind. Die Spieldauer wird „effektiv“ gemessen und beträgt 3 × 20 min mit jeweils 10-minütigen Pausen. Gespielt wird in „Blöcken“. Die 5 Spieler, die auf dem Feld stehen, können also regelmäßig ausgewechselt werden und durch 5 Spieler eines anderen Blocks ersetzt werden. Auch der Torhüter darf während des Spiels gewechselt werden. Die tatsächliche Spieldauer in der NLA beträgt durchschnittlich 86,27 Minuten (Meinberg 2006). Dabei absolviert ein Spieler rund 20 Einsätze mit durchschnittlich 1,28 Minuten, wobei die Pausen im Verhältnis zu den Einsätzen doppelt so lang sind. Unihockey ist ein intensives Spiel. Beim Unihockey gibt es verschiedene Spielpositionen. Der Center ist ein sehr vielseitiger Spieler, der Flügel ein schneller und beweglicher Spieler und der Verteidiger ein ballsicherer verlässlicher Spieler. Die technischen Handlungen wie Ballannahme, Ballführung, Passen, Schießen, Dribbeln und Tricks müssen unabhängig der Spielposition von allen Spielern gleichermaßen beherrscht werden (Kratochil 2014). Marc hat in seinem Block die Spielposition als Verteidiger inne. Nebst der Eigenschaft eines verlässlichen Spielers zeichnet sich ein Verteidiger auch durch eine gute Spielübersicht aus, da er maßgeblich für den Spielaufbau verantwortlich ist. Von Vorteil ist es, wenn ein Verteidiger groß und kräftig ist, um seinen Körper zwischen Gegner und Ball zu stellen und den Ball optimal zu schützen. Weil sich einem defensiven Spieler wie Marc die Möglichkeit zum Abschluss aus der Distanz bietet, sollte er über eine gute Weitschusstechnik verfügen.
Körperliche Gegebenheiten: Untersuchungen von NLA-Mannschaften haben gezeigt, dass also bei nur etwa 10 % der Einsätze die Herzfrequenz unter 90 % der maximalen Herzfrequenz liegt. Das lässt den Schluss zu, dass die aerobe Kapazität/Leistungsfähigkeit während des Spiels einen nicht so wichtigen Faktor darstellt und allenfalls für die allgemeine Regenerationsfähigkeit nützlich ist, insbesondere in der Situation von Marc während der Rehabilitation. Während des Wettkampfs gewinnt aber die anaerobe alaktazide Kapazität und Leistungsfähigkeit der Energiebereitstellung an Bedeutung. Die Schnelligkeit ist der wichtigste physische Faktor beim Unihockey (eine der schnellsten Mannschaftssportarten, Kratochil 2014). Durch die kurzen Distanzen, die zurückgelegt werden (10– max. 25 m), sind Handlungs-/Reaktionsschnelligkeit, Beschleunigungsvermögen sowie die Sprintschnelligkeit von großer Bedeutung. Durch die unterschiedlichen Belastungsformen beim Unihockey, dem Spiel mit oder ohne Ball, die kurzen Wege mit häufigen Richtungswechseln (stop-and-go), Geschwindigkeitsveränderungen und die unterschiedlichen Laufstile vor-, rück- und seitwärts ist ein hohes Maß an präzisen, koordinativen Fähigkeiten gefordert. Deshalb sollte man alle Formen der koordinativen Fähigkeiten vom kognitiven/spinalen Training miteinbeziehen. Der durchschnittliche Trainingsaufwand eines NLA Spielers beträgt 10–12 Stunden pro Woche.
Ebene der Gesellschaft: ☐ ADL ☐ Arbeit ☐ Hobby ☒ Sport
Organisationen und Dienste: Keine Besonderheiten
Gesetze, Vorschriften, formelle und informelle Regeln, Einstellungen und Weltanschauungen: Marc ist gesetzlich krankenversichert und hat eine Physiotherapieverordnung für 9 Sitzungen.

Tab. 8.24 Analysekarte der Wirbelsäule auf der Aktivitätsebene.

☒ ADL	☒ Arbeit	☐ Hobby	☒ Sport
Bewegungsmuster: Aktivitäten:	Bewegungsmuster: Aktivitäten:	Bewegungsmuster: Aktivitäten:	Bewegungsmuster: multidirektionales Muster Aktivitäten: – Ballannahme, Ballführung – Passen – Schießen – Dribbeln – Tricks – Sprinten – Stop-and-Go – Wegdrücken

Tab. 8.25 Analysekarte der Wirbelsäule auf der Funktionsebene.

ADL	Arbeit	Hobby	Sport
Endziel Beweglichkeit	**Endziel Beweglichkeit**	**Endziel Beweglichkeit**	**Endziel Beweglichkeit**
Rehamethode: ☐	Rehamethode: ☐	Rehamethode: ☐	Rehamethode: ☒ spezifisches Training
Endziel Koordination	**Endziel Koordination**	**Endziel Koordination**	**Endziel Koordination**
Rehamethode: ☐	Rehamethode: ☐	Rehamethode: ☐	Rehamethode: ☒ Shaping
Endziel Kraft	**Endziel Kraft**	**Endziel Kraft**	**Endziel Kraft**
Rehamethode: ☐	Rehamethode: ☐	Rehamethode: ☐	Rehamethode: ☒ Plyometrie
Endziel Ausdauer	**Endziel Ausdauer**	**Endziel Ausdauer**	**Endziel Ausdauer**
Rehamethode: ☐	Rehamethode: ☐	Rehamethode: ☐	Rehamethode: ☒ anaerobe alaktazide Leistungsfähigkeit/Kapazität

8.3.3 Behandlung und Rehabilitation

Rückenkarten

In den ersten zwei Sitzungen wird an der regionalen Extensions-/Rotationsstabilität (▶ Tab. 8.3, Karte 7) in einer horizontalen Position, im Vierfüßlerstand mit Variationen gearbeitet. Varianten, die dabei eingesetzt werden, sind Rocking Back, Arm-Bein abheben (▶ Abb. 8.34) mit den Belastungsvariablen 10–15 Wiederholungen und 2–3 Serien. Die Übungen werden in Dosierung, Ausgangsstellung und Bewegungsausmaß so angepasst, dass sie schmerzfrei ausgeführt werden können, damit die lokal stabilisierenden Mm. multifidi optimal rekrutiert und nicht inhibiert werden. Vor der aktiven Therapiesequenz werden mittels manueller Therapie die mittlere BWS und die untere LWS (Flexion/Rotation) mobilisiert. Marc führt die angeleiteten aktiven Übungen zwischen den Therapiesitzungen selbstständig 1- bis 2-mal täglich aus.

Als Marc mit diesen Übungen in der Lage war, sein lokales und globales monoartikuläres System in einer horizontalen Position zu aktivieren und segmental zu stabilisieren, wurde die Ausgangsposition in die Vertikale mit axialer Belastung verändert, weil eine seiner Aktivitätsbeeinträchtigungen das Sitzen ist. Mit den Übungen High Sitting Good Morning (▶ Abb. 8.5) und High Sitting Front Raise (▶ Abb. 8.6) wird die regionale Extensionsstabilität trainiert (▶ Tab. 8.3, Karte 5).

Bei der Ausführung der Übungen wird auf die objektiven und subjektiven Qualitätskriterien geachtet (Kap. 6). Am Anfang werden die Übungen mit der motorischen Grundeigenschaft Koordination mit der Rehamethode kortikale Fußregion mit den folgenden Belastungsvariablen ausgeführt: Gewicht underloaded, 10–15 Wiederholungen und 2–3 Serien. Sobald Marc in dieser Methode stabilisiert war, folgte das sogenannte Tonustraining, wobei das Gewicht in dieser Trainingsmethode gleich bleibt, jedoch die Wiederholungen auf 15–20 zunehmen (Kap. 6).

Eine Woche und eine weitere Therapiesitzung später werden die Bewegungskontrolltests wiederholt. Rocking Back sowie Sitting Knee Extension kann Marc qualitativ gut und schmerzfrei ausführen. Waiters Bow ist noch positiv, da die LWS ohne Ausweichbewegung nur bis etwa 40° Hüftflexion stabilisiert werden kann: Schmerzen treten aber auch bei diesem Test keine mehr auf. Die Morgensteifigkeit ist viel weniger geworden. Marc nimmt zu diesem Zeitpunkt immer noch nicht am Unihockey-Training teil.

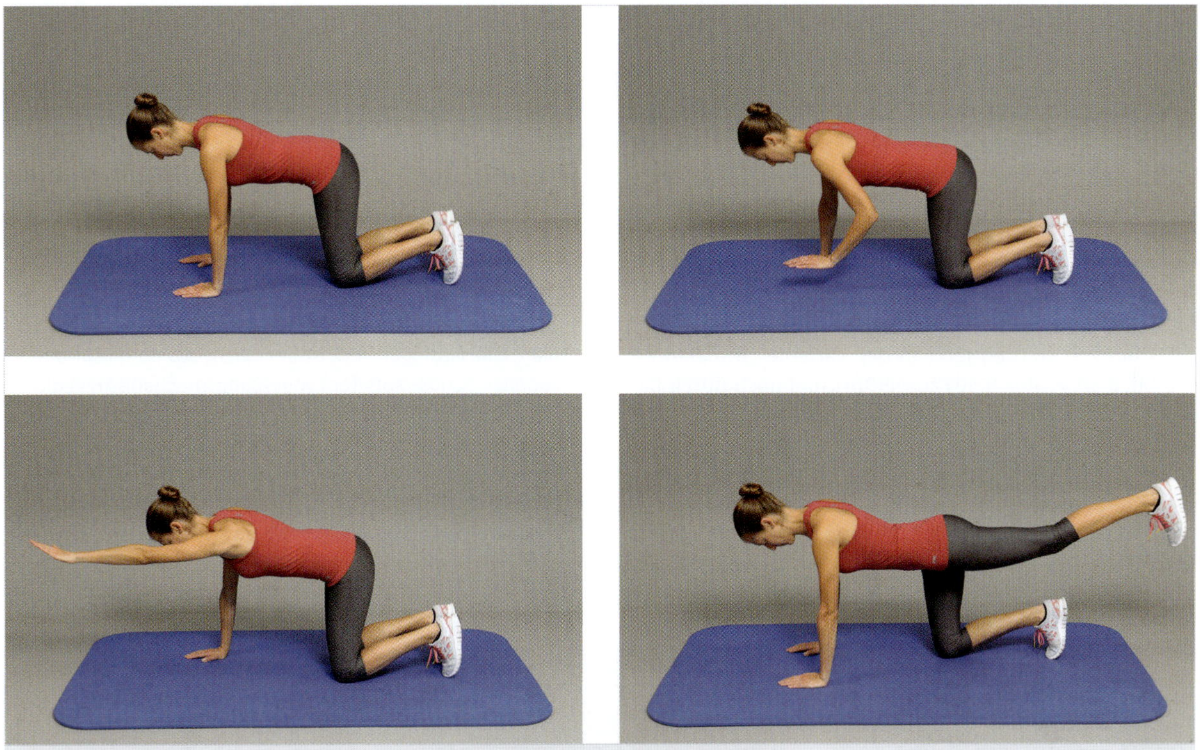

Abb. 8.34 Übung Arm-Bein abheben.

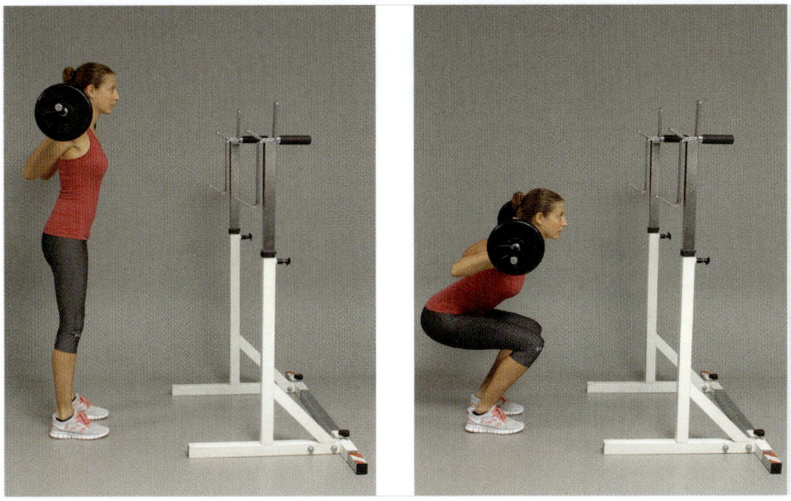

Abb. 8.35 Squat.

Aufgrund der allgemein unspezifischen und der individuell angepassten Reha ist nun der Zeitpunkt gegeben, um von der regionalen Extensionsstabilität zur totalen Extensionsstabilität zu wechseln (▶ Tab. 8.3, Karte 10). In dieser Rehaphase bekommen die Übungen jetzt einen funktionelleren Charakter. Deshalb sind sie so zu wählen, dass sie den bestmöglichen Transfer zu den Haltungen und Bewegungen beim Unihockey und den Aktivitätsbeeinträchtigungen von Marc haben.

Die Übungen Squat (▶ Abb. 8.35) und Good Morning (▶ Abb. 8.36) bilden in dieser Phase die Basis. Diese Übungen kann Marc mit den Belastungsvariablen der vorangegangenen Phase schnell und gut ausführen. Waiters Bow ist nun nicht mehr positiv und kann bis 80° Hüftflexion stabil und schmerzfrei ausgeführt werden, sodass die Übungen geändert und die Belastungen erhöht werden können. Marc notiert sich die Übungen selbstständig und die Trainingsprinzipien werden ihm erklärt. Zu diesem Zeitpunkt ist Marc für die konditionellen Einheiten wie das Lauftraining im Freien und das Ergometertraining wieder in das Mannschaftstraining integriert, wobei er ergänzend selbstständig das aktive Rehaprogramm durchführt.

Neu werden die Übungen Dead Lift (▶ Abb. 8.37) und Bend Over Barbell Row (▶ Abb. 8.38) ins Training integriert. Der Schwerpunkt dieser Übungen liegt immer noch auf der totalen Extensionsstabilität, bedeutet jedoch schon einen besseren Transfer zu den funktionellen Bewegungen und Haltungen im Unihockey.

Als nächster Schritt kommt zur totalen Extensionsstabilität die Rotationsstabilität hinzu (▶ Tab. 8.3, Karte 12). Die Übungen werden jetzt in der Variante „imbalanced" (▶ Abb. 8.39, ▶ Abb. 8.40) ausgeführt und noch durch Barbell Rotation Movement Upper Extremity (▶ Abb. 8.41) ergänzt.

Als Vorbereitung auf die sportartspezifischen Haltungen und Bewegungen beim Unihockey, insbesondere die von Marcs Verletzungsmechanismus (s. Kasten), werden noch Übungen integriert, die zuerst die Flexions-/Extensionsbewegung (▶ Abb. 8.8) und dann die Flexions-/Extensionsbewegung mit Rotationsstabilität trainieren (▶ Abb. 8.9; ▶ Tab. 8.3, Karte 13 u. 14). Mit diesen Übungen gelingt Marc nicht nur ein guter Transfer zu seinen funktionellen Bewegungen, er trainiert dabei auch direkt seine aktiv eingeschränkte Wirbelsäulenbeweglichkeit. Nach zwei Trainingseinheiten war dann auch die Aktivitätsbeeinträchtigung, also das Anziehen von Socken und Schuhen, kein Problem mehr.

Verletzungsmechanismus

Da beim Unihockey etwa zwei Drittel der Spieler wie Marc Linksausleger sind, ist bei einem aus dem Lauf gezogenen Schuss aufs Tor (Verletzungsmechanismus) die linke Hand unten am Stock und die rechte oben. Das bedingt einen Ausfallschritt mit dem rechten Bein nach vorn (lunge) in einer schnellen konzentrischen Rotationsbewegung des Rumpfes nach rechts bei nach vorn geneigtem Oberkörper in leichter lumbaler Flexion.

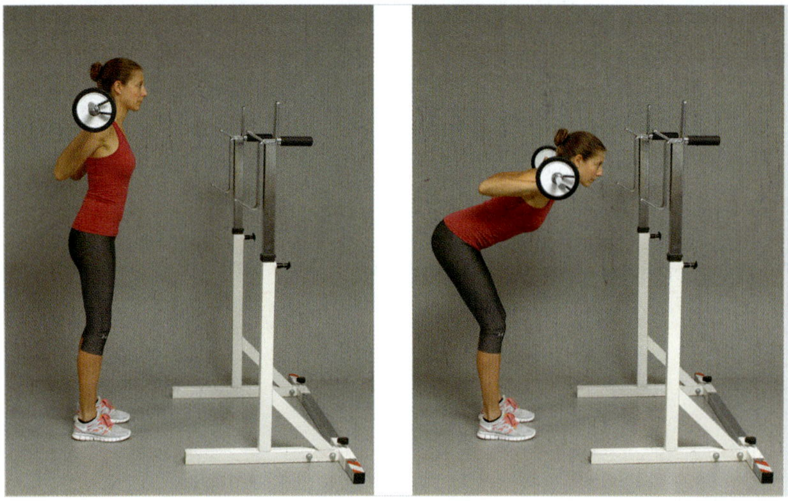

Abb. 8.36 Good Morning.

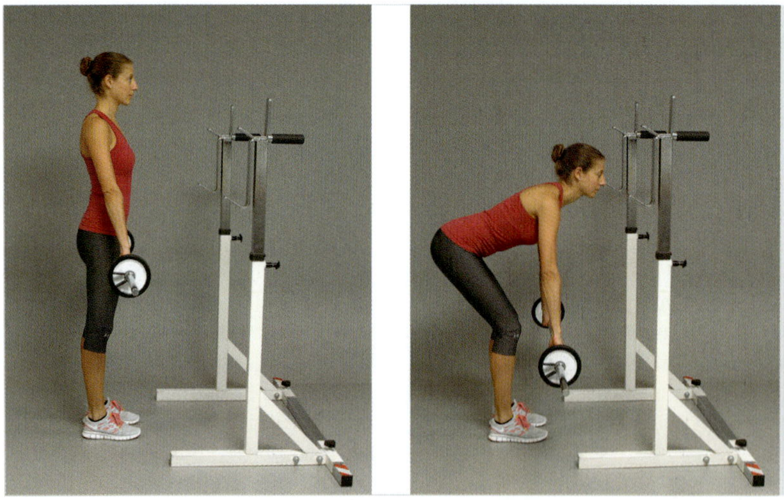

Abb. 8.37 Dead Lift.

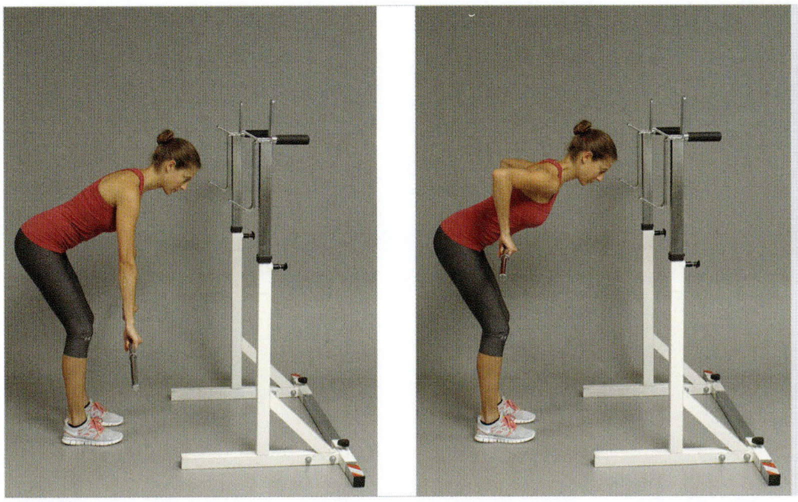

Abb. 8.38 Bend Over Barbell Row.

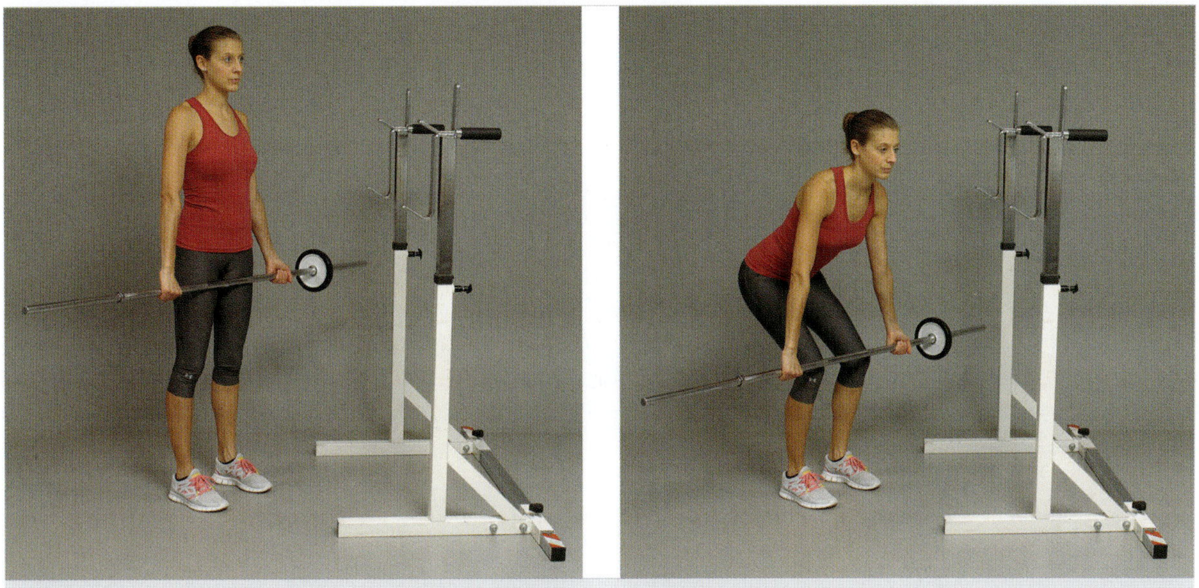

Abb. 8.39 Imbalanced Dead Lift.

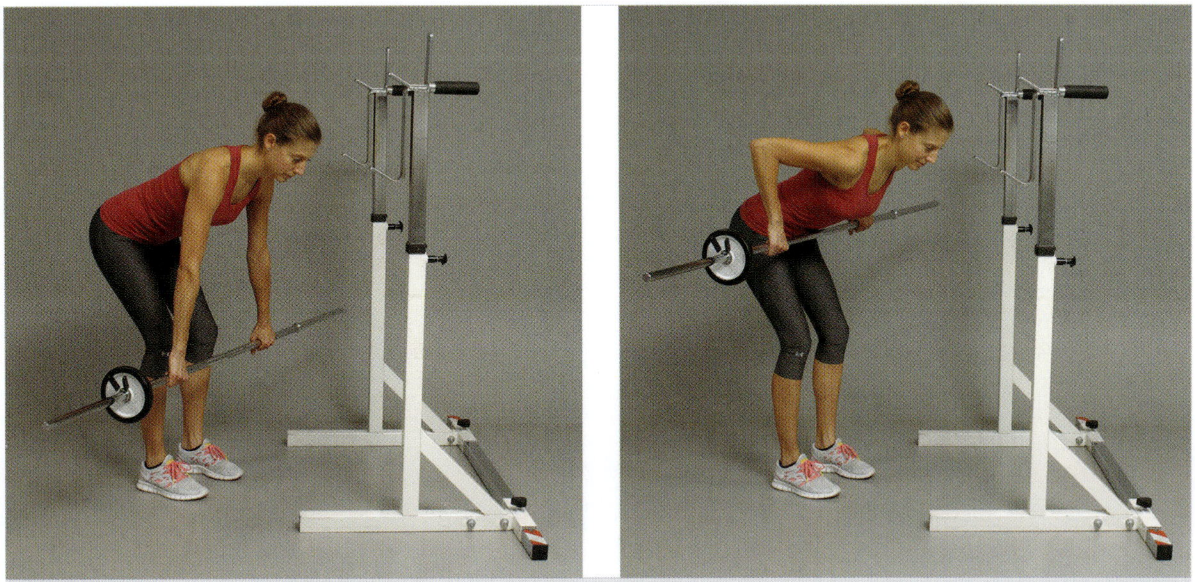

Abb. 8.40 Imbalanced Bend Over Barbell Row.

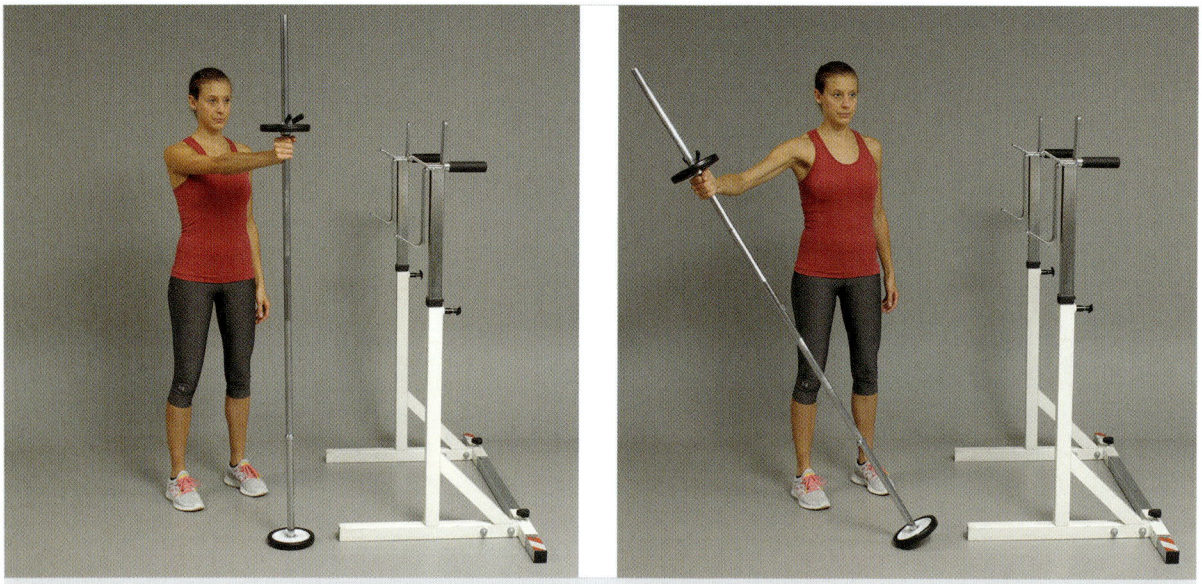

Abb. 8.41 Barbell Rotation Movement Upper Extremity.

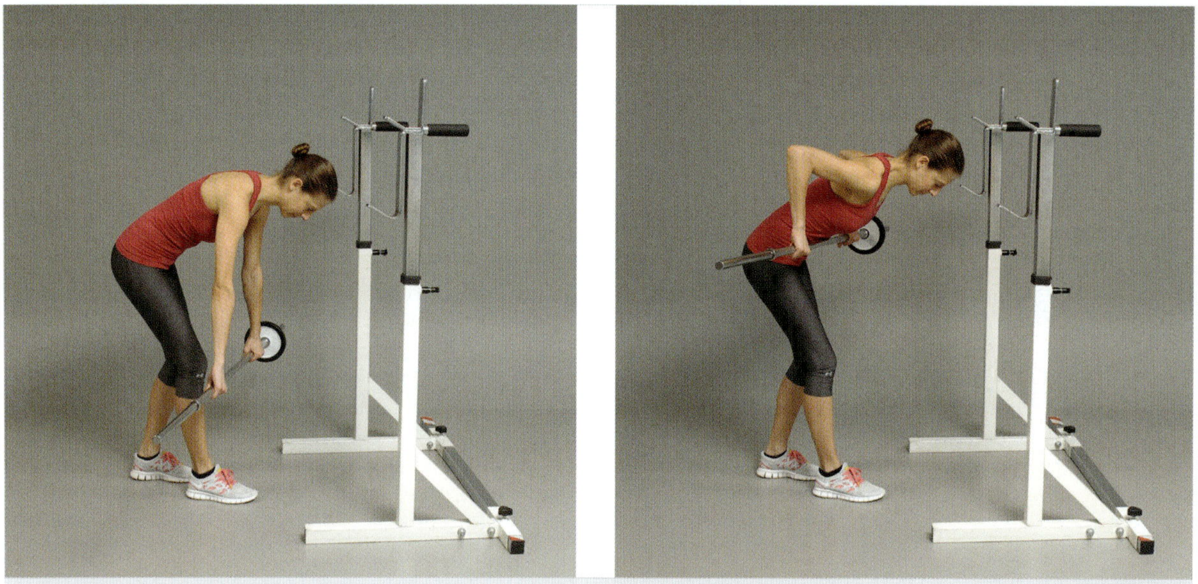

Abb. 8.42 Imbalanced Bend Over Barbell Row – Variation.

Die Übung Bend Over Barbell Row wird nun wie folgt verändert: leichte Schrittstellung (rechtes Bein vorn) in leichter lumbaler Flexion, „imbalanced“ mit dem Gewicht auf der rechten und linken Seite (▶ Abb. 8.42).

Anfangs werden alle Übungen in dieser Rehaphase mit der Rehamethode „koordinatives Krafttraining“ trainiert, d. h., das Gewicht hat nicht die optimale Overload. Die Wiederholungen liegen bei 15–20, sodass bei der 3. Übungsreihe die 20 Wiederholungen nicht oder gerade nicht zu erreichen sind. Anschließend erfolgt der Wechsel ins KRS 3 (Kap. 6).

Mit diesen Übungen wird nun die Belastbarkeit der Bindegewebsstrukturen so weit gesteigert, bis Marc im KRS 5 stabil ist. Im Verlauf wird das Programm noch durch Übungen mit totalen Flexions-Extensions-Rotationsbewegungen ergänzt (▶ Tab. 8.3, Karte 15); z. B. Roman Chair mit Flexions-Extensions-Rotation, ▶ Abb. 8.43). Ebenso wurde die funktionelle Übung in Bend-Over-Position von Barbell Row Imbalanced in Dumbbell Rotation rechts geändert (▶ Abb. 8.44).

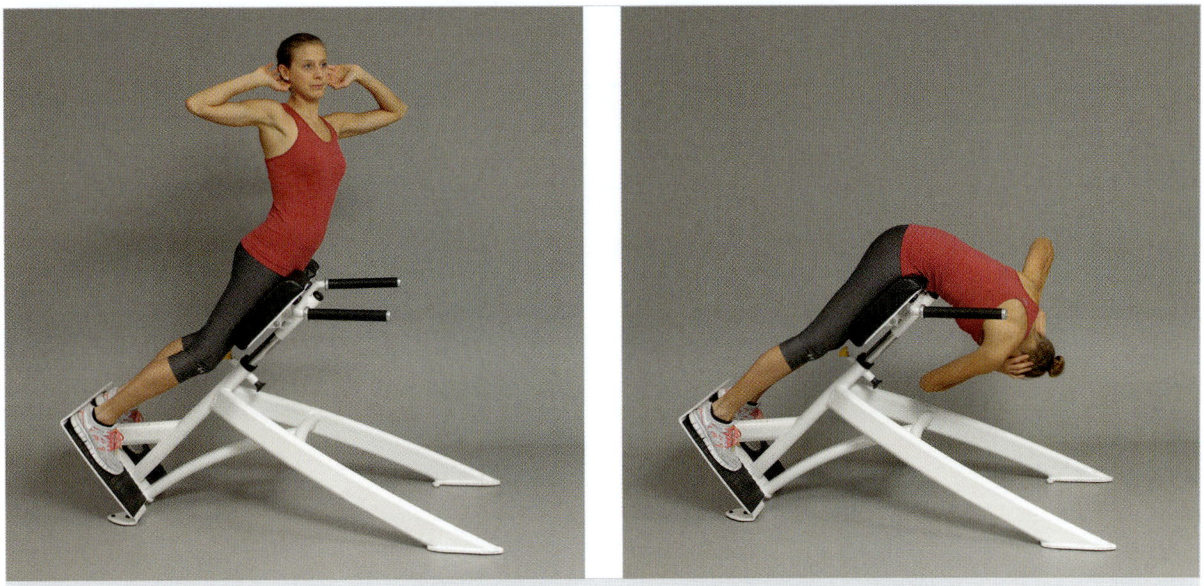

Abb. 8.43 Roman Chair mit Flexions-Extensions-Rotation.

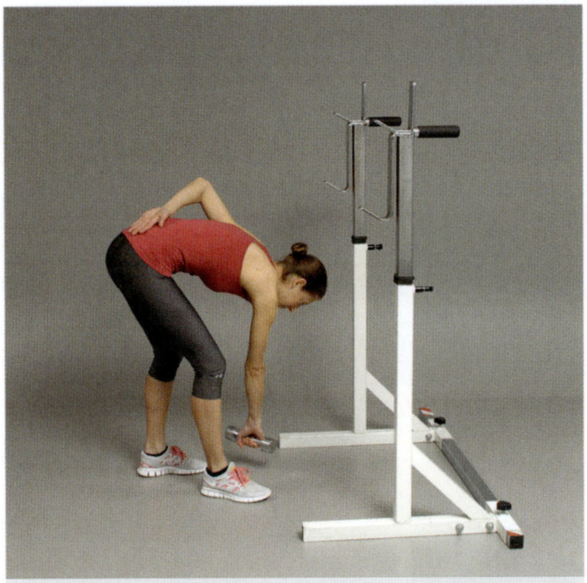

Abb. 8.44 Dumbbell Rotation in Bend-Over-Position. Variation.

Die letzte Phase der Rehabilitation

In der letzten Rehaphase liegt die Betonung der Übungen auf den funktionell-spezifischen dynamischen Wirbelsäulenbewegungen, die Bezug zu Marcs sportlichen Aktivitäten haben. Beim Unihockey handelt es sich um eine der schnellsten Mannschaftssportarten (Kratochil 2014), folglich sind schnelle dynamische Bewegungen aus der Wirbelsäule sehr wichtig, um zu einer optimalen Leistung im Spiel zu kommen.

Da Marc sich jetzt bezüglich der allgemein unspezifischen Reha (time based) in der Remodellierungsphase befindet, keine Schmerzen mehr hat, den vollen LWS-Bewegungsumfang zurückgewinnen konnte, keine Morgensteifigkeit mehr verspürt und mit seinen Übungen im KRS 5 stabil ist, sind die Vorgaben der individuell angepassten (criterion based) Reha für diese Wundheilungsphase erfüllt. Nun wird der Transfer nach rechts in der Krafttrainingspyramide vollzogen, um die sportartspezifischen Fähigkeiten zu trainieren.

Um die Belastbarkeit des Bindegewebes bei schnellen dynamischen Flexions-Extensions-Rotationsbewegungen mit Prestretch (DVZ allg.) zu verbessern, trainiert Marc Elemente aus dem Wurf-ABC (▶ Abb. 8.45, ▶ Abb. 8.46, ▶ Abb. 8.47, ▶ Abb. 8.48, ▶ Abb. 8.49). Seine Übungsabfolge wird folgendermaßen gewählt: Fußballeinwurf, Overhead Throw einarmig, Threequarter Throw, Sidearm Throw, Underhand Throw. Marc führt die einarmigen Würfe mit links und rechts aus, wobei der Schwerpunkt auf der linken Seite liegt. Da er Linksausleger ist, entspricht dies mehr der funktionellen Bewegung beim Schuss und auch dem Verletzungsmechanismus.

Um am Ende eine in etwa gleich hohe Bewegungsgeschwindigkeit wie beim Unihockey zu erreichen, wird das Ballgewicht von zu Beginn 4 kg kontinuierlich auf das Gewicht eines Volleyballs verringert. Damit steigt die Bewegungsgeschwindigkeit kontinuierlich an, was wiederum eine Belastbarkeitssteigerung der verletzten Bindegewebsstruktur zur Folge hat.

Bevor Marc wieder voll in das Mannschaftstraining integriert wird (return to sport), finden noch zwei Sitzungen statt, bei denen in der Komplexmethode (S. 348) trainiert wird. Das Training in der Komplexmethode bei Marc ist in ▶ Tab. 8.26 dargestellt.

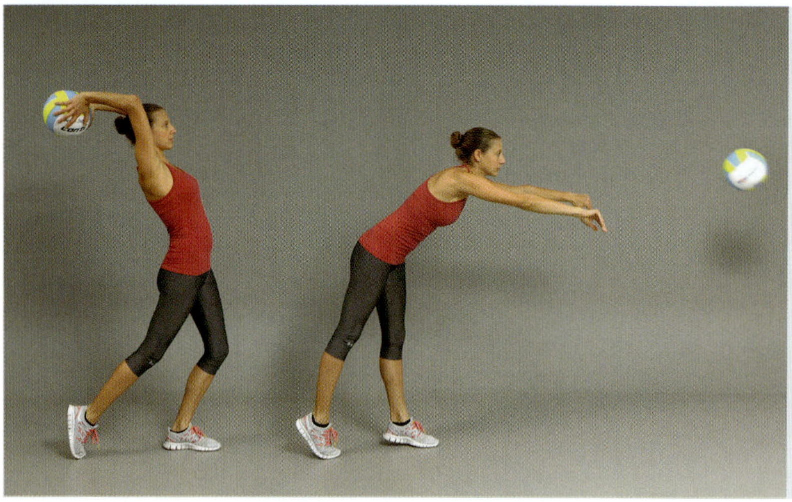

Abb. 8.45 Fußballeinwurf.

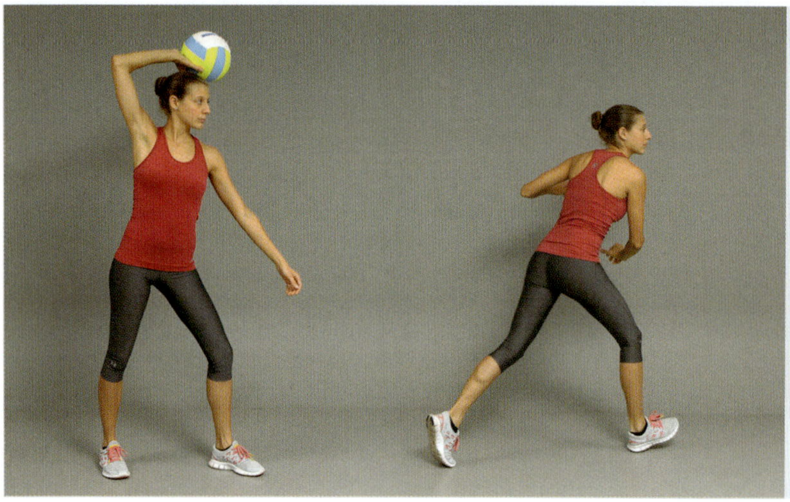

Abb. 8.46 Einarmiger Overhead Throw.

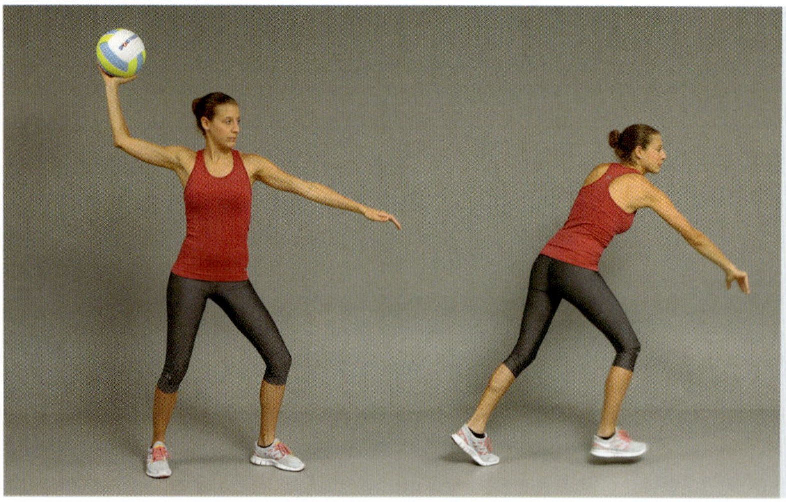

Abb. 8.47 Three Quarter Throw.

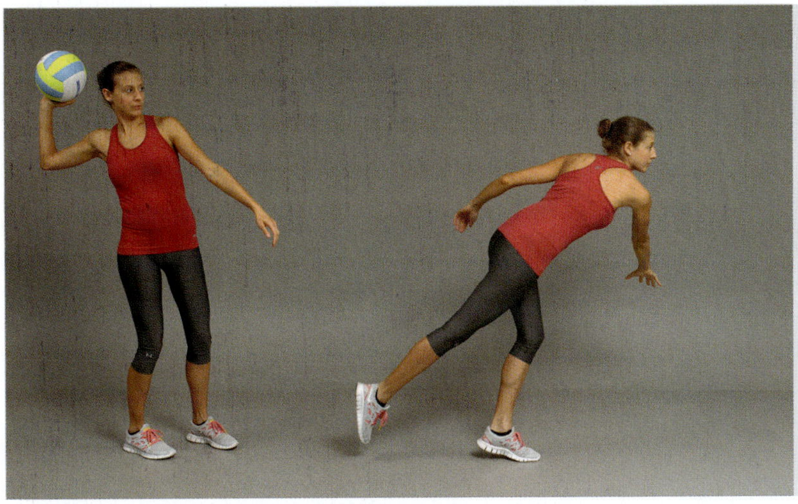

Abb. 8.48 Sidearm Throw.

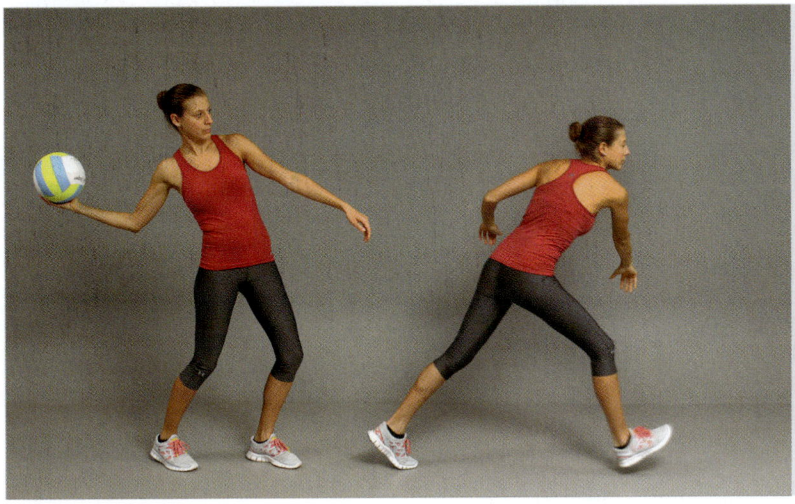

Abb. 8.49 Underhand Throw.

Tab. 8.26 Marcs Training in der Komplexmethode.

Übung	Rumpf	Intensität	Wiederholungen	Ausführung
allgemein	Barbell Row	90–95 %	2–3 (keine Ermüdung)	explosiv
vielseitig-zielgerichtet	Sidearm Throw (links)	2 kg	3–5 (keine Ermüdung)	explosiv
spezifisch	„gezogener" Schuss	Unihockey	2–3 aus Schrittfolge (keine Ermüdung)	explosiv

Komplexmethode

Um einen optimalen Transfer von einem allgemeinen zu einem spezifischen Training zu schaffen und um auch die Belastbarkeit zu überprüfen, wurde mit Marc in der Komplexmethode trainiert. Die Idee dabei ist, 2–3 Übungen zu einer chronologisch aufbauenden Serie in einer Trainingseinheit zu absolvieren (3–6 Serien). Eine Serie setzt sich aus einer allgemeinen Übung, einer vielseitig-zielgerichteten und einer spezifischen Übung zusammen. Die Qualität der Bewegungsabläufe dabei ist wichtig. Um dies zu erreichen, sollte während der Übungen keine Ermüdung aufkommen. Die Belastungsvariablen der jeweiligen Übungen sollten dafür entsprechend gewählt werden. Insbesondere muss die Serienpause so lange sein, dass eine vollständige Erholung stattfinden kann (6 min). Wenn die Qualität der Bewegungsausführungen nachlässt, wird das Training beendet (Bant et al. 2011).

8.3.4 Behandlungsergebnisse

Letztlich waren 13 Physiotherapiesitzungen erforderlich, um Marc nach 12 Wochen wieder im vollen Umfang in das Mannschaftstraining integrieren zu können (return to sport). Seine Erwartungen wurden somit erfüllt und es bleiben ihm noch 3 Wochen Zeit, um zur vollen Sportfähigkeit (return to play) zurückzukehren und beim ersten Meisterschaftsspiel auflaufen zu können.

Marc wurde tatsächlich im ersten Spiel im ersten und zweiten Drittel eingesetzt. Beim zweiten Spiel der Meisterschaft setzte ihn der Trainer bereits über die gesamte Spieldauer ein (return to competition). Marc war zu diesem Zeitpunkt nach seiner Verletzung in seiner physischen und psychischen Leistungsfähigkeit voll rehabilitiert.

8.3.5 Literatur

Bant HA, Haas HJ, Ophey M et al. Sportphysiotherapie. Stuttgart: Thieme; 2011.

Kratochil J, Nebe T. Floorball – Geschichte, Taktik, Training. Aachen: Meyer & Meyer; 2014.

Luomajoki H, Moseley GL. Tactile acuity and lumbopelvic motor control in patients with back pain and healthy controls. Br J Sports Med 2011; 45 (5): 437–440.

Luomajoki H, Kool J, de Bruin E et al. Movement control tests of the low back; evaluation of the difference between patients with low back pain and healthy controls. BMC Musculoskeletal Disorders 2008; 9(1): 170.

Meinberg D. Wettkampfanalyse Unihockey: Ermittlung von physiologischen Kenngrößen anhand einer Analyse des NLA Meisterschaftsspiels Floorball Köniz – Tigers. FH Eidgenössische Hochschule für Sport Magglingen. Dipl.-Arbeit Sportlehrer FH; 2006.

O'Sullivan P. Diagnosis and classification of chronic low backpain disorders: Maladaptive movement and motor control impairments as underlying mechanism. Man Ther 2005; 10: 242–255.

Westerhuis P, Wiesner R et al. Klinische Muster in der Manuellen Therapie; 2011.

8.4 Fall 4: Unternehmerin mit spezifischen Rückenschmerzen – postoperative Rehabilitation nach einer Wirbelsäulenoperation

Guido Perrot

8.4.1 Einleitung

Die Frage, wie rasch und wie weit körperliche Aktivitäten nach einer Wirbelsäulenoperation wiederaufgenommen werden können, steht im Zentrum der physiotherapeutischen Nachbehandlung. Der konkrete postoperative Übungs- und Trainingsaufbau wird unter den betreuenden (Haus-)Ärzten und Physiotherapeuten oft kontrovers diskutiert.

Die Unsicherheit der Empfehlungen zur postoperativen körperlichen Belastung ist ein zentrales Thema in der Nachsorgeberatung (McGregor et al. 2010). In einer Umfrage unter Patienten nach Wirbelsäulenoperationen wurde bemängelt, dass zu wenig auf Trainingsdetails eingegangen würde (Empfehlungen zur Art, Häufigkeit, Intensität und Dauer). In der Tat existieren hierzu kaum wissenschaftlich fundierte Detailinformationen. Es liegt eine Leitlinie der AWMF (Arbeitsgemeinschaft der Wissenschaftlichen Medizinischen Fachgesellschaften e. V.) aus dem Jahr 2005 zur Rehabilitation nach BWS- und LWS-Verletzungen vor. Die hierbei recherchierten 41 Literaturstellen zur posttraumatischen und postoperativen Behandlung repräsentieren eine große Bandbreite an Empfehlungen und verschiedenen Zeitangaben. Sie sind jedoch meist ohne wissenschaftliche Begründung und basieren überwiegend auf Expertenmeinungen (Netzer et al. 2009).

Neuere Untersuchungen zeigen, dass noch am Operationstag mit dem Training (Isometrie, PNF aus stabiler Seitenlage) begonnen werden kann. Ein Beginn der Mobilisierung bereits 2 Stunden nach einer Mikrodiskektomie (Ersteingriff/Einlevel) führte zu einer signifikant schnelleren Selbstständigkeit und Rückkehr des Patienten ins Arbeitsleben (Newsome et al. 2009). Isometrisches Muskeltraining der Lendenstreckmuskulatur nach Diskektomie erbrachte eine signifikant verbesserte Muskelkraft und eine raschere Rückkehr in das Arbeitsleben (Choi et al. 2006). Progressive Widerstandsübungen und Wassergymnastik (backward locomotion exercise) konnten ebenfalls gegenüber Vergleichsgruppen einen positiven Effekt nachweisen (Kim et al. 2010a). In einem Cochrane Review wurden 14 einschlägige Studien (Publikationen bis 2007) in die Analyse eingeschlossen, 7 von hoher Qualität. Résumé: Trainingsprogramme, die 4–6 Wochen nach der Operation beginnen, führen – im Vergleich zu keiner Behandlung – zu einer signifikanten Verbesserung der Schmerzsituation und der Leistungsfähigkeit (Ostelo et al. 2009, Danielsen et al. 2000). Durch ein intensiveres Training kann dieser Effekt noch mal potenziert werden (Filiz et al. 2005). Beim Trainingsbeginn 2 Wochen nach lumbaler Diskektomie ergab sich ein besseres Outcome gegenüber einem Beginn 6 Wochen postoperativ. Dies ließ sich auch noch 12 Monate nach dem operativen Eingriff verifizieren. In keiner der Studien zeigte sich durch das aktive Nachbehandlungs- und Trainingsregime eine Steigerung der Reoperationsrate nach einem Ersteingriff an der Bandscheibe (Danielsen et al. 2000, Millisdotter et al. 2007).

Übungsprogramme führen zu einem besseren Ergebnis, wenn die Intensität höher ist. Heimprogramme können ähnlich erfolgreich sein wie überwachte Programme (Diemer 2011). Folgt man dieser Leitlinie, so kann der klassische Aufbau innerhalb der Trainingstherapie empfohlen werden. Dementsprechend werden in der Proliferationsphase eher koordinative Trainingsmethoden bevorzugt (Lumajoki et al. 2008, Hides et al. 2001). In der Remodellierungsphase wird progressiv gesteigert und Krafttrainingsmethoden gewinnen an Bedeutung. Ein progressiver Belastungsaufbau ist möglich, wenn er den biomechanischen Gesetzmäßigkeiten entsprechend angeleitet wird (kurzer – langer Lastarm; Herbert et al. 2010, Kim et al. 2010b, Flanagen et al. 2010).

Eine aktive Rehabilitation mittels gestaffelter Übungen verringert Schmerzen und steigert die Alltagsaktivitäten (Arbeit, Hobby, Sport; van Middelkoop et al. 2010). Leider konnte in der Studie nicht klar dargestellt werden, welche Übungen bzw. Übungskonzepte effektiver und deshalb zu bevorzugen sind.

Das folgende Fallbeispiel beschreibt einen Konzeptvorschlag mit konkreten Angaben für die aktive Rehabilitation von Patienten nach einer Bandscheibenoperation. Mit den „Rückenkarten“ wird das Prinzip der gestaffelten Aktivität (graded activity) umgesetzt. Die mechanische Belastung wird dabei stufenweise erhöht. Man unterscheidet 5 aufeinander aufbauende Rehabilitationsstufen: von lokaler segmentaler Stabilisierung bis hin zur funktionellen Bewegung. Jede Rehastufe kennt unterschiedliche Rückenkarten. Die Rückenkarten und Reha-/Trainingsmethoden sind so aufgebaut, dass die Reha von allgemein nach vielseitig zielgerichtet und spezifisch verläuft.

Jede Rehastufe bereitet den Patienten auf unterschiedliche Belastungsebenen vor. Die letzte Stufe ist die funktionelle Bewegung oder das „Training auf der Partizipationsebene“. Beweglichkeit, Koordination und Kraft werden dabei schrittweise und systematisch unter folgenden Prinzipien aufgebaut:

- Die Rehabilitation verläuft von „statisch“ nach „dynamisch“.
- Die Rehabilitation verläuft von „allgemein“ über „vielseitig zielgerichtet“ nach „spezifisch“.
- Die Rehabilitation verläuft von „stabilisierend“ nach „mobilisierend“.
- Die Rehabilitation verläuft von „Haltung“ nach „Muskulatur“ nach „Bewegungen“.
- Die Rehabilitation verläuft von „lokal“ nach „regional“ nach „total“ nach „funktionell“.

8.4.2 Vorgeschichte und Anamnese

Mathilda Cézanne ist eine 28-jährige IT-Unternehmerin. Sie leidet seit einigen Wochen und Monaten unter einer starken Lumboischialgie rechts. Der Hausarzt überweist die Patientin in ein Zentrum für Wirbelsäulenchirurgie. Der schriftlichen Überweisung kann Folgendes entnommen werden: Lumboischialgie rechts ohne vorheriges Trauma; seit 8 Tagen Kribbelgefühle glutäal rechts, und das Gefühl, die Blase nicht vollständig entleeren zu können; Schmerzen und Kribbeln am Oberschenkel dorsal rechts bis zum Knie; seither persistierend seltsames Gefühl glutäal rechts; Miktion und Stuhlgang unauffällig.

Klinischer Untersuchungsbefund im Wirbelsäulenzentrum

Zu diesem Zeitpunkt wurden keine motorischen Ausfälle festgestellt. Der Untersucher notiert Schmerzen ausgehend von tief glutäal zum dorsalen Oberschenkel. Das Lasègue-Zeichen ist ab 35° positiv. Im MRT der LWS zeigt sich eine Wurzelkompression S 1, welche mit der berichteten Symptomatik vereinbar ist.

Aufgrund der erhobenen Befunde wird eine konservative Behandlung mit entzündungshemmenden und schmerzstillenden Medikamenten vorgeschlagen (NSAID).

Verlauf

Die Beschwerden nehmen unter der konservativen Therapie eher zu. Mittlerweile ist zusätzlich auch eine Hypersensibilität am lateralen Fußrand aufgetreten. Da die Beschwerden trotz ausgebauter konservativer Therapie zunehmen und die Patientin einen sehr hohen Leidensdruck verspürt, wird die Möglichkeit einer elektiven Operation mit ihr diskutiert. Mathilda ist damit einverstanden. Geplant ist eine mikrochirurgische Fenestration und Sequestrektomie L 5/S 1 rechts mit Foramino- und Rezessotomie S 1 rechts. Die Zunahme der neurologischen Problematik stellt eine ausreichende Indikation für den Eingriff dar (Krämer et al. 2005).

Nach Barth et al. (2009) kann die Indikation bei folgender klinischer Symptomatik gestellt werden:

- symptomatische Diskushernie
- relevante Beinschmerzen und/oder positive Neurologie
- keine Instabilität oder Stenose bzw. schwere allgemeine Degeneration.

8

Selbstverständlich stellen diese klinischen Zeichen keine absolute Operationsindikation dar. Die konservative Therapie ist gerade bei diesem Beschwerdebild auf lange Sicht eine gleichwertige Alternative (Follow-up > 1 Jahr).

Der Vorteil der operativen Versorgung liegt in der schnelleren Schmerzreduktion und früheren Funktionswiederherstellung (▶ Tab. 8.27; Schoenfeld et al. 2010).

Tab. 8.27 Nachbehandlungsschema nach mikrochirurgischer Fenestration und Sequestrierung L 5/S 1.

Zeit	Wundheilungsphase	Rehabilitations- und Trainingsstufen	Rehabilitations- und Trainingsmethoden	ESP Rückenkarten
ab Operationstag	Entzündungsphase	Rehabilitation allgemein	**Beweglichkeit** schnelle elastische Deformation Fußregion **Koordination** kortikale Fußregion **Kraft** nicht möglich **Ausdauer** Walking	lokale Stabilität (Karte 1–4)
ab 3. postoperativem Tag bis 4 Wochen	Entzündungsphase Proliferation Produktionsphase	Rehabilitation allgemein	**Beweglichkeit** schnelle/ langsame elastische Deformation, lineare Region **Koordination** kortikale Fußregion kortikale lineare Region Hirnstamm **Kraft** Rehabilitation: KRS 2–3 Training: extensive und intensive Kraftausdauer extensive Wiederholungsmethode intensive Wiederholungsmethode I und II Schnellkraft **Ausdauer** Walking Brisk Walking	lokale Stabilität (Karte 1–4) regionale Stabilität (Karte 5–9) totale Stabilität (Karte 10–12)
ab 4 Wochen nach der Operation	Remodellierung Umbauphase	Rehabilitation/ Training vielseitig zielgerichtet	**Beweglichkeit** langsam elastische Deformation/plastische Deformation/Strain Rate Dependance Fußregion **Koordination** Hirnstamm spinale Fußregion spinale lineare Region **Kraft** Rehabilitation: KRS 2–3–4 5–6–7 Training: extensive und intensive Kraftausdauer extensive Wiederholungsmethode intensive Wiederholungsmethode I und II Schnellkraft **Ausdauer** Brisk Walking Dauerlauf 1 Dauerlauf 2 Dauerlauf 3	totale Stabilität (Karte 10–12) totale Bewegung (Karte 13–15)

Tab. 8.27 Fortsetzung

Zeit	Wundheilungsphase	Rehabilitations- und Trainingsstufen	Rehabilitations- und Trainingsmethoden	ESP Rückenkarten
ab 3 Monaten nach der Operation	Maturationsphase	Training spezifisch	**Beweglichkeit** Strain Rate Dependance, lineare Region, spezifisches Training **Koordination** spinale lineare Region spezifisches Training Agility-Training Shaping **Kraft** Rehabilitation: KRS 5–6–7 Training: intensive Wiederholungsmethode I und II Schnellkraft konzentrisch beschleunigen exzentrisch bremsen Prestretch Plyometrie **Ausdauer** Dauerlauf 3 Tempodauerlauf im Intervall Tempodauerlauf konstant	funktionelle Bewegung (Haltung) (Karte 16–18)

Auszug aus dem Operationsbericht

Hautschnitt; Durchtrennung der Fascia thoracolumbalis. Ablösen der Muskulatur subperiostal (M. erector spinae) bis auf die Lamina L 5 und S 1. Zur Fenestration: Flavektomie. Das Facettengelenk L 5/S 1 wird medial bis zum Pedikel unterschnitten. Die Wurzel kann eindeutig identifiziert werden. Es wird rezessal und foraminal dekomprimiert, sodass ausreichende Platzverhältnisse bestehen, um die Wurzel zu medialisieren. Eine harte Diskushernie kommt zum Vorschein – mit weicheren akuten Anteilen. Diese wird nach Koagulation inzidiert und in ihrer Größe wesentlich reduziert, sodass die Wurzel S 1 frei verläuft; schichtweiser Wundverschluss; Readaption der Faszie; Subkutan- und Hautnaht.

Patientenmanagement

Der Stellenwert der Aufklärung des Patienten hat in den vergangenen Jahren enorm an Bedeutung gewonnen, bestehen doch eindeutige Zusammenhänge zwischen einer korrekten Aufklärung und dem Verlauf der Wundheilung, der Einstellung zu Schmerzen und der aktiven Therapie (Diemer 2011). Leider besteht die klassische Instruierung des Patienten häufig aus pauschalen Bewegungsverboten, wie zum Beispiel: „Sie dürfen nicht beugen oder rotieren“.

Interessanterweise fehlt für solche Verbote jegliche Evidenz. Nach McGregor et al.(2007) können Restriktionen folgendermaßen bewertet werden:

- Es gibt keine Evidenz für Restriktionen.
- Restriktionen werden inkonsistent ausgesprochen.
- Restriktionen entstehen häufig aus Unsicherheit (Patient und Therapeut).
- Die meisten Restriktionen sind nicht notwendig.
- Restriktionen verzögern die Genesung.

Nach der Operation wird Mathilda eine Physiotherapie empfohlen. Die physiotherapeutische Untersuchung führte zu den nachfolgend beschriebenen Ergebnissen.

Subjektive Untersuchung

Mathilda wurde vor 5 Tagen operiert. Die postoperativ persistierenden Ischialgien und Kribbelparästhesien im rechten Bein wurden mit Kortikoiden behandelt, die über einige Tage wieder ausgeschlichen wurden. Daraufhin verringerten sich die Ischialgien und Kribbelparästhesien.

Die Beschwerden gingen nach der Operation stark zurück (von NSR 8 auf NSR 2). Mathilda nimmt weiterhin schmerz- und entzündungshemmende Medikamente. Sie fühlt sich sehr müde und lebt zurzeit bei ihren Eltern. Sie macht isometrische Spannungsübungen und unternimmt leichte Spaziergänge mit ihrer Mutter.

Objektive Untersuchung

Mathilda ist 175 cm groß und wiegt 90 kg (BMI 28). Sie leidet unter spezifischen tiefen „nicht ernsthaften" Rückenschmerzen. Auf der NRS zeigt sie eine 2. Aus der Testbatterie von Luomajoki (2012) ergibt sich ein multidirektionales Muster. Der Patientin fällt es sehr schwer, die Lordose bei der Ausführung von Bewegungen aufrecht zu halten. Die passive physiotherapeutische Untersuchung zeigt schmerzbedingte Bewegungseinschränkungen in der LWS. Eine Analyse der problematischen Handlung bzw. funktionelle Demonstration ist aktuell wegen der Schmerzen, und weil die Patientin nur minutenweise sitzen darf, nicht exakt möglich. Die Patientin beschreibt, dass die Rückenbeschwerden längeres Sitzen (länger als 10 min) unmittelbar vor der Operation ohne starke Beschwerden nicht mehr zugelassen haben. Der aktivitätsorientierte Funktionstest ist zu diesem Zeitpunkt ebenfalls nicht möglich. Ihr Beruf fordert länger anhaltende Zeitabschnitte im Sitzen (mehr als zwei Stunden ohne Pause): Sitzen ist für die Berufsausübung von Mathilda sehr wichtig.

Zu arbeiten ist aktuell leider nicht möglich, was Mathilda Angst macht. Sie hat einen eigenen Betrieb. Sie liebt es zu kochen und jede Woche besucht sie einen Gourmet-Kochclub. Darauf muss sie jetzt leider verzichten. Die Beschreibung ihrer täglichen (In-)Aktivität lässt an eine Dekonditionierung denken. In den letzten Tagen hatte sie nicht mehr das Gefühl, die Blase nicht ganz entleeren zu können.

Mathildas Bearbeitung des QBPDS zeigt ▶ Tab. 8.28.

Tab. 8.28 QBPDS für Mathilda: „Wie viel Mühe bereitet es Ihnen heute, die folgenden Aktivitäten aufgrund ihrer Rückenschmerzen auszuführen?"

Aktivität	keine Mühe	etwas Mühe	einige Mühe	viel Mühe	sehr viel Mühe	nicht möglich
1 Aufstehen aus dem Bett	( )	( )	(x)	( )	( )	( )
2 die ganze Nacht durchschlafen	( )	(x)	( )	( )	( )	( )
3 Umdrehen im Bett	( )	(x)	( )	( )	( )	( )
4 Auto fahren	( )	( )	( )	( )	( )	(x)
5 20–30 min stehen	( )	(x)	( )	( )	( )	( )
6 einige Stunden in einem Stuhl sitzen	( )	( )	( )	( )	( )	(x)
7 Treppenlaufen	( )	( )	( )	( )	(x)	( )
8 kurze Strecke gehen (300–400 m)	( )	( )	( )	(x)	( )	( )
9 einige km gehen	( )	( )	( )	( )	( )	(x)
10 etwas aus der Höhe greifen	( )	(x)	( )	( )	( )	( )
11 Ballwerfen	( )	( )	( )	( )	( )	(x)
12 eine kurze Strecke sprinten (100 m)	( )	( )	( )	( )	( )	(x)
13 etwas aus einem Badunterschrank/ tiefen Regal nehmen	( )	( )	( )	(x)	( )	( )
14 Bettenmachen	( )	( )	( )	( )	(x)	( )
15 Sockenanziehen	( )	( )	( )	( )	( )	(x)
16 Runterbeugen, Putzen	( )	( )	( )	( )	( )	(x)
17 einen Stuhl verstellen	( )	( )	( )	( )	( )	(x)
18 eine schwere Türe öffnen bzw. schließen	( )	( )	( )	( )	( )	(x)
19 2 Einkaufstüten tragen	( )	( )	( )	( )	( )	(x)
20 einen schweren Koffer tragen	( )	( )	( )	( )	( )	(x)

8.4.3 Tag 8 postoperativ

Deutliche Einschränkung im Alltag. Vor allem Aktivitäten mit Extensions- und Rotationsstabilität, Flexion/Extension und Rotationsbewegungen der Wirbelsäule bereiten große Probleme. Dies stimmt mit der Testbatterie von Luomajoki (2012) überein (multidirektionales Muster). Die eingeschränkten Aktivitäten, welche Mathilda am meisten stören, sind das Sitzen, Schuhe- und Sockenanziehen sowie das Heben schwerer Lasten.

Spezifische Tests

Die postoperativen Untersuchungen und Funktionstests zeigen keine motorischen Auffälligkeiten, aber deutliche Bewegungseinschränkungen der LWS. Die präoperativ beschriebene Hyposensibilität ist immer noch leicht vorhanden. Das Gangbild ist unauffällig.

Die Beurteilung nach ICF zeigt ▶ Abb. 8.50.

Erwartungen und Ziele der Patientin

Mathilda ist sehr zufrieden mit dem Behandlungserfolg und kann sich gut vorstellen, wieder einige Wochenstunden zu arbeiten. Der verantwortliche Arzt hat in Aussicht gestellt, dass sie frühestens in vier Wochen mit Teilzeitarbeit beginnen kann. Außerdem möchte sie „sportlicher" werden und „Bewegung" besser in ihren Alltag integrieren. Freundinnen von Mathilda gehen mehrmals wöchentlich spazieren oder betreiben Nordic Walking. Sie überlegt, ob sie sich dieser Gruppe anschließen will.

Strukturanalyse/Hypothese

In diesem Fall ist eine klare Strukturdiagnose/-analyse möglich (s. Kasten „Auszug aus dem Operationsbericht"). Im Zentrum der physiotherapeutischen Nachbehandlung steht die operierte Bandscheibe.

Die Angaben in ▶ Tab. 8.29 zu den Wundheilungsphasen verschiedener Strukturen des Bewegungsapparates bilden die Grundlage für die Erstellung einer Leitlinie zur aktiven Rehabilitation.

Prognose

Bei einem weiterhin optimalen Nachbehandlungsverlauf können die Vorgaben des Behandlungsschemas eingehalten werden. Es bleiben 2–3 Wochen Zeit, um die Patienten auf ihre Alltags- bzw. berufliche Aktivität vorzubereiten. Aufgrund der Strukturanalyse und dem aktuellen Befund bezüglich der Funktionen und Einschränkungen in den Aktivitäten erscheint das zu erreichende Ziel bezüglich der allgemein unspezifischen Reha (time based) realistisch. Es kann von einem normalen Verlauf ausgegangen werden, da Aktivitäten und Partizipation schrittweise zunehmen.

Tab. 8.29 Wundheilungsphasen verschiedener Strukturen.

Verletzte Struktur	Entzündungsphase	Proliferationsphase	Remodellierungs- oder Umbauphase
Bandscheibe	0–5 Tage	2–28 Tage	600 Tage
Kapsel (Membrana fibrosa)	0–5 Tage	2–21 Tage	21–300 (–500) Tage
Kapsel (Membrana synovialis)	0–5 Tage	2–21 Tage	21 Tage – 5 (– 7) Monate
Ligament	0–5 Tage	21–42 Tage	21/42–300 (–500) Tage

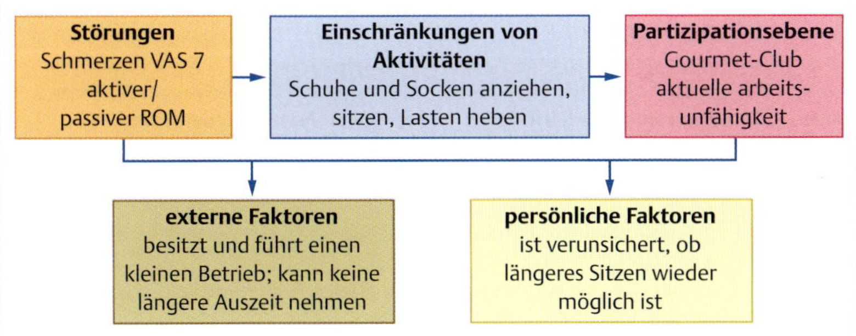

Abb. 8.50 Beurteilung von Mathilda nach ICF.

Rehastrategie und Nachbehandlungsschema

Aufgrund der Wundheilungsphasen und der Zielvorgabe der Patientin steht die lokale bzw. regionale Stabilität der (Lenden-)Wirbelsäule ganz oben auf der Liste der priorisierten Aufgaben der Nachbehandlung. Neben der Wiederherstellung der vollen Beweglichkeit sind die Korrektur belastender bzw. falscher (Sitz-)Haltungen und Bewegungsabläufe sowie die gestaffelte Aktivität und Belastungssteigerung die Schwerpunkte im Behandlungsaufbau. Der gezielte und gestaffelte Aufbau der aeroben Grundlage soll in das Behandlungskonzept einbezogen werden. Im Mittelpunkt steht aufgrund der Wundheilungskriterien die motorische Grundeigenschaft Koordination. Die damit verbundenen unterschiedlichen Rehamethoden bilden die Basis für das anschließende gezielte Krafttraining in der Reha (KRS 2–4) und im Trainingsaufbau (extensive Kraftausdauer, intensive Kraftausdauer, extensive Wiederholungsmethode; Kap. 6). Somit nehmen die Belastbarkeit der verletzten Bindegewebestrukturen und der kinematischen Kette sowie die Regenerationsfähigkeit kontinuierlich zu (Kap. 7).

Um das Endziel der Reha von Mathilda möglichst konkret zu definieren, bedient man sich der Analysekarten der Wirbelsäule aus ▶Tab. 8.30, ▶Tab. 8.31 und ▶Tab. 8.32.

Tab. 8.30 Analysekarte der Wirbelsäule auf der Partizipationsebene.

Analyse der personenbezogenen Faktoren
Ebene des Individuums: □ ADL ☒ Arbeit □ Hobby □ Sport
Einflüsse von Merkmalen der Person:
□ Geschlecht □ Alter □ andere Gesundheitsprobleme □ Fitness □ Lebensstil □ Bildung
Information: Die 28-jährige Mathilda Cézanne hat neben ihrem Rückenleiden keine weiteren Gesundheitsprobleme. Neben der Arbeit geht sie einmal in der Woche in den Koch-Club. Mathilda raucht gelegentlich und trinkt täglich Alkohol. Sie lebt alleine in einer Eigentumswohnung (mit Lift) und arbeitet mehr als 100 % in ihrer eigenen Firma.
Analyse der Umweltfaktoren
Ebene des Individuums: □ ADL ☒ Arbeit □ Hobby □ Sport
Materielle Gegebenheiten: Laut Daten der deutschen Bundesanstalt für Arbeitsschutz und Arbeitsmedizin sitzen Büroangestellte in ihrem Berufsleben etwa 80 000 Stunden, wobei die vielen Stunden in der Freizeit nicht mitgerechnet sind. Daher können es schnell auch 10–14 Stunden pro Tag werden (Bundesanstalt für Arbeitsschutz und Arbeitsmedizin 2011). Die Belastung beim Sitzen bzw. bei der Bildschirmarbeit ist eng mit Bewegungsmangel verbunden. Langes Sitzen, bei dem die Sitzarbeit kaum durch andere Tätigkeiten unterbrochen wird, verlangt über längere Zeitabschnitte einseitige, statische Muskelarbeit und wird als Risikofaktor für Rückenschmerzen angesehen (Anderson 1991, Andersson et al.1974). Goepfert (2012) macht in seinem Mini-Review zur biomechanischen Belastung der Bandscheibe beim Sitzen folgende Angaben: „Es darf angenommen werden, dass die mechanische Belastung der Bandscheiben im Sitzen tatsächlich etwas kleiner ist als beim Stehen. Somit darf auch vermutet werden, dass der Hauptfaktor für mögliche Rückenschmerzen beim Sitzen nicht die Belastung in den Bandscheiben ist, sondern dass diese eine andere Ursache haben." Zudem ist sehr wenig über die Belastungen in den Facettengelenken bekannt (Rohlmann et al. 2001 u. 2011). Nicht zu vernachlässigen ist die Nährstoffversorgung der Bandscheiben, welche unter anderem durch kleine Bewegungen zwischen den einzelnen Wirbelkörpern unterstützt wird. Es darf angenommen werden, dass die Positionsänderungen beim Sitzen zwar nur einen minimalen Effekt auf die Belastung haben, sich jedoch vorteilhaft auf die Nährstoffversorgung der Bandscheiben auswirken (Rohlmann et al. 2001). Zusammenfassend erwähnt Goepfert: „Aus den Resultaten der zitierten Studien kann geschlossen werden, dass die mechanische Belastung der Wirbelsäule beim 'relaxed' Sitzen nicht größer ist als beim Stehen, eine Rückenlehne die Belastung reduziert, während muskuläre Aktivität der Rückenmuskulatur diese erhöht, und dass sich eine Variation der Sitz- und Arbeitsposition positiv auf die Nährstoffversorgung der Bandscheibe auswirken kann". Ob und wie sich Haltungsgewohnheiten im Alltag wirksam und gesundheitsfördernd ändern lassen, muss noch erforscht werden. Aus der gesichteten Literatur ergeben sich folgende allgemeinpräventiven Richtlinien: – Eine neutrale Sitzhaltung entlastet die Wirbelsäule auf Dauer mehr als eine endgradige Flexion (Kyphose, Rundrücken) oder Extension (Lordose, Hohlkreuz). Diese Neutralstellung variiert je nach Gewebeelastizität und Hebelarmen. – Man sollte eine dynamische Sitzhaltung mit viel Bewegungen der Wirbelsäule um den Mittelpunkt der Neutralstellung herum wählen, anstatt lange in derselben Position zu verharren (Fischer 2004).

Tab. 8.30 Fortsetzung

Analyse der personenbezogenen Faktoren
Twomey und Taylor (1994) beschreiben folgende Vorteile einer dynamischen Haltung: – Der Gelenkknorpel und der darunter liegende Knochen atrophieren und degenerieren bei Unbeweglichkeit, insbesondere unter Bedingungen konstanter Belastung. – Die anhaltende Belastung der Bandscheiben in einer unveränderten Position geht mit Schmerzen und Degeneration der Bandscheiben einher. – Bänder und Knorpel reagieren günstig auf Bewegung. – Bewegung ist eine Voraussetzung für den Flüssigkeits- und Nährstoffaustausch von Gelenken und Bandscheiben.
Körperliche Gegebenheiten: Inaktiv und dekonditioniert Fehlende oder ungenügende körperliche Aktivität wirkt sich bei (noch) Gesunden sowie bei chronisch oder akut Kranken gesundheitlich negativ aus. In der Leistungsphysiologie ist die Dekonditionierung als eine Verminderung der maximalen Sauerstoffaufnahme (VO_2max) oder einer aerobischen Fitness definiert. Die Dekonditionierung ist zudem mit Veränderungen an allen Systemen und Strukturen des Bewegungsapparates sowie des kardiopulmonalen Systems verbunden (z. B. ossäre Strukturen, Muskeln, Sehnen, Bandapparat, Ermüdbarkeitsniveau, propriozeptive und koordinative Funktionen sowie metabolische Veränderungen; Scascighini u. Verra 2012). In einem Zeitraum von 7 Jahren wurden 34 941 Patienten untersucht, die an einem standardisierten Analyseverfahren zur Untersuchung einer „analysegestützten medizinischen Trainingstherapie für die Wirbelsäule“ teilgenommen haben. Bei Eingangsuntersuchungen wurden auch Lebensqualitäts- und motorische Parameter mittels apparativer Messsysteme erhoben. Aus dieser Studie geht hervor, dass der zunehmende Grad der Dekonditionierung auch das „Wohlbefinden“, die „Schmerzintensität“ sowie die „Leistungsfähigkeit“ usw. negativ beeinflusst bzw. verschlechtert. Denner bezeichnet die muskuläre Dekonditionierung der Wirbelsäule als weitverbreitetes Phänomen und beschreibt, dass 48 % der Männer und 56 % der Frauen im therapiebedürftigen Stadium III bzw. IV betroffen sind. Fazit: Die muskuläre Dekonditionierung verursacht den Verlust der Stabilität der Wirbelsäule. Dadurch vergrößert sich das Risiko einer Rückenerkrankung ($p < 0{,}001$; Schifferdecker et al. 2003).
Ebene der Gesellschaft: ☐ ADL ☐ Arbeit ☒ Hobby ☐ Sport
Organisationen und Dienste: Keine Besonderheiten
Gesetze, Vorschriften, formelle und informelle Regeln, Einstellungen und Weltanschauungen: Mathilda ist privat versichert und hat eine Zusage für die Kostenübernahme der physiotherapeutischen Behandlungen für die nächsten 3 Monate bei 3-mal wöchentlicher Terminierung.

Tab. 8.31 Analysekarte der Wirbelsäule auf der Aktivitätsebene.

☐ ADL	☒ Arbeit	☐ Hobby	☒ Sport
Bewegungsmuster: Aktivitäten:	Bewegungsmuster: Aktivitäten: – Sitzen (vor dem Computer) – Stehen (vor dem Computer) – Gehen (Treppensteigen)	Bewegungsmuster: Aktivitäten: – Sitzen – Stehen (Kochherd)	Bewegungsmuster: Aktivitäten: – Brisk Walking

Tab. 8.32 Analysekarte der Wirbelsäule auf der Funktionsebene.

ADL	Arbeit	Hobby	Sport
Endziel Beweglichkeit	**Endziel Beweglichkeit**	**Endziel Beweglichkeit**	**Endziel Beweglichkeit**
Rehamethode: ☐	Rehamethode: ☒ spezifisches Training	Rehamethode: ☐	Rehamethode: ☐ spezifisches Training
Endziel Koordination	**Endziel Koordination**	**Endziel Koordination**	**Endziel Koordination**
Rehamethode: ☐	Rehamethode: ☒ spezifisches Training	Rehamethode: ☐	Rehamethode: ☐ Shaping
Endziel Kraft	**Endziel Kraft**	**Endziel Kraft**	**Endziel Kraft**
Rehamethode: ☐	Rehamethode: ☒ intensive Kraftausdauer (statisch und dynamisch)	Rehamethode: ☐	Rehamethode: ☐ intensive Kraftausdauer
Endziel Ausdauer	**Endziel Ausdauer**	**Endziel Ausdauer**	**Endziel Ausdauer**
Rehamethode: ☐	Rehamethode: ☒ aerobe Leistungsfähigkeit	Rehamethode: ☐	Rehamethode: ☐ aerobe Leistungsfähigkeit

8

Die Geschwindigkeit im Prozess der physiotherapeutischen Behandlung hängt vom schwächsten Glied in der Bewegungskette ab. Im Kontext der Wirbelsäulenrehabilitation nach einer Bandscheibenoperation befindet sich diese meist in der Wirbelsäule bzw. in der operierten Bandscheibe (Kap. 7.3).

Dabei gilt es, 4 allgemeine übergeordnete Ziele zu beachten:

- Entlastung der kompensatorisch überlasteten Strukturen
- Erhöhung der Belastbarkeit der betroffenen oder entlasteten Struktur
- Erhalt der Belastbarkeit in den übrigen Bewegungsketten
- Verbesserung der Selbstheilungskräfte.

Vor Behandlungsbeginn ist es sinnvoll, Behandlungsschwerpunkte bzw. Transferübungen und vorbereitende Übungen zu bestimmen. In der ▶Tab. 8.33 sind die Schwerpunkte fett dargestellt.

Bei Transferübungen wird die problematische Handlung des Patienten mit lumbalen Rückenschmerzen am besten simuliert. Die problematische Handlung ist aktuell das Sitzen.

Der nächste Schritt ist die Bestimmung der vorbereitenden Übungen. Diese Übungen gehen den Transferübungen voraus. Sie ermöglichen einen schrittweisen Anstieg der Belastung, sodass schließlich die Ausführung der Transferübungen wieder möglich wird. Für welche Übungen man sich schließlich entscheidet, hängt unter anderem vom Status praesens zum Zeitpunkt der Vorstellung in der Praxis ab sowie davon, in welcher Wundheilungsphase der Patient sich aktuell befindet. Zu Beginn der Proliferationsphase wählt man weniger intensive Übungen aus.

Die wichtigsten problematischen Handlungen sind das Sitzen, das Anziehen von Schuhen und Socken sowie das Heben von Lasten. Die in der Anamnese beschriebenen Probleme mit dem Beckenboden sind zum jetzigen Zeitpunkt nicht mehr vorhanden.

Behandlungsstrategie

Kurzfristige Ziele

Für Mathilda gibt es folgende kurzfristigen Behandlungsziele auf der Funktionsebene:

- Reduzierung der Entzündungsmediatoren und der damit verbundenen Symptome Rubor, Calor, Dolor und Tumor
- Verringerung der Reizung periartikulärer Strukturen
- Verbesserung der Koordination
- Verbesserung der Aktivität des lokalen Muskelsystems
- Verringerung der Aktivität des globalen Muskelsystems.

Tab. 8.33 Richtlinie Rehabilitation Wirbelsäule – Rückentraining mit den ESP-Rückenkarten.

Übungs- und Trainingsmethoden	Rehabilitationsstufen (Prinzip der gestaffelten Aktivität – Graded Activity)	ESP-Rückenkarten
allgemein	lokale Stabilität (intramuskuläre Koordination)	**Karte 1: lokale Flexionsstabilität**
		Karte 2: lokale Extensionsstabilität
		Karte 3: lokale laterale Stabilität
		Karte 4: lokale Beckenbodenstabilität
	regionale Stabilität (intermuskuläre Koordination)	**Karte 5: regionale Extensionsstabilität**
		Karte 6: regionale laterale Stabilität
		Karte 7: regionale Extensions-/Rotationsstabilität
		Karte 8: regionale Flexionsstabilität
		Karte 9: regionale Flexions-/Rotationsstabilität
vielseitig zielgerichtet	totale Stabilität	**Karte 10: totale Extensionsstabilität**
		Karte 11: totale laterale Stabilität
		Karte 12: totale Flexions-/Extensionsstabilität mit Rotationsstabilität
	totale Bewegung	**Karte 13. totale Flexions-/Extensionsbewegungen**
		Karte 14: totale Flexions-/Extensionsbewegungen mit Rotationsstabilität
		Karte 15: totale Flexions-/Extensionsbewegungen mit Rotationsbewegungen
spezifisch	funktionelle Bewegung (Handlung)	**Karte 16: funktionelle Übungen im Alltag**
		Karte 17: funktionelle Übungen bei der Arbeit
		Karte 18: funktionelle Übungen beim Sport

fett = Rückenkarten für Mathildas Rehaprogramm

Mittelfristige Ziele

Auf der Aktivitätsebene stehen anhand der QBPDS für Mathilda die folgenden mittelfristigen Ziele im Vordergrund: wieder gut sitzen, stehen, gehen und Treppe steigen können.

Langfristige Ziele

Auf der Partizipationsebene sind die Ziele: wieder optimal arbeiten zu können und jede Woche aktiv am Gourmet-Club teilzunehmen.

8.4.4 Behandlung und Rehabilitation

Rehastufe: lokale, regionale und totale Stabillität

Die ersten ambulanten Therapiesitzungen werden dazu genutzt, Übungen für die lokale und die regionale Stabilität einzuführen (Karte 1– 5, 7 und 8).

Die physiotherapeutische Behandlung beginnt am 8. postoperativen Tag. Mathilda befindet sich hier am Anfang der Proliferationsphase (Kap. Physiologie der Proliferationsphase u. Kap. Physiotherapie in der Proliferationsphase).

Gerade in dieser Phase der Wundheilung sind für die Bandscheibe strukturspezifische mechanische Reize durch aktive physiotherapeutische Interventionen notwendig: Wechsel von Druck und Entlastung für den Nukleus pulposus und Wechsel von Zug und Entlastung für den Anulus fibrosus. Dies wird durch das Training der lokalen, regionalen und totalen Stabilität erreicht.

Zur lokalen Stabilität s. Kap. 7.5.2, zur regionalen Kap. 7.5.3 und zur totalen Stabilität Kap. 7.5.4.

Die im Vordergrund stehende motorische Grundeigenschaft ist die Koordination. Zuerst werden die Übungen zur Koordination (Rehamethode kortikale Fußregion) mit folgenden Belastungsvariablen ausgeführt: Gewicht underload, 10–15 Wiederholungen, 2–3 Serien, 1-0-1 Rhythmus und eine Pause von 30–60 s. Dabei wird bei der Ausführung sorgfältig auf die objektiven und subjektiven Qualitätskriterien geachtet (Kap. 6).

Sobald Mathilda in dieser Methode stabilisiert ist, folgt das sogenannte „Tonustraining", wobei das Gewicht gleich bleibt, aber die Wiederholungen auf 15–20 gesteigert werden. Durch das Tonustraining ist der Schritt zum Krafttraining leichter umsetzbar. Die Übungen werden bei Ausgangsstellung, Dosierung und Bewegungsausmaß so angepasst, dass eine schmerzfreie Durchführung möglich ist.

Alle Übungen, welche Mathilda ausführt, haben zum Ziel, dass sie wieder optimal, also auch mit allen Nebenbewegungen, die bei ihrer sitzenden Tätigkeit gemacht werden, sitzen kann.

- Rehastufe: lokale Stabilität
  - Karte 1 – lokale Flexionsstabilität (▸ Abb. 8.20)
  - Karte 2 – lokale Extensionsstabilität (▸ Abb. 8.22)
  - Karte 3 – lokale laterale Stabilität (▸ Abb. 8.4)
  - Karte 4 – lokale Beckenbodenstabilität (▸ Abb. 8.18)
- Rehastufe: regionale Stabilität
  - Karte 5 – regionale Extensionsstabilität (High Sitting Military Press, ▸ Abb. 8.23; High Sitting Front Raises (▸ Abb. 8.6), High Sitting Good Morning (▸ Abb. 8.5)
  - Karte 7 – regionale Extensions-/Rotationsstabilität (Birddog, ▸ Abb. 8.34), Imbalanced Sitting Scaption Raises, ▸ Abb. 8.51)
  - Karte 8 – regionale Flexionsstabilität (▸ Abb. 8.52)
- Rehastufe: totale Stabilität
  - Karte 10 – totale Extensionsstabilität (Basic Squat, ▸ Abb. 8.53)
  - Karte 12 – totale Flexions-/Extensionsstabilität mit Rotationsstabilität (Roman Chair, ▸ Abb. 8.54; Barbell Rotation, ▸ Abb. 8.41).

Gemeinsam werden neue Bewegungen durchgeführt und besprochen. Für Mathilda ist es sehr wichtig, dass ihr die

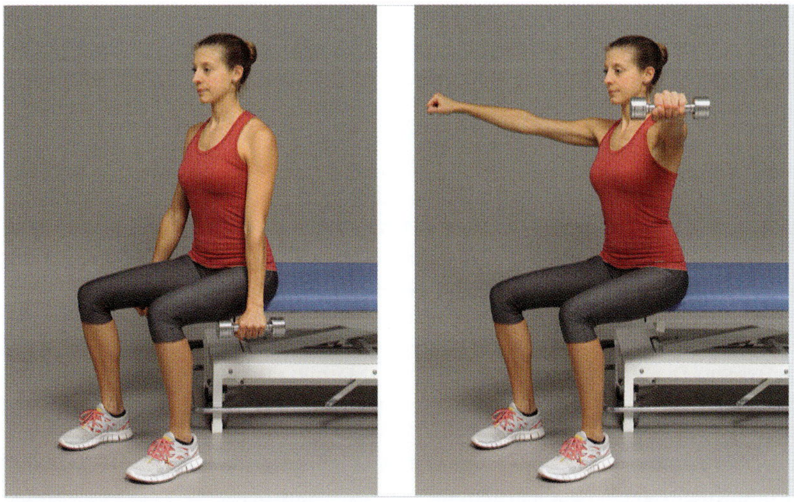

Abb. 8.51 Karte 7 – regionale Extensions-/Rotationsstabilität: Imbalanced Sitting Scaption Raises.

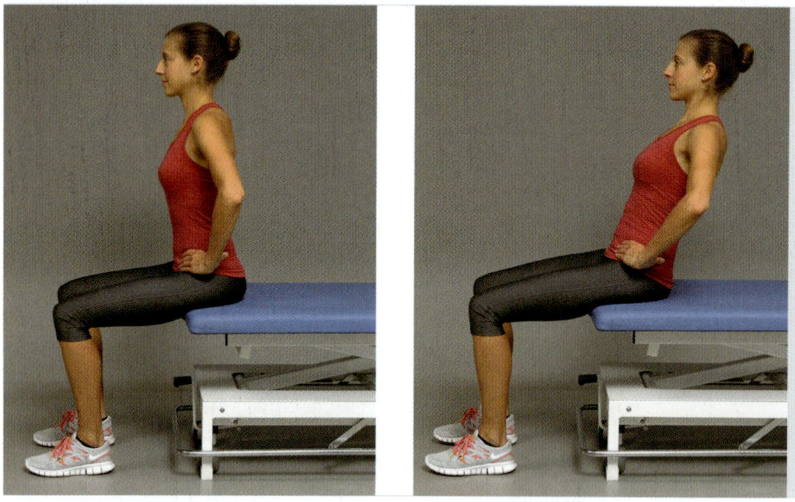

Abb. 8.52 Karte 8 – regionale Flexionsstabilität.

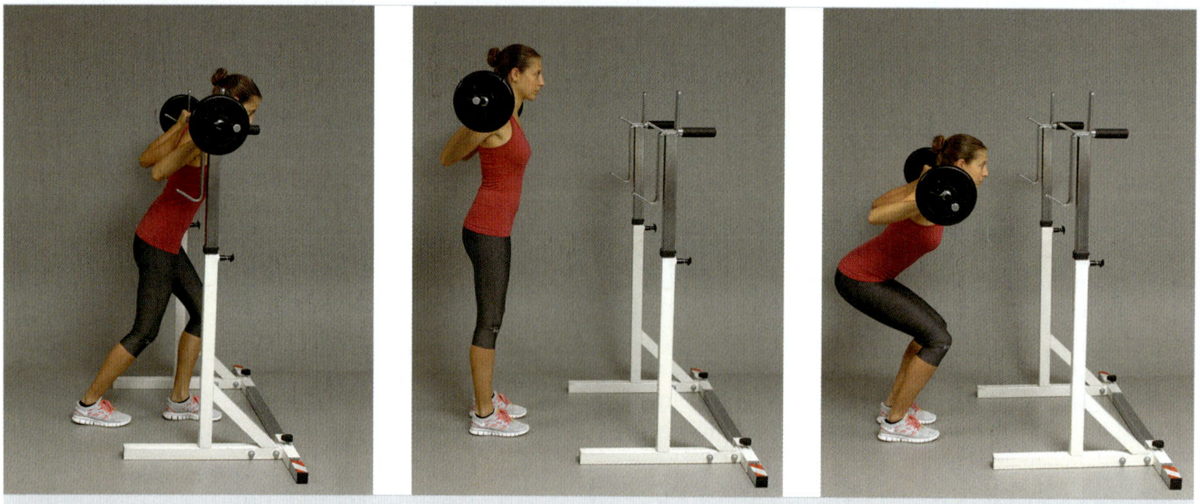

Abb. 8.53 Karte 10 – totale Extensionsstabilität: Basic Squat.

Übungen korrekt demonstriert werden. Sie kann sie dann besser einschätzen und schneller richtig ausführen. Mittlerweile werden die Therapieeinheiten zeitlich ausgedehnter. Der Umfang und damit auch die Belastungen werden langsam und kontinuierlich gesteigert. Mathilda führt ihr koordinatives Programm täglich durch und unternimmt jeden Tag einen Spaziergang mit einem Gangtempo von 3–4 km/h (Rotationsstabilität).

Insgesamt kann man von einem normalen Verlauf sprechen. Aktivität und Partizipation nehmen schrittweise zu und die Schmerzen gehen zurück (siehe auch Trainingsgrundsätze (S. 227)).

Ein schmerzfreies Training ist äußerst wichtig. Es dient der Vermeidung einer lokalen Hemmung und einer kortikalen Reprogrammierung. Bei der Durchführung der Übungen können zwei Schmerzformen auftreten: Der A-Delta-Schmerz (wenn aus einer physiologischen Überlastung eine unphysiologische zu werden droht) oder ein C-Faserschmerz (hier werden die physiologischen Grenzen überschritten). Um ein Rezidiv der ursprünglichen oder neuen Beschwerden zu vermeiden, müssen C-Faserschmerzen unbedingt verhindert werden. Lesen Sie dazu noch einmal „Subjektive und objektive Qualitätskriterien" (S. 228).

Mathilda lernt schnell und kann die LWS jetzt gut in der Neutralstellung stabilisieren. Im Gespräch erwähnt sie oft, wie wichtig es für sie ist, dass der Therapeut die Übungen genau demonstriert.

Die Belastungstoleranz der Wirbelsäule im Tagesverlauf ist unterschiedlich. Am Nachmittag ist die Rückenmuskulatur so verspannt, dass sich Mathilda hinlegen muss und meistens einschläft. Seit zwei Wochen sitzt die Patientin regelmäßig zu den Mahlzeiten jeweils 10–20 min meist ohne Beschwerden (Neutralstellung). Die präoperativ beschriebene Hyposensibilität ist verschwunden. Damit Mathilda weniger rasch ermüdet, wird das Programm im Hinblick auf die Grundausdauer ausgebaut.

Am Ende der 4. postoperativen Woche bearbeitet Mathilda erneut die QBPDS (▸ Tab. 8.34).

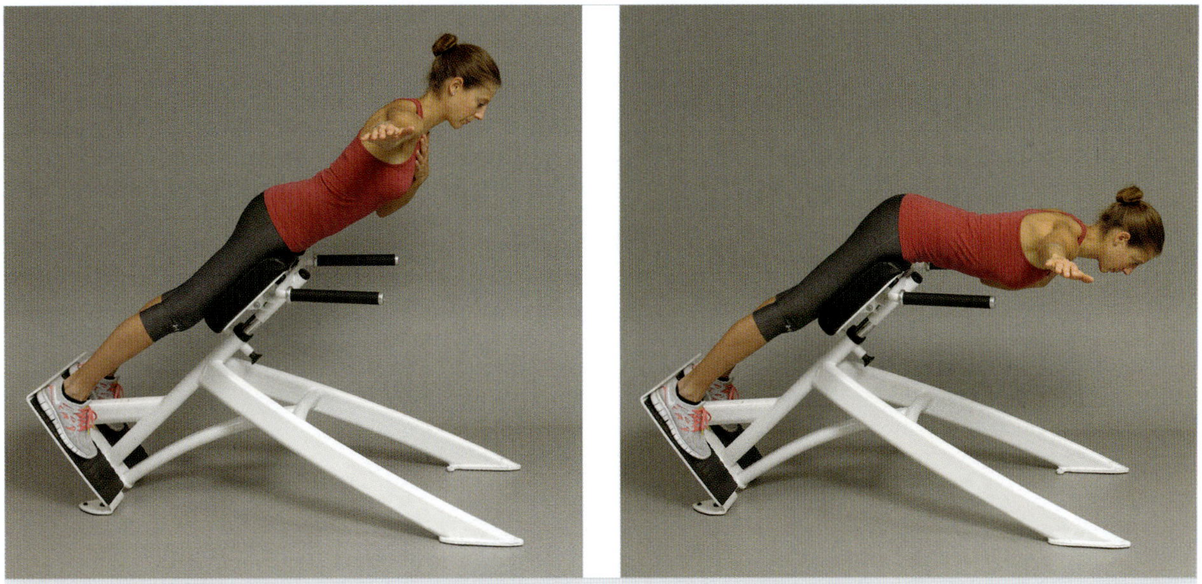

Abb. 8.54 Karte 12 – totale Flexions-/Extensionsstabilität mit Rotationsstabilität: Roman Chair.

Tab. 8.34 QBPDS für Mathilda am Ende der 4. Woche nach der Operation: „Wie viel Mühe bereitet es Ihnen heute, die folgenden Aktivitäten aufgrund ihrer Rückenschmerzen auszuführen?“

Aktivität	keine Mühe	etwas Mühe	einige Mühe	viel Mühe	sehr viel Mühe	nicht möglich
1 Aufstehen aus dem Bett	(x)	( )	( )	( )	( )	( )
2 die ganze Nacht durchschlafen	(x)	( )	( )	( )	( )	( )
3 Umdrehen im Bett	( )	(x)	( )	( )	( )	( )
4 Auto fahren	( )	( )	( )	( )	( )	(x)
5 20–30 min stehen	( )	( )	(x)	( )	( )	( )
6 einige Stunden in einem Stuhl sitzen	( )	( )	( )	( )	( )	(x)
7 Treppenlaufen	(x)	( )	( )	( )	( )	( )
8 kurze Strecke gehen (300–400 m)	(x)	( )	( )	( )	( )	( )
9 einige km gehen	( )	(x)	( )	( )	( )	( )
10 etwas aus der Höhe greifen	( )	(x)	( )	( )	( )	( )
11 Ballwerfen	( )	( )	( )	( )	( )	(x)
12 eine kurze Strecke sprinten (100 m)	( )	( )	( )	( )	( )	(x)
13 etwas aus einem Badunterschrank/ tiefen Regal nehmen	(x)	( )	( )	( )	( )	( )
14 Bettenmachen	( )	( )	( )	( )	(x)	( )
15 Sockenanziehen	( )	( )	( )	(x)	( )	( )
16 Runterbeugen, Putzen	( )	( )	( )	( )	( )	(x)
17 einen Stuhl verstellen	( )	( )	( )	(x)	( )	( )
18 eine schwere Türe öffnen bzw. schließen	( )	( )	( )	(x)	( )	( )
19 2 Einkaufstüten tragen	( )	( )	( )	(x)	( )	( )
20 einen schweren Koffer tragen	( )	( )	( )	( )	( )	(x)

Vier Wochen postoperativ sind bei Mathilda noch immer Einschränkungen im Alltag vorhanden. Die Aktivitäten beziehen sich vor allem auf totale Flexions-/Extensions- und Rotationsbewegungen. Sie befindet sich jetzt im Übergang von der Proliferationsphase zur Remodellierungs- oder frühen Organisationsphase der Wundheilung (Kap. 2.4.4; zur totalen Bewegung s. Kap. 7.5.5).

Rehastufe: totale Bewegung – Karte 13 – totale Flexions-/Extensionsbewegungen

Auf die Rehabilitationsstufen lokale Stabilität, regionale Stabilität und totale Stabilität folgt nun die „totale Bewegung“. Neben allgemeinen und vielseitig zielgerichteten Übungen werden auch spezifische Übungen vermehrt in das Behandlungskonzept eingebunden. Gemäß dem festgelegten postoperativen Nachbehandlungsschema nach Bandscheibenoperationen können in der Remodellierungsphase Flexions-, Extensions- und Rotationsbewegungen und ein koordinatives Krafttraining integriert werden (▶ Abb. 8.55, ▶ Abb. 8.56).

Mathilda trainiert mit diesen Übungen das schmerzfreie Heben von Lasten und das Anziehen von Socken und Schuhen. In die aktive Reha werden zudem Nordic Walking (Rotationsbewegung), Schwimmen und Radfahren aufgenommen. Sie arbeitet jetzt auch in Teilzeit (50 %). Um die Arbeitsposition besser variieren zu können, hat sie sich ein verstellbares Pult und einen verstellbaren Stuhl gekauft.

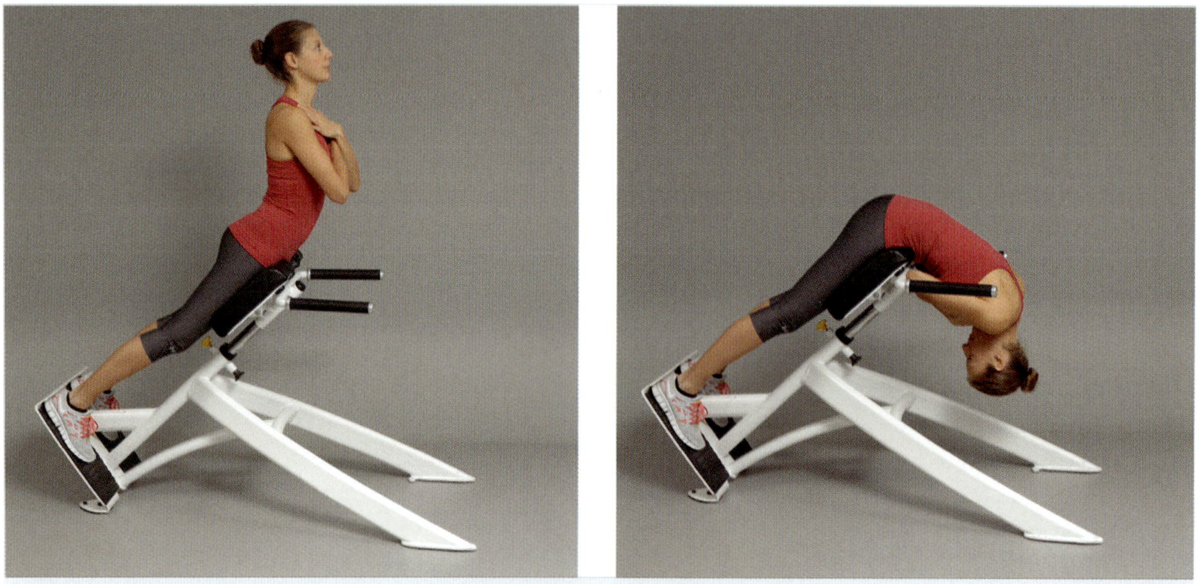

Abb. 8.55 Karte 13 – totale Flexions-/Extensionsbewegungen: Roman Chair.

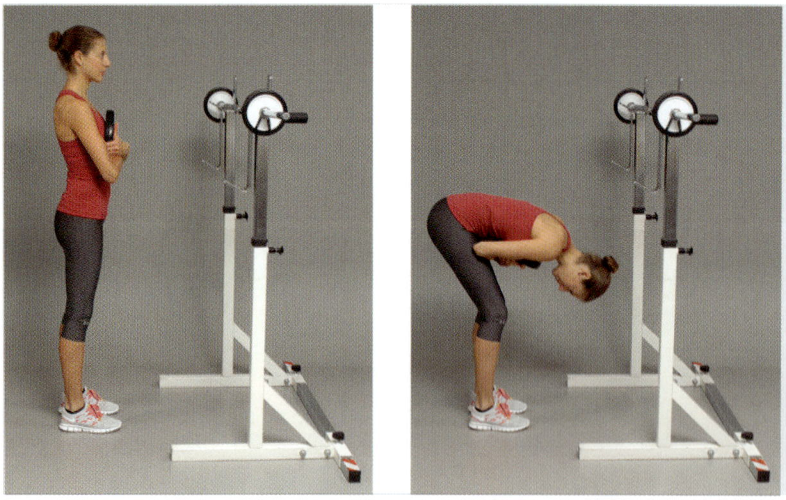

Abb. 8.56 Karte 13 – totale Flexions-/Extensionsbewegungen: Weight Good Morning in Bewegung.

Rehastufe: totale Bewegung – Karte 15 – totale Flexions-/Extensionsbewegungen mit Rotationsbewegungen

Die letzte Karte der vielseitig zielgerichteten Übungen ist die Rückenkarte mit Flexions- und Extensionsbewegungen mit Rotationsbewegungen. Diese Bewegungskombination stellt hohe Belastbarkeitsansprüche an das (verletzte) Gewebe (▶ Abb. 8.11, ▶ Abb. 8.43).

Übungen, welche im koordinativen Krafttraining stabilisiert sind, werden jetzt im KRS ausgeführt.

Wie schon in anderen Kapiteln dieses Buches erwähnt, ist die Kraftausdauer bei Patienten mit Rückenbeschwerden verringert. Unabhängig davon, ob es hier um Ursache oder Wirkung geht, ist es in beiden Fällen das Ziel, die Kraftausdauer zu verbessern. Dazu sind Übungen geeignet, die vor allem die Wirbelsäule und den Rest der kinetischen Kette beanspruchen, wie z. B. Basic Squat, Squat Lunge und Good Morning (jeweils mit Hanteln), Calf Raises, Step Up und Sprünge.

▶ Bestimmung des optimalen Trainingsgewichtes. Während man beim Koordinationstraining das optimale Gewicht nur einschätzen kann, um „underloaded" zu bleiben, besteht für die anderen Methoden des Reha-/Trainingskreises Kraft die Möglichkeit, das optimale Gewicht für eine entsprechende Methode sehr genau zu wählen. Zur Bestimmung des optimalen Gewichtes bei „Kraftausdauer", „KRS 2/extensive Kraftausdauer" und „KRS 3/intensive Kraftausdauer" siehe ▶ Tab. 6.23.

Da Rotationsbewegungen erlaubt und angepasst gefördert werden können, erhöht Mathilda das Gangtempo bei den halbstündigen Spaziergängen auf 6–8 km/h (brisk walking). Als weitere Maßnahme zur Verbesserung der aeroben Ausdauer benutzt sie (nach den Therapieeinheiten) das Fahrrad.

Die letzte Phase der Rehabilitation

In dieser Phase liegt der Schwerpunkt auf Übungen mit funktionell spezifischen dynamischen Bewegungen (Karte 17 und 18). Mathildas Ziel ist es, „so schnell wie möglich an den Arbeitsplatz (v. a. sitzende Position) zurückzukehren und wieder am Kochtreffen teilnehmen zu können". Dies bedeutet, dass alle Übungen im Sitzen und im Stehen ausgeführt werden.

In der 12. Woche postoperativ sind bei Mathilda im Alltag nur noch wenige Einschränkungen festzustellen. Folgende Aktivitäten bereiten noch Schwierigkeiten:

- optimale Flexion-/Extension und Rotation (herunterbeugen zum Putzen)
- schnelle (exzentrische) Bewegungen (Ball werfen, Sprint, schwere Türe öffnen)
- schwere Gewichte tragen (Koffer).

Tab. 8.35 QBPDS für Mathilda am Ende der 12. Woche nach der Operation: „Wie viel Mühe bereitet es Ihnen heute, die folgenden Aktivitäten aufgrund ihrer Rückenschmerzen auszuführen?"

Aktivität	keine Mühe	etwas Mühe	einige Mühe	viel Mühe	sehr viel Mühe	nicht möglich
1 Aufstehen aus dem Bett	(x)	( )	( )	( )	( )	( )
2 die ganze Nacht durchschlafen	(x)	( )	( )	( )	( )	( )
3 Umdrehen im Bett	( )	(x)	( )	( )	( )	( )
4 Auto fahren	( )	(x)	( )	( )	( )	( )
5 20–30 min stehen	( )	(x)	( )	( )	( )	( )
6 einige Stunden in einem Stuhl sitzen	( )	( )	(x)	( )	( )	( )
7 Treppenlaufen	(x)	( )	( )	( )	( )	( )
8 kurze Strecke gehen (300–400 m)	(x)	( )	( )	( )	( )	( )
9 einige km gehen	(x)	( )	( )	( )	( )	( )
10 etwas aus der Höhe greifen	(x)	( )	( )	( )	( )	( )
11 Ballwerfen	( )	( )	( )	(x)	( )	( )
12 eine kurze Strecke sprinten (100 m)	( )	( )	( )	(x)	( )	( )
13 etwas aus einem Badunterschrank/ tiefen Regal nehmen	(x)	( )	( )	( )	( )	( )
14 Bettenmachen	( )	( )	(x)	( )	( )	( )
15 Sockenanziehen	( )	(x)	( )	( )	( )	( )
16 Runterbeugen, Putzen	( )	(x)	( )	( )	( )	( )
17 einen Stuhl verstellen	( )	(x)	( )	( )	( )	( )
18 eine schwere Türe öffnen bzw. schließen	( )	( )	(x)	( )	( )	( )
19 2 Einkaufstüten tragen	( )	( )	(x)	( )	( )	( )
20 einen schweren Koffer tragen	( )	( )	(x)	( )	( )	( )

Diese Aktivitäten werden jetzt vermehrt in die aktive Reha eingebunden.

Es kann weiterhin von einem normalen Verlauf gesprochen werden. Die Aktivitäten und Partizipationen nehmen planmäßig zu und die Schmerzen (VAS 0–1) gehen weiter zurück. Die schmerz- und entzündungshemmenden Medikamente nimmt Mathilda nicht mehr ein. ▸ Tab. 8.35 zeigt die abschließende QBPDS für Mathilda.

8.4.5 Behandlungsergebnisse

Mathilda ist 12 Wochen nach ihrer Operation wieder uneingeschränkt in ihren Arbeitsalltag integriert. Außerdem geht sie seit vier Wochen wieder in den Gourmet-Club. Ihr Büro hat sie sich neu eingerichtet. Sie verfügt jetzt über ein verstellbares Stehpult und einen angepassten Stuhl bzw. Computerarbeitsplatz. Zudem erledigt sie kurze Besprechungen mit ihren Mitarbeiterinnen inzwischen grundsätzlich im Stehen.

Sie hat sich vorgenommen, die Kraftausdauerübungen weiterhin regelmäßig auszuführen und besucht einen Kurs für Nordic Walking. Die Physiotherapie findet weiterhin 1(–2)-mal pro Woche statt und dient dem Belastungs- bzw. Kraftaufbau.

8.4.6 Literatur

Anderson R. The back pain of bus drivers. Spine 1991; 17: 1481–1488.

Andersson B JG, Örtgen R, Nachemson. et al. Lumbar disc pressure and myoelectric back muscle activity during sitting. I. Studies on an experimental chair. Scand J Rehab Med 1974; 6: 104–114.

Barth et al. 2009 in Diemer F, Sutor V, Nedeljko G. http://fomt.info/Newsletterarchiv/rehanewsletter-044.pdf.

Bundesanstalt für Arbeitsschutz und Arbeitsmedizin. Sitzverlust statt Sitzfrust – Sitzen bei der Arbeit und anderswo. Dortmund-Dorstfeld; 2011.

Choi G, Pai-Raiturker P, Kim MJ, Dai Jin C, Chae YS, Lee YS. The effect of early isolated lumbar extension exercise program for patients with herniated disc undergoing lumbar discectomy. Neurosurgery 2005; 57: 764–772. Doi: 10.1227/01.NEU.000 017 5 858.80 925.38. [PubMed] [Cross Ref].

Danielsen JM, Johnsen R, Kibsgaard SK, Hellevik E. Early aggressive exercise for postoperative rehabilitation after discectomy. Spine 2000; 25: 1015–1020. doi: 10.1097/0 000 763-200 004 150-00 017. [PubMed] [Cross Ref].

Delforge G. Musculoskeletal trauma. Human Kinetics 2002; 22–26.

Diemer F. Postoperative Physio- und Trainingstherapeutische Nachbehandlung nach einem Bandscheibenvorfall, Rehanewsletter 2011; 44.

Filiz M, Cakmak A, Ozcan E. The effectiveness of exercise programmes after lumbar disc surgery: a randomized controlled study. Clin Rehabil 2005 Jan; 19(1): 4–11. PMID: 15 704 503.

Fischer P. Zusammengesunken oder aufrecht sitzen? – Was ist gesünder und wie lässt sich eine gesündere Haltung trainieren? Manuelle Therapie 2004; 8(4): 147–152.

Flanagan SP, Kulig K et al. Time courses of adaption in lumbar extensor performance of patients with a single-level microdiscectomy during a physical therapy exercise program. J Orthop Sports Phys Ther 2010; 40: 336.

Goepfert B. Biomechanische Belastung der Bandscheiben beim Sitzen – ein Mini-Review. Physioactiv 2012; 4.

Herbert JJ, Marcus RL, Koppenhaver SL et al. Postoperative rehabilitation following lumbar dicectomy with quantification of trunk muscle morphology and function: a case report and review of the literature. J Orthop Sports Phys Ther 2010; 40: 402.

Hides J.A., Jull G.A., Richardson C.A. (2001): Long-term effects of specific stabilizing exercises for first-episode low back pain. Spine (PhilaPa 1976) 2001 Jun 1; 26(11): E243–248.

Hodges PW, Modeley GL, Gabrielsson A. et al. Experimental musclepain changes the feedforward postural responses of the trunk muscles. Exp Brain Res 2003; 151: 262–270.

Hoglum P. Soft tissue healing and is impact on rehabilitation. Journal of sportsrehabiliation 1992; 1: 19.

Kim YS, Park J, Hsu J et al. Effects of training frequency on lumbar extension strength in patients recovering from lumbar discectomy. J Rehabil Med 2010; 42: 839–845.

Kim YS, Park J, Shim JK. Effects of aquatic backward locomotion exercise and progressive resistance exercise on lumbar extension strength in patients who have undergone lumbar discectomy. Arch Phys Med Rehabil 2010: Feb; 91(2): 208–14. PMID: 20 159 123.

Krämer J, Kleinert H, Senge A, Rubenthaler F. Artificial discs: review, current status, outlook. Z Orthop Ihre Grenzgeb 2005 May-Jun; 143(3): 281–6.

Lazarus G, Cooper D, Knighton D. Definitions and guidelines for assessment of wounds and evaluation of healing, Newsletter of the Wound Healing Society 1992: 7–14.

Luomajoki H. Sechs Richtige: Mit der Testbatterie die lumbale Bewegungskontrolle untersuchen. Manuelle Therapie 2012; 16: 220–225.

Luomajoki H et al. Movement control tests of the low back; evaluation of the difference between patients with low back pain and healthy controls. BMC Musculoskeletal Disorders 2008; 9: 170.

Magee DJ, Zachazewski JE, Quillen WS. Scientific Foundations and Principles of Practice in musculoskeletal Rehabilitation. Chapter 1; 1–23. Daunders Elsevier; 2007.

Martinez DA, Vailas AC, Vanderby R Jr. et al. Temporal extracellular matrix adaptations in ligament during wound healing and hindlimb unloading. Am J Physiol Regul Integr Comp Physiol 2007; 293: R1552–1560.

Martinez-Hernandez A, Amenta PS. Basic concepts in woundhealing. In: Leadbetter WD, Buckwalter JA, Gordon SL (Hrsg.). Sports induced inflammation. Park Ridge (Ill, USA): American Academy of Orthopedic Surgeons; 1990.

McGregor AH, Burton AK SellE et al. The development of an evidence-based patient booklet for patients undergoing lumbar discectomy and un-instrumented decompression. Eur Spine J 2007; 16: 339.

McGregor AH, Doré CJ, Morris TP, Morris S, Jamrozik K. Function after spinal treatment, exercise and rehabilitation (FASTER): improving the functional outcome of spinal surgery. BMC Musculoskelet Disord 2010 Jan 26; 11: 17.

Middlekoop van M, Rubinstein SM, Verhagen AP, Osteolo RW, Koes BW, van Tulder MW. Exercise therapy for chronic nonspecific low-back pain. Best Practice & Research Clinical rheumatology 2010; 24: 193–204.

Millisdotter M, Strömqvist B. Early neuromuscular customized training after surgery for lumbar disc herniation: a prospective controlled study. Eur Spine J 2007 Jan; 16(1): 19–26. Epub 2006 Jan 19.

Morree de JJ. Dynamik des menschlichen Bindegewebes, 2. Auflage. Funktion, Schädigung und Wiederherstellung. München: Elsevier; 02/2013.

Netzer C et al. Return to Sports: Sport nach Wirbelsäulenoperationen Schweizerische Zeitschrift für Sportmedizin und Sporttraumatologie 2012; 60(2): 70–79.

Newsome RJ, May S, Chiverton N, Cole AA. A prospective, randomised trial of immediate exercise following lumbar microdiscectomy: a preliminary study. Physiotherapy 2009 Dec; 95(4): 273–279. Epub 2009 Sep 16. PMID: 19 892 091.

Orr H. The genetic theory of adaptation: a brief history. Nat Rev Genet 2005; 6(2): 119–127.

Ostelo RW, Costa LO, Maher CG, de Vet HC, van Tulder MW. Rehabilitation after lumbar disc surgery: an update Cochrane review. Spine (Phila Pa 1976) 2009 Aug 1; 34(17): 1839–1848. Source.

Rohlmann A, Class LE, Bergmannt G, Graichen F, Neef P, Wilke HJ. Comparison of intradiscal pressures and spinal fixator loads for different body positions and exercises. Ergonomics 2001 Jun 20; 44(8): 781–794

Rohlmann A, Zander T, Graichen F, Dreischarf M, Bergmann G. Measured loads on a vertebral body replacement during sitting. Spine J 2011 Sep; 11(9): 870–875.

Sapsford RR, Richardson CA. Maher, CF, Hodges, PW. Pelvic floor muscle activity in different sitting postures in continent and incontinent women. Arch Phys Med Rehabil 2008; 89: 1741–1747.

Scascighini L, Verra M. Inaktivität und Dekonditionierung – ein Update, physioactiv 6.2012; 23–24.
Schifferdecker F et al. Muskuläre Dekonditionierung: Die Zivilisationsfalle unserer Gesellschaft? Orthopädische Praxis 2003; 39: 10.
Schoenfeld AJ, Weiner BK. Treatment of lumbar disc herniation: Evidence-based practice. Int J Gen Med 2010; 3: 209–214.
Schurman D, Goodman S, Smith R. Inflammation and tissue repair. In: Leadbetter WB, Buckwalter JA, Gordon SL (Hrsg.). Sports induced inflammation: clinical and basic science concepts. Park Ridge (IL, USA): American Academy of Orthopedic Surgeons; 1990.
Twomey LT, Taylor JR. Physical therapy of the low back. 2. Aufl. New York, NY: Churchill Livingston; 1994: 415–426.
Wilke H, Neef P, Hinz B, Seidel H, Cleas L. Interdiscal pressure together with anthropometric data. A data set for validation of models. Clin Biomech 2001; 16(suppl): 111–126.

8.5 Fall 5: 55-jähriger inaktiver Mann mit Übergewicht und Diabetes

Martin Ophey

8.5.1 Einleitung

Der Kern der diagnostischen Phase zeigt, wie der Physiotherapeut über Ausschlussdiagnostik, Start Back Screening Tool, aktivitätsorientierten Funktionstest und die körperliche Untersuchung zu einer physiotherapeutischen Diagnose kommt. Im anschließenden Rehaaufbau und Behandlungsplan werden mithilfe der Rückenkarten Überlegungen angestellt, wie eben nicht nur das Rückenproblem bekämpft, sondern auch die allgemeine Gesundheit verbessert und ein aktiverer Lebensstil gepflegt werden kann.

8.5.2 Vorgeschichte und Anamnese

Der 55-jährige Hans hat einen Termin bei dem Physiotherapeuten Jan gemacht, da er schon seit einigen Jahren unter Rückenbeschwerden leidet. Eigentlich hat ihn sein Hausarzt geschickt. Der findet nämlich, dass es endlich an der Zeit ist, die Rückenbeschwerden strukturell in den Griff zu bekommen, und möchte Hans auf dem Weg zu einem aktiveren Lebensstil unterstützen. Der Hausarzt hatte ihn schon vor zwei Jahren darauf gedrängt, wieder mehr Sport zu treiben. Damals wurde bei Hans ein Diabetes Typ 2 festgestellt. Eine Insulinpflicht besteht nicht, doch nimmt er täglich das Antidiabetikum Metformin ein. Dies gibt ihm aber auch nicht das Gefühl, wirklich gesund zu sein.

Bisher hatte Hans den Schritt zum Physiotherapeuten gescheut. Gelegentlich erschien er dort, um sich massieren zu lassen. Aber vor den Übungen für den Rücken und seine Kondition hatte er schon ein bisschen Angst. Der Hausarzt hat ihm eine Überweisung geschrieben und um Rückmeldung in sechs Wochen gebeten.

Hans hat einen Bürojob und arbeitet 39 Stunden in der Woche. Während des ersten Besuches beim Physiotherapeuten Jan erzählt er, dass er bis zu seinem 21. Lebensjahr viel Fußball gespielt hat. Nach einer Verletzung hat er damit aufgehört. Eine Zeit lang ist er dann joggen gegangen. Mit seiner Frau hat er eigentlich immer viel unternommen. An den Wochenenden fuhren sie zum Wandern oder mit dem Fahrrad. In den letzten zehn Jahren haben sie diese Dinge jedoch mehr und mehr aus den Augen verloren. Die gemeinsamen Aktivitäten wurden dann eher Museums- und Konzertbesuche. Körperliche Bewegung und Sport standen viele Jahre nicht mehr auf seinem Wochenplan.

Vor fünf Jahren etwa hat er dann mit dem Golfspiel angefangen, weil seine Freunde ihn dazu überredet haben. Es kostet ihn schon einige Mühe. Man läuft relativ viel und muss sein eigenes Material transportieren. Nach 1,5 Jahren war er jedoch so weit, dass er zweimal in der Woche 2 und 4 Stunden auf der Golfbahn unterwegs war. In dieser Zeit hatte er eigentlich auch gar nicht so viel Rückenbeschwerden. Überhaupt ging es ihm damals sowieso ganz gut. Warum er dann vor drei Jahren damit komplett wieder aufgehört hat, ist ihm selbst auch nicht ganz klar. Es hatte jedoch mit seinem Rücken und viel Stress bei der Arbeit zu tun.

In dieser Zeit haben auch die Rückenbeschwerden langsam zugenommen. Er kann sich nicht eindeutig an einen bestimmten Moment erinnern. Zwischenzeitlich ging es auch immer wieder besser, aber wirklich beschwerdefrei ist er in den letzten Jahren nicht gewesen. Wenn die Schmerzen besonders heftig waren, machte er sich Sorgen, ob er vielleicht einen Bandscheibenvorfall habe. Aber man hatte ihm gesagt, dass man dann auch Schmerzen im Bein hat, und er hatte nur die Ausstrahlung bis ins Gesäß. Das war zumindest einigermaßen beruhigend (s. Kap. 4.4.1).

Subjektive Untersuchung

Nach einem langen Bürotag kommt es immer häufiger vor, dass er abends Beschwerden hat. Am nächsten Morgen hat er sie dann beim Aufstehen und der Rücken ist schmerzhaft verspannt. Irgendwie hat er sich daran gewöhnt, dass er mehrere Monate im Jahr diese Rückenbeschwerden hat. Wenn sie stärker werden, bewegt er sich einfach vorsichtiger und belastet sich nicht zu viel. Lassen die Beschwerden dann nach, bleibt er meistens vorsichtig. Sein Selbstvertrauen ist dadurch in den letzten Jahren nicht gerade gestiegen. Hinzu kommt, dass vielen Freunden und Bekannten mit Rückenbeschwerden empfohlen wurde, sich ruhig zu verhalten. Man sei ja auch nicht mehr der Jüngste (Hildebrandt u. Pfingsten 2012).

Seine früheren Golfpartner spielen immer noch gemeinsam. Er würde gerne wieder mitspielen. Er ist sich

8

aber nicht sicher, ob das eine so gute Idee ist. Vielleicht werden die Rückenbeschwerden ja schlimmer. Die sozialen Kontakte fehlen im eigentlich schon, wenn er da so drüber nachdenkt.

Jan hat in seiner Praxis eine spezielle Rückensprechstunde eingerichtet. Hausärzte verweisen gezielt Patienten mit Rückenbeschwerden an ihn. Bei der Terminabsprache erhält Hans diverse Fragebögen, die er zur Aufnahme ausgefüllt mitbringt. Die Aufnahme dauert eine Stunde, in der die Anamnese erhoben, eine körperliche Untersuchung durchgeführt und die physiotherapeutische Diagnose gestellt wird. Die Diagnose und der anschließende Behandlungsplan werden mit dem Patienten besprochen (Kap. 4.6.2).

Der diagnostische Prozess wird schrittweise durchlaufen. Zunächst werden eventuelle Red Flags beurteilt, um ernsthafte Pathologien auszuschließen. Im nächsten Schritt wird mit dem KSBST der Ernst der Rückenbeschwerden eingestuft und eine Prognose ermittelt.

Red Flags

Auf der Überweisung des Hausarztes steht „Lumbalgie". In der zusätzlichen Patienteninfo wird eine Wirbelsäulenaufnahme erwähnt, die ein halbes Jahr zurückliegt und eine „Höhenabnahme L 5/S 1" erkennen ließ. Zudem wird festgehalten, dass bei dem Patienten vor 3 Jahren ein Diabetes mellitus Typ 2 diagnostiziert worden war.

Jan kontrolliert Hans auf Red Flags (▸ Tab. 4.2). Er bespricht die wichtigsten Warnsignale. Da Hans in der Vergangenheit keine ernsthaften Traumen hatte, er sich ansonsten ganz gesund gefühlt und es auch familiär keine Hinweise auf Rheuma usw. gibt, geht Jan davon aus, dass keine Red Flags vorliegen. Es sind also keine Warnsignale auf spezifische Pathologien vorhanden. Die Rückenbeschwerden fallen in die Kategorie „unspezifisch".

Der bisherige Verlauf wird als „abweichend" bewertet (s. „Verlaufsformen bei Rückenbeschwerden (S. 52)").

Keele Start Back Screening Tool

Hans hat den ausgefüllten KSBST bereits mitgebracht (▸ Abb. 8.57, ▸ Abb. 8.58; Karstens et al. 2015, Newell et al. 2015).

Insgesamt hat er auf dem Fragebogen 9 Punkte erzielt, bei den Fragen 5–9 kommt er auf 2 Punkte. Dabei wurden die folgenden Fragen positiv beantwortet:

- Frage 1: Der Patient gibt an, zeitweise diffuse nicht gut lokalisierbare Ausstrahlung in den Glutäalbereich zu erfahren (rechts mehr als links).
- Frage 4: Der Patient gibt an, gerade morgens wegen Steifigkeit im unteren Rücken beim Anziehen vorsichtig zu sein.
- Frage 5: Der Patient kann sich auch vorstellen, dass er durch eine verkehrte Bewegung das Ganze noch viel schlimmer machen könnte.
- Frage 9: Die Schmerzen sind mit Sicherheit in der Vergangenheit schon mal schlimmer gewesen, aber sie stören ihn schon sehr.

Hieraus ergibt sich nach Einschätzung des Screeninginstruments ein „mittleres Risiko".

Jan benutzt die mitgebrachten Antworten, um sich ein genaueres Bild von der Art der rezidivierenden unspezifischen Rückenbeschwerden machen zu können (Kongsted et al. 2016).

Im Allgemeinen fühlt sich sein Rücken häufig sehr stramm und gespannt an. Morgens ist dies eigentlich am schlimmsten. Dann dauert es stets 1–1,5 Stunden, bis er sich wirklich gut aufrichten kann. Tagsüber wird es etwas besser. Vor allem an den Arbeitstagen nehmen dann ab dem Nachmittag die Schmerzen im Rücken wieder zu. Wenn es ganz schlimm ist, strahlen die Schmerzen auch ins Gesäß aus. Auf die Frage nach der Schmerzintensität gibt er einen NRS-Score von tagsüber 1–2 sowie morgens und abends von 3–4 an. Er merkt deutlich, dass längeres Sitzen im Büro auch zu mehr Beschwerden führt. Auch die halb liegende Position auf dem Sofa beim Fernsehen führt eher zu einer Beschwerdezunahme. Bisher hat er es aber noch nicht geschafft, hier andere Strategien zu entwickeln. Bei starken Schmerzen liegt er am liebsten auf der Seite oder auf dem Rücken und stellt die Beine auf, was ihn entspannt.

Aktivitätsorientierter Funktionstest

Aus dem bisherigen anamnestischen Teil ergeben sich zwei Kernaktivitäten, die Hans wichtig sind, die er häufig durchführt und die ihm Beschwerden bereiten: das Sitzen und der Golfswing. Dies ergibt sich aus der Bearbeitung der PSFS.

Beide Aktivitäten werden sorgfältig beobachtet.

Aktivität 1: sitzen

Jan hat während des Gesprächs gesehen, dass Hans sehr passiv mit Rundrücken im Stuhl sitzt. Er erkundigt sich, ob diese Sitzposition (Flexionsstress) typisch für ihn ist. Hans erklärt, dass er eigentlich immer so sitzt. Jan nimmt zudem ein deutliches Abkippen des Beckens nach posterior und eine verstärkte thorakale Kyphose wahr.

Im Zuge des Tests bittet er Hans, das Becken nach vorne zu kippen. Hans hat damit einige Schwierigkeiten, doch mit einigen Hinweisen gelingt es ihm doch. Er hat das Gefühl, dass dies den Rücken entlastet.

Vorbereitende Übungen für Hans werden sicherlich das Beckenkippen in Rückenlage und anschließend im Sitzen sein. Die Koordinationstests werden wahrscheinlich weitere Hinweise liefern.

Name des Patienten: ____________________ Datum: __________

Keele STarT Back Screening Tool

Bezüglich der letzten 2 Wochen beantworten Sie bitte die folgenden Fragen über Ihre Rückenschmerzen:

Frage		Nein (=0)	Ja (=1)
1	Mein Schmerz hat während der letzten zwei Wochen zeitweise in die Beine ausgestrahlt.		X
2	Zusätzlich zum Hauptschmerz hatte ich in den letzten zwei Wochen auch noch an anderen Stellen des Rückens Schmerzen.	X	
3	In den vergangenen zwei Wochen bin ich wegen meiner Schmerzen nur kurze Strecken gegangen.	X	
4	In den vergangenen zwei Wochen habe ich mich wegen meiner Schmerzen langsamer als gewöhnlich angezogen.		X
5	Körperliche Aktivitäten sind für Menschen in meinem Zustand nicht ungefährlich. Better: eventuell gefährlich (omit the red)		X
6	In den letzten zwei Wochen hatte ich viele Sorgen.	X	
7	Mein Schmerz ist sehr schlimm, ich habe das Gefühl, dass er sich wahrscheinlich nie mehr bessern wird.	X	
8	In den letzten zwei Wochen hatte ich ganz allgemein nicht mehr so viel Freude an den Dingen, die mir sonst Freude bereiten.	X	

9 Wie störend war Ihr Schmerz in den letzten zwei Wochen insgesamt betrachtet?

überhaupt nicht ☐ = 0 ein wenig ☐ = 0 mäßig ☐ = 0 sehr X = 1 extrem ☐ = 1

Gesamtpunktzahl (alle 9): 4

Teilsumme (Fragen 5–9): 2

Abb. 8.57 Von Hans ausgefüllter KSBST.

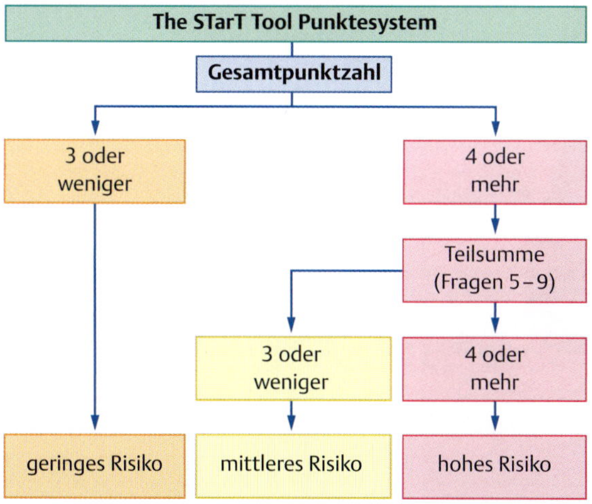

Abb. 8.58 Auswertung des KSBST.

Aktivität 2: Golfswing

Hans will wieder Golf spielen. Er führt gemeinsam mit Jan eine einfache Analyse seines Schwungs durch. Es stellt sich bald heraus, dass er sich nicht traut, schnell aus der Hüfte heraus zu beschleunigen. Hüfte und Rumpf bewegen sich im Block, und alles sieht etwas ungelenk aus und nicht wie ein schneller, dynamischer und eleganter Golfschwung. Es fehlt ihm an Beweglichkeit bei der Extension und Rotation in BWS und LWS. Auch die Koordination und das Selbstvertrauen fehlen – er ist zaghaft. Dies wird mit Sicherheit auch daran liegen, dass er schon länger nicht mehr gespielt hat.

Vorbereitende Übungen im Verlaufe der Rehabilitation werden somit sein:

- Quadratus-lumborum-Training in Seitenlage (Karte 3)
- Lateral Raise in High Sitting (Karte 6)
- Front Squat (Karte 10)
- Bend Over Dumbbell Row (Karte 10)
- Barbell Rotation (Karte 12)
- One Side Dumbbell Row (Karte 13).

Objektive Untersuchung

Während der anschließenden körperlichen Untersuchung erhebt Jan folgende Befunde:

- Bei der Inspektion in Stehen fällt auf, dass die lumbale Lordose abgeflacht ist.
- Bei der aktiven Bewegungsuntersuchung stellt sich heraus, dass alle Bewegungen eingeschränkt sind. Besonders auffallend ist die mäßige Extensionsfähigkeit lumbal und thorakal. Dies wird bei der passiven regionalen Beweglichkeitsprüfung bestätigt.
- In Bauchlage fällt auf, dass regional und segmental eine Steifigkeit der lumbalen und thorakalen Wirbelsäule vorliegt. Das Segment L 5-S 1 und die Segmente im thorakolumbalen Übergang sind am druckempfindlichsten. Außerdem liegt ein hoher Tonus im lumbalen M. erector spinae und im M. quadratus lumborum vor.
- Der Straight Leg Raise ist neurologisch negativ, doch bereits bei 45° Hüftflexion kommt es zu Spannungen in der ischiokruralen Muskulatur.
- Bei der Untersuchung der Hüftgelenke stellt sich auch ein rechtsbetontes Flexions-, Extensions- und Rotationsdefizit heraus.

Spezifische Tests

Koordinationstests

Hans hat beim Waiters Bow Schwierigkeiten, die Extension in der LWS unabhängig von der Flexionsbewegung in der Hüfte zu halten. Es ist eher eine von Beginn an gekoppelte Bewegung über die LWS-Kyphose hin zur Hüftflexion (▶ Abb. 8.32).

Schwierig ist auch die **Beckenkippung im Stehen** (▶ Abb. 8.59). Sie ist mit vielen Begleitbewegungen in der Hüfte und im Oberkörper verbunden. Die selektive Beckenkippung nach anterior ist nicht möglich.

Der **Einbeinstand** erzeugt auf der rechten Seite einen größeren Shift als auf der linken. Der Seitenunterschied beträgt mehr als 2 cm, was abnormal ist (normal bis 2 cm). Hans gibt dazu an, dass er sich auf dem rechten Bein viel weniger stabil fühlt (▶ Abb. 8.60).

Der **Prone Knee Bend** und die Sitting Knee Extension sind negativ. Hans kann beide Tests nach einigen Anläufen problemlos durchführen.

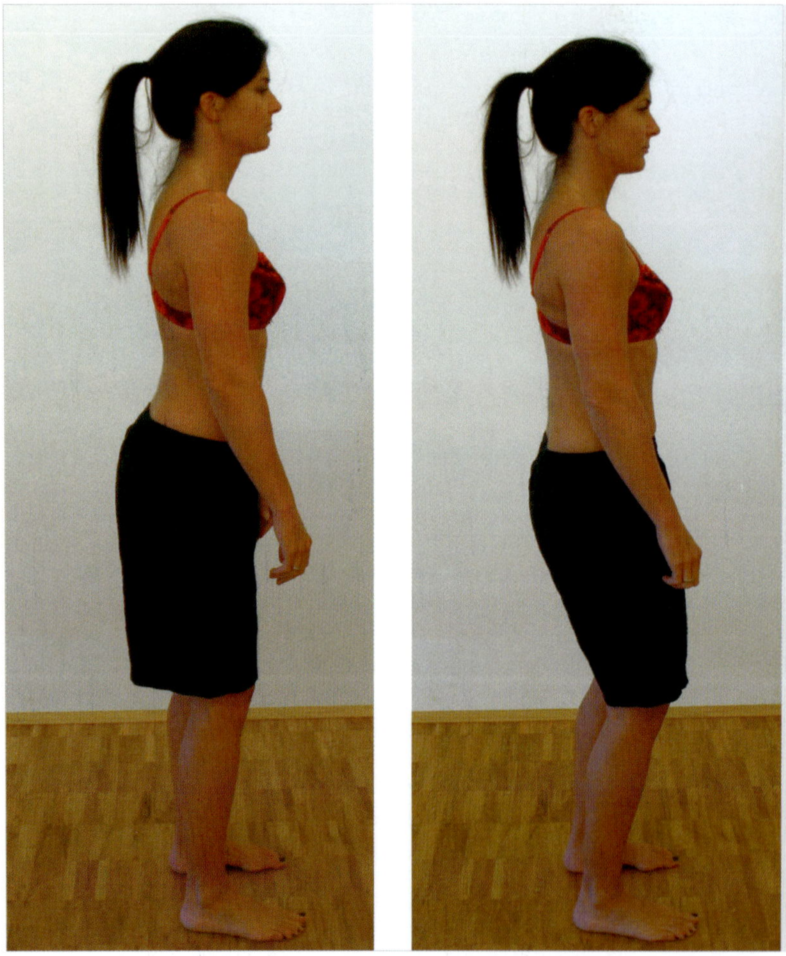

Abb. 8.59 Beckenkippung im Stehen; korrekt (links) und unkorrekt (rechts) (Luomjoki 2012).

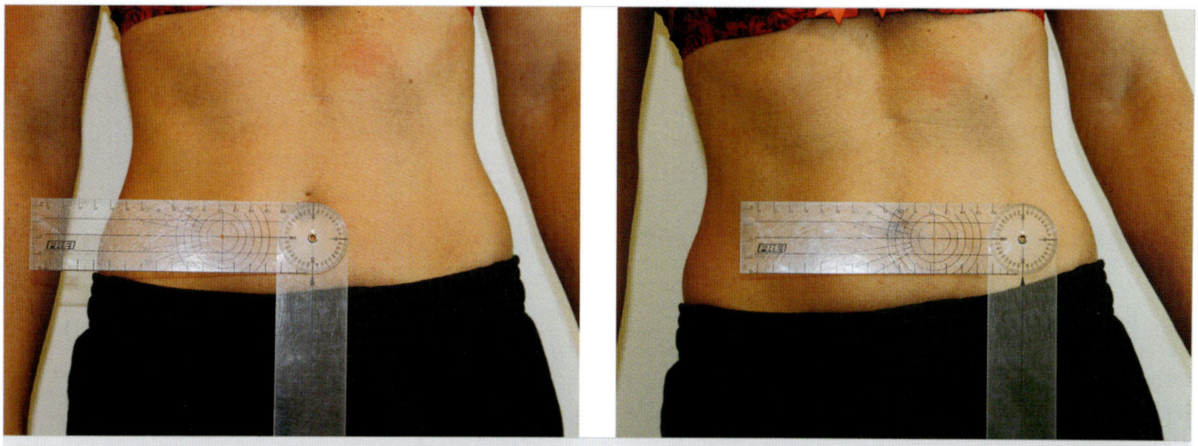

Abb. 8.60 Einbeinstand; Test negativ (links) und Test positiv (rechts) (Luomjoki 2012). (Luomajoki H. Sechs Richtige: Mit der Testbatterie die lumbale Bewegungskontrolle untersuchen. Manuelle Therapie 2012; 16: 220–225. Tab. 1, Nr. 3 korrekt und unkorrekt)

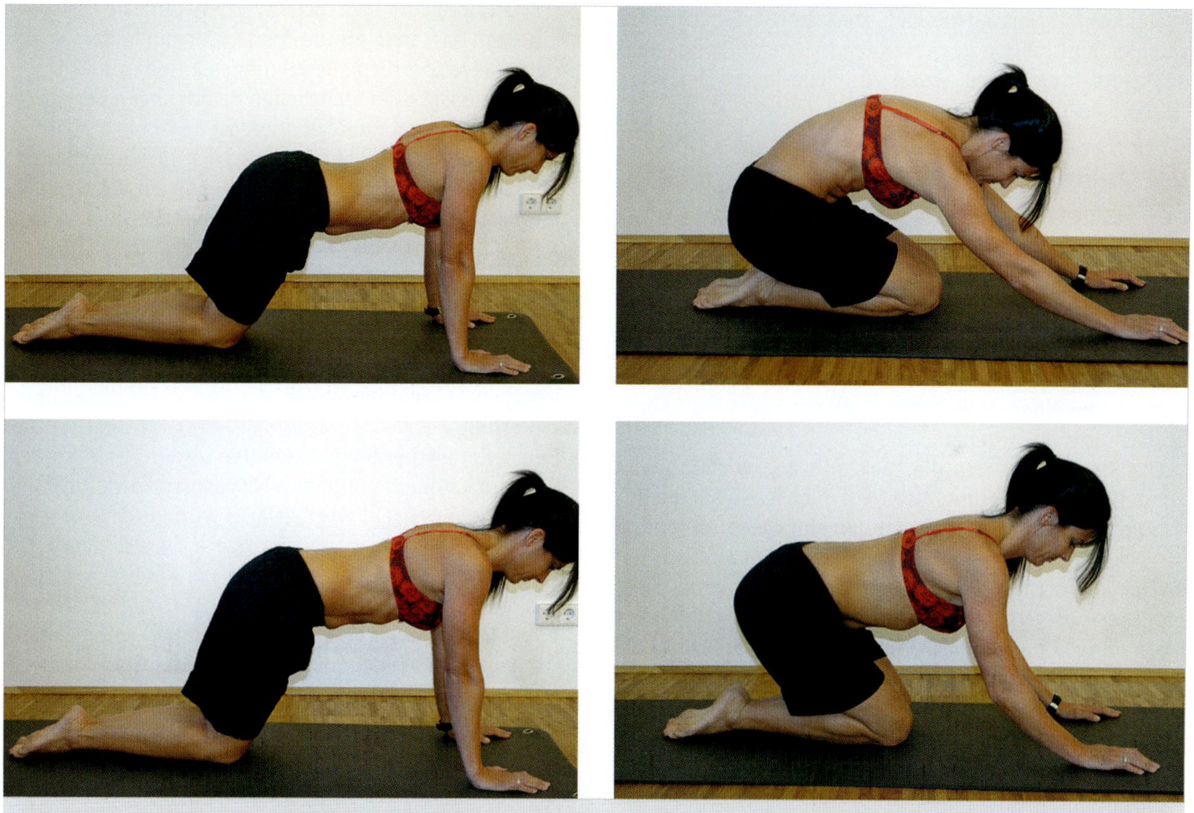

Abb. 8.61 Verschiebung im Vierfüßler; korrekt (unten) und unkorrekt (oben) (Luomjoki 2012). (Luomajoki H. Sechs Richtige: Mit der Testbatterie die lumbale Bewegungskontrolle untersuchen. Manuelle Therapie 2012; 16: 220–225. Tab. 1, Nr. 5 korrekt und unkorrekt; 2 × 2 Bilder)

Bei **Verschiebung im Vierfüßler** (Rocking All Fours) zeigt Hans auch hier genau wie beim Waiters Bow wenig Dissoziation zwischen Hüfte und LWS. Wenn er mit dem Becken weiter nach hinten schiebt (vergrößerte Hüftflexion), wird dies von einer Verstärkung der LWS-Kyphose begleitet. Auch nach mehrmaliger Korrektur verbessert sich das nur wenig (► Abb. 8.61).

Insgesamt sind 4 von 6 Tests positiv. Bei allen Tests fällt auf, dass Hans sich sehr konzentriert, um alles korrekt durchzuführen, und dass alle Bewegungen mit viel Tonus paravertebral verbunden sind. In der exzentrischen Phase beim Waiters Bow sieht Jan ein deutliches Zittern der Muskulatur, was auf Probleme in der intramuskulären Koordination hindeutet. Er ordnet daraufhin das Rückenproblem von Hans als ein Flexion-/Lateralshift-Muster ein.

Untersuchung der lokalen Muskelkontrolle in Rücken- und Bauchlage

Jan untersucht Hans' Fähigkeit, lokale Muskeln zu rekrutieren. In Rückenlage mit aufgestellten Beinen fällt auf, dass es bei dem Versuch, den M. transversus abdominis anzuspannen, meist zu einer ausgedehnten Kontraktion aller Bauchmuskeln mitsamt Fixierung des Thorax kommt.

Bei der Testung der Mm. multifidi zeigt sich in Bauchlage alsbald, dass dies einen lumbalen Rückenschmerz verursacht und es somit für Hans auch schwierig ist, eine lokale Kontraktion aufzubauen. Dies führt wiederum zur globalen Kontraktion des gesamten M. erector spinae und der Glutäalmuskulatur sowie zur Fixierung des Thorax (Tsao et al. 2011).

Vorstellungen und Wünsche des Patienten

Hans erklärt, dass ihm Massage guttut, sei es nun klassische Massage oder eine Faszientechnik. Damit kennt er sich inzwischen gut aus. Bei früheren Therapieeinheiten hat ihm das immer sehr geholfen. Bei arthrogenen Techniken mit Manipulation fühlt er sich nicht wohl, da es einmal „bei einem Kollegen schief gegangen" sei, sodass er davor etwas Angst hat.

Die Frage, ob er sich die Durchführung von Übungen vorstellen könne, beantwortet er mit „weiß ich nicht". Am liebsten wäre es ihm, wenn Jan einfach sein Problem lösen würde und er am nächsten Tag wieder Golf spielen könne. Jan fragt Hans, wie groß wohl die Chance ist, dass ein Therapeut irgendetwas macht, wodurch mit einem Male seine Koordination wieder besser sei, die Kraft größer und die Kondition wieder so wie früher. Er kannte die Antwort natürlich schon, aber er musste sich selbst eingestehen, dass Jan ihn nur dabei unterstützen kann, seine Beschwerden wieder in den Griff zu bekommen. Aber es hängt mindestens genauso viel davon ab, wie gut er mitarbeitet. Nachdem Jan ihm erklärt hat, dass das Krafttraining vermutlich auch einen günstigen Effekt auf seinen Diabetes hat und er sich einfach fitter und gesünder fühlen wird, sodass er dadurch vielleicht auch wieder mit dem Golfspiel anfangen könne, lenkt er ein.

„Exercise is Medicine"

Jan stellt noch ein paar ergänzende Überlegungen zum Alltagsrhythmus und dem allgemeinen Gesundheitszustand an. Bei der Analyse der durchschnittlichen Arbeitswoche und der Wochenenden stellt sich folgendes heraus (ACSM 2013):

- Gewohnheiten: Hans schaut eigentlich jeden Abend ab 19.00 Uhr fern. Es fängt mit den Nachrichten an, und dann ist der Abend eigentlich auch schnell vorbei. Gegen 23.00 Uhr geht er ins Bett und muss dann um 6.00 Uhr in der Früh aufstehen. Dieser Ablauf gilt für mindestens 5 Tage in der Woche. Hans schaut also 20 Stunden in der Woche fern. Dabei konsumiert er oft einen Liter Bier und ein Glas Rotwein pro Abend.
- Körperliche Aktivität: Bei der Analyse der körperlichen Aktivität geht es sowohl um Sport als auch um Alltagsaktivitäten von einer gewissen Dauer und Intensität (Ainsworth 2000).
  - Beurteilung der sportlichen Aktivitäten: Die Fitnorm besagt, dass man mindestens 3 × 20 min in der Woche intensive sportliche Betätigungen ausüben sollte. Die Intensität der sportlichen Betätigungen liegt bei 6–8 metabolen Äquivalenten (MET), wobei 1 MET den Energieumsatz in Ruhe betrifft. Aktivitäten mit 6–8 MET sind also Aktivitäten, bei denen der Energieumsatz um den Faktor 6–8 erhöht ist. Beispiele hierfür sind Joggen, zügiges Fahrradfahren und Fußballspielen. Pro Woche sollte also ein Energieverbrauch von 360–480 MET vorliegen.

Es stellt sich schnell heraus, dass Hans keinerlei intensive körperliche Aktivitäten verrichtet und somit die Fitnorm nicht erfüllt.

- Beurteilung von Alltagsaktivitäten: Alternativ zu dieser Fitnorm kann ein minimales Niveau von körperlicher Aktivität angestrebt werden. Dies wird durch mäßig intensive Bewegungen wie Wandern, Spazieren oder Fahrradfahren erreicht, bei denen der Ruhestoffwechsel um den Faktor 3–6 erhöht ist. Diese Aktivitäten sollten eine Mindestdauer von 10 min haben und jeden Tag mindestens 30 min durchgeführt werden. Pro Woche sollte also ein Energieverbrauch von 450–750 MET erzielt werden.

Im Gespräch mit Hans stellt sich heraus, dass er an den 5 Arbeitstagen vom Parkplatz bis ins Büro etwa 12 min gehen muss. Das Büro befindet sich im 3. Stock. Die meiste Zeit benutzt er den Lift. Ohne den Lift dauert es vielleicht 3 min länger. Er kommt im Moment somit auf 10 × 12 min x 3 MET = 360 MET min pro Woche durch den Weg zur Arbeit. Ansonsten lassen sich keine strukturellen Aktivitäten in seiner Arbeitswoche und an den Wochenenden identifizieren, die mindestens mäßig intensiv sind und länger als 10 min in Folge durchgeführt werden (Buckley et al. 2015, Pulsford et al. 2015). Im Gespräch benennt Hans regelmäßig seinen Wunsch, doch wieder

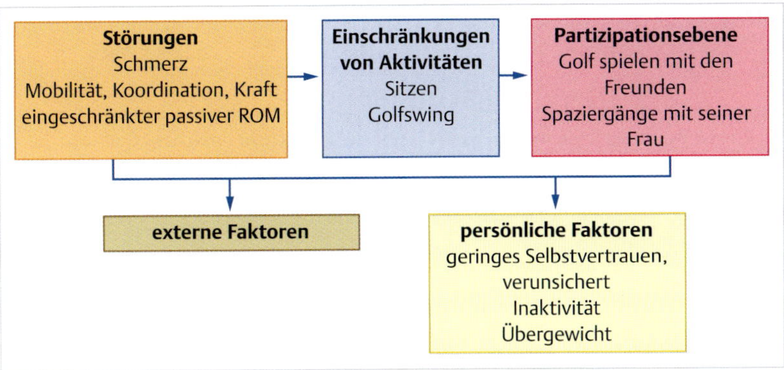

Abb. 8.62 Beurteilung von Hans nach ICF.

mehr mit seiner Frau zu wandern und Fahrrad zu fahren. Das Golfspiel mit den Freunden fehle ihm auch (Franco et al. 2015).

- Leichtes Übergewicht. Bei einer Körperlänge von 178 cm und einem Körpergewicht von 90 kg beträgt der Body Mass Index somit 28,4, was als übergewichtig gilt. Bei der Bestimmung des Bauchumfanges werden 98 cm gemessen. Männer haben bereits ab 94 cm ein erhöhtes Mortalitätsrisiko. Übergewicht ist zudem ein Risikofaktor für chronische Rückenbeschwerden (Koes et al. 2006).

Physiotherapeutische Diagnose

Die physiotherapeutische Diagnose lautet unspezifischer lumbaler Rückenschmerz mit abweichendem Verlauf, der sich in einem Flexion/Lateralshift-Movement-Impairment ausdrückt und mit folgenden Einschränkungen verbunden ist:

- eingeschränkte Beweglichkeit von Hüften, LWS und BWS
- eingeschränkte Propriozeption und Koordination, was vor allem bei Waiters Bow, Einbeinstand, Verschiebung im Vierfüßler und bei der Simulation des Golfschwungs auffiel
- wahrscheinlich eingeschränkte Kraftausdauer der Rücken- und Bauchmuskulatur. In diesem frühen Rehastadium sind Ausdauertests noch nicht indiziert, da die Tests vermutlich schmerzhaft wären und die Ergebnisse auch zu ernüchternd. Typischerweise werden diese Tests nach 4- bis 6-wöchiger Reha als Nullwertbestimmung durchgeführt.
- Hans hat einen passiven Copingstil. Er ist eher vorsichtig und verhält sich lieber ruhig, was den Dekonditionierungsprozess eher beschleunigt. Der Therapeut wird die Übungen so anbieten, dass Hans mit seiner Strategie konfrontiert wird. Vermutlich glaubt Hans, dass er keine Squats machen kann und eine halbe Stunde später zufrieden nach Hause geht, weil es doch gelungen ist. Es wird sehr wichtig sein, dass der Physiotherapeut Erfolgserlebnisse schafft (Lakke et al. 2015). Dazu muss er Hans dosiert und kontrolliert in herausfordernde Situationen bringen, die jedoch nicht gefährlich sein dürfen (Hannibal 2014, Nijs et al. 2015, O'Sullivan 2015).
- körperliche Inaktivität im Alltag bei gleichzeitigem Übergewicht und Diabetes mellitus Typ 2, wodurch Hans sich wenig fit fühlt und seine sozialen Kontakte einbüßt.

Die Beurteilung nach ICF zeigt ▶ Abb. 8.62.

8.5.3 Behandlungsplan

Jan legt sich einen Behandlungsplan zurecht, der nachfolgend detailliert dargestellt wird. Der Schwerpunkt liegt dabei auf dem Aufbau einer Übungstherapie, doch fließen auch weitere Elemente mit ein (▶ Tab. 8.36, ▶ Tab. 8.37, ▶ Tab. 8.38).

Tab. 8.36 Analysekarte der Wirbelsäule auf der Partizipationsebene.

Analyse der personenbezogenen Faktoren
Einflüsse von Merkmalen der Person:
☐ Geschlecht ☐ Alter ☐ andere Gesundheitsprobleme ☐ Fitness ☐ Lebensstil ☐ Bildung
Information:
Analyse der Umweltfaktoren
Ebene des Individuums: ☒ ADL ☒ Arbeit ☒ Hobby ☒ Sport

Tab. 8.36 Fortsetzung
Analyse der personenbezogenen Faktoren
Körperliche Gegebenheiten: **Golf** ist eine Ballsportart, bei der ein kleiner, harter Ball mit einem Golfschläger von dem Golftee in Richtung eines mit einer Fahne markierten Punktes (Loch) geschlagen wird. Das Ziel ist es, dieses Loch mit möglichst wenigen Schlägen zu erreichen. Golf wird auf einem speziellen Golfplatz gespielt. Die meisten Golfplätze haben 9 oder 18 Löcher, wenngleich die ersten Golfplätze eine willkürliche Anzahl von Löchern aufwiesen. Heutzutage werden spezielle Meisterschaftsplätze angelegt, die große Turniere anlocken sollen und mit der Anlage auch genügend Platz für Zuschauer, Zeltanlagen und Parkplätze bereitzustellen versuchen. In Abhängigkeit von der Entfernung zum Loch wird festgelegt, mit wie vielen Schlägen dieses erreicht werden muss (sogenanntes Par, Professional Average Result). Man geht davon aus, dass ein Spieler 2 Putts auf dem Grün benötigt. Bei einem Par 4 sollte ein sehr guter Spieler also mit 2 Schlägen das Grün erreicht haben, bei einem Par 5 mit 3. Ein erfahrener Spieler kann einen Platz auch „unter Par" spielen, also mit weniger als der zuvor festgelegten Schlagzahl. **Handicap** Ein 18-Loch-Platz hat zumeist ein Par von 70, 71 oder 72. Benötigt ein Spieler durchschnittlich 24 Schläge mehr für den gesamten Platz, ist sein Handicap 24. Spielt er dann eine Runde mit 28 Schlägen über dem Par, lag er dabei 4 Schläge über seinem Handicap. Tritt er gegen einen Spieler mit Handicap 10 an, darf er hier 14 Schläge mehr machen. Auf der Punktekarte ist dann vermerkt, bei welchem Loch er dann einen Schlag von dem Gegenspieler bekommt. Auf diese Weise kann ein Spieler mit Handicap 24 doch gegen einen mit Handicap 10 gewinnen. Jeder Amateurgolfer hat ein Handicap. Je niedriger das Handicap, desto besser der Spieler. Profis haben kein Handicap. **Schläge** Um einen Ball zu schlagen, vollführt der Spieler den Golfschwung. Je nach gewähltem Schläger wird der Ball dadurch eine gewisse Strecke zurücklegen. Ein Spieler darf bis zu 14 Golfschläger mit sich führen, die alle für ein eigenes Ziel gedacht sind. Manche Spieler nutzen ein halbes Set. Fortgeschrittene Spieler verwenden einen Driver, um vom Golftee möglichst weit abzuschlagen.
Materielle Gegebenheiten: Die Hauptutensilien beim Golf sind: **Golfball**: Ein Golfball hat einen Durchmesser von durchschnittlich 4,27 cm und wiegt etwa 46 g. Die Aerodynamik eines Golfballes ist sehr interessant: Seine Oberfläche ist mit zahlreichen runden Dellen (Dimples) übersät, die entgegen dem Gefühl den Luftwiderstand signifikant verringern. Dadurch kann ein Golfball über 330 m weit geschlagen werden. **Golfschläger**: Es gibt eine große Bandbreite von Schlägern, die auf verschiedene Schlagweiten und Bedingungen des Golfplatzes ausgelegt sind. Laut Reglement darf ein Spieler maximal 14 Schläger mit sich führen, deren Zusammenstellung er selbst bestimmt. **Tee**: Das ist ein kleiner Stift aus Holz oder Kunststoff, der zum Abschlag in den Boden gesteckt wird und nur dafür genutzt wird. **Ballmarker**: Wenn der Ball auf dem Grün liegt, darf er aufgenommen und gesäubert werden. Der Spieler markiert die Lage des Balls mit einem Ballmarker, an den er nach der Reinigung des Balls diesen wieder zurücklegt. Der Ballmarker wird oft hinter dem Ball in der Verlängerung des Lochs platziert. Es handelt sich dabei um eine kleine Scheibe aus Kunststoff oder Metall. Es werden zu diesem Zweck auch Münzen benutzt. **Pitchgabel**: Diese kleine Gabel dient der Ausbesserung von Pitchmarken (Dellen) auf dem Grün, die durch gepitchte (im hohen Bogen gespielte) Bälle auf dem Grün entstehen und eine das weitere Spiel beeinträchtigende Delle hinterlassen. Ein **Regelbuch** muss jeder Spieler mit sich führen. **Kugelschreiber** zum Eintragen der Schlagzahl. Der Gebrauch eines Bleistiftes kann bei Nässe zum Verwischen der Eintragungen führen. **Kleidung**: Die wichtigste Anforderung an die Golfkleidung ist, dass sie bequem sitzt und ausreichend Bewegungsfreiheiten lässt. Zudem haben die meisten Golfclubs eine Kleiderordnung. Jeans und T-Shirts sind zumeist nicht gestattet. Üblich sind Polohemden. Die Golfschuhe müssen einen sicheren Stand des Spielers während des Schlages gewährleisten, auch wenn das Gras feucht und rutschig ist. Die Schuhe gibt es daher zumeist mit Spikes oder Noppen. Ältere Golfschuhe sind mit Metallspikes ausgerüstet, während die modernen Schuhen Softspikes haben. Spikes sind abschraubbar und lassen sich somit austauschen, während Noppen Bestandteile der Schuhsohlen sind. Amateurspieler tragen oft Noppenschuhe, da diese ihnen genügend Festigkeit bieten und die meisten Clubhäuser mit ihnen betreten werden dürfen. Spikes werden von besseren Spielern und praktisch allen Profis verwendet. Auf der europäischen PGA-Tour dürfen nur Spieler mit Spikes auf ein Grün, selbst Caddies mit Spikes nicht. Es gibt auch speziell für das Golfspiel geschaffene Handschuhe, mit denen der Golfschläger besser gehalten werden kann und die auch die Bildung von Blasen an den Händen verhindern. Früher zogen die Spieler bei kaltem Wetter mehrere Pullover übereinander anstelle einer dicken Jacke, doch gibt es heute auch wind- und wasserdichte dünne Jacken.
Ebene der Gesellschaft: ☒ ADL ☐ Arbeit ☐ Hobby ☐ Sport
Organisationen und Dienste: Keine Besonderheiten
Gesetze, Vorschriften, formelle und informelle Regeln, Einstellungen und Weltanschauungen: Die Regeln des Spieles sind in den Rules of Golf festgelegt, die vom The Royal and Ancient Golf Club of St. Andrews und der United States Golf Association anerkannt sind. Man unterscheidet zwei Spielformen: das Zählspiel oder Strokeplay und das Lochspiel oder Matchplay. Beim Strokeplay kommt es darauf an, den Platz mit möglichst wenigen Schlägen (strokes) zu bewältigen (ggf. nach Verrechnung der Handicaps der Spieler). Beim Matchplay spielen zwei Spieler (oder zwei Duos) gegeneinander und Loch für Loch. Wer das Loch mit der geringsten Schlagzahl bewältigt, gewinnt das Loch. Wenn am Ende einer ein Loch mehr gewonnen hat als sein Gegner, ist dann „One up" usw. und der Gegner „One down" usw. Gleichstand nennt man in diesem Fall „All square".

Tab. 8.37 Analysekarte der Wirbelsäule auf der Aktivitätsebene.

☒ ADL	☒ Arbeit	☐ Hobby	☒ Sport
Bewegungsmuster: Aktivitäten im Haushalt:	Bewegungsmuster: Flexionsmuster Aktivitäten im Büro: Sitzen	Bewegungsmuster: Aktivitäten:	Bewegungsmuster: Flexion/Lateralshift-Muster Aktivitäten: Golf

Tab. 8.38 Analysekarte der Wirbelsäule auf der Funktionsebene.

ADL	Arbeit	Hobby	Sport
Endziel Beweglichkeit	**Endziel Beweglichkeit**	**Endziel Beweglichkeit**	**Endziel Beweglichkeit**
Rehamethode: ☐	Rehamethode: ☐ spezifisches Training	Rehamethode: ☐	Rehamethode: ☐ spezifisches Training
Endziel Koordination	**Endziel Koordination**	**Endziel Koordination**	**Endziel Koordination**
Rehamethode: ☐	Rehamethode: ☐ spezifisches Training	Rehamethode: ☐	Rehamethode: ☐ spezifisches Training
Endziel Kraft	**Endziel Kraft**	**Endziel Kraft**	**Endziel Kraft**
Rehamethode: ☐	Rehamethode: ☐ intensive Kraftausdauer	Rehamethode: ☐	Rehamethode: ☐ extensive Wiederholungsmethode
Endziel Ausdauer	**Endziel Ausdauer**	**Endziel Ausdauer**	**Endziel Ausdauer**
Rehamethode: ☐	Rehamethode: ☐ aerobe Leistungsfähigkeit	Rehamethode: ☐	Rehamethode: ☐ aerobe Leistungsfähigkeit

Erwartungen und Ziele des Patienten

Ziele auf der Aktivitätsebene

Hans kann innerhalb von acht Wochen beschwerdefrei sitzen und ist in der Lage, verschiedene Haltungen anzunehmen, zu variieren, aber auch regelmäßig aufzustehen und dadurch die Monotonie zu durchbrechen.

Hans kann innerhalb von vier Monaten den Golfswing entspannt und beschwerdefrei durchführen, sodass er mithilfe eines Trainers auf der Golfbahn an seiner Technik arbeiten kann.

Ziele auf der Funktionsebene

Hans kann nach Abschluss von Phase 1 des Behandlungsplanes die unterschiedlichsten koordinativen Übungen gut und beschwerdefrei durchführen. Er kann im weiteren Verlauf von Phase 2 des Behandlungsplanes Basisübungen im Kraftbereich beschwerdefrei durchführen und somit die Kraftausdauerfähigkeit seiner Rückenmuskulatur verbessern.

Ziele auf der Partizipationsebene

Das Hauptziel auf der Partizipationsebene ist für Hans, dass er innerhalb von sechs Monaten wieder mit seinen Freunden zwei Mal in der Woche Golf spielen kann.

Es sind sicherlich noch weitere Ziele zu definieren. Die hier formulierten Ziele sollten aber dem Physiotherapeuten und auch Hans ausreichend Hilfestellung für den weiteren Aufbau des Behandlungsplanes bieten.

8.5.4 Prognose

Jan sieht zum jetzigen Zeitpunkt mit dem aktuellen Wissensstand keinen Grund dafür, warum Hans dies nicht innerhalb von sechs Monaten schaffen sollte und wieder beschwerdefrei Golf spielen kann. Die Prognose ist somit günstig.

Wie die Reha exakt verlaufen wird, lässt sich nicht im Detail planen. Es zeichnet sich jedoch schon jetzt eine globale Zweiteilung ab:

- Phase 1: In dieser Phase steht das Propriozeptions- und Koordinationstraining mit den Übungen bis Karte 10 im Mittelpunkt. Dies wird durch Massage und Beweglichkeitstraining unterstützt. Bei der Untersuchung des lokalen Systems stellt sich zwar heraus, dass Hans eine isolierte Kontraktion in den betreffenden Muskeln Schwierigkeiten bereitet. Aber Jan hält dies eher für eine Folge von Schmerz und Hypertonie und geht davon aus, dass die lokalen Muskeln im Verlauf dieser ersten Phase in dem Maße besser rekrutierbar werden, in dem sich Tonus, Beweglichkeit und Schmerz verbessern. Sollte die lokale Muskelkontrolle dann doch noch mäßig sein, wird Jan mit Sicherheit noch Übungen aus Karte 1 und 2 hinzuwählen. Wichtig ist auch hier, den Patienten schon an ein kardiopulmonales Training zu gewöhnen. Diese Phase wird etwa 6–8 Wochen in Anspruch nehmen.
- Phase 2: In dieser Phase werden bekannte Übungen mit höherer Intensität durchgeführt, sodass man wirklich von Krafttraining sprechen kann. Auch das kardiopulmonale Training wird intensiviert. Diese Phase dauert 3–4 Monate. Hans wird in dieser Phase auch wieder

kontrollierte Flexionen/Extensionen und Rotationsbewegungen erlernen, die ihm wieder mehr Bewegungsfreiheiten und Variationsmöglichkeiten geben und der Vorbereitung auf das Golfspiel dienen. Dies wird dann vor allem mit den Karten 12–15 realisiert.

8.5.5 Behandlung und Rehabilitation

Der Behandlungsplan zeigt eine Kombination aus passiven und aktiven Maßnahmen, wobei den Vorzügen, Wünschen, aber auch Ängsten des Patienten Rechnung getragen wird. Der Plan sollte sich am aktuellen Belastbarkeitsniveau des Patienten orientieren. Die große Herausforderung besteht jedoch darin, den Patienten schrittweise aus der Reserve zu locken und tatsächlich für positive Erlebnisse in der Reha zu sorgen.

Bei chronischen Rückenbeschwerden und der hier dargestellten Komorbidität erfordert dies beim Therapeuten viel Erfahrung und auch Geschick auf der Beziehungsebene. Aber wenn es gelingt, solche Patienten erfolgreich zu behandeln, hat der Physiotherapeut einen großen Beitrag zur Lebensqualität und Gestaltungsfähigkeit für die nächsten Jahre geliefert.

Phase 1

Jan hat sich einen Weg durch die Wirbelsäulenkarten zurechtgelegt. Dieser Weg ist auf die Art von Hans' Rückenproblemen sowie auf seine persönlichen Ziele abgestimmt.

Karte 2 – lokale segmentale Extensionsstabilität

Diese Übungen werden zügig durchlaufen. Erst danach kann man mit den Übungen aus den anderen Rückenkarten beginnen. Der Aufbau ist im Hinblick auf die Wiederholungs- und Serienanzahl progressiv.

- Übung 1: Rückenlage Beine gebeugt; Hans wird diese Übung als Beweglichkeitstraining und Propriozeptionstraining durchführen (▶ Abb. 8.63).
- Übung 2: Bauchlage (erst mit Kissen, dann ohne); in diesem Fall eher Beweglichkeitstraining Richtung Extension (▶ Abb. 8.64).
- Übung 3: Vierfüßler; bewusstes Beckenkippen mit Finden der neutralen Extensionsposition (▶ Abb. 8.65).

Vermutlich wird der Patient diese drei Übungen als Heimübungsprogramm täglich zuhause durchführen. Die Übungen werden noch „underloaded" durchgeführt und sollten definitiv schmerzfrei sein. „Underloaded" bedeutet ein Gewicht oder einen Widerstand, der nicht zur Ermüdung führt. Es wird in drei Serien mit je 15 Wiederholungen trainiert. Spätestens nach zwei Wochen wird der Therapeut mit den folgenden Übungen beginnen:

- Übung 4.1: High Sitting; hier lernt Hans, im koordinativen Bereich seine neutrale LWS-Position zu finden und zu halten (▶ Abb. 8.22).
- Übung 5.1: Sitting; Dies war auch eine Aktivität im aktivitätsorientierten Funktionstest. Das Ziel ist nicht, dass Hans ständig in seiner neutralen Position verbleibt. Er sollte jedoch auf jeden Fall maximale kyphosierende Haltungen vermeiden, da diese Positionen vermutlich zum Erhalt der Beschwerden beitragen. Hans wird diese

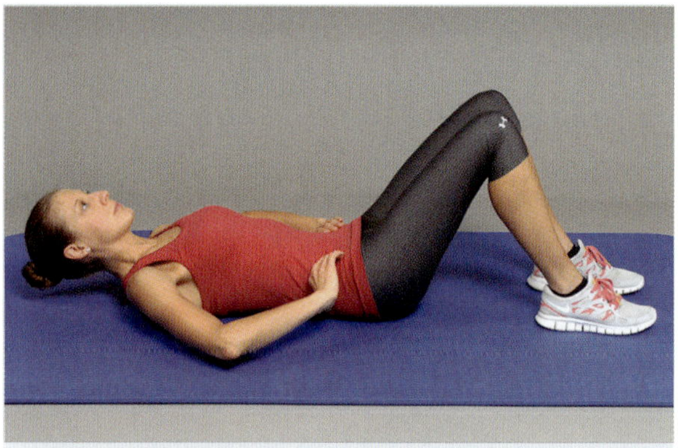

Abb. 8.63 Beckenkippung in Rückenlage.

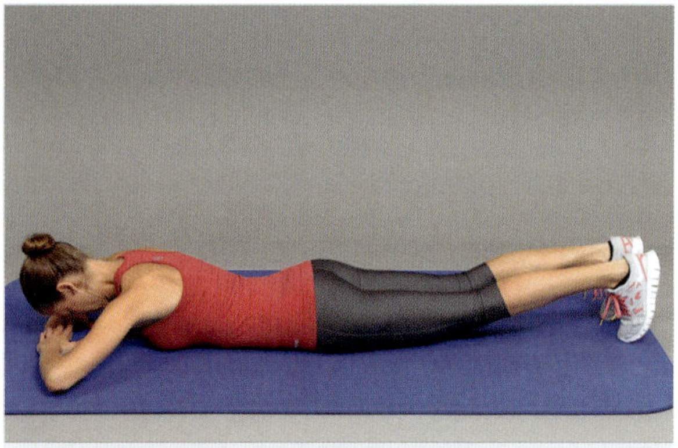

Abb. 8.64 Beckenkippung in Bauchlage.

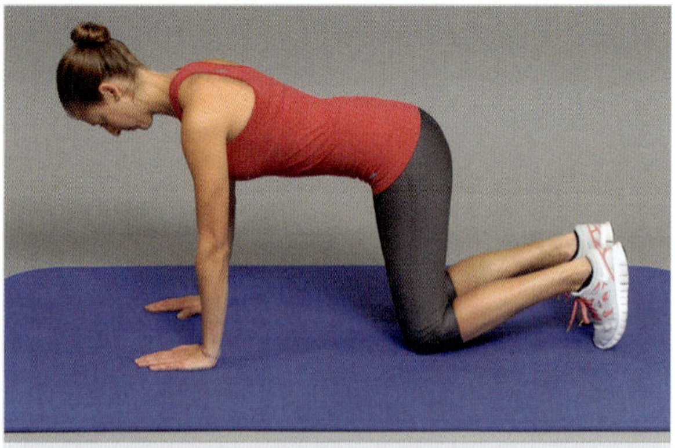

Abb. 8.65 Bewusste Beckenkippung im Vierfüßlerstand.

Übung vermutlich ab der dritten Woche als „funktionelle Alltagsübung" mitnehmen und dies etwa am Arbeitsplatz einüben.

Karte 3 – lokale laterale Stabilität

- Übung 4.2: Training des M. quadratus lumborum in Seitenlage (▶ Abb. 8.4).

Beide Übungen sind als Variation auf Karte 2 zu sehen. Die Übungen aus Karte 2 und 3 werden also neben- und miteinander durchgeführt. In dieser frühen Phase sind Variationen wichtig. Das Heimübungsprogramm wird nie aus mehr als drei oder vier Übungen bestehen und darf nicht mehr als 15 min in Anspruch nehmen, da sonst die Wahrscheinlichkeit groß ist, dass der Patient die Übungen nicht mehr umsetzt. Übung 2 wird wahrscheinlich dann auch ohne Kissen und vielleicht sogar schon mit Abstützen auf den Ellenbogen möglich sein. Die Extensionsfähigkeit ist für Hans sehr wichtig.

Jan hat natürlich auch noch die Möglichkeit, die Übungen aus Karte 1 und 2 zur Stimulation der Mm. transversus abdominis und multifidi ausführlicher zu trainieren. Da bei Hans jedoch vor allem ein Movement Impairment vorliegt und es keine anamnestischen Hinweise für eine klinische Instabilität gibt, ist dies nicht der primäre Ansatzpunkt in dieser Reha.

Sobald die Übungen aus Karte 2 und 3 in ausreichender Qualität durchgeführt werden, geht es mit den Übungen auf Karte 5 und 6 weiter. Hier wird mit Unterstützung eigentlich schon der Waiters Bow trainiert. In der Praxis ist es oft überraschend, wie schnell dieser Schritt erfolgreich bewältigt wird.

Karte 5 – regionale Extensionsstabilität

- Übung 4.3: High Sitting Good Morning (▶ Abb. 8.5); auch wiederum eine Variante für Hans zu Übung 4.1: High Sitting.

Karte 6 – regionale laterale Stabilität

- Übung 4.4: Lateral Raise in High Sitting (▶ Abb. 8.51); um auch schon mal die laterale Stabilität zu trainieren, die im Einbeinstand noch schwierig war.

Karte 7 – regionale Extensions-/ Rotationsstabilität

Diese Übungen verbessern für Hans die Stabilität bei der Rotation. Dies wird er auch als Vorbereitung auf die Aktivität „Golfswing" in Kraft und Geschwindigkeit umsetzen können.

- Übung 6: Birddog Remedial (▶ Abb. 8.34). Diese Übung kennt Hans schon von seinem Heimübungsprogramm Beckenkippung mit dem Ziel, die neutrale Position zu finden. Sobald Hans dies beherrscht, kann er jetzt mit dem Birddog Remedial in der neutralen Position fortfahren. Und auch hier gilt: Wenn Hans den Remedial beherrscht (meist nach einer Woche), wird zur Variante „Beginner Arm" und dann zu „Beginner Leg" gewechselt.
- Übung 7: Birddog Arm and Leg (▶ Abb. 8.66). Diese Übungen können schrittweise auch schon zuhause von Koordinationstraining Richtung allgemeines Kraftausdauertraining für die Rückenmuskulatur ausgebaut werden.

Karte 10 – totale Extensionsstabilität

- Übung 8a: Weight Squat (▶ Abb. 8.67) oder als alternative Übung 8b Front Squat (▶ Abb. 8.68), da diese Übung noch mehr Extension erfordert und den thorakalen M. erector spinae aktiviert.
- Übung 9: Back Extension (▶ Abb. 8.69).
- Übung 10a: Bend Over Dumbbell Row (▶ Abb. 8.70).

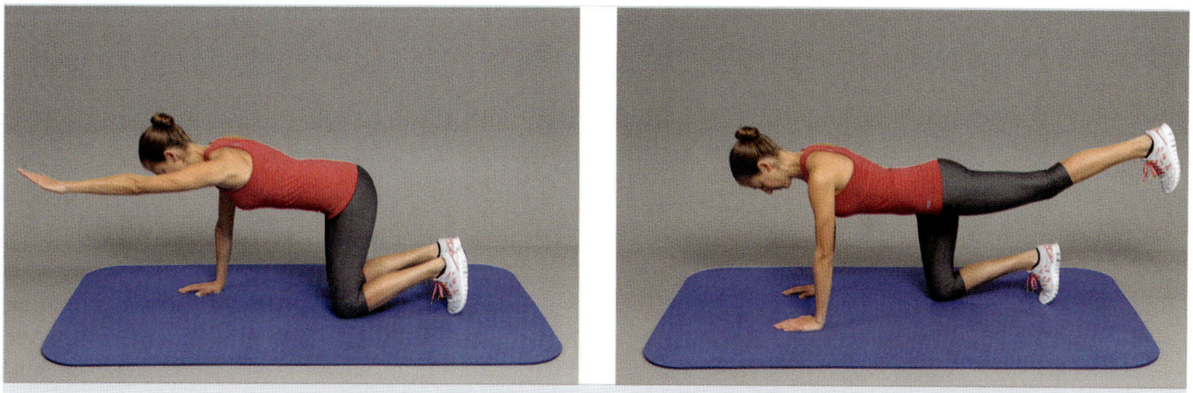

Abb. 8.66 Birddog Arm (links) und Birddog Leg (rechts).

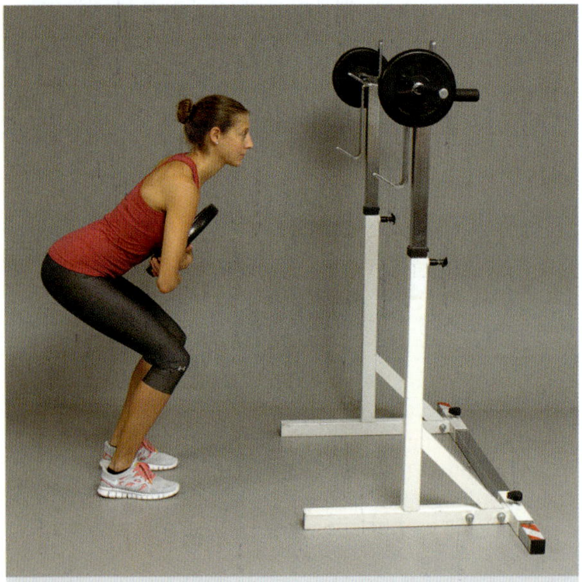

Abb. 8.67 Weight Squat.

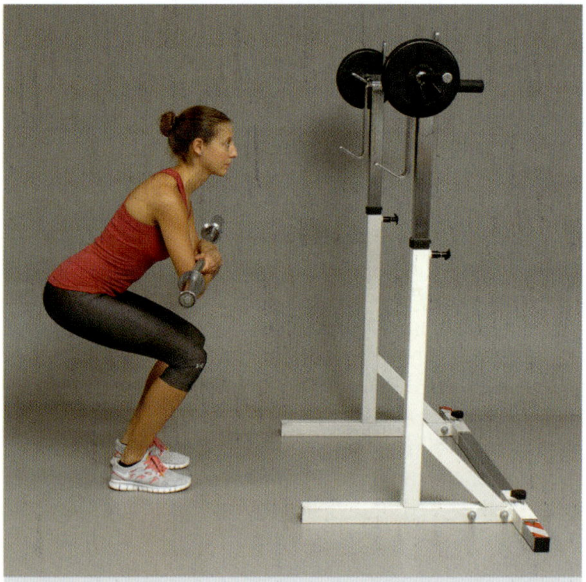

Abb. 8.68 Front Squat.

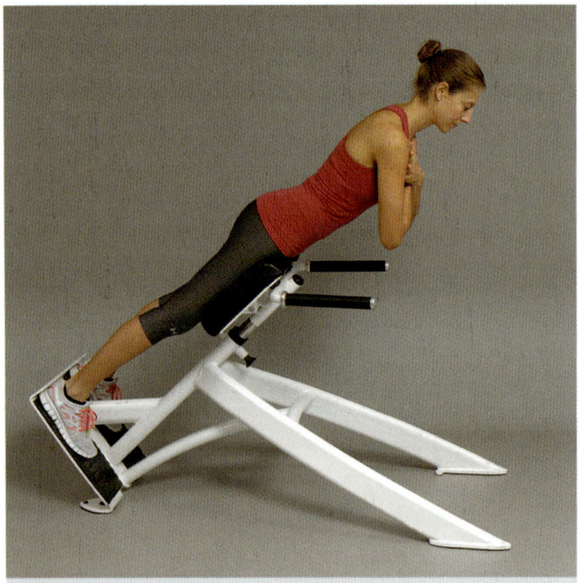

Abb. 8.69 Back Extensions.

Bis hierher sind alle Übungen im koordinativen Bereich durchgeführt, d. h. es gibt keine Ermüdung in der Muskulatur. Die Übungen werden 10- bis 15-mal wiederholt und wenn möglich in 3 Serien ausgeführt (KRS 1 Methode). Das Bewegungsausmaß ist häufig erst etwas kleiner und danach etwas größer (kortikaler Fußbereich und kortikaler linearer Bereich), wobei für Hans vor allem die Extension eine wichtige Richtung ist. Das Ziel hier ist also noch nicht das Krafttraining, sondern es geht vielmehr um Beweglichkeit, Propriozeption und Koordination. Hans muss sich aktiv mit seinem Rückenproblem auseinandersetzen. Er muss Erfolge erzielen, die Jan auch jedes Mal benennen sollte. Wenn also wieder eine neue Übung hinzukommt, ist das ein Erfolg. Je mehr Erfolge Hans erzielt, desto größer wird sein Selbstvertrauen werden.

Diese erste Phase kann durchaus 6–8 Wochen in Anspruch nehmen. Hans kommt 2-mal wöchentlich für je nach Behandlungsumfang 45–60 min in die Praxis. Mit Jan verbringt er 30 min gemeinsam und macht anschließend noch selbstständig im Trainingsraum seine Übungen. Dieser Teil ist vielleicht zu Beginn der mehrmonatigen Reha noch eingeschränkt, doch je weiter Hans in seiner Reha kommt, desto länger wird er seine Übungen dort selbstständig ausführen.

Die 30-minütigen Therapieeinheiten mit Jan werden aus einem kurzen Update bestehen. Außerdem wird er mit Massage und anderen Weichteiltechniken dazu beitragen, dass der Tonus im M. erector spinae abnimmt. Dies spielt gerade zu Beginn eine große Rolle, da Hans ausdrücklich darauf hingewiesen hat, dass er hohe Resultatserwartungen an diese Therapieform hat. Dann wird es ihm auch nicht schwerfallen, im Gegenzug einige Übungen mitzumachen.

Mithilfe von Mobilisationen wird die Beweglichkeit der Hüften und der Extensions-/Rotationsfähigkeit der LWS und BWS verbessert. Dies nimmt etwa 20 min in Anspruch. Die restlichen 10 min werden zur Evaluation der Übungen benutzt und für die eventuelle Einführung in eine neue Übung. Hans muss herausfinden, welcher Moment für seine häuslichen Übungen am besten geeignet ist. Auch hier ist es wichtig, dass Jan ihn unterstützt. So sollte er auch nicht auf die Tage schauen, an denen Hans es nicht gelungen ist, die Heimübungen zu machen, sondern auf alle anderen Tage, an denen er es geschafft hat.

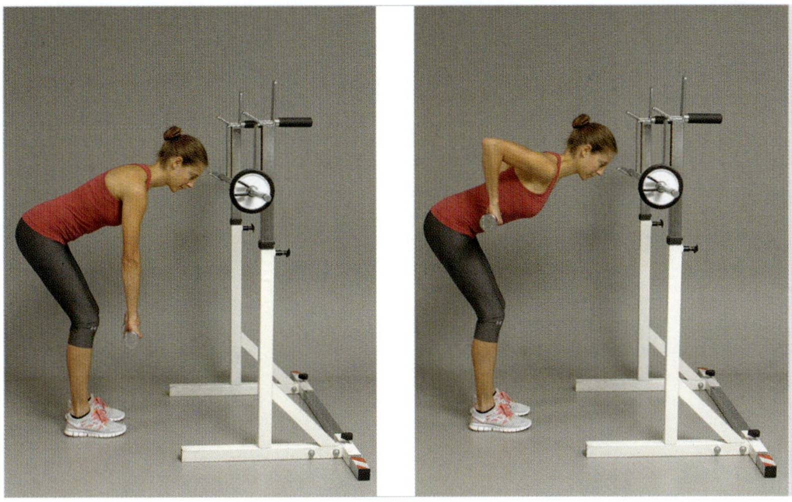

Abb. 8.70 Bend Over Dumbbell Row.

Die zweite Therapieeinheit in der Woche nutzt Jan, um Hans nach der Massage allmählich an das Kardiotraining und an die Geräte heranzuführen, die er in Phase 2 zum Krafttraining benutzen wird. In der Phase 2 wird das 2-mal wöchentliche Training im Fitnessraum der Physiopraxis eine zentrale Rolle spielen. In dieser Phase wird im Gegenzug das tägliche Heimübungsprogramm reduziert.

Überlegungen zur Steigerung der kardiopulmonalen Belastbarkeit

Die kardiovaskuläre Fitness soll zweigleisig verbessert werden. Zum einen wird der Patient dabei begleitet, im Alltag aktiver zu werden. Hierbei geht es um Strategien, wie etwa die Treppe statt des Aufzugs in die 3. Etage zu nehmen, einmal pro Stunde vom Schreibtisch aufzustehen und mindestens 30–60 min pro Tag körperlich aktiv zu werden (Moholdt et al. 2014). Der einfachste Gewinn wird erzielt, wenn er die Stunden vor dem Fernseher reduzieren kann.

Dies wird jedoch nicht ausreichen, um die kardiovaskuläre Fitness zu verbessern. Ein Beitrag wäre es, wenn er auch wieder Golf spielen würde und einen halben Tag auf der Golfbahn herumgeht. Doch insgesamt sind intensivere Trainingsmethoden nötig. In einem ersten Schritt wird Hans lernen müssen, sich ununterbrochen für 30 min am Stück z. B. auf einem Laufband zu belasten (Wilson et al. 2016).

Hierzu wird über den 6-Minuten-Gehtest die aktuelle Distanz gemessen, die Hans in 6 Minuten bewältigen kann. Dies wird mit einem Normwert für sein Alter und Geschlecht verglichen. Die dazugehörige Geschwindigkeit wird als Norm für das aerobe Intervalltraining genommen. Die Intervalle werden dann von Training zu Training so weit verlängert und die Pausen verkürzt, bis der Patient sich 30 min ununterbrochen belasten kann. Ein Beispiel für die entsprechenden Intervalle und deren Aufbau gibt ▶ Tab. 8.39.

Dies wird Hans vermutlich in Phase 1 der Reha erreichen. Den 6-Minuten-Gehtest wird der Therapeut in Woche 2 oder 3 durchführen. Auch hier wird sich herausstellen, dass Hans seine tatsächliche Gehgeschwindigkeit über 6 min unterschätzt. Es kann also durchaus sein, dass der Therapeut den Test wiederholen muss, um eine optimale Gehgeschwindigkeit für das Training zu ermitteln. Das Ziel dabei ist es, dass der Patient sich an die Gehgeschwindigkeit gewöhnt, diese auch bei kurzen Spaziergängen annimmt und hierbei Vertrauen in seine eigenen Fähigkeiten entwickelt.

Tab. 8.39 Aufbau eines aeroben Intervalltrainings.

Woche	Belastungsdauer in min	Aktive Pausendauer in min	Anzahl Belastungsintervalle	Gesamtdauer der Belastungsintervalle
1	4	2	4	16
2	5	2	4	20
3	6	1	4	24
4	7	1	4	28
5	9	1	3	27
6	10	1	3	30
7	15	1	2	30
8	30	0	1	30

Datum: ____________

Name: ____________ Vorname: ____________

Geburtsdatum: ____________ Sportart: ____________

Diagnose: ____________

Medikamente: ____________

Protokoll:

- Stufentest mit 5 progressiven Belastungsstufen
- Belastungsdauer 4 Minuten (standardisiert)/Pause 1 Minute
- kurzes Warming-Up (Einschätzen Intensität Stufe 1)
- Intensität Stufe 1: Leistung, mit der eine HF von ca. 120–130 erreicht wird
- Erhöhung der Intensität: pro Stufe 20 bis 40 Watt/0,5–1 km/h
  Indikation: Wähle eine Intensität mit der von Stufe 1 → 2 die HF um 10 Schläge steigt
- Velo Drehzahl: zwischen 60 und 90 Upm (konstant!!)
- Am Ende der 5. Belastungsstufe 1 Min. Pause und nachher...... Surprise!

Stufe	**Intensität** W/km/h	**HF** nach 1 Min.	**HF** nach 2 Min.	**HF** nach 3 Min.	**HF** nach 4 Min.	**HF** nach Pause
1						
2						
3						
4						
5						
Surprise						

Interpretation

- Kurveninterpretation:
- Anaerobe Schwelle:
- Trainigsintensitäten:

	Watt	km/h
100 %		
95 %		
90 %		
85 %		

Abb. 8.71 VIAD-Protokoll.

Ein weiteres Ziel ist das 30-minütige kontinuierliche Gehen mit dieser Geschwindigkeit. Der Therapeut hat sich überlegt, dem Patienten für die ersten Rehawochen einen Schrittzähler mitzugeben. Dies wirkt sich oft sehr motivierend auf die Alltagsgestaltung aus. Er schlägt zudem vor, die 19.00-Uhr-Nachrichten durch einen gemeinsamen Spaziergang mit seiner Frau zu ersetzen und erst ab 20.00 Uhr fernzusehen.

Wenn Hans daran gewöhnt ist, 30 min ununterbrochen zu gehen, wird der Physiotherapeut über ein VIAD-Protokoll (▶ Abb. 8.71) anschließend den Widerstand auf dem Fahrradergometer ermitteln, bei dem vermutlich die individuelle anaerobe Schwelle liegt. Da Hans leichtes Übergewicht hat, erscheint es dem Therapeuten in dieser Phase sinnvoller, das kardiopulmonale Training auf dem Fahrradergometer durchzuführen, um eventuelle Überbelastungsprobleme zu vermeiden. Die mit dem VIAD-Protokoll ermittele Intensität bildet dann die Basis für das anschließende „High Intensity Interval Training“ (HIIT). Der Patient belastet sich regelmäßig in Intervallen in der Nähe seiner anaeroben Schwelle. Die Belastungszeiten liegen bei etwa 3–4 min. Die Pausen sind bei dieser Form des Intervalltrainings 1–2 min lang. Wichtig hierbei ist, dass die Pausen aktiv sind, der Patient also z. B. auf dem Laufband mit halber Geschwindigkeit weitergeht.

Ziel dieses HIIT-Trainings ist es, den Energieverbrauch drastisch zu erhöhen. Intensives Training hat einen günstigen Einfluss auf die kardiovaskuläre Fitness, erhöht den Ruhestoffwechsel und auch der Energieverbrauch in den Stunden nach dem Training bleibt erhöht (günstiger Einfluss auf fettfreie Masse; Dela et al. 2014). In der Praxis bewährt sich dieses Training vor allem, weil es nicht langweilig ist und somit die Compliance bei Patienten, die wirklich ihren Lebensstil verändern wollen, viel höher ist.

Phase 2

Der Physiotherapeut möchte zum Einstieg in die Phase 2 die isometrischen Krafttests nach McGill durchführen (Kap. 6.6.3). Die Testresultate geben vielleicht noch spezifischere Hinweise auf Schwächen in der Rumpfmuskulatur, die dann wiederum Einfluss auf die Trainingsgestaltung haben werden. Die Krafttests müssen allerdings beschwerdefrei durchführbar sein. Andernfalls werden diese Tests erst später durchgeführt.

Überlegungen zum Aufbau des Krafttrainings

Im Gegensatz zu den Vorstellungen des Patienten, dass er sich besser ruhig verhalten sollte, ist der Physiotherapeut der Meinung, dass genau das Gegenteil die Lösung für sein Rückenproblem und auch für sein Übergewicht und den Diabetes sein kann. Er erklärt zudem, dass dort, wo die Reha oft endet (hier am Ende von Phase 1), die eigentliche Heilung erst beginnt. Der Patient muss aber zunächst die Gelegenheit bekommen, sich mit dieser Vorstellung auseinanderzusetzen. Die Gründe für ein intensiveres Krafttraining werden Hans erläutert. Der Therapeut hat den Plan, Hans in den Rehamethoden KRS 3 (intensive Kraftausdauer) und KRS 4 (extensives Rekrutieren) zu belasten. Die Belastungsvariablen sind in ▸ Tab. 8.40 dargestellt.

Durch höhere Belastungsintensitäten, also durch mehr Gewicht wie z. B. beim KRS 3, wird eine größere Anzahl von motorischen Einheiten in der relevanten Muskulatur aktiviert (size principle). Dies führt zu einer Zunahme der Kraft (kurzfristige Anpassung). Hans bemerkt, dass er bereits in der zweiten Krafttrainingswoche häufigere Wiederholungen mit demselben Gewicht realisieren kann. Dies wird er mit Sicherheit als Erfolg werten, wodurch Compliance und Selbstvertrauen zunehmen.

Weiterhin wird durch die höheren Belastungsintensitäten das Bindegewebe mechanisch stärker belastet, was langfristig zu seiner Anpassung führt. Die Kraftausdauerfähigkeit der Muskulatur erhöht sich, was einen günstigen Einfluss auf die Rückenbeschwerden hat.

In der Krafttrainingsmethode „extensives Rekrutieren“ (KRS 4) werden auch bereits schnelle Muskelfasern (Typ 2) rekrutiert. Dies ist eine Voraussetzung dafür, um etwa beim Golfswing auch mehr Geschwindigkeit zu entwickeln. Außerdem hat diese Art von Krafttraining einen stärkeren Einfluss auf die Aktivierung der GLUT-4-Rezeptoren in der Muskelmembran. Dies ist ein wichtiger Transportmechanismus, um Glucose aus der Blutbahn in den Muskel zu transportieren, was sich günstig auf die Insulinempfindlichkeit der Muskelzelle auswirkt.

Wenn diese Art des Trainings häufig und lang genug durchgeführt wird, sollte sich das auch in einer Zunahme der Muskelmasse niederschlagen. Ein prozentual höherer Anteil der fettfreien Masse hat einen höheren Ruhemetabolismus zur Folge und sollte sich somit auch günstig auf das Körpergewicht auswirken, wobei die Gewichtsabnahme wirklich nur ein sekundäres Therapieziel ist (Jelleyman et al. 2015).

Hier sind die Vorteile eines Krafttrainings noch einmal für Hans zusammengefasst:

- verbesserte Kraftausdauer
- Zunahme der Muskelmasse
- Zunahme des Energieverbrauchs in Ruhe
- Zunahme der Insulinempfindlichkeit
- gesteigertes Selbstvertrauen.

Diese Übungen lassen sich sehr gut von KRS 1, nach 3 und anschließend nach KRS 4 ausbauen. Hiermit werden alle Aspekte der Wirbelsäule trainiert. Zugleich werden viele Muskeln mit relativ wenigen Übungen angesprochen, wodurch sich diese Übungskombination auch günstig auf die Insulinempfindlichkeit und die allgemeine Gesundheit auswirkt. Der Patient hat noch genügend Zeit, um an der motorischen Grundeigenschaft Ausdauer zu arbeiten.

Tab. 8.40 Belastungsvariablen für Hans' Krafttraining.

KRS	Rehamethode	Serienanzahl	Wiederholungsanzahl	Serienpause
1	Koordination	3	10–15	30 s
3	Kraftrehabilitation Methode 3	3–4	15–20	1 min
4	extensives Rekrutieren	3–4	8–14	1–2 min

8

Die hier folgenden Übungen werden während der Phase 2 des Behandlungsplanes wieder nach dem allgemeinen Aufwärmen bzw. nach dem Konditionstraining im koordinativen Bereich durchgeführt. Anschließend führt Hans seine bisherigen Kraftübungen im Bereich KRS 3–4 aus. Umfang und Intensität hängen dabei jedoch auch ganz klar von den in diesem Stadium erlernten Feedback-Strategien ab. Hans sollte mittlerweile einschätzen können, was gut für seinen Rücken ist und was nicht. Das ist auch der Moment, an dem Jan Hans zum Unterricht bei seinem alten Golftrainer auffordert, um seine Technik zu verbessern. Dies wird ein wichtiger Faktor, um die Rückkehr zum Golfspiel erfolgreich zu gestalten.

Karte 12 – totale Flexions-/Extensionsstabilität mit Rotationsstabilität

- Übung 11: Imbalanced Squat (▶ Abb. 8.72)
- Übung 12: einarmige Barbell Rotation (▶ Abb. 8.41).

Karte 13 – totale Flexions-/Extensionsbewegungen

Übung 13a: Bend Over Dumbbell Row – totale Flexions-/Extensionsbewegung.

Karte 14 – totale Flexions-/Extensionsbewegungen mit Rotationsstabilität

Übung 13b: Bend Over Dumbbell Row – totale Flexions-/Extensionsbewegungen mit Rotationsstabilität (▶ Abb. 8.44).

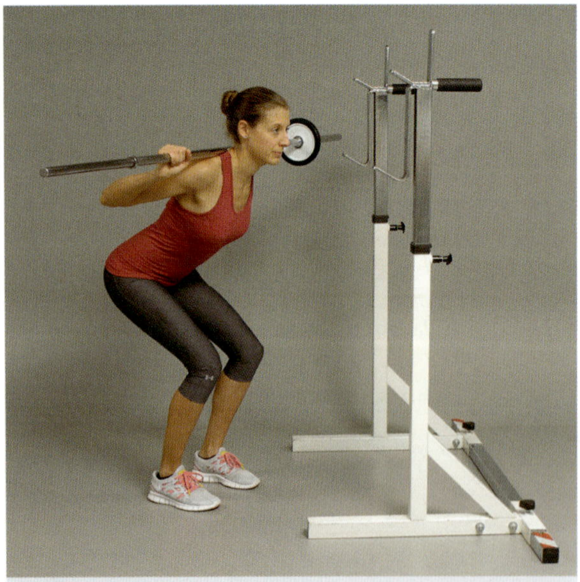

Abb. 8.72 Imbalanced Basic Squat.

Karte 15 – totale Flexions-/Extensionsbewegungen mit Rotationsbewegungen

Übung 13c: Bend Over Dumbbell Row – totale Flexions-/Extensionsbewegungen mit Rotationsbewegung.

Das Krafttraining sollte mindestens 2-mal wöchentlich durchgeführt werden. Die ▶ Tab. 8.41 zeigt ein mögliches Rehaprogramm zu Beginn von Phase 2. Es kann durchaus sein, dass hier noch 2 oder 3 zusätzliche Übungen hinzukommen, doch dies ist der zentrale Bestandteil des Programms.

Tab. 8.41 Kernprogramm für Hans am Anfang von Phase 2.

Übungen	Methode
Fahrradergometer	10 min allgemeines Aufwärmen
Weight Squat	KRS 3
Back Extensions	KRS 3
Bend Over Dumbbell Row	KRS 3
Fahrradergometer	HIIT

Nach 3–4 Wochen wird versucht, die Intensität der Übungen zu steigern (▶ Tab. 8.42).

Tab. 8.42 Kernprogramm für Hans im weiteren Verlauf von Phase 2.

Übungen	Methode
Fahrradergometer	10 min allgemeines Aufwärmen
Weight Squat	KRS 4
Back Extensions	KRS 4
Bend Over Dumbbell Row	KRS 4
Fahrradergometer	HIIT

Es ist außerdem von großer Bedeutung, neben den regelmäßigen Trainingsmomenten auch den Tagesablauf günstig zu beeinflussen, sodass Hans jeden Tag mindestens 30, aber besser 60 min aktiv ist. Doch selbst wenn es nur 15 min sein sollten, ist das vermutlich als klinisch relevanter Gewinn anzusehen (Hupin et al. 2015). Jan sieht verschiedene Möglichkeiten für Anpassungen im Alltag (▶ Tab. 8.43). Im Gespräch mit Hans wird er schrittweise dessen Wünsche und Vorstellungen in Bezug auf diese Aktivitäten einbeziehen. Die Aktivitäten, denen Hans positiv gegenübersteht, werden nach Möglichkeit in die Praxis überführt (ACSM 2013, Pulsford et al. 2015, Sparling et al. 2015).

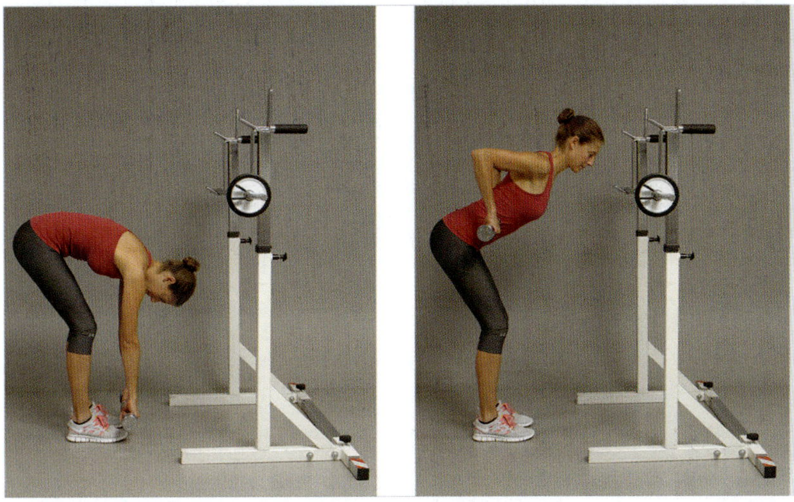

Abb. 8.73 Bend Over Dumbbell Row – totale Flexions-/Extensionsbewegung.

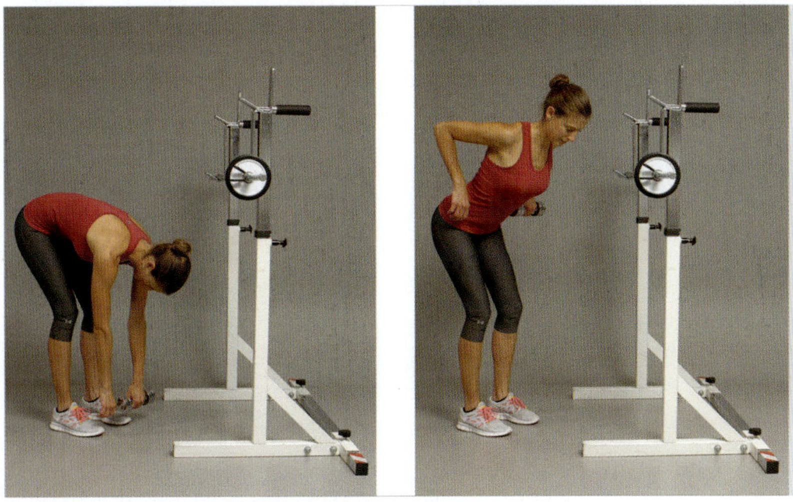

Abb. 8.74 Bend Over Dumbbell Row – totale Flexions-/Extensionsbewegungen mit Rotationsbewegung.

Tab. 8.43 Mögliche Alltagsveränderungen für Hans.

Domäne	Aktivität
Arbeit	Treppe statt Lift
Arbeit	Mittagspause mit 15 min zügigem Spaziergang
Arbeit	stehend arbeiten (anpassen Arbeitsplatz)
Freizeit	abends 1 Stunde spazieren gehen oder Fahrrad fahren
Freizeit	am Wochenende mit der Frau wieder alte Aktivitäten aufgreifen
Freizeit	den Kontakt zu den Golffreunden wieder aufnehmen
Freizeit	Alkoholkonsum reduzieren

8.5.6 Literatur

ACSM´s resource manual for guidelines for exercise testing and prescription. 7. Aufl. New York: 2013, ISBN 978 160 913 9 568.

Ainsworth BE, Haskell WL. Compendium of Physical Activities: an update of activity codes and MET intensities. Med Sci Sports Exerc 2000; 32(9): S 498–S 516.

Buckley JP, Hedge A, Yates T, Copeland RJ, Loosemore M, Hamer M, Bradley G, Dunstan DW. The sedentary office: an expert statement on the growing case for change towards better health and productivity. Br J Sports Med 2015; 49(21): 1357–1362.

Dela F, Prats C, Helge JW. Exercise Interventions to Prevent and Manage Type 2 Diabetes: Physiological Mechanisms. Med Sport Sci 2014; 60: 36–47.

Franco MR, Tong A, Howard K, Sherrington C, Ferreira PH, Pinto RZ, Ferreira ML. Older people's perspectives on participation in physical activity: a systematic review and thematic synthesis of qualitative literature. Br J Sports Med 2015; 49(19): 1268–1276.

Hannibal KE, Bishop MD. Chronic Stress, Cortisol Dysfunction, and Pain: A Psychoneuroendocrine Rationale for Stress Management in Pain Rehabilitation. Physical Therapy 2014; 94(12): 1816–1825.

Hildebrandt J, Pfingsten M. Rückenschmerz und Lendenwirbelsäule. München: Urban und Fischer; 2012.

Hupin D, Roche F, Gremeaux V, Chatard JC, Oriol M, Gaspoz J-M, Barthelemy JC, Edouard P. Even a low-dose of moderate-to-vigorous physical activity reduces mortality by 22% in adults aged 60 years: a systematic review and meta-analysis. Br J Sports Med 2015; 49(19): 1262–1267.

Jelleyman C, Yates T, O'Donovan G et al. The effects of high-intensity interval training on glucose regulation and insulin resistance: a meta-analysis. Obes Rev 2015; 16(11): 942–961.

Karstens S, Krug K, Hill J et al. Validation of the German version of the STarT-Back Tool (STarT-G): a cohort study with patients from primary care practices. BMC Musculoskeletal Disorders 2015; 6(1): 346.

Koes BW, van Tulder MW, Thomas S. Diagnosis and treatment of low back pain. BMJ 2006; 332 (7555): 1430–1434.

Kongsted A, Andersen CH, Hansen MM et al. Prediction of outcome in patients with low back pain 2013; A prospective cohort study comparing clinicians' predictions with those of the Start Back Tool. Man Ther 2016; 21: 120–127.

Lakke SE, Soer R, Krijnen WP, van der Schans CP, Reneman MF, Geertzen JHB. Influence of Physical Therapists' Kinesiophobic Beliefs on Lifting Capacity in Healthy Adults. Physical Therapy 2015; 95(9): 1224–1233.

Luomajoki H. Sechs Richtige: Mit der Testbatterie die lumbale Bewegungskontrolle untersuchen. Manuelle Therapie 2012; 16: 220–225. Tab. 1,

Moholdt T, Wisloff U, Lydersen S, Nauman J. Current physical activity guidelines for health are insufficient to mitigate long-term weight gain: more data in the fitness versus fatness debate (The HUNT study, Norway). Br J Sports Med 2014; 48 (20): 1489–1496.

Newell D, Field J, Pollard D. Using the STarT Back Tool: Does timing of stratification matter? Man Ther 2015; 20(4): 533–539.

Nijs J, Lluch Girbs E, Lundberg M, Malfliet A, Sterling M. Exercise therapy for chronic musculoskeletal pain: Innovation by altering pain memories. Man Ther 2015; 20(1): 216–220.

O'Sullivan P. A targeted cognitive functional approach for the management of back pain. Aspetar 2015; 4(1): 138–142.

Pulsford RM, Stamatakis E, Britton AR, Brunner EJ, Hillsdon M. Associations of sitting behaviours with all-cause mortality over a 16-year follow-up: the Whitehall II study. Int J Epidemiol 2015; 44: 1909–1916.

Sparling PB, Howard BJ, Dunstan DW, Owen N. Recommendations for physical activity in older adults. BMJ 2015; 350.

Tsao H, Danneels LA, Hodges PW. ISSLS prize winner: Smudging the motor brain in young adults with recurrent low back pain. Spine 2011; 36: 1721–1727.

Wilson MG, Ellison GM, Cable NT. Basic science behind the cardiovascular benefits of exercise. Br J Sports Med 2016; 50 (2): 93–99.

Sachverzeichnis

N

O

P

Q

R

S

T

U

V

W

Y

Z